Medical
Probiotics
Science

医科
プロバイオティクス学

編集
古賀 泰裕
東海大学医学部基礎医学系感染症研究室教授
日本プロバイオティクス学会理事長

シナジー

序

Mechnikov は著書"The Prolongation of Life：Optimistic Studies, New York, Putnam, 1908"のなかで，ヨーグルトを摂取すると腸内腐敗が抑えられて長寿が全うできることを，実験や疫学調査に基づいて詳細に説明した．すなわち，「毎日摂取する酸乳は，脱脂乳でつくり，この酸乳を1日に300〜500 mL 摂取すると，整腸効果があり，腎臓を刺激するので，多くの消化器疾患・腎障害さらに一部の皮膚病に有効である」とし，「早老や老衰が，大腸にいる無数の細菌が産生する毒素の有害作用によって起こるということが正しいとすれば，腸内腐敗を抑える乳酸菌が，老衰を遅らせ，寿命を延ばすに違いないことは明白である．この論理は，酸乳を主食としている人々に長寿が多いという事実が証明している．しかし，この学説を証明するためには，さらに早老と腸内細菌の関係や，寿命延長や健康維持のための腸内腐敗を抑制する食餌についての系統的研究が必要であり，それには，かなりの年月がかかる」と指摘している．これが Mechnikov のヨーグルトの常飲が老化防止に役立つという"ヨーグルトによる不老長寿説"である．この「乳酸菌の摂取が，腸内腐敗菌を抑制し，健康維持と疾病を予防する」という考えは，まさに現在のプロバイオティクスの機能と同一であり，Mechnikov がすでに今から100年前にプロバイオティクスを予言していたのである．

20世紀後半，腸内フローラの研究は飛躍的に進展した．すなわち，腸内フローラの検索・培養法の開発に始まり，腸内嫌気性の菌種の分類・同定法が確立され，これを駆使して腸内菌の定着性・伝播様式，加齢に伴う推移，ストレス・疾病時・薬物・食餌による腸内フローラの変動など，腸内フローラの生態学的法則が次々と発見され，これに基づいて，腸内フローラが宿主の栄養・免疫・感染から癌や老化にまで関係することが明らかにされた．かくして1980年には，学際的な新学問分野「腸内細菌学」が樹立された．

これがきっかけとなり，腸内フローラのバランスを *Bifidobacterium* のような腸内有用菌を増やし，*Clostridium* のような腸内有害菌を抑制することが，生活習慣病を予防するためにきわめて重要であることが明らかにされ，プロバイオティクス，プレバイオティクス，バイオジェニクスなどの機能性食品が開発された．

1980年以降，プロバイオティクスの健康効果に関する膨大な数の論文や成書が国内外で発表され，プロバイオティクスによる腸内環境改善，下痢の改善と予防，感染防御，炎症性腸疾患・過敏性腸炎の改善，発癌抑制，アトピー性皮膚炎・花粉症などのアレルギー性疾患の予防・改善，脂質異常症（高脂血症）・高血圧・糖尿病など生活習慣病の予防，さらに，胃内 *Helicobacter pylori* 菌の抑制や，虫歯や歯周病の予防などについても報告されている．

本書は，東海大学医学部感染症研究室の古賀泰裕教授の編集により医歯学分野の各領域におけるプロバイオティクス研究の成果が網羅的に集められており，臨床応用の現状とその可能性にまで言及されて，『医科プロバイオティクス学』として上梓されたことは洵に欣快に堪えない．本書が，メディカル，コメディカルの学生や，医療従事者および医学研究者の一助となるとともに，医歯学分野においてプロバイオティクスが生活習慣病の予防や代替医療として利用されることを期待したい．

2009年8月

東京大学名誉教授
光岡 知足

CONTENTS

序 …………………………………………………………………………………… 光岡知足　iii

I　総説

1　プロバイオティクスは加齢医学から始まった………………… 古賀泰裕　2
2　細菌学の歴史におけるプロバイオティクス ………… 光山正雄, 野村卓正　11

II　基礎編

1　ヒト口腔内・腸内常在菌の構成 ………………… 辨野義己, 坂本光央, 渡辺幸一　22
2　フローラ解析—培養法 ………………………………… 相馬勇志, 木村基　34
3　フローラ解析—分子生物学的方法 ……………………………… 中山二郎　56
4　フローラ解析—メタゲノム解析 ………………………………… 服部正平　79
5　腸内フローラ・腟内フローラの生理的役割 ……………………… 神谷茂　94
6　腸内フローラの免疫系に及ぼす効果 …………………………… 八村敏志　107
7　口腔フローラの免疫系に及ぼす影響 ……………………… 落合邦康, 山田潔　113
8　プロバイオティクスの効能と作用機序 ………………………… 齋藤忠夫　131
9　プロバイオティクス医薬品の現状と展望 ……………… 平田晴久, 鈴木信之　151
10　プロバイオティクス食品の現状と展望 ………………………… 有江泰彦　170
11　プレバイオティクス, シンバイオティクス ……………………… 竹田博幸　184
12　プロバイオティクスの安全性評価 ……………………………… 石橋憲雄　197

III　臨床編　❶ 感染・アレルギー領域

1　*Helicobacter pylori*に対するプロバイオティクス応用の基礎的検討
　　………………………………………………………………………… 古賀泰裕　208
2　*Helicobacter pylori*感染症に対するプロバイオティクスの臨床応用
　　………………………………………………………………………… 高木敦司　220

3 ウイルス感染症 ……………………………………………… 保井久子　228
4 衛生仮説(hygiene hypothesis) …………………………… 松本健治　239
5 アレルギー性鼻炎に対するプロバイオティクスの基礎的検討と
　臨床トライアル ……………………………………………… 川内秀之　248
6 アレルギー性鼻炎，花粉症 ………………………… 榎本雅夫，清水金忠　260
7 アトピー疾患 …………………………… 下条直樹，河野陽一，鈴木修一　272

❷ 消化器領域

8 胃・十二指腸疾患 …………………………………………… 上村直実　286
9 NSAIDs潰瘍 ………………………………………………… 古賀泰裕　297
10 functional dyspepsia ……………………………… 大島忠之，三輪洋人　309
11 小腸・大腸疾患 ……………………………………………… 日比紀文　320
12 炎症性腸疾患 ………………………………………… 高橋良樹，福田能啓　329
13 過敏性腸症候群 ……………………………………………… 須藤信行　348
14 感染性腸炎 ………………………………………… 伊藤雅洋，檀原宏文　354
15 周術期腸内管理 …………………………… 辻本広紀，長谷和生，望月英隆　370
16 経腸・経静脈栄養 ……………………………………… 鍋谷圭宏，松原久裕　379
17 MODS, SIRS
　　…清水健太郎，小倉裕司，朝原　崇，野本康二，諸富正己，田崎　修，鍬方安行，杉本　壽　392
18 肝・胆・膵疾患 ……………………………………………… 峯　徹哉　405

❸ 生活習慣病，慢性疾患

19 脂質異常症 ………………………………………… 柳内秀勝，多田紀夫　414
20 高血圧症 …………………………………………………… 山本直之　425
21 糖尿病 ……………………………………… 大原正志，鈴木邦彦，北島政樹　438
22 慢性腎臓病(CKD) …………………………………………… 丹羽利充　444

❹ 癌

23 大腸癌予防 ………………………………………… 石川秀樹，河野敦子　454

❺ 心身医学

24 心身医学 …………………………………………………… 久保千春　464
25 脳腸相関 …………………………………………………… 須藤信行　473

❻ 口腔歯科領域

26 口腔歯科学の臨床 …………………………………… 菅野直之，伊藤公一　484
27 口臭外来 …………………………………………… 雫石　聰，田中宗雄　494

28	歯周病の治療とプロバイオティクス	島内英俊	505
29	歯周病に対するプロバイオティクスLS1株の検討	松岡隆史	517

❼ 小児科領域

30	新生児・乳児期医療	山城雄一郎	530
31	乳児腸内細菌叢形成における母子間垂直伝播の役割	三上克央	546
32	新生児外科疾患	金森 豊	556
33	小児アレルギー疾患	柴田瑠美子	569
34	小児の *Helicobacter pylori* 感染症	奥田真珠美	579

❽ 加齢とプロバイオティクス

35	加齢医学の基礎	西﨑泰弘, 桑平一郎	588
36	加齢医学の臨床	若月芳雄	600

索引 611

●執筆者一覧（執筆順）

光岡 知足	東京大学名誉教授
古賀 泰裕	東海大学医学部基礎医学系感染症研究室
光山 正雄	京都大学医学研究科微生物感染症学
野村 卓正	京都大学医学研究科微生物感染症学
辨野 義己	理化学研究所知的財産戦略センター辨野特別研究室
坂本 光央	理化学研究所バイオリソースセンター・微生物材料開発室
渡辺 幸一	株式会社ヤクルト本社中央研究所
相馬 勇志	東海大学医学部基礎医学系生体防御学教室
木村 基	わかもと製薬株式会社研究開発本部相模研究所
中山 二郎	九州大学農学研究院生物機能科学部門微生物工学研究分野
服部 正平	東京大学大学院新領域創成科学研究科
神谷 茂	杏林大学医学部感染症学
八村 敏志	東京大学大学院農学生命科学研究科食の安全研究センター
落合 邦康	日本大学歯学部細菌学教室
山田 潔	日本大学歯学部細菌学教室
齋藤 忠夫	東北大学大学院農学研究科動物資源化学研究室
平田 晴久	わかもと製薬株式会社研究開発本部相模研究所
鈴木 信之	わかもと製薬株式会社研究開発本部ヘルスケア企画室
有江 泰彦	明治乳業株式会社研究本部食品開発研究所
竹田 博幸	ホクレン農業協同組合連合会
石橋 憲雄	社団法人日本乳業協会
髙木 敦司	東海大学内科学系総合内科
保井 久子	信州大学大学院農学研究科
松本 健治	国立成育医療センター研究所免疫アレルギー研究部アレルギー研究室
川内 秀之	島根大学医学部耳鼻咽喉科学
榎本 雅夫	鳥取大学医学部感覚運動医学講座耳鼻咽喉・頭頸部外科学分野
清水 金忠	森永乳業株式会社食品基盤研究所
下条 直樹	千葉大学大学院医学研究院小児病態学
河野 陽一	千葉大学大学院医学研究院小児病態学
鈴木 修一	国立病院機構下志津病院小児科
上村 直実	国立国際医療センター戸山病院消化器内科
大島 忠之	兵庫医科大学内科学上部消化管科
三輪 洋人	兵庫医科大学内科学上部消化管科
日比 紀文	慶應義塾大学医学部消化器内科
髙橋 良樹	兵庫医科大学臨床栄養部・総合診療内科
福田 能啓	兵庫医科大学臨床栄養部・総合診療内科
須藤 信行	九州大学大学院医学研究院心身医学
伊藤 雅洋	北里大学薬学部微生物学教室
檀原 宏文	北里大学薬学部微生物学教室

辻本　広紀	防衛医科大学校外科学講座
長谷　和生	防衛医科大学校外科学講座
望月　英隆	防衛医科大学校病院
鍋谷　圭宏	千葉大学大学院医学研究院先端応用外科学（千葉大学医学部附属病院食道・胃腸外科）
松原　久裕	千葉大学大学院医学研究院先端応用外科学（千葉大学医学部附属病院食道・胃腸外科）
清水健太郎	大阪大学医学部附属病院高度救命救急センター
小倉　裕司	大阪大学医学部附属病院高度救命救急センター
朝原　崇	株式会社ヤクルト本社中央研究所基礎研究II部
野本　康二	株式会社ヤクルト本社中央研究所基礎研究II部
諸富　正己	株式会社ヤクルト本社中央研究所基礎研究II部
田崎　修	大阪大学医学部附属病院高度救命救急センター
鍬方　安行	大阪大学医学部附属病院高度救命救急センター
杉本　壽	大阪大学医学部附属病院高度救命救急センター
峯　徹哉	東海大学医学部消化器内科
柳内　秀勝	東京慈恵会医科大学大学院・医学研究科・代謝栄養内科学
多田　紀夫	東京慈恵会医科大学大学院・医学研究科・代謝栄養内科学
山本　直之	カルピス株式会社健康・機能性食品開発研究所
大原　正志	国際医療福祉大学病院消化器内科
鈴木　邦彦	志村大宮病院内科
北島　政樹	国際医療福祉大学
丹羽　利充	名古屋大学医学部尿毒症病態代謝学
石川　秀樹	京都府立医科大学分子標的癌予防医学
河野　敦子	大阪医科大学衛生学公衆衛生学
久保　千春	九州大学病院
菅野　直之	日本大学歯学部歯周病学講座
伊藤　公一	日本大学歯学部歯周病学講座
雫石　聰	大阪大学大学院歯学研究科予防歯科学教室
田中　宗雄	大阪大学大学院歯学研究科予防歯科学教室
島内　英俊	東北大学大学院歯学研究科口腔生物学講座歯内歯周治療学分野
松岡　隆史	株式会社フレンテ・インターナショナル
山城雄一郎	順天堂大学大学院プロバイオティクス研究講座
三上　克央	東海大学医学部専門診療学系精神科学
金森　豊	東京大学医学部附属病院小児外科
柴田瑠美子	国立病院機構福岡病院小児科
奥田真珠美	和歌山労災病院小児科，兵庫医科大学地域総合医療学
西﨑　泰弘	東海大学医学部内科学・東海大学医学部付属東京病院
桑平　一郎	東海大学医学部内科学・東海大学医学部付属東京病院
若月　芳雄	京都大学医学部付属病院老年内科

Ⅰ 総　説

I 総説

1 プロバイオティクスは加齢医学から始まった

Mechnikovによるプロバイオティクス学の創成

　プロバイオティクスとは，口腔から肛門に至る広義の消化管に存在する細菌群に働きかけて，あるいは単独で，生体に有益な効果をもたらす生きた細菌のことを指す用語である[1-3]．

　プロバイオティクスの創成は，Ilya Mechnikov（1845～1916：図1）に始まる．しばらくMechnikovについて伝記風に書く．

　Mechnikovは1845年，今のウクライナのハリコフ（図2）に生まれた．生家は富裕な地主で，専属の家庭教師のもとで幼いころから外国語（フランス語，ドイツ語）の十分な素養を積んだ．このことが，後年，彼がヨーロッパ各国での研究生活において大いに活躍する基盤になったといえる．彼はハリコフ大学に進み，さらに当時最高水準にあったドイツのゲッティンゲン大学に留学し，学位取得後，故郷に戻り，1867年黒海沿岸のオデッサ大学の動物学講師に就任した．1881年，教授に昇格したが，まもなく起こった学内紛争に嫌気がさして，翌年，一家とともにイタリアのシチリア島へ移住した．せっかく獲得した教授職を簡単に捨てることができたのも彼が有産階級の出であったためである．この当時，研究生活は富裕な者だけが行える特権であった．当世の，教授の給料で妻子を養うことなど彼には思いもよらなかったのであろう．

　当時19世紀後半は細菌学の黄金期であった．フランスのLouis Pasteur（1822～1895：図3）は1859年"Pasteurの白鳥の首フラスコの実験：図4"により，微生物は自然発生するというそれまで広く信じられていた説を否定し，近代細菌学の先駆となった．その後，彼は，フランスの絹産業に大きな打撃を与えていた蚕の微粒子病，同じくワイン醸造業者の脅威となっていた酸敗がいずれも細菌により生じることを明らかにし，その予防法も考案して大きな名声を得ていた．そして1885年狂犬病ワクチンの成功で，その名声は不動のものとなる．一方，鉄血宰相Bismarckのもと，フランスのヨーロッパ大陸における覇権を脅かすまでに急成長し

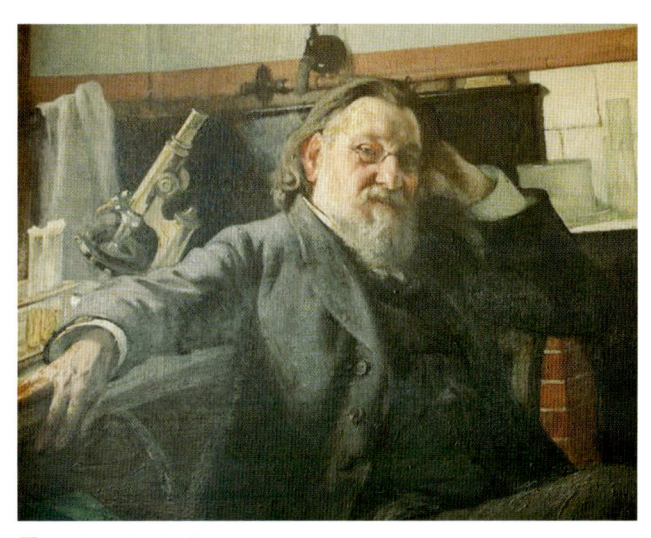

図1 Ilya Mechnikov
©Institut Pasteur

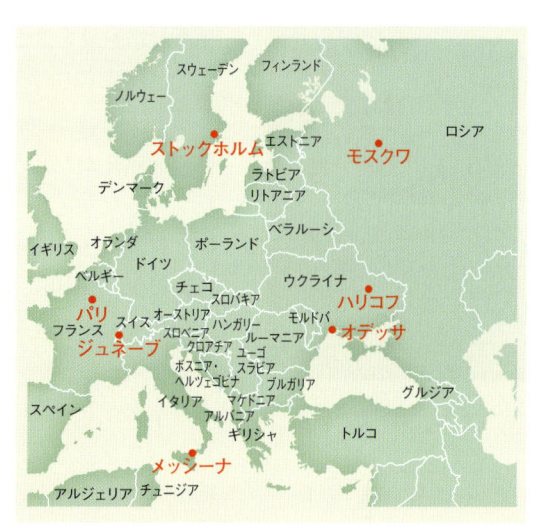

図2 Mechnikovの足跡

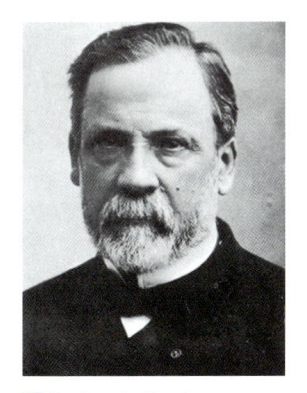

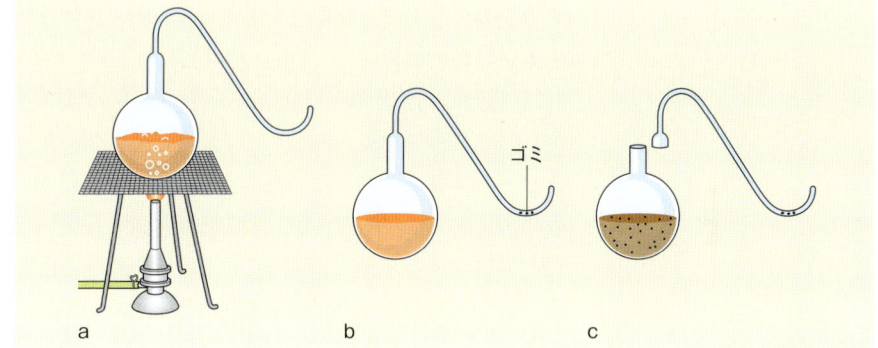

図3 Louis Pasteur

図4 Pasteurの実験
a. 肉汁を煮沸し，微生物を殺す．フラスコの先端部をS字に曲げる．
b. 空気はフラスコ内に入るが，微生物を含んだ空気中のゴミは細い管の湾曲部にたまり，フラスコ内に侵入できない．
c. 首の部分を切ると，微生物が侵入し，肉汁は腐敗する．

つつあった新興ドイツ帝国には，Robert Koch（1843〜1910：図5）が現れる．1876年，彼は炭疽菌の発見を通じて細菌学の方法論を確立し，1882年，結核菌の発見によりPasteurと並ぶ近代細菌学の祖となる．動物学者であったMechnikovも当時の目覚ましい最先端科学であった細菌学に無関心ではありえなかった．

さて，シチリアのメッシーナという田舎の港町に居を構えたMechnikovは，マイペースでヒトデや海綿の研究を続けていた．ある日のこと，ヒトデの幼虫にカルミン赤色色素を注入すると，ヒトデ体内にいたアメーバ様の細胞が集まってきて色素を食べてしまうことを顕微鏡下で観察した．彼の偉大なところは，この現在でいう食細胞（多形核白血球，単球，組織マクロファージ，樹状細胞など）が，病原微生物の侵入に対する生体防御の主役を演じていると直感したことである．このとき彼は動物学者から免疫学者へとワープした．現在の免疫学では，食細胞は自然免疫においては中心的役割を果たし，そしてT細胞への抗原提示により獲得免疫への橋渡しとなる，免疫系の不可欠の構成因子であるといえる．さまざまな追加実験によりこの考えを確信したMechnikovは，1883年オデッサの医学会をかわきりに，

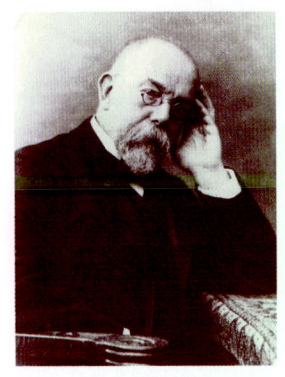

図5 Robert Koch

免疫食細胞説をさまざまな機会をとらえてヨーロッパ中に広めた．
　彼は細菌学の両巨星にも会った．どこかローマ帝国時代のキリスト教伝道師を思わせる風貌のMechnikovの，確信に満ちた弁舌に威圧されながらも，せいいっぱいの笑みをたたえたPasteurは，彼の学説に対し好意的な感想を述べた．まだ免疫学の基盤も定まっていない当時，荒唐無稽な免疫食細胞説を受け入れたPasteurは，寛容（clemency）をモットーとしたローマ帝国皇帝 Julius Caesar（BC100〜BC44）が文明化したガリアの民の面目躍如たるものがある．一方，Caesarがローマ帝国編入をあきらめたゲルマン人末裔のKochは，懐中時計を出して次の講義の時間を気にしつつ，落ち着かぬ様子であった．話が終わるやいなや，お世辞の一言もなく席を立った．その後，免疫の本体は食細胞であるというMechnikov学説はフランス学派が支持し着々と普及していった．これに対して，Kochとその弟子，Emil Behring（1854〜1917；北里柴三郎とともにジフテリア，破傷風に対する抗毒素血清を作る）らのドイツ学派は，今日の抗体を指す血清抗毒素成分が免疫の本体であるとする抗毒素説により，Mechnikovの免疫食細胞説に立ちはだかった．両国のメンツも絡み，その抗争は泥沼化の様相を帯びていた．今日からみれば，彼らは免疫の2大構成要素である細胞性免疫と体液性免疫を唱えていたわけで，両者とも正しいといえる．
　時は流れ，1908年，MechnikovとKochの孫弟子にあたる Paul Ehrlich（1854〜1915；抗体側鎖説を提唱）の学説はともに認められ，両者はストックホルムに赴きノーベル賞を受賞する．四半世紀に渡り，精鋭からなるドイツ Koch軍団の猛烈な攻勢に耐えて，免疫食細胞説を孤軍奮闘守り抜いたウクライナのMechnikovは，医学界におけるスターリングラードの戦いを演じたといえる．彼のこの長期にわたる強靭な活力に多くの同僚は畏敬の念を込めて，Mechnikovを"科学の魔王"と呼んだ．
　時を戻して1888年，MechnikovはPasteurの招聘によりPasteur研究所の細菌学研究の一部門をまかされることとなる．なぜMechnikovを招いたのかについて，Pasteurは"Pasteur研究所を設立するにあたって自分とは違う理論や学説を持った人間にも来てもらいたいが，Mechnikovはうってつけの人物だ"と語ったという．この前後からMechnikovは腸内細菌叢に関心を抱くようになり，当時，南フランスで流行したコレラを追跡調査するうち，コレラ菌に感染しても発病する者としない者とがいて，その違いは腸内細菌叢の構成の違いにあるのではないかと考察した．
　1895年，彼を温かく迎え入れてくれた偉大なPasteurは脳卒中を患った後，死去した．Mechnikovもまた50歳を越え，健康状態も良好とはいえなくなってきた．Mechnikovの興味は免疫から老化へと移っていく．食細胞の家元であるMechnikovは，ここでも，老化とは組織を構成している細胞が劣化したために食細胞の餌食になってしまう現象と考えた．たとえば老化の典型的な例である白髪は，毛髪の黒色色素を含む細胞が衰え食細胞に処理されてしまうからであると．今日，アポトーシスの研究から老化細胞は周囲の食細胞により捕食されてしまうことが明らかになっており，彼の考察は的を射ていたといえる．

それでは組織，細胞はなぜ老化するのか？ Mechnikov は，腸内の腐敗菌が出す腐敗物質による慢性中毒が，老化を引き起こす原因と考えた．ちょうど，このころ，ジュネーブ大学医学部の学生であったブルガリア人，Stamen Grigorov（1878〜1945）はブルガリアヨーグルトのなかから数種類の乳酸菌を発見していた．これを聞いた Mechnikov は彼を Pasteur 研究所に呼び，詳細を語らせ，弟子たちに追試を行わせた．これらの乳酸菌は当時"ブルガリア桿菌"と呼ばれていたが，現在の *Lactobacillus bulgaricus* と *Streptococcus thermophilus* と命名されたヨーグルトを作る種菌に当たる．また Mechnikov は，このような乳酸菌が腸内の腐敗菌を抑えることも明らかにした．そして，長寿者が多いことで知られていたブルガリア人はヨーグルトをたくさん摂取することから，ヨーグルトに含まれる乳酸菌が腐敗菌の働きを抑制することが長寿の原因と考えた（図6）．少し長くなるが Mechnikov の著書の抜粋を引用することで，彼の考えを正確に伝えたい．引用文献は『老化，長寿，自然死に関する楽観論者のエチュード』という原題で，1907年にパリで発行された．わが国でも1912年に『不老長寿論』として翻訳出版されたことから，当時は世界的な注目を浴びていたと思われる．

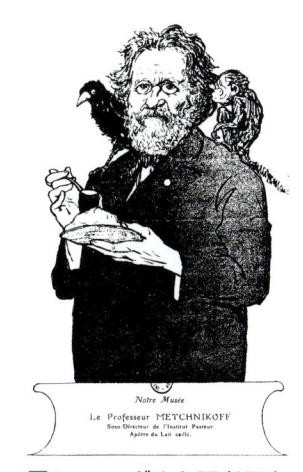

図6　ヨーグルト不老長寿を唱える Mechnikov を風刺する当時の戯画
カラスとサルしか賛同しない．
©Institut Pasteur

"寿命を延長させるための術については古今東西いろいろなことが伝えられているが，荒唐無稽であったり，現在の科学ではどう判断していいかわからないものが多い．これに対して寿命を短縮するものには伝染病，梅毒などいろいろあるが，病気は防ぐことができる．問題は通常の老化，老衰で，これは食細胞が衰弱した組織の細胞を攻撃してしまうからだ．しかし，この食細胞は病気，特に結核のような慢性病の細菌を防御する大切な免疫細胞なのでこれを排除するわけにはいかない．そこで発想を転換し，細胞の衰弱を防ぐことを考えなくてはならない．細胞を衰弱させるのは，腸内腐敗による自家中毒が大きな原因であることは前著でも述べたように明らかである．腸内腐敗を防ぐことが出来れば寿命はもっと延びると考えていいだろう．腸内腐敗はなぜ起きるのだろうか．それは人間が不相応に大きな大腸を持っているからである．

いろいろな動物の寿命を比較してみると，爬虫類や鳥類，魚類は比較的長命なのに対し，哺乳類が短命なのは発達した大腸を持っているからで，ここに糞便が滞留することによって腐敗菌が増殖して有害物質を産生するからだ．もともと，哺乳類の大腸というのは敵と戦ったり，逃走する際，排便のために行動を中止することがないよう糞便を一時貯蔵するだけの器官であって栄養分の吸収にはわずかしか関与していない．人類は哺乳類の中では長命のほうだが，人類にこそ大腸の必要性はない．疾病によって大腸を切り取ってしまっても元気に生きている人は大勢いる．

大腸内で腐敗菌が産出する物質の中にはフェノール，インドール，アンモニア，硫化水素などがあり，便秘をした時の便が腐臭を発するのはこのためである．これらの物質が組織の細胞を衰弱させ，弱った細胞を食細胞が破壊することで老化が進むことは間違いのない事実であるが，これらの物質の研究はほとんどなされていない．さらに腐敗菌は有害物質を作るだけではなく，腐敗菌それ自体が腸壁を通過して血液中に入ってくることもある．腸内腐敗が老化を加速していることは間違いない．

それでは腸内腐敗を防ぐにはどうしたらいいのだろうか．健康な大腸を切り取ってしまうわけにはいかない．下剤や殺菌剤を使うことも考えられるが，副作用が伴う．唯一，有効なのは腸内に有害な細菌を送り込まないこと，そして乳酸という天然の殺菌物質で，腸内の腐敗菌を排除することである．前者は腐敗した食べ物によって食中毒が起きることからも当然で，生の食物はなるべく避け，よく加熱したものを摂ることで達成できる．
 動植物性の食物を腐敗から防ぎ，長期間保存するのに乳酸が有効であることは多くの発酵食品が証明している．乳酸は乳酸菌が作る天然の殺菌物質である．いろいろ文献を調べてみたところ，動物実験でも人体実験でも乳酸菌を飲むと腸内腐敗が起こらず，尿中の有害物質の量が減少することが報告されている．
 （中略）
 腸の機能を活発にして腸内腐敗を予防するには，ブルガリア桿菌で発酵させたヨーグルトを1日300から500グラム摂ることを推奨する．また，何らかの理由でヨーグルトが摂れない人は，私たちの研究所でブルガリア桿菌を凍結乾燥した錠剤も開発してあるので，これを飲んでもいいだろう．細菌をそのまま飲むことを奨めると多くの読者は驚くと思う．それは読者の中には細菌はすべて有害だと思っている人が多いからだが，決して細菌は有害なものばかりでなく有用なものもある．乳酸菌がその最たるもので，もっとも尊重すべきものなのだから安心して摂ってよい"

（『不老長寿論』，1912より）

 腸内に常在菌として生息する腐敗菌とも称される有害菌を，有益菌の代表である乳酸菌により抑制することで，健康維持および疾病予防を行うという，現在のプロバイオティクスの根本概念は100年前にMechnikovによって確立されたことが，一読して明らかである．また"Mechnikovブランド"の世界最初のプロバイオティクス製剤の商品化も手がけており，抜かりはない（図7）．しかし，大腸は，要は"糞袋"であり，そのなかで生じる腐敗物質が老化の原因であるとの推論は，現在の視点からみると，やや逸脱がある．発達した大腸を持つ哺乳類のなかで，確かにマウスは2〜3年と短命だが，動物園のカバとかゾウは楽に50年以上生きている．ヒトやイヌは立ち止まって排便するが，ウマやウシは歩きながら脱糞する．また，腐敗物質が老化の原因であるとの説に関しては，今日に至るまで明確な根拠はまだ示されていない．
 ともあれ以後Mechnikovは，ブルガリアヨーグルトを食べ，Mechnikov印乳酸菌を服用することが長寿の秘訣であると，ヨーロッパ中で講演と販売促進に邁進した．ノーベル賞受賞者の権威も加わり，これらの商品は着々と売り上げを伸ばした．しかし，次第に持病の心臓病が悪化し，1916年，享年71歳で死去する．病膏肓に至るを知った弟子たちがMechnikovの病床を囲んでいたときのこと，夢は枯れ野を駆け巡っていた"科学の魔王"は，突然，かっと目を見開いた．たじろぐ弟子たちに，師匠は"わしがブルガリアヨーグルトの素晴らしさに気づいて食べ始めたのは53歳のときからで，残念ながら遅すぎた…もっと早くから食べていればもっと長生きできたはずなのに…お前らは食べているだろうな!?"弟子たちの多くは目を

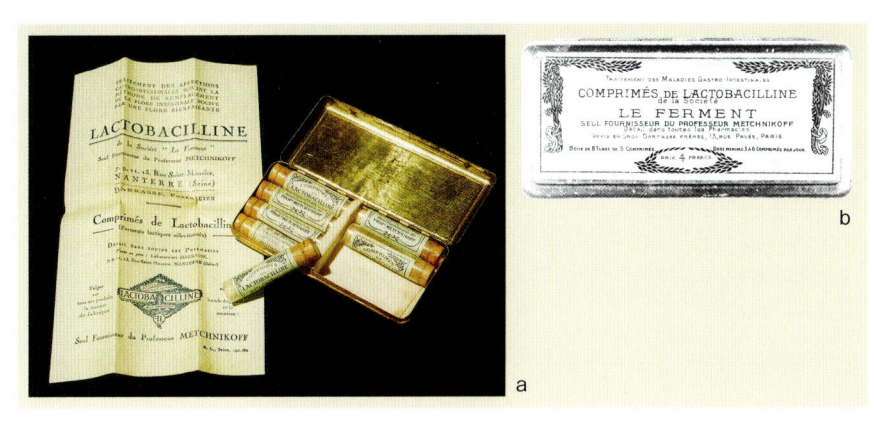

図7 Mechnikov 印プロバイオティクス製剤
a. 製剤の中身．"Mechnikov 教授指定独占製造元"とある．
b. パッケージの表部分．価格は4フラン．
©Institut Pasteur

伏せてうなずくだけであった．彼らは食べていなかった．71年という生涯は当時としては決して短いとはいえないのだが，時はまさに第一次世界大戦のまっただなか，西部戦線のフランスとドイツはマジノ線に対峙してにらみ合っていた．Mechnikov の死を知ったドイツ側は"まやかし Mechnikov 長寿学説の自滅"と書き立てた．くやしがったフランス側は，Mechnikov 先生はドイツの落とした爆弾に当たって殺されたと反論する者もいたという．

Mechnikov 腐敗物質老化説の現代プロバイオティクス学による検証

　腸内細菌叢の劣化に伴って生じる腸内腐敗物質が老化の元凶であるとする Mechnikov の提唱から1世紀経過した現在，老化の研究は大きく進歩した．老化はなぜ起こるのかというさまざまな研究のなか，哺乳動物に対する観察から明らかになったことは，一般に体重の大きな動物ほど寿命が長い，すなわち老化の進行が遅いという現象である[4]（図8）．さらに，細胞の代謝速度あるいは酸素消費速度と言い換えてもよいが，これが速い動物は寿命が短いという事実である．恒温動物である哺乳動物は，体表から熱を絶えず発散して消失するため，酸素消費による代謝で得られた熱エネルギーの大半を体温維持に振り向ける必要がある．したがって，体の小さい動物は体の大きい動物に比べ，一定体重あたりの体表面積が大きいので，体細胞はより多くの酸素を消費して体温維持のための熱エネルギーを産生しなければならない．この関係は図の模型[5]（図9）を用いれば明白である．ほとんどが水でできた1辺1 cm の立方体状個体では，体重あたりの体表面積は6 cm^2/g となる．一方，1辺10 cm の大きい立方体状個体ではこの値が 600 cm^2/1,000 g＝0.6 cm^2/g と 1/10 に減少する．すなわち，体重の大きい個体では小さい個体に比べ，細胞は 1/10 の熱エネルギー生産で体温を維持できることになり，細胞あたりの酸素消費もそれだけ少なくてすむ．そして，この比酸素消費速度はさまざまな哺乳動物の寿命すなわち老化のスピードと非常によく相関することが知られている．体が小さく比酸素消費速度が高いマウスは，体が大きく比酸素消費速度が低いヒトやゾウに比べ，寿命が著しく短いことからもうなずける．

　体細胞による酸素の消費は必然的に活性酸素の発生を伴う．活性酸素とは不安定

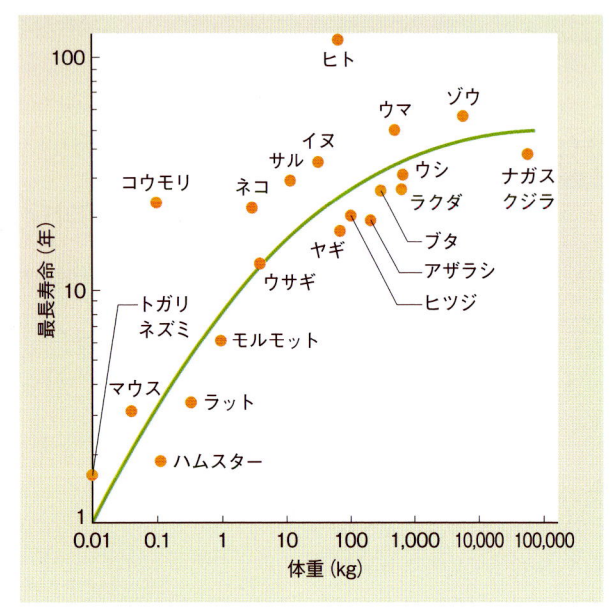

図8 哺乳類の体重と寿命
（鈴木堅之, 1988[4]より）

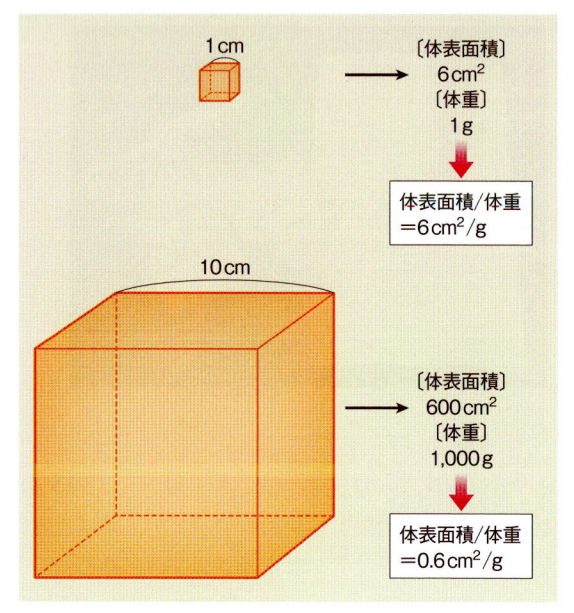

図9 体重と体表面積の関係
（石井直明, 2001[5]より）

で反応性に富む一連の酸素由来分子群で，スーパーオキシドアニオン（O_2^-），過酸化水素（H_2O_2），ヒドロキシルラジカル（・OH），一重項酸素（$^1O_2$）から構成される．活性酸素は，一般の体細胞がエネルギー産生のためミトコンドリア内で酸素を消費してATPを合成するときに生じる．近年，過食による肥満がメタボリックシンドロームを誘発して寿命を縮める主要な原因と考えられている．過食が細胞レベルではエネルギー代謝を高めることで，活性酸素産生を亢進させて老化を早めているとも考えられる．

エネルギー代謝と並んで，もう1つの大きな活性酸素の発生源として炎症反応があげられる．炎症の主役である好中球やマクロファージなどの食細胞は，異物を貪食すると著明な酸素消費の亢進（respiratory burst）が生じるが，この酸素の大部分はエネルギー獲得のためではなく，分子状の酸素を活性酸素に変えて殺菌や分解反応に供給するために用いられる[6]（図10）．一方，組織内に生じたこれら活性酸素は，DNAをはじめとする重要な細胞構成分子群に傷害を与えて細胞寿命を縮め，個体の老化を進める元凶となる．生体には，このような活性酸素による自己傷害を阻止するために，その消去酵素が備わっている．たとえばスーパーオキシドジスムターゼ（superoxide dismutase）はスーパーオキシドアニオンのスカベンジャー（scavenger）であり，カタラーゼやグルタチオンペルオキシダーゼは過酸化水素を消去する．しかし，これらの安全弁も加齢とともに機能が低下してしまう．

炎症を誘発する炎症性サイトカイン（pro-inflammatory cytokine）の主要なものとして，TNF-α（tumor necrosis factor）があげられる．一方，炎症性サイトカイン産生を抑制する抗炎症性サイトカイン（anti-inflammatory cytokine）の代表としてIL-10があげられる．近年の老化の研究では，加齢とともに体内で低レ

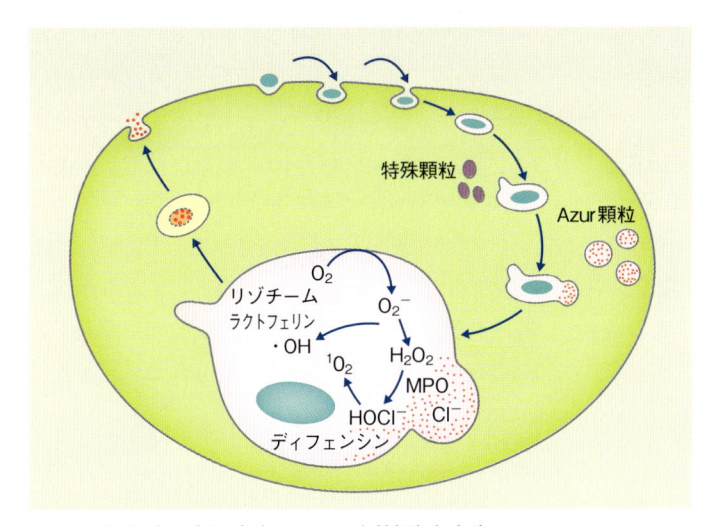

図10 炎症時の食細胞内における活性酸素産生
(光山正雄, 2002[6]より)

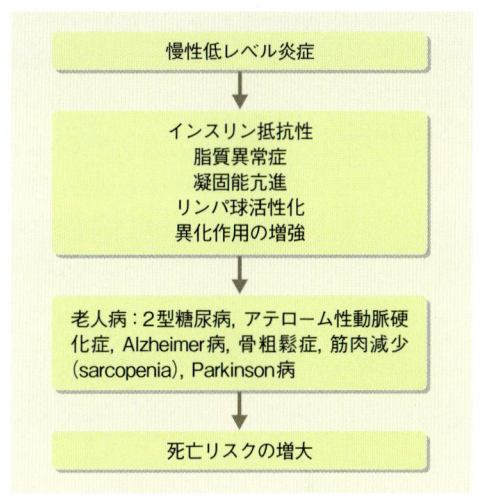

図11 慢性低レベル炎症による老化および老人病の誘発
(Bruunsgaard H, et al. 2001[7]より)

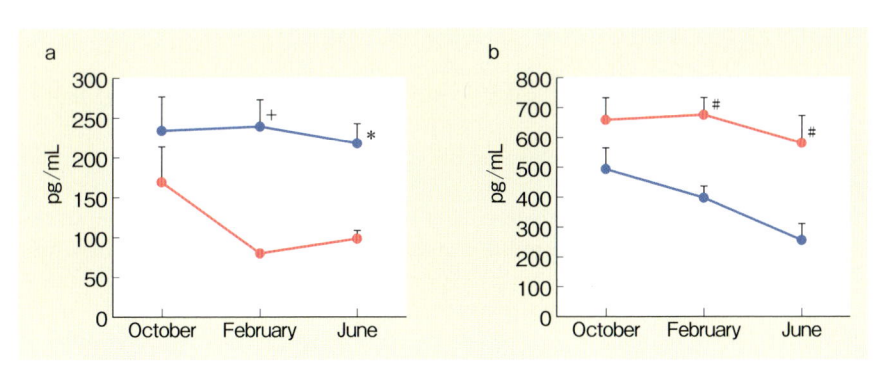

図12 高齢者(●)および若年者(●)末梢血単核細胞のTNF-α (a), IL-10 (b) 産生レベル
(Sauerwein-Teissl M, et al. 2000[8]より)

ベルの非特異性炎症が持続するようになり，このことが老化の進行および老人病の発症に密接に関与することが報告されている[7] (図11). たとえば，血中から採取した単核細胞を不活化インフルエンザウイルスと共培養し，培養上清中に分泌されたサイトカインを測定した実験では，高齢者の単核細胞は若年者のものに比べ，TNF-α産生が上昇し，逆にIL-10は低下していた[8] (図12). また，18～30歳，55～65歳，80～100歳，100歳以上と年齢層順に血中TNF-αを比較測定した報告でも，そのレベルは年齢が増すにつれ 1.4 → 1.7 → 2.5 → 3.7 pg/mL と上昇していた[7]. さらに同じ高齢者のなかでも，Alzheimer病や動脈硬化症など老人病を発症していた群では非発症群に比べ，有意に血中TNF-αレベルが高値を示した[9]. これらの報告は，炎症を持続させる炎症性サイトカインの産生亢進は老化を進めさまざまな老人病を引き起こすこと，逆に抗炎症性サイトカイン産生を維持することは，炎症を軽減することで老化を阻むことを示唆する．100歳以上の長寿者についてこれらの遺伝子をSNPs (single nucleotide polymorphisms) で解析した検討[10,11]では，IL-10産生能の高い遺伝子を持つ者の割合は100歳以上の集団では対照群の若年者集団に比べ有意に多かった[12].

最近，Mechnikovの腸内腐敗物質老化説を現代の慢性炎症老化説につなげる注目すべき報告が土橋らによってなされた[13]．彼女らは，代表的な腸内腐敗物質であるインドールをマウスに腹腔内投与して，20種類以上のサイトカイン，ケモカインの血中レベルを測定したところ，唯一，IL-10が1/10に顕著に低下することを認めた．すなわち，インドールは体内でIL-10を抑えることで炎症性サイトカインの産生を促し，炎症誘発あるいは持続に働くことが示唆される．1世紀前に偉大なるMechnikov魔王が唱えた腐敗物質老化説が，真実のものとしてよみがえる可能性が出てきた．ここにきて，腸内有害菌を抑えて腸内腐敗物質レベルを低下させるプロバイオティクスが，抗加齢の有力な手段として再び検討されるべきときにきたことを感じる．

(古賀泰裕)

● 引用文献
1. Fuller R. Probiotics in human medicine. Gut 1991; 32: 439-442.
2. 古賀泰裕．プロバイオティクス．日本医師会雑誌 2006; 135: 860-861.
3. 古賀泰裕．プロバイオティクスの医療への展開．日本醫事新報 2007; 4350: 66-68.
4. 鈴木堅之．老化の原点をさぐる，第1版，裳華房，1988; p.39.
5. 石井直明．分子レベルで見る老化，第1版，講談社，2001; p.111.
6. 光山正雄．感染防御免疫の機構．吉田真一，柳　雄介 (編)：戸田新細菌学，第32版，南山堂，2002. p.406-419.
7. Bruunsgaard H, Pedersen M, Pedersen BK. Aging and proinflammatory cytokines. Curr Opin Hematol 2001; 8: 131-136.
8. Sauerwein-Teissl M, Blasko I, Zisterer K, et al. An imbalance between pro- and anti-inflammatory cytokines, A characteristic feature of old age. Cytokines 2000; 12: 1160-1161.
9. Brunnsgaard H, Andersen-Ranberg K, Jeune B, et al. A high plasma concentration of TNF-α is associated with dementia in centenarians. J Gerontol 1999; 54A: M357-364.
10. Bidwell J, Keen L, Gallagher G, et al. Cytokine gene polymorphism in human disease: on line databases. Genes Immunity 1999; 1: 3-19.
11. Lio D, Scola L, Crivello A, et al. Gender specific association between-1082 IL-10 promoter polymorphism and longevity. Genes Immunity 2002; 3: 30-3.
12. Lio D, Scala L, Crivello A, et al. Inflammation, genetics, and longevity: further studies on the protective effects in men of IL-10-1082 promoter SNP and its interaction with TNF-α-308 promoter SNP. J Med Genet 2003; 40: 296-299.
13. 土橋英恵，狩野宏，池上秀二ほか．腸内腐敗産物が皮膚および生体機能に及ぼす影響について 日本皮膚科学会雑誌(第105回日本皮膚科学会総会プログラム・抄録) 2006; 116: 854.

I 総説

2
細菌学の歴史における
プロバイオティクス

近代以前の微生物と人とのかかわり

　人類と発酵食品の関係は古く，狩猟生活から牧畜・農耕生活へと文明が進展し，余剰の食糧を貯蔵するようになって間もないころには，すでに微生物による発酵を食糧の加工や保存に利用し始めていたようである．紀元前3000年ごろのシュメール人の粘土板には，彼らが大麦麦芽を発酵させて醸造したビールを飲用していたことが記されているし，古代エジプト人が発酵を利用して小麦からパンを作ったりブドウからワインを作ったりしていたこと，家畜の胃袋にミルクを貯蔵していた中近東の牧畜民族のあいだでチーズが生まれたことなどが知られている（図1）．とはいえ，当初の発酵食品は食物貯蔵の慣習から生まれた腐敗と紙一重の偶然の産物であったし，以降，それが微生物による発酵現象だということなど知る由もない時代が近代まで続いた．

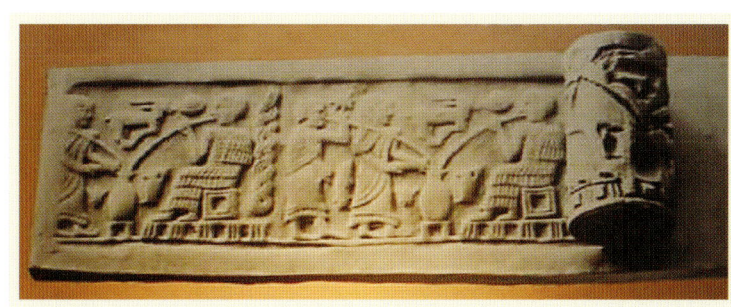

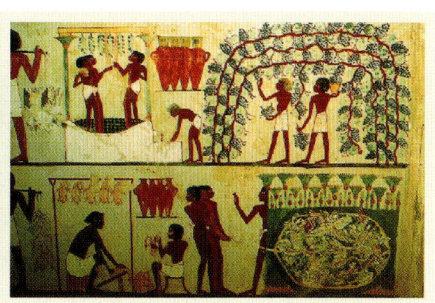

図1
左：古代シュメール人が粘土板に残したビールの記録．紀元前3000年ごろのメソポタミアでは，ビール醸造が盛んで，日常的にビールが飲用されていた．
(山口大学工学部応用化学工学科中倉研究室HP「濾過のおはなし」より引用 http://www.ruth.chem.yamaguchi-u.ac.jp/rokaohan.htm)
右：古代エジプトのワイン作りの様子を記録した壁画．ナクトの墳墓の壁画には，ブドウの収穫や収穫したブドウを若い女性が足で踏み絞っている様子が描かれている．
(仁田三夫．古代エジプト文明の秘宝─ピラミッド・ツタンカーメン・神殿．山川出版社から引用)

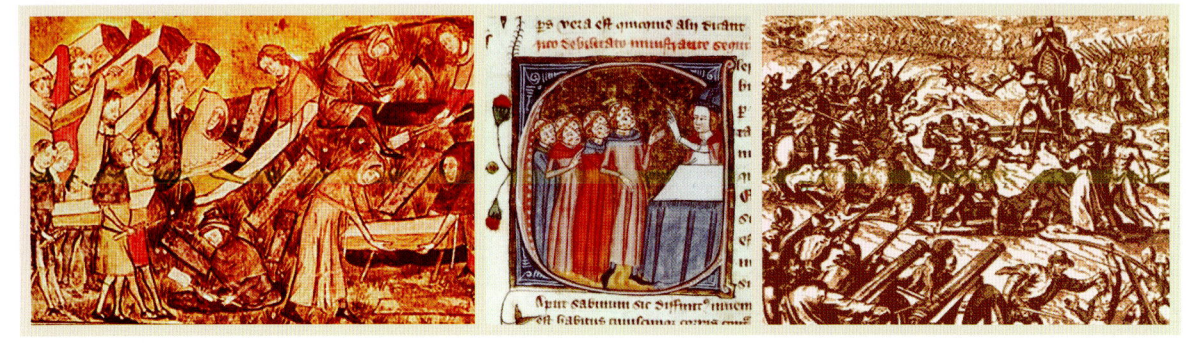

図2
左：黒死病で亡くなった人を埋葬する人びと．やがて人びとは街から逃げ出し，教会も路地も埋葬されない死体であふれた．
中：黒死病に侵された聖職者に祝福を祈る司祭．黒死病が猛威をふるった中世ヨーロッパでは神の加護はなく，芸術復興や宗教改革の下地となっていった．
右：スペインによるインカ帝国の征服．1533年，インカ帝国の滅亡の原因は，ヨーロッパからもたらされた天然痘などの伝染病であったといわれている．

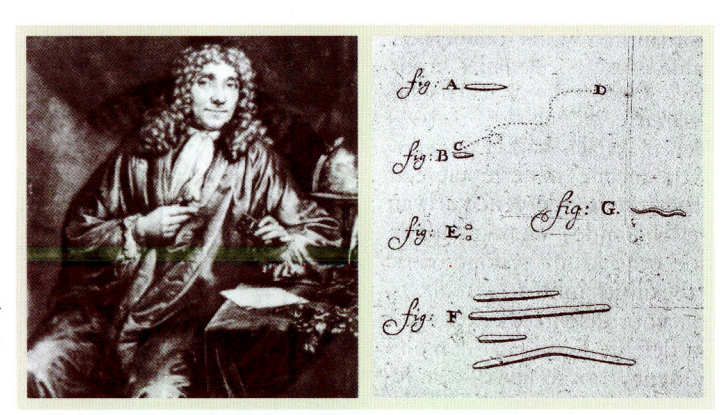

図3
左：Antonie van Leeuwenhoek（1632～1723）．オランダの仕立職人だったLeeuwenhoekは，自作の顕微鏡を用いて，身の回りのさまざまなものを観察した．
右：Leeuwenhoekが残した口腔内微生物のスケッチ．

一方，微生物による感染症も，度重なる天然痘や黒死病（ペスト）などの伝染病の流行により人口が激減する時代が続くなど，有史以前から文明の栄枯盛衰と密接な関連を持ち続けてきた（図2）．抗生物質が実用化される1950年代初頭まで，人類の疾患および死因の大部分は微生物感染症によるものであり，近代医学発展の歴史は感染症克服の歴史といっても過言ではない[1]．

微生物の発見と近代医学の黎明期

われわれの周りに多くの目に見えない生物が存在していることを最初に発見したのは，顕微鏡を発明したAntonie van Leeuwenhoek（1632～1723：図3）であった．彼は自作の顕微鏡を用い，肉眼で見ることのできない身の回りのさまざまなものを観察し，その業績が認められロンドン王立協会に迎えられた．彼は，ビールの中の酵母も観察していたが，それがアルコール発酵にかかわっていることまでは気づかなかった．

その後，フランスのLouis Pasteur*（3ページ：図3参照）によって"生物の自然発生説"が否定されるまで，発酵と微生物の関連について多くの論争がなされた．ワインの澱に含まれる酒石酸結晶の旋光性の研究の過程から"旋光性のある有機物

*：Louis Pasteur（1822～95，フランス）
大学で化学を専攻し，ストラスブール大学の化学教授となる．生命の自然発生説を検証し，"白鳥の首フラスコ"（3ページ：図4）を用いて，これを否定する．ワインの酸敗を防ぐための低温殺菌法の考案，狂犬病ワクチンの開発，無菌手術のための消毒法など，化学・発酵学・生物・医学分野に多彩な業績を残す．死後，パリのPasteur研究所の地下聖堂に葬られる．

質は生物によってだけ作られる"という着想を得て発酵の研究を始めたPasteurは，糖の乳酸への変化には乳酸酵母（lactic yeast）が関与していること（1857），酸素が少ない条件下で酵母が発育した結果としてアルコールが生じること（1876）などを発見して，"発酵や腐敗は微生物の活動による現象である"という概念を確立し，その理論に基づき現在でも広く用いられている牛乳やワインの低温殺菌法（パスツリゼーション：pasteurization）を開発した．さらに彼の慧眼は，多くの伝染病もまた微生物によって引き起こされていることや，微生物間の相互作用を利用して非病原微生物で病原微生物を制御すべきことをも指摘していた．

衛生学概念の成立と近代細菌学の興隆

産業革命以降，蔓延する伝染病や公害の脅威から広く公衆の健康を保護するために，医療および社会保障制度の確立，都市インフラ整備，伝染病に関する正しい知識の教育などの社会的基盤の構築による防疫的思想をもとに，衛生学の概念がヨーロッパを中心に成立してきた．こうした潮流のなかで19世紀後半から始まる近代医学の発展は，伝染病を引き起こす病原微生物の単離・同定から始まった．

ドイツの田舎の無名の青年医師だったRobert Koch*（4ページ：図5参照）[2)]は，1876年，炭疽菌（*Bacillus anthracis*）の分離・純粋培養に成功して，家畜やヒトの人獣共通感染症である炭疽症が炭疽菌の感染によって引き起こされることを証明し，その功績によってベルリン市衛生局の研究員に招聘された．さらに，肉汁をゼラチンで固めた固形培地を用いて多種類の菌の培養液中から単一の菌で構成された独立コロニーを分離し純粋培養する技術を発明し，その技術をもとに，結核菌（*Mycobacterium tuberculosis*，1882）やコレラ菌（*Vibrio cholerae*，1883）などの重要な病原細菌を分離・同定した．また，それらの知見を元に，恩師のHenlleが提唱していた微生物と特定の病気との関連を証明するための3つの原則に4つ目の条件を付加して，1884年に"Kochの4原則（表1）"として提唱し，"特定の感染症は特定の病原細菌によって引き起こされる"という感染症の疾病としての基本概念を確立した．その後，この理論に従い，主要な感染症の原因となる病原細菌の多くが，彼の薫陶を受けた門下生らによって次々と発見されていった（表2）．

この時期に発見された病原細菌は顕微鏡下で観察でき，細菌濾過器を通すことによって除去できることが知られていたが，一方で，タバコモザイク病や口蹄疫，黄熱病などの病原体のように濾過によって除去できない濾過性病原体が存在していることも示唆されていた．この光学顕微鏡では観察できない微小な病原体—ウイルス—の存在は，1935年，Wendell Stanley（1904～1971）によるタバコモザイクウイルス（tobacco mosaic virus）結晶化により実証された．

*：Robert Koch（1843～1910，ドイツ）
ゲッティンゲン大学を卒業後，臨床医のかたわら感染症を研究する．炭疽菌の発見によりベルリン市衛生局へ移り，結核菌，コレラ菌を発見する．ベルリン大学の衛生学教室主任教授を務め，伝染病研究所の初代所長となる．1905年ノーベル賞受賞．

表1　Kochの4原則

1. ある一定の疾病に，一定の微生物が見いだされること
2. その微生物を分離・純粋培養できること
3. 分離した微生物を感受性動物に感染させ，同じ病気を再現できること
4. その病巣部から再び同じ微生物が分離されること

腸管常在細菌叢の発見

発酵に微生物が関与していることを証明したPasteurであったが，彼はKochのような固形培地による単離技術を持たなかったため，乳酸菌や酵母を分離するには

表2 主要な病原細菌/発酵細菌の発見

報告年	発見者		分離・純粋培養された菌種名
1876	R. Koch	炭疽菌	*Bacillus anthracis*
1878	J. Lister	乳酸球菌	*Lactococcus lactis*
1882	R. Koch	結核菌	*Mycobacterium tuberculosis*
1883	R. Koch	コレラ菌	*Vibrio cholerae*
1884	G. Gaffky	チフス菌	*Salmonella enterica* var *enterica* serovar Typhi
1884	F. Loeffler	ジフテリア菌	*Corynebacterium diphtheriae*
1885	T. Escherich	大腸菌	*Escherichia coli*
1889	E. Behring and S. Kitasato	破傷風菌	*Clostridium tetani*
1892	W. H. Welch	ガス壊疽菌（ウェルシュ菌）	*Clostridium perfringens*
1892	R. Pfeiffer and S. Kitasato	インフルエンザ菌	*Haemophilus influenzae*
1894	S. Kitasato	ペスト菌	*Pasteurella pestis*（*Yersinia pestis*）
1897	K. Shiga	志賀赤痢菌	*Shigella dysenteria*
1899	H. Tissier	ビフィズス菌	*Bifidobacterium bifidum*
1900	E. Moro	アシドフィルス菌	*Lactobacillus acidophilus*
1905	S. Grigorov	ブルガリア菌	*Lactobacillus delbrueckii* subsp. *bulgaricus*
1919	Orla-Jensen	サーモフィルス菌	*Streptococcus thermophilus*

*：Ilya Ilyich Mechnikov（1845～1916，ロシア・ウクライナ）

動物の体内に異物を貪食・消化する食細胞を発見し，細胞性免疫による生体防御学説を提唱する．後にPasteur研究所に主任研究員として招聘され，"自家中毒説" "不老長寿説"を提唱する．1908年，免疫の研究（後述）が認められノーベル賞受賞．

至らなかった．その後，Pasteurに私淑していた，無菌手術の創始者として有名な英国外科医Joseph Lister（1827～1912）が，酸乳を限界希釈して乳酸球菌を単離した．このとき単離された菌は*Lactococcus lactis*であると考えられている．

ウィーン大学のTheodor Escherich（1857～1911）は，1885年，乳児の糞便から大腸菌（*Escherichia coli*）を分離した．また，腸管感染症患者の糞便に限らず健常者の糞便中にも多数の菌が存在することから，感染症とは無関係な非病原性の腸内常在細菌の概念が提唱され始めた．この当時，母乳と人工乳のどちらを与えられたかによって新生児の発育や死亡率などに相違が認められ，母乳栄養児のほうが健康状態がよいことが知られていた．この原因を追及したPasteur研究所のHenry Tissierは，1899年，健康な母乳栄養児の腸内で優勢を誇っている偏性嫌気性菌の分離培養に成功し，その枝分かれ形状からビフィズス菌（*Bifidobacterium bifidum*）と命名した．次いで1900年，オーストリアのErnst Moro（1874～1951）が人工栄養児の糞便から好気性のアシドフィルス菌（*Lactobacillus acidophilus*）を発見した．Tissierはまた，下痢発症患者にビフィズス菌を投与すると症状が改善されることを発見し，ビフィズス菌がヒトの消化管機能に重要な働きをしていることを提唱した．

一方，消化管内では未消化蛋白質の腐敗によって毒性化合物が発生すること[3]が報告され，ロシアの免疫学者Ilya Mechnikov*（3ページ：図1参照）は，これを"自家中毒説"として発展させた．さらに彼はそれを前提仮説とし，ブルガリアで得た長寿とヨーグルト食文化の関連についての考察を加え，自家中毒予防のためには腸内細菌を腐敗物質を作らない細菌に置き換えることが有効であり，それには乳酸菌の一種を含むヨーグルトが効果的であるとする"不老長寿説"を提唱した[4]．

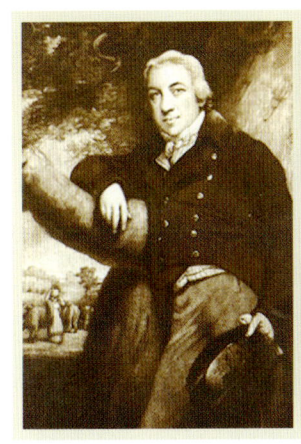

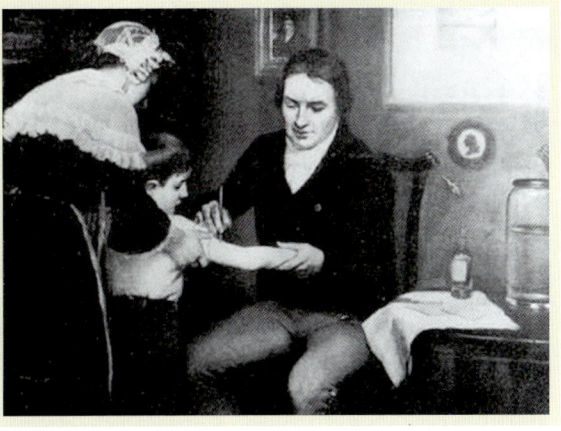

図4
左：Edward Jenner（1749～1823，イギリス）．牛痘にかかると天然痘に罹患しないという農村の噂から牛痘接種による天然痘予防を研究する．この種痘法はヨーロッパ全土に普及し，1802年にイギリス議会から賞金を贈呈される．彼の考案した免疫予防法はその後大いに発展し，1980年に天然痘の根絶が宣言される．
右：ジェームズ・フィップス少年に種痘するJenner（1912年，E. Board画，ウェルカム財団）

　これらの発見は"腸内細菌が宿主の健康に関与している可能性"を示唆していたが，培養技術上の問題で証明が困難なことや，そもそも自家中毒説だけでは老化やさまざまな疾患発生が説明できないことが明らかになり，次第に忘れ去られていった．

免疫学の成立

　一度，感染症に罹患して治癒すると，その後しばらくのあいだは同じ疾患に罹患しない，という免疫現象（いわゆる2度なし現象）は古くから経験的に知られていた．免疫とは，狭義には，感染症の原因となる病原微生物を弱毒化あるいは加熱やホルマリン処理によって不活化したものを投与して，その病原微生物に対する特異的防御免疫をあらかじめ誘導しておく感染症の予防法である．
　この免疫現象を人為的に再現し，伝染病予防に応用できることを最初に示した業績は，18世紀末のEdward Jenner（図4）の牛痘免疫による天然痘の予防である．もちろん，Jennerが天然痘の予防免疫をした当時は，天然痘の原因微生物である天然痘ウイルスは発見されていなかったし，1885年にPasteurが狂犬病のウサギの脊髄を石炭酸に浸して不活化した弱毒狂犬病ワクチンを開発したときでさえ，病原体がウイルスであることは知られていなかった．しかし，これらの発見は，たとえ病原体に関する情報が乏しくとも，弱毒/不活化した病原体で免疫することによって感染症予防効果が期待できることを示唆するものであり，医学あるいは公衆衛生学上のきわめて大きな功績であることは論を待たない．
　その後，Kochをはじめとする細菌学者によって微生物感染症の主役である病原細菌が発見されるのに伴い，宿主側の主役である免疫系に対する理解も深められた．当初の免疫の研究は，感染あるいは抗原投与で誘導されてくる特異的な感染防御免疫を構成している因子を探索することから始まった．
　1890年，北里柴三郎（1853～1931）とEmil Behring（1854～1917）が，ジフテリアの培養濾液で免疫した動物の血清が細菌の毒素を中和・無毒化することを明らかにし，免疫血清投与による発症予防—血清療法を提唱した．さらに1891年，Paul Ehrlich（図5）は，免疫の本体は血清中の抗体であると提唱し，液性因子に

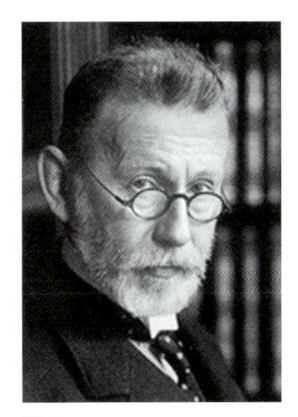

図5
Paul Ehrlich（1854～1915，ドイツ）．組織染色の研究から血液脳関門を発見する．また，抗原に対する抗体産生の機序として"側鎖説"を提唱する．さらにさまざまな感染症の治療薬を発見し，化学療法の基礎を築く．1908年ノーベル賞受賞．

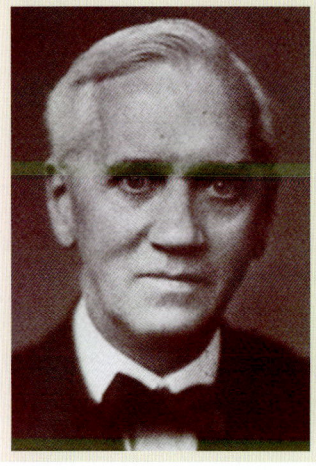

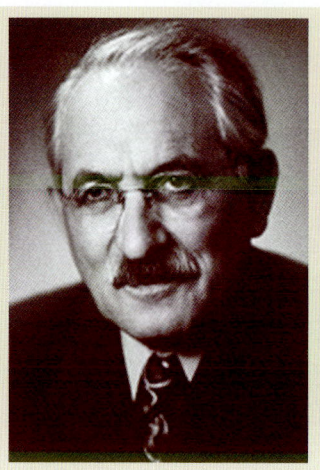

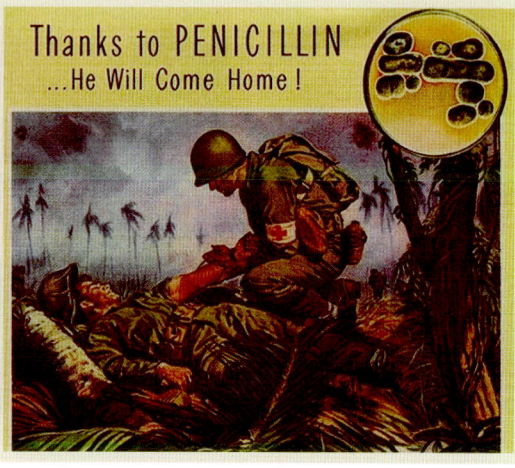

図6
左：Alexander Fleming（1881〜1955，イギリス）．第一次世界大戦に従軍し，戦後，感染症治療薬の研究を開始する．リゾチームや世界で最初の抗生物質であるペニシリンを発見する．その功績により1944年ナイト爵叙勲，1945年ノーベル賞受賞．
中：Selman Waksman（1888〜1973，アメリカ）．ウクライナ出身．ラトガース大学の生化学・微生物学教室の教授を長く務め，ストレプトマイシンをはじめとする20種類以上の抗生物質を発見する．1952年ノーベル賞受賞．
右：ペニシリンのポスター

よる液性免疫の概念が確立した．

一方，1882年，Mechnikovは，動物の体内に侵入してきた異物を貪食・消化してしまう一群の細胞（専門的食細胞）が存在していることを発見し，細胞性因子による細胞性免疫の概念を提唱した．

その後，Tリンパ球，Bリンパ球をはじめとした免疫系を構成する細胞群が発見され，これらの細胞が抗体をはじめとしたさまざまな液性因子を産生していることや，逆に液性因子によって免疫担当細胞の機能が制御されていることなどが明らかになり，現在では細胞性因子と液性因子の両方が複雑に協調して感染防御系を構築していると考えられている．さらに免疫系の働きは，感染防御だけにとどまらず，癌細胞などの内因性因子，移植治療による非自己組織，食物や花粉といった微粒因子など，さまざまな因子から生体を防御し，その恒常性を維持するために機能していることが解明され，現在では，免疫の定義は"免疫とは生体の恒常性維持機能である"というところまで拡大されている[5]．

化学療法の時代—抗生物質の発見と薬剤耐性菌の出現

薬剤を病原体に作用させて疾病を治療するという化学療法の方法論は，Ehrlichによって"化学療法（chemotherapy）"として確立された．彼はさまざまな感染症に対する"特効薬（magic bullet）"を発見し，1910年には秦佐八郎（1873〜1938）とともに世界で最初の化学合成による化学療法薬アルスフェナミン（サルバルサン．梅毒の特効薬，砒素の副作用のため現在は投与されていない）を開発した．

その後，感染症の化学療法薬である抗菌薬に革新的な進展があったのは第二次世界大戦前夜の1929年で，Alexander Fleming（1881〜1955，図6）は，アオカビ（*Penicillium notatum*）の培養濾液の中に細菌の生育を阻止する物質があることを発見し，それをペニシリンと命名して報告した．彼はペニシリンの精製には成功しなかったが，彼の知見を再発見したHoward Florey（1898〜1968）とErnst Chain（1906〜1979）らが1940年にペニシリンの精製・製剤化に成功し，戦場で

の創傷感染による兵士の死亡率は劇的に減少した．1943年にストレプトマイシンを発見したSelman Waksmanにより"微生物によって作られ，微生物の発育を阻害する物質（1941）"と定義された抗生物質（antibiotics）は抗菌薬の中心となり，その後の半世紀，真菌類や放線菌類などが産生する多くの天然化合物から抗菌活性を持つものが数多く発見・実用化され，また抗菌活性を持ったさまざまな合成抗菌薬が開発され，感染症は近い将来，完全に制圧されると信じられた．

しかし，ペニシリン実用化からわずか数年後の1946年にはペニシリン耐性菌が出現し，さらに1961年のメチシリン耐性黄色ブドウ球菌（Methicillin-resistant *Staphylococcus aureus*：MRSA）の出現，1980年代の薬剤耐性菌による院内感染症の増加を経て，現在，多剤耐性菌の蔓延は医療上の大きな問題となっている．また，交通・流通の急激なグローバル化による新興感染症の出現，医療技術の進歩により増加した免疫不全患者における日和見感染症など新たな問題も生じ，微生物感染症を根本的に克服する医療技術を確立できたとはいえないのが現状である．

プロバイオティクス概念の発祥と定義の変遷

プロバイオティクスの基礎的概念は，前述したTissierによる下痢症患者へのビフィズス菌投与療法やMechnikovの"不老長寿説"にその萌芽を認めることができる．しかし，20世紀初頭のヨーロッパに健康食品ブームをもたらしたこれらの研究が再び脚光を浴びるのは，嫌気培養技術や無菌動物の繁殖技術が普及し始める1950年代以降になってからである．無菌動物を用いた研究から，常在細菌叢（フローラ）を持たない動物では免疫系組織（リンパ細網系）の発達が不良[6]で，感染抵抗性が低いこと[7]や，大腸菌を腸管に単独定着させると長期間他臓器へのトランスロケーションが観察されること[8]など，"常在細菌叢が宿主の免疫系の発達や機能を通して健康に影響を与えている"という古典的概念を支持する研究成果が得られ始めた．また疫学的研究から，食餌と癌罹患/死亡率との相関が示唆されるようになった[9]．

その後，抗菌薬全盛の時代から薬剤耐性菌による院内感染増加など，化学療法の限界が顕在化してくる社会的背景や，腸内常在細菌叢の改善および免疫系の活性化に関する研究の進展に伴い，Werner Kollathによって抗生物質の対義語として提唱された"プロバイオティクス（probiotics）"の定義は，"微生物が産生するほかの微生物の生育を促進する物質"[10] "宿主の腸内常在細菌叢の制御を通して宿主に有益な影響を与える微生物および物質"[11]と変遷し，1989年，イギリスの微生物生態学者Roy Fullerが"腸管常在細菌叢バランスを改善することにより動物に有益な効果をもたらす生きた微生物"と定義するに至って定着した[12]．

このころから普及し始めた分子生物学的手法に基づき，16S rRNAを用いた菌種の同定・分類技術が導入され，培養を必要としない細菌数計測法など解析のための基礎的技術が開発された．さらに病原細菌が持つ病原因子や病原性の機序，病原細菌と宿主免疫系との相互作用などに関する基礎分野の研究から微生物感染症の分子的基盤が明らかになってくると，それらの知見を取り入れてさまざまな疾病予防・

治療への応用研究がなされ始めた[13]．その研究対象が腸内常在細菌叢だけにとどまらず，食物アレルギー，アトピーなどの抗アレルギー治療[14]，血中コレステロール値などの脂質代謝，発癌予防や抗癌治療など[15]へと拡大されると，早くもFullerの定義では十分とはいえなくなった．そこで，1998年，GuarnerとSchaafsmaらが"適正な量を摂取したときに宿主に有用な作用を示す生菌体"[16]と再定義して，消化管に限定されていた効用を皮膚，口腔，呼吸器，泌尿生殖器など固有の常在細菌叢が存在するすべての臓器にまで拡大することを提唱すると，この定義はFAO/WHOのワーキンググループにより採択され，今日，広く用いられるようになっている．

パラダイムシフトとしてのプロバイオティクス
　―拮抗から共存，治療から予防へ

　自然界には非常に多種多様な微生物が存在しているが，そのうちヒトに定着している種はわずかであり，ヒトに感染症を引き起こす種はさらに少ない．しかし，宿主が健康なときには非病原性の微生物といえども，抗菌薬投与により常在細菌叢が攪乱されたり，宿主の免疫力が低下すると日和見感染症を起こす原因になる．したがって，微生物による感染症を根絶しようとするなら，環境はもとより人体からも微生物を排除し徹底的に無菌化するしかないが，それは現実的に不可能である．また，微生物が生物である限り，薬剤存在下の環境に適応・進化していくのであるから薬剤耐性菌の出現は不可避であり，抗菌薬による化学療法には自ずと限界がある．

　従来の化学療法では，感染症を患ったとき，すなわち体内で病原微生物が増殖した後に，抗菌薬を投与して病原微生物を排除しようとするのが一般的である．最初の抗生物質であるペニシリンはアオカビによって産生される化合物の一種であるが，カビはペニシリンを産生することによって周囲の細菌の増殖を抑制し，自身に都合のよい環境を維持しようとしている．しかし，周囲の環境を有利に整備しようとしているのは，このカビに限ったことではなく，直接殺菌するようなことはしなくとも，クォラムセンシング（quorum sensing）機構や代謝産物を用いてほかの微生物の増殖を抑制するような現象は，多かれ少なかれどのような微生物でも観察される[17, 18]．一方，免疫は，感染症に対する宿主側の防御機構をあらかじめ賦活化しておいて，感染症の発症を未然に予防することを期するものである．プロバイオティクスの思想は，おおむねこれらの知見の延長上に展開されている．しかしながら"病原微生物の定着・増殖を抑制するような作用を持つ微生物をあらかじめ投与（摂取）しておくことにより，宿主にとって望ましい常在細菌叢を構築・維持し，これらの微生物の作用で病原微生物の定着・増殖を抑制することによって，感染症の発症を予防する"というように，微生物との対立・治療という従来的発想から共存・予防へと思想的転換が図られている（図7）．

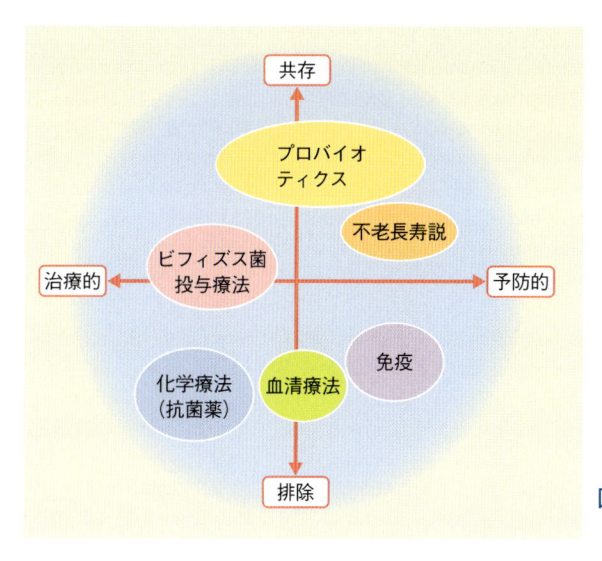

図7 プロバイオティクスの思想的位置づけ

おわりに―今後の展望

　このような食品とともに摂取される微生物が、人の健康に及ぼす影響を有効に利用する知恵は、人類の長い歴史のなかで、おそらく偶然や経験に基づく食習慣として自然に培われてきたものであろう。しかし、冷蔵・冷凍庫が普及し、食品衛生技術が発展した現代においては、食品中の微生物は昔に比べると激減し、そういった食餌由来の微生物摂取量の変化が、常在細菌叢の変化を通してわれわれの健康にさまざまな影響を与えつつある。プロバイオティクスやプレバイオティクスは、食餌だけでは賄えなくなった栄養をより効率よく補うために、人類が経験に基づいて選択してきた発酵微生物種だけでなく、広く自然界から特に有用な微生物種・株を積極的に選び出し、それらを適正量、予防的に投与（摂取）することにより、継続的・計画的に感染症を制御しようとするものである。さらにプロバイオティクスの効用は、感染症予防だけにとどまらず、慢性炎症やアレルギーなど免疫系機能の改善、動脈硬化などの循環器系機能の改善、癌予防などほかの多くの疾病の予防あるいは治療への応用も期待されており、今後ますます、われわれの健康の増進・維持に取り入れられていくことが予想される。

（光山正雄，野村卓正）

●引用文献
1. ピエール・ダルモン（寺田光徳，田川光照訳）. 人と細菌：17-20世紀. 藤原書店, 2005.
2. Brock TD. Robert Koch: A life in medicine and bacteriology. ASM PRESS, Washington, DC, 1998; p.21-37, 94-104, 117-213.
3. Chen TS, Chen PS. Intestinal autointoxication: a medical leitmotif. J Clin Gastroenterol 1989; 11: 434-441.
4. Metchinikoff E. The prolongation of life. G. P. P. Putman's Sons, New York, 1908.
5. 石田寅夫：ノーベル賞からみた免疫学入門. 化学同人, 2002.
6. Miyakawa M. The lymphatic system of germ free guinea pigs. Ann NY Acad Sci 1959; 78: 221-236.

7. 上田雄幹. 無菌マウスの結核症. 結核 1973; 48:1-7.
8. Maejima K, Tajima Y. Association of gnotobiotic mice with various organisms isolated from conventional mice. Jpn J Exp Med 1973; 42: 289-296.
9. Wynder EL. The epidemiology of large bowel cancer. Cancer Res 1975; 35: 3388-3394.
10. Lilly DM, Stillwell RH. Probiotics: Growth-promoting factors produced by microorganisms. Science 1965; 147: 747-748.
11. Parker RB. Probiotics, the other half of the antibiotic story. An Nutr Health 1974; 29: 4-8.
12. Fuller R. Probiotics in man and animals. J Appl Bacteriol 1989; 66: 365-378.
13. Hamilton-Miller JMT. Probiotics and prebiotics in the elderly. Postgrad Med J 2004; 80: 447-451.
14. Kirjavainen PV, Apostolou E, Salminen SJ, et al. New aspects of probiotics: a novel approach in the management of food allergy. Allergy 1999; 54: 909-915.
15. de Roos NM, Katan MB. Effects of probiotic bacteria on diarrhea, lipid metabolism, and carcinogenesis: a review of papers published between 1988 and 1998. Am J Clin Nutr 2000; 71: 405-411.
16. Guarner F, Schaafsma GJ. Probiotics. Int J Food Microbiol 1998; 39: 237-238.
17. Miller MB, Bassler BL. Quorum sensing in bacteria. Annu Rev Microbiol 2001; 55: 165-199.
18. Swift S, Vaughan EE, de Vos WM. Quorum sensing within the gut ecosystem. Microbial Ecology in Health and Disease 2000; 12: 81-92.

II 基礎編

II 基礎編

1 ヒト口腔内・腸内常在菌の構成

はじめに

　ヒトの口腔内や大腸内には多様な細菌が常在し，複雑な常在細菌叢（microbiota）を形成している．ヒトの唾液中や毎日排泄する糞便の約10％に達するほどの生きた細菌で占められ，その大部分が偏性嫌気性菌（酸素のあるところでは生育できない細菌）である．詳細な研究によりヒトの口腔内には約700種類，そして大腸内には実に500～1,000種類，その数たるや唾液1 mLあたり約1,000億個および乾燥糞便1 gあたり約1兆個に近い細菌がすみついていることが明らかにされている．

　1970～80年代にかけて，嫌気培養技術の確立・応用により，ヒトの体内常在菌を構成する大部分の菌種・菌株が偏性嫌気性菌であることが知られるようになった．その嫌気培養法の応用による常在菌検索法の確立は，その周辺の研究領域を広げるばかりでなく，それまで解明されることがなかった常在細菌叢の菌群構成の一部が明らかとなり，ヒトの健康，老化，疾病（特に歯周病疾患や大腸癌など）などとの関係も明らかにされてきた．そして，21世紀に入り，これまでの培養可能な常在細菌叢の解析から分子生物学的手法を用いた培養困難な常在細菌叢を含む多様性解析が行われ，ようやくその全貌がみえてきた．

常在菌をどのようにとらえるのか？

培養法による口腔内細菌の解析

　ヒトの口腔内常在菌は複雑で，多様な菌種から成立している．1990年代以前における口腔常在菌の解析の中心は培養法によってなされてきた．それには多様な選択培地を必要とし，純粋分離を行い，菌形態観察，生理性化学的性状検査などを行い，煩雑な作業と経験が求められていた．口腔内には偏性嫌気性菌のような生育に高度な嫌気性や未知なる栄養源を要求するなど，培養が困難な細菌が多数生息して

いることから，培養法では到底，実際に生息する細菌の50％しか分離・同定できないと考えられている．

　培養法を駆使したMooreら[1]による精力的な口腔内常在菌の解析の結果，新規な口腔細菌を含む多様な嫌気性菌の存在が明らかとなり，歯周病疾患患者から分離された主要な細菌は *Fusobacterium nucleatum*, *Peptostreptococcus intermedius*, *P. micros*, *Eubacterium* 属菌種や *Treponema* 属菌種などの菌種（群）の存在が提案されてきたのである．しかしながら，酸素がない嫌気環境である歯肉縁株や歯周ポケット内の環境を再現することは容易ではなく，かつ，これらの環境中の栄養条件などについては十分な知見がないことから，口腔内に生息するすべての細菌を培養・検出することは困難であるとされてきた．培養可能な口腔細菌は実際に歯肉縁下歯垢に生息する細菌の50％であり，残りは"難培養細菌"と位置づけられている[2,3]．したがって，歯周病に関与する口腔内常在菌の全容解明という研究はなされていないのが現状である．

培養法によるヒト腸内常在菌の解析

　1960年代から始められた腸内常在菌の総合的な研究によって，その検索・分離・培養を可能にし，腸内嫌気性菌の分類・同定も精力的になされてきた．その内容は腸内常在菌の大部分が偏性嫌気性菌であることが明らかにされ，それまでの大腸菌や腸球菌が最優勢であるという古い見識が完全に改められ，腸内常在菌の解析には高度な嫌気培養法や優れた発育支持力を持つ培地を用い，腸内容の採取直後から培養し終わるまで空気に触れてそれらが死滅することのないように操作しなければならないと指摘されてきた．

　現在，ヒト腸内に常在する培養可能な細菌種は約200種から250種とされている．健康な日本人成人30例の糞便から分離・菌種同定された腸内常在菌のうち，高菌数・高頻度で出現する菌種として，*Bacteroides vulgatus*, *B. thetaiotaomicron*, *B. uniformis*, *Parabacteroides distasonis*, *Faecalibacterium prausnitzii*, *Fusobacterium russii*, *Prevotella buccae*, *P. oris* が出現し，次いで，*Bifidobacterium adolescentis*, *B. longum* および *Collinsella* aerofaciens などがあげられる．また，低頻度であるが，高菌数で検出される菌種も数多く常在している[4]（**表1**）．ハワイ在住の日系アメリカ人[5]や米国人[6]の腸内常在菌を解析した成績から，最優勢に検出される菌種として，*B. vulgatus*, *B. uniformis*, *F. prausnitzii*, *B. adolescentis*, *B. longum*, *B. infantis*, *B. breve*, *C. aerofaciens*, *Eubacterium rectale*, *Ruminococcus productus*, *R. albus* などがあげられている．

　このように，菌種レベルでの解析結果，それまでの菌群レベルでしか解明できなかった腸内常在菌の生体がより詳細に把握されるようになった．しかしながら，培養可能な菌株の存在や未分類な菌種が大多数であることも明らかにされてきた．

培養を介さない手法による口腔内・腸内常在菌の解析

　先人の数多くの努力によって確立された嫌気培養法の応用により，ようやく常在菌がみえたように思えたが，たとえ高度な嫌気培養装置を用いて検出しても腸内常

表1 培養法によって検索した腸内常在菌の菌種構成（健康成人30例）

高菌数（糞便1gあたり10^8以上）		
高頻度（60％以上の検出）	中頻度（60％以下の検出）	低頻度（30％以下の検出）
Bacteroides fragilis group 　　*B. vulgatus, B. uniformis,* 　　*B. thetaiotaomicron* *Parabacteroides distasonis* *Bacteroides* spp. *Prevotella* spp. *Faecalibacterium prausnitzii* *Fusobacterium russii*		*B. ovatus, B. splanchnicus,* *B. ureolyticus, B. putredinis* *P. veroralis* *F. naviforme, F. nucleatum,* *F. mortiferum, F. varium*
	Lactobacillus 　　*L. catenaforme*	*Mitsuokella multiacida*
Bifidobacterium 　　*B. adolescentis, B. longum,* 　　*B. catenulatum, B. pseudocatenulatum* *Collinsella aerofaciens* *Eubacterium rectale* *Eubacterium* spp. *Ruminococcus obeum* *Ruminococcus productus* *Ruminococcus* spp. *Peptostreptococcus* spp. *Clostridium* 　　*C. innocuum, C. ramosum,* 　　*C. clostridioforme*	 *C. beijerinckii, C. coccoides,* *C. butyricum* *C. paraputrificum, C. perfringens*	*B. breve* *E. moniliforme* *P. anaerobius, P. prevotii*

（辨野義己, 2002[4]より）

在菌の多様性解析に限界があることが明らかとなった．つまり，それを構成している口腔内常在菌の約50％，腸内常在菌の約20％は培養可能な既知菌種であるが，残りは培養困難かあるいはその菌数が低いため，難分離性の未知菌種（群）であると推定される．

　遺伝子を介した手法の発展により，口腔内常在菌の多様性解析は飛躍的に進展しており，とりわけ，リボソームRNA（rRNA）は生物に普遍的に存在する保存性の高い拡散分子であり，細菌の進化系統研究に最も有効な分子マーカーとして，頻繁に使われている．1990年代以降，16S rRNA遺伝子の塩基配列をもとにした菌種レベルでの系統分類法が確立し，さまざまな細菌種の遺伝子配列データが蓄積され，誰もが容易に微生物研究に用いることが可能となっている．これらのデータをもとに，16S rRNA遺伝子の特定配列を標的とした菌種特異的プライマーを用いたPCR（polymerase chain reaction）法が確立され，多種類の細菌種が混在する試料から特定の菌種を検出・同定することが可能となった．従来の培養法と比較してより簡便，迅速，正確な標的菌種の検出および同定法として用いられるようになった．

　この口腔・腸内常在菌の大部分を占める難培養・難分離の常在菌解析に16S

rRNA 遺伝子を指標とする分子生物学的手法が導入され，ようやく難培養・難分離の口腔内および腸内常在菌の全貌がみえてきたのである[7-12]．以下，16S rRNA 遺伝子解析を用いた培養を介さない手法により解析された口腔内・腸内常在菌解析成績を中心に紹介する．

菌種特異的プライマーによる口腔・腸内常在菌の解析

これまで未解明であったヒト口腔スピロヘータ（歯周病原性が高いとされる *Treponema denticola* や歯周病患者から高頻度に検出される *T. socranskii* および *Porphyromonas gingivalis* について 16S rRNA 遺伝子を標的とした PCR 法が用いられ，高頻度にこれらが検出できると報告されている[13]．

ヒトの腸内常在菌の菌群レベルでの解析には，Franks ら[9]による *Clostridium coccoides-Eubacterium rectale* グループ（*Clostridium* クラスター XIVa, XIVb），*Bacteroides fragilis* グループに特異的なプローブや Harmsen ら[14-16]による *Lactobacillus/Enterococcus*，*Ruminococcus* グループ，*Atopobium cluster* に特異的なプローブおよび Langendijk ら[7]の *Bifidobacterium* 属に特異的なプローブが有効とされている．これらの報告は，腸内常在菌の構造解析に分子生物学的な手法による新しい分類体系を導入した点で非常に意義が大きい．

Suau ら[10]の菌種レベルでの解析により，*Faecalibacterium prausnitzii* が高頻度かつ高菌数で存在することがわかった．また，FISH（fluorescence *in situ* hybridization）とフローサイトメトリーの組み合わせにより，Zoetendal ら[17]は，未培養 *Ruminococcus obeum* 様菌種がヒトの腸内常在菌の最優勢構成菌群である *C. coccoides-E. rectale* グループの約 16% を占める最優勢菌種であることを，Mueller ら[18]は，230 例のヨーロッパ人の腸内常在菌の構成を年齢層，性別，および国別での違いについて解析し，イタリア人における *Bifidobacterium* の構成比は，年齢層に関係なくフランス，ドイツ，スウェーデン人のそれに比べ 2〜3 倍も高いこと，60 歳以上の高齢者群における大腸菌群は，地域に関係なく若年齢群（20〜50 歳）に比べ高いこと，*Bacteroides-Prevotella* グループは男性群が女性群に比べて高いこと，をそれぞれ示した．Takada ら[19]は，FITC，TAMRA，Cy5 の蛍光色素と菌種特異的プローブの組み合わせにより，*Bifidobacterium* の 7 菌種を同時に検出・識別するマルチカラー FISH を開発した．しかしながら，多種のプローブからほぼ同レベルの蛍光強度を得るための条件設定はきわめて困難であり，この手法が腸内常在菌全体を解析するシステムに応用されるにはまだその道のりは長い．本法による検出感度を向上させるためには，rRNA 量の少ない菌体の検出方法，プローブの細胞膜透過性やハイブリダイゼーション効率の向上など，基本的な技術の改良も必要である．

16S rDNA クローンライブラリー法

口腔内常在菌の解析において 16S rDNA クローンライブラリー法が応用されることで，その全容が明らかになってきている．Paster ら[2]は本法を用いた 2,552 クローン解析を行ったところ，主要な歯肉縁下歯垢の常在菌は 347 種の細菌種（132 種の既知菌種および 215 種のファイロタイプ〈phylotype，系統型〉）から構成されると述べている．Sakamoto らも健常成人の唾液と歯周病患者のそれを比較し，口

表2 16S rDNAクローンライブラリー法による健康成人，菜食主義者および高齢者の腸内菌叢の比較（%）

細菌（群）	健康成人 A	健康成人 B	健康成人 C	菜食主義者	高齢者 D	高齢者 E	高齢者 F
Clostridium クラスターI	0	1.1	0	0	0	0	0
Clostridium クラスターIV（*Clostridium leptum* グループ）	22.7	12.4	11	13.1	34.7	16.1	9.5
Clostridium クラスターIX	0	9.8	34	0	0	35.8	14.3
Clostridium クラスターXI	0	0.4	0.8	0	0	1.2	0
Clostridium サブクラスターXIVa（*Clostridium coccoides* グループ）	58.8	23.7	29	59.6	25.3	2.5	3.6
Clostridium サブクラスターXIVb	0.5	0	0	0	0	0	0
Clostridium クラスターXVI	0	4.1	0	1.7	4	0	0
Clostridium クラスターXVII	0	8.3	0	0	0	2.5	0
Clostridium クラスターXVIII	0	0	0.4	12	0	0	0
Bifidobacterium	0	0.4	5.3	0.5	0	0	0
Lactobacillus	0	0	0	0	0	1.2	0
Cytophaga-Flexibacter-Bacteroides	5	9.4	16.3	6	20	8.6	15.4
Streptococcus	3.7	28.8	0.4	0	2.7	1.2	0
Proteobacteria	0.5	0.8	1.6	0	5.3	17.3	54.8
その他	8.8	0.8	1.2	7.1	8	13.6	2.4

（Hayashi H, et al. 2002[11, 23]，2003[12] より）

腔内から Harper-Owen ら[20]は Dymock ら[21]によって同定された3ファイロタイプのうち1ファイロタイプが歯周炎と関連性があることを述べている．Sakamoto ら[22]は健常者と歯周炎患者の口腔内常在菌の比較を行ったところ，健常者ライブラリーでは歯周病原性菌は検出されないが，歯周炎患者のそれには *Campylobacter rectus*, *Porphyromonas gingivalis*, *Peptostreptococcus intermedius* および *Treponema socranskii* などが検出されるとしている．

一方，本法によるヒト腸内常在菌の多様性解析を行うために大便から抽出したDNA中の16S rRNA遺伝子をPCRで増幅した後，得られた増幅産物をクローニングによって単離して，クローンの塩基配列を解読し，構成菌種を解析した．この手法により，これまで分離培養が困難であった菌群の構造解析だけでなく，その遺伝子情報の入手が可能となる．

Wilson ら[8]は，本法を腸内常在菌の解析に初めて用い，培養法では分離困難であった Gram-positive low G+C グループ（すなわち *Clostridium leptum* サブグループ）が優勢に検出されることを示した．Suau ら[10]は健常成人1例から284クローンを解析し，*Bacteroides* グループ，*C. coccoides* グループおよび *C. leptum* サブグループの3つの菌群が腸内フローラ全体の95%を占めることを報告した．Hayashi ら[11, 12, 23]は，成人，老人およびベジタリアンの腸内常在菌を詳細に解析し，健康な日本人男性3人の糞便から744クローン（DNA）を取り出し，抽出クローンの25%を98%のホモロジー率を示す31既知菌種に同定し，残り75%のクローンが99の新規なファイロタイプに属することを明らかにした（**表2**）．このよう

な16S rDNAによるクローンライブラリーの構築によって，ヒト腸内常在菌は *Clostridium* rRNAクラスターIV, IX, XIVaおよびXVIIIや *Bacteroides*, *Streptococcus*, *Bifidobacterium* の各グループなどに属するクローンであることが明らかになった．そして分離されたクローンのうち，*Clostridium* rRNAクラスターIV（全クローンに占める割合：11〜22%）およびXIVa（23〜59%）に属する菌株が多く常在していることも明らかになった．また，極端な菜食主義者の腸内常在菌を検索したところ，*Clostridium* rRNAクラスターXIVa, IVおよびXVIIIが優勢に検出されることが認められ[23]．さらに，高齢者（75〜88歳）の腸内常在菌の解析の結果（表2），240クローンを分離し，その46%を27種の既存菌種に同定し，残り54%はファイロタイプであるとしている[10]．老人の腸内から分離されたクローンは83種類の菌種あるいはファイロタイプであり，その13%は新規のファイロタイプであった．健康成人の成績[11]と異なり，*Clostridium* rRNAクラスターXIVaの出現が一例を除いて低く（2.5〜3.6%），*Clostridium* rRNAクラスターIVやIXおよびガンマプロテオバクテリア（Gamma proteobacteria）の高頻度出現が認められている．また，Eckburgら[24]は3人の健常成人の大腸の粘膜組織（盲腸，上行結腸，横行結腸，下行結腸，S字結腸，直腸）および大便から13,355クローンを解析し，各個体に固有のフローラが形成されていること，部位によって常在菌の構造に違いがあることを報告した．Wangら[25]は，同様に，健常成人1例の小腸および大腸内の4部位における粘膜組織から得た347クローンはFirmicutes, Bacteroidetes, Proteobacteria, Fusobacteria, Verrucomicrobia, Actinobacteriaの6つのphyla（門）に分類されること，小腸粘膜部位では *Streptococcus* が最優勢であり，常在菌の多様性はほかの部位に比べて最も少ないこと，遠位回腸部位以遠ではBacteroidetes, *Clostridium* サブクラスターXIVaおよびIVが優勢であると報告した．さらに，Hayashiら[26]は，大腸で最優勢菌群である *C. coccoides* グループや *C. leptum* グループなどは上部消化管から検出されにくいことを明らかにしている．これらの研究により，ヒト腸内常在菌の大半が培養困難な未分類の嫌気性菌群で占められていることが明らかにされてきた．

ヒト口腔内・腸内常在菌の定量的なPCR解析

唾液，口腔内試料や糞便から直接抽出したDNAを鋳型として，16S rRNA遺伝子の菌種・菌群に特異的な配列部分を標的とするプライマーを用いて検出する方法が一般的であり，その基準となる菌株DNAで作製した検量線から定量化する．PCR法はきわめて微量な鋳型DNAを高感度に検出することが可能であり，特異的プライマーとSYBR Green Iなどの蛍光色素を用いたインターカレーター法[27]，あるいはTaqManプローブとの組み合わせ[28]による定量的な解析が主流となっている．

この手法が腸内常在菌の解析に応用されたのはWangら[29]の報告が最初であり，腸内常在菌の最優勢の12菌種に特異的なプライマーを用いた半定量的な解析によって，*Faecalibacterium prausnitzii*, *Ruminococcus productus*, *Clostridium clostridioforme* などがヒト腸内に最優勢で存在することを示した．

Matsukiら[30]は *Bifidobacterium* の菌種特異的プライマー（表3）を用いて，ヒ

表3 ヒト腸内由来 *Bifidobacterium* の検出に有効な菌種特異的プライマー

対象菌種（群）	プライマー	特異配列	配列サイズ (bp)
Bifidobacterium	g-Bifid-F	CTCCTGGAAACGGGTGG	549～563
	g-Bifid-R	GGTGTTCTTCCCGATATCTACA	
B. adolescentis グループ	BiADOg-1a	CTCCAGTTGGATGCATGTC	279
	BiADOg-1b	TCCAGTTGACCGCATGGT	
	BiADO-2	CGAAGGCTTGCTCCCAGT	
B. angulatum	BiANG-1	CAGTCCATCGCATGGTGGT	275
	BiANG-2	GAAGGCTTGCTCCCCAAC	
B. bifidum	BiBIF-1	CCACATGATCGCATGTGATTG	278
	BiBIF-2	CCGAAGGCTTGCTCCCAAA	
B. breve	BiBRE-1	CCGGATGCTCCATCACAC	288
	BiBRE-2	ACAAAGTGCCTTGCTCCCT	
B. catenulatum グループ	BiCATg-1	CGGATGCTCCGACTCCT	285
	BiCATg-2	CGAAGGCTTGCTCCCGAT	
B. longum	BiLON-1	TTCCAGTTGATCGCATGGTC	831
	BiLON-2	GGGAAGCCGTATCTCTACGA	
B. infantis	BiINF-1	TTCCAGTTGATCGCATGGTC	828
	BiINF-2	GGAAACCCCATCTCTGGGAT	
B. dentium	BiDEN-1	ATCCCGGGGGTTCGCCT	387
	BiDEN-2	GAAGGGCTTGCTCCCGA	
B. gallicum	BiGAL-1	TAATACCGGATGTTCCGCTC	303
	BiGAL-2	ACATCCCCGAAAGGACGC	

（Matsuki T, et al. 2004[30] より）

ト成人46人の糞便サンプルから抽出したDNAを用いて*Bifidobacterium*の菌種分布を解析した．その結果，*B. adolescentis* group，*B. catenulatum* group および *B. longum*（*B. longum* subsp. *longum*）の3菌種が健常成人の最優勢菌種として存在していること，乳児特有の菌種であるとされてきた*B. breve*や*B. infantis*（*B. longum* subsp. *infantis*）が成人から少数例ながら低い菌数レベルで検出されることを報告した（表4）．これは定量的PCR法が従来の培養法の検出限界以下の低い菌数レベルで生息している菌種を検出できることを示した典型例である．

同様に，ヒト腸内常在菌の最優勢構成菌群である *C. coccoides* グループ，*C. leptum* サブグループ，*Bacteroides fragilis* グループ，*Bifidobacterium*，*Atopobium* クラスターおよび *Prevotella* の各菌群に特異的なプライマーを用いて解析した．その結果，*C. coccoides* グループ，*C. leptum* サブグループ，*B. fragilis* グループ，*Bifidobacterium* および *Atopobium* クラスターはすべての個体から最優勢構成菌群として分離され，*Prevotella* は約半数の個体から分離されること（表5），*C. coccoides* グループおよび *B. fragilis* グループは *C. leptum* サブグループ，*Bifidobacterium* および *Atopobium* クラスターに比べ個体間での菌数変動が少ないことを確認した．また，成人6例の8か月間の個体内での最優勢菌群の菌数変動は長期間維持安定していることを確認している[31]．Dubernet ら[32]は *Lactobacillus* 属

表4 菌種特異的プライマーによる健康成人（46人）の糞便由来 *Bifidobacterium* 各菌種の検出菌数および検出頻度

	平均値（対数値）±SD	検出率（%）
Bifidobacterium	9.4±0.7	100
B. adolescentis グループ	9.1±0.9	82.6
B. angulatum	6.6±0.2	10.9
B. bifidum	8.3±0.8	28.3
B. breve	7.3±0.7	17.4
B. catenulatum グループ	8.9±0.8	89.1
B. longum	8.1±0.7	95.7
B. infantis	6.9±0.7	4.3
B. dentium	7.2±0.5	8.7

(Matsuki T, et al. 2004[30]より)

表5 菌種特異的プライマー使用による健常成人の腸管から分離される菌の解析

	平均値（対数値）±SD	検出率（%）
Clostridium coccoides グループ	10.3±0.3	100
Clostridium leptum サブグループ	9.9±0.7	100
Bacteroides fragilis グループ	9.9±0.3	100
Bifidobacterium	9.4±0.7	100
Atopobium クラスター	9.3±0.7	100
Prevotella	9.7±0.8	45.7

(Matsuki T, et al. 2004[30]より)

特異的プライマーを用い，Songら[33]はTaqManプローブを用いた定量的PCR法による *Clostridium* のクラスターI, XI, XVIa およびXVIbの各グループにそれぞれ特異的な菌群レベルでの解析を行った．

16S rRNA 遺伝子を標的とした菌種特異的なプライマーによるPCRでの検出は，簡便で検出感度や定量性が高い．しかし，DNAを標的とした定量的PCR法では，ヒト大便では標的とする菌種の菌数が 10^5/g 以下になると特異的な検出ができなくなる．DNAの抽出方法や精製法を改善しても，せいぜい $10^{4～5}$/g が検出限界であると考えられる．

一方，Matsudaら[34]は細胞あたり 10^3 程度存在する16Sあるいは23S rRNAを標的とする Enterobacteriaceae, *Enterococcus*, *Staphylococcus*, *Pseudomonas* および *C. perfringens* に特異的なプライマーを作製し，定量的なRT-PCR法により人便中の 10^3/g レベルの菌数が検出できることを確認した．この手法は今後，腸内常在菌の 10^6/g 以下のレベルで存在する菌群を解析するうえで有効な手法になるものと考える．

ターミナルRFLP法によるヒト口腔内・腸内常在菌の解析

16S rDNA クローンライブラリー法は腸内常在菌を構成している菌種（群）の解析が可能であるが，それを行うには時間と多額の費用が求められる．したがって，腸内常在菌の解析において，迅速，簡便および大量のサンプル処理が要求される．

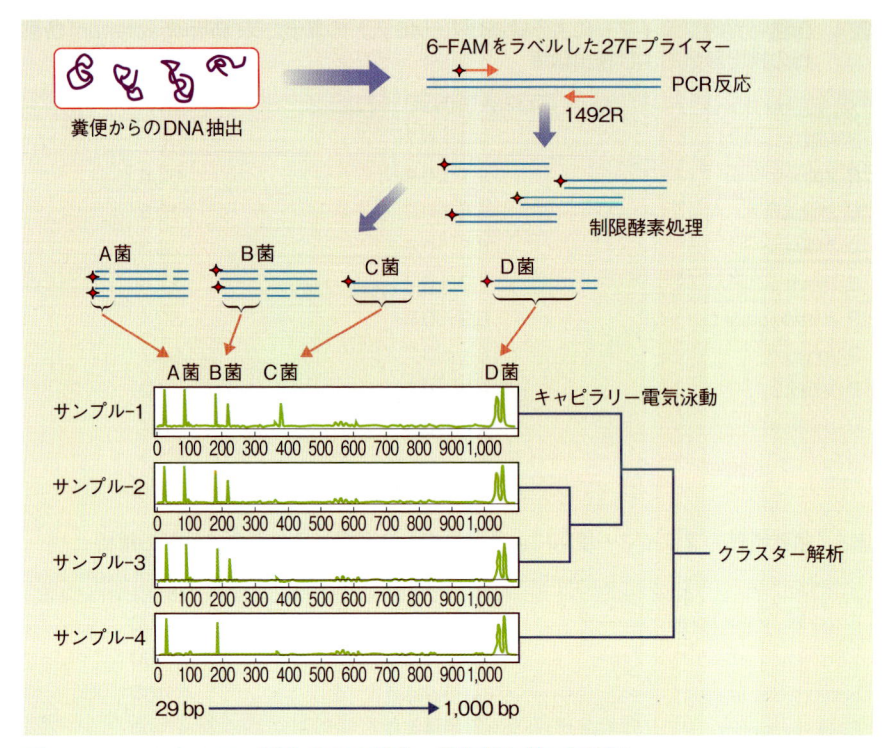

図1 ターミナル-RFLP法による口腔内・腸内常在菌の解析法

そこで多様な常在菌を数値として把握する分子生物学的手法としてRFLP（restriction fragment length polymorphism）法による多様性解析と遺伝子解析システムによる全自動解析を組み合わせたterminal-restriction fragment length polymorphism（T-RFLP）解析と呼ばれる手法が提案された[35]．これは16S rRNA遺伝子などを増幅するプライマーの5'末端を蛍光標識し，制限酵素処理で得られた末端断片の多型を遺伝子解析システムによって解析する方法で，これにより自動化，迅速化が可能となった．口腔内・腸内常在菌の多様性解析において本法と16S rDNA塩基配列を使った各分子生物学的手法とを比較すると，その多様性解析やデータベース構築という点で優れた方法である．実際には図1に示すように口腔サンプルや糞便から直接得られたクローンをPCR増幅後，2種類の制限酵素でそれらを切断し，遺伝子解析システムにより検出された多様なT-RFパターンのピーク面積を自動測定し，それにより複雑な常在菌を解析するものである．生体材料から得られたT-RFパターンのクラスター解析により，ヒト口腔内・腸内常在菌の多様性解析が可能となり，その検出法の簡便性および再現性が得られることも確認されている[36,37]．このように個人ごとのT-RFパターンで表現される"常在菌プロファイル"を作製し，その集積によりデータベースの構築がなされたなら，どのパターンが常態あるいは病態のどの段階であるかという判定が可能になるかもしれない．さらに，得られたT-RFパターンから特定菌種（群）の同定可能な手段も考案されている[38]．これらを確立するためには，今後，本法による数多くの常在菌の解析成績を蓄積することが必要である．将来，これらが関連する口腔疾患や大腸疾患の

診断・予防に有効な手段になりうるであろうことを期待している．

おわりに

　以上のように口腔内・腸内常在菌の単分離・培養を介さないアプローチにより，ようやくヒトの口腔内・腸内常在菌の全貌が見わたせるようになってきた．その結果，ヒトの口腔や腸管内には数多くの未分類の細菌が複雑な群集構造を作り上げて共生していることが明らかとなった．これらの共生常在菌の局在や分布，生物活性・機能と結びつけて総合的にこのエコシステム系を理解していくことが今後の課題である．16S rDNA 塩基配列による口腔内・腸内常在菌の多様性解析はヒトの健康増進・病気予防のための方策を探るうえで重要な役割を演じることが期待されている．

（辨野義己，坂本光央，渡辺幸一）

● 引用文献

1. Moore WEC, Holdeman LV, Smibert RM, et al. Bacteriology of severe periodontitis I young adult humans. Infect Immunol 1982; 38: 1137-1148.
2. Paster BJ, Boches SK, Galvin JL, et al. Bacterial diversity in human subgingival plaque. J Bacteriol 2001; 183: 3770-3783.
3. Socransky SS, Haffajee AD. Periodontal microbial ecology. Periodontol 2000 2005; 38: 135-187.
4. 辨野義己．腸管内微生物の多様性解析とその役割．細野明義（編）．発酵乳と乳酸菌飲料の科学：新たな機能を求めて，弘学出版，2002; p.27-43.
5. Moore WEC, Holdeman LV. Human fecal flora: the normal flora of 20 Japanese-Hawaiians. Appl Microbiol 1974; 27: 961-979.
6. Moore WEC, Holdeman LV. The effect of diet on the human fecal flora. Bruce WR, Corres P, Lipkin M, et al. editors: Banbury report, gastrointestinal cancer: endogenous factors, Gold Spring Harbor Laboratory, USA, 1981; p.11-24.
7. Langedijk PS, Schut F, Jansen GJ, et al. Quantitative fluorescence in situ hybridization of *Bifidobacterium spp*. with genus-specific 16S rRNA-targeted pprobes and its application in fecal samples. Appl Environ Microbiol 1995; 61: 3069-3075.
8. Wilson KH, Blitchington RB. Human colonic biota studied by ribosomal DNA sequence analysis. Appl Environ Microbiol 1996; 62: 2273-2278.
9. Franks AH, Harmsen HJM, Raags GC, et al. Variations of bacterial populations in human feces measured by fluorescent in situ hybridization with group-specific 16S rDNA-targeted oligonucleotide probes. Appl Environ Microbiol 1998; 64: 3336-3345.
10. Suau A, Bonnnet R, Sutren M, et al. Direct analysis of genes encoding 16S rRNA from complex communities reveals many novel molecular species within the human gut. Appl Environ Microbiol, 1999; 65: 4799-4807.
11. Hayashi H, Sakamoto M, Benno Y. Phylogenetic analysis of the human gut microbiota using 16S rDNA clone libraries and strictly anaerobic culture-based method. Microbiol Immunol 2002; 46: 535-548.
12. Hayashi H, Sakamoto M, Kitahara M, et al. Molecular analysis of fecal microbiota in elderly individuals using 16S rDNA library and T-RFLP. Microbiol Immunol 2003; 47: 557-570.
13. Sakamoto M, Takeuchi Y, Umeda M, et al. Detection of *Treponema socranskii* associated with human periodontitis by PCR. Microbiol Immunol 1999; 43: 485-490.
14. Harmsen HJM, Elfferich P, Schut F, et al. A 16S rRNA-targeted probe for detection of lactobacilli and enterococci in fecal samples by fluorescent in situ hybridization. Microb

Ecol Health Dis 1999; 11: 3-12.
15. Harmsen HJ, Wildeboer-Veloo AC, Grijpstra J, et al. Development of 16S rRNA-based probes for the *Coriobacterium* group and the *Atopobium* cluster and their application for enumeration of Coriobacteriaceae in human feces from volunteers of different age groups. Appl Environ Microbiol 2000; 66, 4523-4527.
16. Harmsen HJ, Raangs GC, He T, et al. Extensive set of 16S rRNA-based probes for detection of bacteria in human feces. Appl Environ Microbiol 2002; 68, 2982-2990.
17. Zoetendal EG, Ben-Amor K, Harmsen HJ, et al. Quantification of uncultured *Ruminococcus obeum*-like bacteria in human fecal samples by fluorescent in situ hybridization and flow cytometry using 16S rRNA-targeted probes. Appl Environ Microbiol 2002; 68: 4225-4232.
18. Mueller S, Saunier K, Hanisch C, et al. Differences in fecal microbiota in different European study populations in relation to age, gender, and country: a cross-sectional study. Appl Environ Microbiol 2006; 72: 1027-1033.
19. Takada T, Matsumoto K, Nomoto K. Development of multi-color FISH method for analysis of seven Bifidobacterium species in human feces. J Microbiol Methods 2004; 58: 413-421.
20. Harper-Owen R, Dymock D, Booth V, et al. Detection of unculturable bacteria in periodeontal healthand disease by PCR. J Clin Microbiol 1999; 37: 1469-1473.
21. Dymock D, Welghtman AJ, Scully C, et al. Molecular analysis of microflora associated with dentoalvelar abscesses. J Clin Microbiol 1996; 34: 537-542.
22. Sakamoto M, Umeda M, Ishikawa I, et al. Comparison of thr oral bacterial flora in saliva from a healthy subject and two periodontitis patients by sequence analysis of 16S rDNA lobraies. Microbiol Immunol 2000; 44: 643-652.
23. Hayashi H, Sakamoto M, Benno Y. Phylogenetic analysis of the human gut microbiota using 16S rDNA clone libraries and strictly anaerobic culture-based methods. Microbiol Immunol 2002; 46: 535-548.
24. Eckburg PB, Bik EM, Bernstein CN, et al. Diversity of the human intestinal microbial flora. Science 2005; 308: 1635-1638.
25. Wang M, Ahrne S, Jeppsson B, et al. Comparison of bacterial diversity along the human intestinal tract by direct cloning and sequencing of 16S rRNA genes. FEMS Microbiol Ecol 2005; 54: 219-231.
26. Hayashi H, Takahashi R, Nishi T, et al. Molecular analysis of jejunal, ileal, caecal and recto-sigmoidal human colonic microbiota using 16S rRNA gene libraries and terminal restriction fragment length polymorphism. J Med Microbiol 2005; 54: 1093-1101.
27. Ishiguro T, Shimamoto K, Ura N, et al. Homogeneous quantitative assay of hepatitis C virus RNA by polymerase chain reaction in the presence of a fluorescent intercalater. Ana Biochem 1995; 229: 207-213.
28. Holland PM, Abramson RD, Watson R, et al. Detection of specific polymerase chain reaction product by utilizing the 5′……3′ exonuclease activity of Thermus aquaticus DNA polymerase. Pro Natl Acad Sci USA, 1991; 88: 7276-7280.
29. Wang RF, Cao WW, Cerniglia CE, et al. CR detection and quantitation of predominant anaerobic bacteria in human and animal fecal samples. Appl Environ Microbiol 1996; 62: 1242-1247.
30. Matsuki T, Watanabe K, Fujimoto J, et al. Quantitative PCR with 16S rRNA-gene-targeted species-specific primers for analysis of human intestinal bifidobacteria. Appl Environ Microbiol 2004; 70: 167-173.
31. Matsuki T, Watanabe K, Fujimoto J, et al. Use of 16S rRNA gene-targeted group-specific primers for real-time PCR analysis of predominant bacteria in human feces. Appl Environ Microbiol 2004; 70: 7220-7228.
32. Dubernet S, Desmasures N, Gueguen M. A PCR-based method for identification of lactobacilli at the genus level. FEMS Microbiol Lett 2002; 214: 271-275.
33. Song Y, Liu C, Finegold SM. Real-time PCR quantitation of clostridia in feces of autistic children. Appl Environ Microbiol 2004; 70: 6459-6465.
34. Matsuda K, Tsuji H, Asahara T, et al. Sensitive quantitative detection of commensal bac-

teria by rRNA-targeted reverse transcription-PCR. Appl Environ Microbiol 2007; 73: 32-39.
35. Liu W-T, Marsh TL, Cheng H, et al. Characterization of microbial diversity by determining terminal restriction fragment length polymorphisms of genes encoding 16S rRNA. Appl Environ Micribiol 1997; 63: 4516-4522.
36. Sakamoto M, TakeuchiY, Umeda M, et al. Application of terminal RFLP analysis to characterize oral bacterial flora in saliva of healthy subjects and patients with periodontitis. J Med Microbiol 2003; 52: 79-89.
37. Sakamoto M, Hayashi H, Benno Y. Terminal restriction fragment length polymorphism analysis for human fecal microbiota and its application for analysis of complex bifidobacterial communities. Microbiol Immunol 2003; 47: 133-142.
38. Matsumoto M, Sakaomoto M, Hayashi H, et al. Novel phylogenetic assignment data-base for terminal restriction fragment length polymorphism analysis of human colonic microbiota. J Microbol Method 2005; 61: 305-319.

Ⅱ 基礎編

2
フローラ解析――培養法

　腸内には数多くの細菌が共生, 拮抗して生息し, 宿主の健康や疾病に密接に関係している.

　これらの腸内細菌の役割を明らかにするためには, 腸内細菌の検索は重要である. 20世紀の後半に嫌気培養方法の確立により, 腸内細菌の検索は飛躍的に進歩した. これらの方法を駆使して腸内細菌の生態やその機能の研究が数多く報告された.

　21世紀になると分子生物学的手法の開発により, 培養方法の煩雑さや研究者の個人的経験などの手法による技術から開放され, 培養方法では検出不可能な腸内細菌が発見されるようになった. 同時に, 多検体の処理も可能となり, 腸内フローラ(腸内細菌叢)の全体像がさらに明らかになりつつある.

　しかしながら, 腸内に生息する細菌の宿主に及ぼす影響を, 生化学的, 生理学的および免疫学的な観点から分析するためには, 腸内に生息する細菌の分離培養が不可欠である.

　本項では, 腸内フローラの検索について, 筆者らの研究室で用いている光岡らの方法およびその一部を簡略した方法を示す. さらに, プロバイオティクスとして最も利用頻度の高い *Lactobacillus* 属および *Bifidobacterium* 属の分離, 培養方法についても述べる.

腸内フローラの検索

希釈液および培地

　腸内フローラの検索をするための培地は表1, 図1a～cの培地を用いる. 希釈液組成および培地組成, 調製方法は付：希釈液と培地の組成 (52～54ページ) に一括して示した.

　嫌気度要求が厳しい嫌気生菌の場合は, 嫌気チャンバー法やM10培地を含む

表1　培地の種類

培地名	略名	分離対象となる主な菌群	培養法	培養日数
非選択培地				
EG寒天培地	EG	多くの嫌気性菌，出現集落の特徴は少ない	嫌気ジャー法やアネロパック法	2〜3
BL寒天培地	BL	乳酸菌や Bifidobacterium の発育に適し，集落の特徴から各菌群を鑑別できる		
Trypticase soy 血液寒天培地	TS	好気性菌全般		1〜2
選択培地				
BS寒天培地	BS	Bifidobacterium	嫌気ジャー法やアネロパック法	2〜3
CPLX寒天培地	CPLX			
ES寒天培地	ES	Eubacterium		
NBGT寒天培地	NBGT	Bacteroidaceae		
変法VS寒天培地	VS	Veillonella		
Neomycin Nagler寒天培地	NN	レシチナーゼ陽性 Clostridium		
変法LBS寒天培地	LBS	Lactobacillus		
DHL寒天培地	DHL	Enterobacteriaceae		1
TATAC寒天培地	TATAC	Enterococcus		
PEES寒天培地	PEES	Staphylococcus		2
Potato dextrose寒天培地	PD	Yeast		
NAC寒天培地	NAC	Pseudomonas		

plate in bottle 法などの嫌気培養を行う．嫌気チャンバーがある場合，BL や EG 培地をチャンバー内で平板を作製し，寒天培地平板の嫌気度が十分に高い状態で使用することができる．

しかしながら，プロバイオティクスやプロバイオティクス投与による腸内フローラ，特に Bifidobacterium の推移を中心とした観察などには，M10培地や嫌気チャンバー法を使用せずに，通常の嫌気培養方法で十分である．

腸内細菌培養法の手技

新鮮便に9倍容の嫌気性希釈液（**付：1**参照）を加え，さらに同希釈液で順次段階希釈する．希釈は糞便中に生息する細菌によって決まるが，ヒト糞便ではTS培地は 10^{-4}，10^{-6}，10^{-8} を EG 培地，BL 培地は 10^{-6}，10^{-7}，10^{-8} を用い，選択培地では，必要に応じて 10^{-1}，10^{-3}，10^{-5}，10^{-7} の希釈液を用いて寒天平板培地の1/3あるいは1/4区分に 0.05 mL の糞便希釈液を滴下し，コンラージ棒で塗布する．

培養方法

嫌気培養は plate in bottle 法，嫌気性チャンバー法（**図2**），および嫌気ジャー法などがあるが，筆者らは最も簡便な嫌気ジャー法について三菱ガス化学社のアネロパックを用いて 37℃ 2〜3日間嫌気培養を行う（**図3**）．好気培養は，通常孵卵器で 37℃ 1〜2日間培養する．

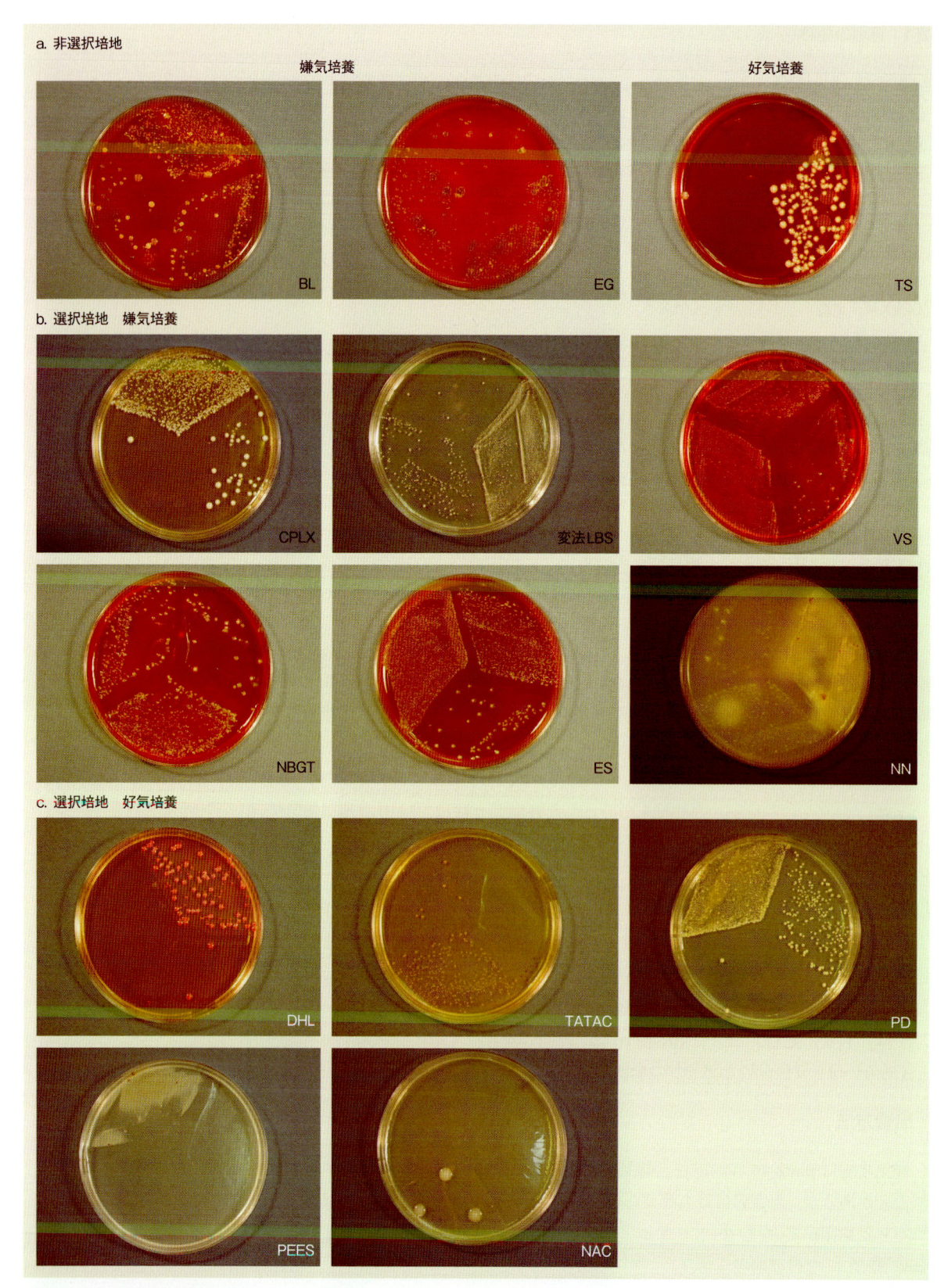

図1 ヒト成人糞便の腸内フローラの検索例

a. 非選択培地 — 嫌気培養（BL, EG）／好気培養（TS）

b. 選択培地　嫌気培養（CPLX, 変法LBS, VS, NBGT, ES, NN）

c. 選択培地　好気培養（DHL, TATAC, PD, PEES, NAC）

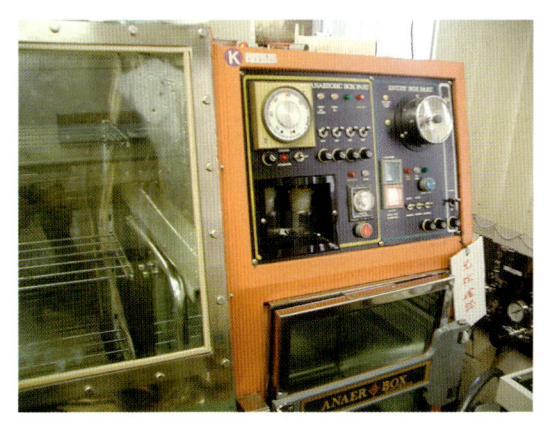

図2 嫌気性チャンバー法
嫌気性チャンバー内に，窒素：水素：炭酸ガスを80：10：10に混合したガスを入れ，これを触媒を通して循環させることにより，チャンバー内の酸素を完全に除去する．培地などの出し入れは，側室のエントリー box から真空ポンプを用いて窒素ガス置換して行う．チャンバーの外側にゴムグローブが接続してあり，チャンバー内での操作が可能である．この中で嫌気性菌は，37℃，2～3日培養する．

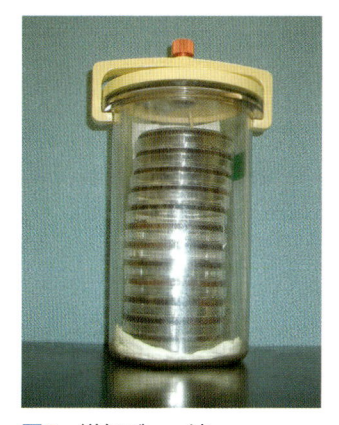

図3 嫌気ジャー法
嫌気性菌はアネロパック（三菱ガス化学）を使用し，嫌気ジャー内で37℃，2～3日培養する．

培養後の菌群の判定

培養終了後，選択培地に出現した集落と非選択培地に出現した集落を対比させながら集落の特徴別に釣菌する．同時にスライド塗抹標本を作製し，Gram 染色を行うとともに，嫌気培養寒天平板上の集落は BL 寒天平板上で好気培養試験を行う．Gram 染色標本を観察し，好気培養生育の有無および芽胞形成の有無から菌群を判別する（各菌群の顕微鏡写真．*Bacteroides*, *Bifidobacterium*, *Clostridium*, *Eubacterium* など：図4）

基本的には嫌気性菌の優勢菌群は，選択培地より非選択培地に出現した集落数のほうが多くなるため，菌数は非選択培地の集落数から求める．菌数が少なく非選択培地での検出が困難な菌群の場合には，選択培地に出現した集落数から菌数を求める．1 mL 中の菌に集落数×20×希釈倍数から求める．

菌の形態による判別が困難な場合には，Api 20 A（図5）による生化学的手法による判定も併用する．

プロバイオティクスとして用いられる *Lactobacillus* および *Bifidobacterium* の分離培養と同定

Lactobacillus の分離培養

変法 LBS 寒天培地（付：7 参照）に出現した S 型および R 型（主に *Lactobacillus acidophilus* group）はほとんどが *Lactobacillus* である．小さな半透明の集落として *Bifidobacterium* も出現することもあるので注意を要する．

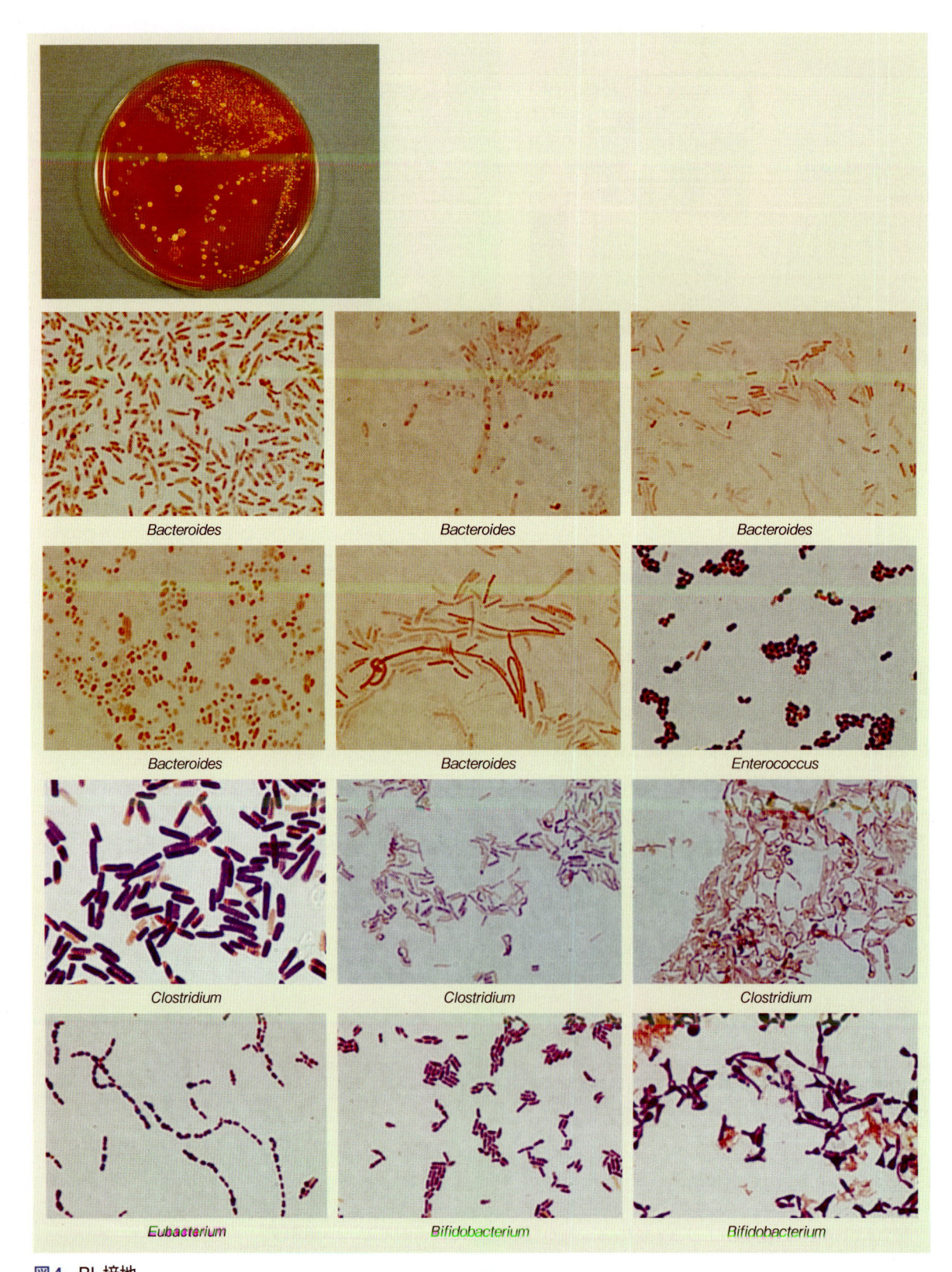

図4 BL培地
ヒト成人糞便の10^{-6}, 10^{-7}, 10^{-8}希釈液のそれぞれ0.05 mLずつをBL寒天平板に接種, 37℃, 嫌気ジャー法(アネロパック使用), 48時間培養する.

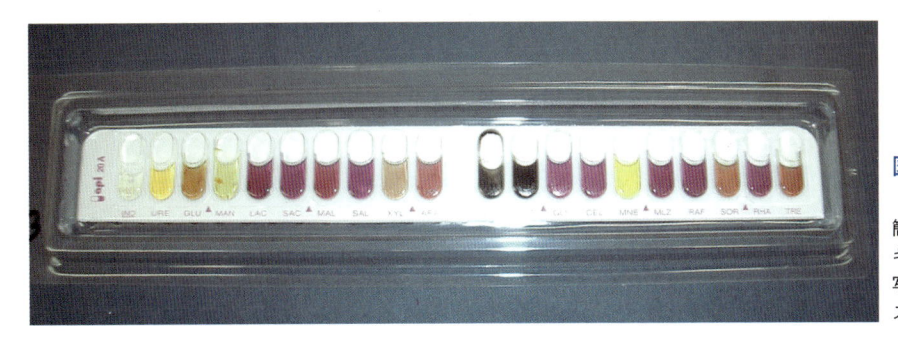

図5 Api 20 A による菌種同定のための生化学反応試験

簡便，迅速に菌種の同定を行うためのキットが市販されている．
写真は偏性嫌気性菌用の Api 20 A テスト．

Lactobacillus の同定

分離培養により得られた集落を BL 寒天培地で 3 代経代培養して純化した後，Lactobacillus の判定を行う（主な Lactobacillus の BL 寒天平板上の集落と顕微鏡写真：図6）．判定は Gram 染色による形態観察，好気培養および嫌気培養試験によって行い，得られた Lactobacillus は Api 50 CH（図7）および PCR（polymerase chain reaction）法により菌種を決定する．Lactobacillus 属の糖の発酵などの各種の性状は表2に示す．

PCR 法による Lactobacillus の同定

Lactobacillus の検出・同定のため，16S rDNA 配列をもとに開発された菌種特異的 PCR プライマーを利用し，PCR 法によって正確な Lactobacillus 分離株の同定が可能である．これまでに，ヒト腸管に生息する菌種，および食品や植物から検出される菌種に関して検出される菌に対する特異的プライマーが報告されている（表3）．

特にコロニー PCR 法は分離培養で得られた集落から，直接簡便・迅速に結果を得ることができるため有用である．

100 μL の滅菌した純水を用意し，分離培養から得られた集落を滅菌した爪楊枝またはディスポーザブルチップで釣菌し希釈する．非イオン性界面活性剤の存在によって PCR 反応は阻害を受けるため，市販の爪楊枝を使用する場合には洗剤が残っていないことに注意する必要がある．また，鋳型となる DNA 量が多すぎると非特異的増幅の頻度が増えることが考えられるので，反応系に加える DNA 量は，100 μL あたり 0.1 μg 以下に抑えたほうがよい．希釈した鋳型となる DNA はすぐに PCR を行わない場合には冷凍保存し，行う場合には 95℃で 3 分間加熱処理を行い，市販の PCR kit の反応系に従って反応液に添加する．反応条件は，基本的には 3 段階の温度変化を 35 サイクル程度繰り返すことによって標的 DNA を増幅させる．アニーリング温度は市販の PCR kit や菌種ごとに異なるため条件検討が必要な場合もある．PCR 反応液を電気泳動し，目的とする DNA フラグメントを検出することにより菌種を同定する．

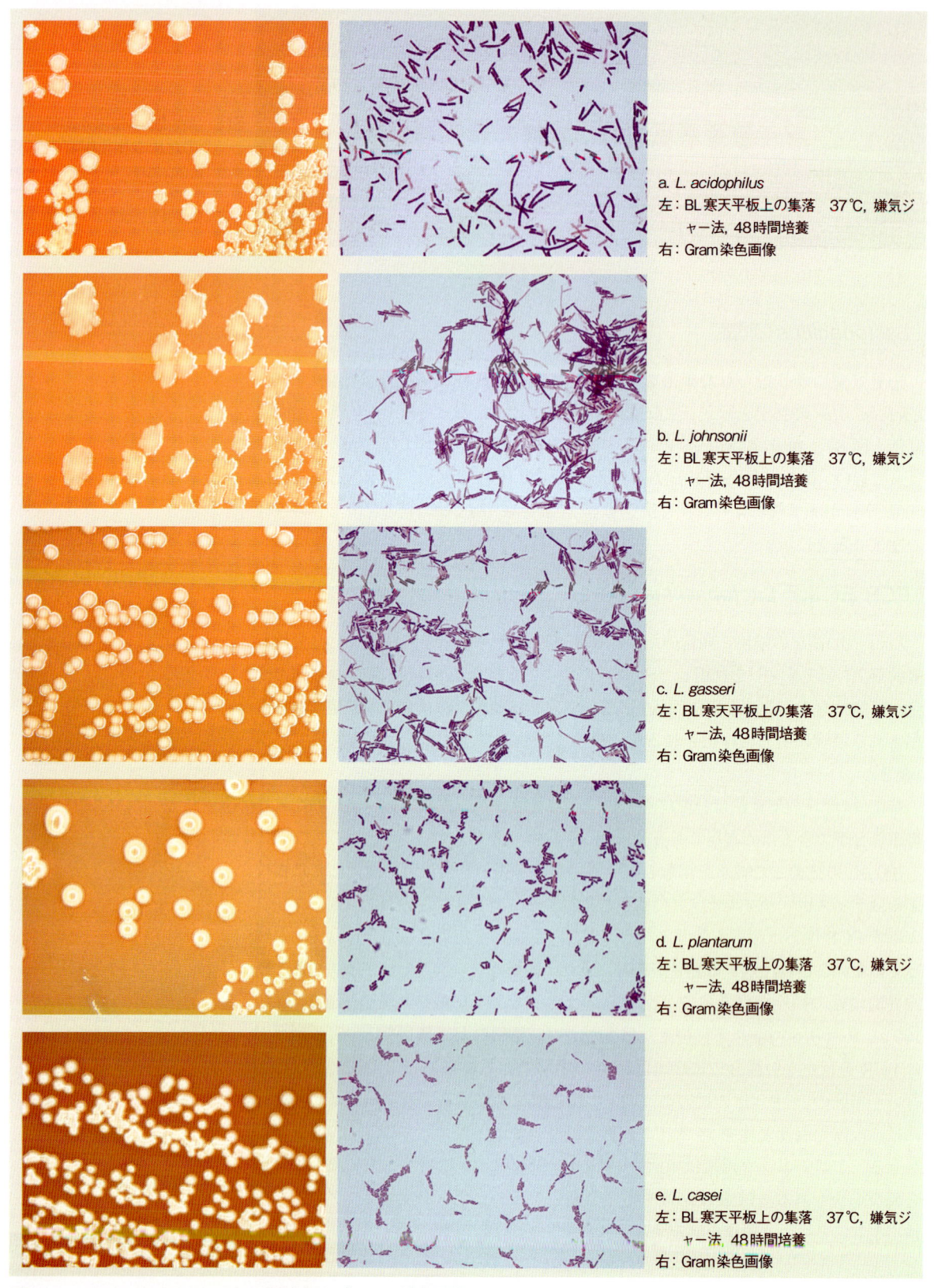

a. *L. acidophilus*
左：BL寒天平板上の集落　37℃, 嫌気ジャー法, 48時間培養
右：Gram染色画像

b. *L. johnsonii*
左：BL寒天平板上の集落　37℃, 嫌気ジャー法, 48時間培養
右：Gram染色画像

c. *L. gasseri*
左：BL寒天平板上の集落　37℃, 嫌気ジャー法, 48時間培養
右：Gram染色画像

d. *L. plantarum*
左：BL寒天平板上の集落　37℃, 嫌気ジャー法, 48時間培養
右：Gram染色画像

e. *L. casei*
左：BL寒天平板上の集落　37℃, 嫌気ジャー法, 48時間培養
右：Gram染色画像

図6　*Lactobacillus*のコロニーの形状およびGram染色画像

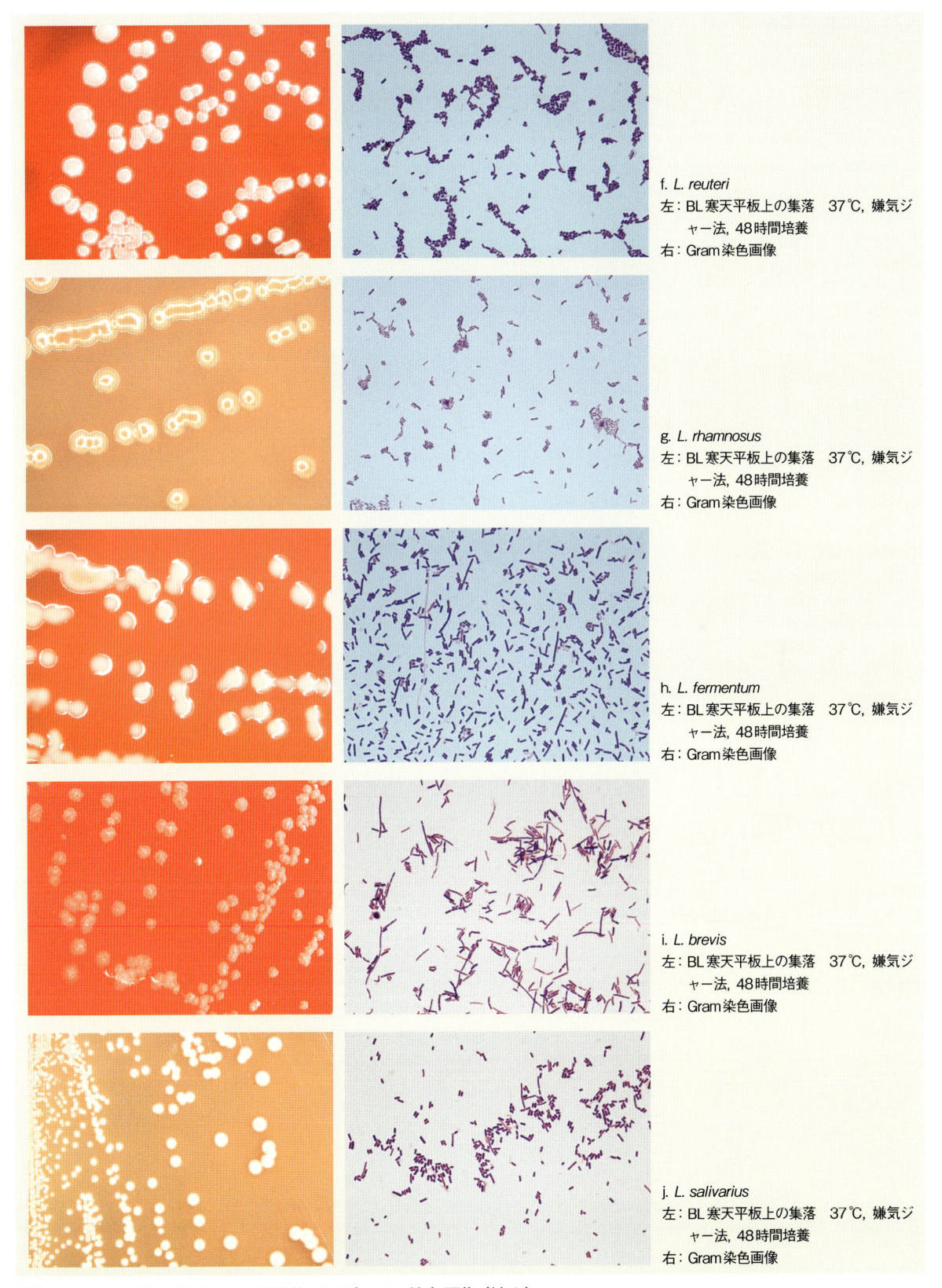

f. *L. reuteri*
左：BL寒天平板上の集落　37℃, 嫌気ジャー法, 48時間培養
右：Gram染色画像

g. *L. rhamnosus*
左：BL寒天平板上の集落　37℃, 嫌気ジャー法, 48時間培養
右：Gram染色画像

h. *L. fermentum*
左：BL寒天平板上の集落　37℃, 嫌気ジャー法, 48時間培養
右：Gram染色画像

i. *L. brevis*
左：BL寒天平板上の集落　37℃, 嫌気ジャー法, 48時間培養
右：Gram染色画像

j. *L. salivarius*
左：BL寒天平板上の集落　37℃, 嫌気ジャー法, 48時間培養
右：Gram染色画像

図6　*Lactobacillus*のコロニーの形状およびGram染色画像（続き）

表2a　*Lactobacillus*の菌種同定のための各種性状

菌種	ガス産生	15℃での発育	グルコン酸の資化性	アラビノース	キシロース	ラムノース	ソルボース	リボース	ブドウ糖	マンノース	フルクトース	ガラクトース	ショ糖
L. delbrueckii subsp. *delbrueckii*	−	−	−	−	−	−	−	−	+	+	+	w⁻	+
L. delbrueckii subsp. *lactis*	−	−	−	−	−	−	−	−	+	+	+	d	+
L. delbrueckii subsp. *bulgaricus*	−	−	−	−	−	−	−	−	+	+	+	−	−
L. kefiranofaciens	−	−	*	−	−	−	−	−	+	*	+	+	+
L. helveticus	−	−	−	−	−	−	−	−	+	d	d	+	−
L. acidophilus	−	−	−	−	−	−	−	−	+	+	+	+	+
L. gasseri	−	−	−	−	−	−	−	−	+	+	+	+	+
L. crispatus	−	−	−	−	−	−	−	−	+	+	+	+	+
L. amylovorus	−	−	−	−	−	−	−	−	+	+	+	+	+
L. jensenii	−	−	−	−	−	−	−	−	+	+	+	+	+
L. vitulinus	−	−	−	−	−	−	−	−	+	+	+	+	+
L. catenaformis	−	−	−	−	−	−	−	−	+	+	+	+	+
L. minutus	−	−	−	−	−	−	−	−	+ʷ	−⁺	d	−ʷ	−ʷ
L. ruminis	−	−	−	−	−	−	−	−	+	+	+	+	+
L. agilis	−	−	−	−	−	d	−	+	+	+	+	+	+
L. animalis	−	−	−	d	−	−	*	−	+	+	+	+	+
L. murinus	−	−	−	+⁻	−	−	−	−	+	+	+	+	+
L. salivarius subsp. *salivarius*	−	−	−	−	−	d	−	d	+	+	+	+	+
L. salivarius subsp. *salicinius*	−	−	−	−	−	d	−	d	+	+	+	+	+
L. aviarius subsp. *aviarius*	−	−	*	−	−	−	*	−	+	+	+	+⁻	+
L. aviarius subsp. *araffinosus*	−	−	*	−	−	−	−	−	+	−	+	−	+
L. hamsteri	−	−	*	−	−	−	−	−	+	+	+	+	+
L. acetotolerans	−	−	−	−	−	−	−	−	+	+	+	+	−
L. vaginalis	−	−	−	−	−	−	−	−	+⁻	+	+	+	+
L. plantarum	−	+	+	d	d	−	−	+	+	+	+	+	+
L. casei	−	+	+⁻	−	−	−	−	+	+	+	+	+	−
L. rhamnosus	−	+	+	−	−	+	+⁻	+	+	+	+	+	+ʷ
L. paracasei subsp. *paracasei*	−	+	+	−⁺	−	−	d	+	+	+	+	+	+ʷ
L. paracasei subsp. *tolerans*	−	+	+	−	−	−	−	+	+	+	+	+	−
L. maltaromicus	−	+	+	−	−	−	*	+	+	+	+	+	−
L. farciminis	−	+	*	−	−	−	−	−	+	−	+	+	+
L. alimentarius	−	+	*	d	−	−	−	−	+	+	+	+	+
L. sakei	−	+	+	+	−	−	−	+	+	+	+	+	+
L. homohiochii	−	+	+	−	−	−	−	+	+	+	+	−	−
L. curvatus	−	+	+	−	−	−	−	+	+	+	+	+	−
L. bavaricus	−	+	+	−	−	−	−	+	+	−	+	+	+
L. amylophilus	−	+	+	−	−	−	−	−	+	+	+	+	−
L. sharpeae	−	+	−	−	−	*	−	+	+	+	+	+	+
L. mali	−	+	*	−	−	d	d	−	+	+	+	d	+
L. coryniformis subsp. *coryniformis*	−	+	+	−	−	−	−	−	+	+	+	+	+
L. coryniformis subsp. *torquens*	−	+	+	−	−	−	−	−	+	d	+	+	+
L. bifermentans	−	+	−	−	−	+	−	+	+	+	+	+	−
L. graminis	−	+	−	−	+	−	*	−	+	*	+	+	−
L. carnis	−ʷ	+	*	−	−	−	*	+	+	*	*	+⁻	+
L. pentosus	+	+	+	+	+	d	−	+	+	+	+	+	+
L. suebicus	+	+	*	+	+	*	*	+	+	*	−	+	d
L. collinoides	+	+	+	+	+	−	*	+	+	−	+	+	−
L. buchneri	+	+	+	+	d	−	−	+	+	−	+	wˉ	d

マルトース	セロビオース	ラクトース	トレハロース	メリビオース	ラフィノース	メレチトース	可溶性でんぷん	マンニット	ソルビット	エスクリン	サリシン	アミグダリン	乳酸の旋光性	好気性発育	分離源
d	−	−	d	−	−	−	−	−	−	−	−	−⁺	D	+	発酵食品
+	d	+	+	−	−	−	−	−	−	W⁻	+	−	D	+	乳製品
−	−	+	−	−	−	−	−	−	−	−	−	−	D	+	ヨーグルト, チーズ
+	−	+	−	+	+	−	*	−	−	−	−	−	D(L)	+	ヨーグルト
d	−	+	d	−	−	−	−	−	−	−	−	−	DL	+	乳製品
+	+	+	d	d	d	−	+⁻	−	+	+	+	+	DL	+	腸管, 口腔, 腟
d	+	d	d	d	d	−	−⁺	−	+	+	+	*	DL	+	口腔, 腸管
+	+	+	+	−	−	+	−	−	+	+	+	+	DL	+	口腔, 腸管
+	+	d	+	−	−	+	d	−	+	+	+	+	DL	+	ウシの発酵飼料
+	+	−	+	−	−	−	−	−	+	+	+	+	D	+	腟
+	+	+	d	+	+	+	−	d	+	+	+	+	D	−	ウシのルーメン
d	+	d	−	−	−	+	−	−	d	+	+⁻	−	D	+	ヒトの腸管, 臨床材料
−	−	−	−	−	−	−	−	−	−	−	−	−	D/DL	−	臨床材料
+	+	d	−	+	+	+	−	−	+	+	+	+	L	−	ルーメン, 腸管
+	+	+	+	+	+	−	+	+	d	+	+	+	L	−	腸管, 汚水
+	+	+	−	+	+	−	*	−	+	+	+	d	L	+	動物の口腔, 腸管
+	+	+	d	+	+	−	−	d	−	+	d	+	L	+	マウス腸管
+	−	+	d	+	+	−	+	+⁻	−	−	−	−	L/DL	+	腸管, 口腔, 腟
+	+	+	d	+	+	−	+	+⁻	+	+	+	−	L/DL	+	腸管, 口腔, 腟
+	+	−⁺	+	+⁻	+	−	−	−	−	+	+	−⁺	L	+	ニワトリの腸管
+	+	+	+	+	+	−	−	−	−	−⁺	−⁺	−⁺	L	+	ニワトリの腸管
+	+	+	+	+	+	−	+	+	+	+	+	+	DL	−	ハムスターの腸管
+	−	+	−	−	−	+	−	W⁻	W⁺	−	−	−	DL/L	+	酢
+	−	+	+	+	−	−	−	−	+⁻	+⁻	+	−	DL	+	ヒトの腟
+	+	+	+	+	d	d	+	+	+	+	+	+	DL	+	乳製品
−⁺	+	−	+	−	−	+	−	+	+	+	+	+	L	+	
+	+	+	+	−	+	−	+	+	+	+	+	+	L	+	乳製品, サイレージ, パン種, 腸管, 口腔, 腟
+	+	+	+	−	+	−	−	d	+	+	+	+	L	+	
−	−	+	−	−	−	−	−	−	−	−	−	−	L	+	
+	+	+	+	+	+	+	*	+	+	*	+	+	L	+	乳製品
W	+	+	W	−	−	−	−	−	+	+	+	*	L/DL	+	肉製品
+	−	+	−	−	−	−	−ʷ	−	−	+	+	*	L/DL	+	肉製品
+	+	+	+	−	−	*	−	−	+	+	+	+	DL	+	発酵食品
+	−	−	−	−	−	+	−	−	+	+	+	−	D/DL	+	腐敗した酒
+	+	W	−	−	−	−	−	−	−	+	+	−	DL	+	発酵食品
+	+	+	−	+	−	−	−	−	−	+	+	+	L	+	塩漬キャベツ
+	+	−	−	−	−	−	+⁻	−	−	+	+	+	L	+	ブタの発酵飼料
+	+	+	−	−	−	−	−	*	−	*	+	*	L	+	汚水
−	d	−	−	−	−	−	*	−	−	+	+	*	L/DL	+	リンゴ汁, ブドウ汁
+	−	d	−	d	d	−	+	+	d	d	d	−	DL/D	+	サイレージ, 牛糞
+	−	−	−	−	−	−	+	+	+	+	+	−	D	+	サイレージ, 牛糞
+	−	−	−	−	−	−	−	+	+	−	+	−	DL	+	チーズ
−	+	+	+	−	−	*	−	−	+	+	+	+	DL	−⁺	乾燥する前の草
+	+	+⁻	+	+⁻	−	*	−	−	+	+	+	+	L	+	真空包装した肉製品
+	+	+	+	+	d	*	+	+	+	+	+	+	*	+	サイレージ汚水
+	d	−ʷ	−	+⁻	−	*	−	−	*	−	−	−	DL	−⁺	リンゴ汁, ピーチ汁
+	−	d	−	−	−	*	−	−	+	+	d	−	DL	+	リンゴ汁
+	−	d	−	+	d	d	−	W⁻	−	d	−	−	DL	+	発酵食品

表2a *Lactobacillus*の菌種同定のための各種性状（続き）

菌種	ガス産生	15℃での発育	グルコン酸の資化性	アラビノース	キシロース	ラムノース	ソルボース	リボース	ブドウ糖	マンノース	フルクトース	ガラクトース	ショ糖
L. brevis	+	+	+	+⁻	d	−	−	+	+	−⁺	+⁻	W⁻	d
L. fermentum	+	+	+	d	d	−	−	+	+	+	+	+	+
L. kefiri	+	+	+	d	−	−	−	+	+	−	+	+	−
L. confusus	+	+	+	−	+	−	*	+	+	+	+	+	+
L. sanfranciscensis	+	+	+	+	+	−	−	−	+	−	−	−	−
L. minor	+	+	+	−	−	−	−	+	+	+	−	+	+
L. halotolerans	+	+	+	−	−	−	−	+	+	+	−	+	+
L. viridescens	+	+	−	−	−	−	−	+	+	+	+	+	+
L. fructivorans	+	−	d	−	−	−	−	−	W⁻	−	+	−	d
L. reuteri	+	−	+	d	d	−	−	+	+	+	d	+	d
L. oris	+	−	+⁻	+	+	−	−	−	+	−⁺	+	+	+
L. hilgardii	+	*	+	−	−	−	−	+	+	+	+	d	d
L. vaccinostercus	+	−	*	+	+	−	*	+	+	−	W	W	−

＋：90〜100％の菌株が陽性反応，−：90〜100％の菌株が陰性反応，W：弱陽性反応，+ᵂ，+⁻：大部分の菌株が陽性反応，
Wˉ：大部分の菌株が弱陽性反応，−⁺−ᵂ：大部分の菌株が陰性反応，d：11〜89％が陽性反応，＊：not tested　　（舛野義巳ほか，1990³⁾より）

表2b *Bifidobacterium*の菌種同定のための各種性状

菌種	アラビノース	キシロース	リボース	ブドウ糖	マンノース	フルクトース	ガラクトース	ショ糖	マルトース	セロビオース
B. pseudocatenulatum	+	+	+	+	+	+	+	+	+	d
B. dentium	+	+	+	+	+	+	+	+	+	+
B. adolescentis	+	+	+	+	d	+	+	+	+	+
B. animalis	+	+	+	+	d	+	+	+	+	d
B. gallinarum	+	+	+	+	+⁻	+	+⁻	+	+	+⁻
B. pseudolongum	+	+	+	+	+	+	+	+	+	d
B. longum	+	+	+	+	d	+	+	+	+	−
B. pullorum	+	+	+	+	+	+	+	+	+	+
B. catenulatum	+	+	+	+	−	+	+	+	+	+
B. angulatum	+	+	+	+	−	+	+	+	+	+
B. globosum	d	d	+	+	−	+	+	+	+	+
B. magnum	+	+	+	+	+	+	+	+	+	+
B. coryneforme	+	+	+	+	+	+	+	+	+	+
B. asteroides	+	+	+	+	+	+	+	+	d	+
B. suis	+	+	−	+	d	d	+	+	+	−
B. cuniculi	+	+	−	+	−	+	+	+	+	+
B. infantis	−	d	+	+	−	d	+	+	+	+
B. breve	−	−	+	+	+	+	+	+	+	d
B. indicum	−	−	+	+	d	+	+	+	d	+
B. subtile	−	−	+	+	−	+	+	+	+	+
B. thermophilum	−	+	−	+	−	+	+	+	+	d
B. boum	−	+	−	+	−	+	+	+	+	+
B. minimum	−	−	−	+	−	+	+	+	+	+
B. bifidum	−	−	−	+	−	+	+	d	+	−
B. choerinum	−	−	−	+	−	−	+	+	+	−

＋：90〜100％の菌株が陽性反応，−：90〜100％の菌株が陰性反応，W：弱陽性反応，+⁻：大部分の菌株が陽性反応，−⁺：大部分の菌株が陰性反応，
d：11〜89％が陽性反応　　（舛野義巳ほか，1990³⁾より）

マルトース	セロビオース	ラクトース	トレハロース	メリビオース	ラフィノース	メレチトース	可溶性でんぷん	マンニット	ソルビット	エスクリン	サリシン	アミグダリン	乳酸の旋光性	好気性発育	分離源
+	−	d	−	d	d	−	−	W⁻	−	d	−	−	DL	+	発酵食品および酸敗ビール
+	d	+	d	+	d	−	−	−	−	d	−	−	DL	+	発酵食品
+	−	+	−	+	−	−	−	−	−	−	−	−	DL	+	ケフィール
+	+	−	−	−	−	−	−	−	−	+	+	+	DL	+	牛糞
+	−	−	−	−	−	−	−	−	−	−	−	−	DL	+	パン種
+	+	−	+	−	−	−	−	−	−	+	−	−	DL	+	ミルク攪拌機内の沈積物
+	−	−	+	−	−	−	−	+	−	−	−	−	DL	+	肉製品
+	−	−	d	−	−	−	−	−	−	−	−	−	DL	+	肉製品
d	−	−	−	−	−	−	−	−	−	−	−	−	DL	+	マヨネーズ，ドレッシングの変敗
+	−	+	d	+	d	−	−	−	−	−	−	d	DL	+	腸管
+	−⁺	+	−⁺	+	+	−	−	−	−	+⁻	+⁻	+	DL	+	口腔
+	−	d	−	−	−	−	d	−	−	−	−	−	DL	+	ワイン
+	−	−	−	−	−	*	−	−	*	−	*	−	DL	+	牛糞

ラクトース	トレハロース	メリビオース	ラフィノース	メレチトース	でんぷん	イヌリン	マンニット	ソルビット	イノシット	エスクリン	サリシン	アミグダリン	グルコネート
+	d	+	+	−	+	−	−	−	−	−	−	−	d
+	+	+	+	+	+	−	+	−	−	−	−	−	+
+	d	+	+	+	+	d	d	d	−	+	+	+	+
+	d	+	+	d	+	−	−	−	−	W	W	d	−
+⁻	+⁻	+	+	−⁺	−	−	−	−	−	+	+	+	−
d	−	+	+	d	−	−	−	−	−	d	W	d	−
+	−	+	+	−	−	−	−	−	−	−	−	−	−
−	+	+	+	−	−	+	−	−	−	−	−	−	−
+	d	+	+	−	d	d	+	−	−	−	−	−	d
+	−	+	+	−	+	+	−	d	−	−	−	−	d
+	−	+	+	−	−	−	−	−	−	−	−	−	−
+	−	+	+	−	−	−	−	−	−	−	−	−	+
−	−	+	+	−	−	−	−	−	−	−	−	−	+
−	−	+	+	−	−	−	−	−	−	−	−	−	d
d	−	+	+	−	−	−	−	−	−	−	−	−	−
−	−	+	+	−	−	−	−	−	−	−	−	−	−
+	−	+	+	−	−	d	−	−	d	d	+	+	−
+	d	+	+	d	−	d	d	d	−	+	+	+	−
−	−	+	+	−	−	−	−	−	−	−	−	−	+
−	d	+	+	+	+	d	−	+	−	−	−	−	+
d	d	+	+	d	+	d	−	−	−	+	+	+	−
d	−	+	+	−	+	+	−	−	−	−	−	−	−
+	−	d	−	−	−	−	−	−	−	+	−	−	−
+	−	+	+	−	+	−	−	−	−	−	−	−	−

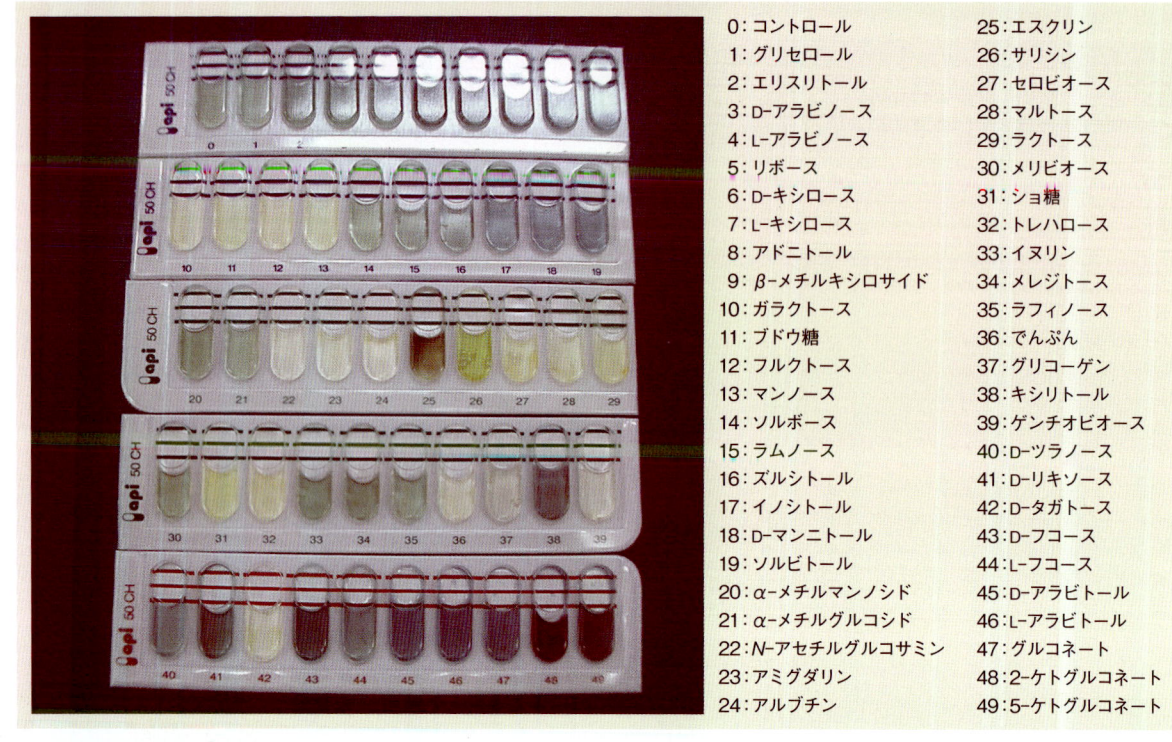

0：コントロール	25：エスクリン
1：グリセロール	26：サリシン
2：エリスリトール	27：セロビオース
3：D-アラビノース	28：マルトース
4：L-アラビノース	29：ラクトース
5：リボース	30：メリビオース
6：D-キシロース	31：ショ糖
7：L-キシロース	32：トレハロース
8：アドニトール	33：イヌリン
9：β-メチルキシロサイド	34：メレジトース
10：ガラクトース	35：ラフィノース
11：ブドウ糖	36：でんぷん
12：フルクトース	37：グリコーゲン
13：マンノース	38：キシリトール
14：ソルボース	39：ゲンチオビオース
15：ラムノース	40：D-ツラノース
16：ズルシトール	41：D-リキソース
17：イノシトール	42：D-タガトース
18：D-マンニトール	43：D-フコース
19：ソルビトール	44：L-フコース
20：α-メチルマンノシド	45：D-アラビトール
21：α-メチルグルコシド	46：L-アラビトール
22：N-アセチルグルコサミン	47：グルコネート
23：アミグダリン	48：2-ケトグルコネート
24：アルブチン	49：5-ケトグルコネート

図7　Api 50 CH　キット
上記は簡便、迅速に *Lactobacillus* および *Bifidobacterium* の菌種同定を行うための Api 50 CH キット.

Bifidobacterium の分離培養と同定

CPLX 寒天培地（付：16 参照）に出現した乳白色の隆起した集落のほとんどが *Bifidobacterium* であるが，小さな半透明の集落として *Enterococcus* が出現するので注意を要する．

Bifidobacterium の同定

分離培養により得られた集落を BL 寒天培地で3代経代培養して純化した後，*Bifidobacterium* の判定を行う（主な *Bifidobacterium* の BL 寒天平板上の集落と顕微鏡写真：図8）．*Bifidobacterium* の判定は Gram 染色による形態観察および好気培養の可否により行う．得られた *Bifidobacterium* は Api 50 CH および PCR 法により，菌種を決定する．*Bifidobacterium* の糖の発酵などの各種の性状は表3に示す．

PCR 法による *Bifidobacterium* の同定

Bifidobacterium の検出・同定のため，16S rDNA 配列をもとに開発された菌種特異的 PCR プライマーを利用し，PCR 法によって正確な *Bifidobacterium* 分離株の同定が可能である．これまでに，ヒト腸管に在住する菌種および食品から検出される菌種に関して検出される菌に対する特異的プライマーが報告されている（表3）．

特にコロニー PCR 法は分離培養から得られた集落から，直接簡便・迅速に結果

表3 *Bifidobacterium*および*Lactobacillus*に用いられるPCRプライマー配列

Specificity	Sequence (5′ to 3′)	標的	標的部位	参考文献
Bifidobacterium	CTCCTGGAAACGGGTGG	16S	153-169	Matsuki, et al. 2002[9]
	GGTGTTCTTCCCGATATCTACA	16S	720-699	
B. adolescentis	CTCCAGTTGGATGCATGTC	16S	182-200	Matsuki, et al. 1998[10]
	CGAAGGCTTGCTCCCAGT	16S	474-442	
	GTGGGGACCATTCCACGGTC	16S	805-824	Dong, et al. 2000[7]
B. angulatum	CAGTCCATCGCATGGTGGT	16S	185-203	Matsuki, et al. 1998[10]
	GAAGGCTTGCTCCCCAAC	16S	473-441	
B. bifidum	CCACATGATCGCATGTGATTG	16S	184-204	Matsuki, et al. 1998[10]
	CCGAAGGCTTGCTCCCAAA	16S	475-442	
	GCTTGTTGGTGAGGTAACGGCT	16S	245-266	Dong, et al. 2000[7]
B. breve	CCGGATGCTCCATCACAC	16S	175-192	Matsuki, et al. 1998[10]
	ACAAAGTGCCTTGCTCCCT	16S	475-444	
	AGGGAGCAAGGCACTTTGTGT	16S	442-462	Dong, et al. 2000[7]
B. catenulatum/ pseudocatenulatum	CGGATGCTCCGACTCCT	16S	176-192	Matsuki, et al. 1998[10]
	CGAAGGCTTGCTCCCGAT	16S	474-442	
B. dentium	ATCCCGGGGGTTCGCCT	16S	72-89	Matsuki, et al. 1998[10]
	GAAGGGCTTGCTCCCGA	16S	473-443	
B. gallicum	TAATACCGGATGTTCCGCTC	16S	170-189	Matsuki, et al. 1998[10]
	ACATCCCCGAAAGGACGC	16S	479-454	
B. infantis	TTCCAGTTGATCGCATGGTC	16S	182-201	Matsuki, et al. 1998[10]
	GGAAACCCCATCTCTGGGAT	16S	1027-1007	
	CTGTTACTGACGCTGAGGAGCT	16S	710-731	Dong, et al. 2000[7]
B. longum	TTCCAGTTGATCGCATGGTC	16S	182-201	Matsuki, et al. 1998[10]
	GGGAAGCCGTATCTCTACGA	16S	1028-1008	
	TCCCGACGGTCGTAGAGATAC	16S	965-985	Dong, et al. 2000[7]
Lactobacillus group	GCAGTAGGGAATCTTCCA	16S	362-380	Walter, et al. 2001[16]
	ATTYCACCGCTACACATG	16S	705-688	
	TGGAAACAGRTGCTAATACCG	16S	157-167	McOrist, et al. 2002[11]
	GTCCATTGTGGAAGATTCCC	16S	379-360	
L. acidophilus	AGCTGAACCAACAGATTCAC	16S	70-89	Walter, et al. 2000[15]
	ACTACCAGGGTATCTAATCC	16S		
	CCTTTCTAAGGAAGCGAAGGAT	16S		Massi, et al. 2004[12]
	AATTCTCTTCTCGGTCGCTCTA	16S		
L. brevis	GTGAGATAACCTTCGGGAGT	16S		Massi, et al. 2004[12]
	GGTCACTTCGTGATCGTCAA	16S		
L. casei	GCGATGCGAATTTCTTTTTC	16S-23S IS		Walter, et al. 2000[15]
L. crispatus	GTAATGACGTTAGGAAAGCG		66-85	Walter, et al. 2000[15]
L. delbrueckii	ACCTATCTCTAGGTGTAGCGCA	16S	1046-1024	Drake, et al. 1996[8]
	ACGGATGGATGGAGAGCAG			
L. fermentum	CTGATCGTAGATCAGTCAAG	16S-23S IS		Walter, et al. 2000[15]
	GCCGCCTAAGGTGGGACAGAT			
L. gasseri	GAGTGCGAGAGCACTAAAG	16S-23S IS		Walter, et al. 2000[15]
	CTATTTCAAGTTGAGTTTCTCT			
L. helveticus	GAAGTGATGGAGAGTAGAGATA	16S-23S IS		Tilsala-Timisjärvi and Alatossava, 1997[14]
	CTCTTCTCGGTCGCCTTG			
L. johnsonii	GAGCTTGCCTAGATGATTTTA	16S	61-81	Walter, et al. 2000[15]
	ACTACCAGGGTATCTAATCC			
L. paracasei	GCGATGCGAATTTCTTTTTC	16S-23S IS		Tilsala-Timisjärvi and Alatossava, 1997[14]
L. plantarum	TTACCTAACGGTAAATGCGA	16S-23S IS		Walter, et al. 2000[15]
	GCCGCCTAAGGTGGGACAGAT			
L. reuteri	AACACTCAAGGATTGTCTGA	16S-23S IS		Walter, et al. 2000[15]
	GCCGCCTAAGGTGGGACAGAT			
L. rhamnosus	GCGATGCGAATTTCTATTAT	16S-23S IS		Tilsala-Timisjärvi and Alatossava, 1997[14]
	GCGATGCGAATTTCTATTAT	16S-23S IS		Walter, et al. 2000[15]
	CAGATGCGAATTTCTATTATT			
L. salivarius	AATCGCTAAACTCATAACCT	IS		Song, et al. 2000[13]
	CACTCTCTTTGGCTAATCTT	23S		
L. zeae	TGTTTAGTTTTGAGGGGACG	16S-23S IS		Walter, et al. 2000[15]
	ATGCGATGCGAATTTCTAAATT			

Y=C or T; R=A or G, IS=intergenic sequence

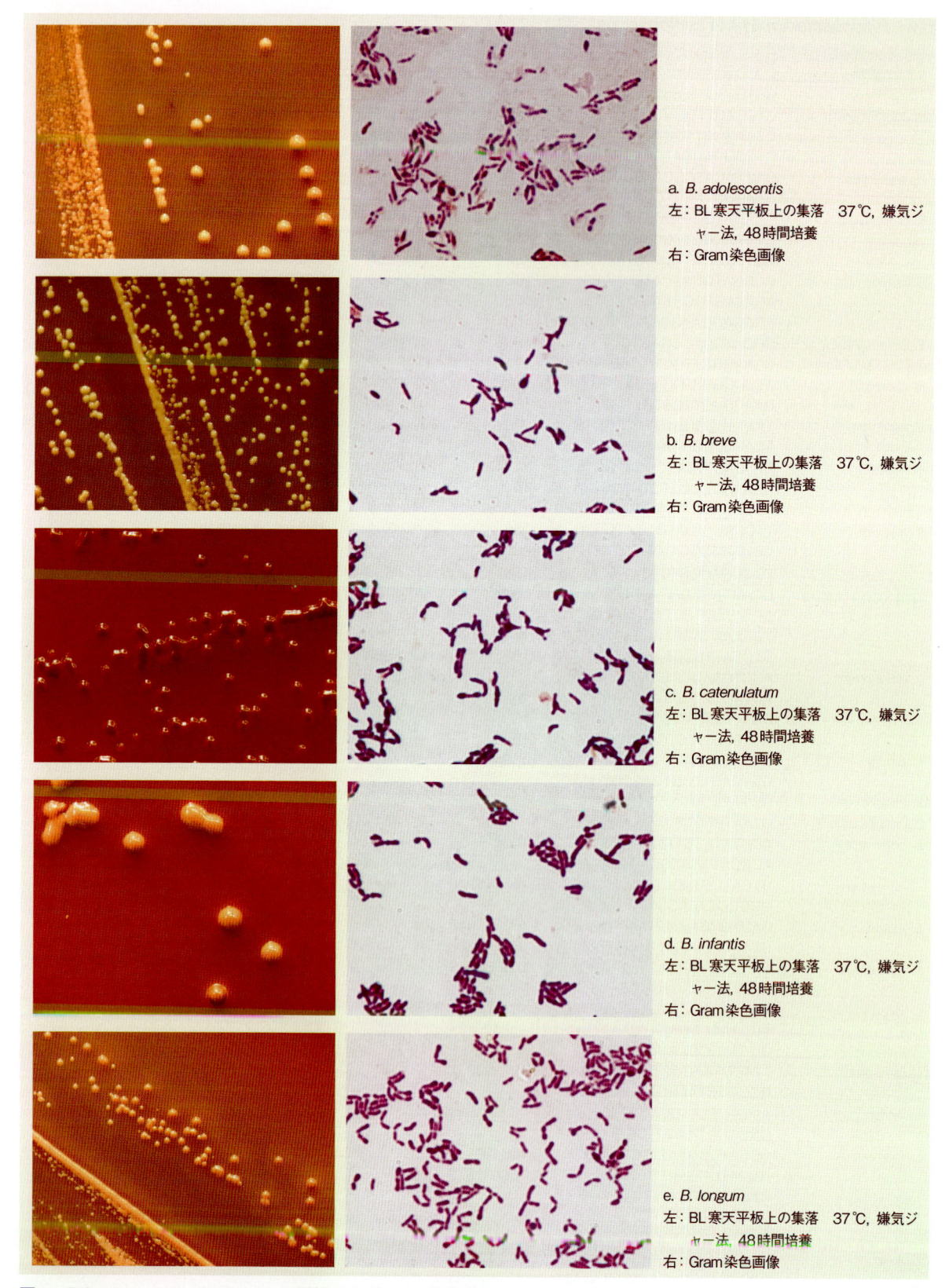

a. *B. adolescentis*
左：BL寒天平板上の集落　37℃，嫌気ジャー法，48時間培養
右：Gram染色画像

b. *B. breve*
左：BL寒天平板上の集落　37℃，嫌気ジャー法，48時間培養
右：Gram染色画像

c. *B. catenulatum*
左：BL寒天平板上の集落　37℃，嫌気ジャー法，48時間培養
右：Gram染色画像

d. *B. infantis*
左：BL寒天平板上の集落　37℃，嫌気ジャー法，48時間培養
右：Gram染色画像

e. *B. longum*
左：BL寒天平板上の集落　37℃，嫌気ジャー法，48時間培養
右：Gram染色画像

図8　*Bifidobacterium*のコロニーの形状およびGram染色画像

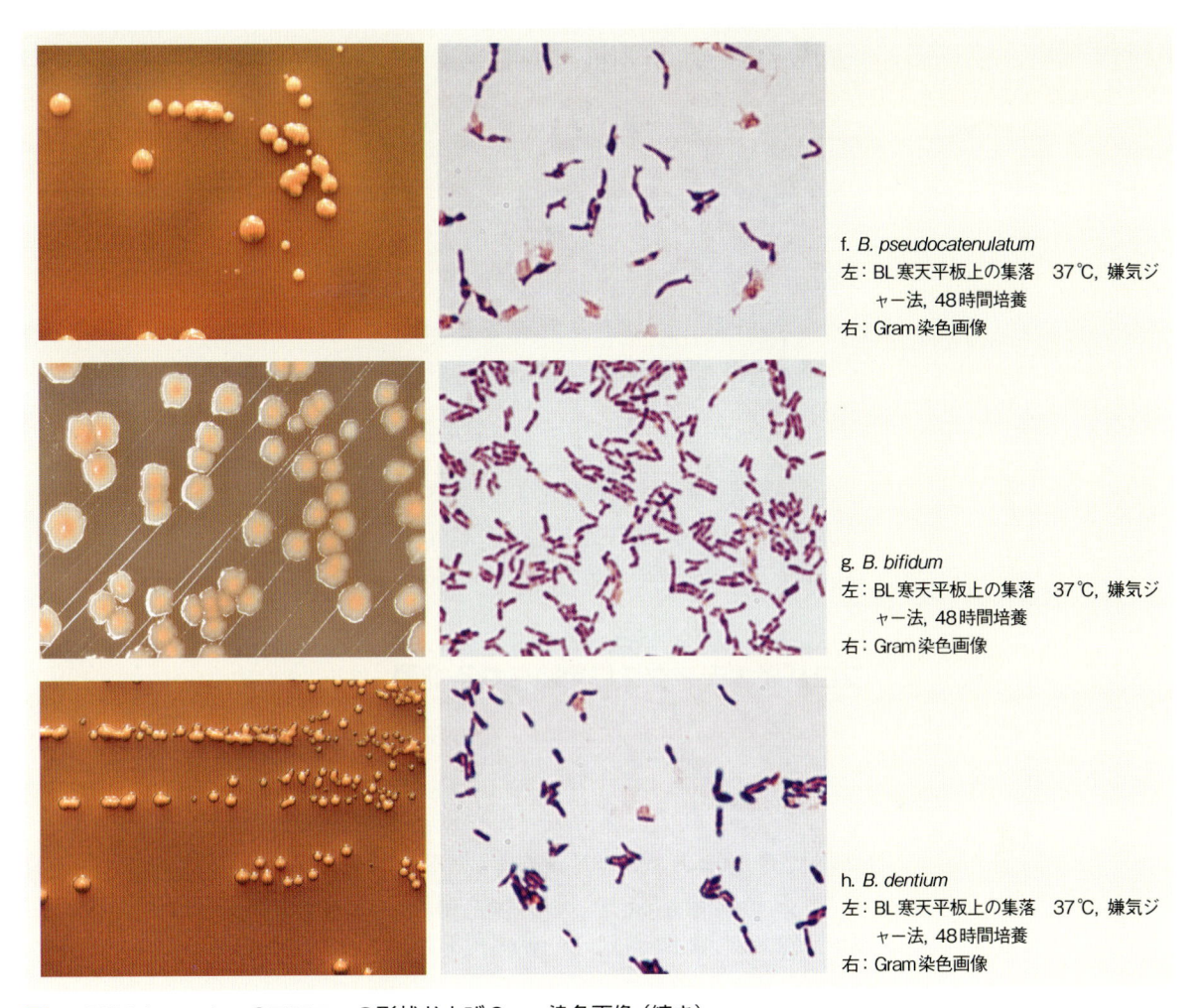

f. *B. pseudocatenulatum*
左：BL寒天平板上の集落　37℃, 嫌気ジャー法, 48時間培養
右：Gram染色画像

g. *B. bifidum*
左：BL寒天平板上の集落　37℃, 嫌気ジャー法, 48時間培養
右：Gram染色画像

h. *B. dentium*
左：BL寒天平板上の集落　37℃, 嫌気ジャー法, 48時間培養
右：Gram染色画像

図8 *Bifidobacterium*のコロニーの形状およびGram染色画像（続き）

を得ることができるため有用である．

　100 μLの滅菌した純水を用意し，分離培養から得られた集落を滅菌した爪楊枝またはディスポーザブルチップで釣菌し希釈する．非イオン性界面活性剤の存在によってPCR反応は阻害を受けるため，市販の爪楊枝を使用する場合には洗剤が残っていないことに注意する必要がある．また，鋳型となるDNA量が多すぎると非特異的増幅の頻度が増えることが考えられるので，反応系に加えるDNA量は，100 μLあたり0.1 μg以下に抑えたほうがよい．希釈した鋳型となるDNAはすぐにPCRを行わない場合には冷凍保存し，行う場合には95℃で3分間加熱処理を行い，市販のPCR kitの反応系に従って反応液に添加する．反応条件は，基本的には3段階の温度変化を35サイクル程度繰り返すことによって標的DNAを増幅させる．アニーリング温度は市販のPCR kitや菌種ごとに異なるため条件検討が必要な場合もある．PCR反応液を電気泳動し，目的とするDNAフラグメントを検出することにより菌種を同定する．

Bifidobacterium breve の分離培養

　寒天平板培地は CPLX 寒天培地（付：16 参照）組成のフラクトオリゴ糖を除き，D-キシロースの変わりに D-マンニトール 20 g を用いて調製し，滅菌後 50℃に冷却後，添加液 1 液および 2 液を加え，さらにウマ血液 50 mL を加え寒天平板とする．
　この平板には主に *B. breve* と一部 *B. adolescentis* が出現するが，集落の特徴から判別できる．
　この方法を用いることにより，乳幼児の糞便中の *Bifidobacterium* の最優勢菌種である *B. breve* を効率よく単離することができる．

Bifidobacterium longum の分離培養

　寒天平板培地は CPLX 寒天培地（付：16〈54 ページ〉参照）に硫酸ネオマイシン 50 μg/mL および硫酸パロモマイシン 25 μg/mL を加え寒天培地とする．この平板には主に *B. longum* が選択されるが，一部 *B. adolescentis* が出現する．

プロバイオティクスに用いられる細菌

　わが国でプロバイオティクスとして用いられる乳酸菌は *Lactobacillus* 属として *L. acidophilus*, *L. casei*, *L. gasseri*, *L. johnsonii*, *L. salivarius*, *L. rhamnosus*, *L. plantarum*, *L. reuteri* であり，*Bifidobacterium* 属では *B. breve*, *B. bifidum*, *B. infantis* および *B. longum* がある．*Enterococcus* 属では，*E. faecalis* および *E. faecium* があり，そのほかの細菌として有芽胞乳酸菌の *Bacillus cagulans*, 酪酸菌の *Clostridium butyricum* および納豆菌の *Bacillus subtilis* var. *natto* も使用されている．その一部の菌に関して電子顕微鏡写真を図 9 に示す．
　今後のプロバイオティクスは，宿主の対照とする疾病などに適した個々のプロバイオティクスが開発されることを期待したい．そのためにわが国の培養方法が活用されることを望む．

図9 プロバイオティクスに用いられる細菌の電子顕微鏡写真

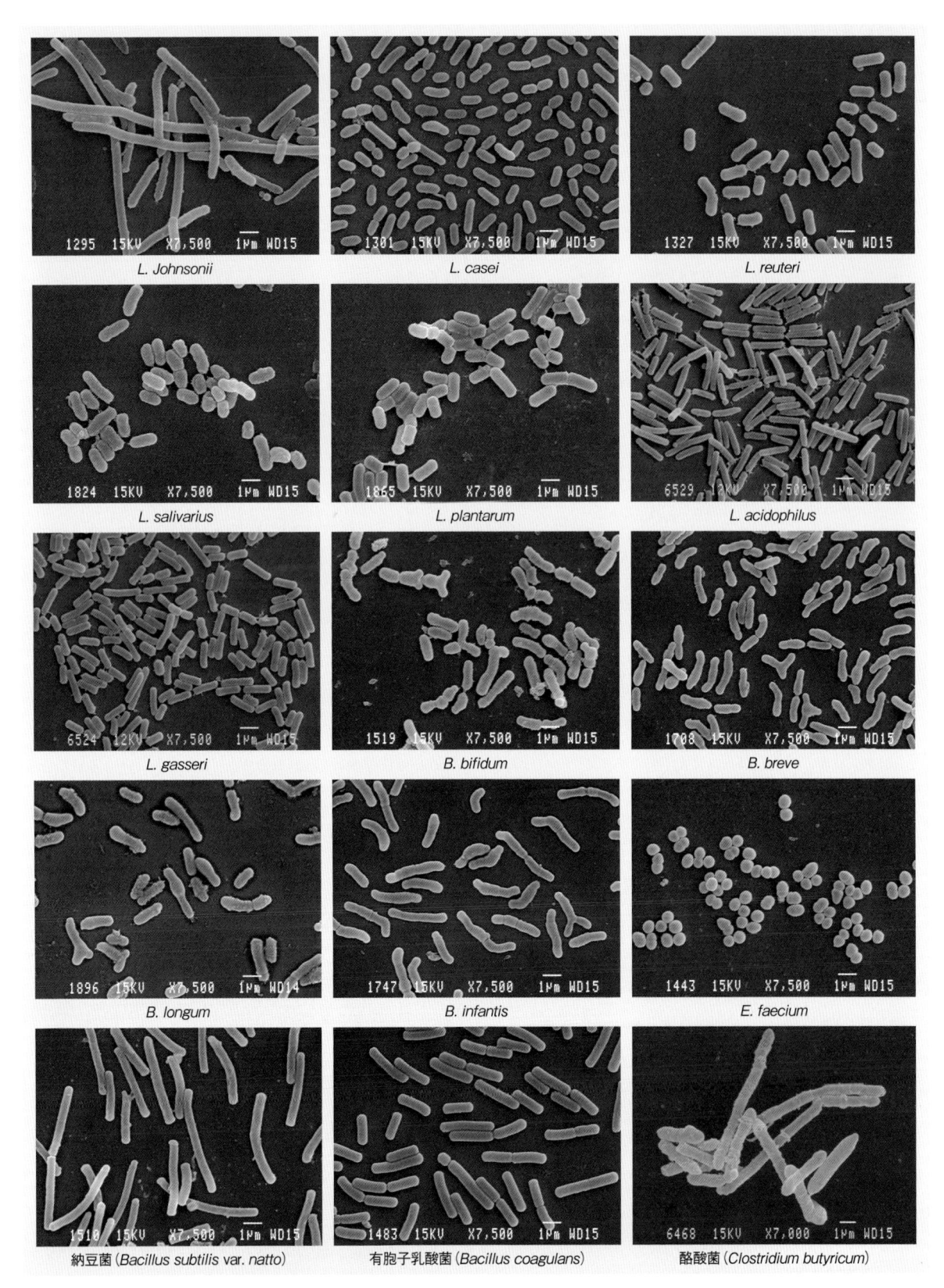

付：希釈液と培地の組成

（光岡の方法に準拠：光岡知足, 1980[2]）

希釈液と培地	組成		調製法
1. 希釈液	KH_2PO_4	4.5 g	各成分を加温溶解し，試験管に 10 mL ずつ分注する．O_2 を含まない CO_2 ガスを吹き込んで試験管内の気相を置換して素早くブチルゴム栓をし，ゴム栓が飛ばないように押さえをして，115℃，20分間滅菌する．滅菌後，急速に冷却して直後に使用することにより，CO_2 の置換を行わなくても使用可能である
	Na_2HPO_4	6.0 g	
	L-cystein・HCl・H_2O	0.5 g	
	Tween80	0.5 g	
	agar	1.0 g	
	精製水	1,000 mL	
2. BL 寒天培地 (日水または栄研)	Lab-lemco powder（Oxoid）	2.4 g	
	Proteose peptone No.3（BD）	10 g	
	Trypticase（BBL）	5 g	
	Phytone（BBL）	3 g	
	Yeast extract（Difco）	5 g	
	肝臓エキス	150 mL	
	glucose	10 g	
	soluble starch	0.5 g	
	溶液 A（KH_2PO_4 25 g と K_2HPO_4 とを精製水に溶解）	10 mL	
	溶液 B（$MgSO_4$・$7H_2O$ 10 g，$FeSO_4$・$7H_2O$ 0.5 g，NaCl 0.5 g，$MnSO_4$ 0.337 g を精製水 250 mL に溶解）	5 mL	
	Toray silicon SH5535（10 % 溶液）	5 mL	
	Tween 80	1 g	
	agar	15 g	
	L-Cystein・HCl・H_2O	0.5 g	
	ウマ血液	50 mL	
	pH 7.2		
3. EG 寒天培地	馬肉滲出液	930 mL	L-cystein・HCl・H_2O とウマ血液以外の成分を溶解し，pH を修正する．115℃，20分滅菌後は50℃に冷やし，ウマ血液を加えたシャーレに分注して平板とする．また，馬肉滲出液は培地 1,000 mL に対し 500 g の馬肉滲出液を用いるが，この代用として，Lab-lemco powder（Oxoid）2.4 g を用いてもよい．しかし発育支持力はかなり劣る．馬肉滲出液の調製は定法による
	Proteose peptone No.3（BD）	10 g	
	Yeast extract（BD）	5 g	
	Na_2HPO_4	4 g	
	glucose	1.5 g	
	soluble starch	0.5 g	
	L-cystin（あらかじめ少量の 1/10N HCl で溶解して添加）	0.2 g	
	Tora silicone SH5535（10 % 溶液）	5 mL	
	agar	15 g	
	L-Cystein・HCl・H_2O	0.5 g	
	ウマ血液	50 mL	
	pH 7.6〜7.8		
4. TS 寒天培地 (Trypticase soy blood agar)	Trypticase soy agar（BD）	40 g	成分を溶解し，115℃，20分滅菌後，50℃に冷やしてウマ血液を加えシャーレに分注して平板とする
	精製水	1,000 mL	
	ウマ血液	50 mL	
5. BS 寒天培地 (*Bifidobacterium* 選択培地)	BL 寒天培地	1,000 mL	BS 添加液の調製法：100 mL の滅菌ビーカーにプロピオン酸ナトリウム 30 g を秤量し，約 80 mL の精製水に溶解，次いで硫酸パロモマイシン 100 mg，硫酸ネオマイシン 400 mg，塩化リチウム 6 g を溶解，100 mL の滅菌メスフラスコに移して精製水で総量 100 mL とする
	BS 添加液	50 mL	

2 フローラ解析—培養法

希釈液と培地	組成		調製法
6. ES 寒天培地 （*Eubacterium* 選択培地）	EG 寒天培地 ES 添加液	1,000 mL 50 mL	ES 添加液の調製法：100 mL の滅菌ビーカーにプロピオン酸ナトリウム 30 g を秤量し，約 80 mL の精製水に溶解，次いで，硫酸ネオマイシン 400 mg，コリマイシン 20 mg，硫酸ストレプトマイシン 1.0 g を溶解，100 mL の滅菌メスフラスコに移して精製水で総量 100 mL とする
7. 変法 LBS 寒天培地 （*Lactobacillus* 選択培地）	LBS 寒天培地（BD） Lab-lemco powder（Oxoid） sodium acetate・3H$_2$O 精製水 acetic acid	84 g 8 g 15 g 1,000 mL 3.7 mL	acetic acid 以外の各成分を加温しながら溶解した後 50 ℃まで冷やし，acetic acid を加えて平板とする．培地を滅菌する必要はない
8. 変法 VS 寒天培地 （*Veillonella* および *Megasphaera* 選択培地）	Trypticase（BD） Yeast extract（BD） sodium thioglycolate Brilliant green（Merck，0.1 %溶液） Tween 80 sodium lactate（50 %溶液） agar 精製水 pH 7.5 oleandomycin（1 %溶液） ウマ血液	5 g 3 g 0.75 g 1 mL 1 g 25 mL 15 g 1,000 mL 3 mL 50 mL	oleandomycin およびウマ血液以外の成分で基礎培地を調製し，滅菌後は 50 ℃まで冷やして，oleandomycin とウマ血液を加えて平板とする
9. NGBT 寒天培地 （Bacteroidaceae 選択培地）	EG 寒天培地 NBGT 添加液	1,000 mL 20 mL	NGBT 添加液の調製法：100 mL 滅菌フラスコに sodium taurocholate（NBC）5.0 g を秤量し，約 80 mL の精製水にゆっくり加温しながら溶解，次いで Brilliant green（Merck）0.5 %水溶液 1.0 mL と硫酸ネオマイシン 1.0 g を加え，10 % NaOH を透明な緑色液となるまで滴下し，精製水で総量を 1000 mL とする． NBGT 添加液およびウマ血液以外の成分で基礎培地を調製し，滅菌後は 50 ℃まで冷やして，NGBT 添加液とウマ血液を加えて平板とする
10. NN 寒天培地 （Neomycin Naglar 寒天：*C. perfringens* 選択培地）	Peptone（BD） Na$_2$HPO$_4$ KH$_2$PO$_4$ NaCl MgSO$_4$ glucose agar 精製水 pH 7.6 卵黄液（50 %液） 硫酸ネオマイシン（2 %溶液）	40 g 5 g 1 g 2 g 0.1 g 2 g 25 g 1,000 mL 100 mL 10 mL	卵黄液および硫酸ネオマイシン以外の成分からなる基礎培地を調製し，滅菌後は 50 ℃まで冷やして卵黄液と硫酸ネオマイシンを加えて平板とする
11. DHL 寒天培地 （Enterobacteriaceae 選択培地）	市販 DHL 寒天培地を平板として用いる		
12. TATAC 寒天培地 （*Enterococcus* 選択培地）	Peptone（BD） Tryptone（BD） Yeast extract（BD） sucrose esculin	15 g 10 g 10 g 1 g 1 g	ウマ血清および添加液を除く培地成分を溶解し，滅菌後は 50 ℃まで冷やしてウマ血清，添加液 I および II を加えて平板とする

希釈液と培地	組成		調製法
12. TATAC 寒天培地（*Enterococcus* 選択培地）	agar 精製水 pH 7.6〜7.8 ウマ血清	16 g 1,000 mL 50 mL	
	TATAC 添加液 I	22 mL	TATAC 添加液 I の作り方：100 mL の滅菌フラスコに sodium azide 0.45 g および sodium glutamate 30 g を取り，精製水に溶解，総量を 100 mL とした後，100℃ 30 分保持し，冷蔵する
	TATAC 添加液 II	20 mL	TATAC 添加液 II の作り方：100 mL の滅菌フラスコに acridine orange 0.01 g，TTC (triphnyl tetrazolium chloride) 0.1 g，Crystalviolet (Merck) 0.65％水溶液 1 mL，thallous sulfate 1.65 g を順次精製水に溶解，総量 100 mL とする
13. PEES 寒天培地（*Staphylococcus* 選択培地）	*Staphylococcus* No.110 培地 LiCl phenyl ethyl alcohol 卵黄液（50％） 精製水	149 g 5 g 2.5 mL 20 mL 1,000 mL	卵黄液以外の成分を溶解し，滅菌後は 50℃ まで冷やし，卵黄液を添加し平板とする
14. PD 寒天培地	市販の Potato dextrose agar を溶解し，滅菌後は 50℃ まで冷やし，10％酒石酸を培地 100 mL に対して 1.4 mL (pH 3.5 となる) 添加し平板とする		
15. NAC 寒天培地（*Pseudomonas* 選択培地）	市販 NAC 寒天培地を加温溶解し，高圧蒸気滅菌することなく平板とする		
16. CPLX 寒天培地（*Bifidobacterium* 選択培地）（結城功勝ほか，1999[6]）より）	fructo-oligosaccharide Trypticase (BD) Yeast extract (BD) KH$_2$PO$_4$ K$_2$HPO$_4$ (NH$_4$)SO$_4$ MgSO$_4$・7H$_2$O L-cystein・HCl・H$_2$O agar	10 g 10 g 10 g 3 g 4.8 g 3 g 0.5 g 0.5 g 15 g	添加液を除く培地成分を精製水 900 mL で溶解し，滅菌後は 50℃ まで冷やして添加液 I および II を加えて平板とする
	CPLX 添加液 I	100 mL	CPLX 添加液 I の作り方：100 mL の滅菌フラスコに D-キシロース 20 g，LiCl 3 g およびプロピオン酸ナトリウム 6 g を取り，精製水に溶解し pH 6.0 に調整後，総量を 100 mL とした後，0.22 μm のフィルターを用いてろ過滅菌する
	CPLX 添加液 II	2 mL	CPLX 添加液 II の作り方：100 mL の滅菌フラスコにセファロチン 7.8 mg，ホスホマイシン 250 mg を精製水に溶解し，総量を 20 mL とする

（相馬勇志，木村　基）

●引用文献
1. 光岡知足．腸内常在菌叢．臨床検査 1979; 23: 320-334.
2. 光岡知足．嫌気性菌の分離と同定．光岡知足（編），腸内菌の世界，叢文社，1980; p.53.
3. 辨野義巳，寺田厚．腸内菌叢の生態学．光岡知足（編）．腸内細菌学，朝倉書店，1990; p.33-76.
4. 光岡知足．腸内菌叢の分類と生態．財団法人食生活研究会．1986; p.19-49.
5. 光岡知足．乳酸菌の細菌学．臨床検査 1979; 18: 7-16.
6. 結城功勝，松本一政，高山博夫ほか．実験動物ラット糞便からの *Bifidobacterium* の分離同定：菌種同定と選択培地の作製．腸内細菌学会誌 1999; 12: 97-102.
7. Dong X, Cheng G, Jian W. Simultaneous identification of five Bifidobacterium species iso-

lated from human beings using multiple PCR primers. System Appl Microbiol 2000; 23: 386-390.
8. Drake M, Small CL, Spence KD, et al. Rapid detection and identification of Lactobacillus spp. in dairy products using the polymerase chain reaction. J Food Protection 1996; 59: 1031-1036.
9. Matsuki T, Watanabe K, Fujimoto J, et al. Development of 16S rRNA-gene-targeted group-specific Development of 16S rRNA-gene-targeted group-specific primers for the detection and identification of predominant bacteria in human feces. Appl Environ Microbiol 2002; 68: 5445-5451.
10. Matsuki T, Watanabe K, Tanaka R, et al. Rapid identification of human intestinal bifidobacteria by 16S rRNA-targeted species-and group-specific primers. FEMS Microbiol Lett 1998; 167: 113-121.
11. McOrist AL, Jackson M, Bird AR. A comparison of five methods for extraction of bacterial DNA from human faecal samples. J Microbiol Methods 2002; 50: 131-139.
12. Massi M, Vitali B, Federici F, et al. Identification method based on PCR combined with automated ribotyping for tracking probiotic Lactobacillus strains colonizing the human gut and vagina. J Appl Microbiol 2004; 96: 777-786.
13. Song Y-L, Kato N, Liu C-X, et al. Rapid identification of 11 human intestinal Lactobacillus species by multiplex PCR assays using group-and species-specific primers derived from the 16S-23S rRNA intergenic spacer region and its flanking 23S rRNA. FEMS Microbiol Lett 2000; 187: 167-173.
14. Tilsala-Timisjärvi A, Alatossava T. Development of oligonucleotide primers from the 16S-23S rRNA intergenic sequences for identifying different dairy and probiotic lactic acid bacteria by PCR. Int J Food Microbiol 1997; 35: 49-56.
15. Walter J, Hertel C, Tannock, GW, et al. Detection of Lactobacillus, Pediococcus, Leuconostoc, and Weissella species in human fece by using group-specific PCR primers and denaturing gradient gel electrophoresis. Appl Environ Microbiol 2001; 67: 2578-2585.
16. Walter J, Tannock GW, Tilsala-Timisjärvi A, et al. Detection and identification of gastrointestinal Lactobacillus species using denaturing gradient gel electrophoresis and species specific PCR primers. Appl Environ Microbiol 2000; 66: 297-303.

II 基礎編

3 フローラ解析──分子生物学的方法

はじめに

　前項で紹介されているように，先人たちの多大なる貢献により腸内細菌の多くが培養可能となり，培養することにより菌数をカウントし，各細菌の存在比を調べたり，あるいはそれぞれの細菌の性質・性状などを詳細に解析することができるようになった．しかし，それらの努力によっても，いまだに培養が非常に難儀であったり，培養の成功例がない細菌が多く存在し，全体像を把握するにはほかのアプローチが求められていた．

　そのようななか，土壌などの環境中の微生物を研究する微生物生態学者の一派が，1990年代中ごろから，近年の分子生物学の進歩にあやかり，DNAあるいはRNAレベルで培養を介さずに，種々環境中の細菌叢を解析する方法をこぞって導入し始めた．そしてその流れは腸内細菌学にも押し寄せ，1990年代後半には，DGGE（denaturing gradient gel electrophoresis）法やT-RFLP（terminal-restriction fragment length polymorphism）法などの，16S rRNA遺伝子（16S rDNA）の配列の多様性に基づく種々分子生物学的手法による細菌叢解析法が腸内フローラ解析の分野に導入され，また同時に腸内細菌16S rDNAの網羅的なシーケンス収集作業も始まった．これらの研究は，これまでの腸内フローラ研究では見えなかった腸内細菌叢の深部に光を当て，培養を介さずにフローラを解析することの重要性を示した．そして，2000年代になると，それらの分子生物学的手法を用いた菌叢解析法はより腸内フローラの研究分野に浸透し，現代では，微生物生態学を志す科学者だけでなく，医学や食品科学分野において腸内フローラの研究を行う科学者にも利用可能な技法となっている．

　ここでは，まず分子生物学的手法による腸内フローラ解析の概要を説明し，次に今日一般的に利用可能な定量的PCR法やFISH（fluorescence *in situ* hybridization）法などの技術から，今後期待される高速シーケンサーを用いた菌叢解析法やDNAマイクロアレイ法について紹介する．

分子生物学的手法を利用した種々腸内細菌叢解析法の流れ

図1に各種分子生物学的手法による腸内細菌叢解析の流れを示す．ここで紹介する手法のうち，FISH法以外はすべて，サンプルから細菌DNAを抽出した後，その中の一部16S rRNA遺伝子（16S rDNA）を増幅し解析するものである．

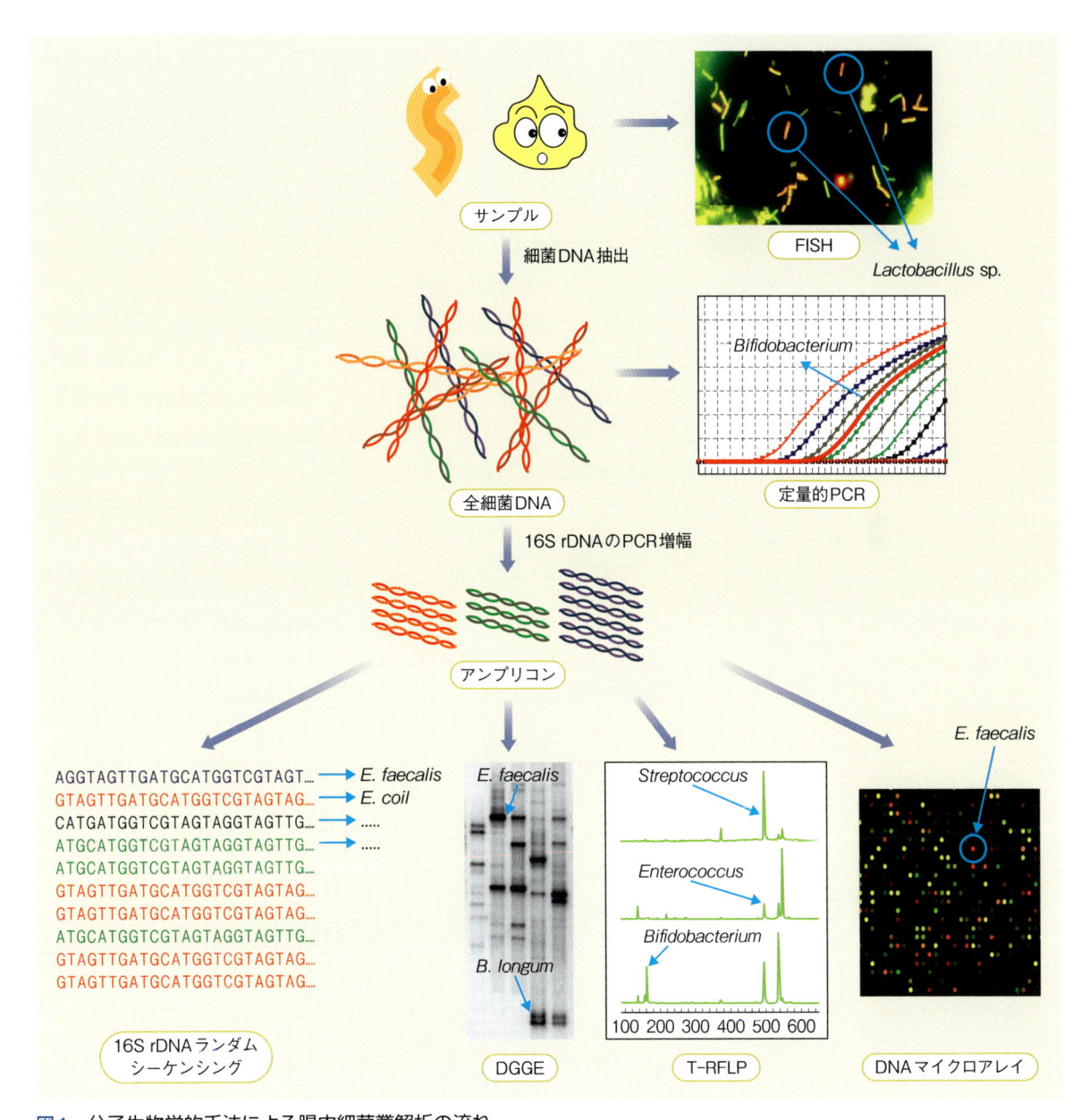

図1　分子生物学的手法による腸内細菌叢解析の流れ
サンプル中の細菌の16S rRNAあるいはその遺伝子16S rDNAを分析することでサンプル中の細菌組成を知ることができる．FISH法では，細菌細胞内の16S rRNAに蛍光オリゴヌクレオチドプローブをハイブリダイズさせることにより，細胞を破壊することなく調査対象の細菌を特異的に顕微鏡観察する方法である．その他の方法では，サンプル中から全細菌のDNAを抽出し，その中の16S rDNAの分布を調べることにより細菌組成を調べる．16S rDNAランダムシーケンシング法，DGGE法，T-RFLP法，DNAマイクロアレイ法では共通して，ユニバーサルプライマーで増幅させた全細菌の16S rDNA（アンプリコン）をさまざまな方法により組成分析する．

FISH法は細菌細胞を破壊することなく蛍光オリゴヌクレオチドプローブを細胞内へ浸透させ，16S rRNAにハイブリダイズさせた後，顕微鏡観察する．FISH法以外の方法に共通する16S rDNA増幅のPCRのステップは，菌叢解析の目的が，菌叢の俯瞰を目指すものか，特定細菌種の検出を目指すものかにより異なってくる．菌叢の俯瞰を目指すためには，サンプル中の細菌を普遍的に増幅することができるプライマー（ユニバーサルプライマーと呼ばれる）を使用することが基本となる．DGGE法，T-RFLP法，16S rDNAランダムシーケンシング法，マイクロアレイ法ではすべて，このユニバーサルプライマーによるPCRがDNA抽出の後に行われる．

　そして，次にPCR増幅されたDNA（アンプリコンと呼ばれる）の構成分析を各種方法により行う．16S rDNAランダムシーケンシング法では，アンプリコン中の16S rDNAを多数ランダムに塩基配列解析することで，どの細菌由来の16S rDNAがいかなる割合で含まれているかを知る．DGGE法では，アンプリコンを変性剤（ホルムアミド）の濃度勾配を持つアクリルアミド中で泳動することで，各細菌由来のDNAを変性剤への感受性の違いにより分離解析する．T-RFLP法では，アンプリコンを種々の制限酵素で消化した後，アクリルアミドゲル電気泳動をすることにより，制限酵素消化断片の長さにより，各細菌由来のDNAを分離解析する．マイクロアレイ法では，アンプリコンを一本鎖に解離させた後，ガラススライドに固定された各種細菌に特異的なオリゴヌクレオチドプローブにハイブリダイズさせ定量検出することで，アンプリコン中の各種細菌16S rDNAの分布定量解析を行う．

　定量PCR法では，検出したい細菌の16S rDNAあるいは16S rRNAを選択的に増幅できるプライマーを用いてPCRを行う．PCR中に増幅されてくるDNA量をPCRの各サイクルごとに定量検出することで，サンプルから抽出された細菌DNA中に含まれていた標的細菌の16S rDNAあるいは16S rRNAの量を逆換算する．

　以上が各細菌叢解析法の実験の流れと簡単な原理である．実際には，それぞれの手法の原理および操作の違いから長所と短所がある．腸内細菌叢の解析を何の目的で，あるいはどの着眼点で行いたいかを考慮し，どの手法を利用すべきかをよく検討したうえでいずれかの方法を取捨選択することが重要である．

サンプリング

　ヒト消化管は成人においては7mほどもあり，また，器官ごとに高度に分化しており一口に腸内フローラといっても，どの器官を対象に研究をするかによりサンプリング部位も異なる．動物実験では，研究の目的に合わせて解剖により各消化器官から自在に内容物を採取し，菌叢解析が行える．一方，ヒトフローラにおいては，生検サンプルを入手することは物理的にも倫理的にも容易ではなく，大部分の研究が糞便細菌叢を解析することで腸内フローラとしているのが現状である．しかし，大腸各部位の生検サンプルと糞便の菌叢比較データから，両者は部分的に共通して

いるが，異なる部分が多いことが示されている[1]．生検サンプルの場合は採取量の制約もあり，微量サンプルからのDNA抽出の技術も必要となる[2]．

培養法においては，サンプル中の絶対嫌気性菌を生きたままの状態で保ったままプレーティングまで済ませる配慮をしなくてはならなかった．一方，分子生物学的手法により菌叢を解析する場合はその必要はなく，冷凍保存によりサンプルを半永久的に保存することができる．疫学調査などの場合は，サンプルを冷凍保存しておき全サンプルがそろった後に合わせて分析を行うことができて便利である．

便のサンプリングはヘラ付きチューブ（C型採便管，日本マイクロ）を用いると便利である．排便されたサンプルをヘラですくい取り，チューブに戻し，なるべく早く冷凍保管（−80℃）する．サンプルを量り取るにあたりサンプルを融解するが，凍結融解の操作を何度も繰り返すことはサンプル中のDNAの劣化を招くので避けるべきである．そのために，サンプルを小分けにして保存する工夫も必要である．

DNA抽出

サンプルからのDNA抽出は菌叢解析において非常に重要なステップである．しかし実際には，世界中の研究者が共通して用いている方法というものは現時点ではなく，研究者ごとに異なる手法を利用しているというのが現状である．どの方法を利用するうえでも配慮すべき点は，存在する細菌から網羅的にDNAを抽出することである．この条件が満たされない限り，続くステップにおいてどんなに高精度な解析を行っても，真の菌叢を示すデータが得られないことは言うまでもない．しかし，網羅的な抽出ができているか否かを判断することがまた困難である．生体サンプル中の菌叢がそもそも不明なので，確認しようがないのである．培養法や顕微鏡観察で得られるデータと比較をするのが賢明であるが，それも完全ではなく，また手間もかかる．さらに，サンプルの性質やその中に含まれる菌種によっても最適な抽出条件が異なる場合も多々あり，DNA抽出法においては世界中の科学者のコンセンサスがなかなか得られないのが現状である．一方，収率に関しては，定量PCR法による絶対定量解析（グラムあたりの菌数を求める）であれば定量的な収率が重要となるが，DGGE法やT-RFLP法などの各細菌の存在比を求める解析法においては，DNAの回収率よりも網羅的抽出を重視するべきである．いずれにしても100％の収率でDNAを回収することは実質不可能なので，内部標準などを利用し，収率を把握して絶対量を算出するほうが賢明である．

図2にサンプルからの細菌DNA抽出・精製の流れを示す．細菌細胞からのDNA抽出には，まず細胞破砕の操作が必要である．細胞破砕には，物理的破砕法と酵素溶菌法の2つの選択肢がある．酵素溶菌法では細菌の種類により感受性を示す溶菌酵素の種類が異なり，すべての細菌種を一様に溶菌できる万能酵素がないことから，物理的な破砕を使用するほうが無難な選択といえる．しかし，物理的な破砕においても，使用するビーズの粒径や振盪器の種類などにより最適条件が異なるので至適化しておく必要がある．ビーズについては複数種の粒径のものを混合して使用すると破砕される細菌の偏りを少なくすることができる．

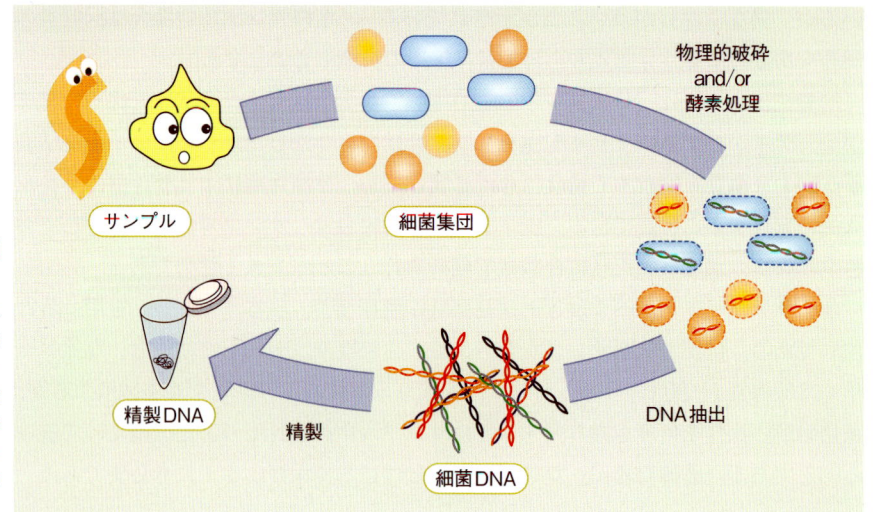

図2 生体試料からの全細菌DNAの抽出および精製

生体試料中の全細菌から網羅的にDNAを抽出することが，分子生物学的手法による菌叢解析の重要なポイントとなる．まずはガラスビーズなどに物理的方法あるいはリゾチームなどの酵素により細菌細胞を破砕してDNAを抽出し，次に，PCR反応を阻害する物質を除去するための精製を行う．

　細胞破砕後の粗抽出物にはPCRインヒビターが含まれているので，精製が必要である．以前はこのDNA精製のステップとしてフェノール抽出が行われていたが，脂肪分や蛋白質分を多く含む乳児糞便などのサンプルではフェノール抽出を何度も繰り返し行う必要があった．近年では，各種メーカーから精製カラムなどのキットが販売されており，それらを利用することで効率よく精製が行える．

　図3に筆者らが乳幼児糞便サンプルからのDNA抽出・精製に用いているプロトコールを示した．ここでは，ビーズ破砕，そしてスピンカラムによる精製，そしてPCRインヒビター吸着剤によるインヒビターの除去を行っている．この精製法により，乳幼児糞便サンプルから菌種による抽出効率を偏りなく，またPCRインヒビターの混入のない，DNA抽出・精製を効率よく行うことができる．Zoetendalらの論文でもほぼ同様の手順のDNA抽出精製法が紹介されている[2]．

16S rDNA ランダムシーケンシング法

　約1,500個の塩基からなる細菌16S rDNAの配列には豊富な分類学情報が含まれ，また今日の塩基配列解析の精度を考えると，きわめて信頼性の高い菌種同定を可能とする．得られる配列データは種々のアルゴリズムを用いた系統樹解析に直接使用でき，サンプル中に存在する細菌の進化的分類体系を新規種も含めて知ることができる．図4に代表的な腸内細菌の16S rDNAの配列を用いて作成した系統樹を，図5に細菌叢解析の手順を示す．

① 最初にサンプルから抽出されたDNAを鋳型としてPCRを行う．ここでは極力網羅的に細菌16S rDNAを増幅させるためにユニバーサルプライマーを用いる．
② 次に，増幅断片をTAクローニングベクターにライゲーションする．
③ 大腸菌に形質転換し，形質転換株を寒天プレート上に塗布してコロニーを形成させる．

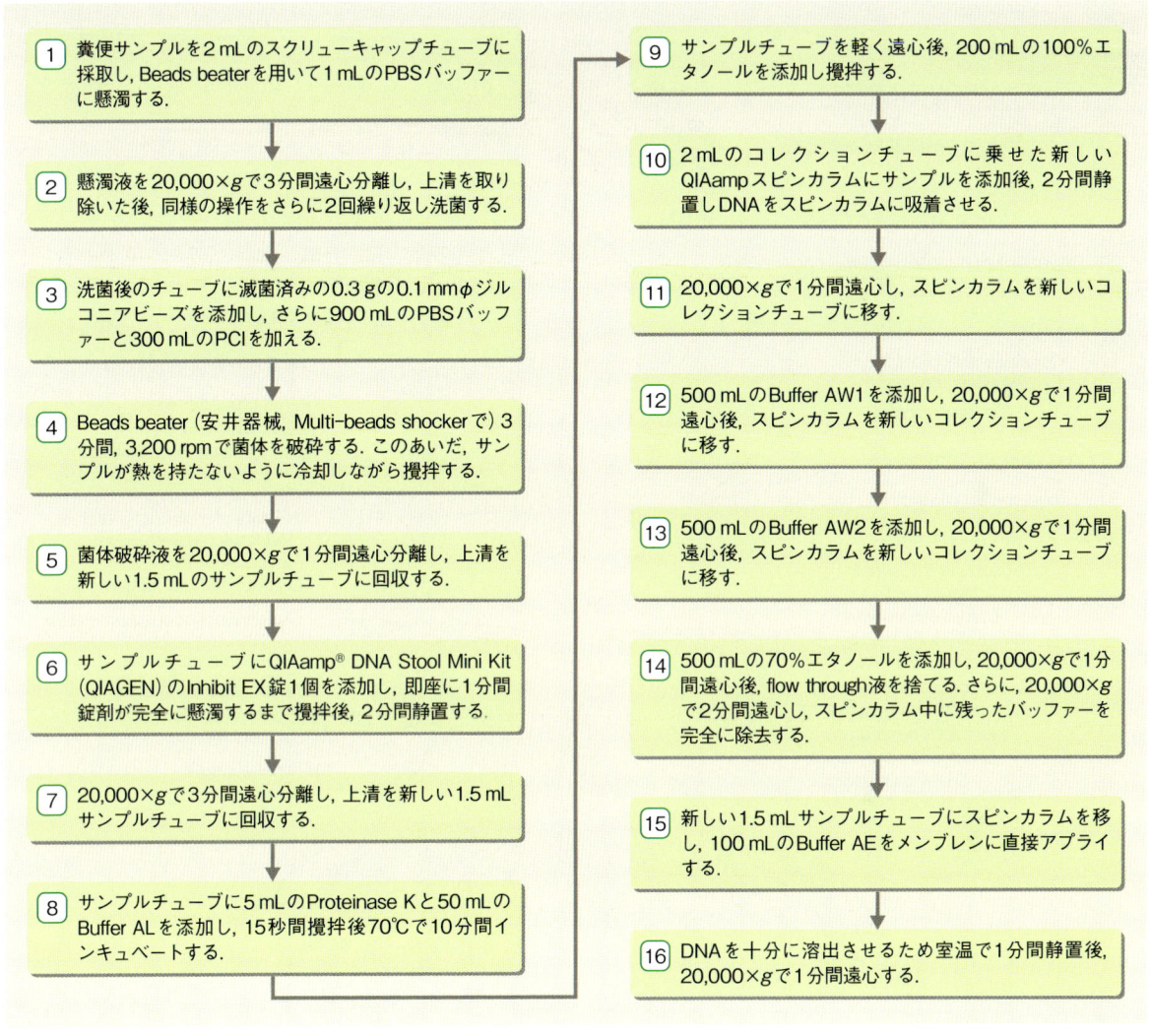

1	糞便サンプルを2 mLのスクリューキャップチューブに採取し、Beads beaterを用いて1 mLのPBSバッファーに懸濁する.
2	懸濁液を20,000×gで3分間遠心分離し、上清を取り除いた後、同様の操作をさらに2回繰り返し洗菌する.
3	洗菌後のチューブに滅菌済みの0.3 gの0.1 mmφジルコニアビーズを添加し、さらに900 mLのPBSバッファーと300 mLのPCIを加える.
4	Beads beater（安井器械，Multi-beads shockerで）3分間、3,200 rpmで菌体を破砕する. このあいだ、サンプルが熱を持たないように冷却しながら撹拌する.
5	菌体破砕液を20,000×gで1分間遠心分離し、上清を新しい1.5 mLのサンプルチューブに回収する.
6	サンプルチューブにQIAamp® DNA Stool Mini Kit (QIAGEN)のInhibit EX錠1個を添加し、即座に1分間錠剤が完全に懸濁するまで撹拌後、2分間静置する.
7	20,000×gで3分間遠心分離し、上清を新しい1.5 mLサンプルチューブに回収する.
8	サンプルチューブに5 mLのProteinase Kと50 mLのBuffer ALを添加し、15秒間撹拌後70℃で10分間インキュベートする.
9	サンプルチューブを軽く遠心後、200 mLの100%エタノールを添加し撹拌する.
10	2 mLのコレクションチューブに乗せた新しいQIAampスピンカラムにサンプルを添加後、2分間静置しDNAをスピンカラムに吸着させる.
11	20,000×gで1分間遠心し、スピンカラムを新しいコレクションチューブに移す.
12	500 mLのBuffer AW1を添加し、20,000×gで1分間遠心後、スピンカラムを新しいコレクションチューブに移す.
13	500 mLのBuffer AW2を添加し、20,000×gで1分間遠心後、スピンカラムを新しいコレクションチューブに移す.
14	500 mLの70%エタノールを添加し、20,000×gで1分間遠心後、flow through液を捨てる. さらに、20,000×gで2分間遠心し、スピンカラム中に残ったバッファーを完全に除去する.
15	新しい1.5 mLサンプルチューブにスピンカラムを移し、100 mLのBuffer AEをメンブレンに直接アプライする.
16	DNAを十分に溶出させるため室温で1分間静置後、20,000×gで1分間遠心する.

図3 糞便からの細菌DNA抽出法

④ 各コロニーをランダムに複数個選択し，ベクターに挿入されている16S rDNA断片を配列解析する.

⑤ 得られた複数個の配列を1つずつ，あるいは非常によく似た配列同士はグループ化した後に（たとえば97％以上配列が一致しているものは同じ分類単位〈operational taxonomic unit〉としてグループ化する），データベースに対してホモロジー解析を行い，どの細菌種の16S rDNAの配列を持つコロニーがいくつ存在したかをカウントする.

⑥ 最後に⑤の情報をまとめて細菌組成をプロファイル化する.

上記①のステップで，ユニバーサルプライマーの選択は非常に重要である．**表1** に代表的なユニバーサルプライマーの一覧を示す．しかし，ユニバーサルプライマーといえども，多少の"プライマーバイアス"があることに注意しなくてはならない．プライマーバイアスというのは，アニーリング部位の配列の違いから生じる増幅効率の違いで，増幅されやすい16S rDNAとされにくい16S rDNAが生じる

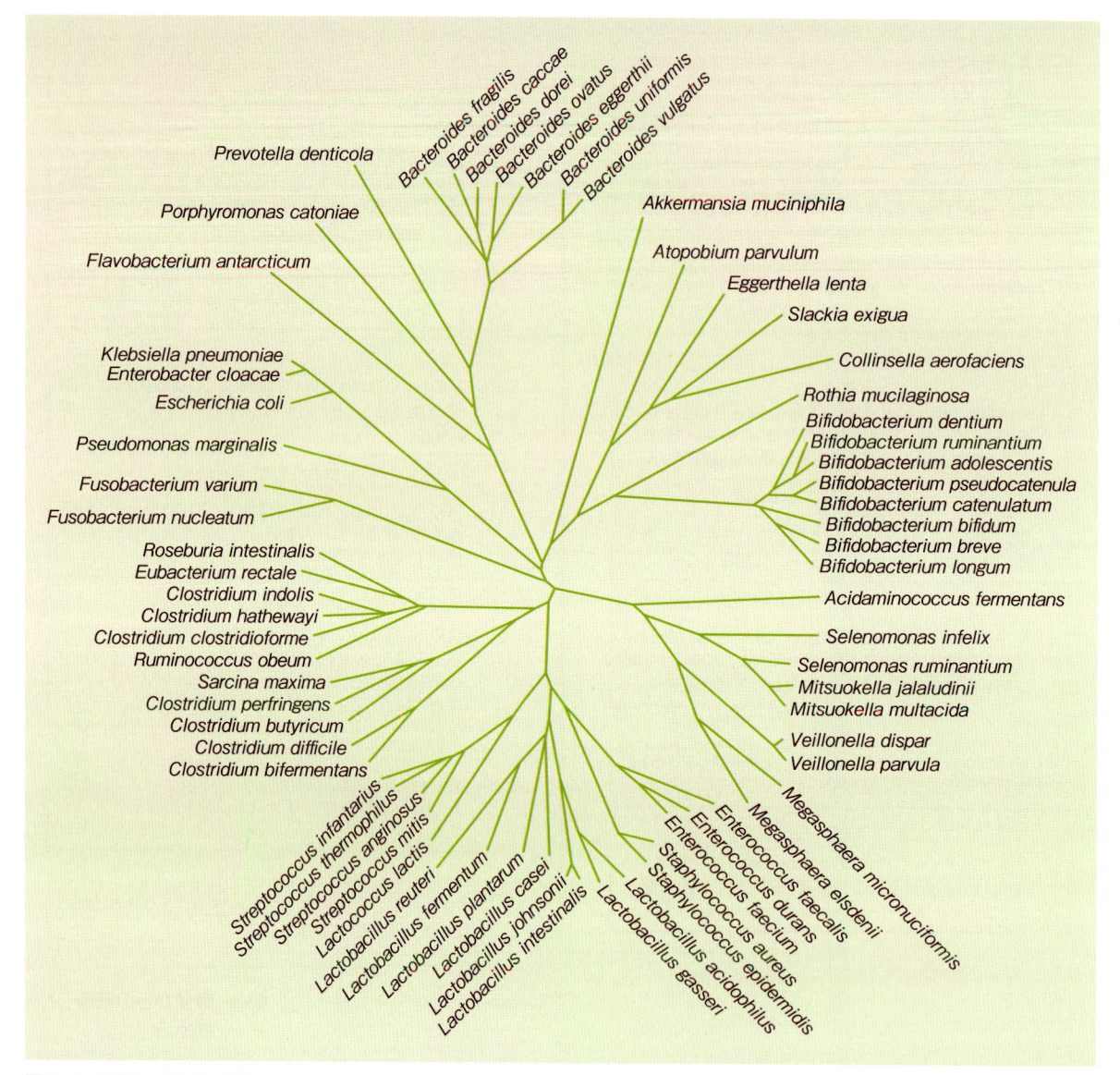

図4 腸内細菌の16S rDNA配列による系統樹

代表的な腸内細菌の16S rDNA配列（全長）を用いて作成した分子系統樹.

ことである．たとえば，表1の27fはビフィズス菌の増幅効率が悪いことが知られている．そのほか，これらのユニバーサルプライマーの使用法の詳細は，実験書『腸内細菌の分子生物学的実験法—腸内フローラの構造解析：16S rDNA-クローンライブラリー法』[3]に詳細に述べられているので参考にされたい．

　近年，1分子のDNAからシーケンスを得るタイプの次世代高速シーケンサーと俗にいわれるシーケンサーが開発されている．これを利用すれば，上記の②から④のステップが省略できる．ただし，解析できる配列の長さが約400 bpであり，1,500ベース全長を利用して得られたような詳細な分類データは得られないという弱点がある．しかし，16S rDNAの超可変領域といわれる部分を用いることで，全長を用いるのとそれほど大差のない分類学情報が得られる．次世代高速シーケンサーのもう1つの特徴は一度に数万から数十万個の配列データを得ることができる

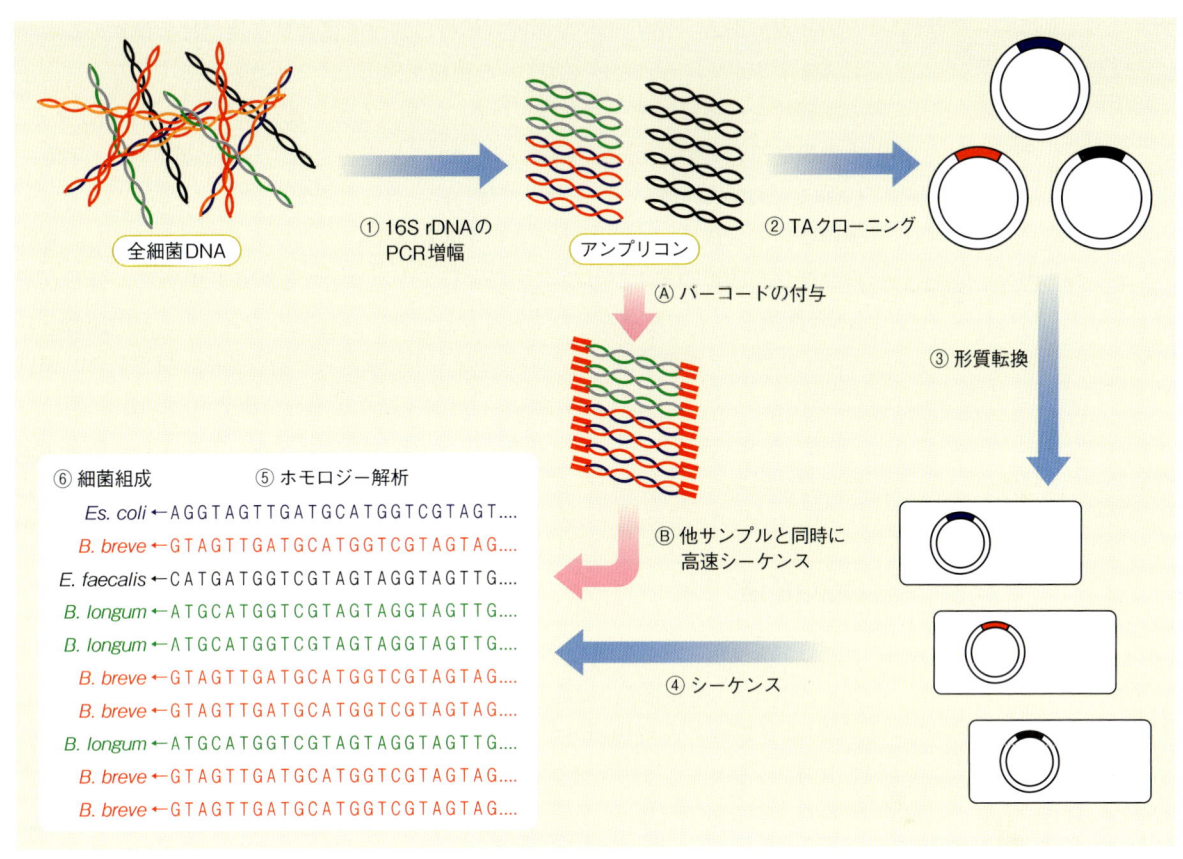

図5 16S rDNAランダムシーケンシングによる細菌叢解析の手順

① 最初にサンプルから抽出されたDNAを鋳型としてPCRを行う．ここでは極力網羅的に細菌16S rDNAを増幅させるためにユニバーサルプライマーを用いる．
② 増幅断片をTAクローニングベクターにライゲーションする．
③ 大腸菌に形質転換する．
④ 得られた形質転換株をランダムに複数個選択し，ベクターに挿入されている16S rDNA断片を配列解析する．
⑤ 得られた複数個の配列をデータベースに対しホモロジー解析を行い，どの細菌種の16S rDNAの配列を持つクローンがいくつ存在したかをカウントする．
⑥ 細菌組成プロファイルデータを得る．次世代シーケンサーを利用した高速シーケンシング法では，②から④の代わりに，Ⓐアンプリコンにバーコードを付与した後，Ⓑほかのサンプルと混合してワンバッチで配列解析をすることで，多サンプルの16S rDNA配列データを同時に大量に得ることができる．

表1 16S rDNA増幅用のユニバーサルプライマー

プライマー名	方向	プライマー配列（5′→3′）[*1]	16S rDNA位置[*2]
8F	forward	CACGGATCCAGAGTTTGATYMTGGCTCAG	8-36
1510R	reverse	GTGAAGCTTACGGYTACCTTGTTACGACTT	1481-1510
27f	forward	AGAGTTTGATCMTGGCTCAG	8-27
1492r	reverse	ACGGYTACCTTGTTACGACTT	1492-1512
P3mod (787f)	forward	ATTAGATACCCTGGTAGTCC	787-806
63f	reverse	CAGGCCTAACACATGCAAGTC	43-63
1387r	reverse	GGGCGGWGTGTACAAGGC	1387-1404
967Fp	forward	GGTTXXXXWACGCGARGAACCTTACC	967-984
1046Rp	reverse	GGTTXXXXCGACRRCCRTGCANCACCT	1046-1064

[*1]：XXXXはバーコード配列
[*2]：*Escherichia coli*におけるポジションNo.

という点である．16S rDNA の配列解析に基づく菌叢解析法では，何本のシーケンスをするかで，どれだけマイナーな菌種を検出できるかが決まってくるので，より網羅的な菌叢解析データを得るためには膨大な数の配列解析を行う必要がある．次世代高速シーケンサーを利用することでこの点を克服することができる．実際には逆に，次世代高速シーケンサーでは一度に得られる配列データの本数が数万本と過剰なので，PCR で増幅するときに DNA 末端にバーコード配列を付与し，複数のサンプル由来のアンプリコンを混合して 1 バッチで配列解析を行い，得られた DNA 配列をバーコードを目印としてソーティングして，サンプルごとの菌叢プロファイルデータを再構成するという手法も用いられている．実際に筆者らは，独自にデザインしたバーコード付きユニバーサルプライマー（967 Fp と 1046 Rp）で V6 超可変領域約 100 ベースを増幅し，一挙に 48 サンプルを解析するシステムを構築している．

DGGE 法

図6 に DGGE 法の実験の流れを示す．サンプルから抽出された細菌 DNA の 16S rDNA を PCR 増幅させる際に，片方のプライマーに GC の繰り返し配列（GC クランプと呼ぶ）を付与したプライマーを用い，得られたアンプリコンをホルムアミドのグラジエントゲルで電気泳動する．二本鎖 DNA はホルムアミドの濃度が高くなると一本鎖に解離するが，増幅断片の片側には GC クランプが付与されているので，この部分は解離せず，片側だけ解離した形となる．結果として，各種細菌由来の 16S rDNA 断片は微妙な配列の差によりゲル中で異なる移動度を示し，バンドとして検出される．この原理によりサンプル中の細菌 16S rDNA をゲル上に展開し，サンプルに存在する細菌構成をゲル上のバンドパターンとして表すのが DGGE である．同ゲル上で単一細菌種由来の 16S rDNA アンプリコンをマーカーとして用いることで，サンプルの各バンドが，どの細菌種由来の 16S rDNA であるかを同定することができる．しかし，複雑な細菌叢サンプルは，多数のマーカーを用意しなくてはならず，また，異なる細菌種由来のものでも偶然に移動度が一致するケースも多く，この方法は万能ではない．

電気泳動が終了した後に，ゲルの各バンドから DNA を抽出し，それを鋳型に PCR で再増幅させ，シーケンス解析を行うことで，各バンドが何の細菌由来であるか情報を得ることができる．この方法では，バンドから抽出された DNA に近傍のバンド由来の DNA が混入されることが多く，再増幅後に目的のバンド由来の DNA 断片が特異的に増幅されていることを確認する必要がある．また，前者同様，見かけ上 1 つのバンドに複数のバンドが重なっていることも多く，シーケンス解析は複数のクローンで行うべきである．また，DGGE で用いるアンプリコンは 200～600 bp であり，この配列データだけでは種の確定に十分ではない場合がしばしばある．より確実に各バンドの同定を行うためには，16S rDNA クローンライブラリーの解析を併用すると有効的である．

この方法においても，16S rDNA ランダムシーケンス法と同様に 16S rDNA 増

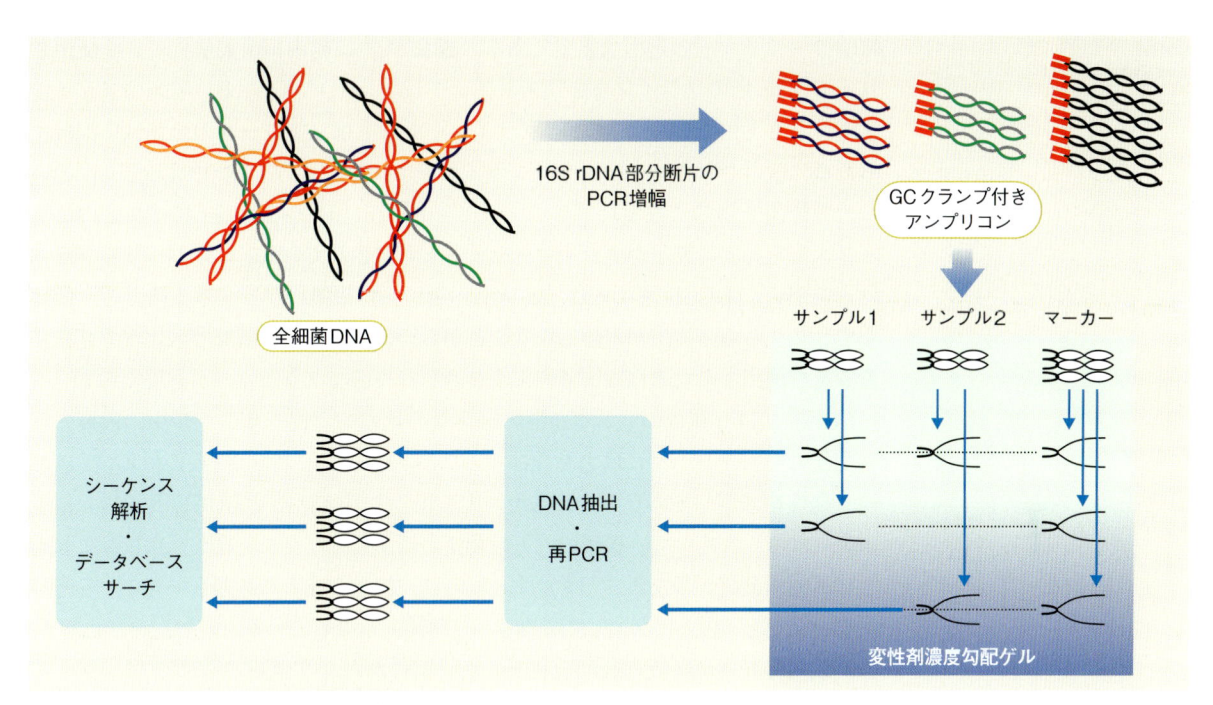

図6 DGGE法による腸内細菌叢解析の流れ

サンプルから抽出された細菌DNAから16S rDNAをPCR増幅させる際に，片方のプライマーにGCの繰り返し配列（GCクランプと呼ぶ）を付与したプライマーを用い，得られたアンプリコンをホルムアミドのグラジエントゲルで電気泳動する．二本鎖DNAはホルムアミドの濃度が高くなると一本鎖に解離するが，増幅断片の片側にはGCクランプが付与されているので，この部分は解離せず，片側だけ解離した形となり，泳動が止まる．結果として配列特異的な移動距離を示すので，16S rDNAの微妙な配列の差によりアンプリコンをゲル上で展開できる．各バンドの細菌種を調べるためにはバンドからDNAを抽出し，PCRにより再増幅し配列解析し，データベースサーチにより細菌種を同定する．

表2 DGGEに用いられるプライマー

増幅領域 (*E. coli* position)	プライマー名 (forward or reverse)	プライマー配列 (5′→3′)	文献
V2-V3 (339-539)	HDA-GC (f)	<u>CGC CCG GGG CGC GCC CCG GGC GGG GCG GGG GCA CGG GGG G</u>AC TCC TAC GGG AGG C AG CAG T	4, 5
	HDA28 (r)	GTA TTA CCG CGG CTG CTG CA C	
V6-V8 (968-1401)	U968-GC (f)	<u>CGC CCG GGG CGC GCC CCG GGC GGG GCG GGG GCA CGG GGG G</u>AA CGC GAA GAA CCT TAC	1, 6, 7, 8
	L1401 (r)	CGG TGT GTA CAA GAC CC	
Bifidobacterium (164-662)	Bif164-f (f)	GGG TGG TAA TGC CGG ATG	9, 10
	Bif66-GC-r (r)	<u>CGC CCG CCG CGC GCG GCG GGC GGG GCG GGG GCA CGG GGG G</u>CC ACC GTT ACA CCG GGA A	
Lactobacilllus group[*1] (352-679)	Lac1 (f)	AGC AGT AGG GAA TCT TCC A	4, 11
	Lac2-GC (r)	<u>CGC CCG GGG CGC GCC CCG GGC GGG GCG GGG GCA CGG GGG G</u>AT TYC ACC GCT ACA CAT G	
Lactobacilllus reuteri group[*2] (92-338)	Lacto#1-GC (f)	<u>CGC CCG CCG CGC GCG GCG GGC GGG GCG GGG GCA CGG GGG G</u>GT CGA RCG MAC TGG CCC	12
	Lacto#2 (r)	GCT GCC TCC CGR AGG AGT	

[*1]: *Lactobacillus, Leuconostoc, Pediococcus* and *Weissella* を含む．
[*2]: *Lactobacillus fermentum, L. oris, L. pontis* and *L. vaginalis* を含む．
(f)：forwardプライマー，(r)：reverseプライマー．
下線はGCクランプを示す．

幅時のプライマーの選択は重要である．**表2**[1, 4-12)]に腸内細菌叢解析によく使用される DGGE 用のプライマーをリストアップした．HDA-GC×HDA28 のプライマーセットと U968-GC×L1401 のプライマーセットは，フローラの全体像を把握するために設計されたユニバーサルプライマーである．一方，Lac1×Lac2-GC といった乳酸菌を標的に絞ったプライマーセット，Bif164-f×Bif66-GC-r などのビフィズス菌を標的に絞ったプライマーセットも考案されている．ユニバーサルプライマーを用いた DGGE 解析では，バンドパターンが複雑になりすぎることと，低比率で存在する菌の検出が困難になることから，便中の乳酸桿菌など低比率で存在する細菌を検出するためには後者のような標的特異的なプライマーが有用である．

DGGE 法は，複数のサンプル間の細菌叢の比較や，同一サンプル中の菌叢の経時変化のモニタリングに威力を発揮する．Zoetendal ら[8)]は，TGGE（DGGE における変性剤濃度勾配の代わりに温度勾配を用いた電気泳動で DGGE と同様の結果が得られる）を用いて，複数の成人の糞便の細菌叢をパターン化し，宿主により大きく糞便細菌叢が異なることを示すと同時に，複数の成人に共通して存在する 3 バンドを発見し，成人に共通して存在する 3 菌種を示唆している．また Zoetendal ら[8)]は，成人の糞便細菌叢の経時変化を 6 か月間にわたり TGGE でモニタリングすることにより，成人の糞便細菌叢が安定していることを示している．一方，Favier ら[7)]は，新生児の糞便細菌叢を 10 か月間にわたり DGGE 法でモニタリングすることにより，新生児の細菌叢が生誕後次々と変化していく様子を示している．Songjinda ら[13)]は，9 人の新生児の生後 2 か月間の菌叢変化を DGGE により詳細に解析しており，ビフィズス菌を主体とするビフィダスフローラが形成されるまでの菌叢変化について詳細なデータを得ている．**図7**にそれらのうち代表的な 4 人の DGGE プロファイルを示した．

さらに DGGE は，プロバイオティクスの投与などによりフローラ全体がどう変化するかモニタリングするといった実験に非常に有効的に利用できる．Simpson ら[12)]は *Lactobacillus reuteri* MM53 を離乳後のブタに投与し，糞便細菌叢がどのように変化するかをモニタリングしている．McCracken ら[14)]は食餌成分の異なるマウスの糞便細菌叢の比較およびそれぞれにおける抗生物質の投与の影響を比較解析している．しかし，このような介入試験による菌叢変化は必ずしも，メジャーなバンドの変化として観察されるとは限らず，本方法における検出限界を意識しておく必要がある．グループ特異的なプライマーを用いることにより，ターゲットを絞り検出感度を上げることも可能である．Walter ら[11)]は乳酸菌に特異的な DGGE プライマーにより，一個人の乳酸桿菌のフローラの変動を詳細に解析している．最近では DGGE のバンドプロファイルをスキャナーでコンピュータに取り込み，サンプル間のバンドパターンの類似性や同一サンプル内のバンドの多様性を数値化して表現するなどの技術も導入され，客観的に DGGE データを評価することも可能となってきている[1, 11)]．

DGGE 法の詳細な実験法については実験書『腸内細菌の分子生物学的実験法：第 6 章　DGGE/TGGE 法による腸内細菌叢解析』[3)]に記載しているので実際に実験を試みる方は参照されたい．

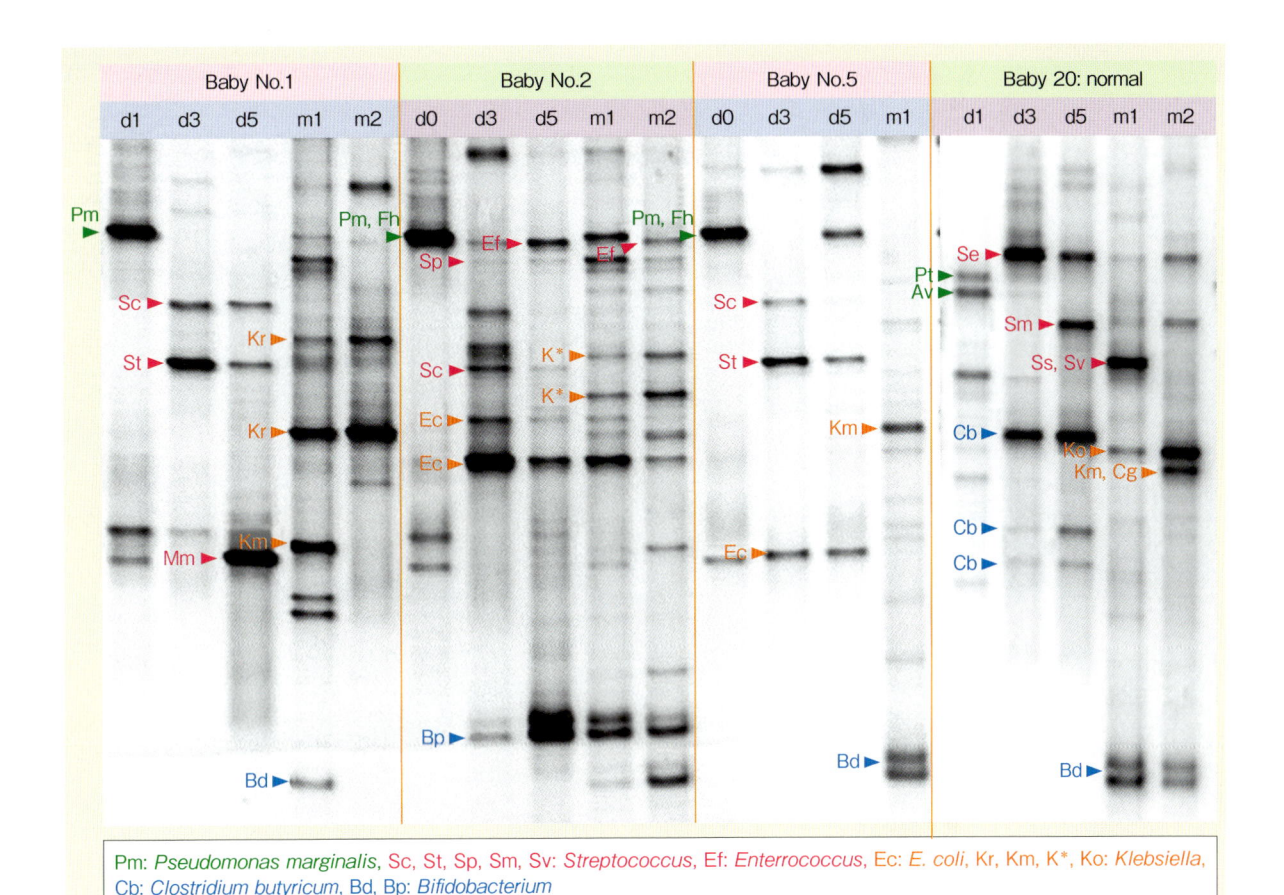

3 フローラ解析—分子生物学的方法　67

| Pm: *Pseudomonas marginalis*, Sc, St, Sp, Sm, Sv: *Streptococcus*, Ef: *Enterrococcus*, Ec: *E. coli*, Kr, Km, K*, Ko: *Klebsiella*, Cb: *Clostridium butyricum*, Bd, Bp: *Bifidobacterium* |

図7 DGGE法による新生児腸内フローラ形成過程の細菌叢変遷のモニタリング

新生児4人の腸内フローラの形成過程を，生後2か月間の糞便細菌叢をDGGE法により解析することにより調べた．4人の新生児すべてにおいて，生後1か月までにビフィズス菌（BdおよびBp）が定着していることが確認されている．d1，生後1日後：d3，生後3日後：d5，生後5日後：m1，生後1月後：m2，生後2か月後．

T-RFLP法

　図8に本方法の実験の流れを示す．サンプルから抽出した全細菌DNAを鋳型に蛍光ラベルプライマーを片方に用いてPCRを行い，アンプリコン混合物を制限酵素で消化し，DNAシーケンサーのゲルにおいて蛍光標識断片を長さに従って分離して，それぞれの断片を定量検出する．サイズマーカーを同時に泳動することにより，各断片の長さ情報を数ベースの誤差範囲で知ることができる．16S rDNAライブラリーの配列情報があれば，それぞれの断片がどの細菌由来のものであるか演繹することができる．実際には，違う細菌種16S rDNAでも同一長の制限酵素断片を生じることは多々あるので，2あるいは3種類の制限酵素を用い，それぞれの制限酵素断片の長さ情報を組み合わせて用いる必要がある．しかし，それでも近縁種間ではすべての制限酵素処理において同じ長さの断片を生じるケースが多く，本方法では種レベルの同定というよりはむしろ属あるいはグループレベルでの同定となることが多い．表3[3, 15, 16)]にT-RFLPでよく用いられるプライマーの配列と，制限酵素をリストアップした．

　T-RFLP法はDGGE法に比べて操作ステップが少なく，またDNAシーケンサーがあればほかに特殊な装置は必要としない．またGenBankやRibosomal data-

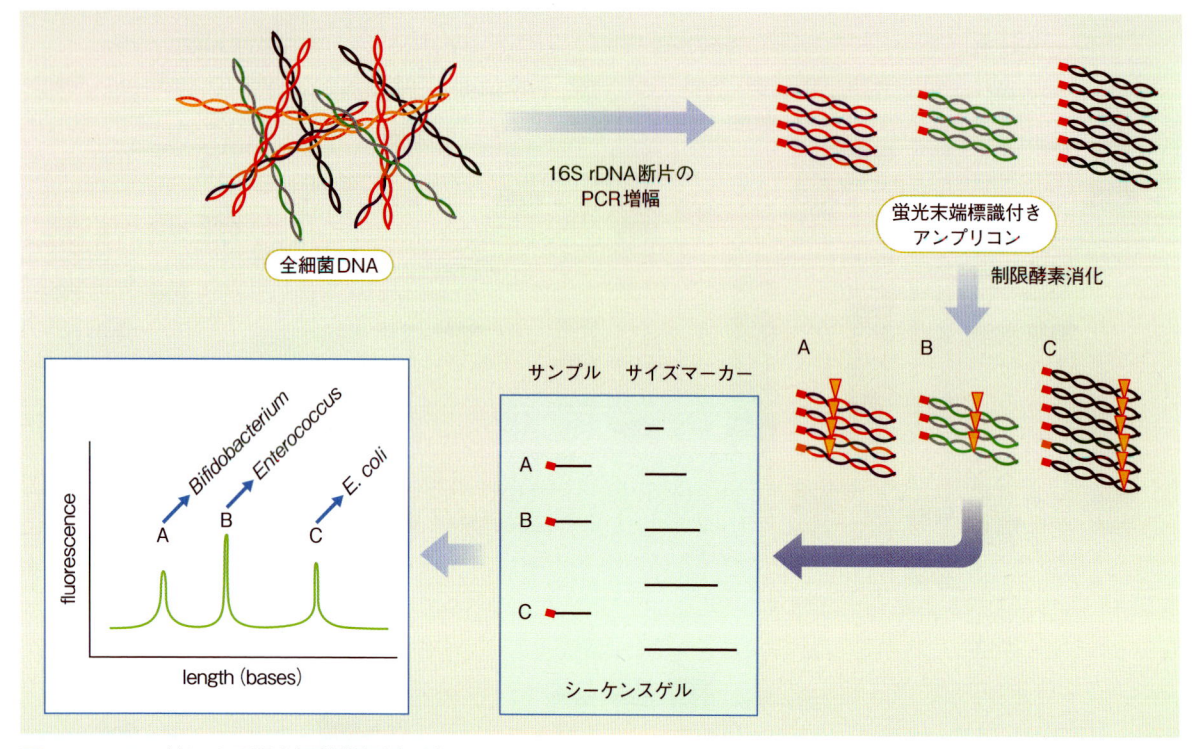

図8　T-RFLP法による腸内細菌叢解析の流れ
サンプルから抽出した全細菌DNAを鋳型に蛍光ラベルプライマーを片方に用いてPCRを行い，アンプリコン混合物を制限酵素で消化し，消化断片をDNAシーケンサーのゲルにおいて長さに従って分離し，蛍光標識末端断片（A, B, C）を検出する．A, B, Cの断片長から細菌種を演繹同定し，その蛍光強度からA, B, C種の存在比率を求める．

表3　T-RFLPで用いられるプライマー

プライマー名	方向	プライマー配列（5′→3′）	制限酵素	文献
8UA	forward	AGAGTTTGATCCTGGCTCAG	HhaI, MspI, RsaI	15
519B	reverse	ATTACCGCSGCTGCTG		
516f	forward	TGCCAGCAGCCGCGGTA	RsaI, BfaI BslI	16
1510r	reverse	GGTTACCTTGTTACGACTT		
27F	forward	AGAGTTTGATCMTGGCTCAG	HhaI, MspI	3
1492R	reverse	ACGGYTACCTTGTTACGACTT		

base project（RDP）などの公共の16S rRNA配列データベースを利用した制限酵素断片長の予測が可能であり，自前のクローンライブラリーを用意しなくても実験始動できる点で優れている．しかし，異なる種あるいは属でも，同じ長さの制限酵素断片を生じることが頻繁にあり，複数の制限酵素のデータを複合的に解析しなくてはならず，データの解析が一義的にできない点で初心者は注意が必要である．実際の実験の詳細は，実験書『腸内細菌の分子生物学的実験法：第6章　T-RFLP法を用いた腸内細菌叢の解析』[3]や腸内細菌学雑誌[15]の総説を参照されたい．

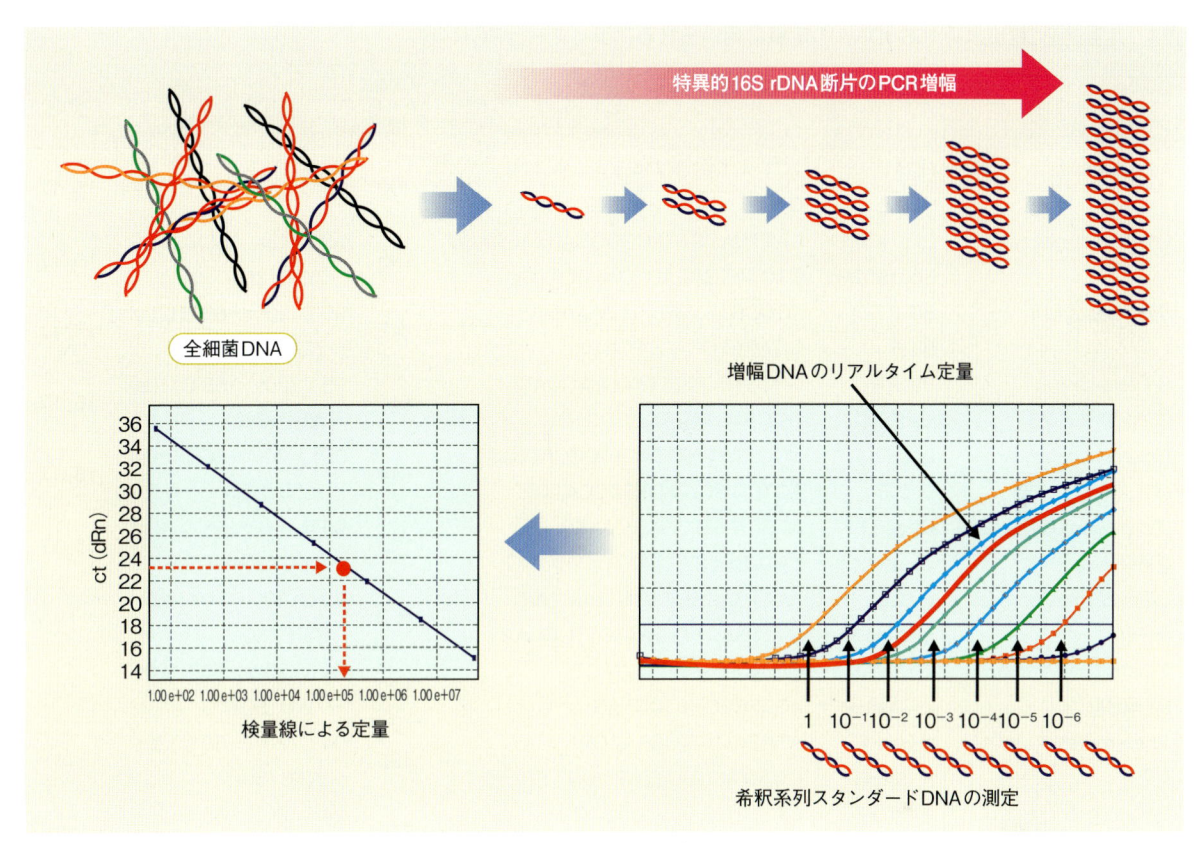

図9 定量的リアルタイムPCRによる腸内細菌叢解析の流れ

種々細菌を標的とする特異的プライマーを用いて，糞便から抽出した全細菌DNAを鋳型にPCRを行い，サイクルごとのアンプリコン量をリアルタイムモニタリングする（赤線）．同時に，菌数のわかっている細菌から抽出したDNA，あるいは濃度がわかっているDNAをスタンダードとして希釈系列を作成し，同様にPCRを行い，リアルタイムモニタリングし，検量線を作成する．この検量線から，サンプル中の標的細菌種DNA量を換算する．

定量的リアルタイムPCR

　本方法の原理は，種々細菌を標的とする特異的プライマーを用いて，糞便から抽出した全細菌DNAを鋳型にPCRを行い，サイクルごとのアンプリコン量をリアルタイムでモニタリングし，サンプル中の標的細菌種のDNA量を定量するというものである（図9）．現在では，PCR反応中のDNA増幅をリアルタイムで検出するための蛍光試薬と機器，そして定量用ソフトウェアが汎用化しており，定量的リアルタイムPCRと呼ばれている．図3の糞便細菌叢解析の流れで述べたように，ほかの方法とは異なり，本方法は特定種に対象を限定したうえでの分析となる．本法の長所は条件の最適化を慎重に行えばほかの方法に比べて信頼度の高い定量性が得られる点である．短所は，検出対象の細菌ごとにプライマーの選択や条件設定，そして検量線の作成と多くの作業を行わなくてはならない点である．しかし，いったん最適化を行えば，後は同様の条件を用いることができ，分析のルーティン化が行える．

　定量的リアルタイムPCRに用いられるプライマーには，総細菌の定量を目的とするユニバーサルプライマーから，特定の細菌グループを対象とするグループ特異的プライマー，特定の属を対象とする属特異的プライマー，そして種特異的プライマー，さらには株特異的プライマーなど，広域対象のものからピンポイントのものまでさまざまである（実験書『腸内細菌の分子生物学的実験法：第6章　定量PCR

表4 定量的PCRによる16S rDNAの定量に用いられるプライマーとPCR条件

標的細菌	プライマー名	プライマー配列(5'-3')	増幅断片長(bp)	PCR条件*	文献
All eubacteria	HDA1 HDA2	ACTCCTACGGGAGGCAGCAGT GTATTACCGCGGCTGCTGGCA C	200	95℃(20s)～61℃(31s)	15, 17
Enterobacteriaceae	Eco1457F Eco1652R	CATTGACGTTACCCGCAGAAGAAGC CTCTACGAGACTCAAGCTTGC	195	95℃(15s)～58℃(15s) ～72℃(30s)	15, 17
Bifidobacterium	Bif-F Bif-R	TCGCGTCYGGTGTGAAAG CCACATCCAGCRTCCAC	243	95℃(20s)～56℃(20s) ～72℃(30s)	15, 17
Bacteroides-Prevotella-group	BacP-F BacP-R	GGTGTCGGCTTAAGTGCCAT CGGAYGTAAGGGCCGTGC	140	95℃(20s)～58℃(10s) ～72℃(30s)	15, 17
Enterococci	Enc-F Enc-R	CCCTTATTGTTAGTTGCCATCATT ACTCGTTGTACTTCCCATTGT	144	95℃(20s)～56℃(10s) ～72℃(25s)	15, 17
Clostridium perfringens group	Cl-per-F Cl-per-R	ATGCAAGTCGAGCGAKG TATGCGGTATTAATCTYCCTTT	120	95℃(15s)～55℃(15s) ～72℃(20s)	15, 17
Clostridium coccoides group	g-Ccoc-F g-Ccoc-R	AAATGACGGTACCTGACTAA CTTTGAGTTTCATTCTTGCGAA	400	94℃(20s)～50℃(20s) ～72℃(50s)	18
Clostridium leptum subgroup	g-Clept-F g-Clept-R	GCACAAGCAGTGGAGT AGTSCTCTTGCGTAG	239	94℃(20s)～50℃(20s) ～72℃(50s)	18
Bacteroides fragilis group	g-Bfla-F g-Bfla-R	ATAGCCTTTCGAAAGRAAGAT CCAGTATCAACTGCAATTTTA	495	94℃(20s)～50℃(20s) ～72℃(50s)	18
Bifidobacterium	g-Bifid-F g-Bifid-R	CTCCTGGAAACGGGTGG GGTGTTCTTCCCGATATCTACA	550	94℃(20s)～55℃(20s) ～72℃(50s)	18
Atopobium group	c-Atopo-F c-Atopo-R	GGGTTGAGAGACCGACC CGGRGCTTCTTCTGCAGG	190	94℃(20s)～55℃(20s) ～72℃(50s)	18
Prevotella	g-Prevo-F g-Prevo-R	CACRGTAAACGATGGATGCC GGTCGGGTTGCAGACC	513	94℃(20s)～55℃(20s) ～72℃(50s)	18

*：一PCRサイクルにおける温度と時間(括弧内).

を用いたヒト糞便中の菌叢解析』[3)]を参照).

　表4に筆者らが乳幼児の糞便フローラ解析で使用したプライマーとPCR条件の一覧を示した．筆者らは，まず，eubacteria（真正細菌）ユニバーサルプライマーを用いて総細菌数の定量を行った．次に，DGGEおよびT-RFLPによりメインに検出された*Enterococcus*属，*Bacteroides-Prevotella*グループ，Enterobacteriaceaeグループ，*Bifidobacterium*属，*Clostridium perfringens*グループを標的とするプライマーを用いたQ-PCRを行った．検出感度はプライマーセットによって異なったが，概して10～100 copies/tubeの16S rDNAが有意に検出可能であった．これはおよそ10^4～10^5 cells/g fecesに相当する．Q-PCRでは種特異的プライマーによる特定細菌種を対象とした定量が注目されがちであるが，このような属あるいはグループ特異的なプライマーによる細菌叢の概要の把握もできる．そして，本研究では，アレルギーを後に発症した乳児の生後1か月後のサンプルに*Bacteroides-Prevotella*グループの細菌が健常群に比べて有意に多いことを示している．一方*Bifidobacterium*属細菌には両群間では差が見られなかった（図10）[17)]．

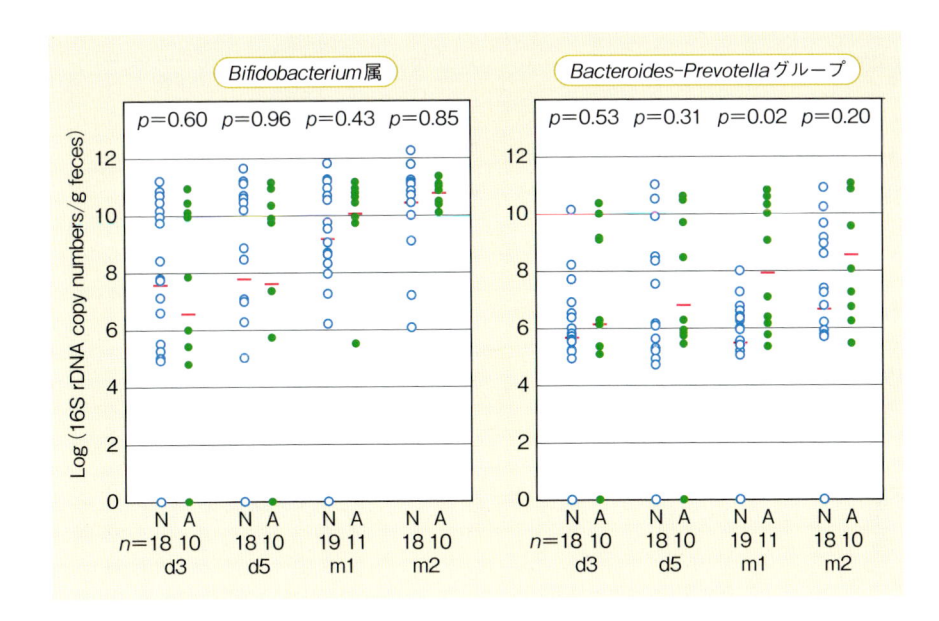

図10　定量的リアルタイムPCRによる乳幼児糞便細菌叢解析

*Bifidobacterium*属特異的なプライマーと*Bacteroides-Prevotella*グループ特異的プライマーを用いて，生後1か月後の糞便サンプル中の細菌を定量した．Nは生後2年間にアレルギー発症歴のない被験者．Aは生後2年間にアレルギー発症歴のある被験者．論文[17]で公表したデータにさらに被験者を追加して解析したデータを示してある．

　Matsukiらは，ヒト腸内フローラの構成菌11菌属・菌群を定量するための特異的プライマーとPCRの条件を確立している．このプライマーセットを用いることにより，腸内細菌のかなりの部分をカバーした定量解析ができることを示している．表3にそれらのプライマーのうち配列が公開されている6菌群に対するプライマーの配列と条件を記してある[18]．

DNAマイクロアレイ法

　近年，腸内細菌の16S rDNAの解析が網羅的に行えるようになり，難培養性の細菌も含め，ヒト腸管に生息する細菌の網羅的16S rDNA配列データベースが構築されるようになってきた．DNAマイクロアレイは，それらの配列のなかから，それぞれの菌種に特異的な数十ベース（20-merから50-merぐらいまでが一般的に使用される）の配列を見いだし，それに相補するオリゴヌクレオチドプローブをガラススライドあるいは特殊なチップにあらかじめ固定しておき（phylogenetic microarrayと俗に呼ばれている），蛍光ラベルしたアンプリコンをハイブリダイズさせ，アンプリコン中にどの菌種由来の16S rDNAがどのような比率で存在するかを分析する手法である（図11）．従来，1,000種類を超える腸内細菌の16S rDNAを1つずつオリゴヌクレオチドプローブに対するハイブリダイゼーションの有無だけで完全に見極めるのは困難と考えられていた．しかし，近年，わずかな配列の差をクリアーカットにハイブリダイズにより見極める技術がいろいろと開発され，1枚のマイクロアレイチップ上で腸内細菌叢をプロファイル化することが現実となってきている．この方法の利点は，一度一連のプローブ配列をデザインし，プローブを化学合成すれば，100枚以上の単位でチップを容易に作製でき，以後大量のサンプル解析をまったく同一の条件で行える点である．

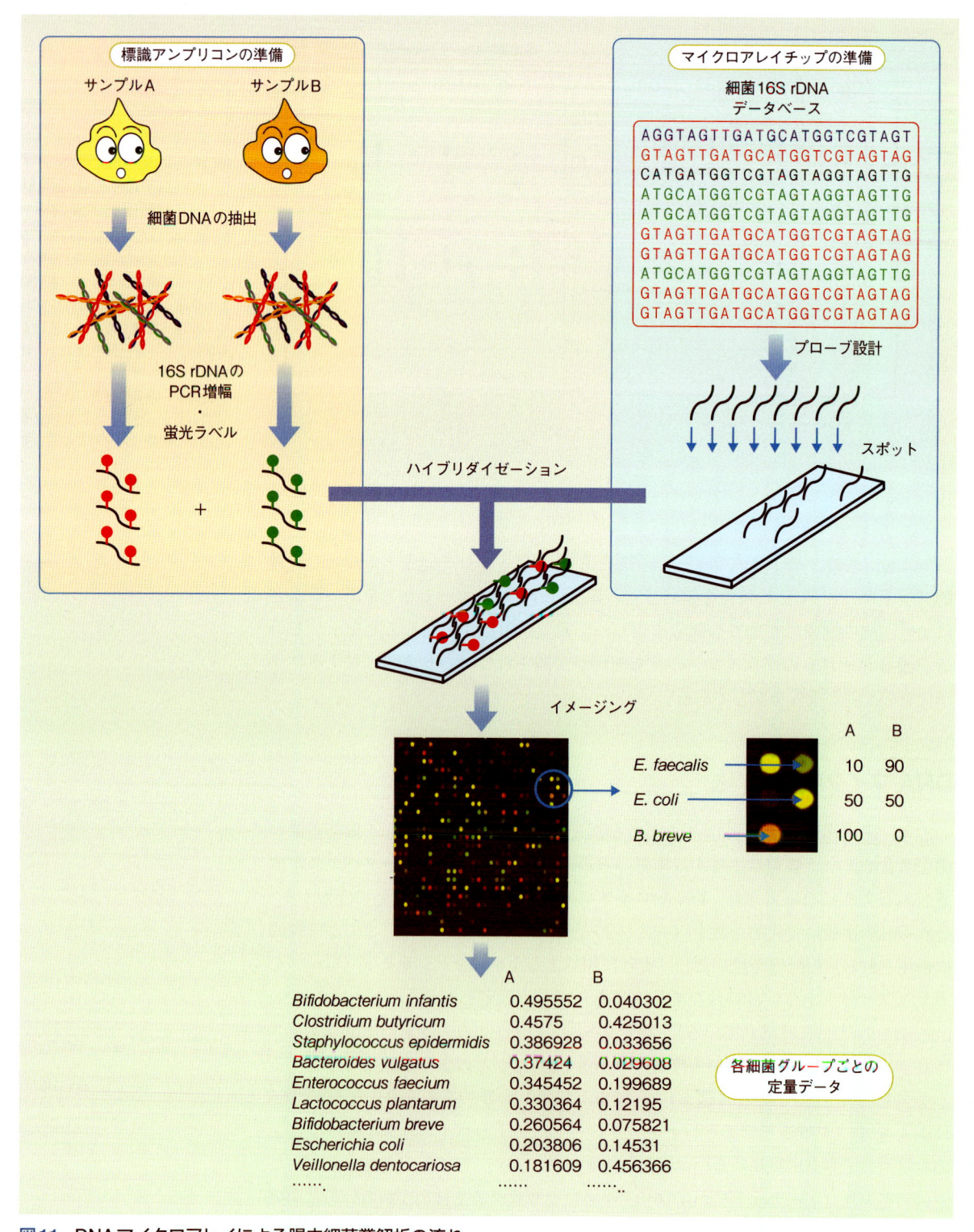

図11 DNAマイクロアレイによる腸内細菌叢解析の流れ
腸内細菌の16S rDNA配列データベースの中から，それぞれの菌種に特異的な数十ベース（20-merから50-merぐらいまでが一般的に使用される）の配列を見いだし，それに相補するオリゴヌクレオチドプローブをガラススライドあるいは特殊なチップにあらかじめ固定しておき，蛍光ラベルしたアンプリコンをハイブリダイズさせ，アンプリコン中にどの菌種由来の16S rDNAがどのような比率で存在するかを分析する手法. ここでは，2種類のサンプルのアンプリコンを異なる波長の蛍光で標識することにより，両サンプル間の各細菌種の量を比較定量する方法を示している.

特に，以下に紹介する2つの研究は，phylogenetic microarray の先駆的研究であり注目されている．

1つは，アメリカ・スタンフォード大学の Palmer らの研究[19]であり，prokMSA の 16S rDNA シーケンスデータベースから 649 グループと 1,590 種の細菌および 39 種の古細菌（ヒト腸内細菌に限らずデータベース中のすべての 16S rDNA 配列情報を網羅的に使用している）に対する 10,500 本のプローブをスポットしたマイクロアレイチップを作製している．この phylogenetic microarray を用いて，実際に，乳幼児の糞便サンプルを解析し，その有用性を示している．

2つ目の研究は，オランダ，ワーゲニンゲン大学の Zoetendal らのグループの研究[20]であり，ヒト腸内細菌 1,140 種をカバーする 4,809 本のプローブをスポットしたチップ（Human Intestinal Tract Chip〈HITChip〉）を作製している．彼らはこのチップを用いて，ヒト回腸人工肛門からサンプリングした内容物と糞便の細菌叢の比較を行っている．その結果，回腸の糞便には多く存在しない *Streptococcus* 属細菌が優勢種として生息し，逆に大腸の優勢種である Bacteroidaceae 科細菌，*Clostridium* cluster IV および XIVa グループがほとんど見いだされないことを示している．また，個人の回腸における1日の菌叢変化や長期間での菌叢変化などを解析し，腸内の細菌群集構造の中に代謝機能をもつコア集団のあることを示している．前者の論文にはプローブデザインを始め，方法の詳細が記載されているので参照されたい．

FISH 法

上述したように，FISH 法は細胞を破壊することなく，細菌細胞の形態を保持したまま細菌をオリゴヌクレオチドプローブで蛍光標識し，標的細胞の数を顕微鏡で測定する方法で，DNA の定量ではなく，菌数情報が直接得られるという点でほかの方法と原理が異なる．菌の形状の情報が併せて得られることも本方法の特徴である．一方，16S rRNA を標的とした解析となるので，できるだけ新鮮な状態のサンプルを分析に使用する必要がある．ただし，凍結したサンプルを用いて解析を行ってもあまりデータに違いがなかったという報告もある．

手順は大きく次のような流れとなる（図12）．

最初に細菌のパラフォルムアルデヒドによる固定操作を行う．次に，蛍光プローブと細菌の 16S rRNA をハイブリダイズさせる．そして蛍光顕微鏡で蛍光標識された細菌細胞数を計測する．

この一連の操作で，成功の鍵を握るのはハイブリダイゼーションのステップである．まずは，プローブの選択である．先の定量的 PCR のプライマーと同様，今日では，各種腸内細菌を対象としたプローブが開発されており，その配列とハイブリダイゼーションの条件を使用することができる．*Streptococcus* や *Lactobacillus* など一部の細菌においては，プローブの浸透性をよくするために，菌の前処理が必要となる．実際には，適度な濃度のリゾチームを用いて処理する．リゾチームの濃度と処理時間は菌種や菌株によって異なるので注意が必要である．また，ハイブリダ

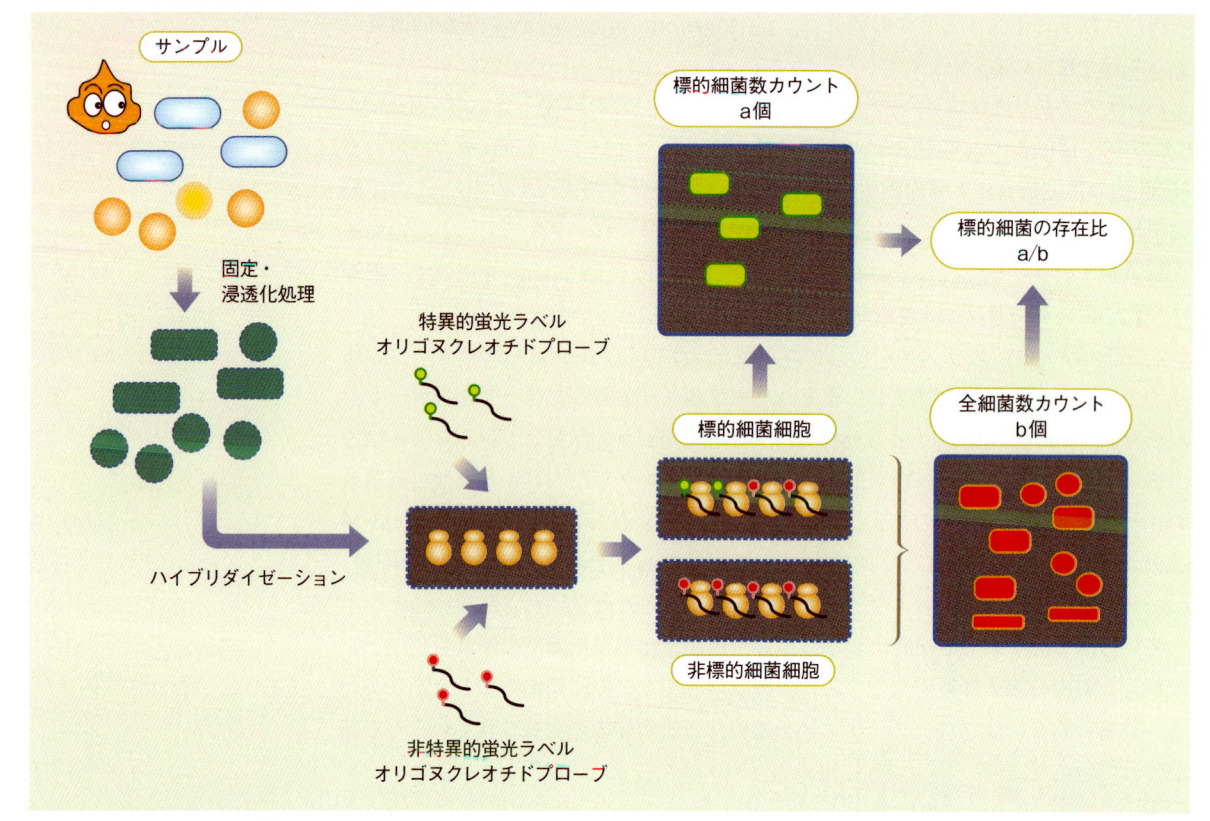

図12 FISH法による腸内細菌叢解析の流れ

最初に細菌のパラホルムアルデヒドによる固定操作を行う．次に，蛍光プローブと細菌の16S rRNAをハイブリダイズさせる．そして蛍光顕微鏡で蛍光標識された細菌細胞数をカウントする．特定細菌種の存在比率を求めるためには，2種類の蛍光プローブ（1種類は標的細菌特異的なプローブ〈黄緑〉，そしてもう1種類は全細菌にハイブリダイズするものを用いる〈赤〉）を同時にハイブリダイズさせる．そして，赤と緑の数をカウントとして存在比を求める．

イゼーションの温度や溶液の塩濃度，そして洗浄時の温度，洗浄液の塩濃度などを変えることにより，ハイブリダイゼーションの特異性が変わってくるので細心の注意が必要である．さらに，菌の代謝活性の状態により，16S rRNA量が異なるので，それにより蛍光強度が異なることもあるので注意が必要である．

フランスINRAのDoreらのグループは，腸内細菌の6つの細菌グループにそれぞれ特異的なプローブを利用し，27人の成人糞便を解析し，全細菌のうち70％をカウントすることができたと発表している[21]．最近では，Bio Visible 社（旧Ribo Technologies 社）から各細菌を標的とするFISHプローブ（7グループ，16種，3属を始め種々のプローブが用意されている）と試薬のセットがプロトコル付きで販売されており，FISH熟練者でなくても比較的容易に行えるようになってきている．具体的な実験手法については，実験書『腸内細菌の分子生物学的実験法：第6章 蛍光 *In Situ* ハイブリダイゼーション法』[3]や成書『腸内フローラの分子生態学的検出・同定』[22]などを参照されたい．

各方法の比較評価

表5にこれまで紹介してきた各種細菌叢解析法の長短所を比較評価した．以下に，各手法ごとの長短所を概説する．

表5　各種分子生物学的手法による腸内細菌叢解析法の比較

比較項目	DGGE	T-RFLP	定量的PCR	マイクロアレイ	FISH	高速シーケンサー
感度[*]	>0.1〜1%	>0.1〜1%	>10^{4-5} cells/g	>0.01%	>10^8 cells/g	0.1%
定量性	半定量的	半定量的	高	定量可	高	高（優勢菌だけ）
特異性	種	属	グループ〜種	種	グループ〜種	グループ〜種
信頼性	中	低〜中	高	中	中	高
簡便性	難	中	中	中	中	易
ランニングコスト	中	低	中	高	中	高
機器	専用電気泳動装置	DNAシーケンサー	リアルタイムPCR装置	専用蛍光検出器	蛍光顕微鏡	次世代高速シーケンサー
備考	比較解析・経時解析に有効	比較解析・経時解析に有効	高い感度と広いダイナミックレンジ	まだ一般的に利用不可	視的観察 形態観察	配列レベルの情報・急速な技術の発展

[*]：期待される検出限界（存在比（%）あるい細胞数/g糞便）．

DGGE

　DGGE法では，概して，0.1〜1%以上の優勢種が半定量的に検出され，フローラの全体像概要を知るのに適している．同一ゲル内において10サンプル前後の細菌群集構造を視覚的にとらえることができ，細菌叢の経時変化の解析や，サンプル間の細菌叢の比較などに有効利用できる点である．グラジエントゲル作製などに多少の熟練を要する点が難点である．また，上述したように，菌種の同定のためにはマーカーを用意したり，アンプリコンの抽出・配列解析がさらに必要となる．

T-RFLP

　T-RFLP法では，概して，0.1〜1%以上の優勢種が属レベルで半定量的に検出される．DGGE法に比べて操作ステップが少なく，DNAシーケンサー以外に特別な装置・技術は必要としない．またGenBankやRibosomal database project（RDP）などの公共の16S rRNA配列データベースを利用した制限酵素断片長の予測が可能であり，自前のクローンライブラリーを用意しなくても実験始動できる．データもシーケンサーにより計測されるデジタルデータがそのままコンピュータに保存されるので，その後の解析処理などが直接行える点で優れている．しかし，他属の細菌が同じ長さの制限酵素断片を生じることが多々あり，データの解釈が一義的には行えず，注意を要する．

定量的リアルタイムPCR

　10^4〜10^5 cells/g feces の細菌が定量可能で，その他の手法を凌駕する検出感度と広いダイナミックレンジでの高い精度の定量性を持つ．プライマーの選択により，特定細菌種の菌数測定から全細菌数の測定まで行うことができる．標的細菌ごとに異なるプライマーセットとスタンダードを用意する必要がある．

DNAマイクロアレイ

　まだ汎用化されておらず，正当な評価はできないが，定量性，感度もDGGEやT-RFLPを超えるものと期待される．種レベルでの網羅的解析が1枚のチップで行えることに最大の魅力がある．独自にプローブをデザインしアレイを作製することは大変な労力かつ経験と技術を要するので，一般的に使用できるものが市販あるいは配布されることにより，汎用化すると期待される．

FISH

　顕微鏡の一視野に10個以上（10^7 cells/g feces，存在比0.001％程度）存在する菌種においては信頼度の高い定量が行える．現在では，種々細菌を標的とするプローブが開発されている．マニュアルでの菌数測定は多大な労力を要するが，自動カウントシステムも開発されている．フローサイトメトリーと組み合わせ，菌数測定する手法もたいへん有効的である．上に紹介したように，ほかの方法と異なり，細菌細胞を破壊することなく視覚的に菌数測定する方法なので，ほかのDNA定量による手法と併用することで，より高い信頼度のデータを得ることができる．

高速シーケンサー

　ランダムシーケンスによるポピュレーション解析は，何クローンをシーケンスするかに依存し，たとえば1％程度の存在比のものを検出しようとすれば100クローン以上のシーケンシングが自ずから必要となる．次世代高速シーケンサーを利用すれば1サンプルあたり1,000本を超えるシーケンスを問題なく行うことができ，1％以上の優勢菌に関しては定量的に検出できる．DNA配列レベルでの菌種同定を行うので，実験誤差などに精度が左右されることがなく，高い信頼性のデータを得ることができる．新規菌種についても，配列データを利用した系統分類学情報を得ることができる点も魅力的である．

総合評価

　調査したい細菌が限定されている場合は，高い感度と広いダイナミックレンジにおける高い定量性を持つ定量的PCRを利用するとよいであろう．FISH法も定量的PCRと同様，標的菌ごとにプローブを用意し別々に分析をしなくてはならないが，細胞レベルでの視覚的データが得られるという点でほかの解析法とは質の異なるデータが得られ，顕微鏡観察を得意とするサイエンティストにはこの先も利用されていくであろう．次世代高速シーケンサーを用いた菌叢解析法は，T-RFLP法およびDGGE法に並ぶあるいはそれ以上の感度と，シーケンスレベルでの菌種同定，優勢種に対しては高い定量性も保障され，俯瞰的腸内細菌叢の解析には非常に有効である．シーケンサーの価格はたいへん高価であるが，受託解析機関も近年多くなり，低コスト化が実現されれば，DGGEやT-RFLPなどに代わって一般的に利用される方法となっていくと考えられる．現在のところ，1,000種類を超すといわれる腸内細菌すべてを一度の解析により網羅的かつ高感度・高精度に解析できる

方法はない．高速シーケンサーを用いた俯瞰的細菌叢解析法と標的特異的な定量的PCR による解析法を研究目的により使い分けたり，あるいは併用することにより研究を効率よく進めることができると考えられる．

（中山二郎）

● 引用文献

1. Zoetendal EG, von Wright A, Vilpponen-Salmela T, et al. Mucosa-associated bacteria in the human gastrointestinal tract are uniformly distributed along the colon and differ from the community recovered from feces. Appl Environ Microbiol 2002; 68: 3401-3407.
2. Zoetendal EG, Heilig HG, Klaassens ES, et al. Isolation of DNA from bacterial samples of the human gastrointestinal tract. Nat Protoc 2006; 1: 870-873.
3. 光岡知足（編）．腸内細菌の分子生物学的実験法．日本ビフィズス菌センター，2006.
4. Knarreborg A, Simon MA, Engberg RM, et al. Effects of dietary fat source and subtherapeutic levels of antibiotic on the bacterial community in the ileum of broiler chickens at various ages. Appl Environ Microbiol 2002; 68: 5918-5924.
5. Tannock GW, Munro K, Harmsen HJM, et al. Analysis of the fecal microflora of human subjects consuming a probiotic product containing *Lactobacillus rhamnosus* DR20. Appl Environ Microbiol 2000; 66: 2578-2588.
6. Schwiertz A, Gruhl B, Lobnitz M, et al. Development of the intestinal bacterial composition in hospitalized preterm infants in comparison with breast-fed, full-term infants. Pediatric Res 2003; 54: 393-399.
7. Favier CF, Vaughan EE, de Vos WM, et al. Molecular monitoring of succession of bacterial communities in human neonates. Appl Environ Microbiol 2002; 68: 114-123.
8. Zoetendal EG, Akkermans ADL, de Vos WM. Temerature gradient gel electrophoresis analysis of 16S rRNA from human fecal samples reveals stable and host-specific communities of active bacteria. Appl Environ Microbiol 1998; 64: 3854-3859.
9. Nielsen DS, Møller PL, Rosenfeldt V, et al. Case study of the distribution of mucosa-associated *Bifidobacterium* species, *Lactobacillus* species, and other lactic acid bacteria in the human colon. Appl Environ Microbiol 2003; 69: 7545-7548.
10. Satokari RM, Vaughan EE, Akkermans ADL, et al. Bifidobacterial diversity in human feces detected by genus-specific PCR and denaturing gradient gel electrophoresis. Appl Environ Microbiol 2001; 67: 504-513.
11. Walter J, Hertel C, Tannock GW, et al. Detection of *Lactobacillus*, *Pediococcus*, *Leuconostoc*, and *Weissella* species in human feces by using group-specific PCR primers and denaturing gradient gel electrophoresis. Appl Environ Microbiol 2001; 67: 2578-2585.
12. Simpson JM, MaCracken VJ, Gaskins HR, et al. Denaturing gradient gel electrophoresis analysis of 16S ribosomal DNA amplicons to monitor changes in fecal bacterial populations of weaning pigs after introduction of *Lactobacillus reuteri* Strain MM53. Appl Environ Microbiol 2000; 66: 4705-4714.
13. Songjinda P, Nakayama J, Kuroki Y, et al. Molecular monitoring of the development of the developmental bacterial community in the gastrointestinal tract of Japanese infants. Biosci Biotechnol Biochem 2005; 69: 638-641.
14. McCracken VJ, Simpson JM, Mackie RI, et al. Molecular ecological analysis of dietary and antibiotic-induced alterations of the mouse intestinal microbiota. J Nutr 2001; 131: 1862-1870.
15. 中山二郎，田中重光，ソンジンダプラパほか．各種分子生物学的手法による乳幼児腸内細菌叢の解析：幼児アレルギー発症ハイリスク原因究明の大規模疫学調査にむけて．腸内細菌学雑誌 2007; 21: 129-142.
16. Nagashima K, Hisada T, Sato M, et al. Application of new primer-enzyme combinations to terminal restriction fragment length polymorphism profiling of bacterial populations in human feces. Appl Environ Microbiol 2003; 69: 1251-1262.
17. Songjinda P, Nakayama J, Tateyama A, et al. Differences in developing intestinal microbi-

ota between allergic and non-allergic infants: a pilot study in Japan. Biosci Biotechnol Biochem 2007; 71: 2338-2342.
18. Matsuki T, Watanabe K, Fujimoto J, et al. Use of 16S rRNA gene-targeted group-specific primers for real-time PCR analysis of predominant bacteria in human feces. Appl Environ Microbiol 2004; 70: 7220-7228.
19. Palmer C, Bik EM, DiGiulio DB, et al. Development of the human infant intestinal microbiota. PLoS Biol 2007; 5: 1556-1573.
20. Zoetendal EG, Rajilic-Stojanovic M, de Vos WM. High-throughput diversity and functionality analysis of the gastrointestinal tract microbiota. Gut 2008; 57: 1605-1615.
21. Sghir A, Gramet G, Suau A et al. Quantification of bacterial groups within human fecal flora by oligonucleotide probe hybridization. Appl Environ Microbiol 2000; 66: 2263-2266.
22. Welling GW, Wildeboer-Veloo L, Raangs GC, et al.（松本一政訳）. ヒト腸内フローラの多様性：16S rRNAを標的とするグループ特異的プローブを用いたFISH法による解析. 光岡知足（編）. 腸内フローラの分子生態学的検出・同定, 腸内フローラシンポジウム8, 学会出版センター, 2000; p.7-33.

II 基 礎 編

4

フローラ解析——メタゲノム解析

はじめに

　新しいゲノム解析手法であるメタゲノム解析は，ヒトの腸管内に生息する腸内細菌叢（フローラ）の解析にきわめて有効である．この生態学的にダイナミックな細菌集団は腸管細胞の分化や成熟，腸内環境の恒常性維持に必須であるとともに，炎症性腸疾患（inflammatory bowel disease：IBD）や肥満などの病気の素因にもなるなど，ヒトのさまざまな生理機能と密接に関係する．今日では，メタゲノム解析によって，最もブラックボックスである腸内細菌叢マイクロバイオーム（集合ゲノム）の網羅的な解明が可能となった．また，ヒト常在菌ゲノムの包括的解析を目指したヒトマイクロバイオーム計画が国際的に推進されている．

腸内細菌（叢）の生理機能

　ヒトの口腔，鼻腔，消化管，泌尿生殖器官，皮膚などには多種類の微生物が生息している．これらの微生物群の大部分は真正細菌であり，一過的にヒト体内に侵入して感染症を起こす病原菌と区別して"常在菌"と称される．常在菌の形成は出生と同時に始まり，その種類および数は生息部位によって大きく異なり，1人の個人に生息する常在菌の総数は 10^{14} 個（100兆個）以上になると見積もられている．そのなかで腸内細菌叢が最も多種類で多数の細菌群で構成される（表1）[1]．

　これまでの研究から，ヒトの生理（健康と病気）に及ぼす腸内細菌の効果や役割がおおまかに明らかになってきた[2,3]．たとえば，①多彩な代謝能を持っており，ヒトの未消化食餌成分を代謝してアミノ酸，ビタミンや脂肪酸などのヒト細胞の栄養素やエネルギー源を生産する．②腸管細胞の増殖分化，免疫系システムの成熟化，病原細菌からの防御などのヒト生理の恒常性維持に関与する．一方，③IBDなどの消化器系の疾患，癌，アレルギー，肥満，糖尿病などのグローバルな代謝機能がかかわる病気の素因にもなる[4-6]．

表1 ヒト常在菌の種類と菌種の数

体の部位	細菌数/g, mLまたはcm²	菌種数
鼻腔	$10^3 \sim 10^4$	
口腔（合計）	10^{10}	>700
唾液	$10^8 \sim 10^{10}$	
歯肉	10^{12}	
歯表面	10^{11}	
消化器系（合計）	10^{14}	>1,000
胃	$10^0 \sim 10^4$	
小腸	$10^4 \sim 10^7$	
大腸（糞便）	$10^{11} \sim 10^{12}$	
皮膚	10^{12}	
皮膚表面	10^5	>150
泌尿生殖器系（合計）	10^{12}	
腟	10^9	

　腸内細菌の生理機能の研究には，腸内細菌を持たない無菌マウスや特定の細菌株，または細菌叢を人為的に植え付けたノトバイオートマウス（マウスのほかにブタ，ゼブラフィッシュの系が開発されている）が主に用いられている．これらの系は腸管内における細菌の代謝物や宿主細胞の遺伝子の発現解析などの包括的なオーミクス解析を可能にする．また，ある種の遺伝子をノックアウトしたノトバイオートマウスを用いることによって，腸内細菌とそれぞれの宿主遺伝子間の相互作用を直接調べる研究も行われている．このような研究から，腸内細菌の作用は宿主の免疫系の状態に依存して，病気発症と恒常性維持の宿主にとって有害と有益の両方に関与することが明らかとなってきた．この作用には外来病原菌に対する宿主の感染防御に働く機構と同様の機構が存在し，腸管上皮細胞やその周辺の免疫系細胞が関与したToll-like receptors（Toll様受容体）を介したシグナル伝達，抗菌ペプチド，IgA（抗体），腸アルカリホスファターゼ（intestinal alkaline phosphatase：IAP）などが含まれる（図1）[7-9]．すなわち，腸管細胞と腸内細菌が接触する境界では，腸内細菌の過度の接触を抑えるための粘膜による物理的遮蔽に加えて，腸管上皮細胞が細菌の腸管内増殖を寛容しながら，細胞内に侵入する細菌を検知・防御する分子機構が存在すると考えられている[10]．

ヒト腸内細菌（叢）の研究

腸内細菌（叢）の菌種解析

　腸内細菌叢の研究には，個々の腸内細菌を分離培養する細菌学的手法と16SリボソームRNA遺伝子（16S rRNA）を指標とした分子生物学的手法が主に用いられている．16S rRNAはリボソームを構成する構造RNAの一つで約1.5 kbの長さを持つ．16S rRNAはほかのリボソームRNA遺伝子（5S rRNAおよび23S rRNA）と隣接して存在しており，地球上のすべての細菌が持っている．16S

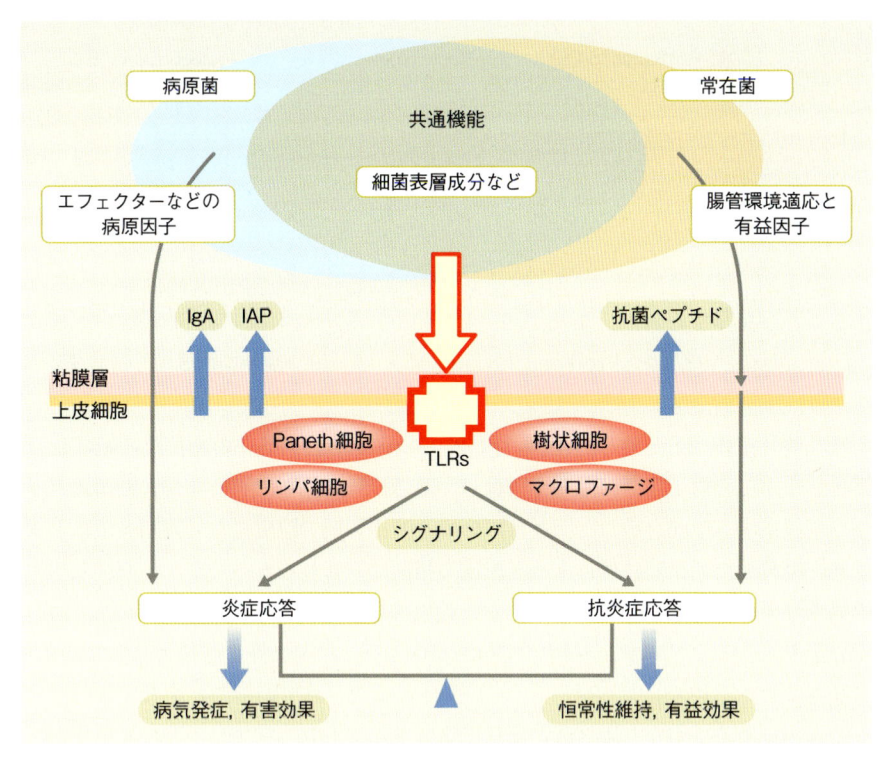

図1 腸内細菌と宿主腸管細胞との相互作用

TLRs：Toll-like receptors

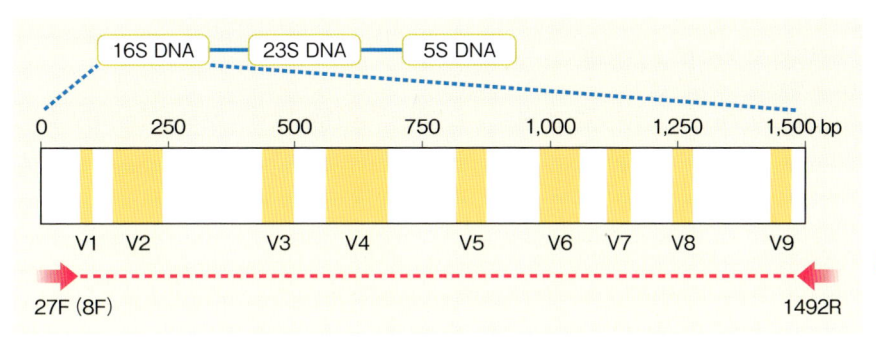

図2 細菌16SリボソームRNA（16S rRNA）遺伝子の構造

　rRNAには配列が細菌間で高度に保存された領域と多様化した領域が存在する．配列が多様化した領域は9か所（V1〜V9）あり，これらの配列の類似度が菌種の特定や系統分類の指標となる．16S rRNAの両末端で保存された配列からデザインしたプライマー（27Fと1492R）を用いたPCR（polymerase chain reaction）によってほぼすべての細菌種の完全長の16S rRNAを増幅させることができる（図2）．増幅した16S rRNAをクローニングしてシークエンスすることによって，細菌種の特定や細菌叢の菌種組成を調べる．なお，最近では次世代シークエンサーを用いて，従来よりも数桁多いデータ量を用いた細菌叢の16S rRNA解析法も開発されている[11]．

　大量の16S rRNA配列データを用いたヒト成人の腸内細菌叢の菌種組成解析が報告されている[12,13]．これらのデータを合わせた45,000以上の16S rRNA配列データ解析から，15,000種以上（種レベル）の細菌がヒト成人の腸内細菌叢中に存在

図3 ヒト成人腸内細菌叢の菌種組成（門レベル）

45,000以上の16S rRNA遺伝子配列の配列類似度解析から菌種組成を計算した。

（Frank DN, et al. 2007[13]を改変）

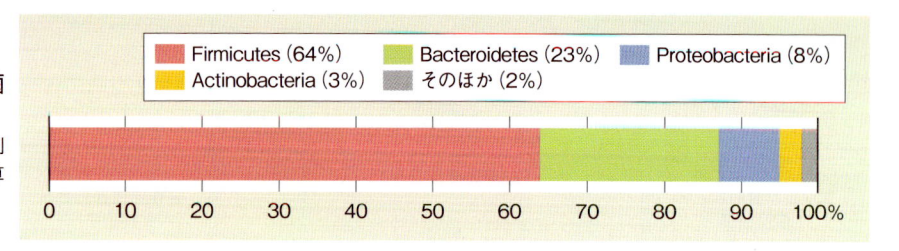

することが見積もられた．また，門（Phylum）レベルではFirmicutes（64 %），Bacteroidetes（23 %），Proteobacteria（8 %），Actinobacteria（3 %）のわずか4門が腸内細菌叢全体の98 %を占めていた（図3）．

　離乳前乳児の16S rRNA解析も行われている．離乳前乳児の細菌叢の組成比は出生してからの約1年間に激しく変動し，その後，上述したような成人細菌叢タイプへと収束する傾向を示した．通常の分娩と帝王切開で誕生した乳児間，母乳と人工乳を授乳した乳児間には目立った組成の相関はみられなかったが，一卵性双生児の腸内細菌叢は有意に類似していた[14]．乳児の腸内細菌叢では，*Bifidobacterium*，*Staphylococcus*，*Streptococcus*，Enterobacteriaが主な優占菌種となっている．さまざまな地球環境には50門以上の細菌種が確認されていることを考えると，ヒトの腸内細菌叢はかなり限られた菌種で構成されており，宿主ヒトとの共進化などの強い選択圧のなかで独特な進化形態を持つことが示唆される．

細菌叢のメタゲノム解析

　上述したように，腸内細菌の研究では培養法と16S rRNA解析が主に用いられている．しかしながら，腸内細菌叢は海洋や土壌などのほかの環境生息細菌叢と同様に，腸内細菌叢の構成メンバー全体の20 %またはそれ以下しか培養できず[12]，培養法だけでは腸内細菌叢の全体像を知るには不十分である．また，菌種組成や分類研究に有効な16S rRNA解析は，腸内細菌の機能についての情報を提供しない．つまり，これらの方法だけではヒト腸内細菌叢のさらなる研究，たとえば，細菌叢の機能特性の解明や生理機能を持った菌種，遺伝子，代謝系の探索，宿主との相互作用機構の解明などの遂行に大きな限界を持つことになる．

　このような背景のなか，第3番目の最も新しい解析法として"メタゲノム解析"が開発された．メタゲノム解析は個々の細菌を分離培養することなく，細菌叢から調製したゲノム（構成細菌種のゲノムの混合物）の配列情報をシークエンシングによって直接得る方法である（図4, 5）．得られる塩基配列には機能に直結した遺伝子情報が多数含まれており（細菌ゲノム配列の約80 %は蛋白質遺伝子をコードする），それらを情報学的に解析することによって難培養性細菌を含めた細菌叢全体の遺伝子組成とそれに基づいた機能特性の解明が可能となる．図5に示したように，細菌叢中に同定された各遺伝子のクラスタリング解析と既知遺伝子に対する相同性検索によって，細菌叢遺伝子は類似（オルソログ）遺伝子で構成された各クラスター（COG〈clusters of orthologous groups〉，http://www.ncbi.nlm.nih.gov/COG/grace/uni.html）と各機能カテゴリーに分類され，各機能カテゴリーに含ま

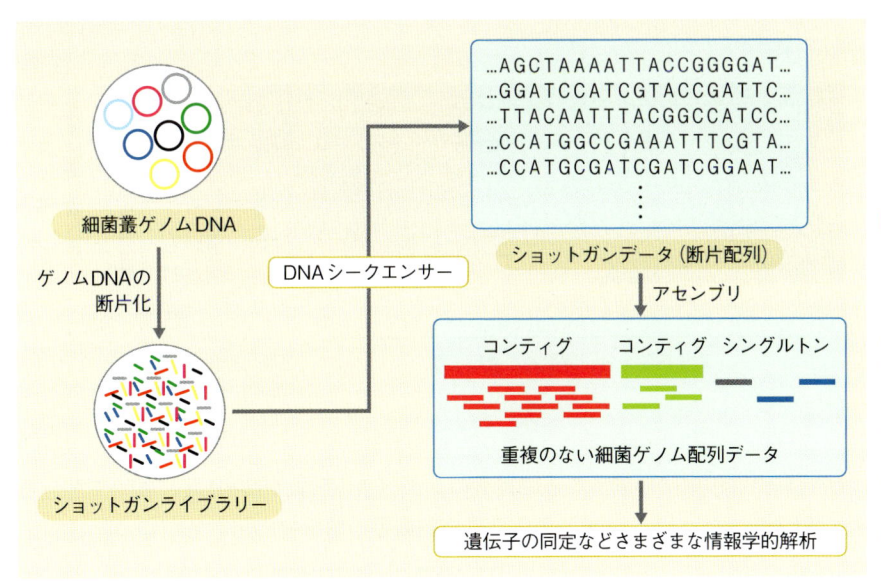

図4 環境細菌叢メタゲノム解析のプロセス

メタゲノム解析による重複のない細菌ゲノム配列は，① 細菌叢の全ゲノムDNAの抽出，② ショットガンライブラリーの作製，③ シークエンシングによる断片配列の取得，④ 断片配列のアセンブリ（同じ塩基配列を持つ断片配列どうしをつなぐコンピュータ操作）の各操作によって，連続した長い配列（コンティグ）とシングルトン（コンティグを形成しない断片配列）として取得される．

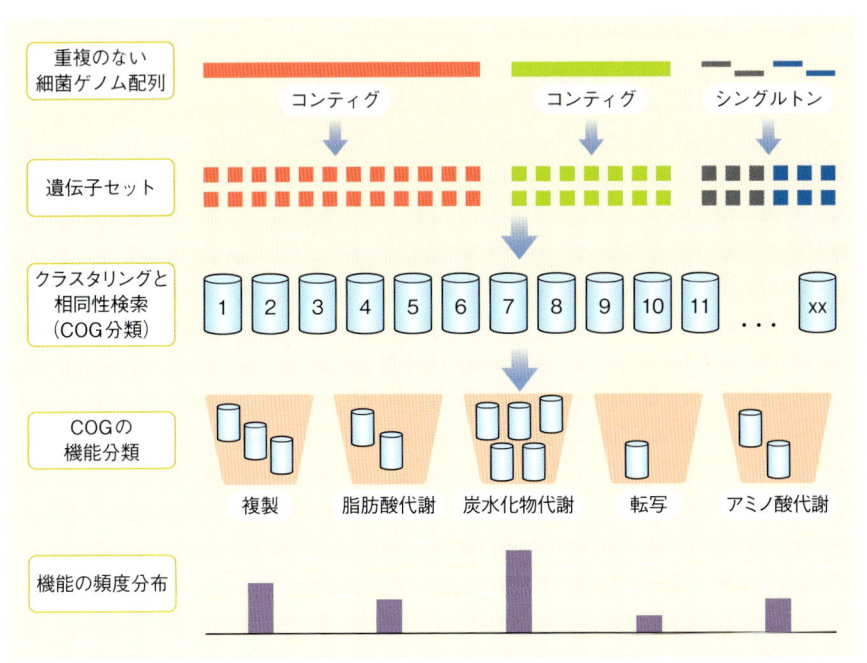

図5 メタゲノム解析による細菌叢の機能特性の解明

メタゲノム配列中に同定された各遺伝子はクラスタリング（類似したアミノ酸配列をもつ遺伝子をグループ化する操作）と公的データバンクに格納された既知遺伝子に対する相同性検索によって，それぞれのCOGに分類される．分離されたCOGのうちで既知遺伝子を含むCOGは，その既知遺伝子が属する機能カテゴリーへとさらに分類され，そのCOGの機能が特定される．次いで，各機能カテゴリーに含まれるCOG数の相対数の比較から得られる機能の頻度分布は細菌叢に特徴的な機能特性を表す．

れるCOG数からその細菌叢が持つ機能の頻度分布が得られる．既知遺伝子と有意な配列類似度を示さない新規遺伝子（候補）もこのプロセスで発見される．同定される遺伝子の総数はシークエンス量に比例して増えるが，得られる機能の頻度分布はあるシークエンス量（閾値）を超えると大きく変化しない．この閾値は細菌叢の多様性や組成比に依存するが，閾値以上のデータ量から得られる機能の頻度分布は，その細菌叢の機能特性を反映することになる．さらに，異なった細菌叢間の同一COG中のオルソログ遺伝子の頻度を比較することによって，それぞれの細菌叢に特徴的な遺伝子群やそれがコードする機能を直接同定することができる（図6）．

図6　異なった環境細菌叢間における遺伝子/COG頻度の比較解析
異なった細菌叢で同定された各COG中のオルソログ遺伝子数（頻度）を比較することによって，各細菌叢に共通する，または特徴的に増減しているCOGを同定する．

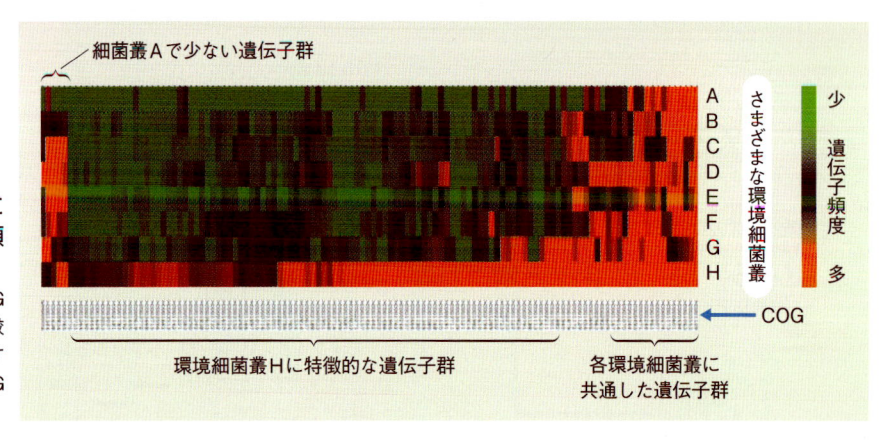

酸性鉱山排水中に形成される細菌叢のメタゲノム解析が2004年に初めて報告され，今日では100以上のさまざまな環境細菌叢の解析に応用されている（GOLD〈Genome OnLine Database〉，http://www.genomesonline.org/）．

健康な日本人腸内細菌叢のメタゲノム解析

本稿では筆者らの解析結果を解説する[15,16]．

解析したサンプルは3か月〜45歳の13人の健康な日本人で，2家族を含んだ離乳前乳児（4人），離乳後の子ども（2人）と成人男女（7人）である．各サンプルあたり約55 Mbの配列データ（727 Mb/13サンプル）を生産し，各サンプルで15〜50 Mb，13サンプルで約479 Mbのユニークなメタゲノム配列を得た．各サンプルの配列からそれぞれ2〜6.8万個，13サンプルで計約66万個の遺伝子を同定した．得られた遺伝子のクラスタリングと既知遺伝子に対する相同性検索から，各サンプルあたり1,600〜2,900個のCOG，13サンプルで3,268個のCOGが得られた．このヒト腸内細菌叢のCOG数は土壌（5,000以上）や海洋表面（4,000以上）よりも少なく，深海（3,140）に近い値となった．COG数は生態系の多様性と複雑さを反映しており，ヒト腸内環境は土壌や海洋表面よりもシンプルな生態系であり，深海と同程度であることが示唆された．また，約16万個（全遺伝子の25%）の遺伝子が新規な遺伝子候補として同定された．

以上の結果を**表2**にまとめた．

日本人腸内細菌叢で有意に増幅している遺伝子群

ヒト腸内細菌叢の機能的特徴を知るために13人の腸内細菌叢で有意に増えている（gut-enriched）COGの探索を行った．比較対象として243種類の細菌ゲノムの遺伝子セット（Ref-DB）を用いた．Ref-DBは腸内細菌に由来する遺伝子を除いたさまざまな環境分離菌の遺伝子データベースである．解析の結果（詳細な解析条件は原報[15]を参照），13サンプルに対して計315個のgut-enriched COGを同定した．

大人/子どもサンプルと離乳前乳児サンプルでは，それぞれ237個と136個のgut-enriched COGが同定され，このうち58個が共有されていた（**表3**）．このな

表2 13人の日本人腸内細菌叢のサンプル，シークエンシング，遺伝子同定のまとめ

サンプル（日本人）	サンプル名	性	年齢	総塩基数(Mb)	重複のない配列塩基数(Mb)	同定した遺伝子数	既知遺伝子と相同性を持つ遺伝子の数	新規遺伝子数	COG数
個人	In-A	男	45	52.51	29.93	38,778	30,210	8,568	2,355
個人	In-B	男	6か月	62.79	14.88	20,063	15,127	4,936	1,617
個人	In-D	男	35	55.14	49.55	67,740	49,079	18,661	2,559
個人	In-E	男	3か月	56.78	28.07	37,652	28,513	9,139	2,107
個人	In-M	女	4か月	57.81	26.37	34,330	27,050	7,280	2,857
個人	In-R	女	24	55.40	46.79	63,356	46,104	17,252	2,655
家族Ⅰ	F1-S	男	30	53.57	38.86	54,151	40,771	13,380	2,531
家族Ⅰ	F1-T	女	28	55.37	44.28	65,156	47,955	17,201	2,921
家族Ⅰ	F1-U	女	7か月	53.86	25.76	35,260	28,711	6,549	2,519
家族Ⅱ	F2-V	男	37	55.93	47.02	66,461	49,955	16,506	2,873
家族Ⅱ	F2-W	男	36	54.89	40.97	57,213	43,625	13,588	2,609
家族Ⅱ	F2-X	男	3	56.59	40.05	57,446	42,452	14,994	2,669
家族Ⅱ	F2-Y	女	1.5	56.28	46.31	64,942	50,349	14,593	2,664
計				726.91	478.84	662,548	499,901	162,647	3,268
アメリカ人[*]	Sub.7	女	28		15.94	22,329	18,443	3,886	2,160
アメリカ人[*]	Sub.8	男	37		20.49	27,579	23,518	4,061	2,249

[*]：文献17のデータを同様に解析した．

かで特徴的なことは，炭水化物やアミノ酸の代謝と輸送，エネルギー生産に関与する遺伝子群（機能カテゴリーC, G, E）が顕著に増幅していたことである．また，大人/子どもと乳児のgut-enriched COGの比較では，大人/子どもでは多糖類の分解に働く遺伝子群が，乳児では単糖類やアミノ酸の取り込みで働く遺伝子群がそれぞれ増幅していた．この違いは，離乳前乳児の食餌が単糖類やアミノ酸を主成分とする母乳または人工乳であることと，大人や離乳後の子どもの食事には種々の多糖類が多く含まれていることと相関する．つまり，ヒト腸内細菌叢の機能分布は食餌成分に大きく依存することを示している．

　DNAの修復・複製機構や細胞表層にかかわるCOG（機能カテゴリーL, M）の増幅も特徴的である．特に，DNAの修復・複製機構に関与する遺伝子群の大人/子どもの細菌叢での増幅は，腸管内にはDNAを損傷する物質（その正体や由来は不明であるが）が予想以上に存在することを示唆する．なお，表3には示していないが，鞭毛や化学走化性などの運動性にかかわる多くの遺伝子群がヒト腸内細菌叢では顕著に減少していた．これは常在菌が腸の蠕動運動のおかげで食餌に向かって移動する必要性のないことや，宿主免疫系の炎症応答の引き金となりうる鞭毛を排除する方向での腸内細菌の環境適応と関係していることを示唆する．このほか，機能未知（機能カテゴリーR, S）に属するCOGが全体の1/3（104個）を占めていた．多くの細菌間で保存されているこれらの遺伝子が腸内細菌叢で増幅していることは今後の機能解明の手がかりになる．

　以上の結果の多くは2人のアメリカ人の成人サンプルを用いたほかのグループによるメタゲノム解析結果と一致する．この研究では，比較対象として宿主ヒトの遺

表3 13人の日本人腸内細菌叢で有意に増幅していたCOG/遺伝子の機能分類

機能カテゴリー		大人/子ども (9)	乳児 (4)	全サンプル (13)	共有COG
Information storage and processing (計)		27	11	34	4
[J]	Translation, ribosomal structure and biogenesis	2	0	2	0
[A]	RNA processing and modification	−	−	−	−
[K]	Transcription	7	6	12	1
[L]	Replication, recombination and repair	18	5	20	3
[B]	Chromatin structure and dynamics	−	−	−	−
Cellular processes and signaling (計)		40	15	44	11
[D]	Cell cycle control, cell division, chromosome partitioning	3	1	3	1
[Y]	Nuclear structure	−	−	−	−
[V]	Defense mechanisms	7	1	7	1
[T]	Signal transduction mechanisms	8	3	9	2
[M]	Cell wall/membrane/envelope biogenesis	18	6	19	5
[N]	Cell motility	1	1	1	1
[Z]	Cytoskeleton	−	−	−	−
[W]	Extracellular structures	−	−	−	−
[U]	Intracellular trafficking, secretion, and vesicular transport	2	1	2	1
[O]	Posttranslational modification, protein turnover, chaperones	1	2	3	0
Metabolism (計)		84	80	133	31
[C]	Energy production and conversion	17	8	22	3
[G]	Carbohydrate transport and metabolism	36	47	62	21
[E]	Amino acid transport and metabolism	12	10	19	3
[F]	Nucleotide transport and metabolism	5	4	8	1
[H]	Coenzyme transport and metabolism	4	2	5	1
[I]	Lipid transport and metabolism	2	1	2	1
[P]	Inorganic ion transport and metabolism	7	7	14	0
[Q]	Secondary metabolites biosynthesis, transport and catabolism	1	1	1	1
Poorly characterized (計)		86	30	104	12
[R]	General function prediction only	37	13	47	3
[S]	Function unknown	49	17	57	9
合計		237	136	315	58

−：原核生物にはない機能カテゴリー

伝子セットを用いて，ヒトが持たないヒトの生理機能機序に必須な遺伝子/機能を腸内細菌叢が多数もつことが示され，ヒトとの共生関係が遺伝子レベルで具体的に明らかになった[17]．

ヒト腸内細菌叢の新規遺伝子

同定された約16万個の新規遺伝子をほかの環境細菌叢（土壌，海洋表面，深海）で同定された新規遺伝子（約50万遺伝子）とクラスタリングを行った結果，腸内細菌叢の遺伝子だけからなる647個のクラスターを見いだした．各クラスターは5〜48個のオルソログ遺伝子を含んでおり，ヒト腸内細菌叢に特異的に存在する新規

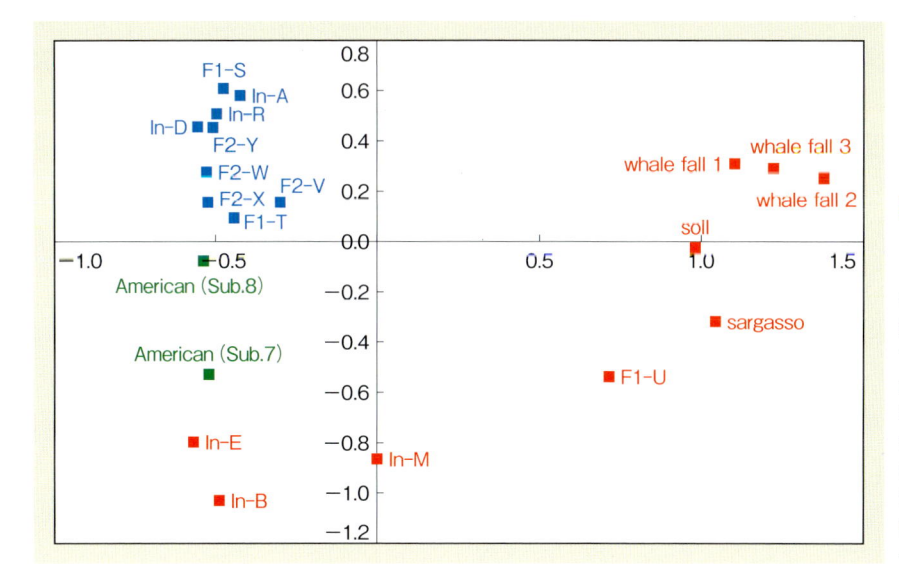

図7 個人間や他環境細菌叢との遺伝子配列類似度からみた各細菌叢の類似性
各細菌叢の遺伝子間の配列類似度を指標とした各細菌叢間の類似性を2次元で表示した．各サンプル間の直線距離がそれぞれの類似性を表す．縦軸，横軸の数値は便宜上のもので単位はない．サンプル名は表2を参照．sargassoは海洋表面，soilは農場土壌，whale fall 1～3はクジラの死骸のある深海（3地点）にそれぞれ生息する細菌叢である．

遺伝子ファミリーである可能性が高い．これらは既知遺伝子と配列類似度がないため，その機能を類推できないが，上述したRとSに属する細菌間で保存されたgut-enriched COGとともに腸内細菌の新たな機能の探索のターゲットとなりうる．

メタゲノムデータからみた個人間の相違

　個人間の細菌叢の類似性を知るために，同定された全遺伝子のアミノ酸配列の類似度を各サンプル間で調べた．13人の日本人，2人のアメリカ人，そのほかの環境細菌叢をそれぞれ比較した結果を2次元で表示した（図7）．この図では，得られた各サンプル（■）間の直線距離が短いほど，それぞれの細菌叢の相対的な類似性が高いことを示す．

　このデータから，①大人と離乳後の子どもは相対的に類似した細菌叢をもつ，②離乳前の乳児の細菌叢は大人/子どもならびにお互いに異なった細菌叢をもつ，③離乳が乳児から大人/子どもタイプへと細菌叢を大きく変化させる，④アメリカ人の大人は日本人の大人/子どもとは少し異なった細菌叢を持つ，⑤ヒト腸内細菌叢はほかの環境細菌叢（海洋表面，深海，土壌）とは大きく異なる，ことなどがわかった．また，⑥夫婦や親子間の細菌叢が高い類似性を持っていないことも示唆された．

　以上の結果は，大人/子どもの細菌叢間のバラツキ度は小さく，乳児の細菌叢はバラエティーに富んでいることを示す．これらは16S rRNA解析で得られた結果と一致する．ところで，⑥は細菌叢の大部分は夫婦間や親子間で共有されていないことを示し，腸内細菌叢は個人に特有であることを意味している．この結果を説明するものとして離乳食が考えられる．上述した結果から離乳食は細菌叢タイプに大きく影響することは明らかであり，夫婦も親子もそれぞれの乳児期に別々の離乳食をとるので，親子間も夫婦間も類似した細菌叢にはならないと考えられる．言い換えれば，同じ離乳食をとる可能性のきわめて高い（一卵性と二卵性の両者の）双生

図8 ヒト腸内細菌叢 gut-enriched 遺伝子の種々の細菌ゲノムでの割合

各細菌ゲノムに存在する273個の大人/子どもの gut-enriched COG に属する遺伝子数の全遺伝子数に対する割合をドットで示す．大人/子どもの gut-enriched COG に属する遺伝子数の平均割合%は3.9%（317全ゲノム），9.2%（46腸内常在菌），4.0%（94病原細菌），2.7%（231他環境細菌）であった．

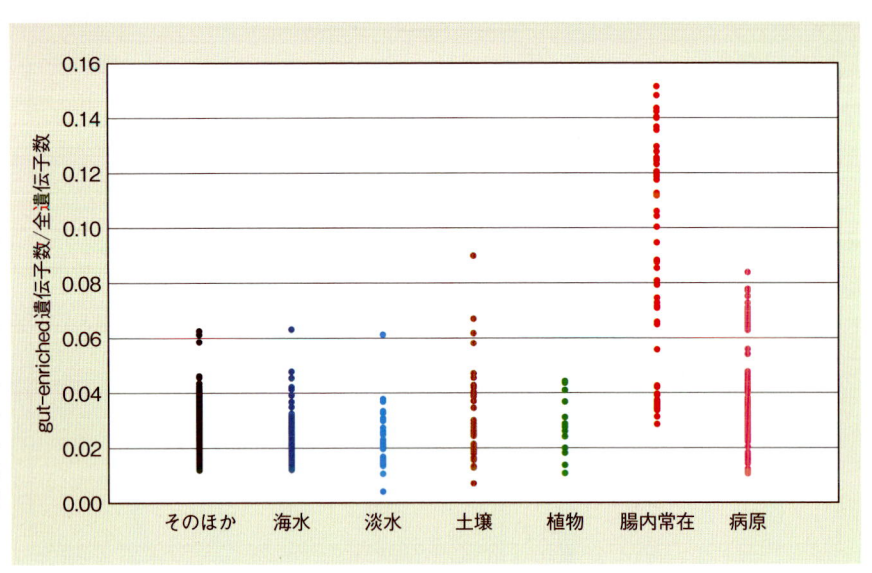

児の場合においては互いに類似性の高い細菌叢をもつことになる[14, 18].

ヒト腸内細菌ゲノムの特徴

腸内常在菌の代表である *Bacteroides* 属は成人の腸内細菌叢中の優占菌種であり，そのゲノムには多糖類の代謝にかかわる遺伝子群が高頻度に存在する．このことは腸内環境への機能適応が腸内細菌ゲノムの遺伝子組成に反映していることを示唆する．そこで，さまざまな環境から分離された371の細菌種の各ゲノムにおける315の gut-enriched COG に属する遺伝子の出現割合を調べた[16]．371の細菌はその分離源から7つのグループ（腸内常在，病原，植物，海水，淡水，土壌，そのほか）に分けた．

図8に大人/子どもの273の gut-enriched COG について得られた結果を示す．この結果から，腸内常在菌がほかの環境細菌よりも高い割合で gut-enriched 遺伝子を持っていることがわかる．乳児の gut-enriched 遺伝子においても同様の結果が得られた．興味あることに，低い割合で gut-enriched 遺伝子を持った常在菌の多くは，対応する同じ種または属の病原菌が存在していた．たとえば，大人/子どもの gut-enriched 遺伝子を3～4％の低い割合で持つ常在 *Escherichia coli*（大腸菌）K12株には O157 株などの対応した病原性 *E. coli* が存在する．ある種の常在菌は対応する病原菌出現の源泉になっているのかもしれない．逆に，gut-enriched 遺伝子を多く持つ常在菌（たとえば，*Bacteroides*）には，それらに対応する病原菌は存在しない．このことは病原菌の出現・成立には水平伝搬によるエフェクターなどの病原遺伝子の獲得以外に，ある特定の遺伝子組成が必要であることを示唆する．

表4に gut-enriched 遺伝子を多く持つトップ15の細菌株をリストする．これらのゲノムは大人/子どもの gut-enriched 遺伝子を12～15％，乳児の gut-en-

表4　ヒトgut-enriched遺伝子の割合が高いトップ15細菌株

大人タイプのgut-enriched遺伝子を持つ細菌株		乳児タイプのgut-enriched遺伝子を持つ細菌株	
割合	細菌株	割合	細菌株
0.152	*Bacteroides ovatus*	0.102	*Bifidobacterium longum* NCC2705
0.148	*Bacteroides* WH2	0.098	*Clostridium ramosum* JCM1298
0.144	*Bacteroides* sp. A01	0.093	*Bifidobacterium catenulatum* JCM1194
0.143	*Bacteroides vulgatus*	0.092	*Clostridium clostridloforme* JCM1291
0.141	*Bacteroides thetaiotaomicron* 3731	0.087	*Collinsella aerofaciens*
0.137	*Bacteroides thetaiotaomicron* VPI-5482	0.082	*Lactobacillus johnsonii* NCC 533
0.136	*Bacteroides thetaiotaomicron* 7330	0.081	*Ruminococcus gnavus*
0.130	*Bacteroides uniformis*	0.081	*Enterococcus faecalis* V583
0.128	*Bacteroides caccae*	0.081	*Lactobacillus acidophilus* NCFM
0.126	*Eubacterium ventriosum*	0.079	*Dorea longicatena*
0.125	*Ruminococcus gnavus*	0.077	*Listeria monocytogenes* EGD-e
0.123	*Dorea longicatena*	0.076	*Lactobacillus plantarum* WCFS1
0.121	*Bacteroides* sp. A03	0.073	*Streptococcus agalactiae* A909
0.121	*Ruminococcus torques*	0.072	*Streptococcus pneumoniae* TIGR4
0.121	*Bacteroides fragilis* NCTC 9343	0.072	*Streptococcus pneumoniae* R6

riched 遺伝子を 7〜10 %をそれぞれ持っており，両者でリストされた細菌株は大きく異なっている．大人/子どもでは主に *Bacteroides, Eubacterium, Ruminococcus* 属であり，これらは成人細菌叢の優占菌種として知られている．一方，乳児では多様性に富んでいて，*Clostridium, Bifidobacterium, Lactobacillus* 属などが目立つ．ある種の *Bifidobacterium* 株が乳児で優占している事実と一致する．また，*Bifidobacterium* や *Lactobacillus* 属の株はプロバイオティクスとしても知られている．gut-enriched 遺伝子の割合は腸内細菌叢におけるそれぞれの優占度とある程度相関関係にある．上述した低い割合を持つ *E. coli* はヒト腸内細菌叢に共通したマイナー菌種として一般に知られている．一方，*Clostridium* 属の多くは成人細菌叢のメンバーであるが，この結果はある種の *Clostridium* が乳児細菌叢の優占菌種であることを予測する．

　以上のように，腸内細菌の多くが特徴的な遺伝子組成（この場合，ヒト gut-enriched 遺伝子）を持つことは，これらが競争的な生存と増殖に有利な遺伝子/機能を獲得して適応進化してきたことを示唆する．一方で，この特徴的な遺伝子組成は機能の偏りでもあり，腸内以外の環境中での生息に不利であることも意味する．腸内細菌は食物などの体外環境，口腔や胃などの腸以外の体内環境中を一過的であるが生きたままで通過して腸に到達する必要がある．これらの環境に存在する栄養やエネルギー源などは腸管内とは大きく異なっている．すなわち，腸内細菌はこのような環境に耐性である必要があり，その機能にかかわる遺伝子はメタゲノム解析で見つかった機能未知の gut-enriched COG や 647 個の新規遺伝子ファミリーのなかに含まれているかもしれない．

　常在菌のゲノム情報は細菌叢のメタゲノム解析で得られる膨大な遺伝子情報を詳

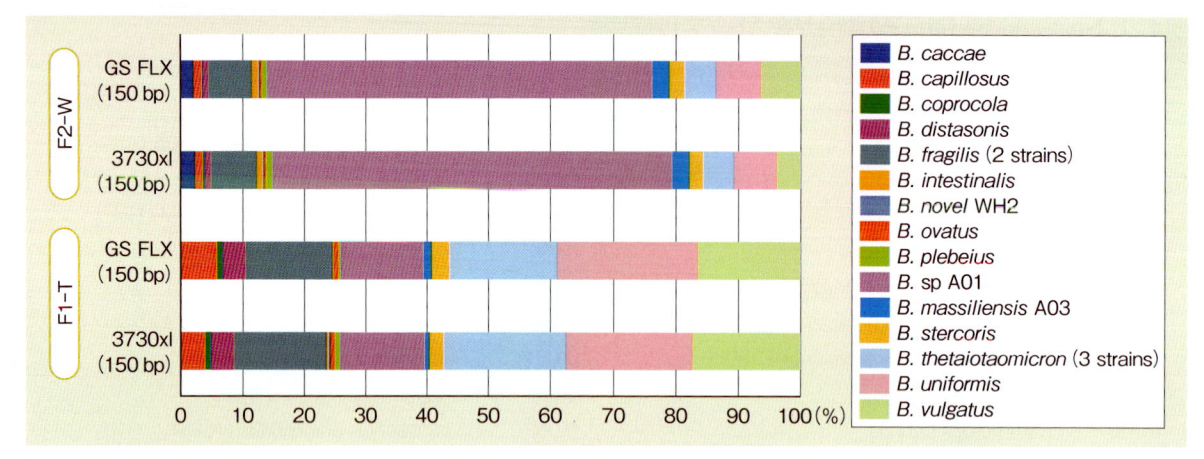

F2-W	GS FLX (150 bp)	
	3730xl (150 bp)	
F1-T	GS FLX (150 bp)	
	3730xl (150 bp)	

凡例：
- B. caccae
- B. capillosus
- B. coprocola
- B. distasonis
- B. fragilis (2 strains)
- B. intestinalis
- B. novel WH2
- B. ovatus
- B. plebeius
- B. sp A01
- B. massiliensis A03
- B. stercoris
- B. thetaiotaomicron (3 strains)
- B. uniformis
- B. vulgatus

図9　メタゲノムショットガン配列のマッピングによる個人細菌叢におけるBacteroides属細菌種の組成比解析

ゲノム配列が決定されている15種類のBacteroides属細菌種へヒトサンプルF1-TとF2-Wのメタゲノムショットガンリード（AB3730xlおよび454FLX）を＞95％配列類似度と≧150 bp類似配列長のマッピング条件でマップした．各ゲノムにマップされたリード数/マップされた全リード数からそれぞれの割合を算出した．

細に解析するうえできわめて有効である．しかしながら，メタゲノム解析で得られた遺伝子のうちで，公的データバンクに登録されている細菌遺伝子と90％以上の高いアミノ酸配列類似度を示す遺伝子は全体の20％程度である．また，新規遺伝子（全遺伝子の25％）を除いた残りの遺伝子の約半分は腸内細菌以外の環境菌由来の既知遺伝子とのあいだで配列類似度50％をピークにした低い類似度を示す[16]．一方，高い類似度（90％以上）を持つ遺伝子はE. coli，Bifidobacterium，Bacteroidesなどのヒト由来の腸内細菌株の遺伝子にベストヒットする．これらの結果は，同定されたヒト腸内細菌叢遺伝子の多くは系統遺伝学的に最も近縁の他環境細菌の遺伝子とでさえ進化的に離れていること，および，これらの遺伝子の由来である常在菌の分離またはそのゲノム解析がまだ行われていないことを示している．より多くの常在菌ゲノムがシークエンスされれば，メタゲノムショットガン配列（リード）の常在菌ゲノムへの配列類似度を指標にした直接マッピングにより，同属異種または異株，さらには属の異なった菌種間の従来にない定量的な組成解析が可能になる．たとえば，図9にはアプライドバイオシステムズ社のAB3730xlシークエンサーと次世代シーケンサーであるロッシュ社の454FLXシークエンサーから得られたメタゲノムショットガン配列（サンプル：F1-TとF2-W，表2参照）を15種類のBacteroides種のゲノム配列へマッピングした例を示す．3730xlと454FLXともほとんど同じ結果を与えたが，Bacteroides属における種レベルでの組成比がF1-TとF2-Wのあいだで大きく異なることを示している．

疾患関連腸内細菌叢の解析

肥満マウスおよびヒトの腸内細菌叢のメタゲノム解析が報告されている[5, 18, 19]．16S rRNA解析と組み合わせた解析から，肥満マウスの腸内細菌叢ではFirmicutes/Bacteroidetes比が通常のマウスに比べて著しく高く，多糖類の代謝によるエネルギーの生産（脂肪の蓄積）に働く代謝遺伝子群が通常のマウスの腸内細菌叢よりも有意に多いことが示された．肥満のヒトの腸内細菌叢でも同様の傾向が観察されており，ヒトの肥満細菌叢にはエネルギーの生産に関与する代謝遺伝子群を

多く持つ細菌種が健康細菌叢よりも多く存在する．1年間の低多糖類食事コントロールによって肥満が解消された細菌叢では Firmicutes/Bacteroidetes 比が減少することが報告されている[5]．最近では，肥満を含む双生児と彼らの母親の腸内細菌叢の経時的な 16S rRNA とメタゲノム解析が行われ，肥満細菌叢は健康細菌叢よりもその構成細菌の種類が 20 %程度少ないことがわかった．さらに，肥満と健康細菌叢間で有意にその出現頻度が異なっている 383 個の遺伝子が同定された[18]．その内訳は 273 個が肥満細菌叢で増大し，110 個が減少していた．肥満細菌叢で増大していた遺伝子の 75 %が Actinobacteria，25 %が Firmicutes 由来であった．また，減少していた遺伝子の 42 %は Bacteroidetes 由来であった．肥満細菌叢で増大していた遺伝子の機能は主に炭水化物，脂質，アミノ酸の代謝にかかわっていた．これらの腸内細菌遺伝子は肥満の診断マーカーとして有効かもしれない．

Crohn 病や潰瘍性大腸炎などの IBD の糞便や腸管内各部位での腸内細菌叢の 16S rRNA 解析からは，IBD の腸内細菌叢では健康細菌叢に比べて Firmicutes 門（そのなかでも *Clostridium* XIVa と IV のグループ）と Bacteroidetes 門に属する細菌種の割合が減少し，代わりに Actinobacteria と Proteobacteria の割合が相対的に増加していることがわかった[13]．この結果から，IBD タイプといえる腸内細菌叢が存在することが示され，その菌種組成は IBD の診断マーカーとして利用できる期待がある．

1 型糖尿病の発症における腸内細菌の関与が MyD88-欠損マウスを用いた解析によって示された[6]．ヒトの SPF（specific pathogen free）腸内細菌叢を持つ同ホモ欠損マウスは 1 型糖尿病を発症しないが，MyD88-ホモ欠損の無菌マウスは発症する．つまり，腸内細菌の存在が 1 型糖尿病の発症を抑制する有益な効果を持つ．発症する SPF 化 MyD88-ヘテロ欠損マウスと発症しない SPF 化 MyD88-ホモ欠損マウスの腸内細菌叢を 16S rRNA 解析すると，ホモ欠損マウスでは門レベルでの Firmicutes/Bacteroidetes 比がヘテロ欠損マウスに比べて著しく小さくなっていた．さらにファミリーレベルでは，ホモ欠損マウスでは Lactobacillaceae（Firmicutes 門），Rikenellaceae，Porphyromonadaceae（両方とも Bacteroidetes 門）の 3 菌種が著しく増えていた．

以上のように，病気発症に腸内細菌の存在が大きく関与していることがいくつかの疾患で明らかになってきた．特に，自己免疫疾患での腸内細菌の役割解明は今後重要なテーマになると考えられ，そこから得られる知見は宿主のリスク遺伝子の機能とともにこれらの病気発症の機序解明，予防法や診断バイオマーカーの開発に役立つと期待される．

国際ヒトマイクロバイオーム計画と将来展望

腸内細菌を含めたヒト常在菌の生理学的機能を包括的に解明する目的で，国際コンソーシアム（International Human Microbiome Consortium：IHMC）が 2008 年に設立された（http://www.genome.gov/27528490）．IHMC には日本，米国，フランス（EU を代表），カナダ，オーストラリア，中国，アイルランドなどが現

図10 国際ヒトマイクロバイオーム（HMP）計画

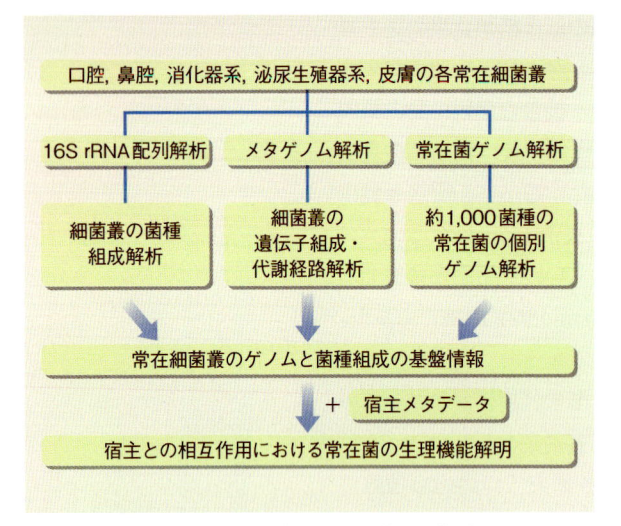

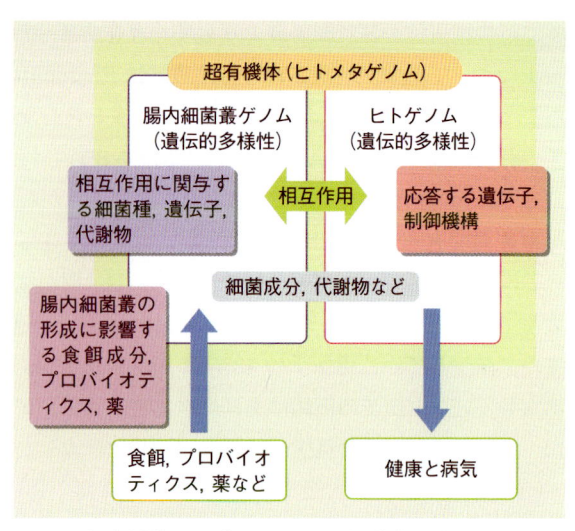

図11 超有機体の概念とヒト腸内細菌叢研究の将来展望

在参加している．IHMC の設立の背景には，米国の Human Microbiome Project，EU の MetaHIT Project，わが国の HMGJ（Human MetaGenome Consortium Japan）などの各国でのヒト常在菌のゲノム研究の立ち上げがあった．IHMC の進めるヒトマイクロバイオーム（HMP）計画の主なテーマは数百名の健康および病態からの口腔，鼻腔，消化器系，泌尿生殖器系，皮膚の各細菌叢のメタゲノムと 16S rRNA 解析ならびに難培養性細菌も含めた 1,000 菌種以上のヒト常在菌の個別ゲノム解析（上述）である（図10）．これらのデータは逐次公的データベースに登録されるが（すでに一部のデータがリリースされ始めている），最近における次世代シークエンサーの進歩によって予想以上に加速されると見込まれる[20]．

国際 HMP で得られるヒト常在菌の膨大なゲノム・メタゲノム情報は，腸管細胞と細菌間の相互作用にかかわる細菌種や代謝物などの探索と同定，細菌側シグナルに対するヒト側遺伝子の応答機構などの研究にきわめて有用となる．また，サンプル提供者のメタデータや異なった食習慣を持つ人種間のデータ比較は日々の食事ならびに宿主の遺伝的背景の腸内細菌叢形成への影響やそれらと健康/病気との関係解明に新たな視点を提供するだろう．さらには，腸内細菌叢の組成に影響する（食餌）因子や薬，プロバイオティクスに関する知見も蓄積されると見込まれる．疾患細菌叢と健康細菌叢の比較は，原因細菌や因子などの同定を含めた病気の発症機序の解明を促進し，腸内細菌をもターゲットとしたよりグローバルな創薬や治療法，予防法やバイオマーカーの開発につながると期待される．すなわち，この国際的なヒト常在菌ゲノム研究を突破口に，ヒトはヒトゲノムと常在菌ゲノムが統合されたヒトメタゲノムからなる"超有機体"であるという概念をベースにした新しいヒト生物学が今後展開されると考えられる（図11）[21]．

（服部正平）

● 引用文献

1. Dethlefsen L, Eckburg PB, Bik EM, et al. Assembly of the human intestinal microbiota. Trends Ecol Evol 2006; 21: 517-523.
2. Guarner F, Malagelada J-R. Gut flora in health and disease. Lancet 2003; 360: 512-519.
3. Blaut M, Clavel T. Metabolic diversity of the intestinal microbiota: implications for health and disease. J Nutr 2007; 137: 751S-755S.
4. Ley RE, Turnbaugh PJ, Kein S, et al. Microbial ecology: human gut microbes associated with obesity. Nature 2006; 444: 1022-1023.
5. Ley RE, Turnbaugh PJ, Kleinet S, et al. Obesity alters gut microbial ecology. Nature 2006, 444: 1009-1010.
6. Wen L, Ley RE, Volchkov PY, et al. Innate immunity and intestinal microbiota in the development of Type 1 diabetes. Nature 2008; 455: 1109-1113.
7. Akira S, Uematsu S, Takeuchi O, et al. Pathogen recognition and innate immunity. Cell 2006; 124: 783-801.
8. Fagarasan S, Honjo T. Intestinal IgA synthesis: regulation of front-line body defences. Nat Rev Immunol 2003; 3: 63-72.
9. Goldberg RF, Austen Jr. WG, Zhang X, et al. Intestinal alkaline phosphatase is a gut mucosal defense factor maintained by enteral nutrition. Proc Natl Acad Sci USA 2008; 105: 3551-3556.
10. Sansonetti PJ. The innate signaling of dangers and the dangers of innate signaling. Nat Immunol 2006; 7: 1237-1242.
11. McKenna P, Hoffmann C, Minkah N, et al. The macaque gut microbiome in health, lentiviral infection, and chronic enterocolitis. PLoS Pathog 2008; 4: e20.
12. Eckburg PB, Bik EM, Bernstein CN, et al. Diversity of the human intestinal microbial flora. Science 2005; 308: 1635-1638.
13. Frank DN, St. Amand AL, Feldman RA, et al. Molecular-phylogenetic characterization of microbial community imbalances in human inflammatory bowel diseases. Proc Natl Acad Sci USA 2007; 104: 13780-13785.
14. Palmer C, Bik EM, DiGiulio DB, et al. Development of the human infant intestinal microbiota. PLoS Biol 2007; 5: 1556-1573.
15. Kurokawa K, Itoh T, Kuwahara T, et al. Comparative metagenomics revealed commonly enriched gene sets in human gut microbiomes. DNA Res 2007; 14, 169-181.
16. Hattori M, Taylor TD. The human intestinal microbiome: a new frontier of human biology. DNA Res 2009; 16: 1-12.
17. Gill SR, Pop M, DeBoy RT, et al. Metagenomic analysis of the human distal gut microbiome. Science 2006; 312: 1355-1359.
18. Turnbaugh PJ, Hamady M, Yatsunenko T, et al. A core gut microbiome in obese and lean twins. Nature 2009; 457: 480-484.
19. Turnbaugh PJ, Ley RE, Mahowald MA, et al. An obesity-associated gut microbiome with increased capacity for energy harvest. Nature 2006; 444. 1027 1031.
20. 服部正平. 超高速シークエンサーがもたらす生命科学研究の大展開. 実験医学 2009; 27: 2-7. 羊土社.
21. Lederberg J. Infectious history. Science 2000; 288: 287-293.

II 基礎編

5
腸内フローラ・腟内フローラの生理的役割

はじめに

　ヒトの身体には生きた細菌が存在し，正常細菌叢（正常フローラ：normal bacterial flora）を形成している（参考までにフローラにはお花畑という意味がある）．これらの細菌の総数は100兆個を超え，人体を構成する総細胞数（約60兆個）を上回っている．ヒトは細菌とともに共生（symbiosis）しており，ヒトと正常細菌とは相互作用を示し合っている．
　本稿では正常細菌叢，特に腸内細菌叢（腸内フローラ）と腟内正常細菌叢（腟内フローラ）の生理的役割を総説する．

腸内フローラの生理的役割

　腸内フローラの生理的役割の概要を**表1**に示す．

エネルギー産生

　腸内フローラは，上部消化管において消化を免れた食物を利用して，発酵を経てエネルギーを回収する作用がある．1日に要求されるエネルギーの約8～10％は，大腸での腸内菌による発酵によりもたらされるものと推定されている[1]．成人における大腸内細菌のほとんどはショ糖分解性細菌であり，炭水化物の発酵によりエネルギーを獲得する．腸内菌による発酵産物の主要なものは短鎖脂肪酸（short chain fatty acid：SCFA）であり，このうち95％以上は大腸上皮細胞で吸収される．すなわちこれらのSCFAは宿主にとって大切なエネルギー源となる[2]．産生されるSCFAの主なものとして酢酸塩（acetate），酪酸塩（butyrate）およびプロピオン酸塩（propionate）がある．前2者は門脈内から検出される．酢酸塩は全身臓器（脳，筋肉など）で代謝されるのに対して，プロピオン酸塩は肝臓で分解される．プロピオン酸塩の役割は十分に明らかにされていないが，プロピオン酸塩は肝臓において

表1 腸内フローラの生理的役割

1. エネルギー産生
    a. 短鎖脂肪酸
    b. エタノール
    c. ガス
2. 蠕動運動・消化吸収の促進
3. 物質代謝の調節
    a. 胆汁酸代謝
    b. コレステロール代謝
    c. ステロイド代謝
    d. 尿素・アンモニア代謝
    e. 薬物の活性化
    f. 薬物の不活化
    g. 毒性代謝物の産生
4. 感染防御
5. 免疫賦活化
6. 発癌への関与（促進・抑制）

表2 腸内フローラと物質代謝

物質代謝	腸内フローラの作用
胆汁酸の異化	脱抱合，脱水素化→腸肝循環
コレステロールの異化	4-コレステン-3-オンおよびコプロスタノールへの変換
ステロイドホルモンの異化	コルチゾールの3-ケト還元化，脱水酸化→腸肝循環
尿素アンモニアの代謝	尿素→ウレアーゼ産生菌によるアンモニア生成→腸肝循環
脂肪の代謝	脂肪形成の誘導，FIAF発現の抑制→肥満（？）
薬剤の活性化	センノシド→セニジン→レインアンスロン サラゾピリン→サルファピリジン
薬剤の不活化	ジゴキシンの不活化 クロラムフェニコールの不活化
毒性代謝産物の産生	アミグダリン→マンデロニトリル→シアン化合物 シクラメート→サイクロヘキシラミン

コレステロールの合成を障害することが想定されている．酪酸塩は粘膜組織にとって重要な栄養素となり，細胞分裂や粘膜再生に必要とされる[3]．すなわち，酪酸塩は大腸上皮細胞によりほとんどすべて消費されることになり，大腸上皮細胞の代謝や正常な発達に必須のものといえる．

腸内菌の発酵により産生されるほかの物質としては，乳酸塩（lactate）およびコハク酸塩（succinate）などのSCFAやエタノールなどがある．これらの物質は腸管内に蓄積することなく，ほかの腸内菌により利用されるため，生体に対するエネルギー源としての重要性は少ない．大腸における発酵産物としては，ほかに水素および二酸化炭素などのガスがある．水素はさらに代謝され，メタン，酢酸塩や硫化水素などに変換される．

蠕動運動・消化吸収

腸内フローラ構成細菌は腸管蠕動運動を亢進させ，病原微生物の腸管外への排出を促す．また，病原微生物により引き起こされた上皮細胞傷害を治癒させ，腸管透過性を正常化させる作用も報告されている[4]．腸内菌による粘液産生の亢進は腸管上皮細胞の傷害を軽減させる．

物質代謝

腸内フローラと薬剤を含む物質代謝との関連を**表2**に示す[5]．

胆汁酸代謝

胆汁酸は肝臓でコレステロールから生じる異化代謝産物である．肝臓において産生された7α-ヒドロキシコレステロールより，一次胆汁酸であるコール酸とケノデオキシコール酸が生成される（**図1**）．次いで，グリシンまたはタウリンとの抱合が行われ，抱合型胆汁酸として胆汁内に排泄される．腸内フローラ構成細菌は胆

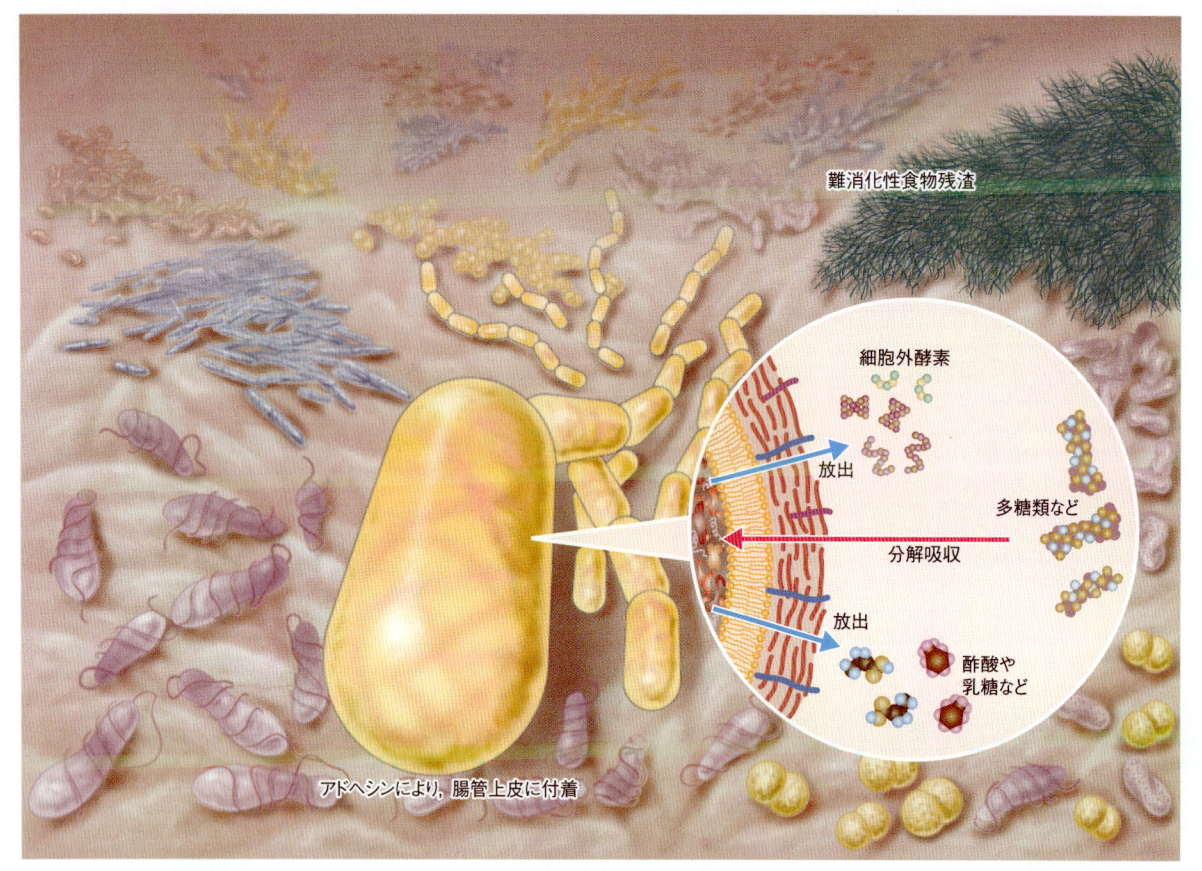

腸内フローラのイメージ

汁酸代謝に密接に関与する．腸管内に排泄された胆汁酸は腸内菌によって脱抱合や，脱水酸基反応および水酸基の酸化反応などにより代謝され，腸管壁から吸収されて肝臓に戻る（腸肝循環：enterohepatic circulation）．この腸肝循環により胆汁酸の生成が無駄なく調節されている．

腸内フローラが腸肝循環系の中で抱合型胆汁酸の脱抱合や，脱水酸基反応に関与しており，腸管から門脈を経て肝臓に達する胆汁酸量は肝臓におけるコレステロールから一次胆汁酸への異化反応を調節していることが知られている．

in vitroにおいて抱合型胆汁酸の脱抱合能を持つ細菌として*Bacteroides*, *Bifidobacterium*, *Clostridium*, *Eubacterium*, *Fusobacterium*などの偏性嫌気性細菌が知られている．しかし，これらの腸内菌の脱抱合能が in vitro と in vivo で異なる作用を示すことも報告されている[6]．

コレステロール代謝

胆汁酸は脂質の吸収に重要な役割を演じているだけでなく，胆汁酸自身も腸管から吸収され，コレステロール代謝調節に重要な機能を果たしている．無菌マウスと普通マウスに0.1%コレステロールおよび0.5%コール酸が含有された胆石食を投与すると，無菌マウスでは肝臓のコレステロール量の増加と，胆汁中でのコール酸の著明な増加が認められた[7]．一方，普通マウスでは肝臓におけるコレステロール

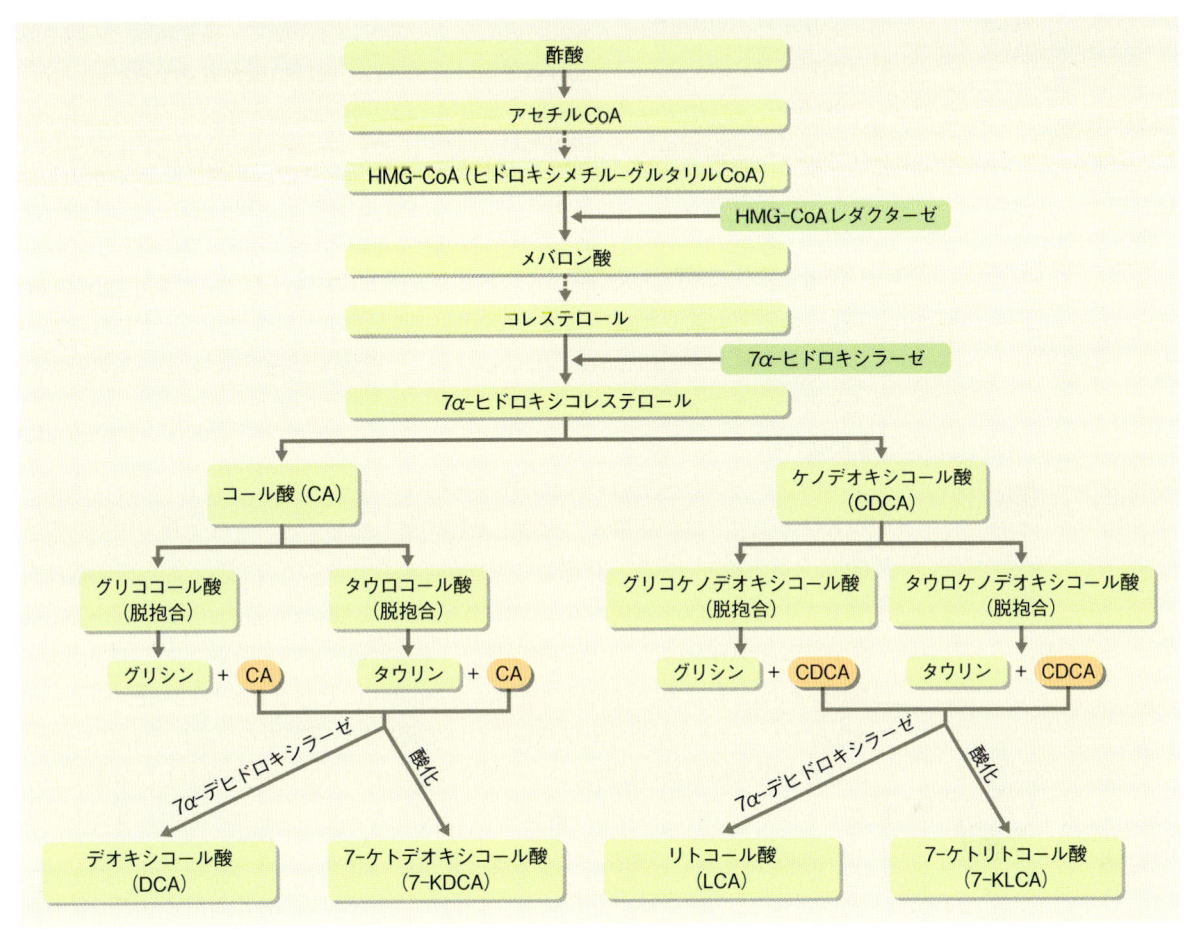

[図1: 肝臓におけるコレステロール代謝と腸内フローラによる胆汁酸代謝のフローチャート]

酢酸 → アセチルCoA → HMG-CoA（ヒドロキシメチル-グルタリルCoA） →（HMG-CoAレダクターゼ）→ メバロン酸 → コレステロール →（7α-ヒドロキシラーゼ）→ 7α-ヒドロキシコレステロール → コール酸（CA）／ケノデオキシコール酸（CDCA）

コール酸（CA）: グリココール酸（脱抱合）→ グリシン + CA；タウロコール酸（脱抱合）→ タウリン + CA
→（7α-デヒドロキシラーゼ）→ デオキシコール酸（DCA）／（酸化）→ 7-ケトデオキシコール酸（7-KDCA）

ケノデオキシコール酸（CDCA）: グリコケノデオキシコール酸（脱抱合）→ グリシン + CDCA；タウロケノデオキシコール酸（脱抱合）→ タウリン + CDCA
→（7α-デヒドロキシラーゼ）→ リトコール酸（LCA）／（酸化）→ 7-ケトリトコール酸（7-KLCA）

図1 肝臓におけるコレステロール代謝と腸内フローラによる胆汁酸代謝
（神谷 茂ほか，1994[5]）より）

量の軽度増加と胆汁中のコール酸の減少が認められた．無菌マウスでの胆石形成率は普通マウスでのそれに比べると高値を示した．これらの動物実験結果から，腸内フローラが肝臓のコレステロール量および胆汁中のコール酸量を減少させ，胆石形成を抑制していることが推察された．

ステロイド代謝

コルチゾールの異化に必要な酵素である β-ケトレダクターゼ，21-ヒドロキシラーゼ，デスモラーゼなどの合成に *Clostridium paraputrificum*，*Eubacterium lentum*（現在は *Eggerthella lenta* に改称された），*Clostridium scindens* が関与していることが報告されている．

尿素・アンモニア代謝

ウレアーゼは尿素を基質としてアンモニアと二酸化炭素に分解する酵素である．生体にはきわめて多種類のウレアーゼ産生細菌が生息している．腸内フローラ構成菌のうち，ウレアーゼ活性を持つものとして，*Actinomyces*, *Bacteroides*, *Bifidobacterium*, *Citrobacter*, *Clostridium*, *Enterobacter*, *Eubacterium*, *Klebsiella*, *Morganella*, *Peptostreptococcus*, *Proteus*, *Providencia*, *Pseudomonas*, *Yersinia* などがある（*Helicobacter* は胃内生息菌であるため，除外した）．ウレア

ーゼ産生性の腸内菌により産生されたアンモニアは分子型で，腸管粘膜で吸収されて門脈から肝臓に戻り，大部分は尿素に合成されて腸肝循環が成立する．

普通マウスは無菌マウスに比べ，肝オルニチン量が増加しており，オルニチンが尿素合成の調節機構のなかで重要な役割を果たしていることが報告されている[7]．この事実は腸内フローラが尿素サイクルに及ぼす生態学的機能を持つことを示している．

筆者らは先天性門脈欠損症患者における糞便中アンモニア，ウレアーゼ活性およびpHの著明な低下を報告した[8]．本患者の糞便から多数のウレアーゼ活性の強い菌が分離されたが，$in\ vitro$におけるウレアーゼ活性が$in\ vivo$において抑制される何らかの機構が存在し，生体の恒常性が保持されていることが示唆される．

脂肪代謝

米国ワシントン大学のGordon博士の研究グループのBackhedら[9]は，無菌マウスに普通マウスの盲腸から採取した腸内菌を投与することにより，体脂肪率が60％亢進するとともに，代謝率の増加が認められることを報告した．腸内菌は腸管での単糖の吸収を促進するとともに，肝臓における$de\ novo$の脂肪形成を誘導することを明らかにした．腸内菌の投与による無菌マウスの普通マウス化（conventinalization）により，lipoprotein lipase inhibitorであるFIAF（fasting-induced adipocyte factor）が腸管上皮細胞において選択的に抑制を受けることも示された．これらの実験結果から腸内フローラは食餌からのエネルギー獲得および生体におけるエネルギー貯蔵にとって，重要な環境因子となっている可能性が提起された．さらにBackhedら[10]は脂肪および糖質を豊富に含有する西洋式の飼料を無菌マウスに与えても，肥満が誘導されないことを示した．またFIAF欠損ノックアウト無菌マウスでは上記の西洋式の飼料を与えると肥満が認められた．Backhedらの研究結果から腸内フローラは，肥満の発生に密接に関連することが示唆される．

薬物の活性化

大黄やセンナなどに含まれるセンノシドは緩下剤として使用される．本剤は経口投与で有効であり，腸内菌の$β$-グリコシダーゼやNADH-フラビン還元酵素によりセニジン，さらに瀉下活性を示すレインアンスロンに変換される．生息する腸内菌の種類によりセンノシドの効果に差異が認められることとなる．

炎症性腸疾患（inflammatory bowel diseases：IBD）の一種である潰瘍性大腸炎（ulcerative colitis：UC）は原因が特定されず，かつ治療困難な疾患である．本症の治療に使用される抗炎症作用があるサラゾピリン®（サラゾスルファピリジン）は，腸内菌により強い抗菌作用および抗炎症作用を示すサルファピリジンに変換される．このことは潰瘍性大腸炎患者の治療を考えるうえで重要である．

薬物の不活化

心不全の治療薬である強心配糖体ジゴキシンの効果は患者により異なることが知られている．効果のみられないnon-responderでは$Eubacterium\ lentum$（現在の$Eggerthella\ lenta$）などの偏性嫌気性細菌によりジゴキシンが不活化還元物質に変換されることが想定されている．心不全患者へのエリスロマイシンやテトラサイクリン処方は，血中ジゴキシン濃度を高値に維持させる．また，抗菌薬の一種である

表3 無菌マウスおよび普通マウスに対する *C. difficile* の感染効果とプロバイオティクス *C. butyricum* MIYAIRI 588 株の抑制効果

Mouse	C. butyricum pre-treatment	No. of dead mice/mice tested (%) 1 day	2 days	7 days
Germ-free	−	5/7 (71)	6/7 (86)	6/7 (86)
	+*	1/10 (10)	2/10 (20)	5/10 (20)
SPF	−	0/10 (0)	0/10 (0)	0/10 (0)
	+	0/10 (0)	0/10 (0)	0/10 (0)

*: *C. butyricum* MIYAIRI 588 strain was inoculation 5 days before challenge with *C. difficile* VPI10463
(Kamiya S, et al. 1997[12] より)

クロラムフェニコールは腸内菌により抗菌活性が低い毒性代謝物に変換される．

■ 毒性代謝物の産生

腸内フローラは生体にとって有益に作用（beneficial action）するが，時に毒性代謝物を産生することにより，生体に有害な作用（harmful action）を及ぼすことがある．グリコシドの一種であるアミグダリンはβ-グルコシダーゼ陽性の腸内菌によりマンデロニトリルとなる．さらに水解後，きわめて毒性の強いシアン化物となる．甘味剤シクラメートは腸内菌によりシクロヘキシラミンに変換され，吸収後尿中に排泄されるが，本物質は膀胱癌発生との関連性が報告されている．

■ 感染防御作用

腸管に生息する腸内フローラは，生体外から腸管内に侵入してくる病原性細菌に対して防御的に作用し，感染症の発症を防止する作用がある．腸内フローラ構成菌は病原菌に対して栄養素を競合的に取り込むため，病原細菌に対して相対的に栄養素の摂取に抑制がかかることとなる．既述したように腸内菌による短鎖脂肪酸の産生は腸管内pHを低下させ，外来性病原微生物の増殖を抑制する．また，腸内菌は病原細菌と競合的に宿主細胞への付着性を持つため，結果的に病原細菌の宿主細胞への付着を抑制することになる[11]．

腸内フローラの変調により，内因性に感染症が発症することが知られている．ある感染症に対する治療として抗菌薬が投与されることにより，腸内フローラが撹乱され，これまで優勢であった菌が減少し，これまで菌数が少なかった菌が選択的に増加するという菌交代症が発生する．代表的な菌交代症として *Clostridium difficile* 腸炎やカンジダ症などがあげられる．

C. difficile はトキシンAおよびトキシンBの作用により，抗菌薬関連下痢症（antibiotic associated diarrhea：AAD）や偽膜性大腸炎（pseudomembranous colitis：PMC）の原因となる．無菌マウスへの有毒性 *C. difficile* 菌株の投与は致死性腸炎を惹起して，86％（6/7）のマウスが斃死した（**表3**）[12]．一方，腸内フローラを持った普通マウスに同株を感染させても被験マウス10匹すべてが生残した．この実験結果は正常な腸内フローラが保有されていれば，有毒性 *C. difficile* の感染を完全に防御しえることを示している．また，本実験において，プロバイオティクスとして臨床使用されている *Clostridium butyricum* MIYAIRI 588 株の無菌マ

表4　腸内フローラと発癌

発癌	要因	腸内フローラの作用
促進	β-グリコシダーゼ	グリコシドからアグリコン[*1]を生成する
	アゾレダクターゼ	アゾ色素からフェニル[*1]，ナフチルアミン[*1]を生成する
	ニトロレダクターゼ	窒素化合物から芳香族アミン[*1]，N-ヒドロキシ化合物[*1]を生成
	7α-デヒドロキシラーゼ	コール酸をリトコール[*2]に変換
	トリプトファン代謝	インドール[*2]，インドール酢酸[*2]などを生成
	高脂肪食	—[*3]
抑制	*Lactobacillus*	牛肉食飼育ラットの糞便中β-グルクロニダーゼ，アゾレダクターゼ，ニトロレダクターゼの活性低下とジメチルヒドラジン[*1]発癌の抑制
	Eubacterium lentum	テトラヒドロキシコルチコステロン[*1]を分解
	腸内菌	N-ヒドロキ-4-アセチルアミノビフェニル[*1]を分解
	低脂肪食	—[*3]
	高繊維食	—[*3]

[*1]：発癌作用（＋）
[*2]：プロモーター作用（＋）
[*3]：高脂肪食は発癌促進，低脂肪食，高繊維食は大腸癌抑制と関連するが，腸内菌の役割は不明である．

ウスへの投与が，*C. difficile* 腸炎による死亡率を 20％にまで低下したことが明らかにされた．加えて，ヒトにおける再発性の偽膜性大腸炎患者の治療に健康人の糞便を用いた浣腸療法が奏効したということが報告されている．

免疫賦活化

　無菌動物と普通動物の免疫系組織の発達を比較すると，無菌動物では免疫組織が未成熟であり，感染抵抗性が低下していることが知られている．また，無菌動物に普通動物由来の腸内フローラを投与すると免疫系組織の発達が促進することも明らかにされ，正常フローラ，特に腸内フローラに免疫賦活化作用があることが示されている．

　腸内菌や菌体抗原が血行性，リンパ行性に免疫組織を刺激することにより，腸内フローラは生体の免疫能を刺激する．腸内フローラ構成細菌の菌体抗原は液性免疫能および細胞性免疫能を活性化することが実験的に報告されている[13, 14]．また，細胞壁中の内毒素（LPS）やペプチドグリカンはサイトカイン産生誘導能を持つとともに腸管系リンパ組織を刺激し，IgA 抗体産生を亢進させるほか，マクロファージ貪食能を活性化する．さらに，プロバイオティクスによる自然免疫の活性化も報告されている[15]．腸内フローラが免疫系に及ぼす効果の詳細は次項を参照されたい．

発癌に対する効果

　腸内菌由来の各種酵素が前駆体物質から発癌物質の生成を誘導したり，逆に発癌物質の不活化および分解を行うことにより，腸内フローラは発癌の促進および抑制

に関与していることが知られている（表4）．

発癌の促進

　腸内菌の産生する β-グルコシダーゼにより，グリコシドから糖が遊離して発癌性のあるアグリコンが産生される．ソテツの実に含まれるサイカシン（グリコシドの一種）は発癌性があり，普通ラットにおける肝癌を発生させるが，無菌ラットにこのような発癌作用は示さない．腸内菌である *Clostridium* や *Escherichia coli* にはサイカシンを発癌性のあるメチルアゾキシメタノールに変換する β-グルコシダーゼを持つため，普通ラットでの肝癌が惹起されたものと想定される．

　Fusobacterium などの腸内菌はアゾレダクターゼを持ち，アゾ系色素を発癌性のあるフェニルやナフチルアミンに変換する．また，ニトロレダクターゼを持つ腸内菌は窒素化合物を還元して芳香族アミンや発癌性のある N-ヒドロキシ化合物に変換する．

　腸内菌の産生する 7α-ヒドロキシラーゼにより生成される二次胆汁酸のうち，リトコール酸には癌化を促進するプロモーター作用がある．高脂肪を含む肉食を摂取すると 7α-ヒドロキシラーゼの産生が高まることが知られている．また，*Eubacterium* の本酵素活性はケノデオキシコール酸の添加により著明に亢進する．二級アミン，アミド，尿素などの窒素化合物が亜硝酸と反応して強い発癌性のあるニトロソ化合物が生成される．この反応には硝酸塩を還元し，亜硝酸に変換する腸内菌が関与しているものと考えられる．トリプトファンは腸内菌により膀胱癌に対するプロモーター作用を持つインドールへと代謝される．肉食で飼育したラットでは便中 β-グルクロニダーゼやニトロレダクターゼ活性が上昇することが知られている．高脂肪食の摂取と大腸癌の発生とは正の相関を示すことが知られているが，腸内菌との詳細な関連性については不明である．

発癌の抑制

　牛肉食にて飼育したラットに *Lactobacillus* を経口的に投与した結果，糞便中の β-グルクロニダーゼ，アゾレダクターゼ，ニトロレダクターゼの活性が低下することが示された．また，発癌剤ジメチルヒドラジンによる大腸癌の発生率は，20週の時点で *Lactobacillus* 投与により明らかに低下していた．

　Eubacterium lentum（現在の *Eggerthella lenta*）は，胆汁中の発癌物質テトラヒドロキシコルチコステロンを分解することが報告されている．N-ヒドロキシ-4-アセチルアミノビフェニルはラットに上部消化管癌を起こすが大腸癌は起こさない．腸内菌が本発癌物質を発癌性のない 4-アセチルアミノビフェニルに還元することによるものであると考えられている．

　大腸癌の発生率は繊維質，果物，野菜摂取量に反比例することが知られている．また，高セルロース食を摂食した場合，腸内菌の β-グルコシダーゼ活性が低下することも明らかになっている．

　Aso ら[16)]は，表在性膀胱癌患者 138 人に対して *Lactobacillus casei* 投与群とプラセボ群とに分け，600 日にわたる経過観察を行い，再発率を比較した（図2）．*L. casei* 投与群での非再発率はプラセボ群に比べ有意に高率であった．近年，プロバイオティクスの発癌に対する効果に関する研究が多数報告されている．詳細は

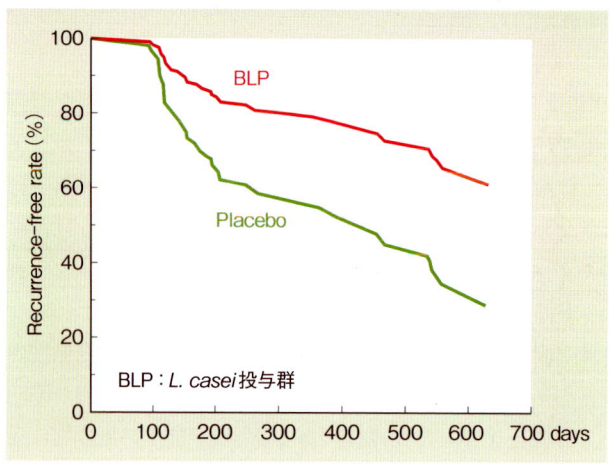

図2 *Lactobacillus casei* 投与による膀胱表在癌の再発率低下

(Aso Y, et al. 1995[16] より)

「大腸癌予防」（454ページ）を参照されたい．

腟内フローラ

腟内フローラの構成細菌

　腟粘膜には *Lactobacillus*, *Bifidobacterium*, *Streptococcus*, *Peptococcus*, *Peptostreptococcus*, *Staphylococcus* などの細菌が存在し，正常腟細菌叢を形成する．このうち *Lactobacillus* や *Bifidobacterium* などの Gram 陽性桿菌は歴史的にデーデルライン桿菌（Döderlein bacilli）と呼ばれてきた．デーデルライン桿菌は腟粘膜細胞内のグリコーゲンを分解し，乳酸が産生され，腟内 pH は酸性となり，ほかの細菌の増殖を阻止する（腟の自浄作用）．腟内フローラ構成細菌の最優先菌属は *Lactobacillus* であり，菌種として *L. crispatus*, *L. iners*, *L. jensenii*, *L. delbruekii*, *L. gasseri* などが含まれる[17]．

　腟内フローラ（vaginal flora）は腸内フローラ構成菌が，直腸を介して直達的に腟に伝播されることにより形成されたものと考えられている．

　Antonio ら[18]は，290人の女性を対象として腟および直腸部における *Lactobacillus* の検出率を調べた（**表5**）．腟では *L. crispatus*, *L. jensenii*, *L. iners* の順で検出され，検出率はそれぞれ 31％, 23％および 15％であった．一方，直腸部からは *L. gasseri*, *L. jensenii*, *L. crispatus* の順で検出され，検出率はそれぞれ 16％, 10％および 10％であった．これらの結果から，*L. crispatus*, *L. jensenii* は腟および直腸どちらにも生息するのに対して，*L. iners* および *L. gasseri* は，それぞれ腟および直腸に偏在する傾向を示すことが明らかにされた．

腟内フローラの役割

尿路感染症との関連

　各種 *Lactobacillus* の尿路感染症起因菌への効果が報告されている．*L. helveti-*

表5 腟および直腸部からのLactobacillusの検出率

DNA homology group	colonized vaginal only	colonized rectal only	colonized both
L. crispatus (n=95)	50 (53)	4 (4)	41 (43)
L. jensenii (n=79)	49 (62)	12 (15)	18 (23)
L. iners (n=45)	43 (96)	0	2 (4)
L. gasseri (n=38)	9 (24)	22 (58)	7 (18)
L. rhamnosus (n=4)	0	4	0
L. ruminis (n=4)	1	3	0
L. reuteri (n=2)	1	1	0
L. casei (n=2)	0	2	0
L. fermentum (n=1)	0	1	0
L. oris (n=1)	0	0	1
L. parabuchneri (n=1)	0	1	0
L. salivarius (n=1)	0	1	0
L. vaginalis (n=1)	1	0	0
No homology group	7	10	0
No Lactobacillus	11	102	75

Data are no. (%) of females.
(Antonio MA, et al. 2005[18]より)

cus KS300 株および L. rhamnosus GG 株は Escherichia coli および Gardnerella vaginalis の HeLa 細胞への付着を阻害する[19]. L. acidophilus CRL1259 株, L. paracasei CR1289 株は Staphylococcus aureus の腟上皮細胞への付着を阻害したが, E. coli の付着阻害を示さなかった[20]. また, 腟内フローラ由来の L. fermentum, L. rhamnosus, L. plantarum, L. acidophilus は抗カンジダ作用を持つことが報告された[21].

　Lactobacillus の尿路感染症に対する臨床研究が報告されている. 再発性カンジダ腟炎 ($n=9$), 細菌性腟症 ($n=2$), 尿路感染症 ($n=3$) の既往のある 10 人の女性を対象に, L. rhamnosus GR-1 株と L. fermentum RC-14 株が 1 日 2 回, 2 週間にわたり経口投与された[22]. 本菌株は 1～2 か月間, 腟に定着することが認められた. また, 本菌株の投与期間中, 対象者に何の症状も認められなかった. わが国では Uehara ら[23]が, 頻回再発性尿路感染症の女性患者 9 人を対象とした臨床研究を報告している. 使用菌株は L. crispatus 腟坐剤 (1×10^8 CFU 含有) で, 2 日に 1 回, 就寝前の腟内投与が 4～12 か月 (平均 10.1 か月) 行われた. Lactobacillus 投与後の年間尿路感染症発症回数 (1.6 ± 1.4 回) は, 同投与前のそれ (5.0 ± 1.6 回) よりも有意に低値であった. 一方, L. rhamnosus GG の経口投与 (5日/週, 1年間) は, E. coli による尿路感染症の再発率に何ら影響を及ぼさなかったとの報告もある[24].

▌細菌性腟症との関連性

　細菌性腟症 (bacterial vaginosis) とは, 腟フローラの乱れにより本来検出されることのない Gardnerella vaginalis, Prevotella bivia, Mobiluncus, Bacteroi-

表6 腟および直腸でのH_2O_2産生性 Lactobacillus の検出率と細菌性腟症との関連

site(s) positive for H_2O_2-producing Lactobacillus	females with BV present no. (%)	RR (95% CI)[***]
Vagina and rectum (n=198)	9 (5)	Referent
Vagina alone (n=126)	25 (20)	4.4 (2.1〜9.0)
Rectum alone (n=32)	15 (47)	10.3 (4.9〜21.6)
Neither vagina nor rectum (n=175)	123 (70)	15.5 (8.1〜29.5)

RR, relative risk; CI, confidence interval.
[***]: $p < 0.001$, Fisher's exact test for each comparison with the referent group.
(Antonio MA, et al. 2005[18] より)

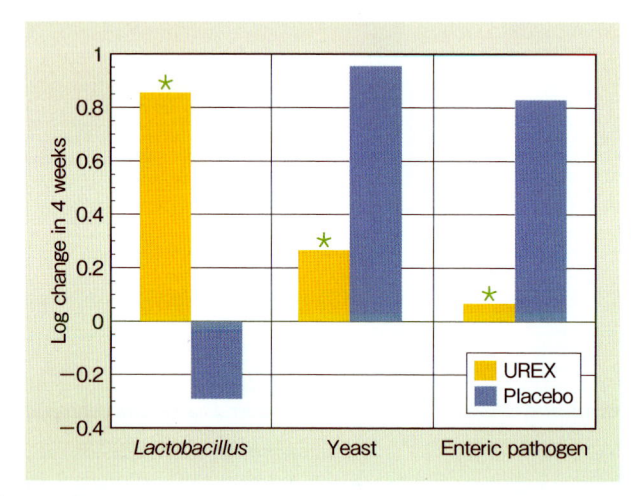

図3 UREX（L. rhamnosus GR-1, L. fermentum RC-14）投与群およびプラセボ群での腟内 Lactobacillus, yeast および腸管系病原菌数の対比
(Reid G, et al. 2003[17] より)

des, Porphyromonas, Fusobacterium, Peptostreptococcus, Mycoplasma などが持続感染している状態と定義される．また，細菌性腟症は早産との関連性も指摘されている[25]．

腟および直腸でのH_2O_2産生性 Lactobacillus の検出率と，細菌性腟症との関連性について検討された（表6）[18]．腟，直腸に同菌が検出されない患者の細菌性腟症の罹患率は70％であったが，腟，直腸に同菌が検出された患者のそれは5％にすぎなかった．この結果から細菌性腟症の治療として，Lactobacillus を含むプロバイオティクス投与が有効であることが想定された．Reid と Bruce[17] は，L. rhamnosus GR-1 と L. fermentum RC-14 株の経口投与が細菌性腟症の改善を引き起こすか否かを調べた（図3）．4週間のプロバイオティクス投与は腟内 Lactobacillus 数を増加させ，yeast，腸管系病原菌数を減少させることが明らかにされた．

おわりに

腸内フローラのエネルギー産生，物質代謝，感染防御，免疫賦活化，発癌との関連について解説した．腸内フローラが生体にさまざまな生理的役割を持つことが明

らかにされ，"腸内フローラはひとつの臓器である"という表現が必ずしも誤ったものではないように考えられる．近年の腸内フローラと肥満に関する目覚ましい研究成果は，近い将来，生活習慣病予防のための腸内フローラ構成細菌の臨床使用を実現化させるであろう．

　腟内フローラの生理的役割については，いまだ十分には解明されていない．しかし，尿路感染症および細菌性腟症と腟内フローラの関連性についての研究の進展は上記疾患の治療や予防に大きく貢献することが期待される．

（神谷　茂）

● 引用文献

1. Parracho H, McCartney AL, Gibson GR. Probiotics and prebiotics in infant nutrition. Proc Nutr Soc 2007; 66: 405-411.
2. Cummings JH, Macfarlane GT. The control and consequences of bacterial fermentation in the human colon. J Appl Bacteriol 1991; 70: 443-459.
3. Cummings JH, Pomare EW, Branch WJ, et al. Short chain fatty acids in human large intestine, portal hepatic and venous blood. Gut 1987; 28: 1221-1227.
4. Lievin-Le Moal V, Amsellem R, Servin AL, et al. Lactobacillus acidophilus (strain LB) from the resident adult human gastrointestinal microflora exerts activity against brush border damage promoted by a diarrhoeagenic Escherichia coli in human enterocyte-like cells. Gut 2002; 50: 803-811.
5. 神谷　茂，小澤　敦：腸内菌叢とその意義．臨床検査1994; 38: 521-527.
6. 小澤　敦，田爪正気：腸内菌叢と胆汁酸代謝．最新医学1983; 38: 2410-2417.
7. 小澤　敦，澤村貞昭，佐伯武頼．腸内フローラと尿素サイクル．ビフィズス1987; 1: 99-102.
8. Kamiya S, Taniguchi I, Yamamoto T, et al. Analysis of intestinal flora of a patient with congenital absence of the portal vein. FEMS Immunol Med Microbiol 1993; 7: 73-80.
9. Backhed F, Ding H, Wang T, et al. The gut microbiota as an environmental factor that regulates fat storage. Proc Natl Acad Sci USA 2004; 101: 15718-15723.
10. Backhed F, Manchester JK, Semenkovich CF, et al. Mechanisms underlying the resistance to diet-induced obesity in germ-free mice. Proc Natl Acad Sci USA 2007; 104: 979-984.
11. Bernet MF, Brassart D, Nesser JR, et al. *Lactobacillus acidophilus* LA 1 binds to cultured human intestinal cell lines and inhibits cell attachment and cell invasion by enterovirulent bacteria. Gut 1994; 35, 483-489.
12. Kamiya S, Taguchi H, Yamaguchi H, et al, Bacterioprophylaxis using *Clostridium butyricum* for lethal caecitis by *Clostridium difficile* in gnotobiotic mice. Rev Med Microbiol 1997; 8: S57-S59.
13. Kaila M, Isolauri E, Soppi E, et al. Enhancement of the circulating antibody secreting cell response in human diarrhea by a human *Lactobacillus* strain. Pediatr Res 1992; 32: 141-144.
14. Reid G, Charbonneau D, Gonzalez S, et al. Ability of *Lactobacillus* GR-1 and RC-14 to stimulate host defences and reduce gut translocation and infectivity of *Salmonella typhimurium*. Nutraceut Food 2002; 7: 168-173.
15. Galdeano CM, Perdigon G. The probiotic bacterium *Lactobacillus casei* induces activation of the gut mucosal immune system through innate immunity. Clin Vaccine Immunol 2006; 13: 219-226.
16. Aso Y, Akaza H, Kotake T, et al. Preventive effect of *Lactobacillus casei* preparation on the recurrence of superficial bladder cancer in a double-blind trial. The BLP Study Group. Eur Urol 1995; 27: 104-109.
17. Reid G, Bruce AW. Urogenital infections in women: can probiotics help? Postgrad Med J 2003; 79: 428-432.
18. Antonio MA, Rabe LK, Hillier SL. Colonization of the rectum by *Lactobacillus* species

and decreased risk of bacterial vaginosis. J Infect Dis 2005; 192: 394-398.
19. Atassi F, Brassart D, Grob P, et al. In vitro antibacterial activity of *Lactobacillus helveticus* strain KS300 against diarrhoeagenic, uropathogenic and vaginosis-associated bacteria. J Appl Microbiol 2006; 101: 647-654.
20. Zarate G, Nader-Macias ME. Influence of probiotic vaginal lactobacilli on *in vitro* adhesion of urogenital pathogens to vaginal epithelial cells. Lett Appl Microbiol 2006; 43: 174-180.
21. Strus M, Kucharska A, Kukla G, et al. The in vitro activity of vaginal *Lactobacillus* with probiotic properties against *Candida*. Infect Dis Obstet Gynecol 2005; 13: 69-75.
22. Reid G, Bruce AW, Fraser N, et al. Oral probiotics can resolve urogenital infections. FEMS Immunol Med Microbiol 2001; 30: 49-52.
23. Uehara S, Monden K, Nomoto K, et al. A pilot study evaluating the safety and effectiveness of *Lactobacillus* vaginal suppositories in patients with recurrent urinary tract infection. Int J Antimicrob Agents: 2006; S30-34.
24. Kontiokari T, Sundqvist K, Nuutinen M, et al. Randomised trial of cranberry-lingonberry juice and *Lactobacillus* GG drink for the prevention of urinary tract infections in women. BMJ 2001; 322: 1571.
25. Reid G, Bocking A. The potential for probiotics to prevent bacterial vaginosis and preterm labor. Am J Obstet Gynecol 2003; 189: 1202-1208.

II 基礎編

6
腸内フローラの免疫系に及ぼす効果

はじめに

　腸管は，栄養吸収器官である一方で，経口的に侵入した病原体に対する生体防御の最前線である．そのため，腸管免疫系においては，感染防御を担う免疫グロブリンA（IgA）抗体が分泌され，食品蛋白質抗原に対して過剰な免疫応答を防ぐ経口免疫寛容が誘導されるなど，ほかの部位とは異なる特有の免疫応答が誘導される．本稿では腸管免疫系における免疫応答機構に関する知見をもとに，腸内フローラ（細菌叢）の免疫系に対する作用について述べる．

腸管免疫応答の誘導機構

IgA抗体産生応答

　腸管の免疫器官は総称して腸管関連リンパ組織（gut-associated lymphoid tissue：GALT）と呼ばれる．GALTはPeyer板，腸間膜リンパ節，粘膜固有層，腸管上皮などからなる（図1）．GALTの働きにより，腸管管腔に抗体が分泌されるが，この抗体は主にIgA抗体であり，病原菌の腸管粘膜からの侵入阻止，毒素の中和，アレルゲンの侵入阻止などを担うが，最近，腸内共生菌の制御にも重要であることが明らかになってきた．GALTのなかで，外来異物の進入ルートとして重要であり，IgA抗体応答の主要な誘導部位となっているのがPeyer板である．管腔の抗原はPeyer板のM細胞に取り込まれ，Peyer板内に存在する樹状細胞により認識される．Peyer板B細胞も抗原を認識し，T細胞などの作用を受けて表面に膜型IgAを発現するsIgA$^+$細胞へ分化する．sIgA$^+$B細胞はPeyer板から粘膜固有層へ移動（ホーミング）すると考えられている．

　粘膜固有層には多数のIgA分泌細胞が存在し，上皮層を介してIgAが管腔側に排出される．なお最近，樹状細胞がレチノイン酸，一酸化窒素，インターロイキン

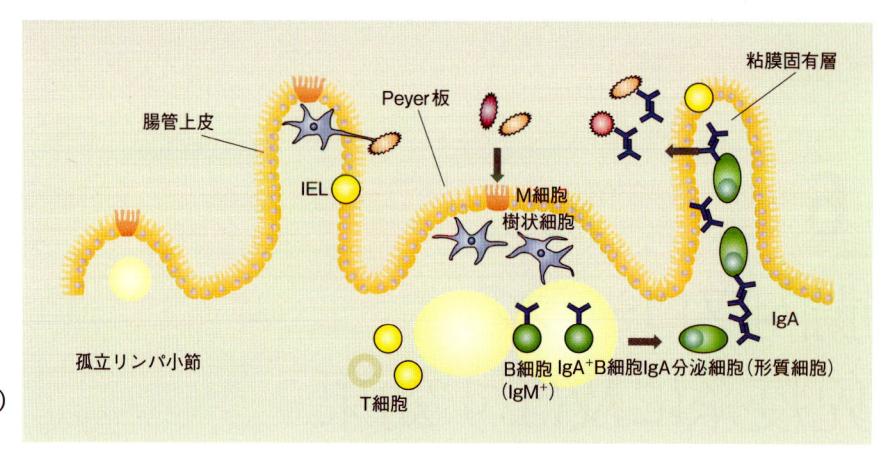

図1 腸管リンパ装置（GALT）の構造

(IL)-6などを介してIgA産生を促進する作用があることが示されている.

腸管上皮と上皮内リンパ球

外来異物のもう一方の侵入ルートであり，免疫調節において重要な役割を持つのは腸管上皮である（図1）．腸管上皮細胞（intestinal epithelial cell：IEC）は，サイトカインを産生することなどにより，免疫調節機能があることが知られている．樹状細胞が，上皮細胞間から管腔側の抗原を取り込み，また上皮細胞と相互作用する．また，絨毛にもM細胞が存在する．また，小腸絨毛の上皮層内には独特なT細胞集団である腸管上皮細胞間リンパ球（intraepithelial lymphocyte：IEL）が存在する．IELは多くの種類のT細胞亜集団（サブセット）から構成され，たとえばマウスではほかの免疫器官ではまれな$\gamma\delta$T細胞抗原受容体（TCR）を発現するT細胞が多く存在し（通常は$\alpha\beta$TCRを発現する），また通常の末梢CD8$^+$細胞がCD8$\alpha\beta$ヘテロダイマー鎖を発現するのに対してCD8$\alpha\alpha$ホモダイマーを発現するものが多い．なお，IELの一部は胸腺外で分化したT細胞（通常のT細胞は胸腺で分化する）であるとされる．

経口免疫寛容

腸管免疫系のもう一つの大きな特徴は，腸管から吸収される蛋白質に対し，免疫抑制機構が働くことである．この現象は経口免疫寛容と呼ばれ，主にCD4$^+$T細胞によるものである．その機序として，①経口抗原を認識したT細胞がサイトカイン分泌能，増殖能の低い状態に変化する（低応答化），②経口抗原によりIL-10，TGF-β，Foxp3などの免疫抑制因子を産生する制御性T細胞（Treg）が誘導される，③経口抗原により抗原特異的T細胞のアポトーシスが誘導されることが知られている．

腸内フローラと腸管免疫応答

腸管内には100兆個もの常在細菌が生息するが，この腸内フローラが腸管免疫

系の発達と応答に重要な役割を果たしている．

腸内フローラと免疫系の発達

　腸内フローラが腸管免疫系の正常な発達に必要なことはよく知られていた．無菌マウスでは，腸絨毛のMHCクラスⅡ分子の発現が低下し，またPeyer板の発達も悪い．この腸管免疫系の発達は，segmented filamentous bacteria（SFB：セグメント細菌）の定着により回復することが示されている[1]．

腸内フローラと腸管免疫応答

腸内フローラとIgA抗体応答

　無菌マウスでは通常マウスよりもIgA産生量が低く[1]，また，近年，腸内共生菌に対するIgA抗体産生応答が実際に誘導されていることが示された[2]．このIgA抗体応答には，樹状細胞が重要な働きを担うことが明らかとなってきた[3]．筆者らは，IgA抗体応答を促進する，樹状細胞とは異なる非T非B細胞を見いだしたが[4]，この細胞も無菌マウスにおいて応答性が低下しており，複数の腸管特有の細胞群が，腸内フローラに対するIgA抗体応答にかかわることが示唆される．

腸内フローラと経口免疫寛容

　無菌マウスでは通常マウスよりも，経口免疫寛容が誘導されにくいことが知られる[5]．無菌マウスでは，TGF-β産生性のCD25$^+$Tregの頻度，活性の低下と関連づけられている[6]．

腸内フローラとIEC, IEL

　IECは微生物成分を認識するToll様受容体（Toll-like receptors：TLRs）（後述）を発現するものの，腸内フローラに対し，過剰な反応は観察されない．微生物成分は，IECを低応答化する．一方，腸内フローラはIELに対しても影響する[1]．

腸内フローラとアレルギー

アレルギー

　アレルギーとは，通常は無害な環境中の物質に対して免疫系が過剰あるいは異常に反応し，さまざまな症状を引き起こすことである．花粉，ダニ，食物などに対して，アトピー性皮膚炎，じんま疹などの皮膚症状に加え，喘息，消化器症状などが認められる．アレルギー罹患者は，年々増加している．たとえば花粉症に関しては，成人の20％を超えるとされ，その軽減は，社会的課題となっている．

　アレルギー発症の原因物質をアレルゲンといい，基本的には蛋白質である．アレルゲンに特異的なT細胞，および抗体がアレルギー発症にかかわる．アレルゲン摂取から1時間以内に症状が現れる即時型のアレルギーに関してはIgE抗体によって引き起こされることが明らかとなっている．IgE抗体はマスト細胞表面に発現しているIgE受容体に結合し，これがアレルゲン分子によって架橋され，その刺激が細胞内に伝えられると，細胞内に蓄積したヒスタミン，ロイコトリエンなどの炎症性物質が放出され症状を引き起こす．T細胞に関しては，外来抗原を認識するCD4T細胞にTh1，Th2の2つのタイプがあり，IL-4，IL-5を産生するTh2細

胞がB細胞のIgE産生を誘導し，この一連の反応に関与する．

腸内フローラとアレルギー

微生物とアレルギーの関係については，免疫系の正常な発達に細菌感染からの刺激が必要で，近年の先進国におけるアレルギー患者の増加には，衛生改善に伴う感染症の減少や正常なフローラの形成の遅れが影響している可能性が指摘されており"衛生仮説"と呼ばれている．

その後，アレルギー児と非アレルギー児のあいだの腸内フローラの比較などの疫学調査から，アレルギー児，あるいは後にアレルギーを発症する乳児の腸内フローラは非アレルギー児と異なることが報告されている．Björkstén らは，スウェーデンとエストニアの2歳児を調べ，*Lactobacillus* と *Bifidobacterium* の検出率がアレルギー児で健常児と比較して低く，*Escherichia coli*（大腸菌）などの好気性菌が高いことを示した[7]．また，2歳の時点の診断でアレルギー反応陽性となった乳児では，1歳までの *Bifidobacterium* の検出率が低く，clostridia が高かった[8]．これらの結果は，乳幼児期早期の腸内細菌が免疫系に影響を及ぼし，アレルギー疾患の発症に関与する可能性を示している．

炎症性腸疾患への効果

炎症性腸疾患（inflammatory bowel disease：IBD）は，狭義には，大腸に限局して潰瘍と炎症が生じ連続性病変が認められる潰瘍性大腸炎（ulcerative colitis：UC），および小腸大腸を含め全消化管に非連続性に発症する Crohn 病（CD）のことを指す．欧米では多くの罹患者がおり，わが国でも近年急増している．IBD は，腸内細菌の観点からは，有用な細菌と有害な細菌とのバランスの崩れが発症に関与する．IL-10 欠損マウスなどの遺伝子改変動物に無菌化した場合では炎症が軽減すること[9]から，腸内細菌の IBD への関与が示される．

最近，腸管における炎症が，IL-17 産生性の炎症性 T 細胞サブセット Th17 により誘発され，一方で，Foxp3 を発現する制御性 T 細胞（Treg）によって制御されることが明らかになってきた．無菌マウスでは，Th17 細胞の誘導に障害があり，腸内共生菌が産生する ATP により Th17 細胞が誘導されることが示されている[10]．一方で，制御性 T 細胞については，無菌マウスで減少[11]，増加するという両方の報告がある[12]．

腸内フローラの免疫系による認識

免疫系において，微生物成分を認識するパターン認識受容体（pattern-recognition-receptors：PRRs）を多くの細胞が発現しており，腸内共生菌の認識にも PRR がかかわることは，想像にかたくない．この PRR において重要なのは TLR である（図2）．大部分の TLRs のシグナル伝達にかかわる MyD88 を欠損したマウスは，IgA 産生が低下するなど，さまざまな免疫機能に障害がある[13]．TLRs による認識が腸管上皮の恒常性に必要であることが示されている[14]．また，TLR9 を介した腸内共生菌由来 DNA の刺激が Th1，Th17 細胞を増強し，Treg を抑制することにより，生体防御能の維持に有効であることが報告された[15]．一方で，

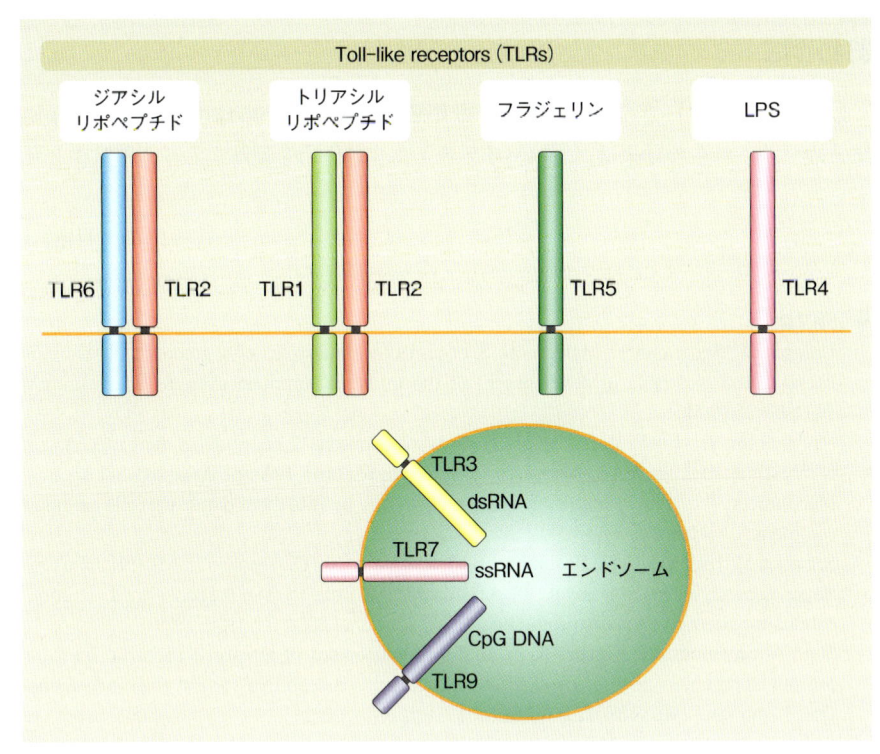

図2 TLRとそのリガンド認識

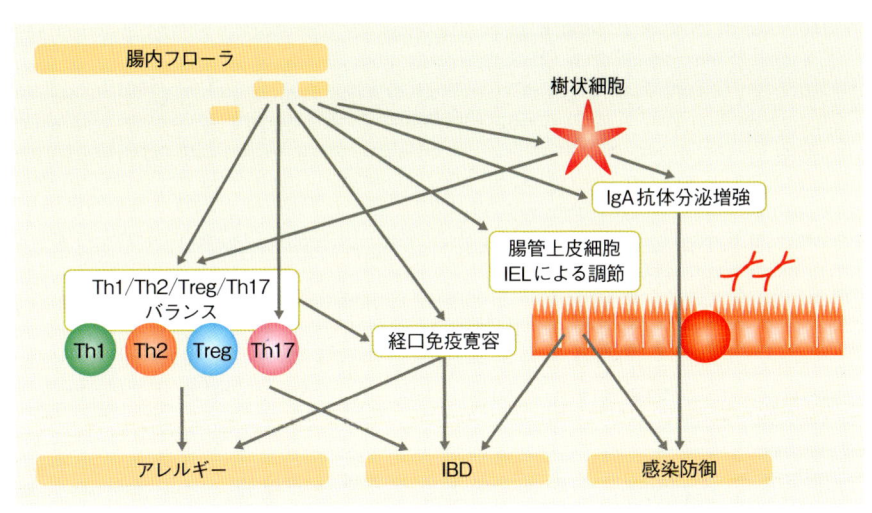

図3 腸内フローラの免疫系に及ぼす効果

ATPを介したTh17増強作用は，TLRsに依存しなかった[10]．また，同じ酵母の成分ザイモサン（zymosan）を認識するPRRsであるTLR2とdectin-1が前者は制御性T細胞，後者がTh17を誘導し，異なる機能を持つ場合も報告された[16]．さらに*Bacteroides fragilis*由来polysaccharide A（PSA）はCD4$^+$T細胞を刺激し，IL-10産生を誘導して，炎症を抑制する[17]など，PRRsを介さずに腸内共生菌が認識されている場合も報告されている．今後，菌由来物質－受容体－機能の関係がより明確に解明されることが期待される．

おわりに

　以上，腸内フローラは免疫系に大きな影響を及ぼす．その作用について図3にまとめた．これらの効果は，プロバイオティクスの作用を理解するうえで重要と考えられる．

（八村敏志）

●引用文献

1. Umesaki Y, Setoyama H, Matsumoto S, et al. Differential roles of segmented filamentous bacteria and clostridia in development of the intestinal immune system. Infect Immun 1999; 67: 3504-3511.
2. Macpherson AJ, Gatto D, Sainsbury E, et al. A primitive T cell-independent mechanism of intestinal mucosal IgA responses to commensal bacteria. Science 2000; 288: 2222.
3. Macpherson AJ, Uhr T. Induction of protective IgA by intestinal dendritic cells carrying commensal bacteria. Science 2004; 303: 1662-1665.
4. Kuraoka M, Hashiguchi M, Hachimura S, et al. CD4⁻c-kit-CD3epsilon(－)IL-2Ralpha(＋) Peyer's patch cells are a novel cell subset which secrete IL-5 in response to IL-2: implications for their role in IgA production. Eur J Immunol 2004; 34: 1920-1929.
5. Sudo N, Sawamura S, Tanaka K, et al. The requirement of intestinal bacterial flora for the development of an IgE production system fully susceptible to oral tolerance induction. J Immunol 1997; 159: 1739-1745.
6. Ishikawa H, Tanaka K, Maeda Y, et al. Effect of intestinal microbiota on the induction of regulatory CD25＋CD4＋T cells. Clin Exp Immunol 2008; 153: 127-135.
7. Björkstén B, Naaber P, Sepp E, et al. The intestinal microflora in allergic Estonian and Swedish 2-year-old children. Clin Exp Allergy 1999; 29: 342-346.
8. Björkstén B, Sepp E, Julge K, et al. Allergy development and the intestinal microflora during the first year of life. J Allergy Clin Immunol 2001; 108: 516-520.
9. Sellon RK, Tonkonogy S, Schultz M, et al. Resident enteric bacteria are necessary for development of spontaneous colitis and immune system activation in interleukin-10-deficient mice. Infect Immun 1998; 66: 5224-5231.
10. Atarashi K, Nishimura J, Shima T, et al. ATP drives lamina propria T(H)17 cell differentiation. Nature 2008; 455: 808-812.
11. Ostman S, Rask C, Wold AE, et al. Impaired regulatory T cell function in germ-free mice. Eur J Immunol. 2006; 36: 2336-2346.
12. Ivanov II, Frutos Rde L, Manel N, et al, Littman DR. Specific microbiota direct the differentiation of IL-17-producing T-helper cells in the mucosa of the small intestine. Cell Host Microbe 2008; 4: 337-349.
13. Tezuka H, Abe Y, Iwata M, et al. Regulation of IgA production by naturally occurring TNF/iNOS-producing dendritic cells. Nature 2007; 448: 929-933.
14. Rakoff-Nahoum S, Paglino J, Eslami-Varzaneh F, et al. Recognition of commensal microflora by toll-like receptors is required for intestinal homeostasis. Cell 2004; 118: 229-241.
15. Hall JA, Bouladoux N, Sun CM, et al. Commensal DNA limits regulatory T cell conversion and is a natural adjuvant of intestinal immune responses. Immunity 2008; 29: 637-649.
16. Manicassamy S, Ravindran R, Deng J, et al. Toll-like receptor 2-dependent induction of vitamin A-metabolizing enzymes in dendritic cells promotes T regulatory responses and inhibits autoimmunity. Nat Med 2009; 15: 401-409.
17. Mazmanian SK, Round JL, Kasper DL. A microbial symbiosis factor prevents intestinal inflammatory disease. Nature 2008; 453: 620-625.

II 基 礎 編

7
口腔フローラの免疫系に及ぼす影響

はじめに

　口腔は，大腸に次いで多くの菌が常在する組織であることはよく知られているが，その大部分は歯や歯肉溝に形成されるデンタルプラーク（プラーク）に生息する．口腔の2大疾患，齲蝕と歯周病はこのプラークが原因で発症する．口腔内と腸内とではフローラ（細菌叢）を構成する細菌種だけでなく，組織学的にも多くの相違点がみられる．したがって，口腔におけるプロバイオティクスの効果を検討するためには，プロバイオティクス研究の中心である腸内の視点をそのまま持ち込むのではなく，最初に，口腔と腸の類似点および相違点を認識することが重要である．

　プラークは，初期段階から細菌どうしが強固に結合する典型的なバイオフィルムとして形成されるため，プラーク内にフリーな状態で存在する菌はいない．また，外来性の菌が口腔内に定着することもきわめて困難である．歯肉縁上に形成されるプラーク内では，唾液による洗浄作用や緩衝作用が阻害されるため，菌が産生した有機酸により齲蝕が起こる．また，歯肉溝内では，嫌気性Gram陰性菌が中心となりプラークを形成する．溝状で盲嚢の歯肉溝内に付着・停滞し，糞便のように外部に排泄されることはない．プラーク形成菌の多くは脱落し嚥下されるため，口腔だけでなく，咽頭や腸管の免疫系を刺激し生体にさまざまな免疫応答を誘導することが知られている．この原理を利用した分泌型IgA（S-IgA）誘導による齲蝕予防ワクチン開発が1980年代に活発に行われ，初期の粘膜免疫研究に及ぼした影響は大きい．このように，口腔は，消化管の入り口として，少なからず腸管や全身にさまざまな影響を与えていると考えられる．

　歯ブラシや抗菌薬などを用いプラークや歯石除去などの口腔清掃，つまりプラークコントロールがなされている場合は，プラーク形成菌は歯や粘膜表層に付着し外来性の細菌の定着を阻害する．コントロールされた状況下において口腔常在菌は，口腔の環境維持に重要な役割を果たす．しかし，口腔清掃を怠るとこれらの菌が増殖し，プラーク量が増加するため内因感染である齲蝕や歯周病が発症する．プラー

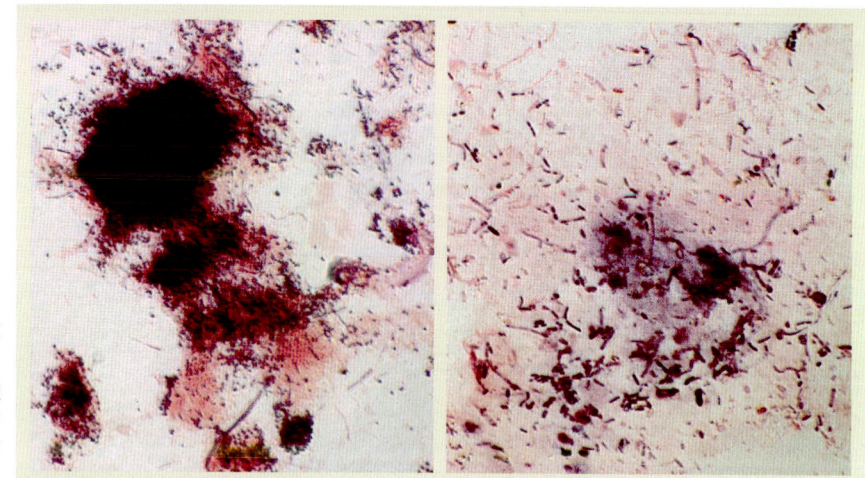

図1 デンタルプラーク細菌と腸内細菌のGram染色
正常なデンタルプラーク（左）は，連鎖球菌が中心となって構成され，腸内フローラ（右）と異なり，凝集塊を形成する．

クの主要構成菌種である連鎖球菌が細菌性心内膜炎の主な原因菌であることや，歯周病やその原因菌が糖尿病，動脈硬化などさまざまな全身疾患の誘因となることが近年報告されている．さらに，高齢者の増加により，プラーク形成菌による誤嚥性肺炎が大きな問題となっていることなどから，口腔ケアの重要性が各方面で認識されるようになった．

デンタルプラークを理解するために

デンタルプラークを構成する細菌は付着能を持つ．言い換えると，歯や口腔粘膜に付着する菌だけが口腔内に定着することができる．歯に付着した後も，咀嚼や嚥下，そして唾液などさまざまな影響を受け絶えず蓄積と脱落を繰り返すため，成熟したプラーク内にはより強固に付着できる菌だけが残る．プラーク1g（湿重量）からは，菌数として約$10^{10\sim 11}$，未同定菌を含めると約600～700種の菌種が検出され，大腸内の腸内フローラに次いで多くの細菌が生息する．しかし，プラークは細菌および多糖類など細菌の産生物でだけ構成され，食物残渣は皆無である．したがって，細菌の密度は腸内フローラをはるかにしのぐ（図1）．出生直後の新生児の口腔からは産道内の細菌が検出され，その後は家族内の垂直および水平感染により複雑なフローラが形成されていく．

プラークは，形成される部位から歯肉縁上プラークと歯肉縁下プラークに大別される（図2）．前者は歯冠に形成されたプラークで，主に通性嫌気性Gram陽性球菌である連鎖球菌属を中心に形成される．構成菌種は歯面への付着能，酸素分圧，栄養要求性あるいは細菌相互作用などにより複雑に変化する．歯肉縁上プラークは，口腔ケアを怠ると急速にプラーク量は増加し，齲蝕の原因となる（図3, 4）．一方，歯肉縁下プラークは歯肉溝内に形成されるプラークで，構成細菌種は歯肉溝内の深さで変化するが，表層からは主に通性嫌気性の連鎖球菌群が検出され縁上プラークと差はない．しかし，深部へいくに従って，偏性嫌気性Gram陰性菌種の比率が増加し，歯肉炎や歯周炎など歯周病の原因となる（図2）．

口腔の表面は絶えず唾液により被覆されているため，プラーク形成の第1段階

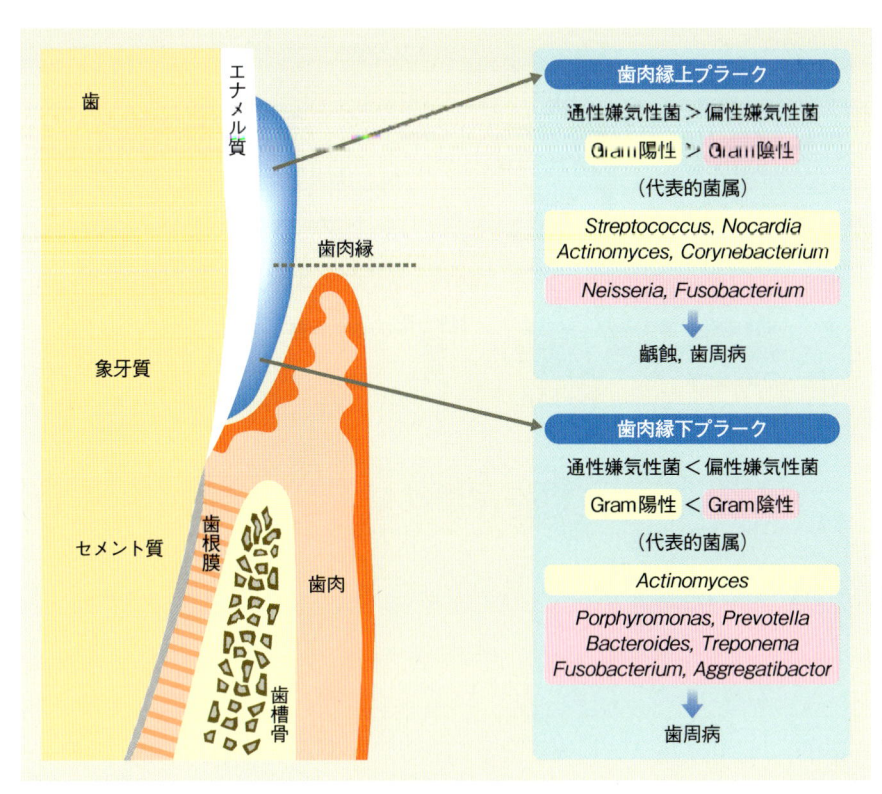

図2 歯肉縁上プラークと歯肉縁下プラークの比較

歯肉縁上プラークは，連鎖球菌を中心とする通性嫌気性 Gram 陽性菌とが中心で構成され，歯肉縁下プラークは，偏性嫌気性 Gram 陰性菌の比率が高い．それぞれ栄養要求性が異なる．

歯肉縁上プラーク
通性嫌気性菌 > 偏性嫌気性菌
Gram 陽性 > Gram 陰性
（代表的菌属）
Streptococcus, Nocardia
Actinomyces, Corynebacterium
Neisseria, Fusobacterium
↓
齲蝕，歯周病

歯肉縁下プラーク
通性嫌気性菌 < 偏性嫌気性菌
Gram 陽性 < Gram 陰性
（代表的菌属）
Actinomyces
Porphyromonas, Prevotella
Bacteroides, Treponema
Fusobacterium, Aggregatibactor
↓
歯周病

プラーク形成機序と口腔環境

歯 ← 吸着 ← 唾液蛋白
↓
ペリクル形成 ← 付着 ← 初期プラーク形成細菌
↓
正常プラークの形成 → 口腔環境の維持
　不十分な口腔ケア ／ 良好な口腔ケア → 正常プラーク維持
↓
Gram 陽性桿菌の増加
　共凝集 ← 後期プラーク形成細菌
　酸素分圧低下
↓
プラークの増加とフローラの遷移
↓
┌─ 歯肉縁下プラーク　　歯肉縁上プラーク ─┐
│　Gram 陰性桿菌の増加　　唾液自浄作用の阻害
│　　内毒素　　　　　　　　酸の蓄積
│　　酵素　　　　　　　　　再石灰化の阻害
│　　短鎖脂肪酸
│　　炎症と骨吸収　宿主因子　　脱灰（齲蝕）
│　　歯周疾患 ───→ 全身疾患 ←───┘

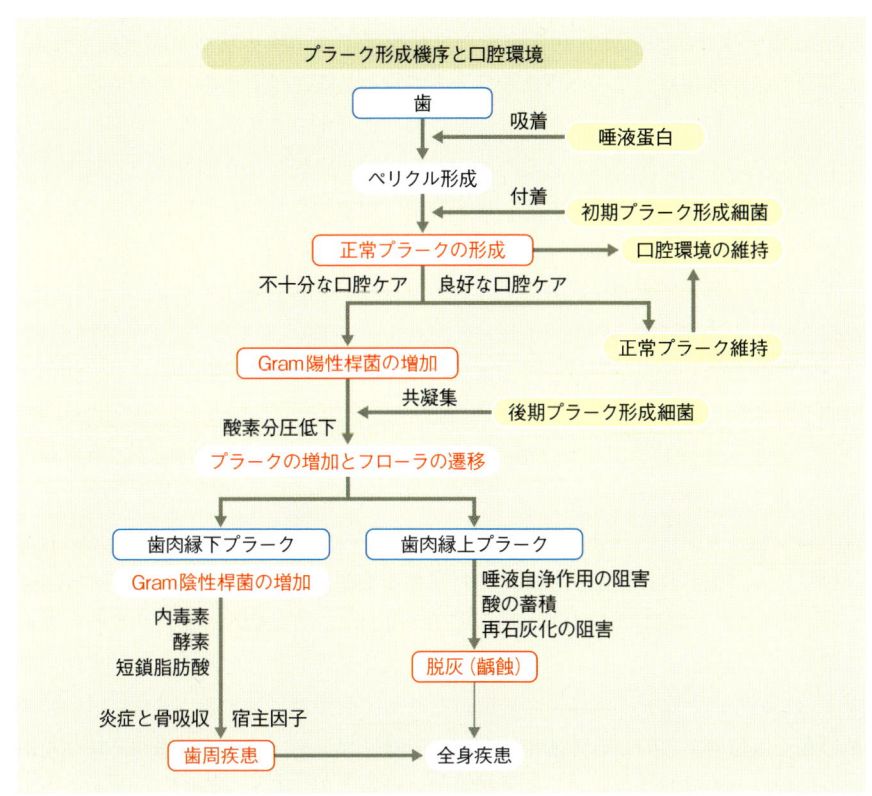

図3 プラーク形成機序と口腔環境

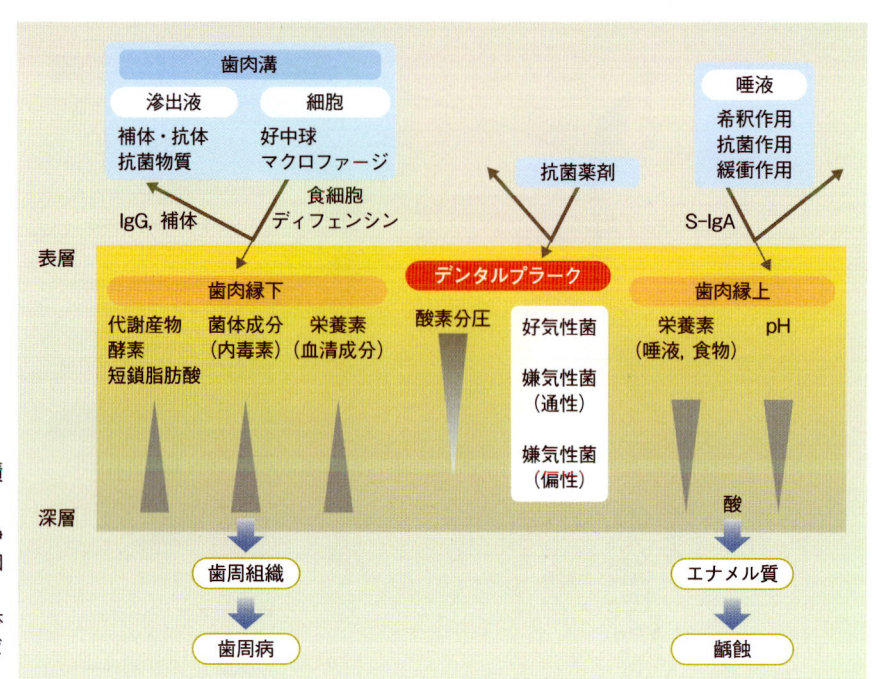

図4 デンタルプラークの蓄積とその影響

プラークの蓄積とともに口腔内の自浄作用が阻害され，齲蝕や歯周病の原因となる．齲蝕では菌の産生する酸が，歯周病では，内毒素や線毛などの菌体成分，蛋白分解酵素や短鎖脂肪酸などの代謝産物が原因となる．

　は，唾液成分の吸着によるペリクル（獲得被膜：acquired pellicle）の形成から始まる（**図3**）．唾液に触れた歯面は唾液糖蛋白成分ムチンが吸着し，厚さ0.1〜0.2μmのペリクルが形成される．また，粘膜面では粘膜ペリクルが形成される．大部分の口腔細菌は，このペリクルを介して歯や粘膜に付着する．腸管粘膜は，特に大腸においては，ルーズムチンと粘膜に強く結合するタイトムチンで構成されるきわめて厚いムチン層で覆われるため，ムチン層が隔壁となり粘膜表面と腸内細菌が直接触れる機会は少ない．ムチン層が細菌付着の仲介をする口腔と隔壁になる消化管との大きな違いである．

　細菌付着において重要な成分は，多量のプロリンを含む蛋白（proline-rich protein：PRP）と糖蛋白（proline-rich glycoprotein：PRG）がある．これらの蛋白は，多くの口腔細菌と特異的に結合するが，この付着機序はすでに分子レベルで詳細に解明されている（**表1**，**図5**[1]）．また，ペリクルには，アルブミン，アミラーゼ，リゾチーム，ラクトフェリン，分泌型IgAおよびシステイン含有リン蛋白も含まれている．リゾチーム，ラクトフェリンや分泌型IgAは抗菌活性を示す唾液成分で，歯や粘膜表面はペリクル内に含まれるこれらの成分によって保護されている．

　ペリクルに覆われた歯面に短期間で付着する細菌は，初期定着菌（early colonizer）と呼ばれ，特異的にペリクルのPRPやPRGに結合する．また，プラーク形成細菌は，van der Waals力，静電気的吸着，疎水性結合などにより非特異的に吸着するため，弱いながらも多くの細菌は短時間に歯面に付着する．さらに，口腔細菌の多くは付着素と呼ばれる線毛，レクチン様リガンド，菌体表層蛋白を持つため歯や粘膜などの表面に強固に，かつ特異的に付着する（**表1**，**図5**[1]）．付着した菌の中には，mutans連鎖球菌のように砂糖を基質として粘着性多糖合成するため，

表1 プラーク細菌の付着因子

	線毛	線維状構造物	レクチン	合成多糖体
歯肉縁上プラーク細菌				
Streptococcus sanguinis	−	+	(+)	G
Streptococcus gordonii	−	+	−	G
Streptococcus mitis	−	+	−	−
Streptococcus mutans	−	+	−	G, L
Streptococcus sobrinus	−	+	−	G
Streptococcus salivarius	−	+	−	L
Actinomyces naeslundii	−	+	(+)	L
Corynebacterium matruchotii	−	−	+	−
歯肉縁下プラーク細菌				
Porphyromonas gingivalis	+	+	−	−
Prevotella intermedia	+	+	+	−
Fusobacterium nucleatum	(+)	−	−	−
A.actinomycetemcomitans	+	−	−	−
Eikenella corrodens	(+)	−	+	−

(+)：保有菌株がある．
ショ糖からの主な合成多糖：G（グルカン），L（レバン）．

より強固に付着するものもある．このように，さまざまな因子が関与することにより，外部から隔絶された脱落しにくいバイオフィルムが形成されていく．

細菌体表層にある線維状構造物の線毛（fimbria）は高分子で，いくつかの領域（ドメイン）に分かれ，さまざまな機能を持つ．疎水性の高い線毛を持つものや，レクチン様リガンドが線毛にあるものなどもある．mitis連鎖球菌群（*Streptococcus mitis*，*S. gordonii*や*S. sanguinis*など）は，正常な口腔環境を維持する重要な菌群と考えられているが，抜歯などにより血管内に移行した場合，感染性心内膜炎の原因となる．また，mutans連鎖球菌群は，菌体表層の線維状構造物や蛋白などによりペリクルへ付着するが，その後の多糖合成により歯面に強固に付着する．さらに，*Actinomyces naeslundii*は，歯面付着に関与するtype I 線毛と上皮細胞やほかの細菌との共凝集にかかわるtype II 線毛を持つ．両typeの線毛を持つ菌はプラークに多く，type II だけを持つ菌は頬粘膜から多く検出されている．その他，*Corynebacterium*属，*Propionibacterium*属，*Eikenella corrodens*，*Capnocytophaga*属にも付着に関与する線毛様構造がある．*Porphyromonas gingivalis*（図6），*Prevotella*属菌など歯周疾患に深く関与する菌の多くは，線毛により粘膜上皮や他菌種との共凝集に関与している．

口腔内フローラを特徴づける凝集と共凝集

デンタルプラークを構成する細菌の特徴的性状として凝集性がある．これには，単一菌の凝集（aggregation）と複数菌種間の共凝集（coaggregation）が起こるため，プラークは成熟とともにきわめて複雑な様相を呈する（図5[1]）．これらの細菌

図5 プラーク内細菌における共凝集
初期定着菌群が歯面上に形成された唾液ペリクル成分に特異的に吸着し，初期歯垢を形成する．その後，異菌種間凝集などにより直接ペリクルに付着能のない後期定着菌群が付着し，プラークからはさまざまな細菌種が検出されるようになる．
(Rickard AH, et al, 2003[1] より一部改変)

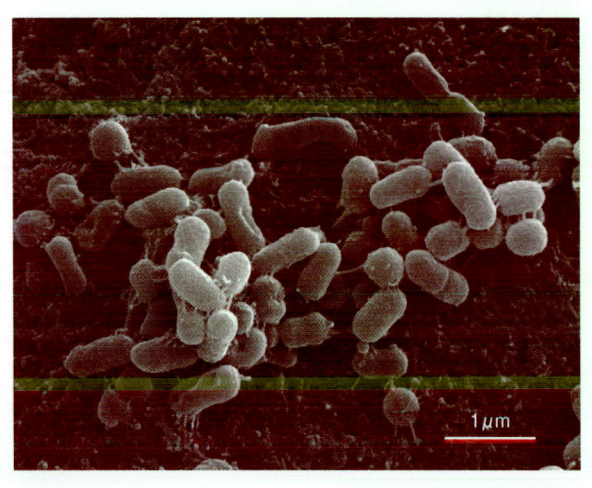

図6 *Porphyromonas gingivalis* の走査電子顕微鏡写真
偏性嫌気性 Gram 陰性の短桿菌で，慢性歯周炎の原因菌の一つ．プラーク内でさまざまな細菌と異菌種間凝集をする．組織侵入性もあり，さまざまな全身疾患との関連性が報告されている．

表2 プラーク形成細菌の共凝集

Gram陽性菌	
Streptococcus sanguinis	*Actinomyces naeslundii*[*1]
	Corynebacterium matruchotii
	Fusobactrium nucleatum[*2]
	Lactobacillus fermentum
Streptococcus gordonii	*Porphyromonas gingivalis*[*3]
	Lactobacillus fermentum
Actinomyces naeslundii[*1]	*Porphyromonas gingivalis*[*3]
	Prevotella intermedia
	Fusobacterium nucleatum[*2]
	Capnocytophaga ochracea

Gram陰性菌	
Fusobacterium nucleatum[*2]	Treponema denticola
Porphyromonas gingivalis[*3]	Treponema denticola
	Treponema socranskii
Eikenella corrodens	*Porphyromonas gingivalis*[*3]
	A. actinomycetemcomitans[2]

1) *1〜*3：複雑な組み合わせで共凝集する菌.
2) Aggregatibacter (Actinobacillus) actinomycetemcomitans

は，生死にかかわらず，何らかのかたちで凝集塊の形成に関与する．凝集は菌が産生する多糖類を仲介として起こり，特にmutans連鎖球菌群などでは水溶性グルカン添加後，瞬時に凝集現象がみられる．共凝集は，異種菌どうしが線毛，レクチン様蛋白，非水溶性粘着性グルカンなどを利用し互いに結合するが，その組み合わせはきわめて複雑である（表2，図5[1]）．

この作用により，ペリクルに直接付着する能力のない細菌も定着するためプラークは急速に成長する．プラーク形成の初期段階にペリクルに定着した連鎖球菌群はActinomyces属と，さらにActinomyces属はFusobacterium属と共凝集する．プラークにおける共凝集の典型がトウモロコシの穂軸状構造物（corn-cob）で，糸状菌を軸に周囲に球菌や短桿菌が密集して付着した像が観察される．細菌の共凝集は，相互に定着を促進する一方，それぞれの細菌が産生する脂肪酸などの代謝産物や抗菌物質であるバクテリオシンにより近傍の細菌を排除する．その結果，プラーク中では細菌の遷移が起こり，徐々に特定の菌種が優勢となる（図7[2]）．

歯肉縁上プラークの中でも，歯と歯の接触する面や咬合面の溝などプラーク除去が困難な部位においては，プラーク内部での嫌気度が上がり嫌気生菌の増加がみられる．その傾向は，歯頸部から歯肉溝内に顕著で，偏性嫌気性Gram陰性菌の増加をもたらす．Actinomyces属やFusobacterium属は，成人性歯周炎の原因菌であるP. gingivalis（図6），Prevotella intermedia，A. actinomycetemcomitans，Treponema denticolaなどと共凝集し，これら菌の定着の足場となって定着するため歯肉炎や歯周炎の原因となる．また，歯肉縁下プラークで共凝集する代表的な菌としては，P. gingivalisとT. denticolaがあげられるが，両者は栄養源や発育因子の供給においても深くかかわり合っている（表2）．さらに，凝集の結果形成さ

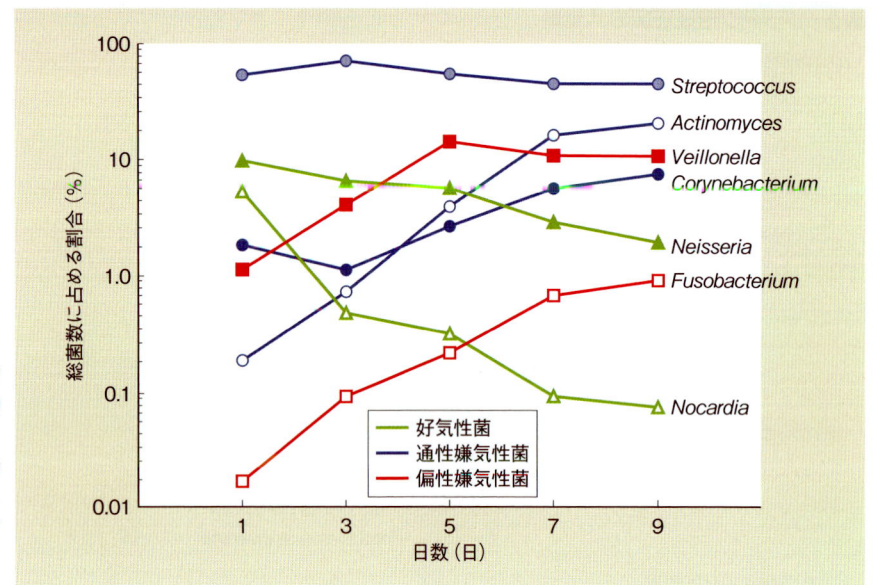

図7 歯肉縁上プラークにおける細菌種の遷移と菌数の変化

プラーク蓄積に伴う細菌種の遷移を示す．終始，連鎖球菌が優勢であるが，徐々に好気性菌の割合が減少し，徐々に偏性嫌気性菌が増加する．
(Ritz HL, 1967[2]より一部改変)

れた菌塊は，食細胞の捕食や抗体などさまざまな生体防御作用にも抵抗性を示すため共生関係が保たれるといえる．

口腔の感染防御機構

　口腔は，病原微生物やアレルゲンといった外来性の異物や抗原に最初に接触する器官で，さまざまな方法で常在菌や外来性細菌の侵入を防御する仕組みがある（**図8**）．口腔内には，1対の耳下腺，舌下腺，顎下腺などの大唾液腺と小唾液腺が多数存在し，1日約1,000〜1,500 mLという大量の唾液が分泌される．また，消化器，呼吸器そして生殖器と同じように，粘膜組織からもさまざまな抗菌物質が分泌され，その表面を覆っている．口腔粘膜は重層扁平上皮からなり，腸管粘膜と異なって，上皮細胞が幾重にも層をなしている．さらに，活発に増殖することにより表面の細胞は絶えず脱落する．

　しかし，ほかの粘膜組織と最も異なるのは，歯という硬組織が粘膜に植立し，歯肉上皮粘膜と歯冠の境界に歯肉溝という溝が存在することである．硬組織と軟組織付着部位には，接合上皮（junctional epithelium）と呼ばれる組織が存在し歯肉溝へとつながっているが，微生物やその産生物の侵襲性に対して組織学的な弱点ともなっている．接合上皮を介し，歯周組織内の毛細血管から抗体や各種血清成分を含んだ歯肉溝滲出液が口腔内へ流出している（**図8**）．

　健康な口腔状態では，絶えず漏出する歯肉溝滲出液とそこに含まれるさまざまな抗菌因子が，細菌を洗い流すとともに感染防御に重要な役割を果たしている（**表3**，**図9**）．さらに，プラークコントロールなしでは，徐々にプラークが増加し，歯周組織に急性炎症を起こすため歯肉滲出液の流出量が増加する．

　全身の粘膜総面積は，約400 m^{2}ともいわれるが，そのうち約240 cm^{2}程度が口

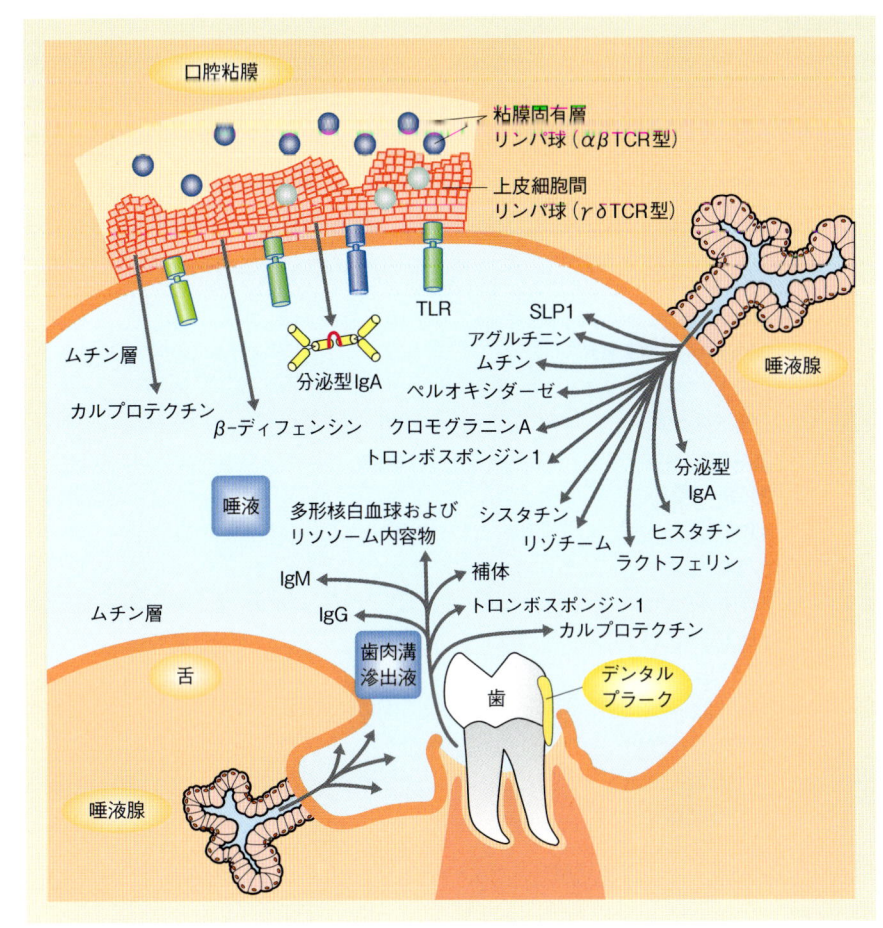

図8 口腔の感染防御機構
口腔内には，唾液腺や歯肉溝および粘膜上皮からさまざまな抗菌物質が分泌されている．特に唾液の役割は重要で，さまざまな自浄作用の中心的役割を果たしている．また，粘膜上皮細胞は，TLRなどを発現し自然免疫に関与するとともに細菌刺激により抗菌物質の産生が促進される．

腔の面積と考えられる．大部分の微生物感染が経粘膜感染であることから，口腔においても相当数の細菌が組織内に侵入していると考えられる．クロルヘキシジンなどの薬物処理後，マウスモノクローナルIgGやキメラS-IgAを数週間にわたって受動免疫することにより，mutans連鎖球菌の口腔内定着を約2年間抑制することができたとの報告がある．このヒトや動物実験の結果は，免疫学的な手法により口腔内フローラをコントロールできる可能性を示しており，きわめて興味深い．しかし，同様の方法でも，歯頸部齲蝕や歯周病の原因とも関連の深い*A. naeslundii*では菌数の減少がみられない．*A. naeslundii*は，*Fusobacterium nucleatum*と同じようにさまざまな菌と共凝集し，歯肉縁上および縁下プラーク蓄積に重要な役割を果たしている．これらの結果を総合すると，口腔という限られた環境でありながら，単純な方法で口腔に常在する内因感染原因菌を排除したり，コントロールすることは容易ではない．

口腔における免疫応答

口腔内に侵入した抗原は，さまざまなルートを経由して口腔および周辺粘膜下の

表3 液性防御因子の産生部位とその特性

分析項目（g/mL）	産生部位					
	唾液全体*	耳下腺	顎下腺/舌下腺	小唾液腺	粘膜上皮	歯肉溝滲出液
容量（L/日）	1.0（0.5〜1.5）					
分泌量（mL/分）	1.3（0.2〜3.0）					
pH	6.7（5.6〜7.9）					
全蛋白質量（mg/mL）	2.3（0.2〜7.5）					
β-ディフェンシン1	該当データ無	○	○	○	○	○
ムチンMG1	233±146（標準偏差）	×	○	○	×	×
ムチンMG2	133±116（標準偏差）	×	○	○	×	×
アグルチニン	該当データ無	○	○	○	×	×
分泌型IgA	299（65〜928）	○	○	○	×	×
IgG	21（8〜35）	×	×	×	○	○
IgM	4（2〜10）	×	×	×	○	○
補体（C3）	5（3.0〜8.0）	×	×	×	×	○
ペルオキシダーゼ（免疫化学）	7.5（0.5〜40）	○	○	○	×	○
ペルオキシダーゼ（活性, mU/mL）	1.0（0.3〜2.2）	○	○	○	×	○
リゾチーム（免疫化学）	69.1（14.4〜159）	○	○	○	×	○
リゾチーム（活性, mU/mL）	14.1（4.2〜31）	○	○	○	×	○
ラクトフェリン	3.5（0.9〜115）	○	○	○	×	○
シスタチン（全量）	50.5（17.9〜125）	○	○	○	○（?）	○（?）
ヒスタチン（全量）	33（14〜47）	○	○	○	×	○
トロンボスポンジン1（TSP1）	4.1（1.1〜12.8）	×	○	不明	×	×
カルプロテクチン	1.9（0.5〜5.7）	×	×	×	○	○
分泌型白血球プロテアーゼ阻害蛋白（SLPI）	1.2（0.9〜1.7）	○	○	○	×	○
クロモグラニンA（ng/mL）	3.4（範囲データ無）	×	○	×	×	×

*：平均値（測定値範囲）を示した．

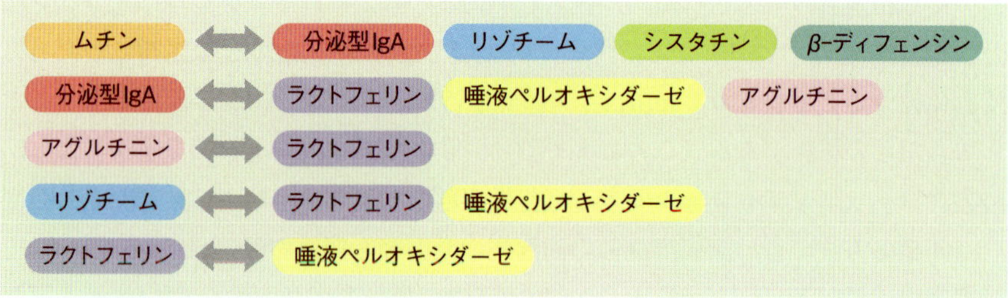

図9 唾液中の殺菌・抗菌物質の相互作用
口腔内に分泌される抗菌因子は，単独で作用するだけでなく，相互に関連し合うことにより口腔内の感染防御作用を行う．

ムチン	⇔	分泌型IgA	リゾチーム	シスタチン	β-ディフェンシン
分泌型IgA	⇔	ラクトフェリン	唾液ペルオキシダーゼ	アグルチニン	
アグルチニン	⇔	ラクトフェリン			
リゾチーム	⇔	ラクトフェリン	唾液ペルオキシダーゼ		
ラクトフェリン	⇔	唾液ペルオキシダーゼ			

リンパ組織を刺激する．ヒト口腔には，舌基底部のWaldeyer扁桃輪を形成する口腔咽頭リンパ組織が存在するため，口腔粘膜経由で直接抗原感作を受けたリンパ球が口腔局所免疫応答を誘導する．同時に，鼻腔や咽頭粘膜に存在する鼻咽頭関連リンパ組織（nasopharyngeal associated lymphoid tissue：NALT）からもさまざまな免疫学的な刺激を受けている．嚥下された抗原は，腸管関連リンパ組織（gut-associated lymphoid tissue：GALT）に取り込まれ，抗原提示細胞により処理された後，各種T細胞や前駆B細胞を刺激する．それらの細胞は胸管を経由し，齲蝕ワ

表4 病原体関連分子パターンに対応するToll様受容体（TLR）

TLR	PAMP（病原体関連分子パターン）
TLR1	TLR2と会合し応答調節に関与，トリアシルリポペプチド
TLR2	ペプチドグリカン（PGN），リポ蛋白，リポタイコ酸，リポアラビノマンナン
TLR3	ウイルス由来二本鎖RNA
TLR4	リポ多糖（LPS）
TLR5	フラジェリン
TLR6	TLR2と会合し応答調節に関与，ジアシルリポペプチド，リポタイコ酸
TLR7	イミダゾキノリン（抗ウイルス薬）誘導体，ウイルス由来一本鎖RNA
TLR8	ウイルス由来一本鎖RNA
TLR9	細菌由来非メチル化CpG DNA
TLR10	詳細不明

クチン開発におけるS-IgA抗体応答で詳細に検討されたcommon mucosal immune systemと呼ばれる免疫担当細胞の循環帰巣経路によって実行組織に移動していく[3]．したがって，口腔粘膜固有層や基底膜周辺には，口腔周辺で直接刺激を受けたリンパ球と循環帰巣経路によってホーミングしたリンパ球が混在する．大部分の粘膜固有層内T細胞研究は，小腸や大腸で行われているが，歯周病変部における免疫担当細胞の研究も行われており，全身のリンパ球循環を考えると口腔も消化器の一部として多くの共通点を持つものと考えられる．

口腔粘膜固有層内の大部分のT細胞は，腸管粘膜と同様，$\alpha\beta$型T細胞受容体を持つ$\alpha\beta$CD4$^+$の休止期メモリーT細胞で，抗原との再接触を待ち受けている．これらの細胞は，増殖能力はやや劣るものの，サイトカイン産生能力は高いことが知られている．また，$\alpha\beta$CD8$^+$T細胞は，細胞内寄生性細菌やウイルス感染防御において重要な役割を果たしている．

上皮細胞間リンパ球（intraepithelial lymphocytes：IEL）は，基底膜上の上皮細胞間に存在するT細胞で，5〜6個の粘膜上皮細胞に1個程度の頻度で存在するといわれている．腸管上皮内のIEL研究から，これらの細胞は，80〜90％がT細胞で，$\gamma\delta$T細胞と$\alpha\beta$T細胞がほぼ同程度存在し，大部分がCD8$^+$であり，残りの一部がCD4$^+$8$^+$ダブルポジティブであると報告されている．

常に多くの細菌にさらされている粘膜上皮細胞には，各種Toll様受容体（Toll-like receptors：TLRs）およびNOD系分子が多数存在している（**表4**）．しかし，正常な口腔上皮細胞は，各種菌体成分により刺激されても炎症性サイトカインが産生しない．歯周病原菌 *P. gingivalis* を始めとする *Bacteroides* 類縁菌のリポ多糖類（LPS）を構成しているリピドAは，*Escherichia coli*（大腸菌）などの腸内細菌科のリピドAと構造が異なり生物活性がきわめて弱いことが知られている．その結果，*P. gingivalis* はGram陰性菌のLPSセンサーであるTLR4からの認識を回避して生息することができるとの考えもある．一時期，*P. gingivalis* のLPSはTLR2を介して認識されるとの報告が多数みられたが，TLR2はリピドAに結合するリポペプチドを認識することが解明された[4]．*P. gingivalis* の線毛もTLR2を介して作用するが，歯周病原菌に起因する心血管系の疾患がTLR2に関係がある

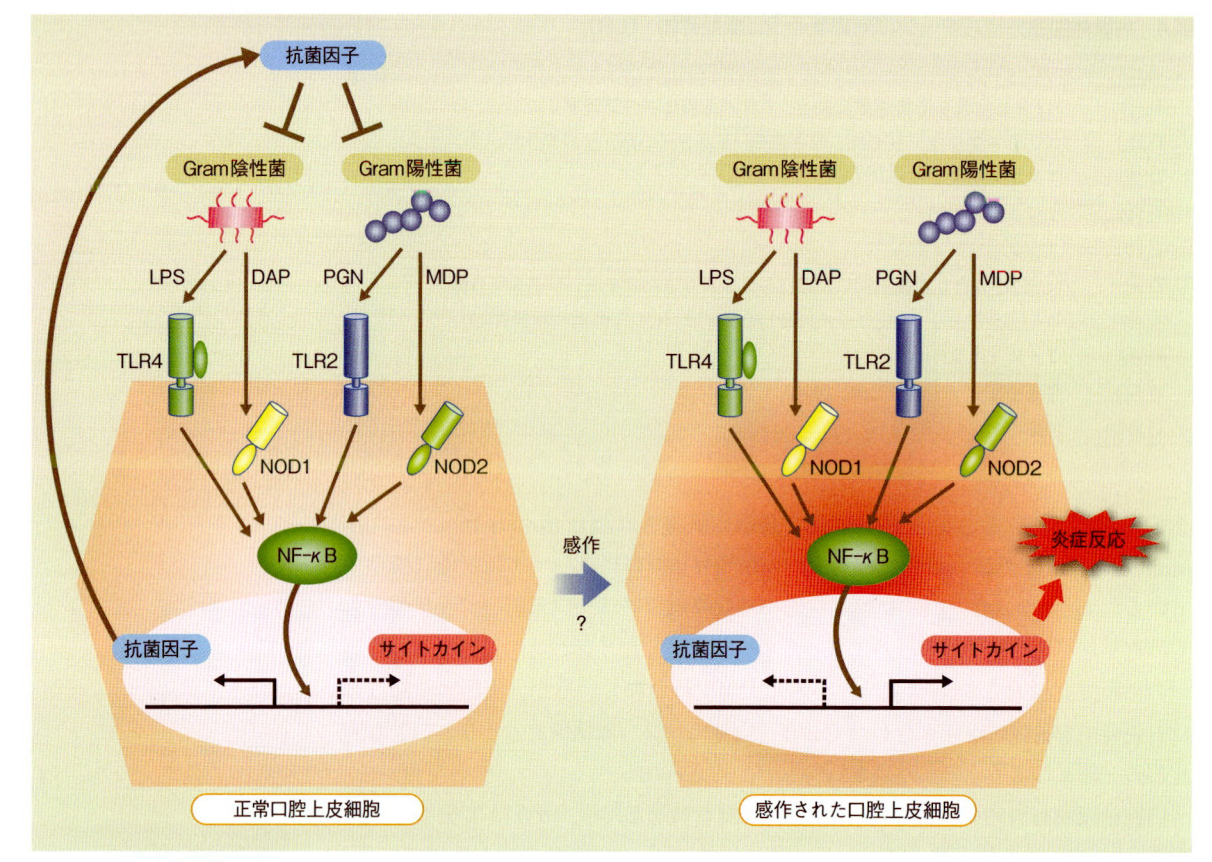

図10 口腔上皮細胞の細菌に対する自然免疫

常に細菌に接している正常口腔上皮細胞は，細菌を認識して抗菌物質産生を活発に行い感染防御に働く．しかし，炎症部位の上皮細胞や細胞内への細菌侵入が起こると炎症性サイトカインを産生し強い炎症反応を起こす．
（上原亜希子ほか，2007[8]）を改変）

との報告もある．両者の関連性を検討することは，歯周病と全身疾患を解明するうえできわめて興味深い．

　口腔上皮細胞にも TLR 系分子（TLR1〜9），NOD1 および NOD2 が恒常的に発現しており，炎症歯周組織では，TLR2 および TLR4 の発現が増強される．口腔上皮細胞を各種合成リガンドで刺激しても炎症性サイトカイン IL-8 や ICAM-1 などの接着分子発現は増強されなかった[5-7]．しかし，ペプチドグリカン認識蛋白や β-ディフェンシンの産生量が顕著に増強されたことが報告されている（**図10**[8]）．類似の現象が，咽頭，気道，腸管，肺，腎臓や子宮頸部から分離した上皮細胞でも確認されている．口腔上皮細胞で認められた性状が同じように細菌にさらされる粘膜上皮細胞に共通していることは，自然免疫系を検討するうえできわめて興味ある結果といえる．すなわち，細菌接触により刺激を受けた上皮細胞は，抗菌因子を活発に産生し細菌の排除を行う一方で，炎症性サイトカインの産生を抑制して粘膜の炎症を防いでいると考えられる．

　しかし，口腔上皮細胞を炎症性サイトカインで処理した後に TLR 系分子や NOD を刺激すると高レベルの炎症性サイトカイン産生が促進される．この結果は，口腔病変部位において歯周病原菌菌体成分により炎症性サイトカイン産生増加が起こる現象の説明に反映することができる．歯肉線維芽細胞も恒常的に TLR 系分子および NOD1 系分子を発現しているが，それぞれのリガンド刺激により炎症性サ

イトカイン産生が増加する．また，炎症部位に多数浸潤するヒト単球系細胞を同じようにそれぞれのリガンドで刺激すると，相乗的に炎症性サイトカインの産生が増加することが報告されている．

　これらの結果は，常に細菌に接している口腔上皮細胞は，細菌を認識しても炎症や免疫応答を誘導しない状態にあり，むしろ抗菌物質産生を活発に行い感染防御に働いていることを示している．しかし，炎症状態に置かれた細胞や細胞内への細菌侵入が起こると菌体成分により強い炎症反応を起こすと考えられる．さらに，上皮細胞のバリアが破壊されると，通常，細菌接触のない線維芽細胞などは，活発に炎症反応や免疫応答を誘導する．類似の現象は，歯周病原菌が大量に産生する短鎖脂肪酸，特に酪酸の為害作用に対する歯肉細胞間相互作用でも報告されている[9]．このような反応がさまざまなレベルで繰り返され歯周組織が破壊される結果，歯周病巣でみられる炎症性組織破壊が起こるものと思われる．生体は，細菌体や代謝産物などから受けるさまざまな刺激をそれぞれの細胞レベルで認識し，振り分けることによって組織の恒常性維持に最適な方法を選択しているのではないだろうか．

免疫学的手法による口腔内フローラのコントロール

　口腔の2大疾患のうち，ヒト齲蝕原性細菌 *Streptococcus mutans* や *Streptococcus sobrinus* の研究は，1990年代に病態発症機序が分子レベルでほぼ解明された．その後，*S. mutans* の主な齲蝕原性因子である多糖合成酵素（glucosyltransferase：GTF）のクローニングが行われ，同菌の全ゲノム配列が決定された[10]．*gtf* 遺伝子の発現調節機序が解明され，GTFの発現調節はきわめて厳密に制御されていることが判明した[11]．一方，歯周病は，病態の多様性と原因細菌が複数いることや適切な動物実験モデルがないことなどから，全容解明には至っていない．

　S. mutans が口腔から検出される以前に，抗 *S. mutans* 抗体が大部分の小児の唾液S-IgAや血液中から検出される．これらの抗体は，おそらく *S. mutans* と共通抗原を持つ口腔や腸内の細菌，あるいは食物抗原の刺激により産生されたと考えられている．しかし，根本的にこれらの自然抗体では *S. mutans* の定着を阻害できないため，この抗体の結合活性や親和性が十分でないと考えられている．そこで，さまざまな方法により特異性の高い抗体を誘導する齲蝕ワクチンが考案された．抗原としては，*S. mutans* 菌体，GTF，菌体表層グルカン結合蛋白や表層蛋白（PAc，AgI/II，Antigen B，SpaAなど）などが精製され，経口あるいは経鼻投与法により唾液中のS-IgA抗体応答の誘導に使用された．また，リポソーム顆粒の利用や無毒変異型コレラ毒素などさまざまなアジュバントも開発された．これらを用いることにより *S. mutans* の定着を抑制できるとの報告がある．同時に，口腔常在菌に *S. mutans* 病原因子の遺伝子を導入し，抗原の供給源として口腔内定着を試みる方法も行われた．さまざまな影響を考えた結果，初期プラーク形成段階において，バクテリオシンなどの抗菌物質を産生する細菌を先行定着させるほうがより効果的ではないかとの考えが生まれた．どちらにしても，ヒト口腔内での研究は，十分な試験を行うことが困難で，免疫学的な方法により齲蝕，あるいはフローラをコント

ロールできるか否かを結論づけるまでには至っていない.

安全性の理由から，受動免疫法により S. mutans の定着を抑制する方法がいろいろと試みられた．鶏卵抗 S. mutans-IgY 抗体，抗 S. mutans-IgG 抗体を含む牛乳やマウスモノクローナル抗体，また，遺伝子操作により植物に細菌特異的抗体を大規模に産生させる方法なども考案された[12-14]．産生された抗体が動物やヒトに用いられた結果，特異抗体により S. mutans を減少できたと結論づけている報告もあるが，実用化には至っていない．また，受動免疫では免疫学的記憶が得られないため，投与時期や間隔などを検討する必要がある．

代表的歯周病原菌 Porphyromonas gingivalis の主な病原因子としてあげられるのは，線毛，プロテアーゼ，LPS および代謝産物であろう．線毛は，fimbrilin 蛋白 FimA の重合体で，細胞付着に関与している（表2）．線毛遺伝子 fimA の解析から，活動性の高い病態からは II 型 fimA を保有する菌が有意に分離され，この線毛を持つ菌株は高い口腔上皮細胞への付着能と細胞侵入能を持つことが報告されている[15]．また，P. gingivalis は，ジンジパイン（gingipain）と呼ばれる2種類のシステインプロテアーゼを産生する．gingipain は，歯周局所のフィブロネクチンやコラーゲンを分解し，歯周組織破壊に深く関与するばかりでなく，あらたに FimA 線毛の付着部位を露出させ細菌組織内定着や侵入を促進する[16]．P. gingivalis の LPS は，E. coli などほかの Gram 陰性菌の LPS に比べ生物活性が低いものの，破骨細胞の活性化や炎症性サイトカイン産生などに関与する．また，代謝産物として大量に産生される短鎖脂肪酸，特に酪酸は，粘膜上皮の接着分子産生抑制や組織為害性がある[17]．さらに，組織内に浸潤後は，免疫担当細胞に細胞死を誘導するなど局所免疫応答にもさまざまな影響を与えていると思われる[18]．

口腔の2大疾患齲蝕と歯周病というまったく異なる疾患を考えると，S-IgA だけにより予防が可能か否かは疑問である．近年の粘膜免疫研究から，免疫手段を改良することにより唾液中の S-IgA だけでなく血清 IgG の上昇も可能であるとの報告があり，徐々に効果的な免疫学的手法が確立していくものと思われる．唾液内には多くの抗菌物質や抗体などが含まれているにもかかわらず，口腔粘膜や歯面に大量の口腔細菌が生息する．口腔を主な生息場所としている細菌は，これら因子の影響を受けないか，あるいは回避できる能力を備えていると考える必要がある．事実，口腔連鎖球菌の大部分は IgA 分解酵素を産生する．したがって，より効果的にプラーク内細菌フローラを操作するためには，ブラッシングなどによる物理的な菌の排除や何らかの抗菌物質，そして免疫学的手段などいくつかの方法の併用が必要なのではないだろうか．

口腔におけるプロバイオティクス応用の可能性

プラークが細菌の凝集塊から形成されるバイオフィルムで，腸内フローラとさまざまな点で異なっていることはすでに述べた．これらの相違点を考慮することなしに，口腔におけるプロバイオティクス応用を検討することはきわめて困難である．遺伝子操作により作製した病原因子欠損株の先行定着，バクテリオシン強産生株に

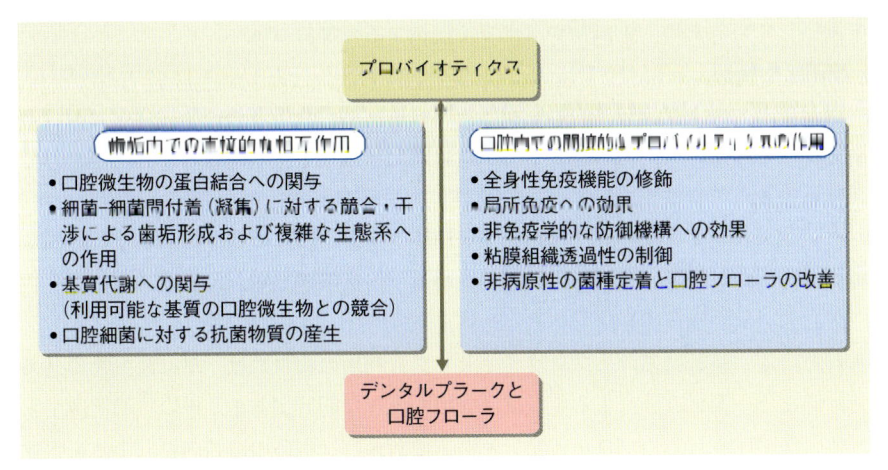

図11 口腔におけるプロバイオティクスの応用
(Meurman JH, et al, 2005[19]を参考に和訳および改変)

よる病原菌株の排除，さらに免疫学的手法などさまざまな視点からプラーク抑制法が検討，報告され続けてきた．しかし，いずれの方法もいまだに実用化されていない．そこには，同一口腔内という狭い環境でありながら，歯肉縁上プラークと歯肉縁下プラークというまったく異なるフローラをコントロールする難しさがある．すでに口腔内のプロバイオティクス利用が検討され，さまざまな報告がなされているが，効果的な結果が得られたとの報告は少ない．したがって，口腔におけるプロバイオティクス利用については，多くの点で改善すべき余地が残されているものと思われる．それらの視点から，考慮すべき点をあげた報告もあるが，細菌やその産生物による直接的な作用を目的とするのか，また，免疫系などを介した間接的な作用を期待するのかによって考え方は大きく異なってくる（図11）[19]．口腔細菌の視点から，口腔におけるプロバイオティクス応用の可能性をもう少し具体的に検討してみたい．

直接的作用を目的とした利用法

組織学的検討

　口腔は腸管と異なり，粘膜に歯という硬組織が植立している．歯は，乳酸などの有機酸に弱く，長期の使用を検討する場合，細菌代謝産物がエナメル質の脱灰やセメント質に及ぼす影響を検討する必要がある．また，乳酸菌は，mutans 連鎖球菌群のような齲蝕原性はないとされているが，軽度に脱灰された齲窩を拡大する性状を考慮する必要がある．すでに，酸産生性においてこの問題を解決した菌株の報告もあるが，使用目的と方法を明確にする必要がある[20]．

物理学的検討

　菌液や産生物をうがいなどによって口腔に作用させた場合，その作用時間を検討する必要がある．口腔では，摂取されたプロバイオティクスの停滞時間が腸管のそれよりきわめて短い．また，口腔内には大量の唾液が分泌されており，摂取物は容易に希釈される可能性がある．さらに，歯肉溝内は歯肉溝滲出液が口腔内に向かっ

て漏出しているため，供試物が深部まで浸透する可能性は低い．

細菌学的検討

　歯肉縁上，縁下プラークの形成機序やこれまで行われてきた口腔細菌学における研究から考えると，口腔バイオフィルムに新たな細菌を定着させることはきわめて困難と思われる．また，口腔常在菌を用い乳酸産生能を低下あるいは欠損した株，バクテリオシン産生強化株などを作製し口腔内定着を試みた研究もあるが，遺伝子操作を行った関係上，臨床応用の認可を得ることは困難と思われる．

　酸に弱い歯周病原菌を排除するために，乳酸菌などを口腔内投与する方法も考えられている．腸管におけるプロバイオティクス利用の背景には，単に産生物の効果だけでなく，菌体成分による免疫賦活作用の大きな期待がある．単に，細菌産生物だけの作用に注目したプロバイオティクスであれば，生菌の口腔内摂取より産生物を用いたほうがよいかもしれない．

間接的な作用を目的とした利用法

免疫学的検討

　齲蝕予防ワクチン開発において，抗原の経口投与による唾液内の抗原特異的S-IgA 分泌誘導法はよく知られている．その後，抗原として各種精製物が用いられたり，さまざまなアジュバントが工夫されてきた．同様の手法により歯周病原菌を標的としてさまざまな免疫法が報告され，IgG および S-IgA 産生が促進されることが確認されている．また，特異抗体誘導とプロバイオティクスの効果を同時に発揮させるため，抗原を乳酸菌に遺伝子導入し腸内に定着させる方法も検討されたが，臨床応用までには解決しなければならないハードルは多い．これらはいずれも，口腔内におけるプロバイオティクスの応用というよりは，むしろ腸管や鼻粘膜経由の粘膜免疫法と考えられる[21]．

その他の利用法

　口腔においては，さまざまな理由から効果的なプロバイオティクスの応用は難しいかもしれない．しかし，腸管における研究結果から考えるといくつかの応用法が期待できる．

　新生児の腸管にプロバイオティクスを投与したり，抗菌薬などにより腸内フローラを減少させた後にプロバイオティクスを摂取することにより腸内フローラが改善されるとの報告がある[22,23]．口腔内に形成されたバイオフィルムをプロバイオティクスにより直接的に改善することは難しいが，ブラッシングや歯科的処置によりプラークを除去した後，プロバイオティクスを用いることにより効果が期待できるかもしれない．また，歯周病治療と口腔局所へのプロバイオティクス投与を併用することにより，予後や歯肉縁下プラークが改善される可能性も考えられる．

おわりに

　齲蝕と歯周病は，国民の大部分が罹患する感染症であるにもかかわらず，いわゆ

る生活習慣病の一つと考えられている．また，直接生命にかかわる感染症ではないという認識が強く，多くの基礎研究があるにもかかわらず，積極的な臨床応用は行われていない．しかし，近年の疫学的研究から歯周病が糖尿病や動脈硬化，そして，心臓血管障害，腎臓病や肥満など，さまざまな全身疾患のリスクファクターになることが明らかになってきた．また，高齢者および口腔周囲の癌治療患者，さらに，終末期医療における患者のQOLにおける飲食物の経口摂取の重要性からも，口腔環境の健康維持はきわめて重要な問題である．"口腔の情報は全身に伝わり，全身の情報が口腔に伝わる"ことが免疫学的にも証明され，口腔と全身の健康は連動しているといえる．したがって，免疫学的な手段やプロバイオティクスを用いた口腔の健康維持が可能となれば，口腔だけでなく，全身疾患の予防や改善にもつながる可能性があるといえる．

また，腸管におけるプロバイオティクス利用の背景には，単に腸内フローラへの影響だけでなく，菌体成分による腸管粘膜免疫応答への大きな期待がある．しかし，口腔粘膜経由による口腔内局所粘膜免疫応答の解析は，ほとんどなされていない．したがって，口腔におけるプロバイオティクス応用の可能性を検討する場合，今後の口腔粘膜直接刺激による口腔免疫応答の詳細な解析が期待される．

〈落合邦康，山田　潔〉

● 引用文献

1. Rickard AH, Gilbert P, High NJ, et al. Bacterial coaggregation: an integral process in the development of multi-species biofilms. Trends Microbiol 2003; 11: 94-100.
2. Ritz HL. Microbial population shifts in developing human dental plaque. Arch Oral Biol 1967; 12: 1561.
3. McGhee JR, Mestecky J, Dertzbaugh MT, et al. The mucosal immune system: from fundamental concepts to vaccine development. Vaccine 1992; 10: 75-88.
4. 小川知彦．*Bacteroides* 類縁菌 LPS の化学構造と免疫生物学的活性：*Prophyroonas gingivals* LPS 研究を中心に．日細菌誌 2006; 61: 391-404.
5. Sugawara Y, Uehara A, Fujimoto Y, et al. Toll-like receptors, NOD1, and NOD2 in oral epithelial cells. J Dent Res 2006; 85: 524-529.
6. Uehara A, Sugawara S, Takada H. Priming of human oral epithelial cells by interferon-gamma to secrete cytokines in response to lipopolysaccharides, lipoteichoic acids and peptidoglycans. J Med Microbiol 2002; 51: 626-634.
7. Sugiyama A, Uehara A, Iki K, et al. Activation of human gingival epithelial cells by cell-surface components of black-pigmented bacteria: augmentation of production of interleukin-8, granulocyte colony-stimulating factor and granulocyte-macrophage colony-stimulating factor and expression of intercellular adhesion molecule 1. J Med Microbiol 2002; 51: 27-33.
8. 上原亜希子，菅原由美子，高田春比古．第1章，口腔の自然免疫．清野宏（編），粘膜免疫からの感染と免疫応答機構　実験医学，羊土社，2007; p.48-54.
9. Kurita-Ochiai T, Seto S, Ochiai K. Role of cell-cell communication in inhibiting butyric acid-induced T-cell apoptosis. Infect Immun 2004; 72: 5947-5954.
10. Ajdi D, McShan WM, McLaughlin RE, et al. Genome sequence of *Streptococcus mutans* UA159, a cariogenic dental pathogen. Proc Natl Acad Sci USA 2002; 99: 14434-14439.
11. Biswas S, Biswas I. Regulation of the glucosyltransferase (*gtfBC*) operon by CovR in *Streptococcus mutans*. J Bacteriol 2006; 188: 988-998.
12. Mitoma M, Oho T, Michibata N, et al. Passive immunization with bovine milk containing antibodies to a cell surface protein antigen-glucosyltransferase fusion protein protects

rats against dental caries. Infect Immun 2002; 70: 2721-2724.
13. Hamada S, Horikoshi T, Minami T, et al. Oral passive immunization against dental caries in rats by use of hen egg yolk antibodies specific for cell-associated glucosyltransferase of *Streptococcus mutans*. Infect Immun 1991; 59: 4161-4167.
14. Ma JK, Hiatt A, Hein M, et al. Generation and assembly of secretory antibodies in plants. Science 1995; 268: 716-719.
15. Nakagawa I, Amano A, Ohara-Nemoto Y, et al. Identification of a new variant of fimA gene of *Porphyromonas gingivalis* and its distribution in adults and disabled populations with periodontitis. J Periodont Res 2002; 37: 425-432.
16. Nakayama K. Molecular genetics of *Porphyromonas gingivalis*: gingipains and other virulence factors. Curr Protein Pept Sci 2003; 4: 389-395.
17. Takigawa S, Sugano N, Nishihara R, et al. The effects of butyric acid on adhesion molecule expression by human gingival epitherial cells. J Periodont Res 2008; 43: 386-390.
18. Ochiai K, Kurita-Ochiai T. Apoptosis induced short-chain fatty acids modulates immunoresponses. Bioscience Microflora 2005; 24: 91-95.
19. Meurman JH. Probiotics. Do they have a role in oral medicine and dentistry? Eur J Oral Sci 2005; 113: 188-196.
20. Meurman JH, Antila H, Salminen S. Recovery of Lactobacillus strain GG (ATCC 53103) from saliva of healthy volunteers after consumption of yoghurt prepared with the bacterium. Microb Ecol Health Dis 1994; 7: 295-298.
21. Holmgren J, Czerkinsky C. Mucosal immunity and vaccines. Nat Med 2005; 11: S45-53.
22. Martin CR, Walker WA. Probiotics: Role in pathophysiology and prevention in necrotizing enterocolitis. Semin Perinatol 2008; 32: 127-137.
23. Mimura T, Rizzello F, Helwig U, et al. Once daily high dose probiotic therapy (VSL#3) for maintaining remission in recurrent or refractory pouchitis. Gut 2004; 53: 108-114.

Ⅱ 基礎編

8
プロバイオティクスの効能と作用機序

はじめに

　宿主（ホスト）に対する有益な保健効果を発揮するプロバイオティクスを摂取した場合，胃酸で生き残り，胆汁酸にも耐性を示し，せっかく生きたまま腸管に到着した場合でも，付着性が乏しいためにそのまま排除されてしまうことが多い．プロバイオティクスがその真価を発揮するには，宿主消化管粘膜への付着・増殖の能力を持つことは必須と考えられる．

　消化管疾患を起こす有害微生物の多くは優れた運動性を持ち，その鞭毛などの先端に付着性を示すレクチンなどのアドヘシン（adhesin，細胞接着因子）を保有し，明確なヒト腸管への付着戦略を持つものがほとんどである．一方，プロバイオティクスには，そのような病原性菌に匹敵する明確で強力なアドヘシンの報告例はないが，徐々に lactobacilli（乳酸桿菌）を中心にプロバイオティック乳酸菌のヒト腸管付着機構の一端が明らかになりつつあり，将来的な腸管系有害菌のピンポイント的，特異的な排除方法（置換，排除，競合的阻害）が筆者らにより提案されつつある．

プロバイオティクスの菌体内外の有用成分

　プロバイオティクスが生菌剤や食品素材として摂取された場合，消化管の特に小腸などに局在するリンパ節の Peyer 板などの M 細胞（membranous cell）を通過して，摂取される場合が一般に想定されている．実際に，実験動物のブタなどの腸管を用いた実験では，FITC 染色した菌体が M 細胞から取り込まれ，下部に待ち構えている免疫担当細胞である樹状細胞（dendritic cell）などに取り込まれ，菌体内外成分に関して情報収集されていることが光学顕微鏡でも確認できる．図1には，粘液ムチン層の存在しない M 細胞から菌体が通過して細胞質内の樹状細胞やマクロファージに取り込まれ，菌体の種類に応じた刺激を受け，それに応じた異なったサイトカインが転写翻訳分泌され，宿主が応答を示す模式図を示した．このよ

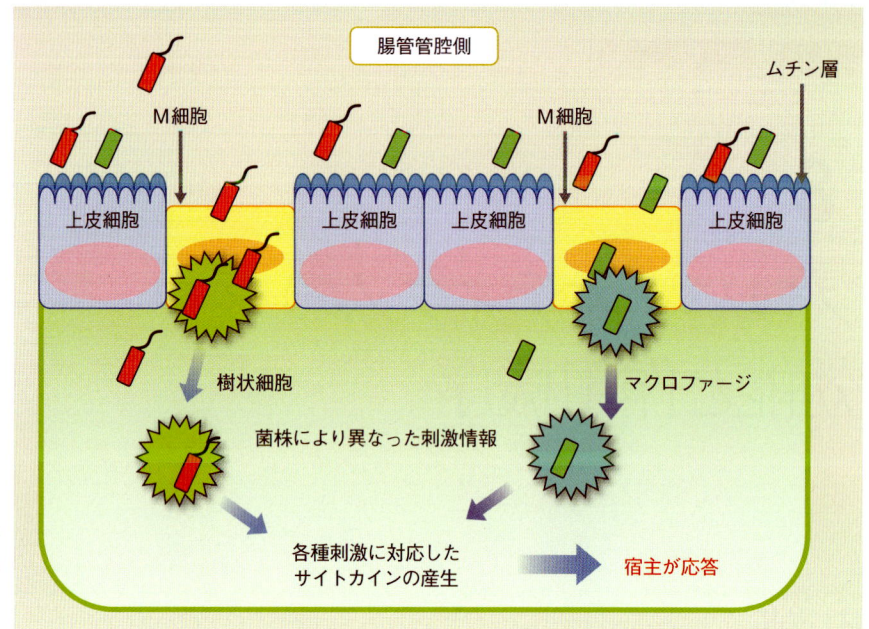

図1 菌体のM細胞からの取り込みと宿主応答の模式図
■ː病原菌（運動性あり）
■ː乳酸菌（運動性なし）

うに，宿主に対して免疫修飾作用などをもたらすためには，摂取されたプロバイオティクスの一部は必ず腸管から取り込まれて，宿主免疫系に働きかけることは必須条件といっても過言ではない．それでは，このような有用な保健効果をもたらすプロバイオティクス菌体における有用成分とは何であろうか？　ここでは，菌体の外部と内部の成分について網羅的に考えてみたい．

菌体外成分

プロバイオティクスには，通常 lactobacilli や *Bifidobacterium*（ビフィドバクテリウム属）が知られている．lactobacilli は現在までに22属に分類されているが，その主たるものは，Gram 陽性，非運動性，カタラーゼ陰性，芽胞非形成などの性質を持っている．これらの乳酸菌の菌体は脂質二重層からなる細胞膜の周りを，浸透圧などの外部環境変化や物理的損傷から菌体を守るために，ペプチドグリカン（peptidoglycan）と呼ばれる細胞壁で被覆されている．細胞壁は，N-アセチルグルコサミン（GlcNAc）と N-アセチルミラミン酸（MurNAc）の$α1$-3結合からなる直鎖に連なった長い糖鎖どうしが，5残基からなるペプチド鎖で多数の箇所で架橋されている3次元構造をしている．通常，プロバイオティクスは Gram 陽性菌であるので，この細胞壁は各菌体の種類を特定する厚みや特徴的な構造をしている．また，この細胞壁のペプチドグリカン層には，そのほかの多くの菌体外成分が共存している場合が多い．たとえば，S-layer 蛋白，リポテイコ酸，テイコ酸，リポ蛋白，菌体外多糖（extracellular polysaccharide：EPS）などであり，S-layer 蛋白以外はリン酸基を結合してマイナスの陰電荷を示すものが多く，生理的な pH 下ではいろいろな成分と相互反応を示す（図2）．

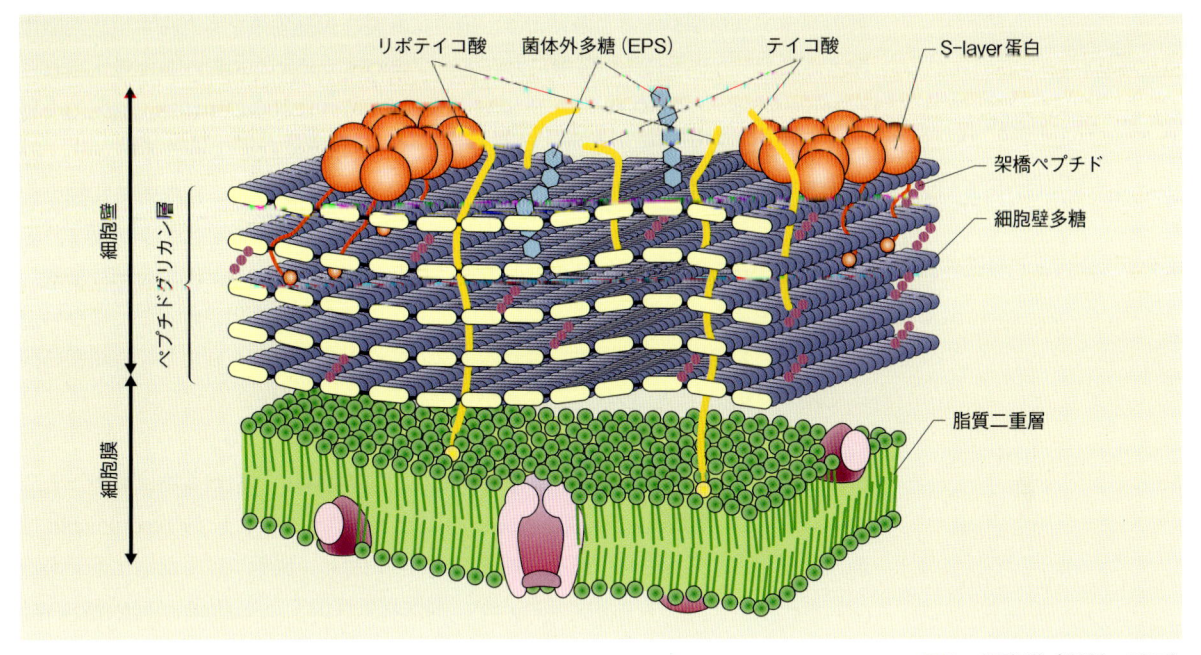

図2 細胞膜（脂質二重層）と細胞壁（ペプチドグリカン層と諸成分）の構造（模式図）

菌体内成分

　プロバイオティクスのlactobacilliやBifidobacteriumの菌体には，核膜に覆われていない原核生物特有の染色体DNA鎖が存在する．一般にlactobacilliなどの乳酸菌はGC（グアニン・シトシン）含量が53％未満の菌株が多いが，Bifidobacteriumでは53～57％とGC含量の高い菌株の多いことが特徴である．これらのDNA鎖はそのまま裸の状態で口腔摂取された場合，宿主消化管のDNA分解酵素ですぐに分解されてしまうが，微生物菌体のカプセル内部に入った状態では，安定である．腸管のM細胞から取り込まれた菌体内の染色体DNAは，マクロファージや樹状細胞により菌体細胞が分解される過程で初めて各種の制限酵素で分解される結果，きわめて多様性に富んだオリゴDNA断片を生じるものと考えられる．Gram陰性細菌や陽性細菌から単離されている免疫刺激性のDNAモチーフ（後述）などには，ヒト，マウス，ブタなどに対する強い免疫賦活化作用を示すものが多い．

プロバイオティクスの作用機序

　宿主に摂取されたプロバイオティクスの腸管内での作用については，腸内細菌叢（フローラ）に対する作用，腸管上皮細胞に対する作用，および宿主の免疫系に対する作用などが考えられ，これらが複雑に関係することで宿主に対する"整腸作用"などが発現される．

腸内細菌叢に対する作用

　1989年，Fullerにより提出された概念では，プロバイオティクスは，腸内細菌

叢のバランスを調整することにより，宿主に有益な保健効果をもたらす生きた微生物とされた[1]．ヒトの腸内環境において，プロバイオティクスの一つと考えられるlactobacilliは，L/D-乳酸（lactic acid）を生産する．これらの菌体は，嫌気的な腸内環境において腸管内の各種糖質を資化して，解糖系で代謝することにより，L/D-乳酸を持続的に生産しATPを取り出している．すなわち，乳酸菌は乳酸を作ることにより，この高エネルギー化合物であり各種の酵素反応に不可欠のATPを生産し続けないと生存できない．この最終生産物である乳酸は，細菌を純粋培養した際には主要成分であるが，実際の大腸においては大量に検出されることはない点に注意が必要である．これは，腸管内では乳酸などの有機酸を利用して短鎖脂肪酸に変換する細菌群が，多数存在するからである．

一方，*Bifidobacterium*はヘテロ発酵菌であり，独特なフルクトース-6-リン酸経路（ビフィズム経路）によりブドウ糖を代謝するために，最終産物は酢酸：乳酸を3：2の比率で酢酸を多く生産する．プロバイオティクスとしてのlactobacilliは酸素分圧が高くても生育可能な通性嫌気性菌のために，腸管では上部消化管である小腸部位から生育すると考えられるが，偏性嫌気性菌である*Bifidobacterium*は，嫌気度の高い消化管下部の大腸部位において最も生菌数が多いと考えられる．

両者の作り出す多量の乳酸は大腸の上行結腸や横行結腸では盛んにほかの腸内細菌による発酵が進み，酢酸とプロピオン酸に誘導されるが，加えて酪酸などの短鎖脂肪酸濃度も100 mmol/L以上となるためにpHも5〜6前後と低くなり，有害菌の生育は抑制される．さらに，下部消化管の横行結腸の遠位部から下行結腸では短鎖脂肪酸が吸収され，pHも6〜7へと上昇する．pKa値が乳酸より高い酢酸は非解離型となり，有害菌の細胞内に取り込まれると，エネルギー代謝を阻害して抗菌活性を示す．乳酸や酪酸も同様に抗菌性を示すが，乳酸菌は一般に高い耐酸性を示す．このように，腸内環境pHが局所的に低下することで，病原性微生物の生育性は抑制され，結果として腸内細菌叢において善玉菌が悪玉菌を菌数的にも凌駕することで"腸内細菌叢バランスが改善される"と説明されている．

実際に，プロバイオティクスを多量に摂取した後では，腸内細菌叢内の微生物バランスが改善され，投与プロバイオティクスがある程度の期間は検出されるという報告が多い．ただし，ヒト型腸内細菌群を接種されたモデル動物（ラットやマウスなど）も，時間が経てばその動物固有の腸内細菌叢に戻ることも知られており，これらの効果は長期にわたって継続的にプロバイオティクスを摂取することで，初めて実現可能と考えられている．

神戸大学の研究グループは，プロバイオティクスとして投与した*Bifidobacterium*の長期間定着は認められず，宿主固有の*Bifidobacterium*は対照的に長期間遺伝子レベルで検出されるという興味深い研究を，*Bifidobacterium*の線毛関連遺伝子との観点で展開している[2,3]．また，多くの腸管系有害菌は，腸管刺激性の有機酸（プロピオン酸やコハク酸など）を産生し，宿主の腸管を刺激して下痢の原因や，腸管上皮細胞のアポトーシスなどを誘発する場合も知られている．

一方，微生物の生産する代謝産物としての酪酸（短鎖脂肪酸）は，京都府立大学の研究グループによると，ブタ小腸絨毛萎縮からの回復促進や大腸粘膜上皮の増殖

促進などの宿主の腸管上皮細胞の生育性に影響を与えることが指摘されている[4]．酪酸などの短鎖脂肪酸は，大腸上皮細胞では最もよく利用されるエネルギー源であり，ヒストン脱アセチル化酵素（HDAC）に対する阻害効果も示すので，大腸癌に対する予防効果が推定されている．また，プロバイオティクスの多くはガス非産生のホモ発酵菌が多く，ヘテロ型であっても乳酸以外に副成するのはエタノールや二酸化炭素（CO_2）である．しかし，多くの腸管系有害菌の場合は，ほかの腸内細菌の生産する水素を利用してメタンガスや硫化水素ガスを産生し，宿主腸管に対して強い毒性を示す．さらに，多種類の有害な酵素（β-グルクロニダーゼなど）を産生して腸内腐敗を促進し，宿主の大腸癌の発癌原因となることも多い．

プロバイオティクスの lactobacilli には，抗菌性のペプチドであるバクテリオシン（bacteriosin）を生産するものが多い．筆者らも，ヒト腸管から単離した多くのプロバイオティクスにおいて，バクテリオシン活性の発現を確認している．当研究室でヒト乳児糞便から単離した *Lactobacillus gasseri* LA39 の生産するガセリシン A は，類縁菌である乳酸菌以外にも，*Listeria* 属，*Bacillus cereus*, *Staphylococcus aureus* などにも抗菌性を示す，抗菌スペクトルの広い環状構造をとるバクテリオシンであった[5]．プロバイオティクスが，実際にヒト腸管内でバクテリオシンを産生し，腸管系有害菌の生育を抑制することで，宿主の腸内健康に寄与しているか否かの正確な検証はなされていないが，おそらくそのような現象が腸内細菌叢で起こっていることが推定されている．このことは，プロバイオティクスがヒト腸内で有害菌の生育を抑え，腸内細菌叢バランスをとることを可能にしている一つの要因であろう．

プロバイオティクスのなかでも，*Lactobacillus reuteri*（ロイテリ菌）は"ロイテリン"という抗菌性物質を生産し，ほかの有害菌の生育を抑制するものもある．ロイテリンは，グリセロールから誘導される 3-ヒドロキシプロピオンアルデヒドである．

2007 年，麻布大学・東京大学・理化学研究所の合同研究グループにより，マウスの腸管内で実際に *in vivo* で同菌からロイテリンが産生されていることが 2 次元 NMR により初めて実証された[5]ので，ヒト腸管内でも同様な生理効果が期待されている．ロイテリンを生産する *L. reuteri* を利用したロイテリンヨーグルトは，国内販売されていた歴史もある．

このような菌種間での拮抗作用には，有機酸産生による腸内 pH の低下，酸化還元電位の低下，各種の抗菌物質（有機酸，二次胆汁酸，過酸化水素，バクテリオシン，ロイテリンなど）の効果および栄養素や生長因子の奪取などがあり，その総合的な結果により，その時点において局所的に構成菌種間でバランスのとれた腸内細菌叢が形成されるものと考えられる．

宿主側の腸管上皮細胞に対する作用

外来微生物と常に接しているヒト腸管上皮細胞層には，病原性微生物を有効に排除する仕組みを本来の機能として持っている．最も重要であるのは"分泌性の免疫グロブリン A（sIgA）"である．通常，健康な成人であれば 1 日 200mg 以上の

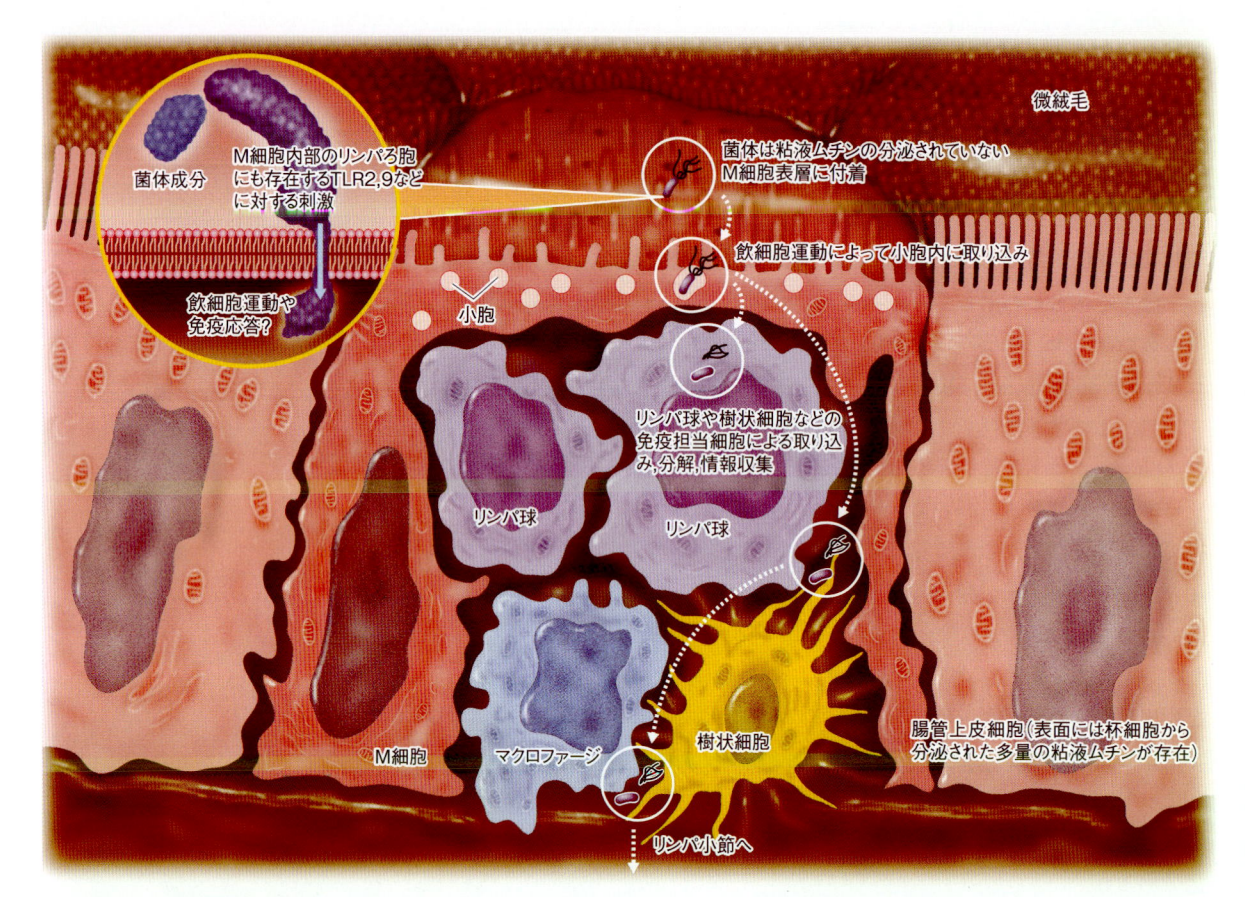

M細胞による菌体の取り込み

　sIgAが腸管上皮から分泌されており，有害微生物を認識して結合し，腸管からの排除に役立ち，食中毒などの危害からヒト腸管を守っていると考えられている．sIgA量の増減は，実際に糞便から定量したり，または唾液中のIgA量を測定することで腸管分泌性sIgA量を推定する．ある種の乳酸菌や*Bifidobacterium*を持続的に経口摂取することでPeyer板のTh2型T細胞を活性化し，IL-4, 5などのサイトカインを誘導して，IgAを産生するB細胞の分化を促し，sIgA産生を増強するなどの機構が考えられている．

　一方，ヒト腸管上皮細胞からも微生物刺激により"ディフェンシン（defensin）"という抗菌性ペプチドが分泌され，病原性微生物からの感染を防ぎ，宿主の健康を守っていると考えられる．ディフェンシンファミリーは，6個のシステイン残基が3対の分子内ジスルフィド結合を形成する陽電荷性のペプチドとして特徴づけられている．一般にこのような抗菌性ペプチドは塩基性～中性であり，かつ両親媒性である．ヒトディフェンシンファミリーは，α-およびβ-の2種のサブファミリーに分類され，ヒトβ-ディフェンシンは腎臓，膵臓，尿管，気道，そのほか腸管などの上皮組織で分泌され，宿主の腸内環境を守っている．

　16S rDNAの遺伝子情報に基づく非培養法によるヒト腸内細菌叢の最新の検討では，多くのことがわかり始めている．健常成人の糞便の非培養法（terminal-restriction fragment length polymorphism：T-RFLP法）の検討結果では，従来プ

ロバイオティクスとまったく考えられていなかった培養が難しく，いまだ寒天平板培地での培養に成功していない"難培養性微生物（uncultured bacterium）"が特徴的に存在し，これまで主たる菌属と考えられ続けていた *Bifidobacterium*, *Bacteroides* および *Eubacterium* などの腸内存在比率の低いことが推定されている[6]．

光岡知足博士（元東京大学教授）により提案されていたヒト腸内細菌叢の各種微生物分布図は，あくまでも培養法に基づく結果に基づく推定であるために，最新の知見に基づいた菌種構成比の将来的に修正の行われることが切望されている．

最近の研究では，ヒト消化管下部では腸内細菌により分泌される"ポリアミン"が腸管上皮細胞から直接吸収されて作用し，その結果として腸管組織の成熟，特に腸管粘液やsIgAの分泌促進に大きくかかわっていることが報告されている．ポリアミンは，分子中にアミン(-NH-)を多く含む，低分子の塩基性物質であり，2分子のアミンを含むプトレシン［$NH_2-(CH_2)_4-NH_2$］，3分子のスペルミジン［$NH_2-(CH_2)_4-NH-(CH_2)_3-NH_2$］，4分子のスペルミン［$NH_2-(CH_2)_3-NH-(CH_2)_4-NH-(CH_2)_3-NH_2$］の総称である．ポリアミンは，宿主腸管上皮のムチン層を厚くし，外来有害微生物，毒素やアレルゲンなどからの感染や侵入を防ぐバリアー機能を亢進することを示唆している．ポリアミンのどの分子がどのような機構で，上皮細胞内にある杯細胞（goblet cell）に働きかけて，その細胞数を増やしたり，ムチンの生合成系に働きかけて分泌量や速度を制御するのかは不明であるが，新しいプロバイオティクスを選択する基準のバイオマーカーの一つとして注目されている．協同乳業の研究グループは，プロバイオティクスの *Bifidobacterium animalis* subsp. *lactis* LKM512入のヨーグルト摂取試験により，同菌の腸管内での増加に伴い，16S rDNA情報だけで確認されている複数の難培養性細菌が変動し，腸内ポリアミン濃度が有意に上昇するという重要な発見をしている[7]．ここでは，理化学研究所の研究グループの開発した，腸内細菌叢を解析するツールとしてのT-RFLP法と腸内菌叢解析ソフト（マイクロビオータプロファイラー）を用いている．このT-RFLP法は，従来のPCR（polymerase chain reaction）法，リアルタイムPCR法，FISH（fluorescence *in situ* hybridization）法，DGGE（denaturing gradient gel electrophoresis）法などよりも迅速で検出限界も低く，何よりもデータベース化に優れている点が評価される．この手法では，従来の培養法や既存種だけを標的とした分子生物学的手法ではみつけることができなかった菌種の動態解析が可能で，今後の同分野研究の主流となるかもしれない[8]．

一方，ヒト腸管上皮細胞におけるM細胞は，高分子量の菌体などが取り込まれる際の単なる通過場所と考えられ，そのためにこの細胞表層には吸収の妨げとなる粘液ムチン層が存在しない（図1参照）．筆者の研究室では，このM細胞にToll様受容体（Toll-like receptors：TLRs）9やTLR2の発現していることを明らかにし[9]，乳酸菌DNAのTLRを介する免疫応答がPeyer板や腸間膜リンパ節において機能することを強く示唆した．このように，プロバイオティクスを経口摂取した場合，腸管細胞内に取り込まれる以前に，多種多様の刺激性を宿主に与えていることが考えられる．このことは，近年のアレルギー患者の増加，幼少期における各種微生物による腸管曝露刺激の減少と関係しているとした"衛生仮説"を支持すると

表1 わが国の機能性ヨーグルトに使用されているプロバイオティクス

菌属	菌種	菌株名
Lactobacillus	acidophilus	CK92, L92, NCFM, SBT-2062
	casei	NY1301, YIT9029 (Shirota)
	fermentum	KLD, RC-14
	gasseri	OLL2716 (LG21), SP
	helveticus	CK60
	johnsonii	La1
	paracasei	CRL431, F19, KW3110, LCI
	plantarum	299v
	reuteri	DS2112
	rhamnosus	271, GG, LB21
	salivarius	UCC118
Bifidobacterium	breve	Yakult
	lactis	Bb-12, BB-12, FK120, HN019 (DR10), LKM512
	longum	BB536, SBT2928

緑字の菌はトクホ使用菌を示す．

ともに，これからの研究課題がこの分野研究に非常に多いことも示唆している．

宿主の健康に対する作用

　代表的なプロバイオティクスには，*Lactobacillus* 属や *Bifidobacterium* 属などがあげられる．現在，わが国で市販されている機能性ヨーグルトには，これらの2属に含まれる多種類の菌株が利用されている．表1に使用菌株の概要を示したが，2001年，当時の厚生省（厚生労働省）の創成した特定保健用食品（トクホ）にそれらの一部は認可されている（表1の緑字）．

　プロバイオティクスの宿主に対する効果には，下痢症などの予防や改善効果，生活習慣病の発生に直接的あるいは間接的に関与する腸内細菌叢や腸内代謝の改善などを含めたいわゆる"整腸作用"である．この作用は，特定保健用食品の訴求項目である"お腹の調子を整える製品"の効果効能に該当する．たとえば，プロバイオティクスのなかで乳糖分解性の高いものには，腸管内で持続的に乳糖を分解してくれるために，乳糖不耐症の改善につながる可能性が高い．また，プロバイオティクスの *L. gasseri* や *L. acidophilus* のなかには，食餌性のコレステロールを直接菌体に吸着または取り込む菌株が報告されている．さらに，コレステロールは肝臓から分泌された抱合型胆汁酸により吸収が促進されることから，この活性を持つプロバイオティクスの選択利用も検討されている．

　プロバイオティクスである *L. helveticus* は蛋白分解能力の高いことが知られているが，発酵乳中には乳蛋白が酵素的に分解されたラクトトリペプチド（VPP, IPP）が存在し，血圧降下作用を示す．その作用機構は，これらのペプチドが接種され腸管から吸収されると，血流に入り肺や動脈内皮に局在するアンジオテンシン変換酵素（ACE）に結合して，血圧上昇作用のある ACE-II の生成を抑えるから

である．これらのペプチドは，後述のバイオジェニクスに該当し，腸内菌叢を介することなく直接宿主の健康に有益に働く食品成分と考えられる．

プロバイオティクスのなかには，食品由来のヘテロサイクリックアミン類を吸着し，排除することで抗変異原性（antimutagenicity）を持つ菌株も存在する．この活性発現には，菌体外多糖などの菌体細胞壁成分への特異的吸着が関与している物理的な抗変異原性（desmutagenicity）と考えられている．最近，一部の腸内細菌により生産されるポリアミンには，フレームシフト突然変異の抑制や，DNAへの結合によるDNAのアルキレーション防止や紫外線誘導による遺伝子変異や復帰突然変異の抑制などの生物学的な抗変異原性（bioantimutagenicity）としての作用が推定されている．さらに，プロバイオティクスの腸内増殖に伴い，発癌に関与する酵素の活性低下や，腸内pH低下による細胞壁障害性を示す二次胆汁酸の産生に関与する有害細菌（*Clostridium*など）の増殖も抑制して，宿主の健康を守っていると考えられている．

宿主の免疫系などに対する作用

1989年のFullerの概念の提示[1)]から現在に至るまで，プロバイオティクスは"生きている菌（生菌）"と定義されており，死菌体はプロバイオティクスには含まれない．しかし，1998年に光岡知足博士が提案した菌体の成分や菌体が作り出した代謝産物の発揮する生理作用を示す物質論的な"バイオジェニクス"という概念では，死菌体でも有効性を示した．

2001年，Kalliomäkiらは，*L. rhamnosus* GG（LGG菌）が乳幼児のアトピー性皮膚炎や喘息を改善したという研究成果を発表して注目された．

2003年，Clancyらはプロバイオティクスのなかでも，特に腸管免疫調節を介して生体の健康維持・増進に寄与するものを"イムノバイオティクス"と命名した[10)]．

2005年，筆者らもバイオジェニクスのなかでも特に免疫系に働きかける成分を"イムノジェニックス"という名称を提案しており[11)]，この場合，必ずしも生菌由来の成分でなくても構わない．

わが国でも実際にスギ花粉が飛散し始める時期から，花粉によるアレルギー症状を緩和することが期待されるプロバイオティクスを使用した，数種の機能性ヨーグルトが製造販売されている．これらのヨーグルトに使用されている乳酸菌には，乳業用乳酸菌として広く乳酸発酵に使用される *L. delbrueckii* subsp. *bulgaricus*（ブルガリア菌）と *Streptococcus thermophilus*（サーモフィルス菌）の2種のヨーグルト菌に加えて，ヒト腸管から単離された各種のプロバイオティクスが利用されている．これらの乳酸菌においては，その成分研究から菌体の細胞壁成分（ペプチドグリカン）が主たる効能成分であることが実験的に明らかにされている．

これらの菌体は摂取された後，腸管M細胞から取り込まれ，ペプチドグリカンは樹状細胞などの表層にあるTLR2により認識され，その刺激が細胞内部のNF-κBなどを経由したシグナル伝達機構によりその有害性情報が核内に伝達され，その結果として炎症性のサイトカイン（IL-12など）が分泌され，ヘルパーTリンパ球の2型数が減少し，1型リンパ球数が増加することにより，免疫系が改善されて

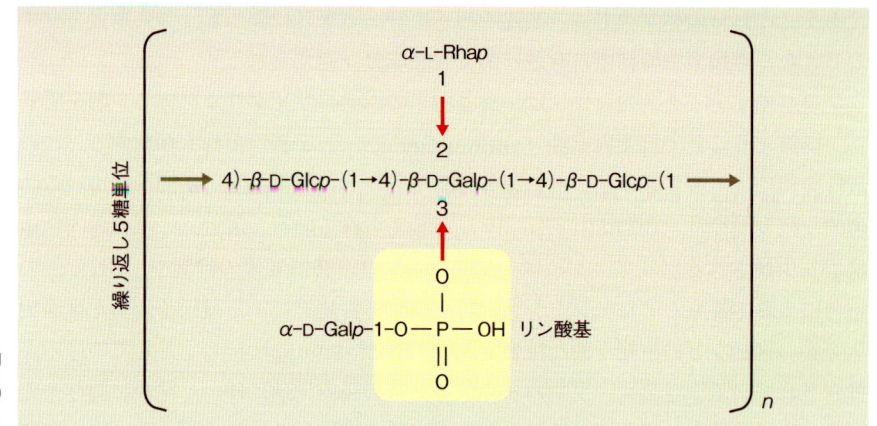

図3 L. cremorisの生産するリン酸化菌体外多糖の繰り返し5糖単位の化学構造

　アレルギー症状が緩和される機構が推定されている．実際には，ヘルパーTリンパ球の単に1型と2型の反応だけでなく，その背景にはnaive細胞の関与なども考えられ，より複雑な反応系により大きく免疫系が動いているものと推定されている．また，ペプチドグリカンの微細構造であるγ-D-グルタミル-メソ-ジアミノピメリン酸やムラミルジペプチド（MDP）をそれぞれ認識するNod1およびNod2などの細胞内受容体も存在する．

　乳酸菌の生産する菌体外多糖（EPS）が，宿主に対して有益な作用を示した報告も多い．たとえば，北欧のフィンランドには強い粘性を示すViili（ビーリ）という伝統的ヨーグルトがあるが，その摂取量の高さと，同国民に大腸癌発症数がきわめて低いことと関連があることが疫学的に明らかにされている．これは，Viiliの製造に使用されている乳酸球菌である Lactococcus lactis subsp. cremoris（クレモリス菌）が生産するリン酸化菌体外多糖による免疫賦活（活性）化作用の結果により，抗発癌性が発揮されていることが推定されている．この菌体外多糖の化学構造は，当研究室のNakajimaらにより解明されており，その化学構造を図3に示した[12]．

　その後，筆者らの研究室では，デキストランを化学的にリン酸化して免疫活性化作用を検討した結果，ただ分子量が大きくリン酸基が導入されているだけでは，高い免疫活性は誘導されないことが判明した．多糖としての一定の高分子量（単糖の重合度が大）を持つ土台構造のうえに，マイナスのリン酸基を有する陰電荷構造が特異的に提示されることが，哺乳動物の免疫活性の発現に重要であることがわかった[13]．このような多糖を，一部の乳酸菌がどのような理由により乳酸発酵下で作るのかは不明であるが，乾燥状態や外部環境悪化から菌体を防いだり，マクロファージからの貪食作用から逃れるために自己防衛的に生産するなどの理由が推定されている．実際にヒト腸管内で，プロバイオティクスの生産する菌体外多糖が免疫系に作用し，抗発癌性を示しているか否かの直接的な証明はまだされていない．

　一方，ヒト腸管M細胞から取り込まれた菌体の内部に存在する染色体DNAおよびその制限酵素による切断断片（オリゴDNAモチーフ）が，宿主の腸管免疫刺激性を示すことが示唆される．

　1995年，Kriegらは，大腸菌の染色体DNAの制限酵素消化断片である非メチ

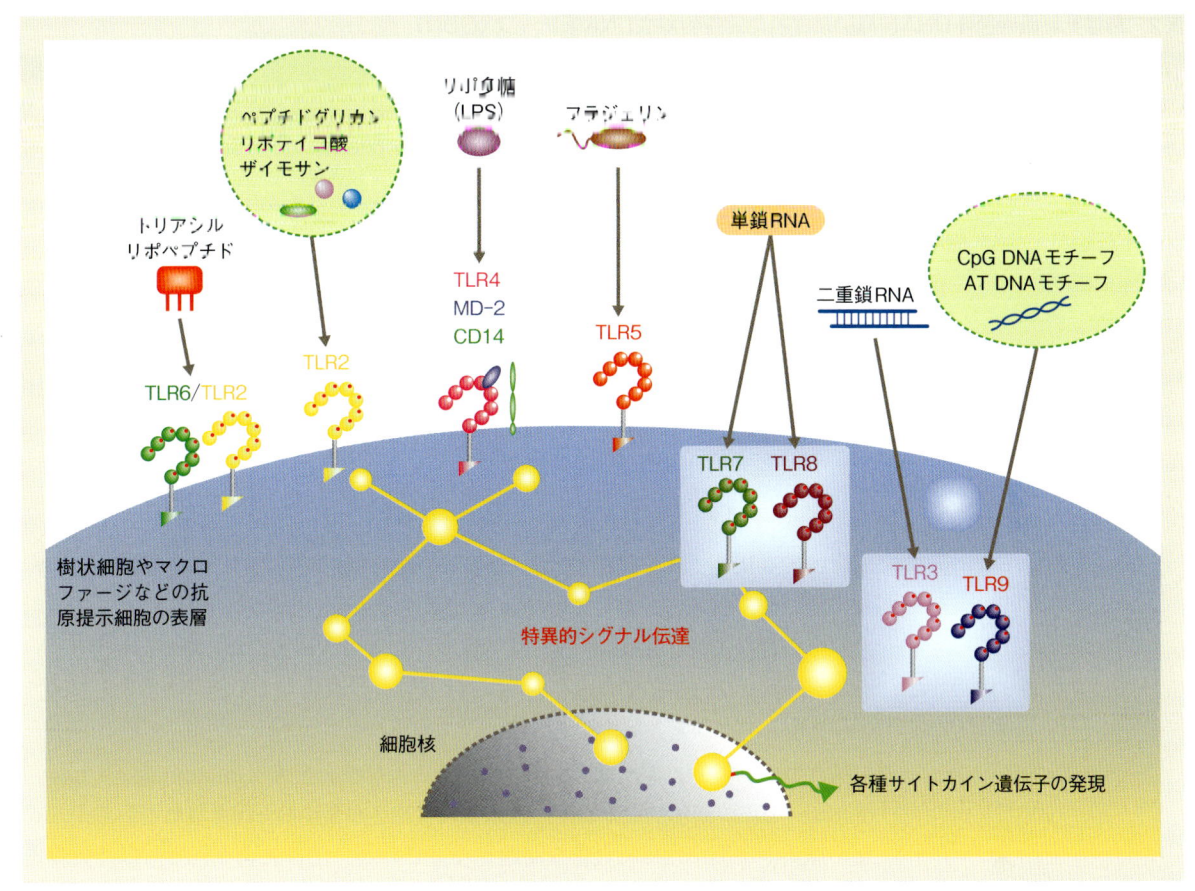

図4 Toll様受容体（TLR）ファミリーと特異的認識機構

ル化CpG1826モチーフが，マウスおよびウサギ免疫系を強く刺激するBリンパ球幼若化因子であることを見いだした[14]．

2000年，大阪大学の研究グループにより，CpGモチーフの受容体がヒト免疫担当細胞表層に存在するTLRsという一群の蛋白のTLR9であることが解明された[15]．現在までに，遺伝子レベルでは14種類，蛋白レベルでは11種類のTLRファミリーの存在が知られており，自然免疫における活性化のシグナル伝達経路も明らかにされつつある．樹状細胞などの免疫担当細胞表層に存在するTLRと，細菌を認識する分子パターンであるPAMPs（pathogen associated molecular patterns）を持つ細菌性モデュリンについて，図4に概要をまとめて示した．

筆者らの研究室でも，プロバイオティクスとして多くの機能性ヨーグルトに使用されている菌株において，各種のCpGモチーフ（シトシンとグアニン塩基の並んだ特徴的な配列）やATモチーフ（アデニンとチアミン塩基の並んだ特徴的な配列）を発見しており，免疫刺激性オリゴヌクレオチド（ODN）名，塩基配列，微生物起源および作用動物などをまとめて，表2に示した[16-18]．これらの検索には，マウスの脾臓リンパ球からの脾臓細胞（リンパ球，マクロファージなど）をDNAモチーフで刺激し，標識トリチウムの取り込み能によりリンパ球の活性化を調べるマイトジェン活性試験（リンパ球幼若化活性試験）を行い選抜する．これまで，DNA

表2　各種乳酸菌染色体DNAに見いだされた免疫刺激性DNAモチーフ（ODN）

ODNモチーフの名称	塩基配列（5'- -3'）	起源となる微生物	作用する主な哺乳動物種
プロバイオティクス起源			
ID35	ACTTTCGTTTTCTGCGTCAA	L. rhamnosus GG（LGG菌）	ヒト, ブタ, マウス
BL-7	GCGTCGGTTTCGGTGCTCAC	B. longum BB536（ビフィズス菌）	ヒト, マウス
AT5AC-L*	TATAATTTTACCAACTAGC	L. gasseri JCM1131^T（ガセリ菌）	ヒト, ブタ
LGAT243*	TTAACAATTTTACCCAAGA	L. gasseri OLL2716（LG21菌）	ヒト, ブタ
乳業乳酸菌起源			
OLLB-7	CGGCACGCTCACGATTCTTG	L. bulgaricus NIAIB6（ブルガリア菌）	ヒト, ブタ, マウス
その他起源			
CpG1826	TCCATGACGTTCCTGACGTT	E. coli（大腸菌）	マウス

*：刺激性配列にC, Gを含まないATモチーフを示す．無印は，すべてCpGモチーフを示す．
赤字で示した配列は，活性確認がされている部位を示す．JCM1131^TはL. gasseri の基準株を示す．

断片によるリンパ球の刺激性を考える際に，単に塩基配列だけの相互比較により行っていたが，筆者らは最近これを3次元構造で活性を比較考察する考え方を示した[19]．これにより，各種の刺激性配列には"6塩基ループとCGステム構造"という特有の高次構造が必要であり，プロバイオティクスの示す多種多様な免疫刺激性の一因をなしていると推定している．

最近わが国でも，ヒト腸管に炎症が起きる炎症性腸疾患（inflammatory bowel disease：IBD）が増加しており，欧米型の食生活が発症の一因とされているが，直接の原因が不明のために大きな問題となっている．IBDに含まれる潰瘍性大腸炎（ulcerative colitis：UC）やCrohn病においては，腸管上皮細胞などが炎症により部分的に破壊されている細胞も多く，慢性的な炎症状態が続いている．

2004年，Rachmilewitzらによりプロバイオティクス由来のDNAがTLR9を介して抗炎症作用を発揮し，潰瘍性大腸炎を改善したという興味深い知見が得られた[20]．しかし，一方ではこのような炎症症状の患者には，花粉症対策用に選抜されてきた炎症性サイトカイン（IL-12など）を継続的に生産する菌株の摂取は，望ましくないと考えられる．マススクリーニングなどにより，炎症性サイトカイン生産分泌性として高度に選抜されてきたプロバイオティクスの食品への利用においては，販売時に摂取上の注意情報の消費者への提供という考慮が必要となるだろう．

プロバイオティクスのヒト腸管付着性戦略

プロバイオティクスの3要件には，胃酸耐性，胆汁酸耐性およびヒト腸管付着性という3つの性質があった．筆者らの研究では，ヒト腸管から単離された菌株を調べてみると，意外と胃酸耐性や胆汁酸耐性の低いものが多く，胃酸耐性と胆汁酸耐性がともに高いという菌は非常に少ない．実際にプロバイオティクスを摂取する際には，食品成分と一緒に摂ることが多く，単体で摂ることは少ない．たとえばヨーグルト（発酵乳）では，乳自体の緩衝能が高く，酸素や紫外線遮断性の高いカゼインやホエイ蛋白などの乳成分がゲル状であり，プロバイオティクスの保護能が特に

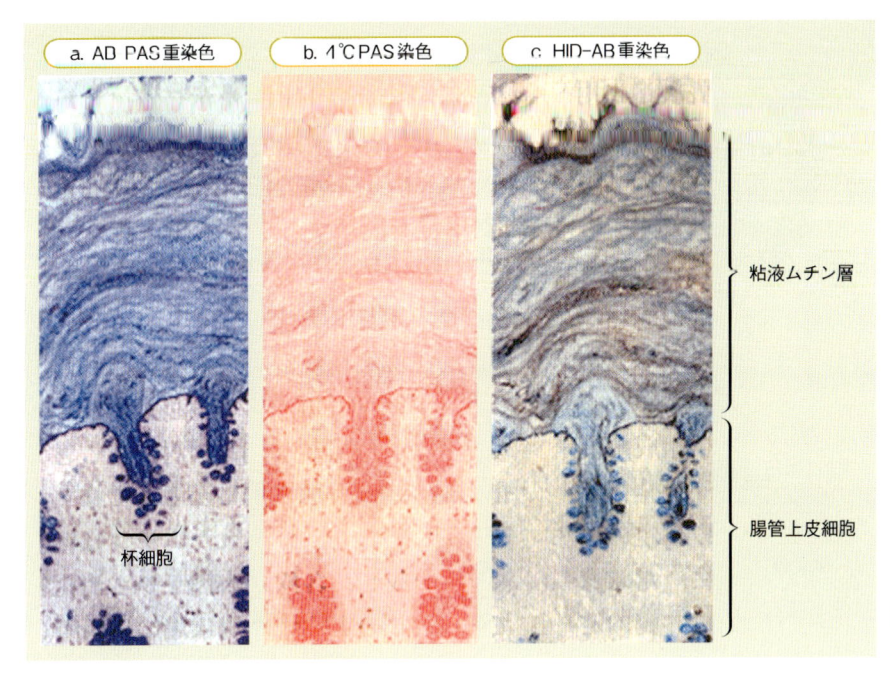

図5 ヒト大腸粘膜組織のカルノア固定後の染色像

高いと考えられる．したがって，プロバイオティクスのマススクリーニングでの選抜では，筆者らは胃酸耐性や胆汁酸耐性よりは，"ヒト腸管付着性"を重視している．これは，ヒト腸管上皮のM細胞からプロバイオティクスが継続的に吸収され続けるためには，M細胞付近にその菌体が多数存在することが重要な条件となりうる．そのためには，きわめて多くの菌体数を常時摂取するか，またはヒト腸管付着性が高くM細胞付近で自己増殖して多くの菌体数に増えることが重要な取り込み条件になると考えられる．

一般にヒト腸管組織の食道から肛門までの全消化管の上皮細胞は，食道などの扁平上皮や大腸などの吸収上皮にかかわらず，表層から消化管粘液が分泌され，全体が被覆されている．この粘液は，消化過程において，摂取した硬い食品成分から消化管を物理的な障害から守る役割がある．また，胃粘膜では，胃酸の低pHや胃ペプシンからの保護の役割があり，小腸などでは胆汁酸や各種消化管酵素（トリプシン，キモトリプシン，リパーゼ）による自己消化からの保護の役割もある．さらに，常に侵襲を受ける管腔側からの外来有害微生物などに対する保護バリアーとしての重要な役割がある．

図5には，ヒト大腸粘膜組織のカルノア固定後の切片の染色像（光学的顕微鏡写真）を示した[21,22]．腸管上皮細胞を広く覆っている粘液層は，高分子量糖蛋白の"ムチン"からなっており，その厚さは哺乳動物ではヒトが最も厚いことが知られている．図ではムチン層が3種類の染色技術により染め分けられているが，ムチンがシアル酸や中性糖多糖および硫酸基を含む複雑な糖鎖構造であることがよく理解される．図5aはアルシャンブルー（AB）-過ヨウ素酸シッフ反応（PAS）による重染色であり，ムコ多糖が青く，中性多糖が赤く染まっており，紫の部分は両者が共存する部位である．また，図5bの4℃ PAS染色では，低温下でシアル酸（N-アセ

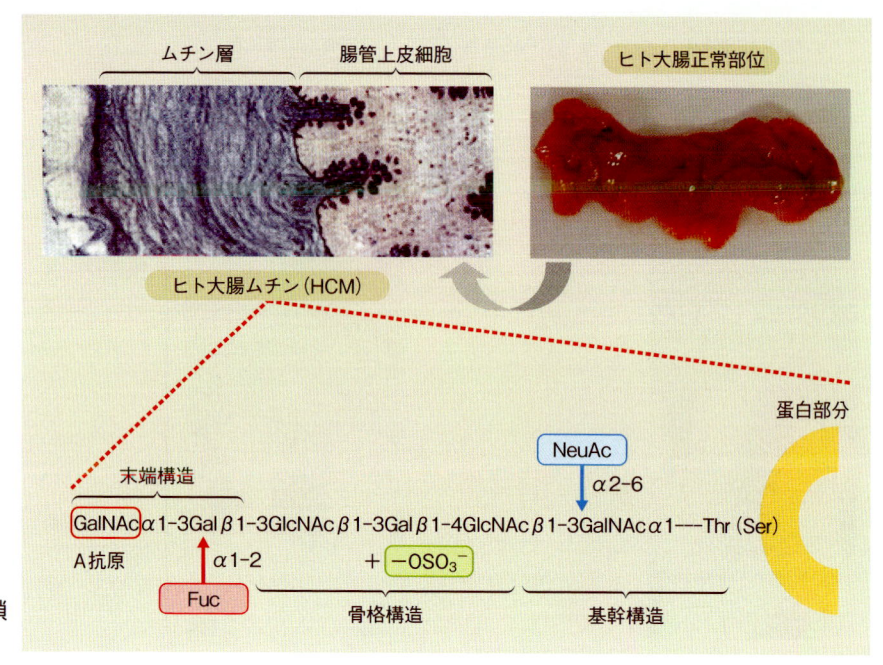

図6 ヒト大腸ムチン結合糖鎖の化学構造

チルノイラミン酸）を含む酸性多糖がピンクに染まっており，多量のシアル酸の結合が推定される．図5c は高鉄ジアミン（HID）-AB 重染色で，硫酸基が黒く，ムコ多糖が青く染まっている．これらの染色結果は，1985 年に Podolsky が報告しているヒト大腸ムチン結合糖鎖の化学構造式[23]（図6）を支持しており，また粘液層の部位により硫酸基やシアル酸に局在性が示唆される．

ヒト消化管ムチンの糖鎖末端には ABO 式血液型抗原が発現している．ヒト抗原は GalNAcα1-3（Fucα1-2）Gal-の3糖で構成される"A 型抗原"，末端が Gal に変換された Galα1-3（Fucα1-2）Gal-の3糖で構成される"B 型抗原"，そして非還元末端に GalNAc や Gal の存在しない Fucα1-2Gal-の2糖で構成される"H 型抗原"がある．ただし，これらのムチン糖鎖における血液型抗原の発現率は消化管部位で異なり，上部消化管ほど高く，たとえば胃では 100％発現しているが，下部にいくほど減少して大腸では 35％と低く，小腸ではその中間である．

2004 年，Aspholm-Hurtig らにより南米地域の血液型 O 型の胃癌患者から単離した *Helicobacter pylori* は，胃ムチンの糖鎖構造を特異的に認識・結合・罹患していることが報告され，衝撃を与えた[24]．この *H. pylori* は，ヒト ABO 式血液型の O 型抗原決定基である H 抗原：2糖糖鎖構造（Fucα1-3Gal-）を特異的に認識して結合する"BabA"というアドヘシンを細胞表層に装備していた．アドヘシンは，一般には一定の化学構造をしている糖鎖を認識するレクチンまたはレクチン様蛋白であると推定されている．さらに *H. pylori* では，細胞表層に"ウレアーゼ"という尿素からアンモニアを生産し，胃内での低 pH 環境下でも生存するために必須の酵素を細胞表層に発現しているが，この酵素は実は胃上皮に結合するアドヘシンとしての機能も持つことが知られている．また，シアル酸に結合するアドヘシンとして SabA も知られている．したがって，*H. pylori* では細胞表層に3種類のアドヘ

シン（BabA, SabAとウレアーゼ）を同時発現することで，宿主のヒト胃内の血液型抗原（受容体）に付着結合性を示し，感染を確立するものとし，ピロリ菌の後の細胞内侵入を約束する重要な役割を担っている．

一方，高齢者施設内での集団食中毒感染を引き起こすノロウイルス（Norwalk virus）がわが国でも猛威を振るっているが，このウイルスでも H. pylori と同様にヒト血液型抗原を認識して結合・感染することが確認され，病原性微生物の持つヒトへの分子レベルでの感染機構が明らかになりつつある．

最近，筆者らはヒトABO式血液型抗原を認識して結合する腸管付着性を持つプロバイオティクスを多数発見した．筆者らは，これまでヒト腸管付着性の高いプロバイオティクスを選抜するマススクリーニング法の開発を行ってきた[21,22]．ラット大腸ムチン糖鎖は，ヒト大腸ムチン（human colonic mucin：HCM）の結合糖鎖に構造が近いために，大量のラット腸管から大腸ムチンを取り出し，それをビーズやマイクロプレート表層に塗布して，乳酸菌との結合性を検討していた．最近では，東北大学医学研究科よりヒト大腸正状部位が分譲され，大腸粘液から調製した"ヒト大腸ムチン"を用いての付着性検討試験が可能となった．次いで，付着性を検討する機器として，表面プラズモン共鳴（SPR）を原理とする2成分間の相互作用を測定する生体バイオセンサー"BIACORE（ビアコア）"を導入した．また，ヒト血液型抗原糖鎖を人工的に結合させたネオ糖蛋白やビオチニル化糖鎖プローブなどを用いて，詳細な結合部位の検討が可能となった（図7）[25,26]．

BIACOREセンサーチップ上のデキストラン層の末端カルボキシル基と，血液型別に精製したヒト大腸ムチンの蛋白部分のアミノ基との間でペプチド結合をさせ，ムチンを固定化した．次いで，検証したいプロバイオティクス菌体の懸濁液を流し，37℃下での相互の付着性を検討した．この実験系により，センサーチップを疑似ヒト大腸粘膜と考え，管腔内で腸管微生物が移動する自然な実験系を構築することができた．付着性のあるものはセンサーグラム上に付着性を示す数値（RU値）で表示され，A抗原3糖糖鎖に結合性の高いプロバイオティクスを選抜することができ，"A型乳酸菌"と命名した．同様に，B抗原3糖糖鎖およびH抗原2糖糖鎖に結合性の高い乳酸菌を，それぞれB型乳酸菌およびO型乳酸菌とした．しかし，たとえばA抗原に100％結合し，B抗原には結合性がゼロという菌体はほとんど存在せず，AおよびB型ともに結合性を示す菌体が多く認められた．また，一般にO型乳酸菌は存在比が非常に少ない傾向にあった[27-30]．

筆者らは，プロバイオティクスにおいて血液型糖鎖を認識するアドヘシンの特定を試みた．その結果，A型乳酸菌として選抜された L. brevis OLL2772株では，その細胞表層蛋白はほぼ一成分であり，そのアドヘシンはクローニングの結果"S-layer蛋白（SlpA）"と同定された．本来S-layer蛋白は，乳酸桿菌の形態を安定化させる細胞表層の最外層構造に存在する規則的に配列した蛋白であり，2次元結晶配列として会合する成分である．SlpAがムチン糖鎖を認識・結合するというレクチン様活性を持つという知見は，初めてであった．さらに，最近では，A/B型乳酸菌として選抜された L. plantarum LA318株では，細胞表層に"グリセルアルデヒド3-リン酸脱水素酵素（GAPDH）"が存在し，これが血液型糖鎖抗原の認識

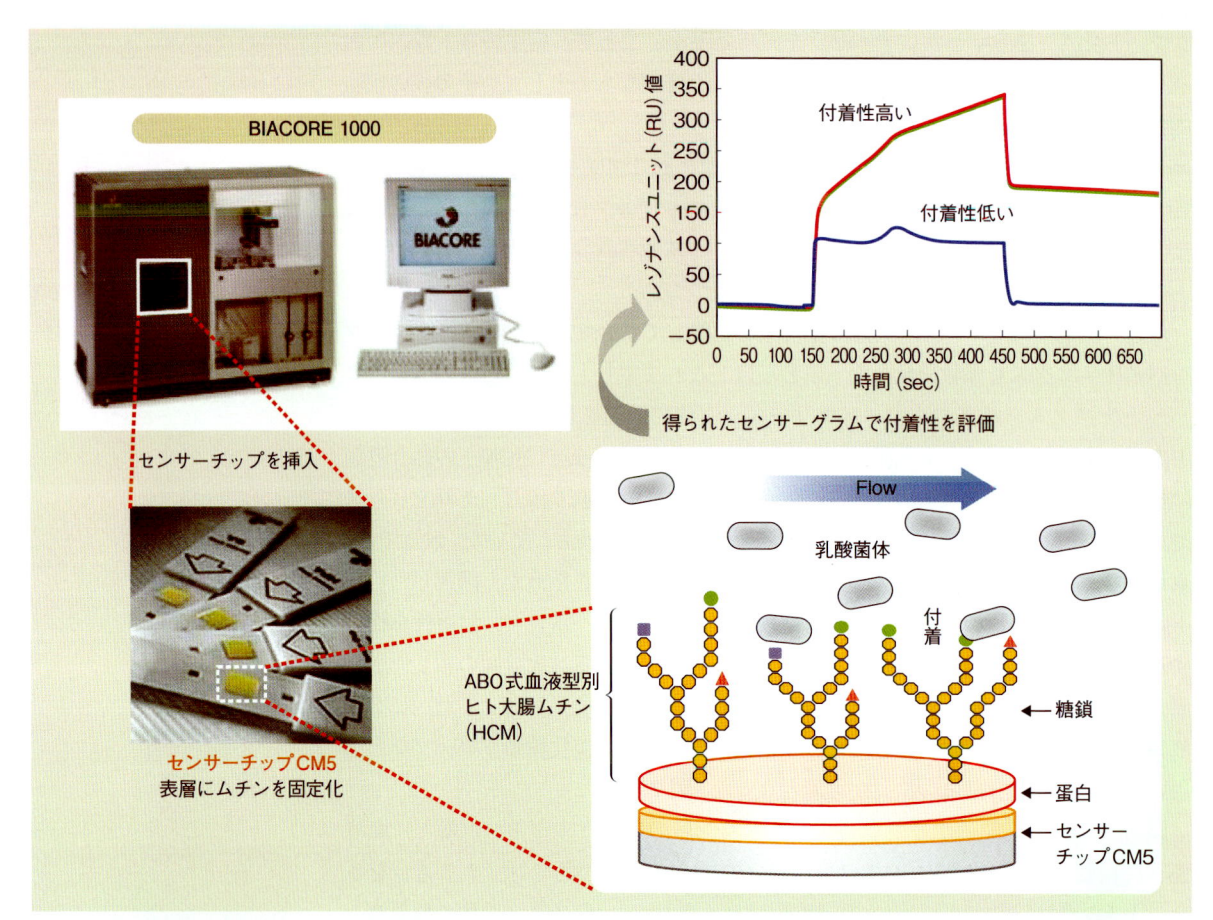

図7 BIACOREを用いた
ヒト血液型抗原糖鎖
結合性乳酸菌の選抜
と結合部位の解析

結合性をもつアドヘシンであると同定された[31]．本来このGAPDHは解糖系の第6酵素であり，解糖系でグリセルアルデヒド-3-リン酸を1,3ビスホスホグリセリン酸に変換する重要な役割を細胞質内で果たしているが，それが細胞表層にありムチン糖鎖との結合性をもつという知見は，初めてであった．さらに，乳酸菌の細胞表層には各種のABCトランスポーターが存在するが，東京農業大学の研究グループにより，ブタ腸管起源の L. reuteri 104Rの細胞表層に存在するMapA（mucus adhesion promoting protein）がABCトランスポーターの構成要素の1つであるシステイン結合蛋白であり，ヒト腸管上皮細胞Caco-2を用いた実験で結合性が確認された．MapAは，Caco-2細胞の表層に発現するAnnexin A13とparalemminという膜蛋白との結合性が観察され，従来知られていたコラーゲン結合性に加えて複数の成分に対して柔軟な選択性により定着している可能性を示唆した．

　以上のように，プロバイオティクスとしての乳酸菌では，とくに乳酸桿菌においてはS-layer蛋白，GAPDHおよびABCトランスポーターなどの蛋白がアドヘシンとして細胞表層に存在し，本来の機能性とはまったく異なった腸ムチン糖鎖付着性という性質を保有しているようである．さらに新規なアドヘシンの発見は当然予想されており，運動性のない乳酸菌における病原性微生物にはみられない特殊な乳酸菌のヒト腸管付着戦略の解明が待たれている[32]．

有害菌の消化管粘膜の接着を阻害するプロバイオティクス

　筆者らは，最初にヒト大腸正常部位の組織から直接粘液を集め，腸管粘液層に強く結合している腸管系乳酸菌を培養法により単離し，その多くを同定することができた．おそらく，遺伝子レベルによる非培養法での存在菌の検討では，まったく異なった同定菌種の結果が出るだろうが，多くの既知乳酸桿菌が単離できた．しかし，この方法では *L. plantarum* などが多く単離同定され，従来の糞便からの培養法で単離した菌株結果とは大きく異なっており，糞便から単離する菌体の分離法よりも，腸管粘液からの直接採取法は信頼性が高いことが考えられた．

　これらの菌株のBIACORE解析により，ヒト大腸ムチン糖鎖に結合性の高い乳酸菌の単離を試み，A型抗原に結合性の高い乳酸菌に加えて，ヒト大腸組織に強固に結合する一般細菌を単離し，そのなかでA抗原付着性の高い菌を選抜した．A型抗原付着性の病原菌モデルとして，*Staphylococcus epidelmidis*，*Staphylococcus capitis* および *Escherichia coli* を選び，それらとA型乳酸菌の代表として *L. gasseri* OLL2772 を同時に，A抗原糖鎖に対しての結合性を検討し，最大で53％の競合阻害率を得ることができた（図8）．この結果は，腸管系病原菌とプロバイオティクスのヒト腸管内で結合する糖鎖部分が共通している場合には，その付着性を競合阻害により制御できる可能性を強く示唆していた．

　最近，慈恵医科大学の研究グループは，潰瘍性大腸炎（UC）などの腸疾患の原因の一つに，特定の病原性細菌の関与を示唆している．UCの原因菌の一つには，従来より *Bacteroides* 属細菌の関与が知られており，同菌の分泌するコハク酸により腸管上皮細胞がアポトーシスなどの細胞死を招くとされる．研究グループでは，原因菌の一つに *Fusobacterium varium*（バリウム菌）があり，これらが多量の酪酸を分泌することで腸管上皮細胞の細胞死を招き，また菌体自らが上皮細胞中に侵入することで免疫系に刺激を与え，炎症性サイトカインであるIL-8などを出させることで腸管上皮細胞が潰瘍性の炎症を起こすことを示唆している．しかし，これらのヒト腸管付着性については不明の点が多かった．筆者らも実際に潰瘍性大腸炎の患者から単離された野外株である *F. varium* を用いて，ヒト大腸ムチン結合性糖鎖に対してのBIACORE解析を行ったところ，特にA型およびB型の血液型抗原に強い結合性を示した．この事実は，より腸管付着性の高いA型またはB型乳酸菌などにより，腸管から *F. varium* を競合排除できる可能性を示唆しており，将来的にこのような予防や治療法などは抗生物質を使用しない局所的な対象法として大いに期待されるところである．

　また，炎症性腸疾患では，正常な腸管上皮細胞が壊れ，細胞質や細胞骨格蛋白が露出している腸内環境が考えられる．このような上皮細胞では，細胞外マトリックス（extracellular matrix：ECM）の構成成分であるコラーゲン，フィブロネクチン，ラミニンなどが露出し，それらの分子に付着・増殖する有害菌が問題となるだろう．フィブロネクチンは腸管上皮細胞の表面に存在し，コラーゲンと結合しやすい性質から，基底膜と上皮細胞を結びつける仲介役である．通常，健康な状態ではこれらのECMが腸管内に露出したり流出することはないが，炎症を起こしている腸管部

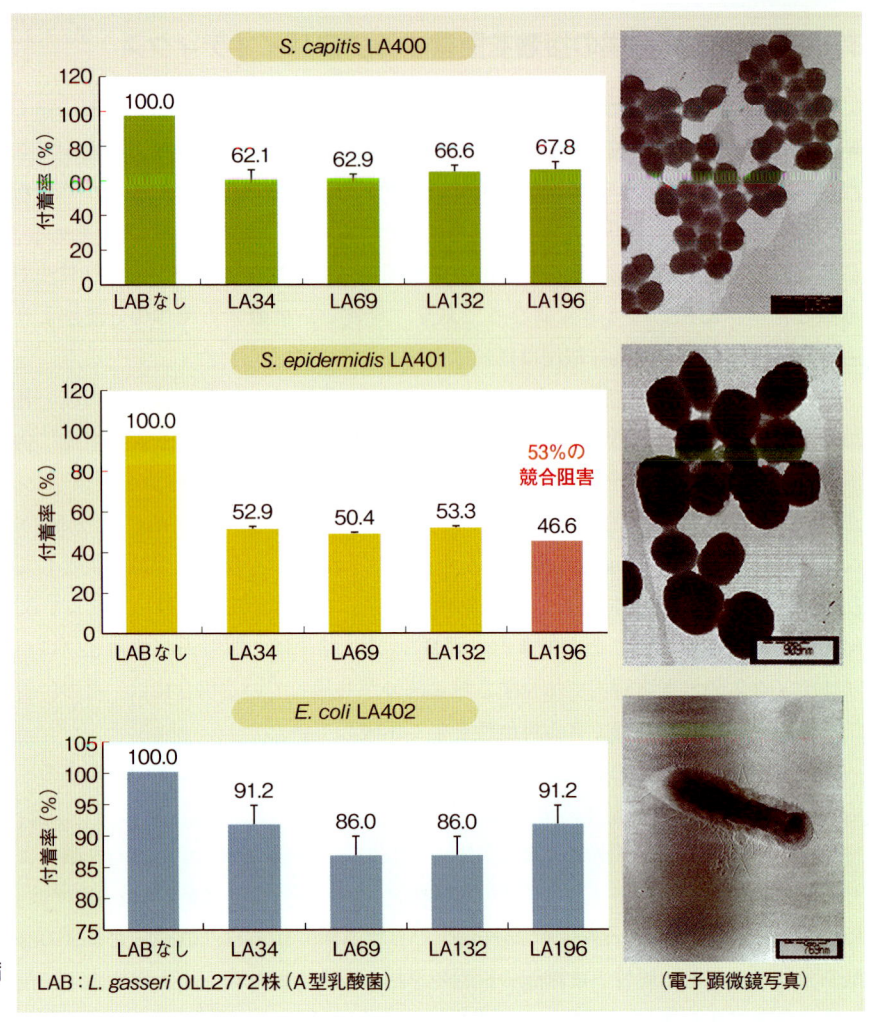

図8 A型乳酸菌によるA型病原菌の競合阻害試験

LAB：L. gasseri OLL2772株（A型乳酸菌）

（電子顕微鏡写真）

位では，病原菌が付着し，宿主に悪影響を及ぼすことが知られている．ECMに結合性を示すプロバイオティクスも多数報告されているので，これらを利用することで糖鎖結合性とはまた異なった視点から，IBDの治療などが将来的に可能になるかもしれない．

（齋藤忠夫）

● 引用文献

1. Fuller R. Probiotics in man and animals. J Appl Bacteriol 1989; 66: 365-378.
2. 大澤 朗．ビフィズス菌の宿主特異的な腸内"土着"メカニズム考．化学と生物 2009; 47: 78-90.
3. Maegawa T, Nishitani Y, Osawa R. Polymorphism of genes associated with putative fimbriae of *Bifidobacterium longum* strains, with specific reference to their host specific colonization. Bios Microflora 2008; 27: 49-56.
4. Tsukahara T, Iwasaki Y, Nakayama K, et al. Stimulation of butyrate production in the large intestine of weaning piglets by dietary fructoollgosaccharides and its influence on the histological vartiables of the large intestinal mucosa. J Nutr Sci Vitaminol 2003; 49: 311-314.

5. Kawai Y, Kemperman R, Kok J, et al. The circular bacteriocins Gassericin A and Circularin A. Cur Protein Peptide Sci 2004; 5: 393-398.
6. 松本光晴. 腸内細菌の代謝産物と健康：ポリアミンを介した機能. 日本細菌学雑誌 2005; 60: 459-407.
7. Matsumoto M, Tadenuma T, Nakamura K, et al. Effect of *Bifidobacterium lactis* LKM512 yoghurt on fecal microflora in middle to old persons. Micorbial Ecol. Health Dis 2000; 12: 77-80.
8. Matsumoto M, Sakamoto M, Hayashi H, et al. Novel phylogenetic assignment database for terminal-restriction fragment length polymourphism analysis of human colonic microbiota. J Microbiol. Methods 2005; 61: 305-319.
9. Shimosato T, Tohno M, Kitazawa H, et al. Toll-like receptor 9 is expressed on follicle-associated epithelia containing M cells in swine Peyer's Patches. Immunol Lett 2005; 98: 83-89.
10. Clancy R. Immunobiotics and the probiotic evolution. FEMS Immunol Med Microbiol 2003; 38: 9-12.
11. 齋藤忠夫, 北澤春樹. 乳酸菌のイムノジェニックス研究の最近の動向. 乳業技術 2005; 55: 34-44.
12. Nakajima H, Hirota T, Toba T, et al. Structure of the extracellular polysaccharide from slime-forming *Lactococcus lactis* subsp. *cremoris* SBT0495. Carbodhydr Res 1992; 224: 245-253.
13. Sato T, Nishimura-Uemura J, Shimosato T, et al. Dextran from Leuconostoc mesenteroides augments immunostimulatory effects by the introduction of phosphate groups. J Food Protection 2004; 67: 1719-1724.
14. Krieg, AM, Yi AK, Matson S, et al. CpG motifs in bacterial DNA trigger direct B-cell activation, Nature 1995; 374: 546-549.
15. Hemmi H, Takeuchi O. Kawai T, et al. A toll-like receptor recognizes bacterial DNA. Nature 2000; 408: 740-745.
16. Kitazawa H, Ueha S, Itoh S, et al. AT oligonucleotides inducing B lymphocyte activation exist in probiotic *Lactobacillus gasseri*. Int J Food Microbiol 2001; 65: 149-162.
17. 北澤春樹, 齋藤忠夫. プロバイオティック乳酸菌 *Lactobacillus rhamnosus* GG 由来ゲノム DNA からの新規免疫刺激性オリゴデオキシヌクレオチドの発見. 食品工業 2003; 48: 1-10.
18. 北澤春樹, 齋藤忠夫. 感染症とプロバイオティクス. 2. プロバイオティクスの生物活性因子. 化学療法の領域 2005; 21: 25-32.
19. Shimosato T, Kimura T, Tohno M, et al. Strong immunostimulatory activity of AT-oligodeoxynucleotide requires a six-base loop with a self-stabilized 5'-C...G-3' stem structure. Cell Microbiol 2006; 8: 485-495.
20. Rachmilewitz D, Ktakura K, Karmeli F, et al. Toll-like receptor 9 signaling mediates the anti-inlammatory effects of probiotics in murine experimental colits. Gastroenterology 2004; 126: 520-528.
21. 齋藤忠夫, 大和田修一, 伊藤敏敏. 簡便なヒト腸管定住性乳酸菌の新規スクリーニング法：ラット大腸ムチン結合ビーズとヒト大腸カルノア固定切片を利用. 化学と生物 1997; 35: 12-15.
22. Saito T. Selection of useful probiotic lactic acid bacteria from the *Lactobacillus acidophilus* group and applications to functional foods. Anim Sci J 2004; 75: 1-13.
23. Podolsky DK. Oligosaccharide structures of human colonic mucin. J Biol Chem 1985; 260: 8286-8271.
24. Aspholm-Hurtig M, Dailide G, Lahmann M, et al. Functional adaptation of BabA, the *H. pylori* ABO blood group antigen binding adhesin. Science 2004; 305: 519-522.
25. Uchida H, Fujitani K, Kawai Y, et al. A new assay using surface plasmon resonance (SPR) to determine binding of the *Lactobacillus acidophilus* group to human colonic mucin. Biosci Biotechnol Biochem 2004; 68: 1004-1010.
26. 齋藤忠夫. ヒト腸管付着性乳酸菌の新選抜システムと新機能性ヨーグルトの開発. バイオサイエンスとインダストリー, 2004; 62: 728-731.
27. Uchida H, Kinoshita H, Kawai Y, et al. Lactobacilli binding human A-antigen expressed in intestinal mucosa. Res Microbiol 2006; 157: 659-665.

28. Uchida H, Kawai Y, Kinoshita H, et al. Lactic acid bacteria (LAB) bind to human B-or H-antigens expressed on intestinal mucosa. Biosci Biotechnol Biochem 2006; 70: 3073-3076.
29. 内田英明, 川井 泰, 齋藤忠夫. ヒト血液型を認識するプロバイオティック乳酸菌の発見. 生物工学会誌 2007; 85: 75-80.
30. 松尾啓樹, 齋藤忠夫. ヒトABO式血液型を認識する乳酸菌の発見とその利用. 化学と生物 2007; 45: 818-821.
31. Kinoshita H, Uchida H, Kawai Y, et al. Cell surface *Lactobacillus plantarum* LA318 glyceraldehyde-3-phophate dehydrogenase (GAPDH) adheres to human colonic mucin. J Appl Microbiol 2008; 104: 1667-1674.
32. 木下英樹, 齋藤忠夫. 乳酸菌の細胞付着性機構とヒト腸管定住性の獲得. 日本乳酸菌学会誌 2006; 17: 3-11.

II 基礎編

9 プロバイオティクス医薬品の現状と展望

はじめに

わが国では1917（大正6）年に最初のプロバイオティクス医薬品の製造販売が始まった．以来90年間，各社による研究開発を経て，現在では医療用医薬品，一般用医薬品，医薬部外品を含め，乳酸菌，ビフィズス菌，そのほかの生菌を配合した50品目を超すプロバイオティクス医薬品が製造販売されている．

世界的にみて，プロバイオティクスの製品形態は発酵食品が主要である．わが国のように医療用医薬品として使用されている国はほとんどない．わが国のプロバイオティクス医薬品で用いられている散剤，錠剤，カプセル剤の剤型も大半の国ではサプリメント食品，一般用医薬品として販売されている．したがって，プロバイオティクス医薬品，特に医療用医薬品に関しては，わが国が独自に研究開発を進めてきた歴史がある．

ここでは，プロバイオティクス医薬品に関するこれまでの経緯，現状（構成菌種，効能効果，副作用，製造販売会社）などをまとめ，さらに今後の展望について述べる．

医療用プロバイオティクス医薬品の経緯

1899年に母乳栄養児の糞便からビフィズス菌を分離したHenri Tissier（フランス）は1900年に"乳児腸内細菌叢（正常と疾病）"と題する著書で，そのビフィズス菌について詳述した[1]．1907年Ilya Mechnikovはその著書"長寿の研究　楽観論者のエッセイ"にヨーグルトを不老長寿の妙薬として発表した[2]．その後，欧米では1960～70年代からヨーグルトに用いられる*Lactobacillus*属乳酸菌やそのほかの乳酸菌がヒトの腸内菌叢のバランスを整え，健康に有益な作用をもたらす有用菌であることを示す研究が進み，これらの作用を持つ有用菌がプロバイオティクスと定義されるようになった[3,4]．

引き続きプロバイオティクスの有用性に関する多くの研究成果が世界各国で得られ，2001年FAO/WHOは粉ミルクを含む乳酸菌食品中のプロバイオティクスの健康および栄養機能に関する評価の専門家委員会を合同で開催し，その報告書においてプロバイオティクスを"適当（十分）量投与された時に宿主の健康に有益な作用をもたらす生きた微生物"と定義した[5]．さらに2002年FAO/WHOの合同ワーキンググループは食品におけるプロバイオティクスの評価指針案を提示した[5]．

一方，わが国でプロバイオティクス医薬品に関する研究が始まったのは，山村らによると1914年ごろのことと思われる[6]．それは第1次世界大戦によりドイツからの輸入が途絶えた乳酸菌製剤インテスチフェルミンに代わるものとして，神戸在住の医師である山本治朗平らが研究を進めた結果，製剤化に成功し，"ビオフェルミン"と命名した製剤である．

その後，神戸市内の医師らによりビオフェルミンの臨床試験が実施され有用性が確かめられた．1917年に神戸衛生実験所（現在のビオフェルミン製薬）が創立され，ビオフェルミンを製造，武田長兵衛商店（現在の武田薬品工業）に販売委託した．なお，このときのビオフェルミンにはすでに*Streptococcus*属乳酸菌以外に糖化菌（アミラーゼ産生菌）が腸内細菌や乳酸菌の効力を高める目的で配合されており，プロバイオティクスというよりは今でいうシンバイオティクスに当たる[6]．1940年には現在のミヤリサン製薬による酪酸菌（宮入菌）製剤の工業生産が始まった．

戦後はビフィズス菌の研究が進み，宮崎らによると，"凍結乾燥技術の進歩"と"嫌気性菌の大量培養技術の進歩"がみられた1950年代後半に医療用プロバイオティクス医薬品（生菌製剤）としての応用が始まった[7]．日本生物科学研究所（日研化学を経て現在の興和創薬）により製造されたビフィズス菌製剤（現商品名"ラックビー"）が，その初期のものである[7]．そのほかの乳酸菌を有効成分として配合する製剤として，1965年に有胞子性乳酸菌を配合した乳酸菌製剤"ラクボン"が三共から，1975年に*Lactobacillus casei*を配合した乳酸菌製剤"ビオラクチスカプセル"がヤクルト本社から，それぞれ製造販売が始まった．プロバイオティクス医薬品に関する当時の研究は，1958年乳酸菌の研究により日本学士院賞を受賞した東京大学教授北原覚雄が編著し，1966年刊行した乳酸菌の研究の一節に乳酸菌製剤として浜田によりまとめられた[8]．

抗生物質医薬品の使用が進んだ1960年代後半には，抗生物質の副作用である下痢などを軽減するために，抗生物質と併用できる生菌製剤の開発を目的として，乳酸菌に抗生物質耐性を付与した耐性乳酸菌製剤の研究開発が進んだ．1969年に森下製薬（現在の味の素ファルマ）が販売を開始した多種類の抗生物質に耐性を持つ乳酸菌*Streptococcus faecalis*（現在の学名は*Enterococcus faecium*）を配合した"エンテロノンR"，1970年にわかもと製薬が販売開始した耐性ビフィズス菌を含む3種の耐性乳酸菌（*S. faecalis, Lactobacillus acidophilus, Bifidobacterium infantis*）を配合した"レベニン"がその初期のものである．1994年には日研化学が耐性ビフィズス菌製剤である"ラックビーR"を販売開始した．

1980年ごろ医療用医薬品再評価により，当時までに収集されていた各社の生菌製剤の規格，非臨床試験成績，臨床試験成績に基づき，それまで各社が独自の規格，

効能効果によって承認を取得していた効能効果，用法用量の統一が図られた．引き続き成分規格の統一が図られた結果，1990年ごろ生菌製剤の主要な構成菌種である *Streptococcus* 属乳酸菌および *Lactobacillus* 属乳酸菌は日本薬局方外医薬品規格（局外規）のラクトミン，*Bifidobacterium* 属乳酸菌は局外規ビフィズス菌，抗生物質耐性乳酸菌は菌種にかかわらず局外規耐性乳酸菌として統一規格が設定された[9]．そのほか，*Bacillus coagulans* が局外規有胞子性乳酸菌，*L. casei* が局外規カゼイ菌，アミラーゼ活性の高い *Bacillus* 属細菌が局外規糖化菌として，規格化された．

以上，医師が使用する医療用のプロバイオティクス医薬品の経緯について述べた．

一般用プロバイオティクス医薬品の経緯

次に大衆薬，家庭薬とも呼ばれ，患者が症状に合わせて薬局・薬店で自由に購入し使用する一般用のプロバイオティクス医薬品の経緯についてまとめる．

一般用医薬品では戦前から"ビオフェルミン"が販売され，1955年にわかもと製薬が"わかもと"に胚芽に生育させた乳酸菌 *S. faecalis* を追加配合し整腸作用を高めて販売開始した．1966年にはビオフェルミン製薬が乳酸菌 *L. acidophilus* を追加配合した"新ビオフェルミン"の販売を始め，1987年には，さらにビフィズス菌を追加した3菌種乳酸菌配合の"新ビオフェルミンS"の販売を開始した．

1980年，一般用胃腸薬製造（輸入）承認基準（厚生省薬務局長通知 薬発第520号）が，1982年に一般用瀉下薬製造（輸入）承認基準（薬発第463号）がそれぞれ制定された結果，各社が独自に承認を取得していた整腸薬などの効能効果が整理され現在に至っている．これらの基準により，一般用胃腸薬の整腸効能の主薬成分として整腸生菌成分が設定された．さらに整腸生菌成分は消化薬，健胃薬，止瀉薬（下痢止め），瀉下薬（便秘薬）に配合可能な成分として認められた．

2004年には規制緩和策の一環として，一般用医薬品のうち，安全上で特に問題がないとの結論に至った作用緩和な医薬品が新範囲医薬部外品へ区分移行した．消化薬，健胃薬，瀉下薬と同時に"新ビオフェルミンS"，"強力わかもと"を始めとする大半の一般用整腸薬が，新範囲医薬部外品に指定され，コンビニエンスストアなど，薬局・薬店以外の一般の小売店でも販売可能となった．

2007年厚生労働省は一般用医薬品を副作用リスクにより，第一類医薬品，第二類医薬品，第三類医薬品に分類した．

第一類医薬品は，その副作用などから日常生活に支障をきたす程度の健康被害が生じる恐れがある医薬品のうちその使用について特に注意が必要なもの．第二類医薬品は，その副作用などにより日常生活に支障をきたす程度の健康被害が生じる恐れがある医薬品．第三類医薬品は，第一類医薬品および第二類医薬品以外の一般用医薬品である．生菌製剤は第三類医薬品に分類された．現在，一般用医薬品の販売には薬剤師の配置が必要であるが，2009年6月から第二類，第三類医薬品については薬剤師以外に新たな専門家である登録販売者の配置によっても販売可能となる．

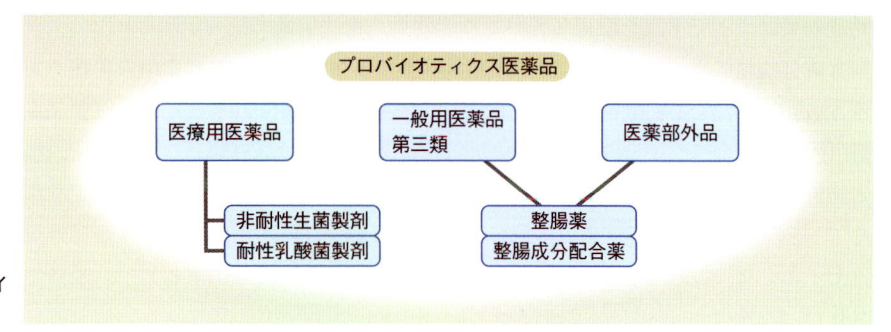

図1 わが国のプロバイオティクス医薬品

現状

プロバイオティクス医薬品の区分

　医薬品の製造販売には，薬事法や関連法規に従い，医薬品製造販売指針[10]に記載された承認申請に必要な資料を提出し，審査を経て承認・許可を得なければならない．上述のように現状のプロバイオティクス医薬品は医療用医薬品，一般用医薬品（第三類医薬品），新範囲医薬部外品に大別される（図1）．それぞれの承認基準によって，審査され承認されている．

　最初に各医薬品に共通する構成菌種，菌株の選択，規格，製造法について述べてから，個別の医薬品についてまとめる．

構成菌種

　局外規別に表1にまとめた．旧学名ではStreptococcus属に属した乳酸菌である腸球菌，Lactobacillus属乳酸菌，ビフィズス菌が最も多く使用される．腸球菌としては旧学名のS. faecium，S. faecalisの2菌種が局外規ラクトミンに含まれる．

　プロバイオティクス医薬品に使用される腸球菌の菌株は現学名E. faecium近縁種である．Lactobacillus属乳酸菌としてはL. acidophilus，L. bulgaricusが局外規ラクトミンに含まれるが，使用菌株の大半はL. acidophilusである．L. acidophilusは現在の学名ではL. gasseriに分類される菌株が多い．Lactobacillus属乳酸菌としては，ほかにはカゼイ菌（L. casei）が使用される．ビフィズス菌としてはB. longum，B. infantis，B. bifidumが局外規ビフィズス菌に含まれ，使用されている．耐性乳酸菌に使用される菌種も上記の菌種が大半である．局外規の菌名表記が旧学名のままになっており，分類学の進歩が活用されていないことは，今後解決すべき課題である．

　そのほか，酪酸菌（Clostridium butyricum），糖化菌・納豆菌（Bacillus subtilis，B. mesentericus，B. natto），有胞子性乳酸菌（B. coagulans）が使用される．欧州のプロバイオティクス医薬品で使用されている大腸菌（Escherichia coli）や酵母（Saccharomyces boulardii）は使用されていない．

菌株の選択

　プロバイオティクス医薬品の作用機序は，配合されているプロバイオティクスが腸内で増殖し，主に乳酸を産生して腸内菌叢の正常化を図り，整腸作用を現すと考

えられている．したがって，腸管まで届いて増殖する菌株でなくてはならず，安全な菌株でなくてはならない．そのため，ヒト糞便から分離された元来ヒトの消化管の常在菌が望ましい．

プロバイオティクス医薬品に使用されている菌株の大半は，この観点から1990年に田中がまとめた次の8つの基準[11]をすべて満たしている．

① もともと宿主に存在する常在菌である．
② 胃酸・胆汁酸などの上部消化管のバリアーを生き抜けられる．

表1　プロバイオティクス医薬品の構成菌種―日本薬局方外医薬品規格

規格名		性状	菌種	菌数
ラクトミン	Streptococcus faecalis, Streptococcus faecium, Lactobacillus acidophilus または Lactobacillus bulgaricus の生菌菌体を集め，乾燥した後，でんぷんなど適当な賦形剤またはそれらの混合物と混合して製したもの	白色～わずかに黄褐色の粉末で，においはないか，またはわずかに特異なにおいがある	Streptococcus faecalis, Streptococcus faecium, Lactobacillus acidophilus または Lactobacillus bulgaricus	1g中に乳酸菌の生菌を 1×10^8 ～ 2×10^{12} 個を含む
ビフィズス菌	ビフィズス菌 (Bifidobacterium) の生菌菌体を集め，乾燥した後，でんぷん，乳糖，白糖など適当な賦形剤またはそれらの混合物と混合して製したもの	白色～わずかに黄褐色の粉末で，においはないか，またはわずかに特異なにおいがある	Bifidobacterium bifidum, Bifidobacterium longum	1g中にビフィズス菌の生菌を 1×10^8 ～ 2×10^{12} 個を含む
カゼイ菌	カゼイ菌（乳酸菌：Lactobacillus casei）の生菌菌体を集め，乾燥した後，でんぷんなど適当な賦形剤またはそれらの混合物と混合して製したもの	白色～わずかに黄褐色の粉末で，においはないか，またはわずかに特異なにおいがあり，ごくわずかに苦みがある	Lactobacillus casei	1g中にカゼイ菌の生菌を 2×10^9 ～ 4×10^{11} 個を含む
有胞子性乳酸菌	Bacillus coagulans の乾燥した胞子および生菌菌体またはこれに乳糖，白糖，デキストリン，でんぷんなど適当な賦形剤またはそれらの混合物と混合して製したもの	白色～淡褐色の粉末で，わずかに特異なにおいがある	Bacillus coagulans	1g中に有胞子性乳酸菌の生菌を 5×10^9 ～ 1×10^{12} 個を含む
糖化菌	Bacillus subtilis, Bacillus mesentericus または Bacillus polyfermenticus の乾燥した胞子（生菌菌体を含む），または乾燥した胞子（生菌菌体を含む）に乳糖，白糖，デキストリン，でんぷんなど適当な賦形剤もしくはそれらの混合物と混合して製したもの	白色～わずかに黄褐色の粉末で，においはないか，またはわずかに特異なにおいがあり，ごくわずかに苦みがある	Bacillus subtilis, Bacillus mesentericus または Bacillus polyfermenticus	1g中に糖化菌の生菌を 1×10^7 ～ 1×10^{10} 個を含む
耐性乳酸菌	抗生物質または化学療法剤に対する耐性を付与した Streptococcus faecalis, Streptococcus faecium, Lactobacillus acidophilus, Lactobacillus lactis または Bifidobacterium の生菌菌体，またはそれらの生菌菌体を集め，乾燥した後，でんぷん，乳糖，白糖など適当な賦形剤またはそれらの混合物と混合して製したもの	白色～わずかに黄褐色の粉末で，においはないか，またはわずかに特異なにおいがある	Streptococcus faecalis, Streptococcus faecium, Lactobacillus acidophilus, Lactobacillus lactis または Bifidobacterium	1g中に耐性乳酸菌の生菌を 1×10^7 ～ 2×10^{12} 個を含む

③増殖部位としての下部消化管（小腸下部，大腸）で増殖しうる．
④宿主にとって何らかの有用効果を発現しうる．
⑤保存時に生菌として維持可能である．
⑥副作用がなく，安全性が十分確認されている．
⑦摂取方法が容易である．
⑧価格，費用などが安価である．

欧州でも1992年HavenaarRらがプロバイオティクスの最も重要な要件として田中の基準と同様，次の7つの要件を示した[12]．
①作用を発揮する部位への環境条件下で生存する．
②作用を発揮する部位で増殖し，定着する．
③宿主の免疫応答から免れる．
④菌株自身，その代謝産物，菌株の構成成分が病原性・毒性・アレルゲン性・変異原性・発癌性を示さない．
⑤遺伝的に安定でプラスミドを伝達しない．
⑥製造が容易かつ安定である．
⑦加工・保管中に生残する．

このなかで⑤の遺伝的に安定でプラスミドを伝達しない要件が田中の基準にはない．

欧米ではメチシリン耐性黄色ブドウ球菌（MRSA）の特効薬として使われたバンコマイシンに対して，伝達性のプラスミドにより耐性化した腸球菌による全身感染症が1980年代後半から増加してきたため，伝達性プラスミドを持つ菌株をプロバイオティクスとして選択しないことを要件にしたと推察される．同様に，上述した2001年FAO/WHOの専門家委員会でも腸球菌がバンコマイシン耐性を示す可能性があり，さらにその耐性をほかの病原菌に伝達する可能性があるので，ヒトのプロバイオティクス菌株とは呼ばないことを推奨している[5]．しかし，同時に腸球菌の菌株は欧米でもすでにプロバイオティクスとして使用されているので，専門家委員会はそれらの菌株がバンコマイシン耐性を獲得しない，伝達しない，病原性を示さないことを証明することは製造業者の責任であると述べた[5]．

欧州では腸球菌はチーズなどの発酵食品の製造にも利用されている．そのため，安全性の高い腸球菌と臨床由来の腸球菌を区別する研究が進んでおり，食品から分離される腸球菌は臨床で分離された腸球菌と比べて溶血性やゼラチナーゼなど病原因子を保有することが少ないことが判明している[13]．

一般的に*E. faecium*は，*E. faecalis*と比べて病原因子を保有することが少ないので，食品への使用において低リスクであると結論されている[14]．

わが国のプロバイオティクス医薬品に使われている腸球菌は*E. faecium*であり，溶血性を持たず，抗生物質耐性菌であってもバンコマイシン耐性を示さない．また，他菌種の耐性乳酸菌株と同様，1970年代に*in vitro*混合培養，*in vivo*試験により耐性乳酸菌株からほかの病原菌に耐性伝達が起こらないことが確認されている．これらの点から安全性は高いと考えられる．しかし，最新の手法により，耐性機序，バンコマイシン耐性腸球菌からの耐性の非伝達性を再検討する必要がある．

規格

プロバイオティクス医薬品に使用される菌株の統一規格としては局外規ラクトミン，局外規ビフィズス菌，局外規耐性乳酸菌，局外規カゼイ菌，局外規糖化菌，局外規有胞子性乳酸菌がある．表1に規格の主要項目をまとめた．主要項目のほかに局外規には，主成分をその特性に基づいて確認するための確認試験，医薬品中の有害な混在物である重金属および砒素を試験する純度試験，生菌数を測定する定量法が詳細に記載されている．そのほかの構成菌種である酪酸菌については使用会社が独自に設定した別紙規格がある．

製造法

プロバイオティクス医薬品は各医薬品の製造承認書で承認された製造法によって製造される．製造は厚生労働省が省令で定めた医薬品および医薬部外品の製造管理および品質管理規則（Good Manufacturing Practice：GMP）に従って行われる．

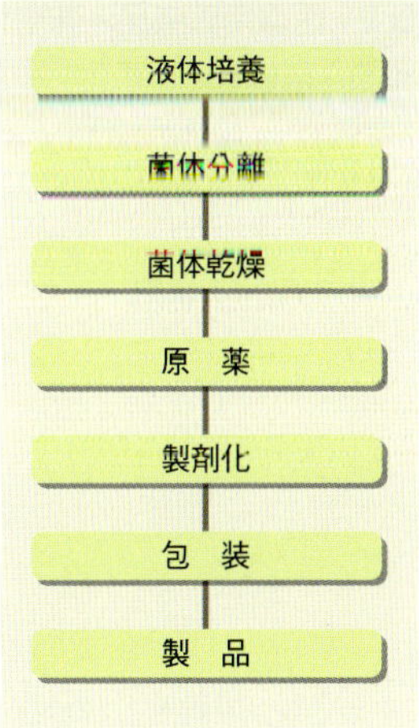

主要な製造工程を図2にまとめた．液体培地で純粋培養した各菌株を遠心分離機により集菌し，適当な安定化剤と混合後，凍結乾燥などの方法により乾燥する．保管時の安定化のため，乾燥菌末を乾燥したでんぷんなどと混合したものを原薬とする．原薬を必要に応じて賦形剤や添加物と混合し，日本薬局方に定められた製造法に従って，散剤，細粒剤，錠剤，カプセル剤に製剤化する．生菌は製剤化時，保管時に水分と熱により傷害を受け，死滅しやすいので，製剤化工程では，環境は極力低温，低湿を保つ必要がある．製剤化後，水分の影響を受けにくい瓶やアルミ包剤などの気密容器へ分注し，さらに包装する．承認された品質規格（性状，確認試験，各剤型に特有の試験，生菌数など）に合格したものが製品となる．

一般用胃腸薬製造（輸入）承認基準において一般薬医薬品に含有される整腸生菌の1日最小分量は年齢区分に関係なく 10^6 個以上と明示されている．製品の貯法は室温で，開封前の使用期限は3年以上あるものが大半である．開封後はなるべくすみやかに使用する必要がある．

医療用医薬品

効能効果として"腸内菌叢の異常による諸症状の改善"のある製剤と"下記抗生物質，化学療法剤投与時の腸内菌叢の異常による諸症状の改善（ペニシリン系，セファロスポリン系，アミノグリコシド系，マクロライド系，テトラサイクリン系，ナリジクス酸）"のある製剤に2分される．前者は抗生物質に耐性を付与していない通常の生菌を含有する製剤（本稿では便宜上，非耐性生菌製剤と総称する）で，後者は耐性乳酸菌製剤である（図1）．

非耐性生菌製剤は主要なもので14品目あり，構成菌種としては，1菌種だけの製剤，2菌種以上配合された製剤や，たとえば局外規ラクトミンと局外規ビフィズス菌のように2成分以上の菌種が配合された生菌製剤がある（表2）．生菌，乳酸菌の種類，配合量にかかわらず，効能効果は「腸内菌叢の異常による諸症状の改善」である．剤型は散剤，細粒剤が多く，錠剤が3品目ある．表2に記載した以外にも，ラクトミンを成分とするフソウラクトミン末，マルイシラクトミン，ラクトミンイ

図2 プロバイオティクス医薬品の製造法

液体培養 → 菌体分離 → 菌体乾燥 → 原薬 → 製剤化 → 包装 → 製品

表2 医療用医薬品—非耐性生菌製剤

製品名	企業名	剤型	効能効果	用法・用量
ビオフェルミン	ビオフェルミン製薬	散剤	腸内菌叢の異常による諸症状の改善	通常，成人1日3～9gを3回に分割経口投与する．なお，年齢，症状により適宜増減する
ビオフェルミン錠剤	ビオフェルミン製薬	錠剤	同上	通常，成人1日3～6錠を3回に分割経口投与する．なお，年齢，症状により適宜増減する
ビオスミン	ビオフェルミン製薬	散剤	同上	通常，成人1日3～6gを3回に分割経口投与する．なお，年齢，症状により適宜増減する
ラックビー微粒N	興和	散剤	同上	同上
ビフィスゲン	日東薬品工業	散剤	同上	同上
ビフィダー散2%	科研製薬	散剤	同上	同上
ビオヂアスミンF-2	日東薬品工業	散剤	同上	通常，成人1日3～9gを3回に分割経口投与する．なお，年齢，症状により適宜増減する
レベニンS	わかもと製薬	散剤	同上	通常，成人1日3～6gを3回に分割経口投与する．なお，年齢，症状により適宜増減する
ビオラクチス散	ヤクルト	散剤	同上	通常，成人1日3.0gを3回に分割経口投与する．なお，年齢，症状により適宜増減する
ビオスリー錠	東亜薬品工業	錠剤	同上	通常，成人1日3～6錠を3回に分割経口投与する．なお，年齢，症状により適宜増減する
ビオスリー散	東亜薬品工業	散剤	同上	通常成人1日1.5～3gを3回に分割経口投与する．なお，年齢，症状により適宜増減する
ラクボン散2%	第一三共	散剤	同上	通常成人1日3～6gを3回に分割経口投与する．小児は通常1日1.5～3gを3回に分割経口投与する．なお，年齢，症状により適宜増減する
ミヤBM細粒	ミヤリサン製薬	細粒剤	同上	通常，成人1日1.5～3gを3回に分割経口投与する．なお，年齢，症状により適宜増減する
ミヤBM錠	ミヤリサン製薬	錠剤	同上	通常，成人1日3～6錠を3回に分割経口投与する．なお，年齢，症状により適宜増減する

成分・分量	薬価	注意
1g中に次の成分を含有する：ラクトミン：6mg, 糖化菌：4mg 添加物：バレイショデンプン, 乳糖, 沈降炭酸カルシウム, 白糖を含有 *Streptococcus faecalis, Bacillus subtilis*	1g 6.3円	調製時：アミノフィリン, イソニアジドとの配合により着色することがあるので配合を避けることが望ましい
1錠中にビフィズス菌12mgを含有する 添加物：トウモロコシデンプン, デキストリン, 沈降炭酸カルシウム, 乳糖, アメ粉, タルク, 白糖, ステアリン酸マグネシウムを含有 *Bifidobacterium bifidum*	1錠 6.2円	同上
1g中に次の成分を含有する 　ビフィズス菌：4.0mg 　ラクトミン：2.0mg 添加物：バレイショデンプン, ブドウ糖, 乳糖, 沈降炭酸カルシウム, 白糖, デキストリンを含有	1g 6.3円	同上
本剤は1g中にビフィズス菌（*Bifidobacterium*の生菌）10mgを含有する 添加物：トウモロコシデンプン, 乳糖	1g 6.3円	
有効成分（1g中）：ビフィズス菌末20mg 添加物：バレイショデンプン, 乳糖, サッカリンナトリウム	1g 6.3円	
有効成分：1g中にビフィズス菌20mg（*Bifidobacterium*の生菌を1.0×10^6〜1.0×10^9個）を含有 添加物：バレイショデンプン	1g 6.3円	
ラクトミン1g〔1g中, 乳酸菌（*Streptococcus faecalis*）を1億〜10億個〕含有 添加物：バレイショデンプン, トウモロコシデンプン, 白糖	1g 6.3円	調製時：アミノフィリン, イソニアジドとの配合により着色することがあるので配合を避けることが望ましい
1g中にラクトミン（ストレプトコッカス・フェカリス菌散, ラクトバチルス・アシドフィルス菌散）2mgおよびビフィズス菌（ビフィドバクテリウム・ロンガム菌散）4mg（総生菌数として1.2×10^7〜9×10^9個）を含有 添加物：乳糖水和物, バレイショデンプン, デキストリンを含有	1g 6.3円	
1g中ビオラクチス原末（*Lactobacillus casei*）含量500mg 1g中カゼイ菌数1.5×10^9〜2.1×10^{10}個 添加物：乳糖水和物, 結晶セルロース, ヒドロキシプロピルセルロース, トウモロコシデンプンを含有 本剤には, 製造工程中に使用したペプチド化した脱脂粉乳が残存する	1g 6.3円	冷所保存 動物実験（モルモット）により, 脱脂粉乳に感作させた個体にペプチド化した脱脂粉乳を惹起抗原として静脈内に投与したとき, アレルゲン性は脱脂粉乳に比較して低いが, アナフィラキシー反応を認めたとの報告がある
1錠中*　ラクトミン：2mg 　　　　酪酸菌：10mg 　　　　糖化菌：10mg *Streptococcus faecalis, Clostridium butyricum, Bacillus mesentericus* *：ビオスリー散1gとビオスリー錠2錠がほぼ等しい生菌数となるように調製している 添加物：ポリビニルアルコール（完全けん化物）, ポビドン, バレイショデンプン, 乳糖水和物, ステアリン酸マグネシウム	1錠 6.1円	アミノフィリン, イソニアジドとの配合により着色することがあるので, 配合を避けることが望ましい
1g中*　ラクトミン：10mg 　　　　酪酸菌：50mg 　　　　糖化菌：50mg *Streptococcus faecalis, Clostridium butyricum, Bacillus mesentericus* *：ビオスリー散1gとビオスリー錠2錠がほぼ等しい生菌数となるように調製している 添加物：ポリビニルアルコール（完全けん化物）, ポビドン, バレイショデンプン, 乳糖水和物	1g 6.3円	同上
1g中有胞子性乳酸菌（ラクボン原末）20mg（生菌数1億〜200億個）を含有 添加物：乳糖水和物を含有	1g 6.3円	
本剤は1包（1g）中に宮入菌末40mgを含有する *Clostridium butyricum* 添加物：乳糖, トウモロコシデンプン, 沈降炭酸カルシウムを含有	1g 6.7円	アミノフィリン, イソニアジドとの配合により着色することがあるので, 配合を避けることが望ましい
本剤は1錠中に宮入菌末20mgを含有する *Clostridium butyricum* 添加物：乳糖, 沈降炭酸カルシウム, 白糖, トウモロコシデンプン, タルクを含有	1錠 6.1円	同上

セイ，強力アタバニンイナバタラクトミン，ビオラクト，ビフラミン末が，有胞子性乳酸菌を成分とするラックメロンイセイなどが製造販売されている．

耐性乳酸菌製剤は主要なもので9品目あり，単一菌種を配合した製剤と2菌種以上の乳酸菌を配合した製剤があるが，効能効果はテトラサイクリン系の効能がないラックビーR以外は，すべて同じである（表3）．剤型は散剤が多く，錠剤，カプセル剤が各1品目ある．

医療用医薬品の薬価は剤型によって異なるが，大半の製剤が最小服用単位の1回分6.1〜6.7円となっており，最低薬価である．

一般用医薬品

整腸薬と整腸に加えてそのほかの効能（消化，健胃，瀉下，止瀉）がある整腸成分配合薬に2分される（図1）．代表的な製品を表4と図3に示す．従前の整腸薬が医薬部外品へ移行した2005年以降に発売された，処方強化した新しい医薬品が大半である．剤型は医療用とは異なり，錠剤が大半である．整腸薬としての効能効果は"整腸（便通を整える），軟便，便秘，腹部膨満感"である．医療用生菌製剤と異なり，用法・用量に年齢に応じた区分がある．一般用医薬品の菌種として耐性乳酸菌は使用できないが，それ以外は上記した医療用医薬品と同じ菌種が使用されている．

新範囲医薬部外品

代表的な製品を表5と図4に示す．もともと一般用医薬品であったが，2004年に作用緩和なものとして区分移行したもので，古くから販売されている製品が多い．剤型は錠剤が大半である．整腸薬としての効能，用法・用量，使用菌種は一般用医薬品と同じである．

副作用

1980年ごろ実施された生菌製剤の再評価では，特に重篤な副作用は報告されていない．その後，特に調査は行われていないので，非耐性生菌製剤の添付文書の使用上の注意には副作用の記載がないか，調査を実施していないと記載されているものが大半である．しかし，耐性乳酸菌製剤のなかには，本剤に過敏症の既往歴のある患者や，牛乳に対してアレルギーのある患者への投与が禁忌とされる製剤がある．これらの製剤の添付文書には重大な副作用としてアナフィラキシー様症状（頻度不明）を起こすことがあるので，観察を十分に行い，症状が現れた場合には投与を中止し，適切な処置を行うこと，という記載がある（表3）．成分中に含まれる牛乳由来成分が原因であり，注意が必要である．

一般用プロバイオティクス医薬品の整腸薬は第三類医薬品に分類され，副作用などにより日常生活に支障をきたす程度の健康被害が生じる恐れがある医薬品ではない．使用上の注意として医師の治療を受けている人は服用前に医師または薬剤師に相談すること，服用後2週間くらい服用しても症状がよくならない場合は，直ちに服用を中止し，医師または薬剤師に相談することが各製品の添付文書に共通して記

載されている.

新範囲医薬部外品は作用緩和なもので古くから使用されているが,副作用の報告はほとんどない.使用上の注意も医師の治療を受けている人は服用前に医師または薬剤師に相談すること,服用後1か月くらい服用しても症状がよくならない場合は,直ちに服用を中止し,医師または薬剤師に相談することが添付文書に共通して記載されている.

現在は2004年に制定された医薬品,医薬部外品,化粧品および医療機器の製造販売後安全管理に関する省令(Good Vigilance Practice:GVP)に従って,各製造販売業者により医薬品の安全管理情報の収集,検討,手順書などに基づく安全確保措置が実施されている.

展望

世界ではプロバイオティクスを用いたさまざまな疾患の予防・治療効果に関する研究が進んでいる.対象は,大腸癌,今後わが国でも増加するとみられるCrohn病,潰瘍性大腸炎などの炎症性腸疾患(inflammatory bowel disease:IBD),過敏性腸症候群(irritable bowel syndrome:IBS)などの腸管疾患だけでなく,胃の*Helicobacter pylori*感染症(胃・十二指腸潰瘍),泌尿器疾患(尿路感染症や腟感染症),腸管免疫,アレルギー疾患,循環器疾患,糖尿病,肥満など全身疾患にまで広がっている[5,15].

わが国ではボランティアによる臨床試験の結果,*Lactobacillus salivarius*を含むプロバイオティクスが齲蝕や歯周病のような病原細菌による口腔疾患に効果を示す可能性が報告された[16,17].プロバイオティクス医薬品を腎透析患者に投与することにより,腸内菌叢の改善を通して,透析では軽減できない尿毒症毒素の抑制をもたらした報告もある[18].

イタリアで実施された不活化した*Lactobacillus acidophilus*の点眼液のパイロット臨床試験では,2〜4週間の投与により春季カタル患者の症状が有意に改善される成績が報告された[19].したがって,従来の整腸効能以外の効能,経口投与以外の経路や剤型を持つ新たなプロバイオティクス医薬品が開発される可能性が高まってきた.

一方,IL-10を分泌する遺伝子やtrefoil因子を分泌する遺伝子を導入した*Lactococcus lactis*を炎症性腸疾患モデルマウスに投与した結果,炎症が抑制された[20,21]ことから,遺伝子組換えを行ったプロバイオティクスにより内因性の薬効物質を腸管で効率的に産生させることが安価で新しい治療法として注目を浴びている.ヒトへの適用にあたっては組換え微生物の安全性の問題を解決する必要がある.わが国のプロバイオティクス医薬品の使用菌株は長年の使用により効果,安全性,安定性が十分理解されているので,これら組換え体の宿主菌株として有用であろう.

ゲノム研究の進展により消化管菌叢の全容が明らかになるにつれ,消化管菌叢がヒトの健康と疾患に大きく関与することがより明確となりつつある.今後は消化管

表3 医療用医薬品―耐性乳酸菌製剤

製品名	企業名	剤型	効能効果	用法・用量
アンチビオフィルス細粒	興和	散剤	下記抗生物質，化学療法剤投与時の腸内菌叢の異常による諸症状の改善 ペニシリン系, セファロスポリン系, アミノグリコシド系, マクロライド系, テトラサイクリン系, ナリジクス酸	通常，成人1日3gを3回に分割経口投与する．なお，年齢，症状により適宜増減する
エンテロノンR散	味の素	散剤	同上	同上
エントモール散	長生堂製薬	散剤	同上	同上
コレボリーR散10%	東和薬品	散剤	同上	同上
ビオフェルミンR	ビオフェルミン製薬	散剤	同上	同上
ビオフェルミンR錠	ビオフェルミン製薬	錠剤	同上	通常，成人1日3錠を3回に分割経口投与する．なお，年齢，症状により適宜増減する
ラクスパン散1.8%	キッセイ薬品	散剤	同上	通常，成人1日3gを3回に分割経口投与する．なお，年齢，症状により適宜増減する
ラックビーR	興和	散剤	下記抗生物質，化学療法剤投与時の腸内菌叢の異常による諸症状の改善 ペニシリン系, セファロスポリン系, アミノグリコシド系, マクロライド系, ナリジクス酸	同上
レベニン	わかもと製薬	散剤	下記抗生物質，化学療法剤投与時の腸内菌叢の異常による諸症状の改善 ペニシリン系, セファロスポリン系, アミノグリコシド系, マクロライド系, テトラサイクリン系, ナリジクス酸	同上
レベニンカプセル	わかもと製薬	カプセル剤	同上	通常，成人，1日3カプセルを3回に分割経口投与する．なお，年齢，症状により適宜増減する

成分・分量（1回服用量中）	薬価	禁忌・副作用	注意
本品1g中　耐性乳酸菌*：20 mg *：抗生物質または化学療法剤に対する耐性を付与したLactobacillus acidophilusの生菌 添加物：トウモロコシデンプン，乳糖，メタケイ酸アルミン酸マグネシウム	1 g 6.3円	禁忌：本剤に過敏症の既往歴のある患者，牛乳に対してアレルギーのある患者（アナフィラキシー様症状を起こすことがある） 副作用：アナフィラキシー様症状（頻度不明）を起こすことがあるので，観察を十分に行い，症状が現れた場合には投与を中止し，適切な処置を行う	
耐性乳酸菌（Streptococcus faecalis BIO-4R）培養物の乾燥粉末を1g中に100 mg（10^6～10^9個の生菌）含有 添加物：サッカリンナトリウム水和物，バレイショデンプン，含水二酸化ケイ素，香料を含有	1 g 6.3円	同上	
1g中に耐性乳酸菌100 mg：耐性乳酸菌（Streptococcus faecalis BIO-4R）の生菌を1×10^6～1×10^9個含有 添加物：バレイショデンプン，ケイ酸マグネシウム，D-マンニトール，軽質無水ケイ酸含有	1 g 6.3円	同上	
1g中の有効成分：耐性乳酸菌（Streptococcus faecalis BIO-4R）培養物の乾燥粉末100 mg（生菌10^6～10^9個含有） 添加物：バレイショデンプン，デキストリン，無水ケイ酸，サッカリンナトリウム水和物，バニリン	1 g 6.3円	同上	
1g中に耐性乳酸菌 Streptococcus faecalis 6.0 mgを含有 添加物：バレイショデンプン，ブドウ糖，乳糖，沈降炭酸カルシウム，白糖，デキストリンを含有	1 g 6.3円		調製時：アミノフィリン，イソニアジドとの配合により着色することがあるので配合を避けることが望ましい
1錠中に耐性乳酸菌 Streptococcus faecalis 6.0 mgを含有 添加物：バレイショデンプン，アメ粉，乳糖，デキストリン，水アメ，沈降炭酸カルシウム，タルク，白糖，ステアリン酸マグネシウムを含有	1錠 6.4円		同上
1g中に耐性乳酸菌 18 mg（総生菌数として 1.2×10^7～9×10^9個）を含有 Streptococcus faecalis, Lactobacillus acidophilus, Bifidobacterium infantis 添加物：乳糖水和物，バレイショデンプン，デキストリンを含有	1 g 6.3円		
本剤は1g中に耐性乳酸菌（Bifidobacteriumの生菌）10 mgを含有する Bifidobacterium longum 添加物：トウモロコシデンプン，乳糖，メタケイ酸アルミン酸マグネシウム	1 g 6.3円	禁忌：本剤に過敏症の既往歴のある患者，牛乳に対してアレルギーのある患者（アナフィラキシー様症状を起こすことがある） 副作用：アナフィラキシー様症状（頻度不明）を起こすことがあるので，観察を十分に行い，症状が現れた場合には投与を中止し，適切な処置を行う	
1g中に耐性乳酸菌 18 mg（総生菌数として 1.2×10^7～9×10^9個）を含有 Streptococcus faecalis, Lactobacillus acidophilus, Bifidobacterium infantis 添加物：乳糖水和物，バレイショデンプン，デキストリンを含有	1 g 6.3円		
1カプセル中に耐性乳酸菌 27.9 mg（総生菌数として 1.2×10^7～9×10^9個）を含有 Streptococcus faecalis, Lactobacillus acidophilus, Bifidobacterium infantis 添加物：バレイショデンプン，乳糖水和物，デキストリン，ステアリン酸マグネシウムを含有する．カプセル本体に黄色5号，ラウリル硫酸ナトリウム，ゼラチンを含有	1カプセル 6.1円		

表4　一般用プロバイオティクス医薬品（第三類）

製品名	ザ・ガードコーワ整腸錠		ガスピタン		パンシロンN10	
企業名	興和新薬		小林製薬		ロート製薬	
剤型	錠剤		チュアブル錠		錠剤	
包装形態	ビン		PTP		ビン	
効能効果	整腸（便通を整える），軟便，便秘，胃部・腹部膨満感，消化不良，もたれ，胃弱，食欲不振，食べ過ぎ，飲み過ぎ，はきけ，嘔吐，胸やけ，胸つかえ		腹部膨満感，整腸（便通を整える），軟便，便秘		整腸（便通を整える），腹部膨満感，軟便，便秘	
用法・用量	1日	3回	1日	3回	1日	3回
	毎食後に水または温湯で服用		食前または食間にかみ砕くか口中で溶かして服用する		食後または食間に口中で溶かすか，またはかみ砕いて服用	
	15歳以上	1回3錠	15歳以上	1回1錠	15歳以上	1回1錠
	8～14歳	2錠	15歳未満	服用しない	8～14歳	1/2錠
	5～7歳	1錠			8歳未満	服用しない
	5歳未満	服用しない				
成分・分量（1日服用量中）	9錠中	納豆菌末 10 mg ラクトミン（乳酸菌） 30 mg ジメチルポリシロキサン 84.6 mg センブリ末 30 mg ケイヒ末 30 mg ウイキョウ末 30 mg メチルメチオニンスルホニウムクロライド 30 mg 沈降炭酸カルシウム 300 mg 炭酸マグネシウム 300 mg	3錠中	ラクトミン（フェカリス菌） 24 mg ラクトミン（アシドフィルス菌） 54 mg ビフィズス菌 24 mg セルラーゼAP3 180 mg ジメチルポリシロキサン 180 mg	3錠中	ラクトミン（アシドフィルス菌） 45 mg ビフィズス菌 30 mg ラクトミン（フェカリス菌） 45 mg 糖化菌（納豆菌） 180 mg アミロリシン-5（でんぷん消化酵素） 72 mg サンプローゼF（蛋白・繊維素消化酵素） 90 mg セルロシンAP（繊維素消化酵素） 30 mg
価格（税込）	100錠	1,029円	18錠	1,050円	50錠	1,554円
	150錠	1,554円	36錠	1,785円		
	250錠	2,100円				
	350錠	2,940円				
発売	2005年6月		2000年5月		2006年2月	

太田胃散整腸薬		ビオフェルミンVC		ストッパデイバランス整腸薬		パンラクミンプラス	
太田胃散		武田薬品工業		ライオン		第一三共ヘルスケア	
錠剤		錠剤		錠剤		錠剤	
ビン		ビン		ビン		ビン	
軟便, 便秘, 整腸（便通を整える）, 腹部膨満感		腹部膨満感, 便秘, 軟便, 整腸（便通を整える）		整腸（便通を整える）, 軟便, 便秘, 腹部膨満感		整腸（便通を整える）, 腹部膨満感, 便秘, 軟便	
1日	3回	1日	3回	1日	3回	1日	3回
毎食後に水または温湯で服用		毎食後に水または温湯で服用		服用間隔	4時間以上	食後に口中で溶かすか, またはかみ砕いて服用	
15歳以上	1回3錠	15歳以上	1回2錠	11歳以上	1回2錠	15歳以上	1回3錠
8〜14歳	2錠	15歳未満	服用しない	8〜10歳	1錠	11〜14歳	2錠
5〜7歳	1錠					5〜10歳	1錠
5歳未満	服用しない					5歳未満	服用しない
9錠中	ビフィズス菌 30 mg ラクトミン（ガセリ菌） 30 mg 酪酸菌 90 mg ゲンノショウコエキス 120 mg （ゲンノショウコとして 1,020 mg） アカメガシワエキス 63 mg （アカメガシワとして 504 mg） ゲンチアナ末 51 mg ビオヂアスターゼ1000 60 mg	6錠中	ビフィズス菌 18 mg ラクトミン 18 mg ビタミンC（アスコルビン酸） 500 mg ビタミンB₂（リボフラビン） 6 mg ビタミンB₆（塩酸ピリドキシン） 12 mg	6錠中	アカメガシワエキス（原生薬換算量2,544 mg） 318 mg ラクトミン（ストレプトコッカス・フェカリス菌） 54 mg ビフィズス菌（ビフィドバクテリウム・ビフィダム菌） 54 mg 炭酸マグネシウム 840 mg	9錠中	有胞子性乳酸菌（ラクボン原末） 30 mg 納豆菌末 10 mg 沈降炭酸カルシウム 450 mg
160錠	1,449円	120錠	1,554円	60錠	1,092円	120錠	1,050円
370錠	2,814円			200錠	2,625円	300錠	2,100円
2007年3月		2006年2月		2007年5月		2007年11月	

表5 プロバイオティクス医薬品　医薬部外品

製品名	新ビオフェルミンS錠		パンラクミン錠		新ラクトーンA錠	
企業名	武田薬品工業		第一三共ヘルスケア		アサヒフードアンドヘルスケア	
剤型	錠剤		錠剤		錠剤	
包装形態	ビン		ビン		ビン	
効能効果	整腸（便通を整える），軟便，便秘，腹部膨満感		整腸（便通を整える），便秘，軟便，腹部膨満感，消化不良，消化促進，もたれ，胸つかえ，食欲不振，食べ過ぎ		整腸（便通を整える），便秘，腹部膨満感，軟便	
用法・用量	1日	3回	1日	3回	1日	3回
	毎食後に水または温湯で服用		食後に，そのまま服用するかまたはかみ砕いて服用		毎食後に服用	
	15歳以上	1回3錠	15歳以上	1回3錠	15歳以上	1回6錠
	5〜14歳	2錠	11〜14歳	2錠	11〜14歳	4錠
	5歳未満	服用しない	5〜10歳	1錠	8〜10歳	3錠
			5歳未満	服用しない	5〜7歳	2錠
					5歳未満	服用しない
成分・分量（1日服用量中）	9錠中	コンク・ビフィズス菌末　18 mg コンク・フェーカリス菌末　18 mg コンク・アシドフィルス菌末　18 mg	9錠中	有胞子性乳酸菌（ラクボン原末）　45 mg タカヂアスターゼN1　135 mg ビオチン（ビタミンH）　18 μg	18錠中	ビフィズス菌　40 mg ラクトミン（フェカリス菌）40 mg ラクトミン（アシドフィルス菌）40 mg 乾燥酵母　2,025 mg 硝酸チアミン（ビタミンB$_1$硝酸塩）1.125 mg リボフラビン（ビタミンB$_2$）2.25 mg
価格（税込）	45錠	473円	130錠	924円	310錠	1,029円
	130錠	977円	350錠	2,079円	660錠	2,079円
	350錠	2,258円	550錠	3,129円	1,080錠	3,129円
	540錠	3,308円				
関連商品	新ビオフェルミンS細粒（45 g：1,029円）					

9 プロバイオティクス医薬品の現状と展望

強力わかもと	わかもと整腸薬	強ミヤリサン錠	ガスピタンα
わかもと製薬	わかもと製薬	ミヤリサン	小林製薬
錠剤	錠剤	錠剤	顆粒
ビン	ビン	ビン	分包
胃もたれ，食欲不振，消化不良，消化不良による胃部・腹部膨満感，食べ過ぎ，胸つかえ，消化促進，整腸（便通を整える），便秘，軟便，腹部膨満感，滋養強壮，虚弱体質，肉体疲労・病中病後・胃腸障害・栄養障害・発熱性消耗性疾患，産前産後などの場合の栄養補給	整腸（便通を整える），便秘，軟便，腹部膨満感	整腸（便通を整える），軟便，便秘，腹部膨満感	整腸（便通を整える），腹部膨満感，軟便，便秘
1日 3回	1日 3回	1日 3回	1日 3回
毎食後に服用	毎食後に服用	毎食後に服用	毎食後に服用
15歳以上 1回9錠	15歳以上 1回2錠	15歳以上 1回3錠	15歳以上 1回1包
11〜14歳 6錠	5〜14 1錠	11〜14歳 2錠	15歳未満 服用しない
8〜10歳 5錠	5歳未満 服用しない	5〜10歳 1錠	
5〜7歳 3錠		5歳未満 服用しない	
5歳未満 服用しない			
27錠中 アスペルギルス・オリゼーNK菌（消化酵素産生菌）培養末 3,375.0 mg 乳酸菌培養末 675.0 mg 乾燥酵母（ビール酵母）2,490.1 mg 硝酸チアミン（ビタミンB_1） 3.4 mg リボフラビン（ビタミンB_2） 2.0 mg ニコチン酸アミド 2.0 mg	6錠中 ビフィズス菌（ビフィドバクテリウム・ロンガム菌散）（ビフィドバクテリウム・ビフィダム菌散） 72 mg ラクトミン（ラクトバチルス・アシドフィルス菌散）（新分類名：ラクトバチルス・ガセリ菌散） 36 mg	9錠中 宮入菌末 270 mg	3包中 ラクトミン（フェカリス菌） 9 mg ラクトミン（アシドフィルス菌） 9 mg ビフィズス菌 24 mg ジメチルポリシロキサン 180 mg
108錠 525円	90錠 997円	90錠 1,050円	12包 525円
300錠 1,050円	240錠 2,310円	330錠 2,520円	
1,000錠 2,625円		1,000錠 7,350円	
2008年顆粒わかもと（24包：998円）			

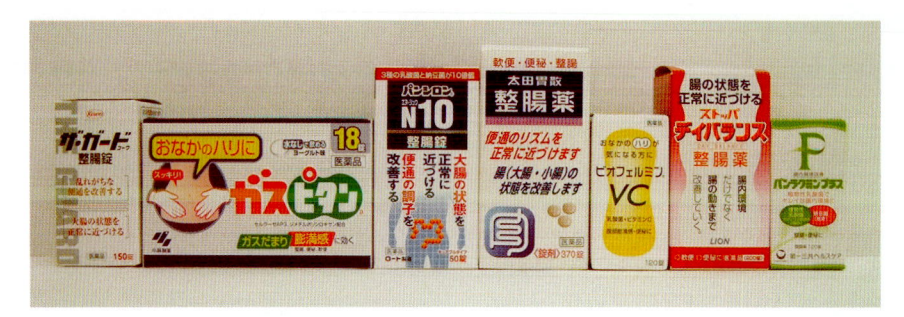

図3　一般用プロバイオティクス医薬品

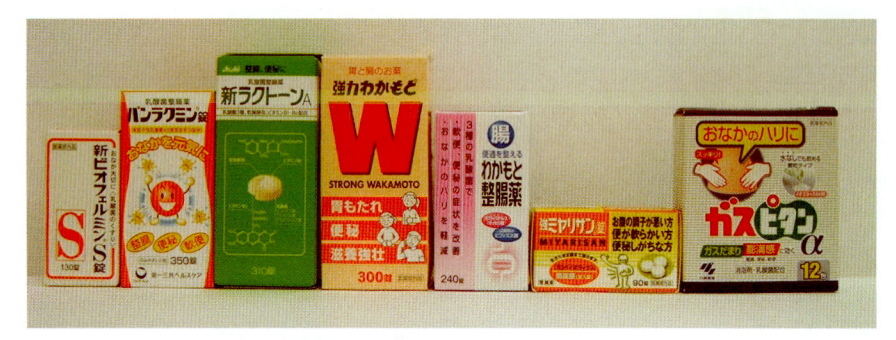

図4　プロバイオティクス医薬品　医薬部外品

菌叢を調節して疾患の進展を防ぐ医薬品の研究開発の重要性がますます高まるものと思われる[15]．前世紀を通じて腸管疾患の治療に使用されてきた，わが国のプロバイオティクス医薬品を，今世紀は腸から全身の健康維持をもたらす医薬品として適応拡大することが今後の課題である．

(平田晴久，鈴木信之)

● 引用文献

1. Tissier H (藤原公策監訳). 日本ビフィズス菌センター (監修). 乳幼児の腸内細菌叢に関する研究 (正常と病態), アイベック, 2006.
2. Mechnicov I (平野威馬雄訳). 日本ビフィズス菌センター (編). 長寿の研究 楽観論者のエッセイ, 幸書房, 2006.
3. Parker RB. Probiotics, the other half of the antibiotic story. Anim Nutr Health 1974; 29: 4-8.
4. Fuller R. Probiotics in man and animals. J Appl Bacteriol 1989; 66: 365-378.
5. FAO food and nutrition paper 85: Probiotics in food. Health and nutritional properties and guidelines for evaluation. ftp://ftp.fao.org/docrep/fao/009/a0512e/a0512e00.pdf, 2006
6. 山村秀樹, 内田慎輔. ビオフェルミン. 伊藤喜久治 (編). プロバイオティクスとバイオジェニクス, エヌ・ティー・エス, 2005; p.405-416.
7. 宮崎勝昭, 石橋憲雄, 今井豊彦. ビフィズス菌製剤の製造技術. 光岡知足 (編). ビフィズス菌の研究, 日本ビフィズス菌センター, 1994; p.248-267.
8. 浜田小弥太. 乳酸菌製剤. 北原覚雄 (編). 乳酸菌の研究, 東京大学出版会, 1966; p.476-500.
9. 日本公定書協会監修. 日本薬局方外医薬品規格2002, じほう, 2002.
10. 日本薬剤師センター監修. 医薬品製造販売指針2008, じほう, 2008.
11. 田中隆一郎. 腸内細菌の利用. 光岡知足 (編). 腸内細菌学, 朝倉書店, 1990; p.426-439.
12. Havenaar, R, Huis in't Veld. Probiotics: A general view. Wood BJB (editor): The Lactic Acid Bacteria. Vol.1. The Lactic Acid Bacteria in Health and Disease, Elsevier, London,

1992; p.151-170.
13. Abriouel H, Omar NB, Molinos AC, et al. Comparative analysis of genetic diversity and incidence of virulence factors and antibiotic resistance among enterococcal populations from raw fruit and vegetable foods, water and soil, and clinical samples. Int J Food Microbiol 2008; 123: 38-49.
14. Franz CM, Stiles ME, Schleifer KH, et al. Enterococci in foods--a conundrum for food safety. Int J Food Microbiol 2003; 88: 105-122.
15. Jia W, Li H, Zhao L, et al. Gut microbiota: a potential new territory for drug targeting. Nature Rev 2008; 7: 123-129.
16. 石川裕樹, 相場勇志, 中西 睦ほか. Suppression of Periodontal Pathogenic Bacteria in the Saliva of Humans by the Administration of *Lactobacillus salivarius* TI2711. 日本歯周病学会会誌 2003; 45: 105-112.
17. Shimauchi H, Mayanagi G, Nakaya S, et al. Improvement of periodontal condition by probiotics with Lactobacillus salivarius WB21: a randomized, double-blind, placebo-controlled study. J Clin Periodontol 2008; 35: 897-905.
18. Hida M, Aiba Y, Sawamura S, et al. Inhibition of the accumulation of uremic toxins in the blood and their precursors in the feces after oral administration of Lebenin, a lactic acid bacteria preparation, to uremic patients undergoing hemodialysis. Nephron 1996; 74: 349-355.
19. Iovieno A, Lambiase A, Sacchetti M, et al. Preliminary evidence of the efficacy of probiotic eye-drop treatment in patients with vernal keratoconjunctivitis. Graefes Arch Clin Exp Ophthalmol 2008; 246: 435-441.
20. Steidler L, Hans W, Schotte L, et al. Treatment of murine colitis by *Lactococcus lactis* secreting interleukin-10. Science 2000; 289: 1352-1355.
21. Vandenbroucke K, Hans W, Van Huysse J, et al. Active delivery of trefoil factors by genetically modified Lactococcus lactis prevents and heals acute colitis in mice. Gastroenterology 2004; 127: 502-513.

II 基礎編

10
プロバイオティクス食品の現状と展望

はじめに

　近年，生活環境や生活習慣に起因する疾病がクローズアップされる機会が多くなり，国民の健康志向が高まっている．このような背景から，健康維持や疾病予防を目的とした機能性食品に対する国民の期待は大きい．そのなかでもプロバイオティクスは，最も注目されている機能性素材の一つである．

　プロバイオティクスは，1989年にFuller[1]により提唱された言葉で"腸内菌叢のバランスを改善することにより宿主に有益な影響を与える生きた微生物"と定義された．その後1998年に，Salminen[2]らにより"宿主に有益な影響を与える生きた微生物，またはそれを含む食品"と拡大定義された．2001年には，国連食料農業機関（FAO）と世界保健機関（WHO）との合同専門家会議[3]において"十分量を投与することにより宿主の健康に有益な作用をもたらす生きた微生物"という定義が提唱されている．

　いずれにおいてもプロバイオティクスは，継続的に十分な量を摂取することが望ましいことが読みとれる．この"継続"と"十分な量"を摂取するためには，日常的な食習慣の一つに組み込むことが理想である．一方，ヨーグルトに代表される発酵乳製品は，古来からプロバイオティクスとしての価値が伝承されてきた．とりわけヨーグルトは，わが国において嗜好性がきわめて高く，その保健効用について盛んに研究が進められている．ここでは，ヨーグルトを中心にわが国のプロバイオティクス食品の開発現状を紹介する．

乳製品の保健効果と日本人の食文化

　わが国における乳・発酵乳の保健効用に関する食文化史を略年表として**表1**にまとめた．牛乳は飛鳥時代に仏教とともに朝鮮半島から伝来したと考えられている．大陸から渡来した智聡（ちそう）が搾乳術を伝授したと伝えられており，"新撰

姓氏録"には智聡の息子である善那（ぜんな）が孝徳天皇に牛乳を献上し，天皇は善那に大和薬使主（やまとくすしのおみ）という姓を与えたという記録がある．その薬使主という姓からしても，当時から牛乳には保健効用があるものとして珍重されていたことがうかがわれる．牛乳はそのままでは腐敗しやすいため，遠くから牛乳を献上するときには"酪（らく）""酥（そ）""醍醐（だいご）"と呼ばれる乳製品に加工して運んでいた．当時の飼育，搾乳，製造および流通環境を考慮に入れると，これらの乳製品には，環境由来の微生物による自然発酵が伴っていることが容易に想像できる．いわば，当時妙薬として珍重された乳製品は，発酵乳製品であった可能性が高い．

平安時代に書かれた日本最古の医学書「医心方」にも酪，酥，醍醐に関する記述があり，それらの効能として"全身の衰弱を回復させる""通じをよくする""つやつ

表1 日本の食文化史にみる乳・発酵乳の保健効用

時代	西暦	事項
飛鳥・奈良	645	大化改新のころ，百済から来た帰化人，智聡の子の善那が孝徳天皇に牛乳を献上する
	701	大宝律令で官制の乳戸という一定数の酪農家が，都の近くに集められ，皇族用の搾乳場が制定される
	718	元正天皇の時代，牛乳を煮詰めて作る"酥"の献上を七道諸国に命じる
平安	927	醍醐天皇の時代，"貢酥の儀"の順番，献上する容器が法典「延喜式」で制定される
	984	日本最古の医学書「医心方」に，"牛乳は全身の衰弱を補い，通じを良くし，皮膚をなめらかに美しくする"と古代乳製品の効用と解説が記述される
		皇族から始まった乳の食文化は藤原一族から広く貴族の間に広まる
		仏教による殺生の禁止や朝廷勢力の減衰とともに乳の食文化が廃れる
	1596	海外の宣教師が貧民の乳児を集めて牛乳を飲ませる乳児院を長崎に建てたが，キリシタン弾圧で廃止される
江戸	1727	8代将軍吉宗は，オランダ人カピタンに馬の医療用として牛乳の必要性を教えられ，インドから牛3頭を輸入して千葉県安房郡で飼育を開始．これが近代酪農の始まりといわれる
	1863	前田留吉がオランダ人から牛の飼育・搾乳を習い，横浜に牧場を開き，牛乳を販売する
明治・大正	1871	新聞雑誌に"天皇が毎日2回ずつ牛乳を飲む"という記事が掲載され，国民に牛乳飲用が広まる
	1884	東京の牛乳販売店がヨーグルトを"凝乳"と称し，胃腸薬として販売する
	1908	医師の千葉雌雄郎がフランスから乳酸菌を取り寄せ，糖尿病の治療に使用する
	1908	カルピス（株）の創始者，三島海雲が内蒙古でモンゴル酸乳に出会い興味を持つ
	1915	三島海雲がモンゴル酸乳をヒントに"醍醐味"を発売する
	1919	国産初の乳酸菌飲料"カルピス"が発売される
昭和・平成		医学博士の代田稔（ヤクルト創始者）が乳酸菌の中から，胃液や胆汁などの消化液に抵抗力のある乳酸菌を発見する
	1935	"代田保護菌研究所"が設立され，"ヤクルト"が発売される
	1950	国産初の工業生産ヨーグルト"明治ハネーヨーグルト"を発売，ハードヨーグルトの大量生産を開始する
	1969	果肉入りソフトヨーグルトが発売される
	1971	日本初のプレーンヨーグルトが発売される（1974年に明治ブルガリアヨーグルトに改名）
	1977	ドリンクヨーグルトが発売される
	1984	文部省特定研究「機能性食品の系統的解析と展開」が開始される
	1988	厚生省が「機能性食品検討会」を設置する
	1991	栄養改善法により特別用途食品として特定保健用食品（トクホ）が制度化される
	1993	トクホ表示認可食品第1号誕生
	2000	"明治プロビオヨーグルトLG21"発売され，プロバイオティクスヨーグルトが市場に定着する

やとした皮膚をつくる"とある．しかし，平安時代末期になると，仏教の殺生戒律が厳しくなり，また，朝廷の勢力が衰退して乳牛の飼育ができなくなり，牛乳や乳製品はわが国の食文化からいったん消え去った．

明治時代に入り，外国の文化がわが国に押し寄せると，それは当時の食文化にも影響を与え，再び牛乳が飲まれるようになった．東京の牛乳業者が牛乳の販路拡大の施策としてヨーグルトを"凝乳（ぎょうにゅう）"と称し，整腸剤として販売した．また，医師の千葉雌雄郎がフランスから乳酸菌を取り寄せ，糖尿病の治療に用いている．そのころ，三島海雲（カルピスの創業者）が内蒙古でモンゴル酸乳に出合い，その保健効用に興味を持ち，帰国後これを参考に1915年に発酵乳製品"醍醐味"を，1919年にわが国初の乳酸菌飲料"カルピス"を発売した．

昭和時代に入り，医学博士の代田稔が乳酸菌の中から胃液や胆汁などの消化液に抵抗力のある乳酸菌を発見し，1935年に代田保護菌研究所を設立し，乳酸菌飲料"ヤクルト"を発売した．

しかし，発酵乳製品が庶民の日常に普及するのは第2次世界大戦後のことである．戦後しばらくのあいだ食糧難の時代が続くが，1950年にわが国初の本格的なハードヨーグルト"明治ハネーヨーグルト"の工業生産を開始した．この時期から乳業会社は次々とヨーグルトの製造販売を行い，国民の食生活に定着するとともに，健康維持に優れた食品として認知されるようになった．その後，果肉を加えたフルーツヨーグルト（ソフトヨーグルト），ヨーロッパで主流の甘味料や香料などを加えていないプレーンヨーグルト，手軽に飲めるドリンクヨーグルトなどが発売され，あらゆる食シーンで手軽に喫食できるようになり，幅広い消費者層から支持を受け，現在に至っている．

1991年に世界で初めて国が個々の食品に対して健康に関する表示を許可する特定保健用食品（トクホ）が制度化された．トクホ制度の発足には，長期にわたり食品の保健効用を研究してきた食品企業および食品に機能性を求める社会的環境の変化が影響を与えた．平均寿命の著しい延び，疾病・死因構造の変化，国民の健康に関する知識の向上，食生活に対する国民の関心の高まりなどを背景に，1984年に文部省特定研究「機能性食品の系統的解析と展開」が開始された．これに呼応する形で1988年に当時の厚生省が「機能性食品検討会」を設置し，1991年に栄養改善法の特別用途食品の枠内に「トクホ」が位置づけられ，1993年に初めて薬事法から外れた食品の健康強調表示（health claims）が認められた．

トクホ制度により乳業各社は，乳酸菌やビフィズス菌の整腸作用に関する基盤研究で培ったプロバイオティクスの保健効用を食品に表示することが可能となり，各社とも同時期にトクホの申請を急いだ．

トクホの保健用途の推移と現状を図1[4]に示した．当初は，乳酸菌などのプロバイオティクスを関与成分とし，整腸作用を保健用途とする食品が大半を占めた．近年は，プロバイオティクス以外の素材を関与成分とし，中性脂肪・体脂肪，血圧，歯あるいはコレステロールなどに関する保健用途が増加傾向にある（図1a）．そのなかにおいても2008年3月現在，整腸関連を保健用途とするものは，市場の約4割を占め，その約半数が乳酸菌などのプロバイオティクスであり（図1b），依然と

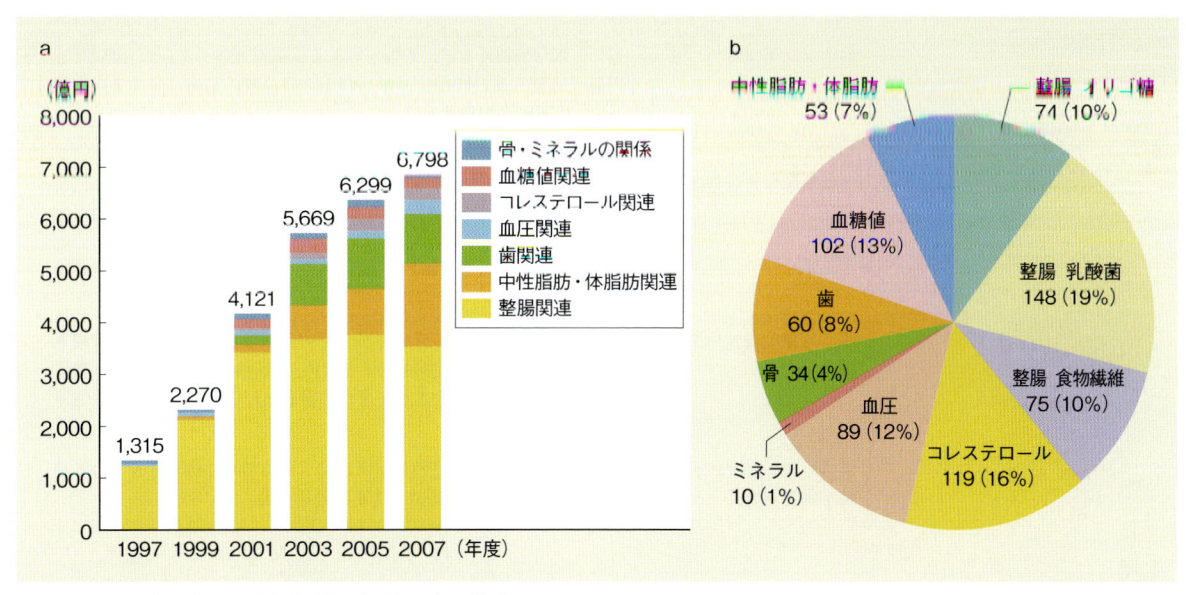

図1 特定保健用食品の市場規模と保健用途の推移
a. 市場規模の推移（2007年11月調べ）
当初は，乳酸菌などのプロバイオティクスの整腸作用を保健用途とする食品が大半を占めた．
近年は，プロバイオティクス以外の素材を関与成分とした中性脂肪・体脂肪，血圧，歯あるいはコレステロールなどに関する保健用途が増加傾向にある．
b. 保健用途の種類（2008年3月11日現在）
2008年3月11日現在，トクホの表示許可品目数は746品目．そのなかで整腸関連を保健用途とするものは約4割を占め，さらにその約半数が乳酸菌などのプロバイオティクスであり，依然としてその位置づけは大きい．

してその位置づけは大きい．

トクホ制度発足後，申請の簡素化，安全性の確保および表示の適正化などを目的に適宜制度改正が行われ，現在に至っている．現行制度におけるトクホの位置づけと類型の概念をまとめ，図2に示した．現行のトクホは，条件つき，規格基準型，疾病リスク低減表示を含め4つの類型が設置されている．

わが国のプロバイオティクス市場

2006年のわが国のプロバイオティクス市場は2,600億円と見込まれ，毎年増加傾向にある．図3[5]に示すようにその約9割を食品が占め，プロバイオティクス食品のほとんどがヨーグルトや乳酸菌飲料などのチルド（低温流通）食品である．したがって，ヨーグルトの産業的な価値は大きく，それらの製造に使用される乳酸菌やビフィズス菌のプロバイオティクスとしての機能性研究も産学一体となって進められている．さらに，トクホ制度の普及は，消費者に機能性食品としてのヨーグルトの認知を広げ，その市場拡大を牽引してきた．目前の大きな課題である"健康な高齢化社会"を築くためにも適切な"食"の提供は重要であり，優れたプロバイオティクスとしてヨーグルトの需要は，今後とも確実に拡大すると予測できる．

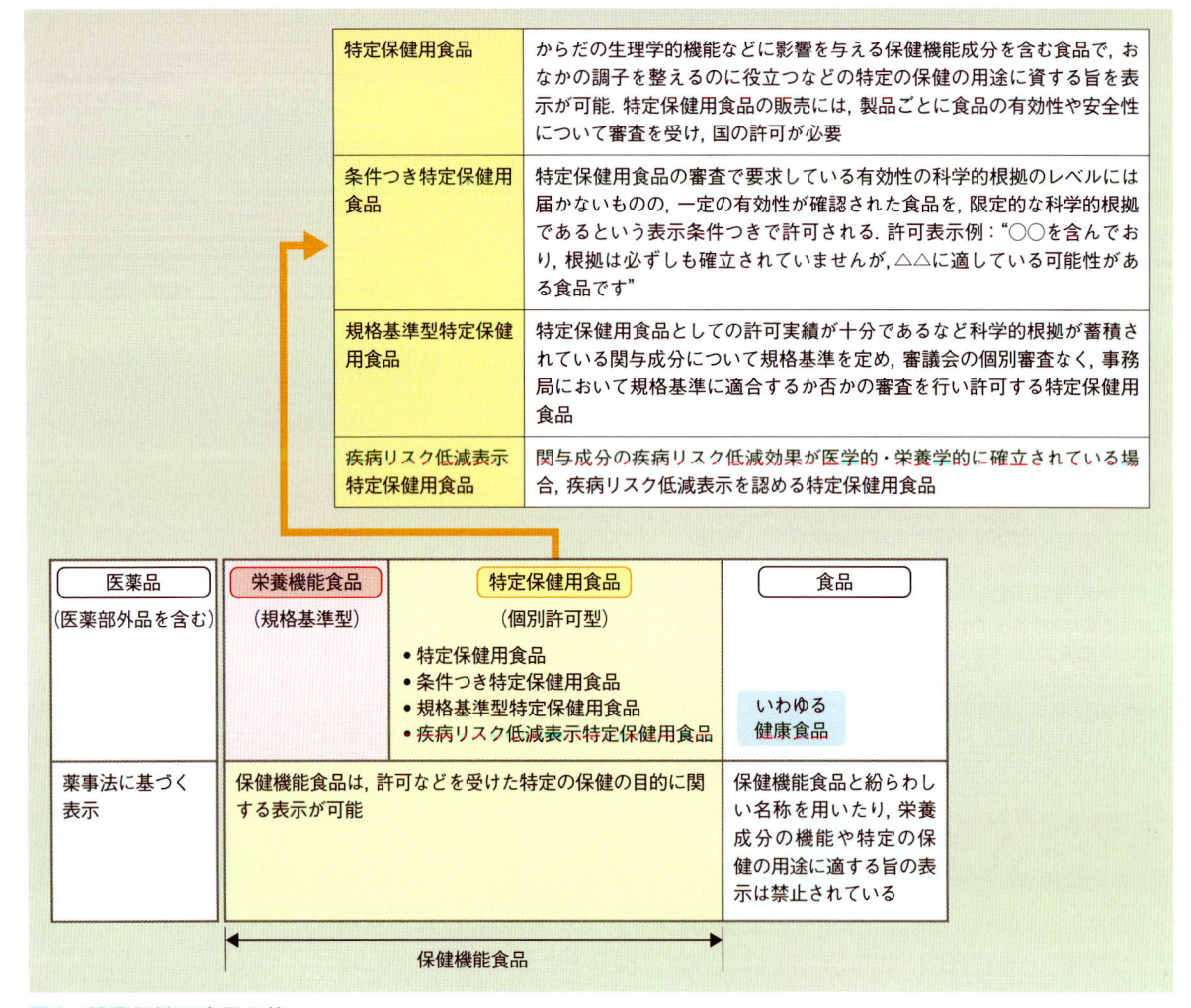

特定保健用食品	からだの生理学的機能などに影響を与える保健機能成分を含む食品で，おなかの調子を整えるのに役立つなどの特定の保健の用途に資する旨を表示が可能．特定保健用食品の販売には，製品ごとに食品の有効性や安全性について審査を受け，国の許可が必要
条件つき特定保健用食品	特定保健用食品の審査で要求している有効性の科学的根拠のレベルには届かないものの，一定の有効性が確認された食品を，限定的な科学的根拠であるという表示条件つきで許可される．許可表示例："○○を含んでおり，根拠は必ずしも確立されていませんが，△△に適している可能性がある食品です"
規格基準型特定保健用食品	特定保健用食品としての許可実績が十分であるなど科学的根拠が蓄積されている関与成分について規格基準を定め，審議会の個別審査なく，事務局において規格基準に適合するか否かの審査を行い許可する特定保健用食品
疾病リスク低減表示特定保健用食品	関与成分の疾病リスク低減効果が医学的・栄養学的に確立されている場合，疾病リスク低減表示を認める特定保健用食品

医薬品	栄養機能食品	特定保健用食品	食品
（医薬部外品を含む）	（規格基準型）	（個別許可型） ・特定保健用食品 ・条件つき特定保健用食品 ・規格基準型特定保健用食品 ・疾病リスク低減表示特定保健用食品	いわゆる健康食品
薬事法に基づく表示	保健機能食品は，許可などを受けた特定の保健の目的に関する表示が可能		保健機能食品と紛らわしい名称を用いたり，栄養成分の機能や特定の保健の用途に適する旨の表示は禁止されている

保健機能食品

図2 特定保健用食品の位置づけと類型

トクホ制度発足後，申請の簡素化，安全性の確保および表示の適正化などを目的に適宜制度改正が行われている．現在，トクホは，条件つき，規格基準型，疾病リスク低減表示を含め4つの類型に区分されている．

プロバイオティクスとしてのヨーグルト

発酵乳・乳酸菌飲料の規格

　ヨーグルト，発酵乳，乳酸菌飲料など発酵乳製品の規格の概念を図4にまとめて示した．世界各地には多種多様の発酵乳が存在し，その1つがヨーグルトである．国際食品規格（Codex）において，現在，ヨーグルトを含め5種類の発酵乳の規格が制定されている．それによると，ヨーグルトは "*Lactobacillus delbrueckii* subsp. *bulgaricus* および *Streptococcus thermophilus* の2菌種を使用した発酵乳" と定められ，使用する乳酸菌の種が限定されている[6]．一方，わが国にはヨーグルトの法的な規格がなく，食品衛生法に基づく「乳及び乳製品の成分規格などに関する省令」（乳等省令）に「発酵乳」の規格として「乳又はこれと同等以上の無脂乳固形分を含む乳等を乳酸菌又は酵母で発酵させ，糊状又は液状にしたもの又はこれらを凍結したもの」があるが，これ以上細分化されていない．Codex規格のヨーグルト

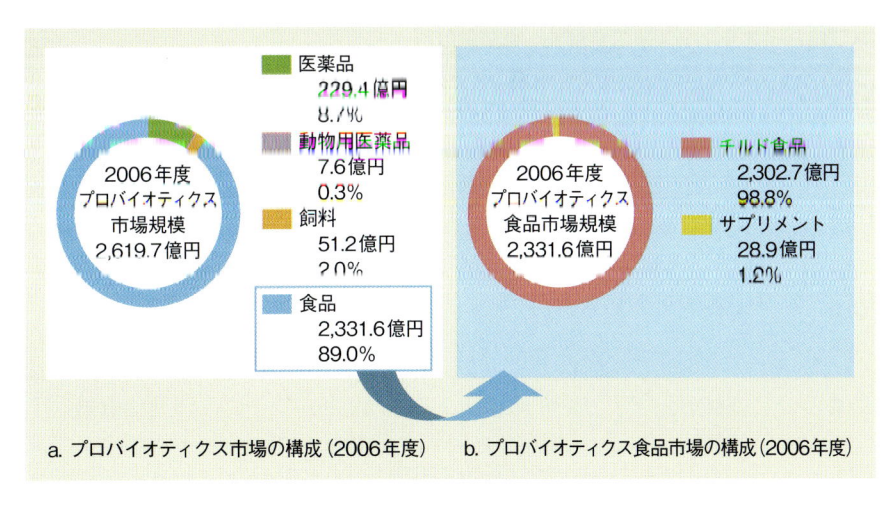

図3 わが国のプロバイオティクス市場の規模および構成（2006年度）

わが国のプロバイオティクス市場の約9割を食品が占め、そのほとんどがヨーグルトや乳酸菌飲料などのチルド食品である。

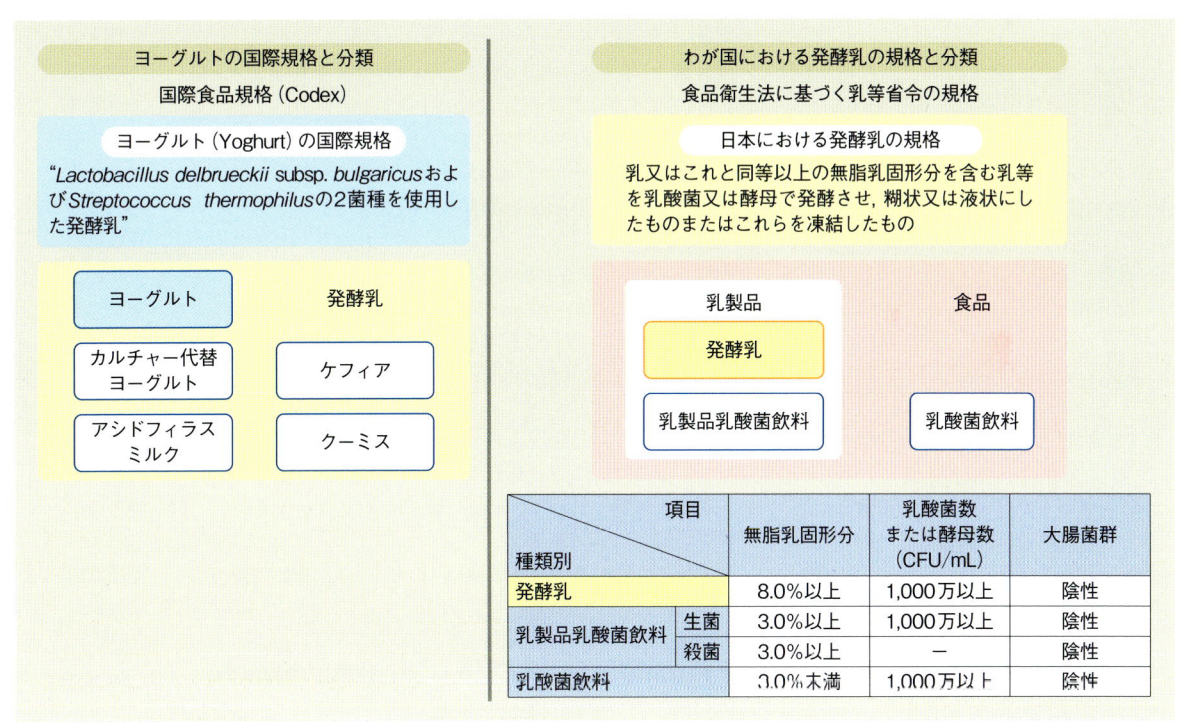

a. プロバイオティクス市場の構成（2006年度）
- 2006年度プロバイオティクス市場規模 2,619.7億円
- 医薬品 229.4億円 8.7%
- 動物用医薬品 7.6億円 0.3%
- 飼料 51.2億円 2.0%
- 食品 2,331.6億円 89.0%

b. プロバイオティクス食品市場の構成（2006年度）
- 2006年度プロバイオティクス食品市場規模 2,331.6億円
- チルド食品 2,302.7億円 98.8%
- サプリメント 28.9億円 1.2%

図4 ヨーグルトと発酵乳の規格の概念図

Codex規格では、ヨーグルトは発酵乳の1つとして位置づけられ、使用する乳酸菌が規定されている。"カルチャー代替ヨーグルト"とは、Streptococcus thermophilusとあらゆる乳酸桿菌属を使用した発酵乳。わが国にヨーグルトの規格基準はないが、Codex規格のヨーグルトはわが国の発酵乳に分類される。

ヨーグルトの国際規格と分類
国際食品規格（Codex）

ヨーグルト（Yoghurt）の国際規格
"*Lactobacillus delbrueckii* subsp. *bulgaricus* および *Streptococcus thermophilus* の2菌種を使用した発酵乳"

- ヨーグルト
- カルチャー代替ヨーグルト
- アシドフィラスミルク

発酵乳
- ケフィア
- クーミス

わが国における発酵乳の規格と分類
食品衛生法に基づく乳等省令の規格

日本における発酵乳の規格
乳又はこれと同等以上の無脂乳固形分を含む乳等を乳酸菌又は酵母で発酵させ、糊状又は液状にしたものまたはこれらを凍結したもの

乳製品
- 発酵乳
- 乳製品乳酸菌飲料

食品
- 乳酸菌飲料

種類別＼項目	無脂乳固形分	乳酸菌数または酵母数（CFU/mL）	大腸菌群
発酵乳	8.0%以上	1,000万以上	陰性
乳製品乳酸菌飲料 生菌	3.0%以上	1,000万以上	陰性
乳製品乳酸菌飲料 殺菌	3.0%以上	—	陰性
乳酸菌飲料	3.0%未満	1,000万以上	陰性

はわが国では発酵乳に分類される．

ヨーグルトと整腸作用

現在市販されている主なプロバイオティクス系の発酵乳・乳酸菌飲料を**表2**にまとめて示した．プロバイオティクスの機能性として整腸作用に関するエビデンスが多く、ヒト投与試験により排便回数、便性、腸内腐敗産物、腸内菌叢（フローラ）の改善などが報告されている．消費者が機能性を期待してこれらの食品を求めるのであれば、その食品を提供する企業は消費者の期待を裏切ってはならない．そのためにも企業は保健効能に関し、*in vitro*, *in vivo* の試験にとどまらず、可能な限り

表2 わが国で市販されている主なプロバイオティクス系の発酵乳・乳酸菌飲料

商品名	メーカー	種類別	プロバイオティクス菌株	報告されている主な機能
プロビオヨーグルトLG21	明治乳業	発酵乳	*Lactobacillus gasseri* OLL2716（LG21）	*H. pylori*の抑制
ブルガリアヨーグルトLB81	明治乳業	発酵乳	*Lactobacillus delbrueckii* subsp. *bulgaricus* 2038, *Streptococcus thermophilus* 1131（LB81）	整腸作用
美しいあした	明治乳業	発酵乳	*Lactobacillus delbrueckii* subsp. *bulgaricus* 2038, *Streptococcus thermophilus* 1131（LB81）	整腸作用, 皮膚機能改善
ビヒダスヨーグルト	森永乳業	発酵乳	*Bifidobacterium longum* BB536	整腸作用
ナチュレ恵	日本ミルクコミュニティー	発酵乳	*Lactobacillus gasseri* SBT2055, *Bifidobacterium longum* SBT2928	整腸作用
ヤクルト	ヤクルト本社	乳製品乳酸菌飲料	*Lactobacillus casei* Shirota（乳酸菌シロタ株）	整腸作用, 免疫賦活
ソフール	ヤクルト本社	発酵乳	*Lactobacillus casei* Shirota（乳酸菌シロタ株）	整腸作用, 免疫賦活
ビフィーネ, ミルミル	ヤクルト本社	発酵乳	*Bifidobacterium breve*	整腸作用
おなかにおいしいヨーグルト	協同乳業	発酵乳	*Bifidobacterium lactis* LKM512	整腸作用
おなかへGG！	タカナシ乳業	発酵乳	*Lactobacillus rhamnosus* GG	整腸作用, 免疫賦活
L-55ヨーグルト	オハヨー乳業	発酵乳	*Lactobacillus acidophilus* L-55	整腸作用
ダノンBIO	ダノンジャパン	発酵乳	*Bifidobacterium animalis* subsp. *lactis* DN-173 010（BE80菌）	整腸作用
インターバランスL-92*	カルピス	乳製品乳酸菌飲料（殺菌）	*Lactobacillus acidophilus* L-92	IgE抗体減少
カスピ海ヨーグルト	フジッコ	発酵乳	*Lactococcus lactis* subsp. *cremoris* FC（クレモリス菌FC株）	整腸作用, 免疫賦活
ピルクル	日清ヨーク	乳製品乳酸菌飲料	*Lactobacillus casei* NY1301	整腸作用
北海道十勝プレーンヨーグルト生乳100	よつ葉乳業	発酵乳	*Bifidobacterium lactis* Bb-12（BB-12）	整腸作用

*：殺菌されているため, プレバイオティクスあるいはシンバイオティクスの位置づけになる.
ヒト投与試験により, 排便回数, 便性, 腸内腐敗産物, 腸内菌叢の改善などの整腸作用に関するエビデンスを得ている製品が多い.

ヒト投与試験による科学的な裏づけを担保する必要がある. また, 微生物の多様性を考慮に入れると, 菌種レベルではなく菌株レベルでのエビデンスが必要である.
一方, トクホとして認可された発酵乳・乳酸菌飲料の許可表示をみても「お腹の調子を良好に保つ」「腸内環境を改善する」など整腸作用に関するものが多い.
"明治ブルガリアヨーグルトLB81"は, *L. bulgaricus* 2038および*S. thermophilus* 1131の組み合わせ（LB81）による共生発酵で製造される. これらの乳酸菌は, ブルガリアを中心とするバルカン半島で古来から常食されてきたヨーグルトから単離されたものである. "明治ブルガリアヨーグルトLB81"は, このLB81を関与成分として1996年にプレーンヨーグルトとして初めて整腸作用に関するトクホの認可を受けた. このLB81を例にあげ, その整腸作用についての事例を説明する.

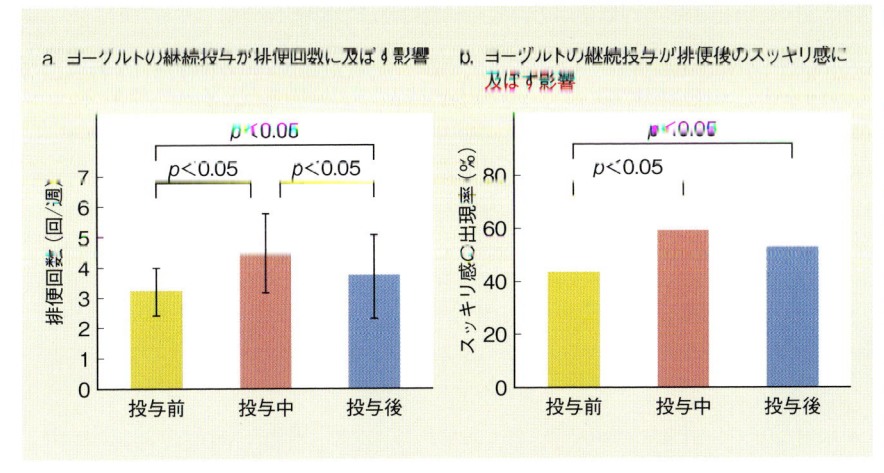

図5 ヨーグルトの継続投与が排便に及ぼす影響（n=36）

便秘傾向者（排便が週4回以下の被験者）36人にLB81を含むヨーグルトを1日100g投与し，投与前（2週間），投与中（2週間）および投与後（2週間）の排便状態を測定した．ヨーグルト投与中に排便回数の有意な増加が認められた（a）．排便後に"不快感がある""おおむねスッキリしたが一部便が残っている感じがある""スッキリした"の3水準で評価し，"スッキリした"の出現した割合を示した．ヨーグルト投与中は"スッキリ感"の有意な増加が認められた（b）．

ヨーグルトの投与が排便回数および便性に及ぼす影響

"便秘"は日常よく用いられている用語であるが，医学的な定義が難しい．便秘はさまざまな疾病との因果関係が疑われているが，臨床的に十分に解明されていない．一方，慢性的な便秘は，健全な社会生活を営むうえで著しくQOLを低下させるため，好ましいことではない．また，Metcalfら[7]はヒトの結腸通過時間を調べ，女性は男性より結腸通過時間が長いことを明らかにしている．

健常な女子学生106人（18～21歳）を対象に，便秘傾向者（排便回数：週4回以下）と正常者（排便回数：週5回以上）に分け，1日あたり100gもしくは250gのLB81を含むヨーグルトを2週間継続投与した[8]．図5に100g投与群の結果を示す．100g投与群（$n=36$）では，排便回数の有意な増加（$p<0.05$）が認められた（図5a）．250g投与群（$n=41$）においても同等の有意な排便改善効果が認められ，この2群間に有意な差は認められなかった．一方，排便回数が週5回以上の正常者（$n=29$）は，ヨーグルトの投与中に大きな変化が認められず，正常な状態が維持された．

排便後の感覚においても，全対象者および便秘傾向者においてヨーグルト投与中にスッキリ感の有意な改善（$p<0.05$）が認められた（図5b）．また，本試験中に排便量および便性の調査も行っており，投与期間中には排便量の有意な増加（$p<0.05$）および便性の有意な改善（$p<0.05$）を確認した．これらの結果から，LB81を含むヨーグルトの継続投与は，便秘や便性の改善に有効であることが示された．

ヨーグルトの投与が糞便菌叢および腐敗産物生成量に及ぼす影響

ヨーグルトやヨーグルト用乳酸菌（*L. bulgaricus*と*S. thermophilus*）をヒトに投与すると，ビフィズス菌が増加すること[8]，便秘が軽減されること[9,10]，抗生物質投与時の腸内菌叢の変化による下痢の防止に有効であること[11]などが報告されている．また，腸内菌叢のなかで*Bacteroides*，*Clostridium*，*Enterobacter*などが優勢になると，肝機能に負担をかけ，老化の促進や発癌のプロモーターと考えられるアンモニア，フェノール，p-クレゾール，インドール，スカトールなどの腐敗産物が多く生成される[12,13]ことが知られている．

LB81を含むヨーグルトを健常な高齢者9人（66～88歳，平均80.2歳）を対象に

表3　ヨーグルトの投与が糞便中の腐敗産物量に及ぼす影響（n=9）

腐敗産物	投与前	投与中
アンモニア	78.4±45.4	17.1±11.7[*]
フェノール	33.8±22.3	36.9±5.0
p-クレゾール	63.6±51.0	38.5±36.8
インドール	42.8±36.5	31.8±26.5
スカトール	54.2±47.0	20.9±19.3
pH	7.0±0.9	6.7±0.9
Bifidobaterium菌数	9.7±0.4	10.1±0.2[*]

表示値　平均値±標準偏差
単位　　腐敗産物量：ppm, 菌数：log（CFU/g）
[*]：t検定（$p<0.05$）
LB81を含むヨーグルトを健常な高齢者9人（66〜88歳，平均80.2歳）を対象に，1日あたり260gを朝食時と夕食時の2回に分けて2週間連続投与した．
ヨーグルト投与中は，投与前と比較して糞便中のアンモニア濃度の有意な低下（$p<0.05$）およびBifidobaterium菌数の有意な増加（$p<0.05$）が認められた．

1日あたり260gを，朝食時と夕食時の2回に分けて2週間継続投与した際の糞便中の腐敗産物量の変化を**表3**[14]に示した．

ヨーグルト投与中は，投与前と比較して，糞便中アンモニア濃度が有意に低下（$p<0.05$）した．また，ヨーグルトの投与中，p-クレゾール，インドールおよびスカトールなどの腐敗産物も低下傾向を示した．併せて糞便中の菌叢を調べ，ヨーグルト投与中にBifidobaterium菌数の有意な増加（$p<0.05$）が認められた．

この試験結果は，ヨーグルトの継続投与が老人特有の腸内菌叢を改善し，発癌促進要因の1つと考えられている腸内腐敗産物を低減することを示唆している．

ヨーグルトの投与が皮膚機能に及ぼす影響

LB81を含むヨーグルトを用いたヒト投与試験では，皮膚機能の改善が示唆されている[15]．慢性的便秘（排便回数が週4回以下）で乾燥肌のある20〜39歳の女性28人を対象に，LB81を含むドリンクヨーグルト（120 mL）を1日2回，4週間連続投与し，投与前後の皮膚機能の変化をまとめ，**図6**および**表4**に示した．

投与前と比較して投与後は，①機器分析による弾力性の有意な改善（$p<0.05$）（**図6a**），②皮膚科専門医の観察所見による乾燥の程度の有意な改善（$p<0.05$）（**図6b**），③被験者の自己診断アンケート調査（**表4**）による有意な改善（19項目中12項目が$p<0.05$〈10項目は$p<0.001$〉）が認められた．

胃で働く乳酸菌LG21の開発

2001年のFAO/WHO合同専門家会議[3]で提唱された"プロバイオティクスが有効とされる疾患のガイドライン"を**表5**にまとめた．そのなかで，プロバイオティクスが有効な消化器疾患として，細菌・ウイルス性の下痢，炎症性腸疾患，癌，便秘と並列に"Helicobacter pylori 感染症およびその合併症"としてリストアップされ，プロバイオティクスの新分野がクローズアップされた．

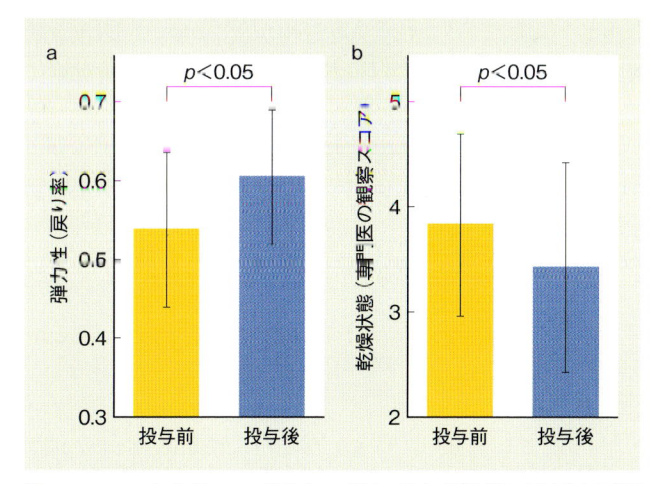

図6 LB81 を含むヨーグルトの投与が皮膚機能に及ぼす影響（n=28）

慢性的便秘（排便回数が週4回以下）で乾燥肌のある20〜39歳の女性28人を対象にLB81を含むドリンクヨーグルト（120mL）を1日2回，4週間連続投与し，投与前後の皮膚の弾力性の測定（a）および皮膚科専門医による観察（b）を行った．
弾力性は，CUTOMETER SEM575（Courage＋Khazaka社）を用い測定し，一定時間吸引後の戻り率で示した．
乾燥状態の評価基準：以下の皮膚所見を判定基準として，皮膚科専門医が5段階評価で測定した．
1. なし：症状が認められない
2. 軽微：わずかに症状がみられる
3. 軽度：少し症状がみられる
4. 中等度：明らかな症状がみられる
5. 重度：著しい症状がみられる

ヨーグルトの継続投与により，皮膚の弾力性および乾燥状態に有意な改善が認められた．

表4 ヨーグルト投与前後の皮膚状態に関する自己診断結果（n=28）

チェック項目	p値
つや	0.0008**
はり	0.0080**
くすみ	0.0016**
しみ	0.1549
たるみ	0.2213
毛穴が目立つか	0.0392*
キメ	0.1823
しわ（額）	0.1688
しわ（口元）	0.0268*
しわ（目元）	0.0068**
乾燥具合	0.0090**
べたつき	0.0056**
透明感	0.0007**
赤み	0.6092
ファンデーションのノリ	0.0040**
ニキビ数	0.8139
ニキビ痕	0.0935
むくみ	0.0053**
くま	0.0099**

（Wilcoxonの符号順位検定によるp値の一覧）
**：$p<0.01$，*：$0.01 \leq p<0.05$
ヨーグルト投与前後に，顔面の皮膚機能に関する19項目について，5段階評価の自己診断アンケート調査を行った．
アンケートの回答基準（例：乾燥具合）
1：まったく乾燥しない，2：あまり乾燥しない，3：どちらともいえない，4：やや乾燥する，5：よく乾燥する．
19項目中12項目に有意な改善（$p<0.05$〈10項目は$p<0.001$〉）が認められた．

表5 プロバイオティクスが有効と考えられる疾患と活用範囲

疾患	有効と考えられる活用範囲
1. 消化器に関連した疾患	
1）病原菌，ウイルスによる下痢	*Salmonella, Clostridium difficile*, rotavirus
2）*H. pylori* 感染症およびその合併症	慢性胃炎，胃十二指腸潰瘍，胃癌
3）腸炎および腸症候群	炎症性腸疾患，Crohn病，過敏性腸症候群（IBS）
4）癌	胃癌，大腸癌，膀胱癌
5）便秘	便性の改善，糞便通過時間の短縮
2. 粘膜免疫	マクロファージの活性化，NK細胞増殖能の向上
3. アレルギー	食物アレルギー，アトピー性皮膚炎，気管支喘息
4. 心血管疾患	虚血性心疾患，コレステロールの低下
5. 泌尿生殖器疾患	細菌性腟炎，腟カンジダ症，尿路感染症

プロバイオティクスが有効な消化器疾患として，細菌・ウイルス性の下痢，炎症性腸疾患，癌あるいは便秘などとならび *H. pylori* 感染症およびその合併症がリストアップされ，プロバイオティクスの新分野がクローズアップされた．
（2001年FAO/WHO合同専門家会議[3]で提唱されたガイドラインより作表）

"明治プロビオヨーグルトLG21"に含まれる*Lactobacillus gasseri* OLL2716（LG21）には*H. pylori*の抑制効果[16]が確認されており，その開発の概要を紹介する．

WarrenとMarshallによる*H. pylori*の発見[17]まで，胃内フローラの存在が否定されてきた．現在では，*H. pylori*の感染が胃・十二指腸潰瘍や胃癌などの原因となることが広く知られている．

LG21の開発研究は，東海大学医学部の古賀教授ら[16,18]による，*H. pylori*感染動物モデル実験による知見に端を発している．

① SPFマウスに*H. pylori*を経口投与しても感染が成立しない
② 無菌マウスでは容易に感染が成立する
③ SPFマウスの胃内フローラとして10^9 CFU/gレベルの乳酸菌（*Lactobacillus*属）が確認された
④ *H. pylori*感染マウスに乳酸菌（*Lactobacillus salivarius*）を経口投与することにより，胃内*H. pylori*が抑制される

などから*H. pylori*感染に胃内フローラの関与が考えられた．そこで，古賀教授と明治乳業との共同研究"*H. pylori*を抑制するプロバイオティクスの開発"が着手された．

明治乳業の保有する菌株ライブラリーの中から，ヒトあるいは発酵乳由来の*Lactobacillus*属乳酸菌203株を対象に，各種*in vitro*試験（人工胃液耐性試験，低pH条件下での増殖性試験，ヒト胃上皮細胞株MKN45に対する付着性試験，混合培養による*H. pylori*増殖抑制試験）および*in vivo*試験（*H. pylori*感染マウス投与試験）を行った．

*in vitro*試験による菌株の選抜[19,20]

人工胃液耐性試験

各種乳酸菌に，pH2～4の人工胃液を37℃で2時間作用させたところ，pH3以上では多数の乳酸菌株が高い生残性を示した．しかし，pH2では供試菌株の半数以上の菌数が0.1%以下に低下したが，*L. gasseri*の菌株が特に高い生残性を示した．

低pH条件下での増殖性試験

塩酸でpH4に調整したlactobacilli MRS Broth（DIFCO社）を用いて各種乳酸菌を9時間培養後の培養液の吸光度（ΔOD_{650}）を測定した．その結果，*L. salivarius*，*Lactobacillus plantarum*および*Lactobacillus fermentum*などの菌株が高い増殖性を示した．

ヒト胃上皮細胞株MKN45に対する付着性試験

人工胃液耐性試験および低pH条件下での増殖性試験で選抜された8菌株を蛍光標識し，MKN45細胞に接触させ，菌が付着した細胞の蛍光強度を測定した．その結果，*L. fermentum*の3菌株およびLG21が高い細胞付着性を示した．

混合培養による*H. pylori*増殖抑制試験：pH7における混合培養試験

Brucella Broth（DIFCO社）を用いて選抜した乳酸菌8菌株と*H. pylori*とを微好気条件下で48時間混合培養し，培養後の*H. pylori*菌数，乳酸菌数および乳酸

産生量を測定した．その結果，LG21，*L. gasseri* No6，*L. salivarius* WB1004，*Lactobacillus crispatus* No.2 および *L. plantarum* No.50 の5菌株は *H. pylori* の増殖を強く抑制したが，*L. fermentum* の3菌株（No.28，No.34 および No.40）は，*H. pylori* の増殖をほとんど抑制しなかった．また，*H. pylori* の増殖を強く抑制した菌株は乳酸の産生量が多く，*H. pylori* の増殖を抑制しない菌株は乳酸の産生量が少ないことが確認できたことから，乳酸菌の産生する乳酸が *H. pylori* の増殖を抑制することが示唆された．

混合培養における *H. pylori* 増殖抑制試験：pH4 における混合培養試験

前述のpH7における混合培養で *H. pylori* の増殖を強く抑制した5菌株を用い，より胃の中に近い条件とするため，pH4 で 5 mmol/L の尿素を含む Brucella Broth を用いて同様に48時間の混合培養試験を行った．その結果，LG21，*L. gasseri* No6，*L. salivarius* WB1004 が *H. pylori* の増殖を強く抑制したことから，これらの3菌株を *in vitro* 試験で *H. pylori* 抑制作用に優れた菌株として選抜した．

■ *in vivo* 試験による菌株の選抜

in vitro 試験により選抜された3菌株を用い，これらの乳酸菌が *H. pylori* 感染マウスの胃内 *H. pylori* 菌数に与える影響を図7[21)]に示した．無菌マウスに *H. pylori* を感染させ，感染6週間後からマウス個体あたり 10^9 cfu の乳酸菌を週に1回，連続8週間経口投与した．8週間投与後に胃内 *H. pylori* 菌数（図7a）および血清 *H. pylori* 抗体価（図7b）を測定した．その結果，乳酸菌非投与群では胃組織1 g あたり 10^5 cfu 以上の *H. pylori* が検出されたのに対し，乳酸菌投与群はどれも *H. pylori* 菌数が減少し，LG21 あるいは *L. salivarius* WB1004 の投与群では検出限界以下に減少した．また，このときの *H. pylori* 抗体価は，LG21 投与群において最も低下した．

これらの検討結果から，*H. pylori* 抑制に最も優れた菌株として LG21 を選抜した．その後，LG21 を含むヨーグルト用いたヒト投与試験を行い，その効果を確認した[22)]．（ヒト投与試験の詳細は，Ⅲ臨床編：1「*Helicobacter pylori* に対するプロバイオティクス応用の基礎的検討」を参照）

■ ヨーグルト適性試験

LG21 を継続的に投与する形態としてヨーグルトが最適であると考えた．その理由は，

① LG21 がヨーグルト中で活性を保持しやすい
② ヨーグルトのカードと混在することにより LG21 の胃内残存性が高い
③ ヨーグルトの緩衝作用により LG21 の胃内生残性が高い
④ 嗜好性や手軽さから継続して投与しやすい

ことなどである．

そこで *in vitro* 試験により優れた菌株として選抜された3菌株（LG21，*L. gasseri* No6，*L. salivarius* WB1004）のヨーグルト適性試験を行った．図8[19)]に示したようにヨーグルト中の生残性は LG21 が最も高く，10℃で2週間保存後の生存率は50％以上あった．また LG21 を添加したヨーグルトの風味および物性は非常に良好であり，*H. pylori* 抑制作用だけでなくヨーグルト適性においても優れた菌

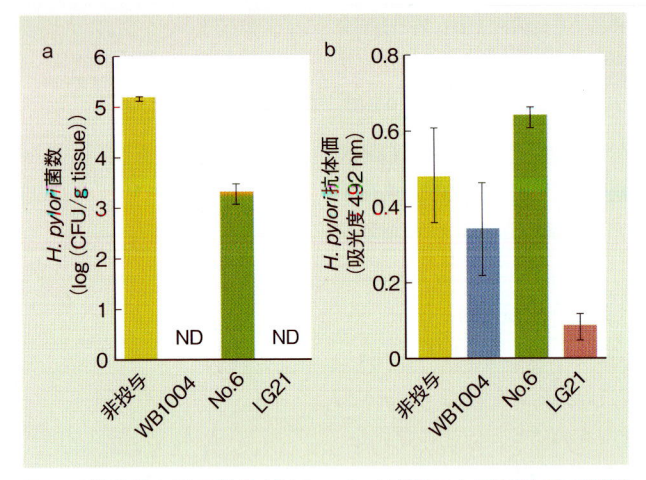

図7 乳酸菌の経口投与が H. pylori 感染マウスに及ぼす影響（n=5）

H. pylori 感染マウスに乳酸菌を8週間投与し，胃内 H. pylori 菌数（a）および血清 H. pylori 抗体価（b）に及ぼす影響を調べた．H. pylori 菌数は，LG21 あるいは L. salivarius WB1004 の投与群では検出限界以下に減少した．このときの H. pylori 抗体価は LG21 投与群において最も低下した．これらの結果から，H. pylori 抑制に最も優れた菌株として LG21 を選抜した．

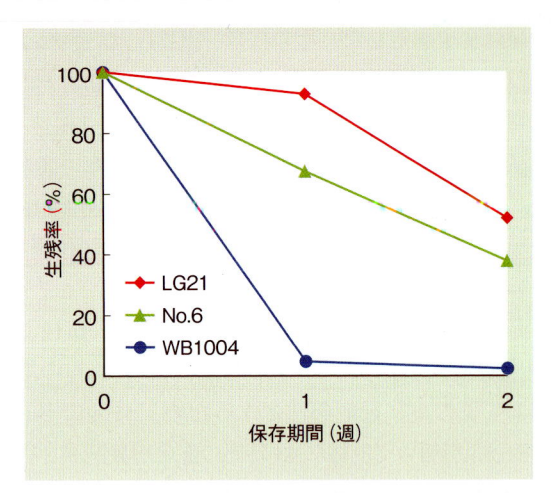

図8 ヨーグルト中に添加した乳酸菌の生残性（10℃保存）

LG21 は 10℃で2週間保存しても 50％以上の高い生残性を示した．

株であることが確認された[19]．

おわりに

　プロバイオティクスを含め食品成分の保健効能に関する研究が進み，新しい知見が数多く得られてきた．ヨーグルトを始めとする乳製品においても例外ではない．しかし，食品は薬ではない．食品の機能性は，一次機能（栄養），二次機能（嗜好・感覚）および三次機能（体調調節）に分類されるが，これらは生命を維持し，健康な生活を営むための機能である．その食品の最大の利点は，通常の量を継続的に摂取しても人体に害がないことである．

　一方，牛乳は栄養バランスの優れた食品であることはいうまでもない．ヨーグルトは乳酸菌の作用により，牛乳の栄養的価値をさらに高めた食品である．そのヨーグルトは，プロバイオティクスそのものあるいはプロバイオティクスのキャリアとしてきわめて理想的な食品であると考える．今後ともエビデンスの構築に努め，"食"を通して国民の健康を支援したい．

（有江泰彦）

引用文献

1. Fuller R. Probiotics in man and animals. J Appl Bacteriol 1989; 66: 365-378.
2. Salminen S, Bouley C, Boutron-Ruaul MC, et al. Functional food science and gastrointestinal physiology and function. Br J Nutr 1998; 80: S147-S171.
3. Araya M, Gopal P, Lindgren SE, et al. Report of Joint FAO/WHO expert consultation on evaluation of health and nutritional properties of probiotics in food including powder milk

with live lactic acid bacteria. Cordoba, Argentina, 2001.
4. (財)日本健康・栄養食品協会. 厚生労働省認可特定保健用食品「トクホ」ごあんない. 2008年版. (財)日本健康・栄養食品協会, 2008; p.4-8.
5. 矢野経済研究所ライフサイエンス産業調査本部. プロバイオティクスに関する市場動向調査. 2008年版 矢野経済研究所, 2008; p.1-47.
6. CODEX standard for fermented milks, CODEX STAN, 243-2003; p.1-4.
7. Metcalf AM, Phillips SF, Zinsmeister AR, et al. Simplified assessment of segmental colonic transit. Gastroenterology 1987; 92: 40-47.
8. 大津俊広, 飯野久和, 折居忠樹. ヨーグルト摂取が女子学生の排便回数および便性に及ぼす影響. 医学と薬学 1996; 35: 1053-1060.
9. 高橋理恵, 今村敬子, 山田葉子. 老齢者の排便頻度と腸内ビフィズス菌叢に及ぼすヨーグルトの影響. New diet Therapy 1989; 5: 44-46.
10. 田中隆一郎, 下坂国雄. 寝たきり高齢者の排便傾向とビフィズス菌発酵乳の排便回数に対する飲用効果. 日本老年医学会雑誌 1982; 19: 577-582.
11. 光岡知足. 腸内細菌の世界, 第1版, 叢文社, 1980: p.87-107.
12. Bone E, Tamm A, Hill M. The production of urinary phenols by gut bacteria and their possible role in the causation of large bowel cancer. Am J Clin Nutr 1976; 29: 1448-1454.
13. Vince AJ, Burridge SM. Ammonia production by intestinal bacteria: the effects of lactose, lactulose and glucose. J Med Microbiol 1980; 13: 177-191.
14. 森崎信尋, 斉藤 康, 寺田 厚ほか. 高齢者の糞便菌叢および腐敗産物生成に及ぼすヨーグルト投与の影響. ビフィズス 1993; 6: 161-168.
15. 伊澤佳久平, 野間晃幸, 山本昌志ほか. LB81乳酸菌を使用したヨーグルトの皮膚機能改善効果に関する検証. 腸内細菌学会誌 2008; 22: 1-5.
16. Kabir AM, Aiba Y, Takagi A, et al. Prevention of Helicobacter pylori infection by lactobacilli in a gnotobiotic murine model. Gut 1997; 41: 49-55.
17. Marshall BJ, Warren JR. Unidentified curved bacilli in the stomach of patients with gastritis and peptic ulceration. Lancet 1984; 1: 1311-1315.
18. Aiba Y, Suzuki N, Kabir AM, et al. Lactic acid-mediated suppression of Helicobacter pylori by the oral administration of Lactobacillus salivarius as a probiotic in a gnotobiotic murine model. Am J Gastroenterol 1998; 93: 2097-2101.
19. 木村勝紀. 乳酸菌, 腸内フローラと健康II：抗ピロリ菌作用に優れた乳酸菌 *Lactobacillus gasseri* OLL2716 (LG21) の開発. 食品工業 2001; 44 (6): 24-29.
20. Kimura K. Health benefits of probiotics for *Helicobacter pylori* infection. Food Sci Technol Res 2004; 10: 1-5.
21. Kimura. K, Sakamoto I, Igarashi M, et al. Development of probiotics for *Helicobacter pylori* infection. Biosci Microflora 2003; 22: 1-4.
22. Sakamoto I, Igarashi M, Kimura K, et al. Suppressive effect of *Lactobacillus gasseri* OLL2716 (LG21) on *Helicobacter pylori* infection in humans. J Antimicrob Chemother 2001; 47: 709-710.

Ⅱ 基 礎 編

11
プレバイオティクス，シンバイオティクス

プレバイオティクス，シンバイオティクスとは何か

　プレバイオティクスとは1995年にGibsonらがプロバイオティクスの浸透に伴い提唱した概念である．すなわち，プロバイオティクスが"腸内微生物のバランスを改善することによって宿主動物に有益に働く生菌添加物"なのに対しプレバイオティクスは"結腸内の有用菌の増殖を促進したり，あるいは，有害菌の増殖を抑制し，その結果，腸内浄化作用によって宿主の健康に有利に働く難消化性食品成分"と定義されている[1]．

　同時にGibsonらはプロバイオティクスとプレバイオティクスが組み合わされ，双方の機能が同時に宿主の健康に有利に働くようにした混合物をシンバイオティクスと定義している．

　ただし，光岡らは1980年代に腸内細菌の研究過程で生まれた上記概念を含む機能性食品の概念が先にあり，この概念がヨーロッパにわたってプロバイオティクスおよびプレバイオティクスにつながったと主張している[2]．

　このことは機能性食品とともに誕生したわが国のオリゴ糖市場が，プレバイオティクスの言葉の誕生以前にあったことが反証となる．さらに言えば，わが国では以上のような研究が契機となり，1991（平成3）年から，食品に健康表示（健康クレーム）を許可する世界で初めての"特定保健用食品"の制度が始まっている．この制度のなかで整腸作用に関して「おなかの調子を整える食品」としての表示が，国の指定機関の認可により認められた．

　以下にこの特定保健食品として販売されている素材について詳しく述べる．

　また，シンバイオティクスはプロバイオティクスとプレバイオティクスの混合物なので，組み合わせが無数にある．したがって，臨床試験などを中心に取り上げる．なお，機能性食品には疾病に直接働くバイオジェニクスの概念が含まれることを追記する（図1）が，ここでは取り上げない．

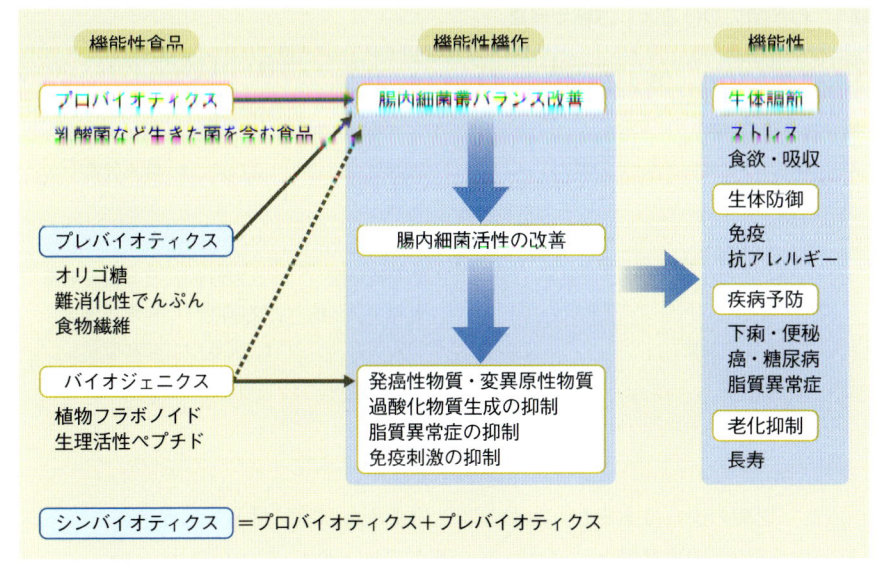

図1 機能性食品の機能性作用機構
（光岡知足, 2005[2]より）

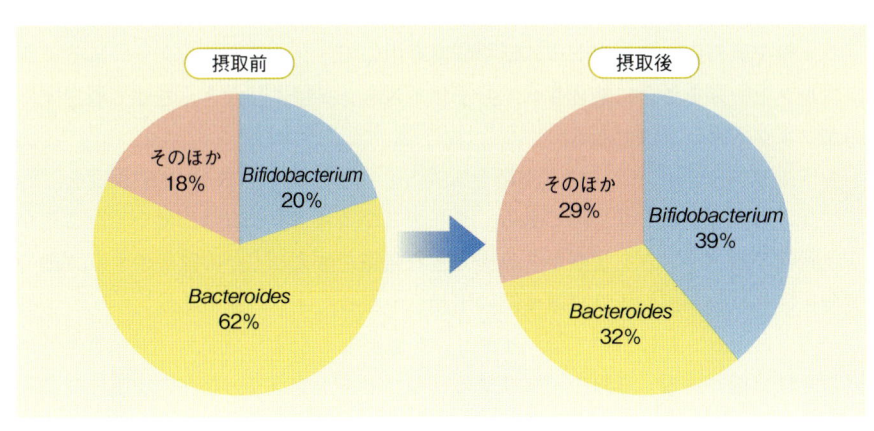

図2 結晶オリゴ糖 1-ケストース投与によるビフィズス菌占有率の変化
被験者：成人ボランティア10人, 摂取量3g/日, 摂取期間2週間
（竹田博幸, 2007[3]より）

プレバイオティクスの種類

　プレバイオティクスの種類には大きくオリゴ糖，食物繊維（多糖類），そのほかの分類となる．以下この順番で説明していく．

オリゴ糖

　プレバイオティクスの代表格はオリゴ糖である．オリゴ糖のプレバイオティクスとしての作用の根本であるビフィズス菌増殖作用の多くは成人ボランティアを用い，オリゴ糖の摂取前，摂取後の腸内細菌叢（フローラ）の比較でとり行われている．以下に紹介するオリゴ糖についてはすべてこれらの試験があり，明確なビフィズス菌増殖効果が認められ，特定保健食品の認可のためのバックデータとなっている．筆者がかかわった試験を例として**図2**に示す．成人ボランティア10人を被験者とし，結晶オリゴ糖であるケストース投与した結果，摂取前と摂取後に比べビフィズス菌に関して2倍の占有率が得られた[3]．ほかのオリゴ糖についても被験者数，

表1 わが国におけるオリゴ糖生産量

オリゴ糖の名称		原料	2005年度 市場規模[*]	メーカー
フルクトオリゴ糖		ショ糖	4,000 t	明治製菓
分子内にガラクトースを含むオリゴ糖	ラクツロース	乳糖	2,800 t	森永乳業
	ガラクトオリゴ糖	乳糖	5,150 t	ヤクルト
	大豆オリゴ	大豆ホエー	2,000 t	カルピス
	ラフィノース	てん菜糖蜜	280 t	日本甜菜糖業
	乳果オリゴ	乳糖＋ショ糖	2,000 t	塩水港精糖
イソマルトオリゴ糖		でんぷん	11,000 t	昭和産業
キシロオリゴ糖		コーン穂軸	700 t	サントリー

[*]：食品と開発；2006年12月号より

摂取量，期間の違いはあるが，おおむねこのような試験結果として示されている．

オリゴ糖の年間生産量とメーカーを，**表1**にまとめた．

フルクトオリゴ糖

ショ糖を原料に，フルクトース転移酵素を用いて，ショ糖のフルクトース分子側にフルクトースをさらに結合させ，分子サイズをショ糖より大きくさせて製造するのがフルクトオリゴ糖である．

もう少し詳しくいうと，ブドウ糖を末端としたフルクトース2～3個程度をじかにつなげたオリゴ糖の混合物である．これがビフィズス菌を有効に増やしたことから，腸内菌叢バランスを食事から改善できる発想が生まれ，そのほかのオリゴ糖の開発を促し，わが国のオリゴ糖産業の出発点となったオリゴ糖である[4]．

一方，ヨーロッパにおいては，イヌリンを原料としたオリゴフルクトースと呼ばれるオリゴ糖がある．原料のイヌリンは，キクイモ，チコリーなどの塊茎に含まれるフラクタンと称される多糖類で，ブドウ糖を末端としたフルクトースが最大60個ほどがじかに鎖状につながったものである．オリゴフルクトースは，このイヌリンを酵素により適当に切って単分子化し，末端構成糖をブドウ糖あるいはフルクトースとし，それにフルクトースが平均4～5個程度直列につながった構造をなしたものである．

両者は分子サイズがオリゴフルクトースで多少大きいこと，すべての構成糖がフルクトースである分子種を含むことを除けば，同一である（**図3**）．当然，腸内細菌に対する効果もフルクトオリゴ糖に等しい効果が認められている[5]．したがって，フルクトオリゴ糖とオリゴフルクトースは，わが国と欧州においてプレバイオティクスとして販売される代表的オリゴ糖である．

ガラクトースを分子内に含むオリゴ糖

ガラクトースを分子内に含むオリゴ糖は種類が多く，構成糖としてガラクトース1個を含むラクツロースからガラクトースが2～6個つながったガラクトオリゴ糖まで幅広い．

ラクツロースはガラクトースとフルクトースが結合した2糖類（Gal-Fru）で，乳糖を原料として生産される．歴史的には1950年代にすでにビフィズス菌増殖能

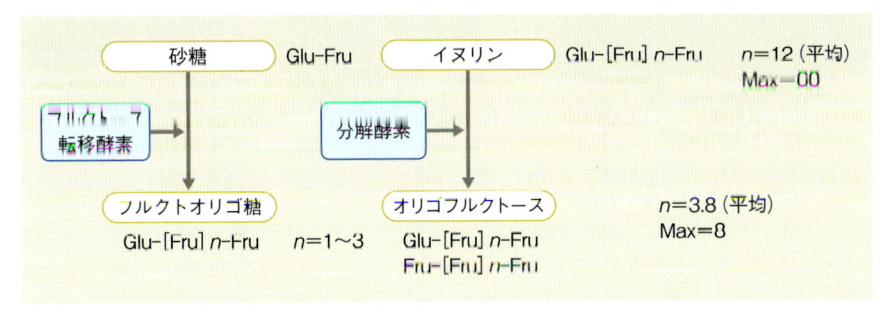

図3 フルクトオリゴ糖の2種類の製造法

イヌリン原料のフルクトオリゴ糖は区別のためオリゴフルクトースと表記した．Gluはブドウ糖，Fruはフルクトースを示す．nは各構成糖が同一結合様式でつながっている個数を示し，各糖の結合は-で示した．
なお，結合位置・様式は省略した．

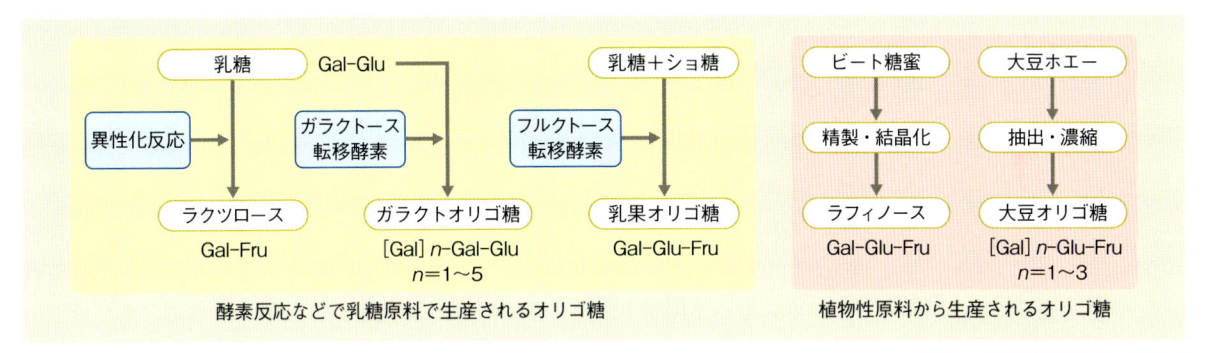

図4 各種ガラクトオリゴ糖の製法

Galはガラクトースを示し，ほかの記号は図3に準じる．

を認められ，1960年には乳児用のドライミルクに採用され現在に至っている最も歴史あるプレバイオティクスである[6]．

一方，ラフィノース（Gal-Glu-Fru）も構成糖としてガラクトースを1個含むオリゴ糖であるが，ビートを原料としてショ糖を製造する際に排出される糖蜜から分離され，精製結晶として利用できるオリゴ糖である．その特性から上記ラクツロースと併用する形で主に粉ミルクに採用されている．使いやすさから需要は高いが，原料であるビート糖蜜に限りがあり，年間生産量は280 tにとどまっている（**表1**）．

乳糖を原料として，フルクトオリゴ糖と同一原理でガラクトース転移酵素によりガラクトースが4～5個つながったいわゆるガラクトオリゴ糖が生産されている．また，乳糖とショ糖を原料として乳果オリゴ糖（ガラクトシルスクロース）（Gal-Glu-Fru）も生産されている．さらに，大豆に含まれるオリゴ糖を抽出した大豆オリゴ糖（[Gal]n-Glu-Fru）も生産されている（**図4**）．

これらはどれも整腸作用が認められ，わが国のオリゴ糖市場を賑わす一大勢力である．

マルトオリゴ糖，キシロオリゴ糖

でんぷんを酵素分解することにより得られる代表的な糖はブドウ糖，マルトースである．これらは人間がエネルギーとして消費できる糖であり，大腸まで到達しないため腸内細菌が利用できるプレバイオティクスとはなりえない．ところが，でんぷんには直鎖構造と分岐構造があり，この分岐にあたる構造（$\alpha 1 \rightarrow 6$結合）を人間の消化酵素は分解できない．したがって，この構造を含むオリゴ糖は大腸に達することができる．でんぷん糖を作る過程で出てくるこれら分岐オリゴ糖（イソマルトース〈Glu-Glu〉，パノース〈Glu-Glu-Glu〉）に整腸作用が認められ[7]，現在は各

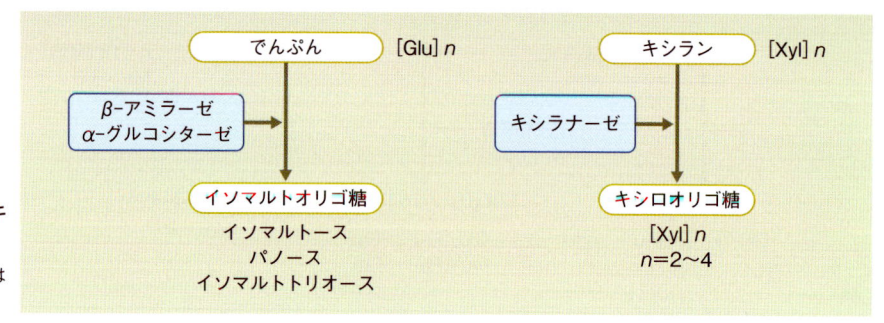

図5　イソマルトオリゴ糖とキシロオリゴ糖の製造法
XylはキシロースをReferences示し，ほかの記号は図3に準じる．

```
でんぷん [Glu]n                      キシラン [Xyl]n
    │                                    │
β-アミラーゼ                         キシラナーゼ
α-グルコシダーゼ                         │
    ↓                                    ↓
イソマルトオリゴ糖                   キシロオリゴ糖
  イソマルトース                        [Xyl]n
  パノース                            n＝2～4
  イソマルトトリオース
```

種酵素の組み合わせで生産されている．

　一方，植物が作る代表的高分子として，ヘミセルロースの一種にキシラン（[Xyl]n）がある．トウモロコシの穂軸には，キシランが豊富に含まれており，穂軸から抽出されたキシランを原料に加水分解酵素（キシラナーゼ）でキシロオリゴ糖が作られている．そもそも果実などを食物として摂取する場合，キシランを食物繊維として自然に摂取する形となるが，それらの摂取により腸が活性化されることがヒントになって開発されたオリゴ糖である（図5）．特筆すべきは，オリゴ糖中で最小の量（1日あたり0.7 g）でビフィズス菌を増やせることである[8]．

食物繊維（多糖類）

　食物繊維は栄養学的には"ヒトの消化酵素では加水分解されない食品中の難消化性成分の総称"と定義され，オリゴ糖類もこの範疇に入るが，本項では高分子多糖を扱う．また，これらは長年いわば食物のカスとみなされてきた歴史もあるが，今は栄養素として扱われている．ではどのような栄養学的意義があるのか，これも腸内細菌の働きを介してのプレバイオティク効果なのである．

　一概に食物繊維といっても種類は多い．しかし，大きく分けると腸内細菌に利用されやすい易発酵性食物繊維のペクチンなどと，非発酵性のセルロースなどがある[9]．易発酵性食物繊維は腸内細菌の発酵作用を受け，短鎖脂肪酸（酢酸，プロピオン酸，酪酸）が大腸内に生成され，腸内pHの低下などオリゴ糖に近い整腸作用が得られる[10]．しかし，この整腸作用には特定の腸内細菌がいるわけではないことが，オリゴ糖との違いである．ビフィズス菌のほかにバクテロイデスにも増殖効果が認められる[11]．

　一方，非発酵性食物繊維は膨潤作用などの物理的性質により排便回数の増加を促進し，便秘の改善効果につながる．さらに腸内細菌の棲みかを与え，間接的に腸内細菌を活性化させる効果もある．また，上記分類にかかわらず食物繊維は胆汁酸吸着効果があり，このことから後述する機作によりコレステロール低減効果も期待できる．

　以上，食物繊維を易発酵性，非発酵性に分けたが，明確に分けられるわけではなく，マンナン（88～99 %），ペクチン（70～90 %），セルロース（23 %）の順に発酵性が徐々に落ちていくにすぎない．したがって，どの食物繊維を摂取しても，上記作用はその性質により期待できる．整腸作用を図6に示した．

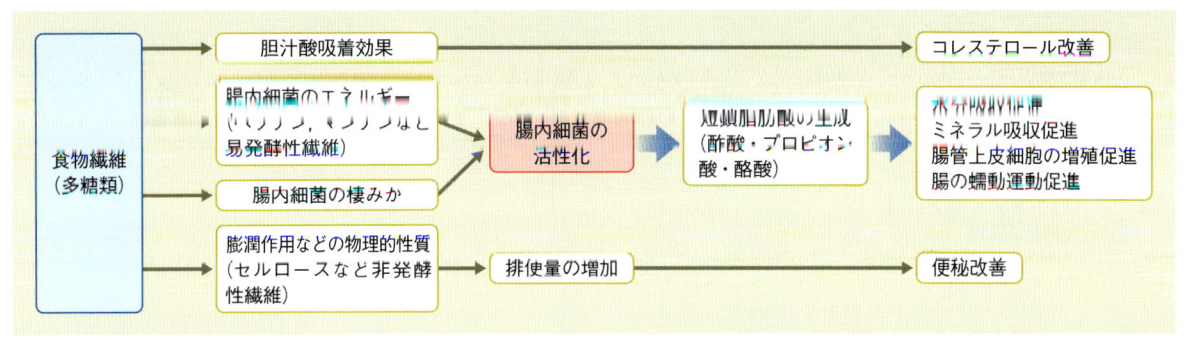

図6 食物繊維の整腸作用

表2 特定保健食品として関与する成分として認められ販売されている食物繊維

市販食物繊維名	メーカー	原料	製法	特徴
難消化デキストリン	松谷化学工業	でんぷん	高温加熱後精製	水溶性, 平均分子量2,000
ポリデキストロース	ファイザー	ブドウ糖, ソルビトール, クエン酸	減圧加熱	β-1,6結合主体, 水溶性
グアーガム分解物	太陽化学	グァー豆由来多糖類	分解	天然系水溶性食物繊維
小麦ふすま	日清製粉	小麦	小麦ふすまを精製	天然系不溶性食物繊維

食物繊維を多く含む代表的食品としては，こんにゃく（マンナン），ジャム（ペクチン），寒天（アガロース，アガロペクチン），ナタデココ（セルロース）などがある．しかし，以上のような伝統的食品に加えて，現在，上記効能をコンセプトとして"特定栄養保健食品"の関与する成分として認められ，市販されている素材を表2にまとめた．

糖質以外のプレバイオティクス

糖質からなるプレバイオティクスに関して説明してきたが，それ以外にも2つの素材があるので紹介する．

DHNA（1,4-dihydroxy-2-naphthoic acid）

乳清をプロピオン酸で発酵させた上澄がビフィズス菌を有効に増殖させたことから研究が始まり，その成分として突きつめられた有効成分がDHNAである（図7）．現在は同法により発酵物の上澄みを工業的に濃縮・乾燥させ"プロフェック"という名称で，特定保健用食品の認可を受け，明治乳業から販売されている．

特徴は，オリゴ糖がビフィズス菌などの善玉菌のエネルギーとして利用されるのに対して，本成分はビフィズス菌などの善玉菌の代謝系に直接働きかけるため1日あたりの量が0.4 gと一般のオリゴ糖の有効量に比べ少ない点である[12]．

最近，本品を潰瘍性大腸炎モデル動物に，予防的または治療的に投与し，どちらの投与方法でも死亡率と組織スコアに有意な改善があったことも報告されている[13]．

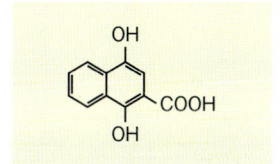

図7 DHNAの分子構造

茶カテキン

カテキンは植物ポリフェノールの構成要素で，茶カテキンは分子構造が明らかにされており，エピガロカテキンガレートという成分（図8）が総カテキンの50％

図8 エピガロカテキンガレート [EGCg]

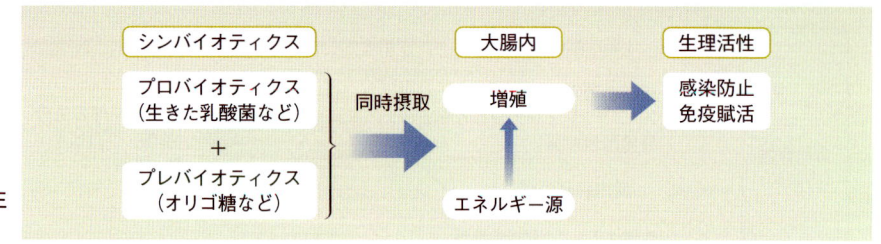

図9 シンバイオティクスの生理活性効果機序

以上を占めている．

in vitro ではあるが，一般のお茶に含まれる茶カテキン自体の抗菌作用として腸管出血性大腸菌 O157 の増殖性および毒素の生産抑制を示した[14]．これは病原性菌を直接抑え込むといった意味ではより直接的なプレバイオティクスといえる．なぜならばプレバイオティクスの概念では，単に腸内菌叢改善にとどまるのではなく，具体的機能まで含むからである．

腸内菌叢改善がどのような具体的機能に結びつくのか，次項の「シンバイオティクス」と「整腸作用以降のプレバイオティクスに関する研究」で述べる．

シンバイオティクス

プロバイオティクスとプレバイオティクスを組み合わせた素材を，シンバイオティクスという．プレバイオティクスは摂取した人の腸内に善玉菌が少しでも生息していれば効果を発揮するが，手術などのストレスあるいは抗生剤の投与により，効果を期待できない場合はシンバイオティクスに頼ることになる．シンバイオティクスの働きを図9に示したが，この場合，プロバイオティクスとプレバイオティクスの同時摂取がキーとなる．

手術後の感染防止の観点で行った臨床例と，最も利用しやすいシンバイオティクスであるヨーグルトの例をあげる．

シンバイオティクスの臨床例

Kanazawa らは経腸栄養剤にプロバイオティクスとしてビフィズス菌（*Bifidobacterium breve*）または乳酸菌（*Lactobacillus casei*）（いずれもヤクルト保存菌）と，プレバイオティクスとしてガラクトオリゴ糖を組み合わせた経腸栄養剤を胆道癌患者の術後に摂取させ，感染症の低減効果を得た．その効果はシンバイオティクスを含ませた経腸栄養剤を摂取した患者の術後感染合併症の発症率が 19 % であったのに対して，含ませなかった群の術後感染率は 52 % であった[15]．

Rayes らは肝臓移植患者に対する経腸栄養剤にプロバイオティクスとして乳酸菌（*Lactobacillus plantarum*）と，プレバイオティクスとしてカラスムギ繊維を摂取させる試験を実施した．患者を 3 群に分け，シンバイオティクスなしの場合（コントロール群），生きた乳酸菌（*L. plantarum*）とカラスムギ繊維の場合（生菌群），死菌乳酸菌（*L. plantarum*）とカラスムギ繊維からなるシンバイオティクス（死菌群）の比較試験を行っている．術後感染症に罹患した率は，コントロール群で 48 %，

生菌群で13％，死菌群で34％であった[16]．
　このようなシンバイオティクスを用いた手術後の感染防止法は，シンバイオティクス療法とも呼ばれるようになっている．

シンバイオティクスとしてのヨーグルト

　経腸栄養剤など医療素材でなくても，シンバイオティクスを購入し，かつ毎日食べることができる．代表的プロバイオティクスはヨーグルトであり，これにオリゴ糖などのプレバイオティクスを配合すればシンバイオティクスとなるからである．ただし，ただ添加すればよいというわけにいかない．
　ヨーグルトの多くは生きた乳酸菌のまま流通する．流通するあいだにプレバイオティクスがヨーグルトに含まれる菌に消費あるいは分解されては意味がなくなる．このためメーカー側は分解を受けにくいプレバイオティクスの採用，可食カプセルにプロバイオティクスを入れる，摂取直前にプレバイオティクスを添加してもらう，などのアイデアを取り入れて商品作りをしている．

整腸作用以降のプレバイオティクスに関する研究

　プレバイオティクスの概念では，単に腸内菌叢改善にとどまるのではなく，具体的機能まで含むと述べた．このことに関しては，前項で一部述べたので，本項ではオリゴ糖の腸内菌叢改善がどのような具体的機能に結びつくのかを述べる．

ミネラル吸収向上効果

　オリゴ糖が腸内で発酵され，乳酸を始めとした有機酸が腸内pHを低下させ，カルシウムを始めとするミネラルの溶解性を高め，大腸から吸収しやすくなる効果が期待された．その関連試験結果を紹介する．
　ラットを用い，飼料にフルクトオリゴ糖，ラフィノース，ガラクトオリゴ糖，イソマルトオリゴ糖を5％含ませ，10日間の摂取試験が行われた．結果はイソマルトオリゴ糖を除きCa，Mg吸収効果を示した[17]．そのなかでフルクトオリゴ糖については綿密なヒト臨床試験が行われ，"ミネラル吸収"をクレームできる特定保健食品となっている．
　ガラクトシルスクロースにおいても，その1日あたり6.6g摂取48週のヒト試験によりミネラル（Ca，Mg）の吸収量が向上することも確かめられている[18]．
　2例のヒト試験によりミネラル吸収促進効果が認められたフルクトオリゴ糖と，ガラクトシルスクロースの分子構造を図10に示す．

コレステロール改善効果

　胆汁酸は腸管循環といってほとんどが腸内で再吸収され，肝臓で再利用されている．しかし，胆汁酸はコレステロールから生合成されているので，胆汁酸が次々と外部に排出されれば，その原料となるコレステロールが大量に消費されることになる．すなわち，血中コレステロールが高い人にとっては，このような現象が何らか

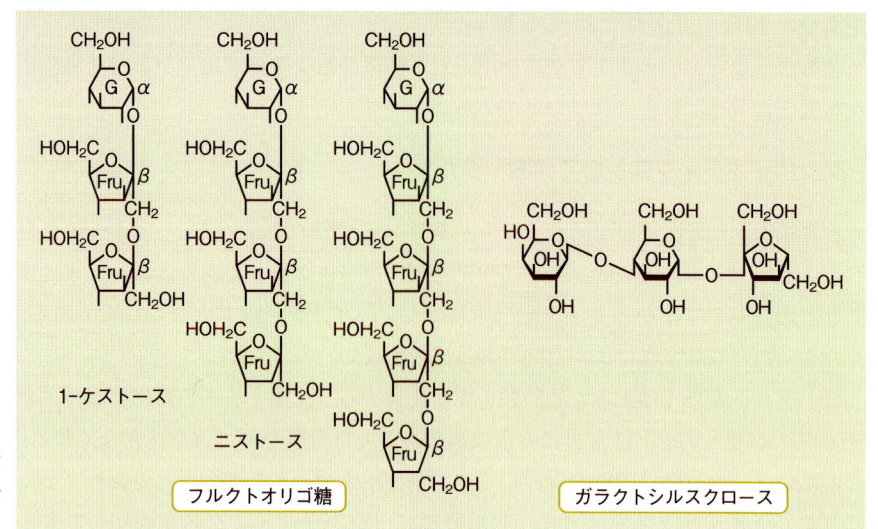

図10 ヒト試験によりミネラル吸収向上効果を示したオリゴ糖の構造

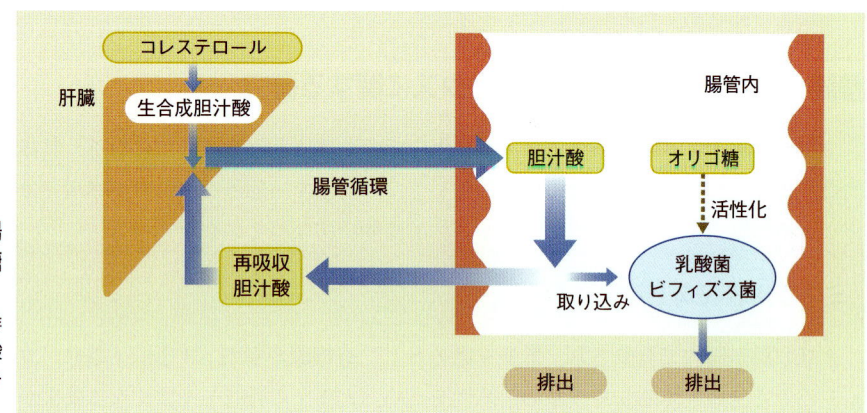

図11 胆汁酸の腸管循環と腸内細菌およびオリゴ糖のかかわり

腸内細菌が胆汁酸を取り込むことの排出経路ができることで，生合成胆汁酸の必要量が増え，原料となるコレステロール低下につながる．

の方法で達成できれば，コレステロールの低下につながる．ところが，この胆汁酸の腸管循環はきわめて効率がよく，通常の食事ではほとんど体外に出ていかない．

一方，乳酸菌およびビフィズス菌は適当な糖質があれば，胆汁酸を吸収する性質のあることがわかっている[19]．したがって腸内の乳酸菌に胆汁酸が吸収されると，この循環から外れ，乳酸菌とともに糞便として体外への排出が期待できる（図11）．

in vitro では，この吸収がケストースあるいはラフィノースの添加時から起こることが確かめられた[20]．この効果が体内で起こることを期待し，高コレステロール値を示す9人のボランティアでケストース5gを60日にわたり摂取する試験が行われた．結果は，ケストースを摂取する以外は特に制限を設けずに行ったのにもかかわらず，試験開始前平均値 256 mg/dL が 60 日後に 242 mg/dL に有意差をもって低下することが示された[21]．

アレルギー抑制効果

　腸内表面は内臓の中央にあって，実はその上皮は皮膚と同じで外界と接している．接しているばかりではなく，たえず食物の消化物およびおびただしい量の腸内細菌と接している．それでも健康に暮していけるのは，腸管では巧妙な免疫機構が働いているからである．

　正常な免疫機構であれば外から来るものに対して，人体に有用なもの有害なものを区別して，適正に働くが，アレルギーはその通常の免疫機構が通常の食べ物などにも異常反応することから起こる．

　なぜ近年，それも先進国においてアレルギー患者が急増してきたのか．その理由として，清潔な環境が乳児期における適正な細菌やウイルスに感染する機会を奪ったとする"衛生仮説"が唱えられた[22]．この免疫の適正化に腸内細菌がかかわっている可能性の高いことが考えられ，疫学的調査結果もこのことを指示した[23]．

　この背景から多くの乳酸菌を摂取させる，すなわちプロバイオティクスの立場からアレルギー改善を試みる臨床試験が行われ注目を集めている．しかし，プレバイオティクスの観点からの，それも臨床試験となるとまだ数は少ないが，以下に紹介する．

ラフィノース

　ラフィノースの特徴は，ビフィズス菌増殖作用については通常の作用を示す素材であるが，開発当初から結晶オリゴ糖として世に出たことである．すなわち多くの市販されているオリゴ糖が混合物であるのに対して，単一の分子種として開発されたことに特徴がある．その後，その特徴を生かし，そのアレルギー抑制効果が臨床試験として報告され[24]大いに注目を集めた．また，その原因として腸内細菌を介し経口抗原によって誘導される不利益な Th2 応答を抑制する[25]ことが示唆されている．ただし，その腸内細菌が何であるかはいまだに不明である．

ケストース

　フルクトオリゴ糖には重合度の差によりケストース（Glu-Fru-Fru），ニストース（Glu-Fru-Fru-Fru），フラクトシルニストース（Glu－[Fru]3-Fru）などが含まれる．現在，技術的にはこれらを分離し，ケストースとニストースについては結晶として生産できるレベルに達している．

　このケストースとニストースにより整腸作用に差があるかどうかの観点で試験が行われた．その結果は，動物試験によりケストースのほうが，ニストースよりビフィズス菌増殖性に有利であることを示していた．それらの摂取により，両者とも最初はビフィズス菌増殖性を示すが，ニストース摂取群がやがて増殖性を示さなくなるのに対し，ケストース群はそのような現象を示さなかったからである．*in vitro* で，ニストースを含む培地で悪玉菌の代表格である *Clostridium* を継体培養すると，10代後にニストースを利用し始めることがわかり，これが原因であると推察された[26]．

　その後これらの知見により，ケストースのビフィズス菌増殖性の確実性から，13人の乳児を対象としたアトピー患者にケストースを投与する臨床試験が行われた．

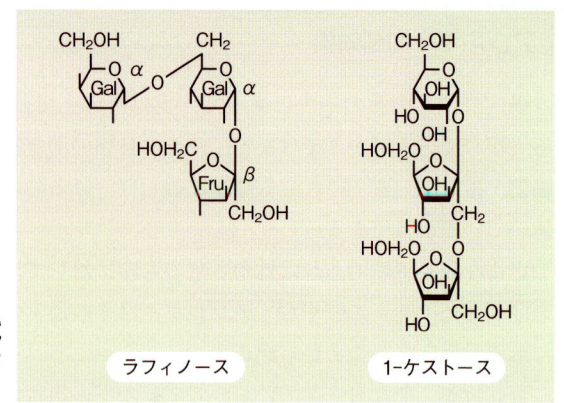

図12 アレルギー抑制臨床試験が報告されているオリゴ糖

ラフィノース　　1-ケストース

その結果として，12週にわたる摂取期間においてその症状を徐々に緩和できることが確かめられ，12週後には90％以上の確率で症状の緩和効果を示した[27]．また，この緩和過程でビフィズス菌の変遷も調べられたが，アレルギーに関係が深いとされる *Bifidobacterium longum*，*B. infantis* とは相関を示さなかったのに対し，*B. pseudocatenulatum* が優勢になると症状が緩和する傾向が認められた[28]．アレルギー症状緩和に関する新たなルートが存在するのかもしれない．

高純度イソマルトオリゴ糖

現在，市販品として大量流通しているイソマルトオリゴ糖は安価であるが，多くの不純物を含み有効成分であるイソマルトオリゴ糖は50％である．この点を改良し，有効成分を85％以上とし，噴霧乾燥させたものが高純度イソマルトオリゴ糖である．これらは3種類の分子種の混合物（図12）として市販され，現在流通している．

高純度イソマルトオリゴ糖をアレルギー性鼻炎モデルマウスに摂取させると鼻炎症状が軽減したという試験結果が報告されている[29]．このイソマルトオリゴ糖に関しては，上記フルクトオリゴ糖で実施されたようにそれぞれの分子種での特性を明らかにし，本格的プレバイオティクスとして研究されることを望む．

以上のアレルギー抑制試験結果が臨床試験として示されているオリゴ糖の分子構造を図12に示す．

オリゴ糖などのプレバイオティクスの作用機作

プレバイオティクスが疾病予防軽減につながる機作を図13にまとめた．実際のプレバイオティクス開発も，この図に示したように，まず直接効果として *in vitro* で確かめられる効果を確認し，生体に対する効果を臨床試験で確かめる手順でなされている．なお，同図中，免疫賦活のために"適正な感染"を行うという表現があるが，実際の疾病につながる恐れがあるので使用できない方法であることは断わっておく．適切なプレバイオティクスあるいはプロバイオティクスを摂取し，適正な腸内細菌叢を形成する方法が，疾病予防軽減につながる最も適切な方法といえる．

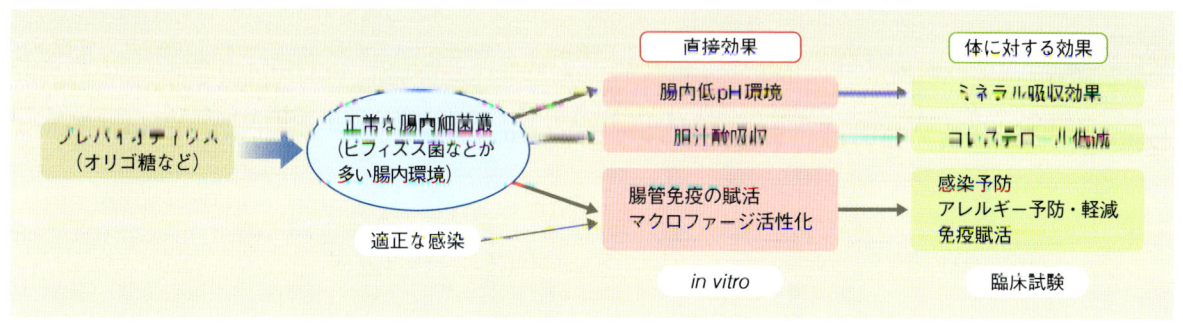

図13　オリゴ糖などのプレバイオティクスの作用機作

おわりに

　体に良いとされる腸内細菌（いわゆる善玉菌）は，ビフィズス菌と乳酸菌が代表格である．したがって臨床試験としては，このような菌を食品として摂取させるプロバイオティクスの観点での研究報告が多いのが現状である．しかし，臨床試験で効果を確認できた菌種が広く一般人に有効か，どのように生きたまま腸に到達させるかがプロバイオティクスの課題である．

　一方，プレバイオティクスは簡単にいうと，これらプロバイオティクスの餌である．したがって，もともと腸内にいる善玉菌を増やすのであるから，プレバイオティクスには上記課題はそもそも存在しない．腸内細菌はさまざまな菌の集合体であり，そのなかの善玉菌だけを有効に増やすというのがプレバイオティクスの役割である．

　したがって，プレバイオティクスと考えられる物のなかにさまざまな分子が含まれていると，それらと腸内のさまざまな細菌との相互作用は複雑性を増し，意味のある効果が期待できない可能性がある．特にアレルギー改善などの免疫系にかかわるものはそうである．その意味からプレバイオティクスとしては純粋の分子種であることが好ましい．ただし，プレバイオティクスがいかなる菌に有効に働き，それが実際に疾病改善にどのようにつながるかを解明する責は，プレバイオティクスを開発するメーカーにある．

　メーカー側は開発したプレバイオティクスと腸内のプロバイオティクスとの関係を明確にさせるなど，より性質を熟知したうえでプレバイオティクスを提供するべきである．

〔竹田博幸〕

● 引用文献
1. Gibson GR, Roberfroid MB. Dietary modulation of the human colonic microbiota: introducing the concept of prebiotics. J Nutr 1995; 125: 1401-1412.
2. 光岡知足．ヒトフローラ研究：現在と将来．腸内細菌学会誌 2005; 19: 179-192.
3. 竹田博幸，福森保則．ホクレンケストースを用いた腸内菌叢改善効果．アレルギーの臨床 2007; 356: 58-62.
4. 日高秀昌，栄田利章．糖の転移反応を利用したオリゴ糖の製造法．BIO INDUSTRY 1984; 1:

5-13.
5. Goderska K, Nowak J, Czarnecki Z. Comparison of the growth of *Lactobacillus acidophilus* and *Bifidobacterium bifidum* species in media supplemented with selected saccharides including prebiotics. Acta Sci Pol Technol Aliment 2008; 7: 5-20.
6. 難波和美, 八重島智子, 早澤宏紀. 腸内フローラのマニュピレーション. 日本臨床栄養学会誌 2000; 21: 53.
7. 菅野智栄. イソマルトオリゴ糖の新しい機能性. 月刊フードケミカル 1989; 10: 61-66.
8. Okazaki M, Fujikawa S, Mastumoto N. Effect of xylooligosaccharide on the growth of bifidobacteria. Bifidobacteria and Microflora 1990; 9: 77-86.
9. 光岡知足. ヒトの健康における腸内フローラコントロールの意義. 光岡知足 (監修). 腸内フローラと生活習慣病, 第1版, 学会出版センター, 2001; p.1-40.
10. 坂田 隆. 難消化性糖質の代謝と消化器官の機能. 日本食品新素材研究会誌 1999; 2 (2): 91-102.
11. 渡辺恂子. 腸内代謝と腸内細菌. 腸内細菌学会誌 2005; 19: 169-177.
12. 堰 圭介, 中尾治彦, 海野弘之ほか. 経管栄養摂取重度要介護高齢者に対するプロピオン酸菌による新規ビフィズス菌増殖促進物質を含有する乳清発酵物の糞便細菌, 腐敗産物並びに便通・便性に及ぼす効果. 腸内細菌学会誌 2004; 18: 107-115.
13. 光山慶一, 増田淳也, 山崎博ほか. プロピオン酸菌による乳清発酵物を用いた潰瘍性大腸炎の治療. 腸内細菌学会誌 2007; 21: 143-147.
14. 西川武, 小林菜津美, 岡安多香子ほか. 茶およびカテキン含有飲料の病原性大腸菌に対する増殖抑制効果. 腸内細菌学会誌 2006; 20: 321-327.
15. Kanazawa H, Nagino M, Kamiya S, et al. Synbiotics reduce postoperatine infectious coplications: a randomized controlled trial in biliary cancer patients undergoing hepatectomy. Langenbecks Arch Surg 2005; 390: 104-113.
16. Rayes N, Seehofer D, Hansen S, et al. Early enteral supply of lactobacillus and fiber versus selective bowel decontamination: a controlled trial in liver trasplant recipients. Transplantation 2002; 74: 123-127.
17. 滝沢登志雄. オリゴ糖の新しい機能性. 食品と開発 1993; 28 (12): 21-24.
18. 藤田孝輝. ラクトスークロースの機能性と食品への応用. 井上國世監修. 機能性糖質素材の開発と食品への応用, 第1版, シーエムシー出版, 2005; p.116-125.
19. Yokota A, Veenstra M, Kurdi P, et al. Cholate resistance in Lactococcus lactis is mediated by an ATP-dependent multispecific organic anion transporter. J of Bacteriol 2000; 182: 5196-5201.
20. 木村英恵, ペータ・カルディー, 福森保則ほか. ラフィノースおよびフラクトオリゴ糖の腸内乳酸菌による資化性と胆汁酸の取り込み. 日本農芸化学会北海道支部春季合同学術講演会要旨集, 2002; A-10.
21. 福森保則, 竹田博幸, 池田隆幸. 1ケストースの機能性について. 製糖技術研究会誌 2004; 52: 13-18.
22. 中川武正, 石田 明. Hygiene hypothesis とは. アレルギー・免疫 2004; 11: 455-460.
23. 渡辺映理, 白川太郎. アレルギー疾患予防への新展開: プロバイオティクスの可能性. 腸内細菌学会誌 2005; 19: 31-38.
24. 千葉友幸, 竹内せち子, 名倉泰三. 思春期・成人のアトピー性皮膚炎に対するラフィノースの治療効果と腸内菌叢の変化. アレルギーの臨床 2000; 117: 1039-1043.
25. 名倉泰三, 八村敏志, 上野川修一. 難消化性オリゴ糖の抗アレルギー免疫調節作用. 腸内細菌学会誌 2004; 18: 7-14.
26. Suzuki N, Aiba Y, Takeda H, et al. Superiority of 1-kestose, the smallest fructo-oligosaccharide, to a synthetic mixture of fructo-oligosaccharides in the selective stimulating activity of bifidobacteria. Bioscience Microflora 2006; 25 (3): 109-116.
27. 柴田留美子. 乳幼児アトピー性皮膚炎における腸内菌叢とオリゴ糖 (ケストース) の臨床効果. 第18回日本アレルギー学会春季臨床大会号, 2006; 454.
28. 高橋秀典. 乳幼児アトピー性皮膚炎の腸内菌叢におよぼすケストースの影響. 第57回日本アレルギー学会秋季学術大会号, 2007; 1184.
29. 水渕裕之. イソマルトオリゴ糖の機能性と食品への応用. 井上國世 (監修). 機能性糖質素材の開発と食品への応用, 第1版, シーエムシー出版, 2005; p.126-134.

II 基礎編

12
プロバイオティクスの安全性評価

はじめに

　プロバイオティクスとは生菌を含む食品，飼料，薬品などであり，それを摂取することによって生体にとって有用な生理効果を期待するものである[1]．近年，世界的に非常に多くのプロバイオティクス製品が販売されており，プロバイオティクス菌株の数も多くなっている．元来，プロバイオティクスは生菌であることが定義となっていたが，近年，死菌体の免疫系などに対するさまざまな効果が検証されつつあり，"生菌である"ことの定義が見直されるかもしれない．プロバイオティクスはホストに有用な影響を与える菌として選択され，乳酸菌（*Lactobacillus*など），ビフィズス菌（*Bifidobacterium*）に属する菌が代表的である[2]．また，通常は腸管に生息しない菌でもプロバイオティクスの範疇に入れられているものがある．その主たるものは，発酵乳製品や植物性発酵食品に含まれる乳酸菌（*Lactobacillis bulgaricus*, *Streptococcus thermophilus*, *Leuconostoc*, *Lactococcus*），さらには好気性菌の*Bacillus*などである．

プロバイオティクスの安全性

　食品あるいは医薬品として販売されている多くのプロバイオティクスについて，その安全性を考慮することは非常に重要である．従来プロバイオティクスに属する微生物は，長年の経験から安全であると認識されてきた．たとえば乳酸菌は長い歴史のなかで食品の加工に広く利用され，生菌，死菌体あるいは代謝物とともに摂取されてきた食経験がある．
　生態学的ヒト腸内フローラ（細菌叢）の構成菌である*Bifidobacterium*は，腸管の健康に大きく寄与していることが多くの研究により示されている[3]．これらのプロバイオティクスが有害であるとか病原性があるなどという報告は特にない．しかしながら一方では，乳酸菌やビフィズス菌の多くの菌種が感染病巣から検出される

表1 心内膜炎，血流感染などで分離される乳酸菌，ビフィズス菌

Lactobacillus	rhamnosus, plantarum, casei, paracasei, salivarius, acidophilus, gasseri, leichmanii, jensenii, confusus, brevis, bulgaricus, lactis, fermentum, minutus, catenaforme, sp.
Lactococcus	lactis
Leuconostoc	mesenteroides, paramesenteroides, citreum, pseudomesenteroides, lactis, sp.
Pediococcus	acidilactici, pentosaceus
Bifidobacterium	dentium (eriksonii), adolescentis, longum
Enterococcus	faecalis, faecium, avium, others

表2 プロバイオティクスとしての L. rhamnosus による感染例

文献（文献番号）	摂取した製品	患者の病歴
Rautio M, et al. 1999[9]	発酵乳製品	糖尿病
Mackay AD, et al. 1999[10]	カプセル	僧帽弁逆流症
MacGregor G, et al. 2002[11]	発酵乳製品	Sjögren症候群，ほか
Land MH, et al. 2005[12]	カプセル	脳性麻痺，ほか
Kunz AN, et al. 2004[13]	カプセル	①腸閉塞，短腸症候群，②腸壁破裂
Avlani A, et al. 2001[14]	発酵乳製品	慢性下痢症

ことがかなりの頻度で報告されている[4-8]．感染病巣とは心内膜炎や血流感染などである（表1）．また，実際にプロバイオティクスとして市販されている製品に由来する菌による感染例もある．

Rautio らは，*L. rhamnosus* GG を使用した発酵乳を摂取した糖尿病患者の肝臓膿瘍から GG 株と区別できない菌の分離を報告しているし[9]，Mackay らは *L. rhamnosus* カプセルを摂取している僧帽弁逆流症患者の血液から同種の菌を分離している[10]．そのほかにも *L. rhamnosus* の感染は病態者や免疫不全患者で多く観察されている[11-14]（表2）．

一部の報告では投与した菌の詳細な同定は行われていないが，与えられていた *L. rhamnosus* からの感染が疑われる．免疫不全患者に対する感染リスクについては，一般の健常な人に対してよりもより繊細な安全性判定が必要となる．

乳酸菌類による感染症例の割合は，全感染症例数のなかでは少ないが[15-17]，感染例の報告をもとにプロバイオティクスの安全性に対する議論が近年非常に盛んになってきている[18-22, 60-63]．感染源からの分離が直接病原性や感染性を示すものではないが，現実にプロバイオティクスに属する多くの菌種が分離されている事実を考えれば，工業的，商業的に利用するプロバイオティクスの安全性をいかに検証するかが非常に重要である．事実，近年商業的に使用される個別のプロバイオティクスの安全性を証明する試験データがかなり豊富に報告されており[23-27]，このことは，プロバイオティクスにかかわる事業者の安全性に対する意識がかなり高くなっていることをうかがわせる．

プロバイオティクスの安全性に関係する要因

　プロバイオティクスの安全性要因には，感染性（病原性），有害な酵素活性（粘膜の分解や溶血性など），代謝物の安全性，抗菌薬耐性などの潜在的な遺伝子の転移性などが含まれるが，近年では過剰な免疫反応性などもあげられている．

菌の病原性，感染性

　通常，感染性を持たない乳酸菌類や，ビフィズス菌は，病巣から分離されるからといってすべてが普遍的な感染性を持っている可能性は低く，あくまで日和見感染的に侵入したものと考えられる．プロバイオティクスがbacterial translocation（BT）やそのほかの経路で生体に侵入することはあるが[28, 29]，それらが実際に感染症に至るのは，菌の性質だけでなく生体側の要因も絡み合った結果と考えられる．すなわち先に述べた病態者や免疫不全患者の場合は日和見感染がかなり起こりやすくなることはあり得るであろう．しかし，菌が有害であるか，感染性を持つか否かの判断は，菌が生体に侵入することとは別に，侵入後に感染を起こし，時によっては重篤な病態を引き起こすか否か，また生体がその菌の侵入に対してどのような応答を示すのかによって判定できるのかもしれない．

　プロバイオティクスに使用されている菌が，実際に感染性を持つか持たないかを検証するのは難しい．特に嫌気性菌で一般的に感染性を持たないと考えられている菌についてそれを検証するのは困難である．経口投与を行ったとしても使用する動物が健全な場合には感染は起こりにくい．特に感染力の弱い菌ではなおさらである．感染力の強い菌の場合でも単独菌で感染を成立させるのは容易ではなく，実験系に種々の前処理を加えたり，混合感染として感染を成立させるなどの工夫が必要である[30]．菌の単回投与毒性試験，反復投与毒性試験は毒性の1つの証明方法としては有効である[31, 32]．しかし，健常な動物に対しての感染は普通の試験系では起こらないと考えられる．

　先にも述べたが，プロバイオティクスとしての乳酸菌，ビフィズス菌が感染を起こすとしても，それはあくまで日和見感染と考えられる．日和見感染には種々の要因から誘発されるBTが大きく関係する．BTは種々の原因で腸管のバリアー性が低下し，細菌が粘膜上皮を通過して粘膜固有層，腸間膜リンパ節，そのほかの臓器へ運ばれる現象をいい，菌血症から敗血症，さらには多臓器不全を引き起こす原因となる可能性が指摘されている[28, 33-35]（図）．特に腸内細菌のBTによる内因感染は免疫不全ホストにおける日和見感染の原因の1つと考えられる．動物に対してBTを誘発する際，健全な腸管からは起こりにくいことが知られ，これを人工的に起こす方法がとられている．たとえば抗生物質による処理，免疫抑制薬の投与，あるいはこれらを併用する方法などである．そのほかに無菌動物を使用する方法がある．健全なSPFマウス（specific pathogen free）ではBTは起こりにくいが無菌マウスで長期間起こることはよく知られている[36, 37]．これは無菌動物の腸管バリアーが未熟であるためと，無菌動物はリンパ細胞系の免疫が未発達であることが原因とされている．

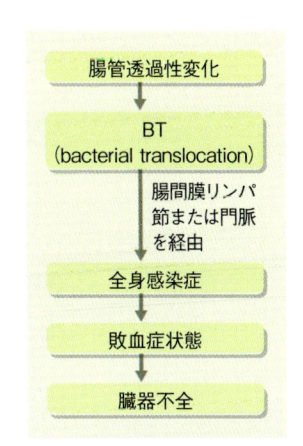

図　BTによる敗血症と多臓器不全
（Liong MT, 2008[35]より）

プロバイオティクスに属する菌のうち，多くの菌種は腸内に生息し，腸内菌との競合など腸内のエコロジーに影響を与える菌であるから，腸管からのBTおよびその後の動態を評価することが感染性あるいは病原性を評価する1つの方法として興味が持たれる．すなわち侵入した細菌が感染を起こすか否か，生体にどのような影響を及ぼすかである．たとえば，抗菌薬耐性の *Escherichia coli* C25を抗菌薬処理したマウスに定着させた場合，BTを起こし全身性の免疫系に悪影響を与える現象が認められている[38]．また，極端な例ではあるが腸管出血性大腸菌O111やO157を無菌動物に投与すると腸内増殖し，BTの後マウスを死亡させる[39,40]．一方では腸内細菌はホストの免疫系全般に影響を与えていることが知られている[41,42]．

無菌マウスに *Bifidobacterium longum* BB536を投与するとBTを起こし，2～3日後から腸内容物1gあたり10^9～10^{10}レベルで定着し推移する．定着した *B. longum* は定着後1～2週間のあいだ，腸間膜リンパ節，肝臓，脾臓へのBTを起こす．しかし，侵入した *B. longum* BB536はホストに対して感染を起こすなどの有害な作用は示さない[43,44]．さらにこの侵入した菌は4週目以降消滅して排除される．このBTは無菌ヌードマウスでも起こるが，同様に感染などの有害な作用は起こさない．さらに *B. longum* の単独定着したマウスはベロ毒素産生性 *E. coli* O111やO157の感染による毒性を軽減するなど，ホストに対して有益な免疫反応を示した．*B. longum* BB536のほかにもマウスに対する *Bifidobacterium pseudocatenulatum* のBTや解剖所見，生体活性などを調べ，BTによる感染リスクの判定試験を行った例がある．この試験ではBB536はコントロールとして用いられている．しかし，この試験はSPFマウスを用いているために，通常ではBTは起こらないことから，得られたデータには限界がある[45]．

無菌動物への菌の単独定着，それにより発生するBT，さらにその後のホストの状態だけが病原性，感染性を判定する方法ではないが，BTによって宿主に対して特に感染や害をもたらすかどうか，さらには宿主の免疫系に対してどのような作用をもたらすかを試験することは，プロバイオティクスの安全性および有用性に対する評価方法の1つを示唆するものと考える．

菌の代謝活性（有毒物質の生成に関係する酵素活性）

プロバイオティクスが菌の代謝により有害物を生成しないことは重要な性質である．このような代謝活性，有害物の生成に関連する性質の1つは腸内で食物成分あるいは生体分泌物質から二次的に人体に有害な物質を作り出すか否かである．たとえば蛋白質およびその消化物からは，腸内細菌の作用によってアンモニア，インドール，フェノール類，アミン類が生成される．乳酸菌やビフィズス菌については，有害な産物を生成するとの報告はない．

生体分泌物から菌の作用により生成される有害物質としては，特に二次胆汁酸（デオキシコール酸）が重要である．二次胆汁酸は多くの腸内細菌の作用により生成されるが，粘膜細胞に影響し，増殖を促進することにより発癌性を示し，発癌プロモーターとして作用する場合もある[46]．ビフィズス菌や乳酸菌など多くの腸内細菌は，抱合胆汁酸の脱抱合活性を持っている[47]．しかし，二次胆汁酸の生成に

関与する 7α-dehydroxylase 活性は持っていないことが報告されている[48, 49].

血小板凝集活性，粘膜分解活性，抗生物質耐性など

菌による血小板の凝集活性は心内膜炎の促進に寄与すると考えられ，安全性評価の1つとされている[50]．この凝集には細胞表層の蛋白質が関与すると考えられ，細胞表層の性質を評価する方法として疎水性，ハイドロオキシアパタイト接着などが測定されている．その結果，心内膜炎から分離された *Lactobacillus rhamnosus* の活性が，保存株より高いことが示されている[51]．

そのほかの因子としては，グリコシダーゼ，プロテアーゼの酵素活性がある．プロテアーゼは糖蛋白質の分解，繊維素凝塊の生成と分解を可能にするとされている．この活性が *L. rhamnosus*, *L. paracasei* subsp. *paracasei*, そのほかの菌株で測定され，菌株によってはこれらの酵素を生産し，心内膜炎の感染に関係する性質を持つ可能性をも示唆されている[52]．

Ruseler は，*Lactobacillus*, *Bifidobacterium* 数株の腸粘膜など蛋白質の分解酵素活性を測定し，活性のないことを報告している[53]．これらの酵素活性が感染と関係があるのか，また，これらの活性とプロバイオティクスの要件として指摘されているヒト腸管細胞への付着性との関係はどうなるのか，などを判定するにはさらに詳細な検討が必要である．

抗菌薬耐性

抗菌薬耐性菌についての問題も提起され[7]，近年多くのプロバイオティクス株での試験結果が報告されている[23, 24, 54]．また Hummel らは，*Lactobacillus*, *Streptococcus*, *Lactococcus*, *Pediococcus* など45株の抗菌薬耐性を調べ，耐性遺伝子の存在を試験した[55]．

プロバイオティクスとしての *Bifidobacterium*[56] や *Lactobacillus*[57] は，本来あるレベルの抗菌薬耐性を備えているが，望ましくない耐性の転移あるいは付与を防止するためには特に高い耐性を持たないほうがよいと考えられる．多種類の抗生物質に耐性を付与して，抗菌薬との併用に耐えることを特徴としたビフィズス菌のプロバイオティクスが開発された例もあるが[58]，MRSA（methicillin resistant *Staphylococcus aureus*）や VRE（vancomycin resistant *Enterococcus*）など耐性菌の出現が社会的な問題となっていることを考慮すると，目的以上に多種類の抗菌薬に対する耐性は備えないほうがよいと考える．さらに抗菌薬耐性に限らず，その菌が独自に持つ遺伝的形質についても容易な転移性を持たないことが必要である．

食経験や臨床試験データ

既述した4項目は菌自体の形質，あるいは動態から安全性を判定する方法である．しかし一方では，食経験やプロバイオティクスの効果を試験する膨大な臨床データも安全性の判定に重要である．その菌株が過去何年のあいだ食品あるいは医薬品やサプリメントとして販売あるいは使用され，安全性に特に問題がなかったか否かは一時的な試験データよりも重要かもしれない．また，適切に管理された臨床試

験の場でプロバイオティクスを使用し，その効果や副作用などを免疫指標とともに観察した臨床データは，安全性の判定に有効に活用できるであろう．

今後は AIDS などの免疫不全患者などへの投与試験[59]もさらに進むことが考えられ，いっそうのデータの蓄積が望まれる．またプロバイオティクスの免疫刺激（調節）効果について必ずしも有益とは限らないとの見解もあるが[60]，生体の免疫系を介しての効果がプロバイオティクスの1つの有用性であることに変わりはない．

おわりに

プロバイオティクスの安全性をすべての側面から判定することは簡単ではない．しかし，いかに有用であっても安全性を無視することはできない．*in vitro* で判定可能な要因については比較的簡単に判定できる．また菌の食経験や，菌体を利用した臨床試験での結果や判定は安全性に関する有用な情報を与える．菌が日和見感染を起こす可能性を試験するのは非常に困難である．菌の急性毒性試験，反復投与毒性試験は1つの傍証とはなるだろう．

しかし，菌が腸管のバリアーを通過して，BTにより生体内に侵入した際の動態を観察することは，より直接的に菌の感染性を判定する資料となるはずである．またBTや感染が菌の腸管細胞粘膜への付着からスタートするならば，プロバイオティクスの腸管表層細胞付着性の必要性を含めた議論も必要である．

近年，菌株ごとのゲノム解析，プロテオーム解析が進んでいることは，この面からの安全性評価も進むことが期待される．感染からの分離菌はネイティブな菌と異なるのか，など分子生物学的な検討が加えられ，菌株の遺伝学的な形質と感染との関係，あるいは菌株の特異的な感染の有無などの検討がなされる必要がある．

さらにこれだけ多くのプロバイオティクスが市販され使用されていることから，効果と安全性を判定するガイドラインを設けたほうがよいとの考えもあり，今後議論が進むだろう[61-63]．たとえばプロバイオティクスが GRAS（Generally Recognized As Safe）認証を受けることは，効果と安全性に対する十分に整備されたデータがあると認められていることであり，一つのスタンダードと考えられる．今後は多くのプロバイオティクス菌株のなかで，効果と安全性のデータがよりそろったものが選択されていく時代になることを望む．

（石橋憲雄）

●引用文献

1. Fuller R. History and development of probiotics. Fuller R (editor): Probiotics, the scientific basis. Chapman & Hall, London, 1992; p.1-8.
2. Gordin BR, Gorbach SL. Probiotics for humans. In: Probiotics, the scientific basis. Chapman & Hall, London, 1992; p.355-376.
3. Mitsuoka T. Intestinal bacteria and health. Harcourt Brace Javanovich, Tokyo, 1978.
4. Aguirre M, Collins MD. Lactic acid bacteria and human clinical infection. J Appl Bact 1993; 75: 95-107.
5. Brook I. Isolation of non-sporeforming anaerobic rods from infections in children. Clin

Microbiol 1996; 45: 21-26.
6. Gasser F. Safety of lactic acid bacteria and their occurrence in human clinical infections. Bull Inst Pas 1994; 02: 45-67.
7. Maskell R, Pead L. 4-flurorquinolones and Lactobacillus spp as emerging pathogens. Lancet 1992; 339: 929.
8. Ha GY, Yang CH, Kim H, et al. Case of sepsis caused by Bifidobacterium longum. J Clin Microbiol 1999; 37: 1227-1228.
9. Rautio M, Jousimies-Somer H, Kauma H, et al. Liver abscess due to a Lactobacillus rhamnosus strain indistinguishable from L. rhamnosus strain GG. Clin Infectious Dis 1999; 28: 1159-1160.
10. Mackay AD, Taylor MB, Kibbler CC, et al. Lactobacillus endocarditis caused by a probiotic organism. Clin Microbiol Infect 1999; 5: 290-292.
11. MacGregor G, Smith AJ, Thakker B, et al. Yoghurt biotherapy: contraindicated in immunosuppressed patients ? Postgrad Med J 2002; 78: 366-357.
12. Land MH, Rouster-Stevens K, Woods CR, et al. Lactobacillus sepsis associated with probiotic therapy. Pediatrics 2005; 115: 178-181.
13. Kunz AN, Noel JM, Fairchok MP. Two cases of Lactobacillus bacteremia during probiotic treatment of short gut syndrome. J Pediatric Gastroenterol Nutr 2004; 38: 457-458.
14. Avlani A, Kordossis T, Vrizidis N, et al. Lactobacillus rhamnosus endocarditis complicating colonoscopy. J Infect 2001; 42: 283-285.
15. Adams MR. Safety of industrial lactic acid bacteria. J Biotech 1999; 68: 171-178.
16. Delahaye F, Goulet V, Lacassin F, et al. Incidence, caracteristiques demographiques, cliniques, microbiologiques et evolutives, de l'endocardite infectieuse en France en 1990-1991. Med Mal Infect 1992; 22: 975-986.
17. Saxelin M, Chuang N-H, Chassy B, et al. Lactobacilli and bacteremia in southern Finland, 1989-1992. Clin Infectious Dis 1996; 22: 564-566.
18. Adams MR, Marteau P. On the safety of lactic acid bacteria from food. Int J Food Microbiol 1995; 27: 263-264.
19. Klein VG, Bonaparrte, Reuter G. Lactobazillen als Starter kulturen f r die Milchwirtschaft unter dem gesichtspunkt der Sicheren Biotechnologie. Milchwissenschaft 1992; 47: 632-636.
20. Saarela M, Mogensen G, Fonden R, et al. Probiotic bacteria: safety, functional and technological properties. J Biotech 2000; 84: 197-215.
21. Salminen S, von Wright A, Morelli L, et al. Demonstration of safety of probiotics a review. Int J Food Microbiol 1998; 44: 93-106.
22. 五十君静信. プロバイオティクスの安全性. 光岡知足（編）. プロバイオティクス, プレバイオティクス, バイオジェニックス. 日本ビフィズス菌センター. 2000; p.109-113.
23. Tompkin TA, Hagen KE, Wallace TD, et al. Safety evaluation of two bacterial strains used in Asian probiotic products. Can J Microbiol 2008; 54: 391-400.
24. Sorokulova IB, Pinchuk IV, Denayrolles M, et al. The safety of two Bacillus probiotic strains for human use. Dig Dis Sci 2008; 53: 954-963.
25. Stamatova I, Meurman JH, Kari K, et al. Safety issues of Lactobacillus bulgaricus with respect to human gelatinases in vitro. FEMS Immunol Med Microbiol 2007; 51: 194-200.
26. Lara-Villoslada F, Sierra S, Diaz-Ropero MP, et al. Safety assessment of human milk-isolated probiotic Lactobacillus salivarius CECT5713, J Dairy Sci 2007; 90: 3583-3589.
27. Lara-Villoslada F, Sierra S, Martin R, et al. Safety assessment of two probiotic strains, Lactobacillus coryniformis CECT5711 and Lactobacillus gasseri CECT 5714, J Appl Microbiol 2007; 103: 175-184.
28. Berg RD. Translocation and the indigenous gut flora. Fuller R (editor) Probiotics, the scientific basis. Chapman & Hall, London, 1992; p.55-85.
29. Deitch EA, Hempa AC, Specian RD, et al. A study of the relationships among survival gut origin, sepsis and bacterial translocation in a model of systemic inflamation. J Trauma 1992; 32: 141-147.
30. Hara K, Saito A, Hirota M, et al. The analysis of background factors of pneumonia by op-

portunistic pathogens. J Jpn Assoc Infectious Dis 1986; 60: 1125-1132.
31. Momose H, Igrashi M, Era T, et al. Toxicological studies on Bifidobacterium longum BB536. Appl Phrmacolo 1979; 17: 881-887
32. Sims W. A pathogenic Lactobacillus. J Path Bacteriol 1964; 87: 99-105.
33. Berg RD. Bacterial Translocation from the intestines. Exp Anim 1985; 34: 1-16.
34. Van Leeuwen PA, Boermeester MA, Houdijk AP, et al. Clinical significance of translocation. Gut 1994; 35: S28-34.
35. Liong MT. Safety of probiotics: translocation and infection. Nutrition Reviews 2008; 66: 192-202.
36. Berg RD, Garlington AW. Translocation of certain indigenous bacteria from the gastorintestinal tract to the mesenteric lymph nodes and other organs in a gnotobiotic mouse model. Infect Immunity 1979; 23: 403-411.
37. Maejima K, Tajima Y. Association of gnotobiotic mice with various organisms isolated from conventional mice. Jap J Exp Med 1973; 43: 289-296.
38. Deitch EA, Xu D, Lu Q, Berg RD. Bacterial translocation from the gut impairs systemic immunity. Surgery 1991; 109: 269-276.
39. Yamazaki S, Kamimura H, Momose H, et al. Protective effect of Bifidobacterium-monoassociation against lethal activity of Escherichia coli. Bifidobacteria Microflora 1982; 1: 55-59.
40. Namba K, Yaeshima T, Ishibashi N, et al. Inhibitory effects of B. longum on enterohemorrhagic E. coli O157: H7. Bioscience Microflora 2003; 22: 85-91.
41. Bienstock J, Befus AD. Some thoughts on the biologic role of IgA. Gasgroenterology 1983; 84: 178-184.
42. Foo MC, Lee A. Immunological response of mice to members of the autochthonous intestinal microflora. Infect Immunity 1972; 6: 525-532.
43. Yamazaki S, Machii K, Tsuyuki S, et al. Immunological responses to monoassociated Bifidobacterium longum and their relation to prevention of bacterial invasion. Immunology 1985; 56: 43-50.
44. Yamazaki S, Tsuyuki S, Akashiba H, et al. Immune response of Bifidobacterium-monoassociated mice. Bifidobacteria Microflora 1991; 10: 19-31.
45. Kabeir BM, Yazid AM, Stephenie W, et al. Safety evaluation of Bifidobacterium pseudocatenulatum G4 as assessed in BALB/c mice. Lett Appl Microbiol 2008; 46 (1): 32-37.
46. Cheah PY. Hypotheses for the etiology of colorectal cancer-an overview. Nutr Cancer 1990; 14: 5-13.
47. Midtvedt T, Norman A. Bile acid transformation by microbial strains belonging to genera found in intestinal contents. Acta Pathol Microbial Scand 1967; 7: 629-638.
48. Ferrari A, Pacini N, Canzi E. A note on bile acid transformations by strains of Bifidobacterium. J Appl Bact 1980; 49: 193-197.
49. Takahashi T, Morotomi M. Absence of cholic acid 7α-dehydroxylase activity in the strains of Lactobacillus and Bifidobacterium. J Dairy Sci 1994; 77: 3275-3286.
50. Harty DWS, Patrikakis M, Hume EBH, et al. The aggregation of human platelets by Lactobacillus species. J Gen Micorbiol 1993; 139: 2945-2951.
51. Harty DWS, Patrikakis M, Knox KW. Identification of Lactobacillus strains isolated with infective endocarditis and comparison of their surface-associated properties with those of other strains of the same species. Microb Ecol Health Dis 1993; 6: 191-201.
52. Oakley HJ, Harty DWS, Knox KW. Enzyme production by lactobacilli and the potential link with infective endocarditis. J Appl Bactriol 1995; 78: 142-148.
53. Ruseler-Van Embden GH, Van Lieshout, Gosselink MJ, et al. Inability of Lactobacillus casei strain GG, L. acidophilus, and Bifidobacterium bifidum to degrade intestinal mucus glycoproteins. Scand J Gastroenterology 1995; 30: 675-680.
54. D'Aimmo MR, Modesto M, Biavati B. Antibiotic resistance of lactic acid bacteria and Bifidobacteirum spp. Siolated from dairy and pharmaceutical products. Int J Food Microbiol 2007; 115: 53-42.
55. Hummel AS, Hertel C, Holzapfel WH, et al. Antibiotic reisistance of starter and probiotic

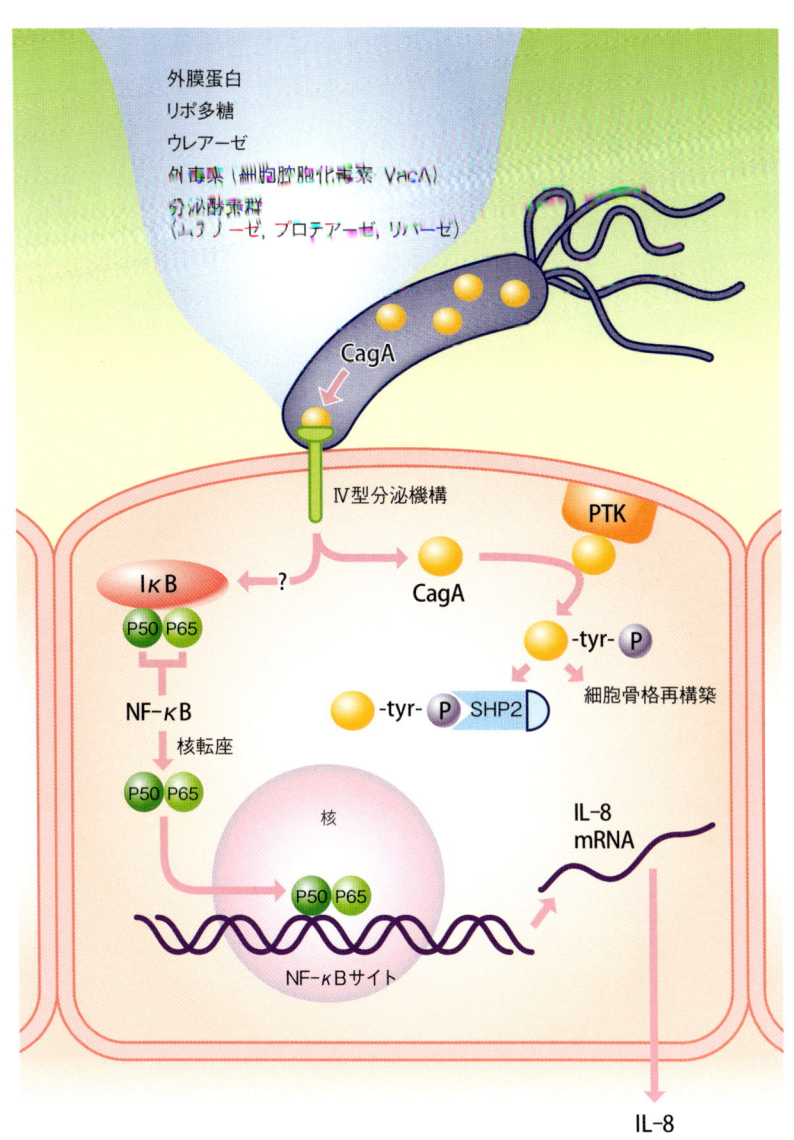

図2 H. pyloriのさまざまな病原因子
H. pylori由来のCagA分子および菌体成分がIV型分泌機構により宿主細胞内に注入され，IL-8産生や細胞機能異常が生じる．

表2 H. pylori 除菌療法の適応疾患

疾患	適応の優先度
1. 胃潰瘍，十二指腸潰瘍	A
2. 胃MALTリンパ腫	A
3. 早期胃癌に対する内視鏡的粘膜切除後胃	B
4. 萎縮性胃炎	B
5. 胃過形成性ポリープ	B
6. non-ulcer dyspepsia	C
7. gastroesophageal reflux disease	C
8. 消化管以外の疾患	C

A：H. pylori除菌治療が勧められる疾患
B：H. pylori除菌治療が望ましい疾患
C：H. pylori除菌治療の意義が検討されている疾患

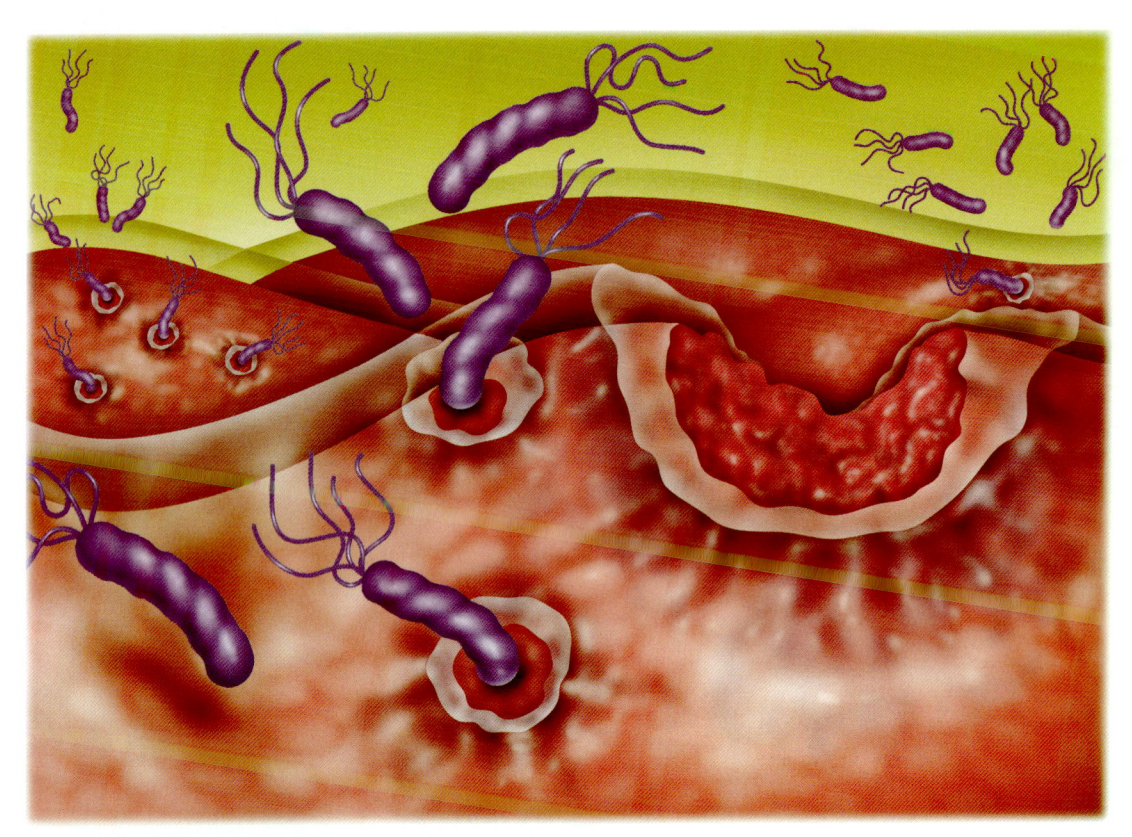

*H. pylori*の攻撃を受ける胃粘膜

患をまとめている[7]．この中のAに分類された胃十二指腸潰瘍は保険診療も認められ，除菌の潰瘍発症予防に対する効果も十分に立証されている．*H. pylori* 感染者の潰瘍は，胃酸分泌抑制薬の投与でいったんは治癒しても，*H. pylori* 感染を放置していると，患者の60～70％は2年以内に再発する．しかし，*H. pylori* を除菌すればその再発率は10％以下に抑えることができる．一方，大部分の *H. pylori* 感染者はこれらA，B，C分類のどれでもない，いわゆる健康な *H. pylori* 保菌者である．これらの人々には組織学的胃炎はあるものの，臨床的に特に治療を必要とする病変は生じていない．しかし，これら *H. pylori* 保菌者も，非保菌者に比べれば消化性潰瘍および胃癌発症のリスクは明らかに高く，除菌を含めた何らかの対処をすべきであるが，対象者が全国で数千万人と膨大な数にのぼるため，全員に抗菌薬除菌を実施するのは困難である．したがって抗菌薬に替わるもの，たとえばプロバイオティクスが検討されるべきである．また先に述べた薬剤耐性 *H. pylori* に対してプロバイオティクスを併用することで除菌率を上げる試みも行われている．実際，CAM耐性 *H. pylori* 菌株はCAM感受性 *H. pylori* 菌株に比べ，乳酸菌プロバイオティクスによる抑制をより受けやすいとの報告[8]もある．

胃で働くプロバイオティクス

　プロバイオティクスとは，口腔内から肛門に至る広範囲の消化管に存在する常在細菌群に働きかけて，あるいは単独で，生体に有益な効果をもたらす生きた細菌のことを指す用語である．プロバイオティクスには一般に，①消化管を病原菌の感染から守り，消化管の有害菌を抑制する，②粘膜免疫を強化する，あるいは免疫調節機序に作用してアレルギーを予防する，③ビタミン類および腸管粘膜細胞に必要な栄養素（短鎖脂肪酸）を供給する，などの作用が報告されている．

　ヒトの腸には100兆個にも達する膨大な数の常在細菌が生息している．一方，ヒトの胃は強い胃酸のため常在菌はほとんどなく，胃液1 mLあたり～10^3個検出される程度で，その多くは乳酸桿菌（*Lactobacillus*），連鎖球菌（*Steptococcus*）である．しかし，萎縮性胃炎や胃酸分泌抑制薬の長期連用により胃酸分泌が低下した胃では常在菌の数は増加し，～10^7/mLにも達する．すなわち，胃は潜在的には乳酸桿菌などによる常在細菌叢（フローラ）が形成されうる部位であるが，強い胃酸の存在がこれを阻んでいる．一方，マウス，ラットなどでは胃酸が弱いため，胃には多くの乳酸桿菌が定住している．したがって，胃酸の強いヒトの胃でも，耐酸性のある乳酸桿菌ならば一時的であれ胃に菌叢を形成すると予想される．

　胃の常在乳酸桿菌は胃粘膜保護に関与していることが予想される．これは，酢酸を用いたラットの実験潰瘍において，未治癒状態の潰瘍面には大腸菌（*Escherichia coli*）などのGram陰性桿菌が多く定着しているが，治癒状態に近づくと潰瘍面には乳酸桿菌が増加してくることからも推察できる．さらに，ラクツロースを投与してこの乳酸桿菌を増加させると治癒が早まることも報告されている[9]．またNSAIDs（nonsteroidal anti-inflammatory drugs）胃潰瘍発症では，胃粘膜の透過性亢進が初期段階で生じるが，乳酸桿菌の前投与はこれを阻止してNSAIDs潰瘍発症に予防的に働くとの報告[10]がある．したがって，胃で活性を発揮するプロバイオティクスの投与は胃粘膜の保護あるいは再生に有効と予想される．

H. pylori 感染症に働くプロバイオティクス

　筆者らが*H. pylori*感染症に対してプロバイオティクス使用を考えるに至ったのは，*H. pylori*感染動物を作ろうとした経過からである[11]．最初にSPF（specific pathogen free）環境下で飼育したマウスに，大量の*H. pylori*を飲ませて胃に感染を成立させようとしたが不成功であった．原因を調べた結果，もともとマウス胃内には*Lactobacillus*属乳酸菌が総数で10億個以上定住していることがわかった．ヒトの胃内に比べ，マウスの胃内はpH4程度と酸性度が弱いため，乳酸菌を主とする"胃内フローラ"が形成されると考えられる．SPFマウスでは，このフローラに阻まれて*H. pylori*が胃に感染できないのではと考え，次にGF（germ free：無菌）マウスを用いて同様の試みをしたところ，今度は例外なく*H. pylori*感染が成立した（図3）．さらに，この*H. pylori*感染後に*Lactobacillus*属乳酸菌をGFマウスに投与したところ，*H. pylori*を排除することが確認できた．さらに*H. pylori*

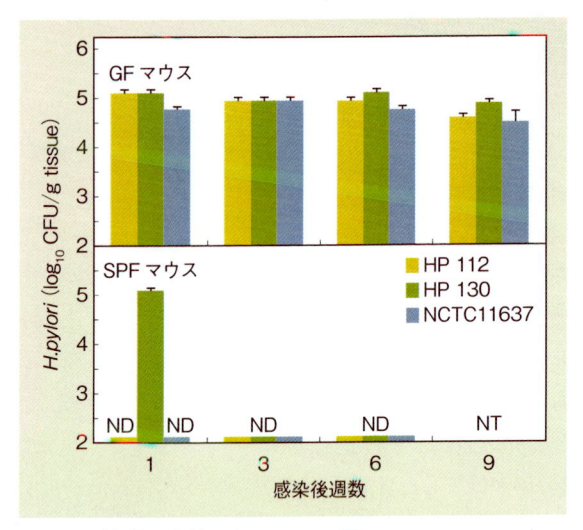

図3　胃粘膜に定着した H. pylori 数
GF マウスおよび SPF マウスに異なる 3 つの H. pylori 株（HP112, HP130, NCTC11637）を経口摂取させ，1, 3, 6, 9 週間後に胃粘膜を採取し，胃粘膜 1 g 中に定着する H. pylori 数を測定した．それぞれの実験群で 5 匹のマウスを用いて測定した．縦軸が H. pylori のコロニー（CFU）数（$\log_{10}$ CFU/g tissue）．

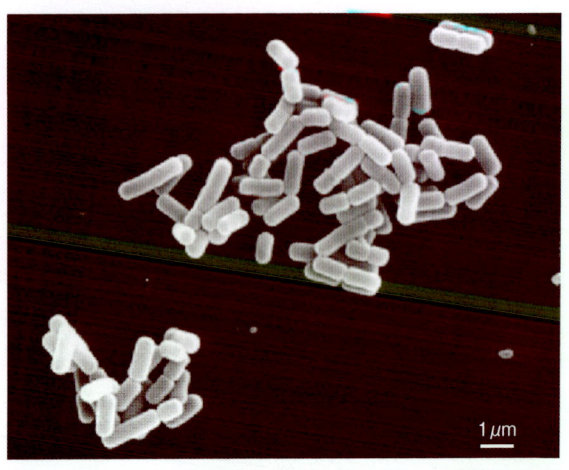

図4　Lactobacillus gasseri OLL2716 の走査電子顕微鏡像
この乳酸菌は LG21 の名称でヨーグルトとして市販されている．

感染によって生じた胃粘膜の組織学的炎症も軽減された．

　これらの基礎的検討をもとに，ヒトにも応用できるプロバイオティクス株をスクリーニングした結果，得られたのが Lactobacillus gasseri OLL2716（LG21，図4）[12]である．LG21 は他の乳酸桿菌株に比べて耐酸性に優れているため，強酸環境のヒト胃内でもより長く生残して活性を発揮できるのが特徴である．これまで H. pylori 抑制を目指すプロバイオティクス菌種としてヒトで使用されたのは，L. gasseri 以外では，L. acidophilus, L. johnsonii, Lactobacillus GG, L. casei, L. reuteri, Saccharomyces boulardii などが報告されている[13]．

スナネズミを用いた LG21 の胃潰瘍発症予防効果の検討

　これまでのマウスを用いた H. pylori 感染モデルにおいて，LG21 投与による胃内 H. pylori の減少と胃粘膜炎症軽減が，どの程度，慢性胃炎，胃潰瘍の発症予防に有効かについて検討を試みた．しかし，マウスでは H. pylori 感染による胃粘膜炎症は一般に軽度で，胃潰瘍を発症させることが困難であった．一方，スナネズミ（Mongolian gerbil）では H. pylori 感染により容易に重度の胃炎および胃潰瘍が発症する[14]．スナネズミを非感染群（$n=8$），H. pylori 感染群（$n=23$），H. pylori 感染＋LG21 投与群（$n=23$）の 3 群に分けた．LG21 は経口ゾンデを用いて週に 1 回 10^9 個を投与した．1 年後に胃潰瘍の発症を調べたところ，非感染群では胃潰瘍の発症は認められなかった．一方，H. pylori 感染群では 22％の個体に潰瘍（図5）が発症していたのに対し，H. pylori 感染＋LG21 投与群では 4％の個体にだけ発

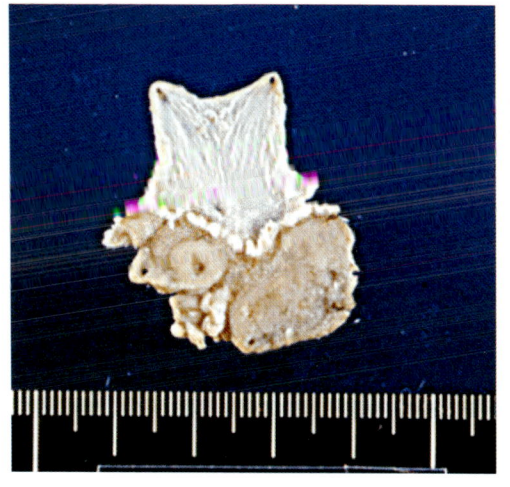

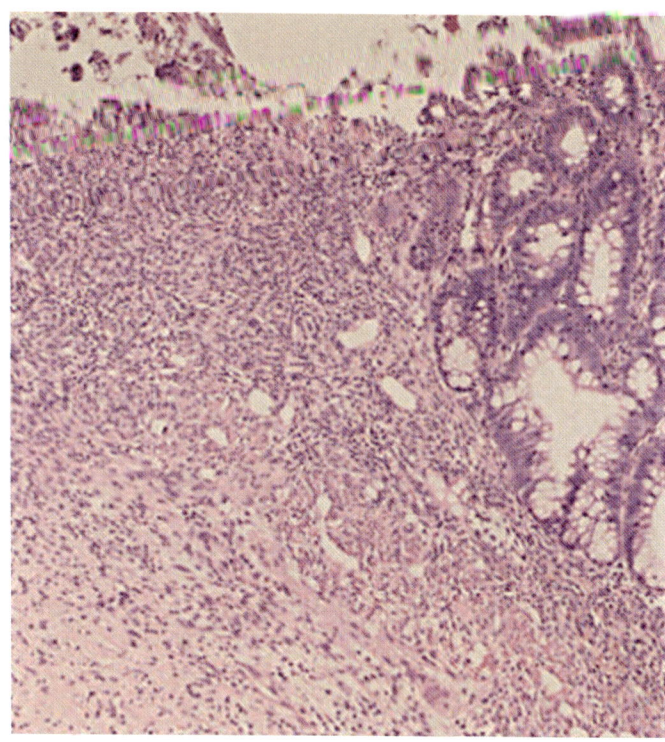

図5　H. pyloriに感染したスナネズミの胃
H. pylori感染12か月後のマクロ標本では，左下部に"タコの吸盤"状の潰瘍が認められる．右図は同部の組織像．

症が認められた．本実験系では胃癌の発生はなかったので，LG21の胃癌発生予防効果は不明だが，少なくともH. pylori感染による潰瘍発症には予防効果が認められたことから，胃癌に対してもある程度の予防効果が期待される．

抗H. pyloriプロバイオティクスの効果

　一般に，プロバイオティクスは消化管粘膜に分布することで病原菌が粘膜に付着することを物理的に阻害し，かつそれらの有害菌が必要とする栄養素を奪うことで増殖を阻止する[15]．むき出しの庭にはすぐに雑草がはびこるが，芝生を密生させておけば雑草の繁茂を防げるようなものである．胃内でH. pylori抑制に働くプロバイオティクスは，これに加えて乳酸，酢酸，酪酸などの有機酸を分泌してH. pyloriに殺菌効果を及ぼす．またバクテリオシン，熱ショック蛋白あるいは未知の抗菌物質などの報告もある[13]．

　筆者らは，ヒトH. pylori保菌者に乳酸菌LG21を24週間連日摂取させて，胃内H. pylori数および胃粘膜炎症に及ぼす効果を，それぞれ尿素呼気テスト[16]および血中ペプシノゲンⅠ/Ⅱ比[17]の測定により間接的に評価した（**図6, 7**）．その結果，LG21摂取開始24週間後で胃内H. pylori数（および活動度）の低下を意味する尿素呼気テスト値の低下，および摂取開始8週間後で胃粘膜炎症の軽減を示す血中ペプシノゲンⅠ/Ⅱ比の上昇を認めた．プラセボ投与ではこれらの改善は得られなかった．間接的ではあるが，LG21が胃内のH. pyloriを減らして，胃粘膜の炎症を軽減したことを示唆した．ところで，このような臨床試験を複数回おこなったとこ

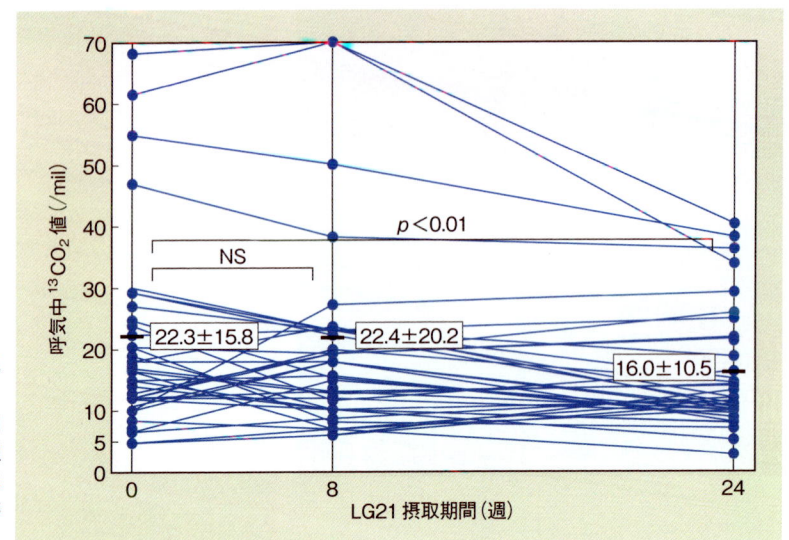

図6　LG21摂取開始後の尿素呼気テストの経過

28人の健常 H. pylori 保菌者に，24週間毎日 LG21 を10億個摂取させて，0週（開始時），8週後，24週後に尿素呼気テストを行った．24週後には0週時に比べ，尿素呼気テスト値が有意に改善した．

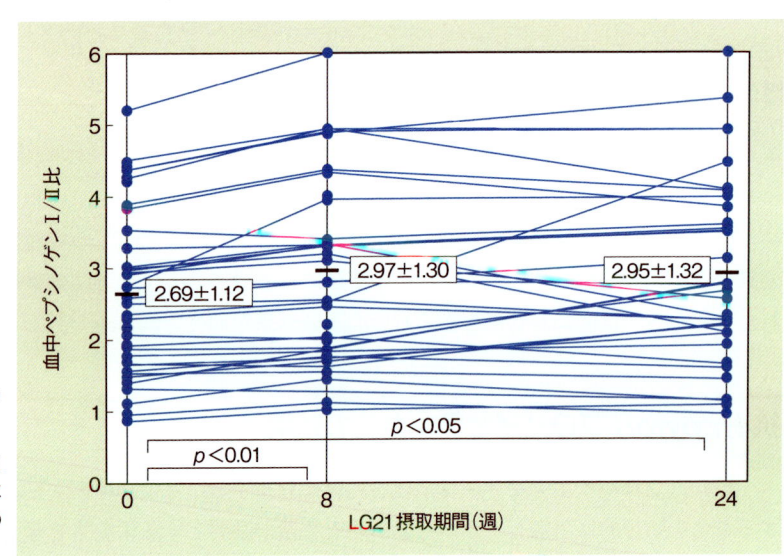

図7　LG21摂取開始後の血中ペプシノゲンⅠ/Ⅱ比の経過

図6と同様の臨床試験で血中ペプシノゲンⅠ/Ⅱ比を測定した．摂取開始8週間後においてすでに開始時と比べ有意に値が改善し，24週間後もその改善が継続していた．

ろ，常に，ペプシノゲンⅠ/Ⅱ比の上昇が摂取開始後最初に認められ，遅れて尿素呼気テスト値の低下が観察された．さらにペプシノゲンⅠ/Ⅱ比の改善はきわめて再現性が高いが，尿素呼気テスト値についてはそれほどではなかった．この結果からは，LG21 がまず胃内の H. pylori 数を減らして全体としての胃粘膜侵襲レベルを低下させ，それが胃粘膜炎症の軽減につながったとは考えにくい．そうであるならば，まず H. pylori 数を反映する尿素呼気値が低下し，次に胃粘膜の炎症レベルを示すペプシノゲンⅠ/Ⅱ比が改善すべきである．しかし実際は逆であった．プロバイオティクス LG21 株は，主に胃内で乳酸などを分泌して H. pylori を直接殺菌あるいは増殖を阻止することで，胃粘膜の炎症改善に働くとの説明は困難と思われる．

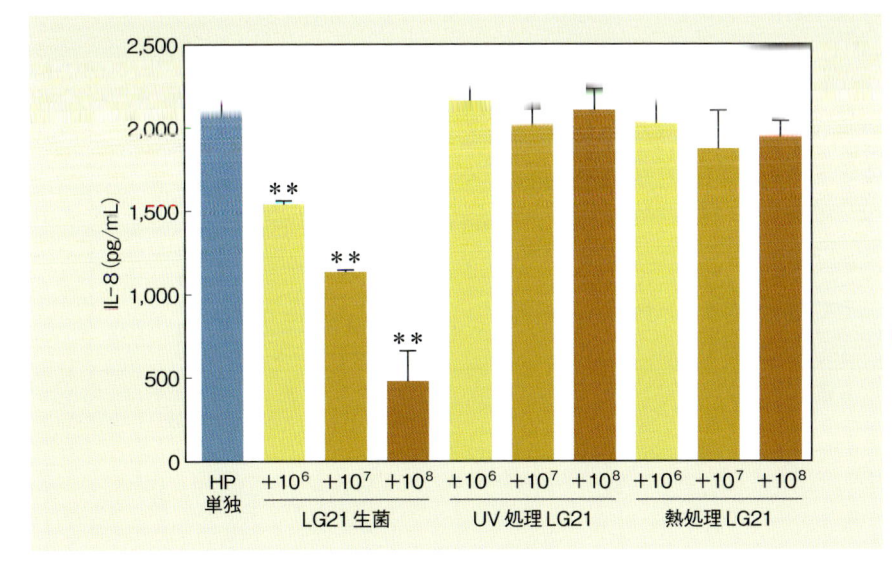

図8 LG21によるIL-8産生の抑制

MKN45細胞とH. pyloriを共培養してIL-8を産生させる培養系にLG21乳酸菌を加えると，IL-8産生が抑制された．しかし，UV（紫外線）あるいは加熱処理したLG21ではIL-8産生抑制効果は得られなかった．

プロバイオティクス株 LG21 の作用機序

　LG21は in vitro 系では乳酸を分泌して H. pylori を殺菌する[18]．しかし，臨床試験の結果から示唆されるように，胃内では別の機序が感染 H. pylori の病原性抑制に大きくかかわっていると予想される．H. pylori 感染胃粘膜の病理組織学的特徴は，高度の多形核白血球浸潤による胃粘膜の炎症である．この主要な原因は多形核白血球の遊走，活性化に中心的な役割を果たす IL-8 が，H. pylori に感染した胃粘膜上皮細胞から分泌されるためである．IL-8 の産生に H. pylori の cagPAI にコードされたIV型分泌機構がかかわっていることはすでに述べたとおりである．

　そこで筆者らは，in vitro の実験系[19]で，ヒト胃上皮細胞株 MKN45 に cagPAI を持つ H. pylori 菌株を加えて共培養し，培養上清中に産生された IL-8 を高濃度で検出した．この培養系に H. pylori と同数の LG21 生菌を加えると，H. pylori はまだ生存しているにもかかわらず IL-8 はほぼ完全に抑制された（図8）．しかし，加熱処理などにより LG21 を死菌化すると，IL-8 産生抑制能はほとんど消失した．すなわち，LG21 は生きていないと抑制効果を発揮できないのである．一方，もう一つの実験系として炎症性サイトカインの TNF-α を MKN45 細胞に作用させると，TNF-α 受容体を介して IL-8 の産生が促進されるのだが，この系に LG21 を加えても IL-8 産生は抑制されなかった．このことから，LG21 による H. pylori 共培養系の IL-8 産生抑制は，H. pylori のIV型分泌機構を特異的に阻害することで発揮されている可能性がある．

　比較的低濃度の LG21 でもIV型分泌機構の経路を遮断することをさらに確認するために，H. pylori と共培養した MKN45 細胞から免疫沈降法により CagA 蛋白を分離し，さらに抗ホスホチロシン抗体を用いたイムノブロット法により CagA 蛋白のチロシンリン酸化を調べた．その結果，H. pylori と共培養した細胞からはチロシンリン酸化 CagA 蛋白が容易に検出されたのに対し，この培養系にさらに

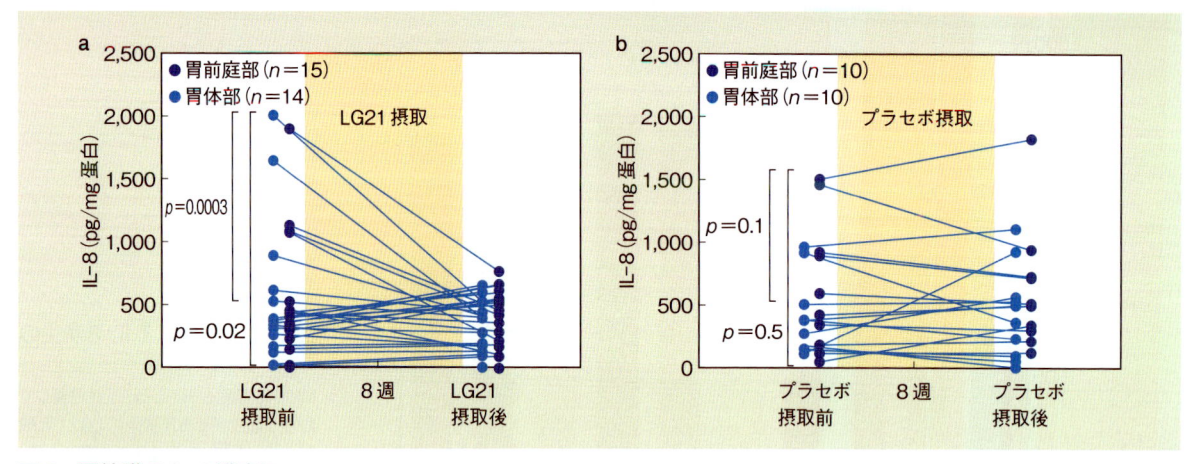

図9 胃粘膜のIL-8濃度に及ぼすLG21とプラセボの効果

15人の健常 H. pylori 保菌者にLG21を毎日2回, 8週間(計20億個)摂取させ, 開始時および8週間後に胃内視鏡検査を実施して前庭部(antrum；計15標本)および体部(body；計14標本)から胃粘膜を採取し, 含まれるIL-8濃度を測定した. 全体の被験者の比較でもIL-8レベルは有意に低下したが, 開始時に500 pg/mg 蛋白以上の被験者ではLG21による低下はきわめて顕著(p=0.0003)であった. 一方, プラセボを摂取させた群では有意な変化はみられなかった.

a. LG21摂取群
b. プラセボ摂取群

LG21を加えた場合は検出されなかった. これらの成績は, LG21は初めに(乳酸などによる殺菌効果の発現以前に) H. pylori のIV型分泌系の発動を抑制している可能性を支持するものである.

ヒト臨床試験におけるLG21のIL-8抑制

次に, LG21の摂取により, ヒトでも H. pylori 感染胃粘膜でのIL-8産生が抑制されるかを検討する臨床試験を実施した[19]. この試験では合計25人の被験者をLG21摂取群15人, およびプラセボ摂取群10人に分け, それぞれ市販のLG21ヨーグルト(120 g)1日2個, LG21の入っていないヨーグルト1日2個を連日8週間摂取してもらった. 摂取開始前と摂取終了後に, 胃内視鏡により胃前庭部と胃体部から粘膜組織片計2個を採取し, 組織中のIL-8濃度をELISAで測定した. その結果, LG21摂取群では, 摂取終了後の胃前庭部と胃体部のIL-8平均値が, 摂取開始前に比べ約50％に低下した(p<0.02). また, LG21摂取によるIL-8の低下は, 摂取前値のIL-8値が高かった個体において顕著であった(図9). 一方, プラセボヨーグルト摂取前後ではIL-8値の有意な変化はなかった(図9).

以上の結果から, ヒトの H. pylori 感染胃粘膜においても, LG21摂取によりIL-8産生抑制が得られることが確認できた. これらの基礎検討および臨床試験結果を総合すると, 摂取されたLG21は胃内で H. pylori のIV型分泌系を阻害することでIL-8産生を抑制することが予想される. その結果, 胃粘膜の炎症は軽減し, 先に述べた血中ペプシノゲンI/II比の早期の改善が得られると考えられる. すなわち, in vitro では, H. pylori は主にLG21の分泌する乳酸で抑制あるいは殺菌されるが, in vivo (胃内)ではIL-8産生抑制による胃粘膜炎症の予防あるいは軽減が抗 H. pylori 作用の主役になっているものと考えられる.

(古賀泰裕)

●引用文献

1. Marshall BJ. *Helicobacter pylori*. Am J Gastroenterol 1994; 89: S116-128.
2. Covacci A, Telford JL, Del Giudice G, et al. *Helicobacter pylori* virulence and genetic geography. Science 1999; 284: 1328-1000.
3. 神谷 茂. *Helicobacter pylori* 関連疾患と胃炎のガイドライン. Editorial. EBM ジャーナル 2006; 7: 661.
4. Suerbaum S, Michetti P. *Helicobacter* pylori infection. New Engl J Med 2002; 347: 1175-1186.
5. Higashi H, Tsutsumi R, Muto S, et al. SHP-2 tyrosine phosphatase as an intracellular target of Helicobcter pylori CagA protein. Science 2002; 295: 683-686.
6. Uemura N, Okamoto S, Yamamoto S, et al. *Helicobacter pylori* infection and the development of gastric cancer. New Engl J Med 2001; 345: 784-789.
7. 日本ヘリコバクター学会ガイドライン作成委員会報告. 日本ヘリコバクター学会誌 2003; 4: 2-16.
8. Ushiyama A, Tanaka K, Aiba Y, et al. Lactobcillus gasseri OLL2716 as a probiotic in clarithromycin-resistant Helicobcter pylori infection. J Gastroenterol Hepatol 2003; 18: 986-991.
9. Elliott SN, Buret A, McKnight W, et al. Bacteria rapidly colonize and modulate healing of gastric ulcers in rats. Am J Physiol 1998; 275: G425-432.
10. Gotteland M, Cruchet S, Verbeke S. Effect of *Lactobacillus* ingestion on the gastrointestinal mucosal barrier alterations induced by indomethacin in humans. Aliment Pharmacol Ther 2001; 15: 11-17.
11. Kabir AMA, Aiba Y, Takagi A, et al. Prevention of *Helicobacter pylori* infection by lactobacilli in a gnotobiotic murine model. Gut 1997; 41: 49-55.
12. Sakamoto I, Igarashi M, Kimura K, et al. Suppressive effect of *Lactobacillus* gasseri OLL2716 (LG21) on *Helicobacter pylori* infection in humans. J Antimicrob Chemother 2001; 47: 709-710.
13. Gotteland M, Brunser O, Cruchet S. Systemic review: are probiotics useful in controlling gastric colonization by *Helicobacter pylori*? Aliment Pharmacol Ther 2006; 23: 1077-1086.
14. Hirayama F, Takagi S, Kusuhara H, et al. Induction of gastric ulcer and intestinal metaplasia in Mongolian gerbils infected with *Helicobacter pylori*. J Gastroenterol 1996; 31: 755-757.
15. Bengmark S. Ecological control of the gastrointestinal tract. The role of probiotic flora. Gut 1998; 42: 2-7.
16. Debongnie JC, Pauwels S, Raat A, et al. Quantification of Helicobacter pylori infection in gastritis and ulcer disease using a simple and rapid carbon-14-urea breath test. J Nucl Med 1991; 32: 1192-1198.
17. Samloff M, Valis K, Ihamaki T, et al. Relationship among serum pepsinogen Ⅰ, serum pepsinogen Ⅱ, and gastric mucosal histology. Gastroenterology 1982; 83: 204-209.
18. Aiba Y, Suzuki N, Kabir AMA, et al. Lactic acid-mediated suppression of *Helicobacter pylori* by the oral-administration of *Lactobacillus salivarius* as a probiotic in a gnotobiotic murine model. Am J Gastroenterol 1998; 93: 2097-2101.
19. Tamura A, Kumai H, Nakamichi N, et al. Suppression of *Helicobacter pylori* induced interleukin-8 production *in vitro* and within the gastric mucosa by a live *Lactobacillus* strain. J Gastroenterol Hepatol 2006; 21: 1399-1406.

III 臨床編 ❶ 感染・アレルギー領域

2

*Helicobacter pylori*感染症に対するプロバイオティクスの臨床応用

はじめに

　*Helicobacter pylori*は，慢性胃炎患者の胃粘膜から分離培養されたGram陰性の桿菌である．わが国における*H. pylori*感染者は，6,000万人とも推測され，50歳以上の感染率は70％以上と考えられている[1]（図1）．*H. pylori*は胃潰瘍・十二指腸潰瘍の患者からも，高率に検出される．さらに，*H. pylori*の除菌により潰瘍の再発が防止されることが明らかにされて，除菌療法が消化性潰瘍再発防止の治療として一般化している[2]．*H. pylori*陽性の慢性胃炎は無症状であることも多いが，*H. pylori*は胃癌，胃MALTリンパ腫などの胃悪性疾患との関連も指摘されているが，特発性血小板減少症，じんま疹など胃腸疾患以外の病態にもかかわると推測されるようになっている．Uemuraら[3]は，*H. pylori*感染患者からの胃癌の発症は年間0.5％であったが，*H. pylori*陰性者からの癌の発症はなかったと報告し，慢性胃炎に対する治療が大きな問題として残されている（図2）．
　一方，近年注目されているのが，プロバイオティクスである．プロバイオティクス（probiotics）は，抗生物質（antibiotics）に対比される用語であり，生物間の共生関係を意味するprobiosisに由来する言葉である．腸内の有害菌を抑えて腸内環境を良好に保ってくれる生きた微生物のことである．最近になって胃に有益に働き，*H. pylori*を抑える乳酸菌が発見され，プロバイオティクスの分野は，腸だけでなく胃にも広がっている．
　本稿では*H. pylori*感染に対するプロバイオティクスの臨床応用について述べる．

*H. pylori*の細菌学的特徴と引き起こされる疾患の関連

　*H. pylori*に感染すると慢性炎症が引き起こされるが，感染者のうち，潰瘍になるのは年間3～5％程度であり，胃癌は0.5％程度である．すなわち*H. pylori*感染が必ず潰瘍や癌を引き起こすわけではない．*H. pylori*と引き起こされる疾患の多

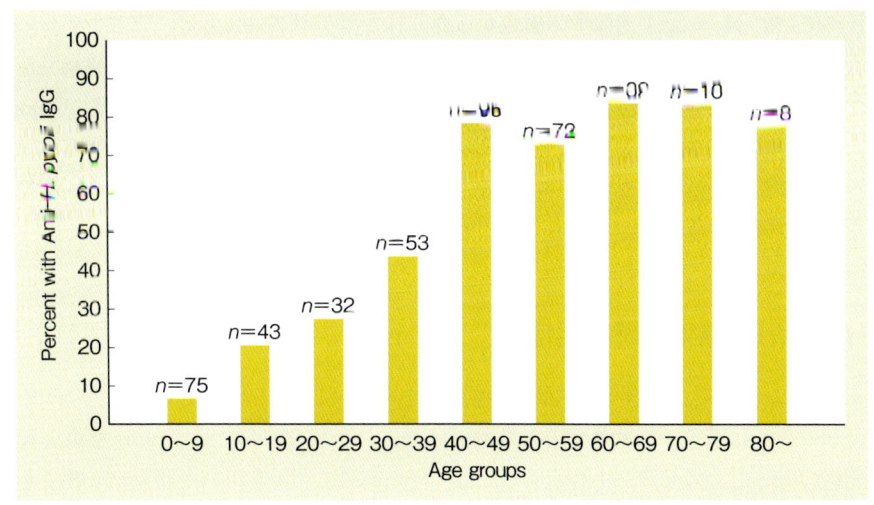

図1 わが国における年代別 *H. pylori* 陽性率

1992年の報告であるが，当時の50歳以上の感染率は70％以上と高率である．感染は乳幼児期に成立するので当時の衛生状態を反映している．現在，若年者の感染率は著しく低下している．

(Asaka M, et al. 1992[1] より)

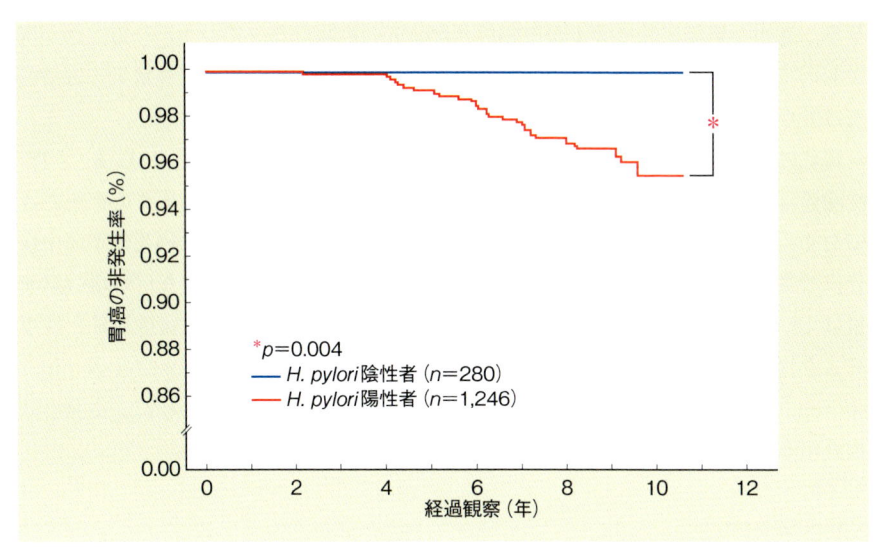

図2 *H. pylori* 感染者と非感染者の胃癌の発生状況

Uemura らは，*H. pylori* 陽性者1,246人と陰性者280人の経過観察を行い，陽性者から36例2.9％に胃癌が発生したのに対して，陰性者では発生がなかったと報告し，*H. pylori* 感染が胃癌にかかわることを臨床的に明らかにした．この研究により感染者では10年間で5％の人に胃癌が発生する危険性が推定される．

(Uemura N, et al. 2001[3] より)

様性についての説明としては，① 細菌に病原性の強い菌があるとする菌側因子，② 宿主側因子，③ 塩分などの環境因子，さらに，④ 感染の時期で引き起こされる疾患が異なるとの仮説がある．病原性因子として最も研究が進んでいるのが，細胞空胞化毒素関連蛋白（CagA）である．*H. pylori* のゲノムには，本来のものではない外来性の遺伝子群が存在している．この現象は病原性大腸菌などの Gram 陰性菌に認められ，外来性の遺伝子が病原性を発揮する．この遺伝子群は pathogenicity island（PAI）と呼ばれ，CagA の遺伝子がこの PAI 内に位置して，*cag*PAI と呼ばれている．欧米では *cag*PAI を持つ株は約60％であるが，わが国の87株のすべてが *cagA* 遺伝子を持っていたと報告されている．

H. pylori の胃上皮への定着と CagA 蛋白の注入によるシグナル伝達の解明は2000年以降の胃発癌機構に対する *H. pylori* 病態研究の大きな進歩である．細胞内に注入された CagA 蛋白は，チロシンリン酸化を受け，細胞増殖刺激と細胞運動能の亢進にかかわる．CagA 蛋白のチロシンリン酸化は，C 末端に起こるが，

Azumaら[4]は，*cagA*遺伝子の構造から西欧株と東アジア株に分け，東アジア株の炎症，活動性，萎縮が強いと報告している．わが国においては，沖縄県の胃癌発症が少ないが，福井県と沖縄県の菌株を比較して，福井株はすべて東アジア型であったが，沖縄の胃炎株では14.3％が*cagA*遺伝子陰性であり，19％は欧米型であったと報告している．すなわち沖縄を除くと日本人の菌株は，ほとんどが強い病原性を持った株ということができる．

H. pylori 感染と胃癌発症

*H. pylori*感染と胃癌の疫学研究の結果，1994年にWHO/IARCは*H. pylori*感染が胃発癌に明らかに関与すると結論づけた．しかしながら，*H. pylori*感染と胃発癌のあいだの因果関係を証明するには，発癌実験モデルを用いた研究が重要である．しかしながら従来，マウスやラットなどの小動物にはヒトの*H. pylori*は定着せず，適当な感染実験モデルがないことが研究の制限になっていた．一方，わが国においてスナネズミを用いた*H. pylori*感染モデルが開発され，慢性胃炎，胃潰瘍だけでなく，胃癌も引き起こされることが明らかになった．

現代のような冷蔵技術や保存料の開発が進む以前には，食品の保存は塩漬，干物，味噌醤油などの発酵の方法でなされてきた．過剰な塩分摂取は高血圧や心疾患だけでなく，胃癌とも密接に関係している．実際，地域別における胃癌の死亡率尿中塩分排泄量との関係の調査では，胃癌の死亡率の最も高い秋田県横手地区の塩分排泄量は13.41gと最も低い沖縄県石川地区の7.99gであり，尿中の食塩排泄量と胃癌リスクに相関があると報告されている．スナネズミ発癌物質（*N*-methyl-*N*-nitrosourea：MNU）を併用した感染モデルを用いた検討では，*H. pylori*による発癌は高濃度食塩により，さらに促進されることが明らかになった[5]．

H. pylori 感染の除菌療法とその問題点

*H. pylori*の標準的な除菌には，胃酸分泌抑制薬であるプロトンポンプ阻害薬（proton pump inhibitor：PPI）に抗菌薬のアモキシシリンとクラリスロマイシンによる3剤療法が一般的である．除菌により消化性潰瘍の再発が低下することが明らかとなっている[6]．*H. pylori*除菌率は，70〜90％程度であるが，除菌失敗の原因は患者の服用（コンプライアンス）と耐性菌である．コンプライアンス低下の原因としては，抗菌薬の投与による下痢などの症状があげられる．一方，除菌に用いるクラリスロマイシンは，市中肺炎の第一選択薬であり，呼吸器・耳鼻科領域で幅広く賞用されているため耐性菌の増加が懸念されている．日本ヘリコバクター学会のサーベイランスで，全国平均ではすでに30％近い*H. pylori*がクラリスロマイシンに対して耐性化していると報告されている[7]（表1）．

一次除菌に失敗したときには，二次除菌が推奨されている．一方，わが国では，二次除菌は2007年8月に保険適用を受けたが，一次除菌に失敗すると，クラリスロマイシンの二次耐性となることから，除菌薬の組み合わせとしては，PPI，アモ

表1 Helicobacter pylori 1,271株の地域別クラリスロマイシン耐性率（2005年度）

地域（施設数）		株数	耐性株数	%
北海道	1	187	50	26.7
東北	4	67	12	17.9
関東	4	138	26	18.8
中部	3	102	26	25.5
関西	2	263	111	42.2
中国・四国	5	252	68	27.0
九州	2	262	76	29.0
合計		1,271	369	29.0

キシシリン，メトロニダゾールが適当と推奨されている．

すべての H. pylori 感染者は除菌すべきか？

　前述のとおり，H. pylori は消化性潰瘍だけでなく，さまざまな疾患との関連が明らかになっている．H. pylori 感染経路は糞口感染または口口感染と考えられている．感染は乳幼児期に成立し，50歳代以上の感染が高率なのは，それらの世代の人が乳幼児期であった当時の衛生状態を反映していると考えられている．一方，わが国における現在の若年者の感染率は著しく低下していて，感染は口口感染にほぼ限定される．そのため親子間感染を防ぎ，次の世代の感染を根絶させるためには出産・育児世代の除菌が必要と考えられる．

　50歳以上あるいは高齢者の除菌については，前癌状態である萎縮性胃炎が進行した状態での除菌により胃癌の発症を抑制できるのかが，問題である．H. pylori 除菌が胃癌発症の抑制をみたランダム化比較試験（RCT）が報告されている．Wong ら[8]は，1,630人の H. pylori 感染者を除菌群と非除菌群の2群に分けて7.5年経過観察したところ，除菌群と非除菌群で，それぞれ7例，11例の発癌が認められ，有意差はなかったと報告している．しかしながら腸上皮化生などの変化がみられない群では除菌群の胃癌発症が有意に低かったとしていて，萎縮性変化を伴わない世代での除菌の有効性を示している．

　最近，早期胃癌に対する胃粘膜切除後患者に対する除菌の効果に関する多施設研究が報告され，除菌治療は，高齢の胃癌患者においても二次癌の発症抑制につながることが明らかになった（図3）[9]．その結果から H. pylori 感染症として感染者はすべて除菌するとの考え方が優勢になっている．残る問題は，6,000万人の感染者すべてに除菌を行うための抗菌薬の副作用，耐性菌の増加への対応とともに，除菌にかかわる医療費が大きな問題として残っている．感染対策としてはワクチンの開発が待たれているが，2009年時点でそのフェーズ1研究の結果の報告にとどまっている[10]．

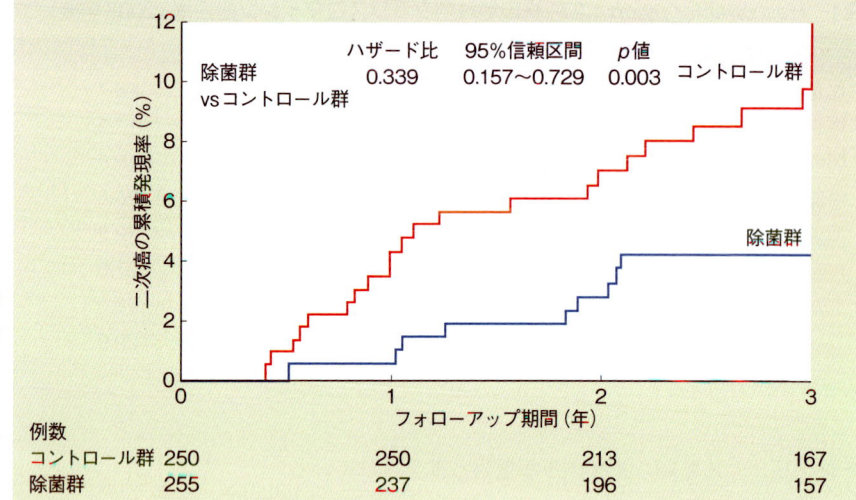

図3 早期胃癌内視鏡治療後の二次癌に対する除菌効果

胃癌は転移や粘膜下層に浸潤がないときには内視鏡治療の適応とされるが，多施設のランダム化比較試験で除菌は二次癌の発生を有意に抑制することが証明された．
(Fukase K, et al. 2008[9] より)

H. pylori 感染とプロバイオティクス

　乳酸菌が産生する有機酸，過酸化水素，バクテリオシンなどの抗菌性物質は，*in vitro* において有害微生物の生育を直接抑制することが知られている．*H. pylori* に対する乳酸菌の作用として，*Lactobacillus acidophilus* や *Lactobacillus rhamnosus* の培養上清が *H. pylori* の生育を抑制し，その作用は，乳酸によると報告されている[11, 12]．有機酸である乳酸は，無機酸である塩酸に比べると殺菌力は強く，単に pH を低下させるだけでなく，疎水性である有機酸は細胞内に入って，細胞内 pH を低下させることにより，強い殺菌性を示す．

　H. pylori 感染とプロバイオティクスについての関係は，東海大学感染症の古賀泰裕教授らによる一連の研究で明らかになった．従来マウスには，*Helicobacter felis* は定着するが，*H. pylori* が定着しないため，小動物を用いた *H. pylori* 感染実験を困難にしていた．一方，無菌マウスには *H. pylori* は定着するが，SPF（specific pathogen free）マウスにはその定着が見られないことから，SPF マウス胃内に存在する乳酸菌が，*H. pylori* を阻害すると考えられた．プロバイオティクスの予防効果として，Kabir ら[13]は，無菌マウスに *Lactobacillus salivarius*，マウス由来の乳酸菌群を単独で定着させた後，*H. pylori* を投与しても感染が成立しないことを報告した．さらに Aiba ら[14]は，無菌マウスに *H. pylori* を感染させた後に，*L. salivarius* を投与すると *H. pylori* は検出限界以下に低下したと報告している．その後，*H. pylori* 抑制，耐酸性，および胃上皮付着性に優れた菌がスクリーニングされ，*Lactobacillus gasseri*（OLL2716 株）を含むヨーグルト LG21 がヒトボランティア試験において尿素呼気試験で *H. pylori* 菌量を低下させ，さらに萎縮性胃炎と胃の炎症マーカーであるペプシノゲン（PG）値を改善することが明らかになった[15]（図4, 5）．その後，乳酸菌や発酵乳を用いた臨床研究が報告され，Miki ら[16]は，*Bifidobacterium bifidum* YIT4007 の摂取により尿素呼気試験による菌の低下がみられたと報告している．

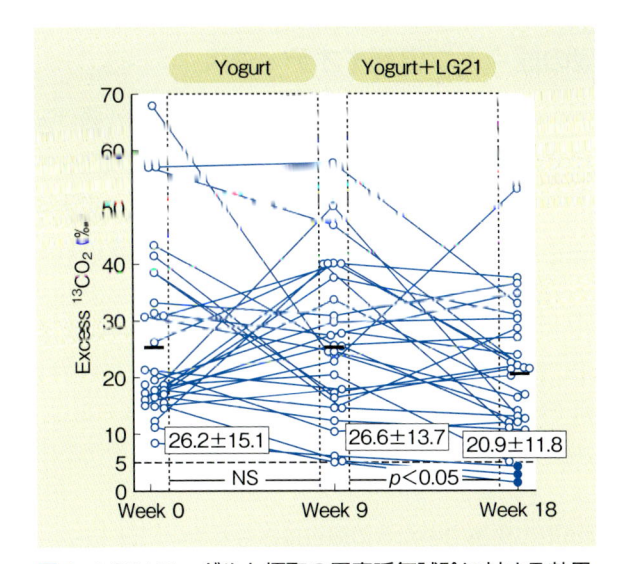

図4 LG21ヨーグルト摂取の尿素呼気試験に対する効果

尿素呼気試験は，H. pylori の診断検査法として感度，特異度ともに優れている．^{13}C で標識した尿素を服用すると，H. pylori のウレアーゼで尿素が分解されて $^{13}CO_2$ を呼気で検出する．投与前の値との比較でデルタ値として表示されるが，胃内の菌量との相関があると考えられている．通常ヨーグルト摂取では変化はなく，LG21 ヨーグルトで低下が認められた．
(Sakamoto I, et al. 2001[15] より)

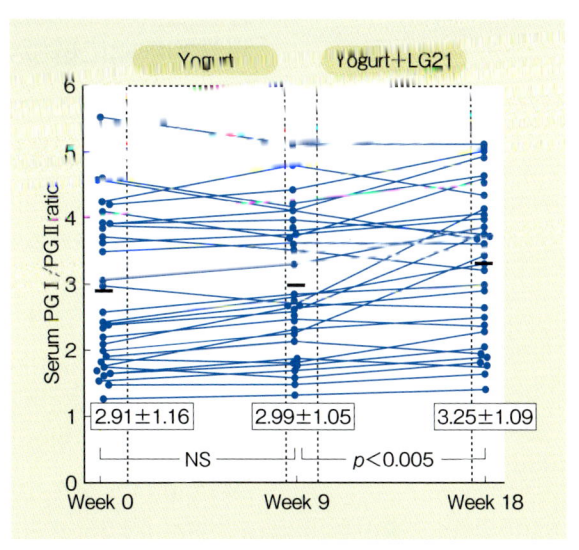

図5 LG21 ヨーグルト摂取の血清ペプシノゲン I / II 比に対する効果

ペプシノゲンには2種類のサブタイプペプシノゲン I（PG I）とペプシノゲン II（PG II）が存在し，血清 PG I 値および PG I / II 比の低下は胃粘膜萎縮のマーカーであり，胃癌検診のスクリーニングに用いられているが，胃粘膜の炎症も反映している．LG21 ヨーグルトの摂取により PG I / II 比の上昇が認められた．
(Sakamoto I, et al. 2001[15] より)

　H. pylori 感染の胃粘膜の炎症の中心となるものはサイトカインである．サイトカインは抗体のように特異性はないが，生体の感染防御に重要な役割を持っていることが明らかになっている．H. pylori の胃上皮への感染により発現するサイトカインは，IL-1β，IL-8，TNF-α などが報告されている[17,18]．H. pylori 感染は組織学的に好中球が特徴的である．IL-8 は好中球遊走活性因子であり H. pylori 感染胃上皮から産生される．しかしながら H. pylori は，胃上皮に定着するだけでなく胃粘液中にも多く潜んでいるため，好中球から産生された活性酸素は，菌を殺菌できずむしろ産生された活性酸素により粘膜障害が引き起こされる．

　慢性胃炎の組織学的な分類である Sydney 分類を用いて胃炎の程度を H. pylori 菌量，好中球浸潤，炎症細胞浸潤，および萎縮性変化を分析すると胃粘膜 IL-8 は胃炎の重症度と相関している[19]．

　L. gasseri の胃粘膜 IL-8 に対する作用を検討するために，LG21 ヨーグルト摂取試験を行い 8 週間摂取の前後で胃粘膜 IL-8 含量を測定したところ，LG21 ヨーグルト摂取後に有意な IL-8 の低下がみられたが，プラセボでは，IL-8 の低下は認められなかった[20]．この試験においても PG I / II 比の上昇が再確認された．しかしながら，8 週間の摂取では，除菌される例は認められず，組織学的胃炎の改善は一部のボランティアに限られた．LG21 ヨーグルトの摂取により H. pylori 感染に特徴とされる胃粘膜 IL-8 含量の低下はみられたが，胃炎の改善にはさらに長期間の投与が必要と考えられた．

科学的根拠に基づく医療の観点とプロバイオティクス

　EBM（evidence based medicine）とは，入手できる可能な範囲で最も信頼できる根拠（evidence）を把握したうえで，個々の患者に特有の臨床状況と価値観を考慮した医療を行うための一連の行動指針と定義されている．研究成果とは，実験室での基礎的研究よりも患者を対象とした科学的な手法に基づく臨床的研究を中心としたものである．

　エビデンスレベルは，システマティックレビュー／メタアナリシスのレベルが最も高く，次いで，1つ以上のRCT，非RCTと続き，患者データに基づかない専門委員会や専門家個人の意見のレベルが最も低い．システマティックレビューとは，特定の問題に関して論文を系統的に検索し，批判的に評価して統合した医学文献の要約を指すが，メタアナリシスとその統計学的手法のことである．

　プロバイオティクスの単独摂取で除菌できたとの報告はみられない．*H. pylori*陽性健常ボランティアを対象にLG21ヨーグルト，またはプラセボヨーグルトの摂取に関する二重盲検多施設研究が実施された．LG21ヨーグルト摂取では除菌には至らないが，ある程度萎縮性胃炎の進行した群での便中*H. pylori*抗原のOD値が有意に低下して胃粘膜の炎症軽減が認められた（投稿中）．

　*H. pylori*除菌時のプロバイオティクスの併用に対する効果については複数の研究が報告されている．Tongら[21]は，除菌治療におけるプロバイオティクスの併用に関するメタアナリシスを行い，14報のRCTをまとめて，除菌単独群と除菌にプロバイオティクス併用群の除菌率は，それぞれ74.8％，83.6％であり，併用は除菌上乗せ効果と下痢などの副作用の軽減があったと，EBMの観点からプロバイオティクス併用の利点を報告している．

プロバイオティクスの今後

　わが国の*H. pylori*感染症の治療の問題点としては，除菌療法の保険適用が胃潰瘍・十二指腸潰瘍に限られていることであり，加えてクラリスロマイシン耐性菌の増加である．二次除菌はようやく認められたが，三次除菌以降の適当な薬剤の組み合わせが明らかになっていない．一方，LG21は，クラリスロマイシン感受性菌にも耐性菌にも同等に作用するため，耐性菌にも有用と考えられる[22]．今後，LG21単独摂取だけでなく，除菌療法への併用効果についてもさらにエビデンスの収集が必要である．

〔高木敦司〕

●引用文献
1. Asaka M, Kimura T, Kudo M, et al. Relationship of *Helicobacter pylori* to serum pepsinogens in an asymptomatic Japanese population. Gastroenterology 1992; 102: 760-766.
2. 浅香正博，藤岡利生．*H. pylori*除菌治療．科学的根拠（evidence）に基づく胃潰瘍診療ガイドラインの策定に関する研究班編．EBMに基づく胃潰瘍診療ガイドライン，じほう，2003；p.66-67.
3. Uemura N, Okamoto S, Yamamoto S, et al. *Helicobacter pylori* infection and the develop-

ment of gastric cancer. N Engl J Med 2001; 345: 784-789.
4. Azuma T, Yamazaki S, Yamakawa A, et al. Association between diversity in the Src homology 2 domain—containing tyrosine phosphatase binding site of *Helicobacter pylori* CagA protein and gastric atrophy and cancer. J Infect Dis 2004; 189: 820-7.
5. Kato S, Tsukamoto T, Mizoshita T, et al. High salt diets dose-dependently promote gastric chemical carinogenesis in *Helicobacter pylori*-infected Mongolian gerbils associated with a shift in mucin production from glandular to surface mucous cells. Int J Cancer 2006; 119: 1558-1566.
6. Asaka M, Kato M, Sugiyama T, et al. Follow-up survey of a large-scale multicenter, double-blind study of triple therapy with lansoprazole, amoxicillin, and clarithromycin for eradication of *Helicobacter pylori* in Japanese peptic ulcer patients. J Gastroenterol 2003; 38: 339-347.
7. 日本ヘリコバクター学会耐性菌サーベイランス委員会. わが国における薬剤耐性 *Helicobacter pylori* の現状. 日本ヘリコバクター学会雑誌2008；9：93-97.
8. Wong BC-Y, Lamu SK, Wong WM, et al. *Helicobacter pylori* eradication to prevent gastric cancer in a high-risk region of China. JAMA 2004; 291 (2): 187-194.
9. Fukase K, Kato M, Kikuchi S, et al. Effect of eradication of *Helicobacter pylori* on incidence of metachronous gastric carcinoma after endoscopic resection of early gastric cancer: an open-label, randomized controlled trial. Lancet 2008; 372: 392-397.
10. Malfertheiner P, Schultze V, Rosenkranz B, et al. Safety and immunogenicity of an intramuscular *Helicobacter pylori* vaccine in noninfected volunteers: a phase I study. Gastroenterology 2008; 135: 787-795.
11. Bhatia SJ, Kochar N, Abraham P, et al. *Lactobacillus acidphilus* inhibits growth of *Camylobacter pylori in vitro*. J Clin Microbiol 1989; 27 (10): 2328-2330.
12. Midoro PD, Lambert JR, Hull R, et al. *In vitro* inhibition of *Helicobacter pylori* NCTC11637 by organic acids and lactic acid bacteria. J Appl Bacteriol 1995; 79: 475-479.
13. Kabir AMA, Aiba Y, Takagi A, et al. Prevention of *Helicobacter pylori* infection by lactobacilli in a gnotobiotic murine model. Gut 1997; 41: 49-55.
14. Aiba Y, Suzuki N, Kabir AMA, et al. Lactic acid-mediated suppression of *Helicobacter pylori* by the oral administration of *Lactobacillus salivarius* as a probiotic in a gnotobiotic murine model. Am J Gastroenterol 1998; 93: 2097-2101.
15. Sakamoto I, Igarashi M, Kimura K, et al. Suppressive effect of *Lactobacillus gasseri* OLL2716 (LG21) on *Helicobacter pylori* infection in humans. J Antimicrobal Chemother 2001; 47: 709-710.
16. Miki K, Urita Y, Ishikawa F, et al. Effect of *Bifidobacterium bifidum* fermented milk on *Helicobacter pylori* and serum pepsinogen levels in humans. J Diary Sci 2007; 90: 2630-2640.
17. Crabtree JE, Peichl P, Wyatt JI, et al. Gastric interleukin-8 and IgA IL-8 autoantibodies in *Helicobacter pylori* infection. Scand J Immunol 1993; 37: 65-70.
18. Yamaoka Y, Kodama M, Kita M, et al. Relation between clinical presentation, *Helicobacter pylori* density, interleukin 1β and 8 production, and *cagA* status. Gut 1999; 45: 804-811.
19. Xuan J, Deguchi R, Yanagi H, et al. Relationship between gastric mucosal IL-8 levels and histological gastritis in patients with *Helicobacter pylori* infection. Tokai J Exp Clin Med 2005; 30: 83-88.
20. Tamura A, Kumai H, Nakamichi N, et al. Suppression of the *Helicobacter pylori*-induced interleukin-8 production *in vitro* and within the gastric mucosa by a live *Lactobacillus* strain. J Gastroenterol Hepatol 2006; 21: 1399-1406.
21. Tong JL, Ran ZH, Shen J, et al. Meta-analysis: the effect of supplementation with probiotics on eradication rate and adverse events during *Helicobacter pylori* eradication therapy. Aliment Pharmacol Ther 2007; 25: 155-168.
22. Ushiyama A, Tanaka K, Aiba Y, et al. *Lactobacillus gasseri* OLL2716 as a probiotic in clarithromycin-resistant *Helicobacter pylori* infection. J Gastroenterol Hepatol 2003; 18: 986-991.

III 臨床編 ❶ 感染・アレルギー領域

3
ウイルス感染症

はじめに

　ウイルス感染とはウイルスが生体内に侵入し，生きた細胞に吸着・進入して，その酵素などを借りて自己複製・増殖サイクルを完結することである．ウイルスは偏性細胞寄生生体であり，多種多様な種類が存在する．飛沫，食物・飲料水，性行為，輸血などを介してヒトからヒトに感染したり，またヒト以外の動物（蚊やネズミなど）を介して感染する[1]．感染による発症は，宿主生体の諸種の抵抗力と微生物の状態や毒性などとの複雑な相互関係に依存する．そうした相互関係により，現象的には局所にとどまる局所感染，全身に広がる全身感染がある．局所感染でも，ウイルスの種類・性状などにより感染部位が異なる．

　現在，ウイルス感染を予防・治療する特効薬の開発が各種ウイルスで試みられているが，効果や副作用の面で問題が残っている．細菌感染の治療に有効である抗生物質はウイルス感染をより悪化させることが多い．いくつかのウイルス感染症の予防には1769年Jennerが痘瘡に対して行った予防接種（ワクチン）の方法が行われ，効果を上げているが，安全性に問題がありまだ開発されていない感染症や，ウイルス粒子自身の変異が多く，効果の面で問題を残す感染症などが数多く残っている．このようなウイルス感染症を予防・治療するには，宿主の免疫能を活性化し高めておくことが必須である．

　一方，プロバイオティクスの代表的な乳酸桿菌（*Lactobacillus*）とビフィズス菌（*Bifidobacterium*）の保健効果については数多く報告された[2]．ある種の乳酸桿菌・ビフィズス菌は，腸管運動を活発にして，食物の消化・吸収を亢進し，便性を改善することが報告された．また，病原菌の増殖を抑制して感染を防御したり，有害菌による有害物質の産生を抑制して癌のリスクを軽減することも明らかにされた．また，ある種の乳酸桿菌・ビフィズス菌は，変異原物質などを吸着し，これらの有害物質を体外へ排泄することも認められている．乳酸桿菌・ビフィズス菌のカルシウムの吸収促進作用，コレステロール低下作用，血圧降下作用などについても報告さ

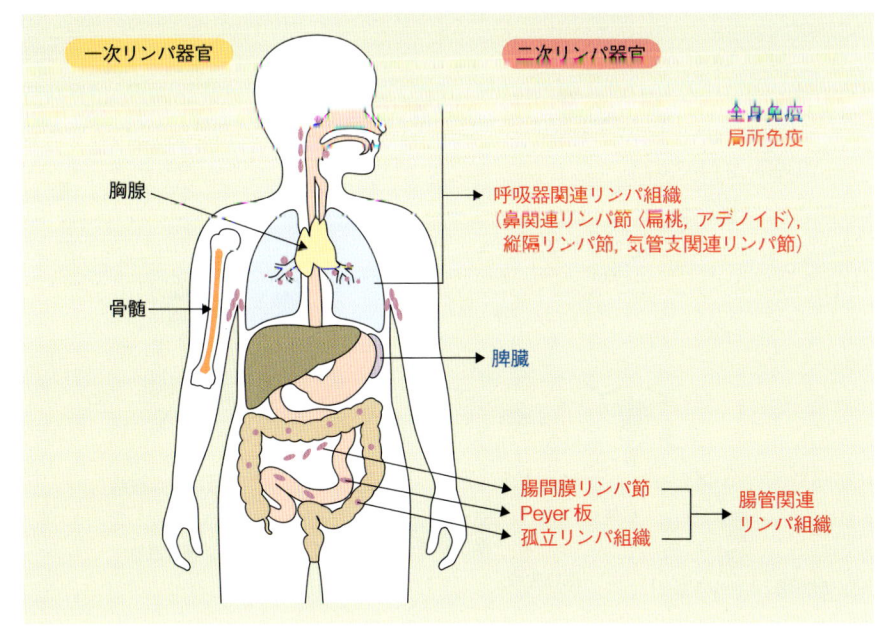

図1 体の主要な免疫器官
免疫細胞を産生する一次リンパ器官と，病原体などの抗原と遭遇・応答する二次リンパ器官が存在する．抗原の侵入口には局所免疫が，ここを突破して体内に侵入した抗原に対しては全身性免疫が存在する．

れている．さらに，近年，乳酸桿菌・ビフィズス菌には免疫賦活・免疫調節作用があり，種々の疾病を予防することもわかってきた．

そこで，本稿では，プロバイオティクスのウイルス感染症防御作用について，ロタウイルス（rotavirus）感染症およびインフルエンザ感染症を中心に概説する．

ヒトに備わる免疫機構

ヒトや動物には抵抗力にかかわる免疫系が備わっている．免疫器官には，免疫細胞を産生する一次リンパ器官と実際に病原体などの抗原と遭遇・応答する細胞集団である二次リンパ器官が存在する（図1）．空気からの外敵に対しては呼吸器関連リンパ組織，そして食物からの外敵に対しては腸管関連リンパ組織が存在する．これらを局所免疫という．さらに，ここを突破して体内に侵入したウイルスや病原菌などの抗原は，脾臓を中心とした全身免疫により排除される．このように生体には幾重にも防御機構が備わっている．

ウイルスや病原菌などが体内に侵入したり，癌が出現するとそれらを排除しようとする．このような免疫系には，抗体が関与する液性免疫系とナチュラルキラー（NK）細胞やT細胞が関与する細胞性免疫系がある（図2）．ウイルスや病原菌などの抗原は体内に侵入すると，マクロファージや樹状細胞などの抗原提示細胞によりB細胞，T細胞に提示される．B細胞はヘルパーT細胞の助けを受けて抗体を産生する．そして，再度，抗原が侵入した場合にその抗体は抗原を排除する．これが液性免疫反応である．NK細胞やT細胞が癌細胞や感染細胞を非自己と認識し，それを攻撃し排除する．これが細胞性免疫反応である．

外来の病原微生物やアレルゲンなどの抗原が，直接遭遇する腸管や呼吸器などの粘膜組織には，局所粘膜免疫系が存在し，液性免疫の一つである分泌型IgAが産

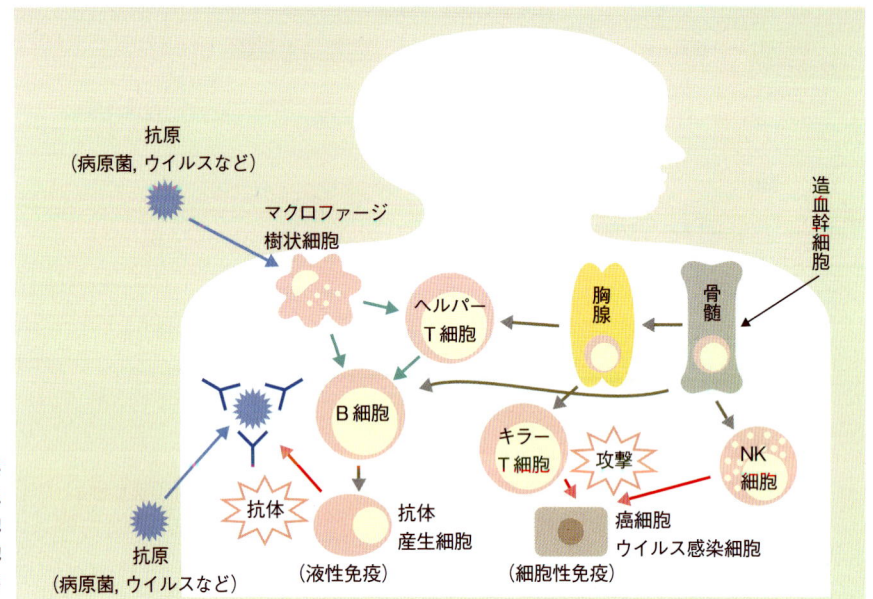

図2 免疫系の概略

免疫系には液性免疫系と細胞性免疫系がある．抗体が関与する免疫が液性免疫であり，ナチュラルキラー（NK）細胞やT細胞が癌細胞やウイルス感染細胞を直接攻撃する免疫が細胞性免疫である．

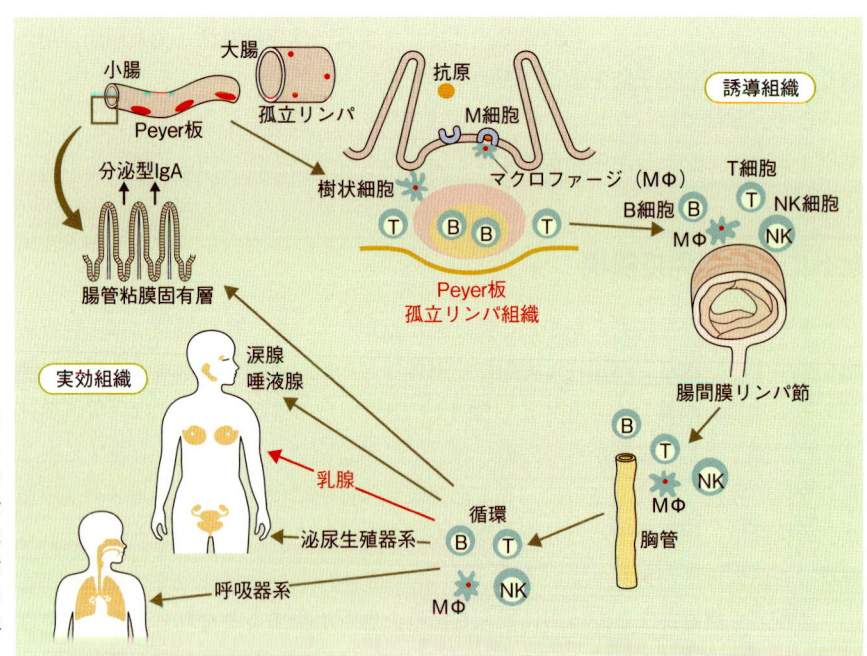

図3 腸管からの抗原に対する分泌型IgA抗体産生機構

腸管には腸管関連リンパ組織の一つであるPeyer板（小腸）および孤立リンパ組織（大腸）が存在する．抗原はM細胞により取り込まれ，各種免疫細胞を活性化する．活性化されたB細胞などは体内循環し，各粘膜組織でIgAを産生し，分泌型IgAとして分泌される．

生され，抗原の体内への侵入を阻止する．分泌型IgAは，次の機構で産生される（図3）[3]．

誘導組織（inductive tissue）として，腸管には腸管関連リンパ組織の一つであるPeyer板や孤立リンパ組織が小腸や大腸にそれぞれ存在し，これらの上皮細胞間にあるM細胞が腸管腔内の抗原をPeyer板や孤立リンパ組織内に取り込む．取り込まれた抗原は，マクロファージや樹状細胞などの抗原提示細胞によってB細胞（IgA前駆細胞），T細胞に提示される．そして，活性化されたB細胞およびT細

胞は，腸間膜リンパ節，胸管から血液循環系を介して実効組織（effector tissue）である腸管および呼吸器などの粘膜固有層または唾液腺，乳腺など粘膜関連リンパ組織に到達し，そこでIgA前駆細胞はT細胞が産生するIgA誘導サイトカイン（IL-5，IL-6，IL-10など）により形質細胞化してIgAを産生する．このように，各粘膜組織は相互に関連を持っている（共通粘膜免疫系：common mucosal immunity system）．各組織で産生されるIgAは上皮細胞で産生される分泌片と結合して分泌型IgAとして分泌され，各粘膜組織に再度侵入してきた抗原を排除する．また，Peyer板などで活性化されたマクロファージやNK細胞も各粘膜組織にホーミングし，局所で機能するといわれている．

ロタウイルス感染症に対するプロバイオティクスの効果

　ロタウイルスはレオウイルス（reovirus）科に属する二本鎖RNA型ウイルスで，直径約70nmの中型ウイルスである．ロタウイルスによって起こるロタウイルス感染症は，冬季に発症する感染性胃腸炎で，米のとぎ汁のような白い下痢を起こすために赤痢に対して白痢ともいわれている疾病である[4]．わが国では5歳までに大部分の小児に感染するが，6か月から2歳までの乳幼児に最も強い臨床症状（下痢，嘔吐，発熱，脱水など）を引き起こす．栄養状態の悪い発展途上国における場合などは，死の転帰をとることもある．現在，世界で年間数十万人の乳幼児がこの疾病により死亡している．

　ロタウイルスワクチンは，近年アメリカで開発され，安全性および効能の面を確認中である．このような状況下でロタウイルス感染症を防御するには，免疫力を高めることが必要である．ロタウイルス感染症防御には腸管内の分泌型IgAの関与が大きく，分泌型IgAは腸管に侵入したロタウイルスを中和し，ウイルスの腸上皮細胞への吸着を阻止して感染を防御する．

　そこで，プロバイオティクスのロタウイルス感染症防御効果について，現在までの報告を**表1**にまとめた．

動物試験における効果

　生後2日齢マウスに*Bifidobacterium bifidum*を経口投与し，その後ロタウイルスを経口感染させると下痢発症が遅延することが報告された．これは，本菌株が腸管に定着することにより，ロタウイルスの吸着が阻止されると推測された．

　一方，筆者らは，マウスPeyer板細胞培養系を用いて多数のビフィズス菌株の中からIgA誘導能の高い菌株（*B. breve* YIT4064）をスクリーニングし，本菌株のロタウイルス感染症防御作用を検討した[4]．母親マウスに本菌株を経口投与し，ロタウイルスで経口免疫を行った．そして母乳中の抗ロタウイルスIgA抗体を測定した結果，ロタウイルス経口免疫だけに比べ，有意な増加を確認した（**図4a**）．本菌株には，アジュバント作用があり，ロタウイルス（抗原）に対するIgA抗体を増強することが明らかになった．腸管Peyer板のIgA前駆細胞が本菌株およびロタウイルスで刺激を受けた後，共通粘膜免疫系により，乳腺にホーミングし，分化

表1　プロバイオティクスによるロタウイルス性下痢症防御効果

対象	プロバイオティクス株	投与方法	効果	文献
動物試験				
マウス（2日齢）	B. bifidum	経口	下痢発症遅延	Duffy, et al. 1994
マウス（母）	B. breve YIT4064	経口	母乳抗RV IgA↑ 母乳摂取仔マウスの下痢発症率↓	Yasui, et al.[4] 1999
ブタ（3週齢）	B. lactis	経口	下痢発症率↓	Shu, et al. 2001
ヒト（乳幼児）への投与試験				
24人	L. rhamnosus GG	経口	下痢期間↓	Isolauri, et al. 1991
39人（R, P）	L. rhamnosus GG	経口	下痢期間↓ 回復時抗RV IgA↑	Kaila, et al.[5] 1994
55人（R, P）	B. bifidum S. thermophilus	経口	下痢発症率↓	Saavedra, et al.[7] 1994
42人（R, P）	L. rhamnosus GG	経口	下痢期間↓	Isolauri, et al.[6] 1994
46人（R, P）	L. reuteri	経口	下痢期間↓	Shornikova, et al. 1997
21人	L. rhamnosus GG	経口	下痢期間↓ 抗RV IgA産生細胞↑	Majama, et al. 1995
19人	B. breve YIT4064	経口	RV感染率↓	荒木ほか[10], 1999
100人（R, P）	L. acidophilus B. infantis	経口	下痢期間↓	Lee, et al.[8] 2001
43人（R, P）	L. rhamnosus L. reuteri	経口	下痢期間↓	Rosenfeldt, et al.[9] 2002

RV：ロタウイルス, R：randomized, P：placebo-controlled

図4　*B. breve* YIT4064のIgA産生増強作用およびロタウイルス感染症防御作用

母マウスに *B. breve* YIT4064 添加飼料（*B. breve* 群）または無添加飼料（Cont 群）を出産前から摂食させた．出産前に経口免疫し，母乳中の抗ロタウイルス IgA を ELISA にて測定した（a）．それぞれの仔マウスにロタウイルスを接種し，下痢発症率を観察した（b）．

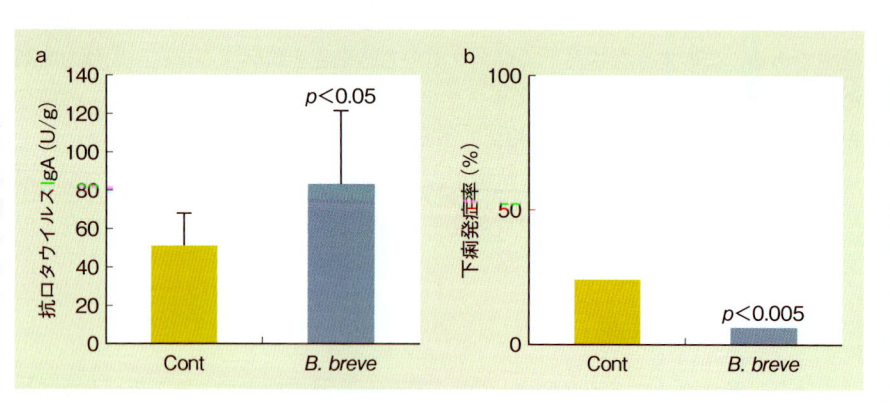

したIgA産生細胞から産生されたIgAが母乳中に分泌された．そして，これらの母乳を摂取した仔マウスにロタウイルスを接種すると，仔マウスの下痢発症は有意に減少した（図4b）．

離乳期のブタでは感染症による下痢が多発する．そこで，Shuらは，離乳期にビフィズス菌（*B. lactis*）を投与した．その効果は，血中リンパ細胞の抗体産生能，貪食能，T細胞増殖性が上昇し，下痢症（ロタウイルス性）が有意に減少したことを報告した．

以上の結果から，マウスおよびブタにおいて，ある種のプロバイオティクスが定着および免疫賦活作用を示し，ロタウイルス性下痢症を防御することが明らかにさ

れた.

ヒトへの投与試験における効果

　下痢症の乳幼児へのプロバイオティクス投与効果については，数多くの報告がある．そのなかでもロタウイルスの検出率が50％以上になる研究（ロタウイルス性下痢症と診断）のプロバイオティクス投与効果をまとめてみた．

　Lactobacillus rhamnosus GG 投与試験が多く，多くの研究者が下痢の期間の有意な短縮を報告している[5,6]．また，本菌株を投与すると，回復時に抗ロタウイルスIgA産生細胞が有意に増加することも報告されている．また，*B. bifidum* と *Streptococcus thermophilus* の混合物，*L. reuteri*，*L. acidophilus* と *B. infantis* の混合物，*L. rhamnosus* と *L. reuteri* の混合物などを経口投与すると，下痢の期間が有意に短縮することも報告されている[7-9]．さらに，マウスの試験で効果の確認された *B. breve* YIT4064 を乳幼児に投与すると便中からのロタウイルス検出率（感染率）が減少し，感染を予防することも明らかになった[10]．

　乳幼児へのプロバイオティクス投与は，ロタウイルス性下痢症を軽減させることが示唆されたが，この作用機序については，免疫賦活作用や整腸作用によることが推察されるが，不明な点も多く残っている．

インフルエンザ感染症に対するプロバイオティクスの効果

　インフルエンザは毎年，冬から春先にかけて流行する急性呼吸器感染症であり，インフルエンザウイルス（influenza virus, Flu）が鼻咽喉から侵入し，上気道で感染した後，下気道に向かって進展し発病する．その症状は一般の風邪と似ているが，40℃近い発熱，頭痛，腰痛，関節炎や倦怠感といった症状が認められる．

　Flu は，オルソミクソウイルス（orthomyxovirus）科に属する一本鎖（－）RNA型ウイルスである．A型，B型およびC型の3グループがあり，A型ウイルスの遺伝子は非常に変化しやすい特徴をもっており，ヒトに何度でも感染する危険性があるので注意を要する．B型ウイルスによる症状は，A型ウイルスによる症状に比べて軽いのが一般的である．さらにC型ウイルスによる症状は，普通の風邪と同じで，しかも遺伝子の変化も起こさないので大きな被害はほとんど出ない．

　インフルエンザの予防・治癒には，液性免疫と細胞性免疫が関与するので，これらの免疫能を高めることは重要である．インフルエンザは，健康なヒトでは1週間程度で治癒する予後良好な病気であるが，免疫能の低い高齢者や乳幼児などは，合併症，特に肺炎や脳炎を起こして重症化する場合もあり注意を要する．そのため近年では，高齢者や乳幼児にワクチン接種を奨励している．またアマンタジン，オセルタミビル（タミフル®），ザナミビルなどのインフルエンザ新薬の開発も進められている．その一方でワクチン不足や新薬に対する耐性ウイルスの出現や副作用などの問題も出てきている．

　このような背景のもと，筆者らは安全なプロバイオティクスを継続的に摂取して宿主の免疫能を高めることにより，Flu感染の防御あるいは軽減の可能性を考えた．

表2 プロバイオティクスによる呼吸器感染（インフルエンザウイルスおよび一般風邪）防御効果

対象	プロバイオティクス株	投与方法	効果	文献
動物試験				
マウス	B. breve YIT4064	経口	血中抗Flu IgG↑ Flu感染防御 マウス生存率↑	Yasui, et al.[11] 1999
マウス	L. casei Shirota	経鼻	縦隔リンパ細胞 　IFN-γ↑, IL-12↑ Flu感染防御 　鼻腔内Flu価↓ 　マウス生存率↑	Hori, et al.[12] 2001
マウス（老齢）	L. casei Shirota	経口	肺NK活性↑ 鼻関連リンパ細胞 　IFN-γ↑, TNF-α↑ Flu感染防御 　鼻腔内Flu価↓	Hori, et al.[13] 2002
マウス（乳仔）	L. casei Shirota	経口	肺NK活性↑ Flu感染防御 　鼻腔内Flu価↓ 　マウス生存率↑	Hori, et al.[14] 2004
ヒトへの投与試験				
健康幼児（1〜6歳）(571人：R, P)	L. rhamnosus GG	経口	呼吸器疾患者数↓	Hatakka, et al.[15] 2001
健康成人（479人：R, P）	L. gasseri PA16/8 B. longum SP07/3 B. bifidum MF20/5	経口	疾病期間短縮 呼吸器疾患減少 　鼻咽頭疾患↓ 　気管支疾患↓	Vrese, et al.[16] 2005

Flu：インフルエンザウイルス，R：randomized，P：placebo-controlled

そこで，プロバイオティクスの抗Flu作用についてこれまでの報告を**表2**にまとめた．

動物試験における効果

筆者らは，マウスを用いた試験結果を報告した[11]．アジュバント作用を持つ B. breve YIT4064 を経口投与し，Flu を経口免疫すると，Flu の経口免疫だけに比べ，血中の抗 Flu IgG 抗体は有意に増加し，その後の Flu 下気道感染による生存率を有意に増加させた（**図5a, b**）．また，筆者らは細胞性免疫を増強する菌株である L. casei Shirota の Flu 感染症防御作用を報告した[12-14]．本菌株をマウスに経鼻投与すると，呼吸器リンパ組織の一つである縦隔リンパ組織の細胞性免疫を増加させ，経鼻感染させた Flu の鼻腔内増殖を有意に減少させ，マウスの生存率を有意に増加させた（**図6a, b**）．さらに，ハイリスクグループである高齢者を想定して，老齢マウスに本菌株を経口投与すると，肺の NK 活性が上昇し，鼻関連リンパ組織の細胞性免疫が有意に増加した．その後，Flu を感染させると，Flu の鼻腔内増殖が有意に減少した（**図7a, b**）．同様にハイリスクグループである乳幼児を想定し，乳仔マウスに本菌株を経口投与した．その結果，Flu 感染後の鼻腔内増殖が有意に減少し，肺の NK 活性の上昇および生存率の有意な増加もみられた（**図8a, b**）．

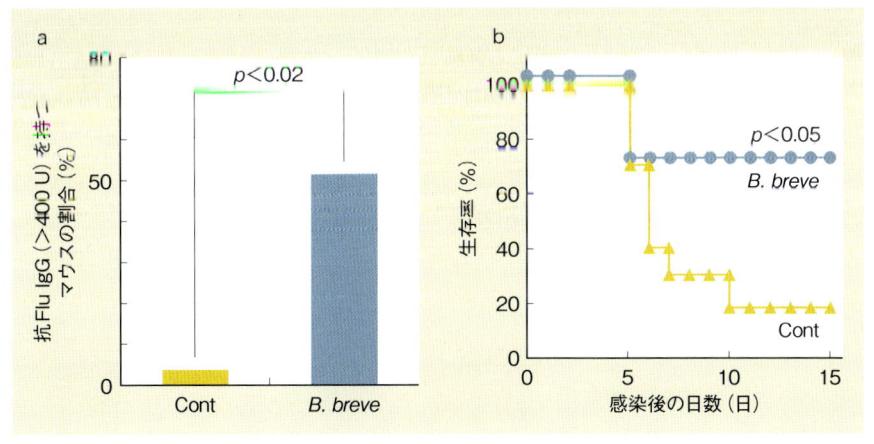

図5 *B. breve* YIT4064 の IgG 産生増強作用およびインフルエンザ感染症防御作用

マウスに *B. breve* YIT4064 添加飼料 (*B. breve* 群) または無添加飼料 (Cont 群) を摂食させた．インフルエンザウイルス (Flu) 下気道感染前に Flu で 2 回経口免疫し，血中抗体価を測定した (a)．さらに，下気道感染後，経時的に生存率を測定した (b)．

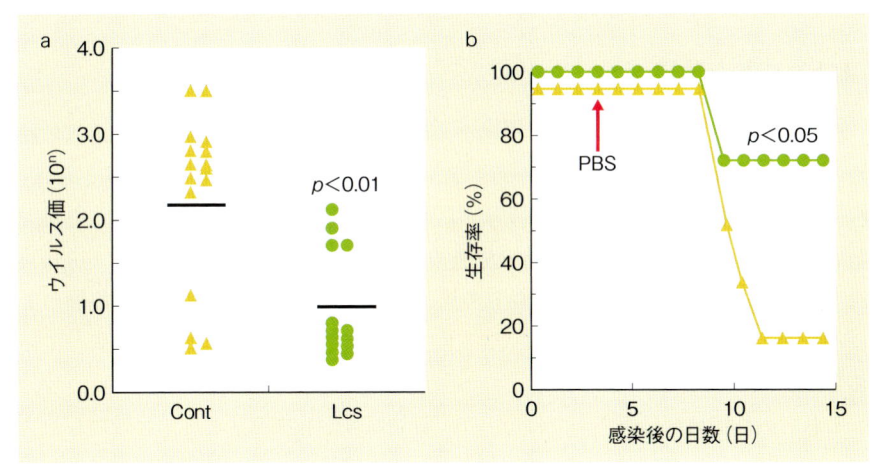

図6 *L. casei* Shirota (Lcs) の経鼻投与によるインフルエンザ感染症防御作用

マウスに Lcs 液 (200μg) またはリン酸緩衝液 (PBS) を 3 回経鼻投与後，Flu を上気道感染させ，3 日目に鼻洗浄液中の Flu 価を測定した (a)．また，感染 3 日目に PBS を経鼻投与して Flu を下気道に押し流し，マウスの生存率を観察した (b)．

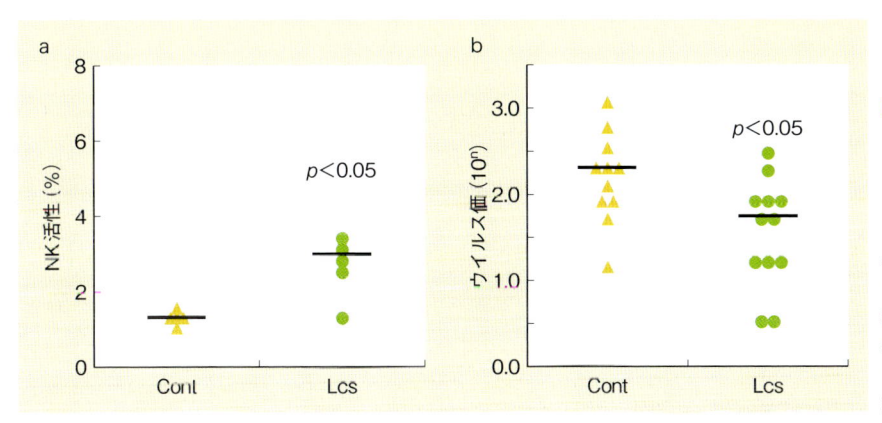

図7 老齢マウスにおける *L. casei* Shirota (Lcs) の細胞性免疫増強作用およびインフルエンザ感染症防御作用

老齢マウスに Lcs 添加飼料 (Lcs 群) または無添加飼料 (Cont 群) を 4 か月間摂食させた後，肺の NK 活性を YAC-1 細胞を用いて測定した (a)．また，Flu を上気道感染させ，3 日目に鼻腔洗浄液中の Flu 価を測定した (b)．

以上のように，プロバイオティクスを経鼻投与した場合には，直接鼻関連リンパ組織（ヒトでは Waldeyer 扁桃輪）を活性化し，経口投与した場合には，Peyer 板細胞の活性化さらにこれに伴うホーミングによる呼吸器リンパ細胞の活性化が生じ，インフルエンザ感染症を防御することが示唆された．

図8 仔マウスにおける *L. casei* Shirota (Lcs) の細胞性免疫増強作用およびインフルエンザ感染症防御作用

生後2日目から3週間、胃ゾンデでLcs (Lcs群) またはPBS (Cont群) を経口投与し、Fluを上気道感染させた。感染3日目にPBSで下気道に押し流し生存率を観察した (a)。また、肺のNK活性はYAC-1細胞を用いて測定した (b)。

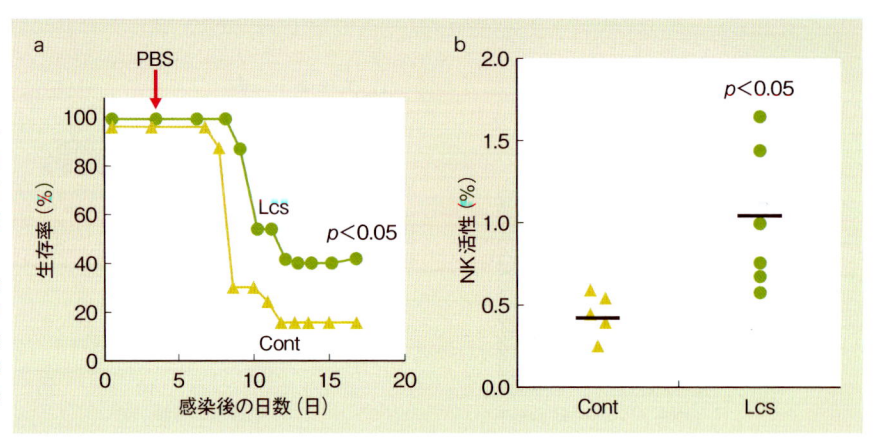

ヒトへの投与効果

動物試験である種のプロバイオティクスにインフルエンザ感染防御作用がみられたことから、ヒトへの投与試験が行われ、いくつか報告された。Hatakkaらは、*L. rhamnosus* GG を健康幼児に投与すると、呼吸器疾患児が減少することを報告している[15]。また、de Vrese らは健康成人に *L. gasseri* PA16/8、*B. longum* SP17/3 および *B. bifidum* MF20/5 の混合物を投与すると、疾病期間の短縮および呼吸器疾患（鼻咽頭疾患および気管支疾患）が有意に減少することを報告している[16]。

これらの作用機序は明らかではないが、動物試験から推測すると、腸管からのプロバイオティクスの刺激により活性化された免疫細胞が、共通粘膜免疫系により呼吸器にホーミングして、その場で防御作用を示したと思われる。

そのほかのウイルス感染症に対するプロバイオティクスの効果

ポリオ（急性灰白髄炎）とは、ポリオウイルス（poliovirus）の中枢神経感染により生じる四肢の急性弛緩性麻痺を典型的な症状とする疾患であり、かつては小児に多発したところから小児麻痺とも呼ばれていた。病原となるポリオウイルスはエンテロウイルス（enterovirus）属に分類される一本鎖(+)RNAウイルスで、抗原性の異なる1型、2型および3型の3種類がある。ポリオウイルスの自然宿主はヒトだけであり、糞便中に排泄されたウイルスが口から体内に侵入し、腸管から血流に入る。血中を循環したウイルスの一部が脊髄を中心とする中枢神経系に到達し、運動神経ニューロンに感染・増殖して脊髄前角炎を起こすと、典型的なポリオ症状が現れる。

わが国におけるポリオ発生は、過去に大流行があったが、その後のポリオワクチンのいっせい投与により激減し、1980（昭和55）年を最後に発生していない。しかし、アフリカ地域や東部地中海地域においてはまだ根絶していないので、わが国でもワクチン接種が行われている。現在、行われているワクチンは1型、2型および

3型ウイルスを含む経口生ワクチンである.

de Vrese らは，プロバイオティクスのポリオワクチン増強効果を報告した[17]. 成人に L. rhamnosus GG または L. acidophilus CRL431 を含むヨーグルトを5週間摂取してもらい，開始2週目に1型，2型および3型ウイルスを含む生ポリオワクチンを経口摂取後，血清中の抗体量および中和抗体量を測定した．その結果，両プロバイオティクス株とも，それぞれの抗体産生増強が確認され，両プロバイオティクス株にはアジュバント作用があることがわかった.

おわりに

　以上のように，ある種のプロバイオティクスは，液性免疫または細胞性免疫を増強して，ロタウイルス性下痢症およびインフルエンザウイルス感染症を防御し，ポリオワクチンのアジュバント効果を持つことが示唆された．これらの作用は菌種によるのではなく，菌株によることもわかっている．しかし，これら菌株の作用本体は明らかではなく，分画を進めると消失していき，構造の重要性もいわれている．現在，ゲノム解析が盛んに行われており，近い将来，作用物質・構造も明らかになるであろう．また，各種ウイルス感染症防御に宿主免疫が関与することから，免疫増強・調節作用を持つプロバイオティクスには種々のウイルス感染症防御作用が期待される．これらに対する効果については今後の課題であろう．

（保井久子）

●引用文献

1. 皆川洋子, 柳　雄介. ウイルスの種類と感染症. 吉開泰信（編）. ウイルス・細菌と感染症がわかる, 羊土社, 2004；p.36-48.
2. 八重島智子. プロバイオティクスの機能. 光岡知足（編）. プロバイオティクス・プレバイオティクス・バイオジェニックス, 日本ビフィズス菌センター, 2006；p.98-103.
3. 名倉　宏：消化管粘膜での抗原提示とプロセシング. Med Immunol 1993；25：273-277.
4. Yasui H, Kiyoshima J, Ushijima H. Passive protection against rotavirus-induced diarrhea of mouse pups born to nursed by dams fed *Bifidobacterium breve* YIT4064. J Infect Dis 1995; 172: 403-409.
5. Kaila M, Isolauri E, Soppi E, et al. Enhancement of the circulating antibody secreting cell response in human diarrhea by a human *Lactobacillus* strain. Pediatr Res 1992; 32: 141-144.
6. Isolauri E, Kaila M, Mykkanen H, et al. Oral bacteriotherapy for viral gastroenteritis. Dig Dis Sci 1994; 39: 2595-2600.
7. Saavedra JM, Bauman NA, Oung I, et al. Feeding of *Bifidobacterium bifidum* and *Streptococcus thermophilus* to infants in hospital for prevention of diarrhea and shedding of rotavirus. The lancet 1994; 344: 1046-1049.
8. Lee MC, Lin LH, Huang KL, et al. Oral bacterial therapy promotes recovery from acute diarrhea in children. Acta Paediatr Tw 2001; 42: 301-305.
9. Rosenfeldt V, Michaelsen KF, Jakobsen M, et al. Effect of probiotic *Lactobacillus* strains on acute diarrhea in a cohort of nonhospitalized children attending day-care centers. Pediatr Infect Dis J 2002; 21: 417-419.
10. 荒木和子, 篠崎立彦, 入江嘉子ほか. ビフィズス菌のロタウイルス感染に対する予防効果の検討. 感染症学雑誌1999；73：305-309.
11. Yasui H, Kiyoshima J, Hori T, et al. Protection against influenza virus infection of mice

fed *Bifidobacterium breve* YIT4064. Clin Diagn Lab Immunol 1999; 6: 186-192.
12. Hori T, Kiyoshima J, Shida K, et al. Effect of intranasal administration of *Lactobacillus casei* Shirota on influenza virus infection of upper respiratory tract in mice. Clin Diagn Lab Immunol 2001; 8: 593-597.
13. Hori T, Kiyoshima J, Shida K, et al. Augmentation of cellular immunity and reduction of influenza virus titer in aged mice fed *Lactobacillus casei* Shirota. Clin Diagn Lab Immunol 2002; 9: 105-109.
14. Yasui H, Kiyoshima J, Hori T. Reduction of influenza virus titer and protection against influenza virus infection in infant mice fed *Lactobacillus casei* Shirota. Clin Diagn Lab Immunol 2004; 11: 675-679.
15. Hatakka K, Savilahta E, Ponka A, et al. Effect of long term consumption of probiotic milk on infections in children attending day care centers: double blind, randomized trial. Br Med J 2001; 322: 1327-1329.
16. de Vrese M, Winkler P, Rautenberg P, et al. Effect of *Lactobacillus gasseri* PA 16/8, Bifidobacterium longum SP 07/3, B. bifidum MF 20/5 on common cold episodes: A double blind, randomized, controlled trial. Clin Nutr 2005; 24: 481-491.
17. de Vrese M, Rautenberg P, Laue C, et al. Probiotic bacteria stimulate virus-specific neutralizing antibodies following a booster polio vaccination. Eur J Nutr 2005; 44: 406-413.

Ⅲ 臨床編 ❶感染・アレルギー領域

4
衛生仮説(hygiene hypothesis)

はじめに

　アレルギー疾患の発症に関与する環境因子の疫学的な検討から衛生仮説（hygiene hypothesis）が提唱され，近年，急速に進んだ自然免疫系の活性化機序の解明から，その免疫学的な裏づけが進んできた．本稿では衛生仮説の意義のうち，プロバイオティクスの生体に及ぼす影響，特にアトピー性皮膚炎の発症抑制に関連した部分について私見を交えて概説する．

疫学からみた衛生仮説

　アレルギー疾患の発症に家族集積性が認められることは古くから知られていたが，その遺伝形式は単純な Mendel の法則だけでは説明できず，複数の遺伝的要因（先天的要因）と環境要因（後天的要因）が複雑に関与していると考えられている[1-3]．

　1989 年，Strachan らは，英国で 1958 年の 3 月のある週に生まれた 17,414 人を対象として 11 歳，および 21 歳の時点でのアレルギー疾患の保有率と同胞数を検討し，花粉に対する即時型アレルギー疾患である枯草熱（hay fever）や湿疹の有病率が同胞の数に反比例しており，またその効果は年少の同胞の数よりも年長の同胞の数に大きく依存しているという疫学的事実を報告した[4]（図1）．この論文の考察で Strachan らは，この現象が起こる要因として家庭内での感染の機会の増加が関与しているのではないかと推察し，非衛生的環境で年長児から感染をもらうことによってアレルギー疾患の発症が防げるのではないかとする衛生仮説を提唱した．また，年長の同胞の影響が大きく，年少の同胞の影響が少ないことは，生後早期のほうが成長してからよりも，このような感染の影響を受けやすいことを示唆すると考えられた．

　その後，このような予防効果は花粉症の発症だけでなく IgE 抗体の陽性頻度（ア

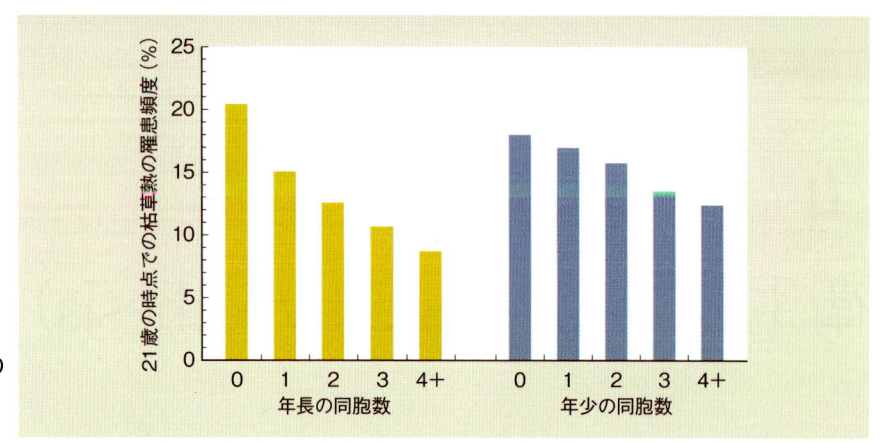

図1 同胞数と枯草熱の頻度の相関
(Strachan DP. 1989[4]より一部改変)

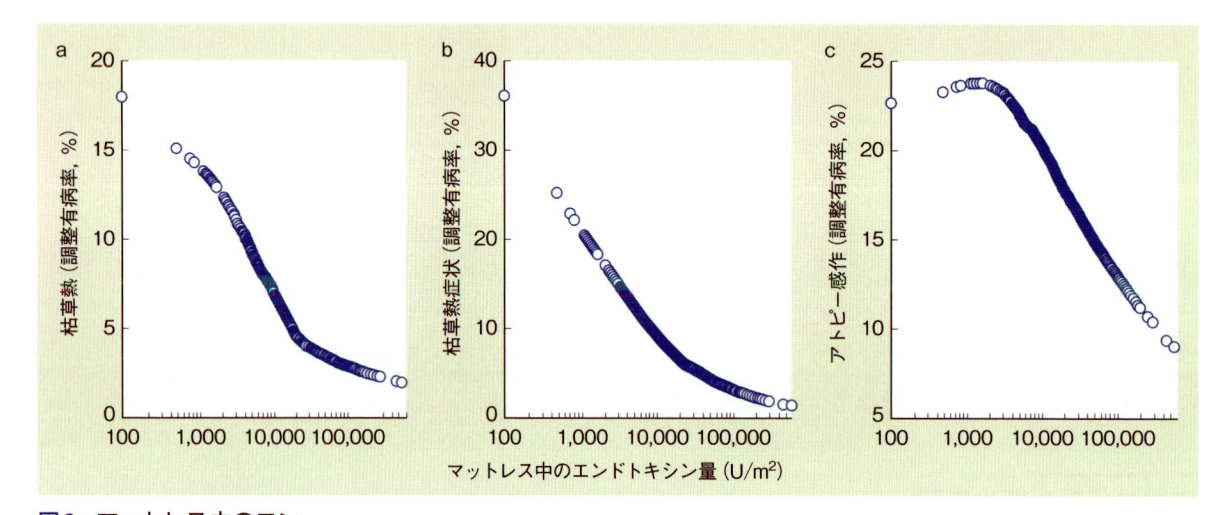

図2 マットレス中のエンドトキシン量は枯草熱の診断，症状およびアトピー体質の獲得と逆相関する
(Braun-Fahrländer C, et al. 2002[9]より一部改変)

トピー素因）にも影響を与えていること，さらにこの予防効果は同胞でなくても生後早期に保育園（day nursery）に預けられることでも同様であることが報告された[5]．実際に，この生後早期の保育園に預けられることの影響は小家族だけで認められること（大家族では保育園に行く行かないにかかわらず家庭内で十分ほかの児と接触するため影響しない，と考えられる）から，乳幼児期に年長の児から感染をもらうことが，その後のアレルギー疾患の発症に強く影響することが示唆された．さらに，幼小児期の上気道感染はその回数が多くなればなるほど，その後の気道過敏性の獲得を防ぐ効果があることなどが報告されている[6]．

　一方，家畜を飼育している農家で生まれた，もしくは幼小児期を過ごした児はその後のアレルギー疾患の発症もアトピー体質の獲得も非常に少ないことや[7]，家庭内粉塵中のエンドトキシン量が多い所で育った児のほうがエンドトキシン量が少ない所で育った児よりもIgE抗体ができにくいことも報告された[8,9]．

　これらの事実は上気道感染症だけでなく，乳幼児期を過ごした環境内に含まれるエンドトキシンに対する慢性的な曝露が，何らかの機序を介して強力にアトピー体質の獲得を抑制し，その後のアレルギー疾患の発症を予防する可能性を示唆している（図2）．

口腔内の細菌による衛生仮説

Arbesら，歯周病の起炎菌となる *Actinobacillus actinomycetemcomitans* と *Porphyromonas gingivalis* に対する IgG 抗体価とアレルギー疾患の有無について，12 歳以上の 9,385 人を対象として検討した．その結果，気管支喘息群や花粉症群では，これらの菌に対する IgG 抗体価が有意に低いことを報告し，これらの口腔内細菌もアレルギー疾患の発症にかかわる可能性があると論じた[10]．

腸管感染症による衛生仮説

Matricardi らは，イタリアの 17～24 歳の士官候補生 1,659 人を対象として *Toxoplasma gondii*，*Helicobacter pylori*，A 型肝炎ウイルス，麻疹ウイルス，ムンプスウイルス，風疹ウイルス，水痘ウイルス，サイトメガロウイルスおよび 1 型単純ヘルペスウイルスに対する抗体価とアトピー素因の有無について検討した[11]．その結果，経口感染症である *T. gondii*，*H. pylori*，A 型肝炎ウイルスに対する抗体陽性であることは，吸入抗原に対する IgE 抗体の陽性と逆相関することが明らかとなった．一方，ほかの全身性の感染症を引き起こすウイルスに対する抗体価の陽性は IgE 抗体に影響が認められなかった．

疫学研究が語るもの

疫学研究の意義は，ある疾患の発症頻度にかかわる因子を検索して，発症に有意な"相関"を認める因子をその発症にかかわる"候補因子"とすることにある．こうして見いだされた因子（群）には，発症との"相関関係"があるだけで"因果関係"があるか否かは別の方法論で確認されなければならない．

衛生仮説が近年注目を集めているのは，次に述べる自然免疫系の機構の解明によって，乳幼児期の上気道感染や環境中のエンドトキシンなどが獲得免疫系である IgE 産生系に影響を与える機序が明らかとなってきたためである．

自然免疫

自然免疫系（innate immunity）とは広く種を超えて保存された，細菌やウイルスに対する免疫応答系である．この約 10 年足らずのあいだに一気に Toll 様受容体（Toll-like receptors：TLRs）を介した自然免疫系の活性化機構のほぼ全貌が解明された[12,13]．現在までにヒトでは 10 種類の TLRs が報告されている（図 3）[12,14,15]．それぞれの TLR は，それぞれの TLR に固有の病原体特有の分子パターン（pathogen-associated molecular patterns：PAMPs）を認識して TLRs 発現細胞に活性化のシグナルを伝える（図 3）．

無脊椎動物などのリンパ球や免疫グロブリンを持たない下等生物にとって，ほかの微生物（細菌や真菌など）からの防御機構として自然免疫系の受容体は，主とし

図3 ヒトのTLRs
(Takeda K, et al. 2005[15]より)

図4 自然免疫系の活性化は抗原に対する応答性を増強するアジュバントとして働く

抗原（OVA）中のリポ多糖類を徹底的に除去すると抗原性を失う．
(Eisenbarth SC, et al. 2002[16]より一部改変)

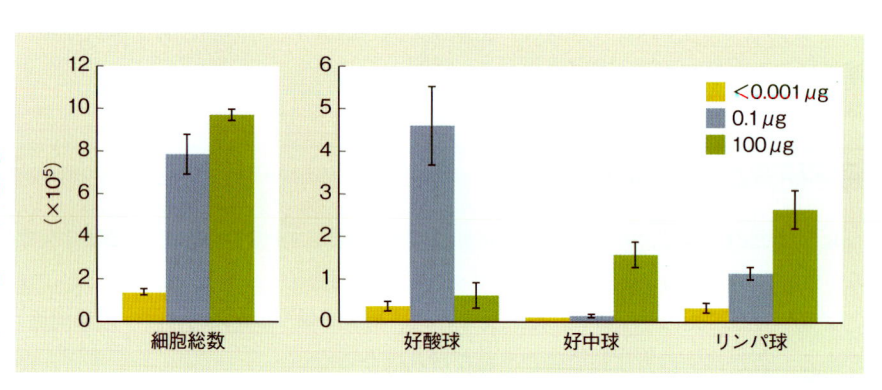

　て外界と接した上皮細胞に発現しており，直接的に抗菌ペプチドなどの産生を介して生体防御に重要な役割を果たしている．

　高等生物ではTLRsは上皮にも発現しているが，同時にその微生物などに特徴的な構造（抗原）を認識して病原微生物に対する免疫の記憶を残し，次回からのこの抗原を持った病原体の侵入に対して効率よく反応するための仕組みである獲得免疫系に大きな影響を及ぼす．そのために，抗原提示細胞である樹状細胞（dendritic cell）に多くのTLRsが発現しており，TLRsを介した刺激は，naïveなT細胞に対する抗原提示においてco-stimulatory moleculeの発現やサイトカイン（特にIL-12やIL-10）の産生などのさまざまな経路を介して獲得免疫系（遺伝子の再構成を伴う）を制御する．そのため，TLR4のリガンドであるリポ多糖類をほぼ完全に除去したovalbumin（OVA）を吸入投与しても，ほとんど免疫応答は惹起されない（図4）[16]．その意味でPAMPsはTLRsを介したアジュバントとして，特異抗原に対する免疫応答を強力に変容させる機能を持っているといえる[17, 18]．

　そのため当然であるが，実際に自然免疫系の活性化（特にTLRsを介した）が，

即，あらゆる抗原に対する個体の免疫応答をすべてTh1型にシフトして，アレルギーの発症を抑制するわけではない．特に衛生仮説で提唱される感染症や環境中のエンドトキシンに対する曝露とは複数回に及ぶものであり，その反応の過程において環境中にある抗原（特に吸入抗原）が同時に樹状細胞に取り込まれ，PAMPsの共存下で樹状細胞の活性化が誘導されて初めて，その抗原特異的なTh1型（あるいは抗原特異的な制御性T細胞）の誘導が起こると考えられる．すなわち，非衛生的な環境でのアレルギー疾患発症抑制の作用点は樹状細胞の抗原提示時のアジュバント効果にあり，非特異的な免疫応答の変容ではない．

腸管感染症と抗原特異的なアレルギー応答の抑制

　Matricardiらは，腸管感染症の罹患頻度がアレルギー疾患の発症頻度に逆相関すると報告した[11]ことは前述したが，自然免疫系の活性化が，その後の獲得免疫系を制御する機序を考えれば，腸管感染症の罹患は食物抗原の特異的なIgE抗体産生を制御しているはずである．しかし，Matricardiらは腸管感染症の影響を吸入抗原に対するIgE応答や気管支喘息などの即時型の症状でしか確認をしていない．

　また，フィンランドと隣接するロシアの地域を対象とした疫学調査では，環境因子によって抗原特異的IgE抗体の産生頻度に差が認められたのは吸入抗原だけであり，食物抗原に対する特異IgEの産生には有意差は認められなかった[19]．

　これらのことから，Arbesらが認めた歯周病の起炎菌に対するIgG抗体の保有[10]や，Matricardiらが認めた腸管感染病原体に対するIgG抗体の保有は[11]，直接的にこれらの感染症が吸入抗原に対するアレルギー応答を抑制したとは考えにくく，おそらくこれらの口腔内感染症や腸管感染症を惹起しやすい環境自体に，吸入抗原に対する免疫応答を変移させうる微生物などが多く存在することを間接的に示していると考えられる．

腸内細菌叢による免疫系の成熟

　体内環境である腸内細菌叢（フローラ）が宿主の免疫系の成熟に強い影響を与えることは古くから知られていた[20,21]．（詳細は「腸内フローラの免疫系に及ぼす効果」107ページを参照）

　腸内細菌に対する特異的な免疫応答がどの程度形成されるのか，あるいはどのように維持あるいは寛解状態となるかについては不明な点が多い．しかし，新生児期を過ぎると腸内細菌叢を長期的に変更することはきわめて困難となる[22]という報告は，ヒトにおいて特異的な腸内細菌を認識する機構が存在し，腸内細菌は宿主によって一度は異物として認識され，その後に寛容状態になっている可能性を強く示唆する．また，腸内細菌の維持に宿主の免疫応答が関与していることも示唆される．

　重要な点は，新生児期に腸内細菌叢がない状況があると，IgE抗体産生が増強されると同時に（図5）[23]，経口摂取した食物抗原に対する経口免疫寛容（後述する）

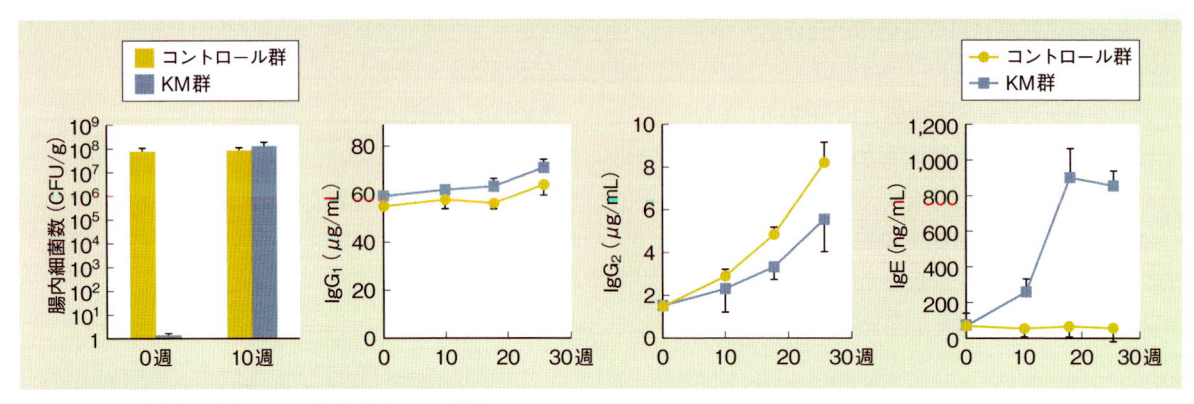

図5 腸内細菌叢の有無とIgE抗体産生への影響
生後4週目にカナマイシン（KM）の投与によって腸内細菌がほとんどなくなったマウスでは、その後IgE抗体が増加する。
（Oyama N, et al. 2001[23]）より）

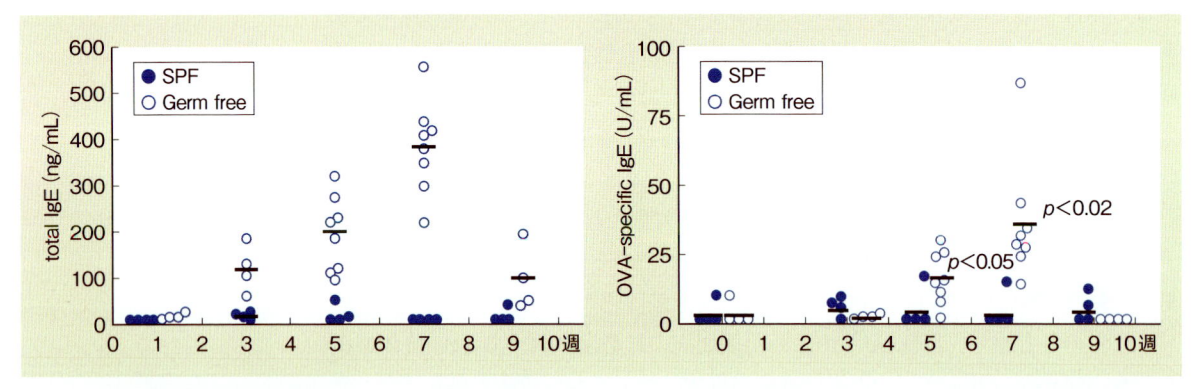

図6 腸内細菌叢は経口免疫寛容の成立に重要な役割を演じる
抗原（OVA）を前もって経口的に投与しておくことにより、その後の抗原の腹腔内投与の際の免疫応答が抑制される現象（経口免疫寛容）は、腸内細菌のいないマウス（Germ free）では誘導されない。
（Sudo N, et al. 1997[24]）より）

が成立しなくなることである（図6）[24]）。

免疫寛容とは

　古い免疫学の教科書では、免疫とは自己と非自己を識別する仕組みであり、自己に反応するT細胞クローンは出生時にすべて死滅し、非自己に対応するT細胞クローンだけがその後の免疫応答に預かると考えられていた。しかし、近年の研究からT細胞活性化の抑制系の全貌が次第に明らかになりつつある。すなわち、出生後も自己抗原に反応するT細胞クローンは残存しており、また外来抗原に対しても、表1に示す、クローン除去、アネルギーおよび能動抑制などの各要素が複雑にかかわって免疫寛容（tolerance）を形成していると考えられる[25]）。

　経口的に摂取された抗原分子は非自己の異物であるにもかかわらず、完全にアミノ酸レベルにまで消化されなくても吸収される。これらの分子に対する免疫応答は寛容状態となっており、その後、その抗原を非経口的に投与しても免疫応答が抑制

表1 抗原特異的なT細胞応答を抑制する機序

1. クローン除去
2. アネルギー
3. 能動抑制
   nTreg（CD4＋Foxp3⁺）
   Tr1（IL-10産生細胞）
   Th3（TGF-β産生細胞）
4. その他

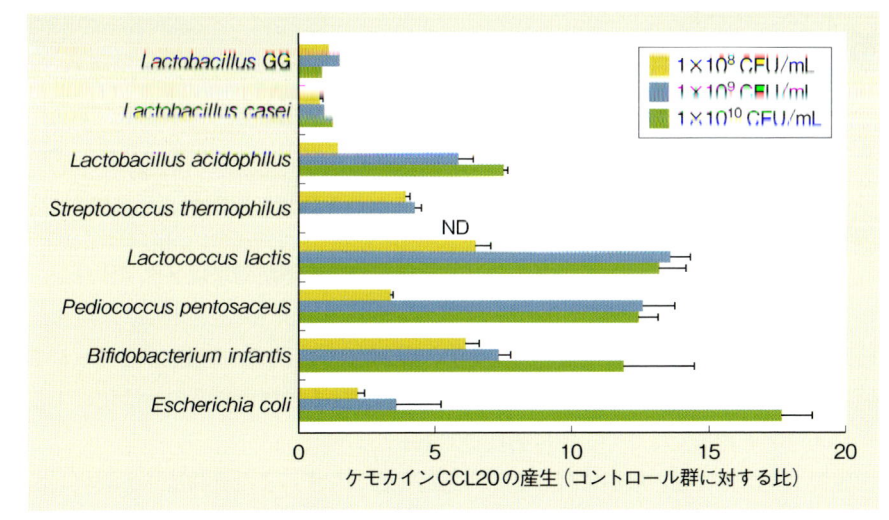

図7 各種の乳酸菌の腸管上皮細胞に対する *in vitro* の効果は一様ではなく，菌種によって異なる

各種乳酸菌や大腸菌で腸管上皮細胞を刺激した際のケモカインCCL20の産生.
（Toki S, et al. 2009[26]より）

され，強いT細胞応答が惹起されない状態となる．この現象を経口免疫寛容と呼ぶ．

　経口免疫寛容の機序がすべて明らかになったとはまだいえないが，Foxp3やIL-10分子を先天的に欠損するマウスでは経口摂取した蛋白質に対して強いIgE産生と即時型アレルギー症状が誘発されることが知られており，経口免疫寛容の誘導に能動抑制の機序が関与することは明らかである．前述したように，腸内細菌を除去する処理を受けたマウスではこの経口免疫寛容が著明に抑制されること[24]から，腸内細菌が経口免疫寛容の成立に重要な役割を果たすことは間違いない．しかし，その機序は衛生仮説に代表される微生物による免疫系の増強効果（アジュバント効果）ではない．むしろ，寛容を誘導する何らかの機構が働き，その効果には菌種による差が認められる可能性があると考えられる（図7）[26]．

アジュバント効果と腸内細菌

　in vitro で末梢血単核細胞やマクロファージを乳酸菌で直接刺激し，そのサイトカイン（特にIL-12やIFN-γ）産生能を基準として菌種の抗アレルギー能を評価したり，臨床効果の機序と考える論文が散見される．確かに，このような *in vitro* の実験系を用いると腸内細菌はアジュバントとして免疫応答を増強する．しかし，これは明らかに敗血症モデルであり，乳酸菌の投与で腸管内で起こっている現象を模倣しているとは考えにくい．この系ではアレルギー反応抑制性のサイトカインの産生だけでなく，大量の炎症性サイトカインの産生が認められることはよく知られており，都合のよいサイトカインだけを測定して生体内での反応のすべてを推察することは適切とはいえない．

おわりに

　衛生仮説に提唱される，上気道感染症や環境中のエンドトキシンに対する曝露によってアレルギー感作が抑制されたり，アレルギー疾患の発症が抑制される効果は吸入抗原にほぼ特異的であり，食物抗原が原因となる食物アレルギーやアトピー性皮膚炎には効果がない[27]．

　プロバイオティクス投与によるアトピー性皮膚炎発症予防効果はメタアナリシスからも十分期待できると考えられるが[28]，一方，総 IgE 値や特異抗原に対する IgE 抗体価に影響がほとんどないことから（詳細は「アトピー疾患」272 ページ参照），プロバイオティクスの効果は衛生仮説を裏づける自然免疫系の活性化によるアジュバント効果ではないことは明らかである．

　腸管上皮は常に腸内細菌に接しながら炎症を起こさず，また食物抗原を吸収しながら免疫寛容を維持する，きわめて特殊な機能を持つ．しかも病原性微生物に対してはきちんと炎症反応を惹起する検出機能も同時に持っている．この機能の障害は即座に炎症性腸疾患や食物アレルギーの発症につながる[29]．

　自然免疫系や免疫寛容の機序の解明によって，増加しているアレルギー疾患の発症予防や治療が可能となる日が 1 日も早く来ることを願ってこの稿を閉じる．

（松本健治）

●引用文献

1. Kauffmann F, Dizier MH, Annesi-Maesano I, et al. EGEA (Epidemiological study on the Genetics and Environment of Asthma, bronchial hyperresponsiveness and atopy) — descriptive characteristics. Clin Exp Allergy 1999; 29: 17-21.
2. von Mutius E. The environmental predictors of allergic disease. J Allergy Clin Immunol 2000; 105: 9-19.
3. Holgate ST. Genetic and environmental interaction in allergy and asthma. J Allergy Clin Immunol 1999; 104: 1139-1146.
4. Strachan DP. Hay fever, hygiene, and household size. BMJ 1989; 299: 1259-1260.
5. Kramer U, Heinrich J, Wjst M, et al. Age of entry to day nursery and allergy in later childhood. Lancet 1999; 353: 450-454.
6. Illi S, von Mutius E, Lau S, et al. Early childhood infectious diseases and the development of asthma up to school age: a birth cohort study. BMJ 2001; 322: 390-395.
7. Braun-Fahrländer C, Gassner M, Grize L, et al. Prevalence of hay fever and allergic sensitization in farmer's children and their peers living in the same rural community. SCARPOL team. Swiss Study on Childhood Allergy and Respiratory Symptoms with Respect to Air Pollution. Clin Exp Allergy 1999; 29: 28-34.
8. Gereda JE, Leung DY, Thatayatikom A, et al. Relation between house-dust endotoxin exposure, type 1 T-cell development, and allergen sensitisation in infants at high risk of asthma. Lancet 2000; 355: 1680-1683.
9. Braun-Fahrländer C, Riedler J, Herz U, et al. Environmental exposure to endotoxin and its relation to asthma in school-age children. N Engl J Med 2002; 347: 869-877.
10. Arbes SJ, Jr., Sever ML, Vaughn B, et al. Oral pathogens and allergic disease: results from the Third National Health and Nutrition Examination Survey. J Allergy Clin Immunol 2006; 118: 1169-1175.
11. Matricardi PM, Rosmini F, Riondino S, et al. Exposure to foodborne and orofecal microbes versus airborne viruses in relation to atopy and allergic asthma: epidemiological study. BMJ 2000; 320: 412-417.

12. Akira S, Takeda K, Kaisho T. Toll-like receptors: critical proteins linking innate and acquired immunity. Nat Immunol 2001; 2: 675-680.
13. Takeda K, Kaisho T, Akira S. Toll-like receptors. Annu Rev Immunol 2003; 21: 335-376.
14. Medzhitov R. Toll-like receptors and innate immunity. Nat Rev Immunol 2001; 1: 135-145.
15. Takeda K, Akira S. Toll-like receptors in innate immunity. Int Immunol 2005; 17: 1-14.
16. Eisenbarth SC, Piggott DA, Huleatt JW, et al. Lipopolysaccharide-enhanced, toll-like receptor 4-dependent T helper cell type 2 responses to inhaled antigen. J Exp Med 2002; 196: 1645-1651.
17. Hansen BS, Hussain RZ, Lovett-Racke AE, et al. Multiple toll-like receptor agonists act as potent adjuvants in the induction of autoimmunity. J Neuroimmunol 2006; 172: 94-103.
18. Kaisho T, Akira S. Toll-like receptors as adjuvant receptors. Biochim Biophys Acta 2002; 1589: 1-13.
19. Seiskari T, Kondrashova A, Viskari H, et al. Allergic sensitization and microbial load—a comparison between Finland and Russian Karelia. Clin Exp Immunol 2007; 148: 47-52.
20. Macpherson AJ, Harris NL. Interactions between commensal intestinal bacteria and the immune system. Nat Rev Immunol 2004; 4: 478-485.
21. Holt PG, Sly PD, Bjorksten B. Atopic versus infectious diseases in childhood: a question of balance? Pediatr Allergy Immunol 1997; 8: 53-58.
22. Vanderhoof JA, Young RJ. Probiotics in pediatrics. Pediatrics 2002; 109: 956-958.
23. Oyama N, Sudo N, Sogawa H, et al. Antibiotic use during infancy promotes a shift in the T(H)1/T(H)2 balance toward T(H)2-dominant immunity in mice. J Allergy Clin Immunol 2001; 107: 153-159.
24. Sudo N, Sawamura S, Tanaka K, et al. The requirement of intestinal bacterial flora for the development of an IgE production system fully susceptible to oral tolerance induction. J Immunol 1997; 159: 1739-1745.
25. Sakaguchi S, Yamaguchi T, Nomura T, et al. Regulatory T cells and immune tolerance. Cell 2008; 133: 775-787.
26. Toki S, Kagaya S, Shinohara M, et al. Lactobacillus rhamnosus GG and Lactobacillus casei suppress Escherichia coli-induced chemokine expression in intestinal epithelial cells. Int Arch Allergy Immunol 2009; 148: 45-58.
27. von Mutius E. Infection: friend or foe in the development of atopy and asthma? The epidemiological evidence. Eur Respir J 2001; 18: 872-881.
28. Prescott SL, Bjorksten B. Probiotics for the prevention or treatment of allergic diseases. J Allergy Clin Immunol 2007; 120: 255-262.
29. Helm RM, Burks AW. Mechanisms of food allergy. Curr Opin Immunol 2000; 12: 647-653.

III 臨床編 ❶ 感染・アレルギー領域

5
アレルギー性鼻炎に対するプロバイオティクスの基礎的検討と臨床トライアル

はじめに

アレルギー性鼻炎や花粉症の病態は，アレルゲンに対する鼻粘膜におけるⅠ型アレルギーであり，その病態は，種々の免疫担当細胞，化学伝達物質，サイトカインなどからなる諸因子のクロストークによる相互作用として認識されている．このような鼻粘膜でのⅠ型アレルギーの病態の成立までには，遺伝的な素因を背景として生後の種々の環境下での感作・発症に至る過程がある．免疫学的な観点から言い換えると，個体においてアレルゲン特異的なⅠ型アレルギー反応が惹起されるための誘導相（すなわち感作：induction phase）と，上気道粘膜局所においてアレルゲンの曝露によりⅠ型アレルギー反応が起こる反応相（すなわち発症：effector/eliciting phase）の2つの相があるといえる．反応相はさらに即時相と遅発相に分けて考えられている．

アレルギー性鼻炎を制御するための手段，すなわち治療戦略や予防に向けた試み（表1）は，①現在臨床で行われている治療手段の改良という意味での近未来の方法と，②遺伝子治療や細胞内転写因子の修飾といった未来の制御手段に，分類される．臨床現場でその有用性が証明され，実用化されつつあるもの（抗IgE抗体療法）や，逆に効果が疑問視されているもの（抗IL-5抗体療法）もある．遺伝子導入療法や免疫担当細胞の活性化を担う転写因子のアンチセンス・ヌクレオチド療法など将来に向けた特異的もしくは非特異的治療手段も検討されているが，その有効性と安全性については将来的な検討を待たなければならない．

アレルギー性鼻炎の治癒を求める治療手段としての確立の基本は，アレルゲン特異的T細胞のTh2反応へのバイアスをTh1 typeに引き戻すことが肝要となり，いわゆる調節性T細胞の効率的な誘導も目標となりうる．感作が成立して発症してからの治療手段に限界があるように思うが，感作が成立する前に予防的な免疫療法を行うことにより，発症を回避する方向性を目指す（早期介入療法）ための研究の推進や臨床現場での治療法の開発と環境作りが望まれている．このような背景に

表1 アレルギー性鼻炎の制御に向けた免疫学的治療法の研究

- 特異的減感作療法（経皮的，プルラン結合型，ペプチド，経粘膜・舌下・嚥下）
- ヒト化抗IgE抗体療法（E25：花粉症での効果）
- 抗サイトカイン療法（抗IL-5抗体，sIL-4；喘息）
- アンチセンス・ヌクレオチド療法（GATA-3：マウス喘息，NFκ-B：ヒトでの試験）
- 遺伝子導入療法（DNAワクチン：IL-18など）
- CpG oligodeoxynucleotides（Th1 inducer）
- 機能性食品を用いた発症予防や症状の緩和
- 誘導相と反応相を区別した予防・治療戦略の確立
- 特異的あるいは非特異的な免疫学的操作による発症予防

あって，近年，環境衛生仮説の登場と疫学的検討の結果をもとに，種々のプロバイオティクスを用いたアレルギー性鼻炎や花粉症の制御の試みが盛んになってきた．

本稿では，アレルギー性鼻炎（花粉症を含めた）の病態や疫学について最初に解説し，その後，アレルギー性鼻炎の予防や治療におけるプロバイオティクスの役割についての基礎的研究や臨床研究の内容を紹介する．

アレルギー性鼻炎患者の鼻粘膜におけるⅠ型アレルギーの病態 ―抗原認識から発症まで

アレルギー性鼻炎の病態は，鼻粘膜におけるⅠ型アレルギー反応である．その誘導相においては，アレルゲンが鼻粘膜で抗原提示細胞によりペプチドに分解されMHC（major histocompatibility complex）抗原とともに，ヘルパーT細胞（Th2）に副シグナルの存在下で認識される．その結果，アレルゲン特異的なT細胞の活性化が起き，この活性化されたTh2細胞が産生するIL-4，IL-13によりB細胞のクラススイッチが誘導され，抗原特異的IgE抗体が産生される．産生された抗原特異的IgE抗体が気道粘膜に分布する好塩基性細胞（肥満細胞と好塩基球）上のFcε受容体に固着することにより感作が成立する（**図1**）．

鼻粘膜における反応相では，感作が成立した個体の鼻粘膜にアレルゲンが吸入されると，鼻粘膜上皮細胞間隙を通過したアレルゲンは，鼻粘膜表層に分布する肥満細胞上でIgE抗体と結合し，架橋形成の結果，肥満細胞からヒスタミン，ペプチドロイコトリエン（pLTs）を主とする化学伝達物質が放出される．これらの化学伝達物質に，鼻粘膜の知覚神経終末，血管が（ヒスタミン H_1 受容体やLTs受容体を介して）反応し，くしゃみ，水様性鼻汁，鼻粘膜腫脹（鼻閉）がみられる．これが即時相反応である．

抗原曝露後，鼻粘膜では肥満細胞により産生されるケミカルメディエーター（PAF, LTB_4, LTs, TXA_2），Th2細胞および肥満細胞が産生するサイトカイン（IL-4, IL-5, IL-13），上皮細胞，血管内皮細胞，線維芽細胞で産生されるケモカイン（eotaxin, RANTES, TARC）によって，活性化好酸球を中心とするさまざま炎症細胞が浸潤する．鼻粘膜におけるアレルギー性炎症の進行と同時にさまざま刺激に対する鼻粘膜の反応性が亢進し，遅発相反応と呼ばれる鼻粘膜腫脹が起こ

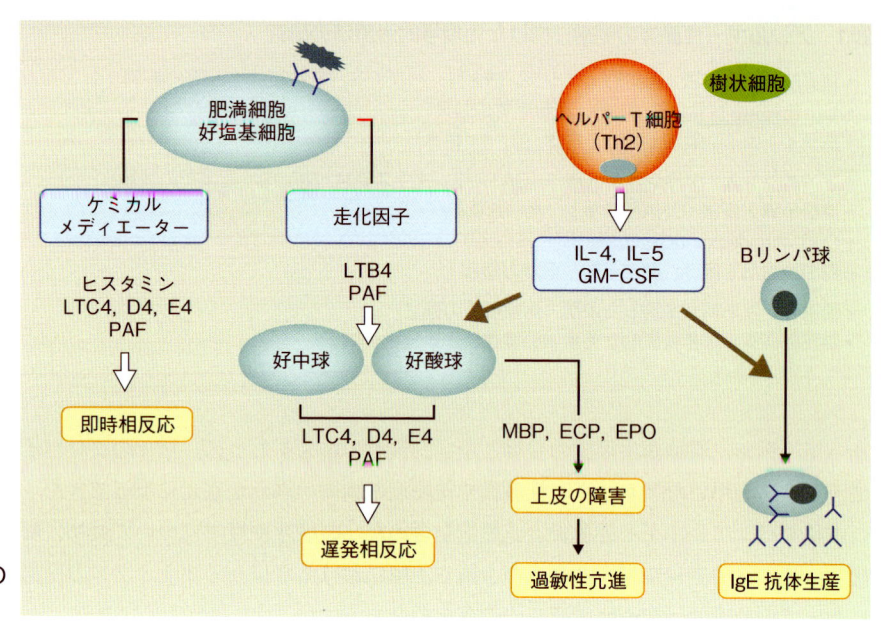

図1 アレルギー性鼻炎Ⅰ型の病因

　る．上気道のⅠ型アレルギー性炎症であるアレルギー性鼻炎において，Th2型のヘルパーT細胞の主な役割は，誘導相においてアレルゲン特異的IgE抗体産生を誘導する働きと，反応相において鼻粘膜局所でアレルゲン特異的Th2型サイトカイン（IL-4，IL-5，IL-13）を産生し，好酸球や肥満細胞といったアレルギー性炎症にかかわる細胞の活性化を起こすことである[1,2]．

　生まれながらにして両親から受け継いだ遺伝子のうち，アレルギー性鼻炎の発症にかかわるものとして，①アレルゲンペプチドに対応するT細胞受容体をコードする遺伝子，②Ⅰ型アレルギー反応の効果相を始動させる特異的な分子であるFcε受容体Iβ鎖をコードする遺伝子，③IL-4受容体をコードする遺伝子，④IL-12受容体をコードする遺伝子などが検討され，明らかにされつつある．しかし，どちらにせよ，生後素因を持つアレルゲンに繰り返し曝露されることによりT細胞が活性化され，アレルゲン特異的ヘルパーT細胞がB細胞による特異的IgE抗体を誘導し感作が成立する．

　P.G.Holtのデータを細かく紹介すると，食餌性アレルゲンだとmg単位で曝露されるが，だいたい生後3〜6か月ぐらいに，一過性に特異的IgEが上昇する．一方，吸入系のアレルゲンでは少し遅くて，曝露の量もμgやng単位だが，特異的IgEが誘導され始めるのが生後1〜2年であり，一過性に上昇がみられるのが3〜5歳である．それから後に，T細胞受容体とアレルゲンペプチドに親和性がある（すなわち素因がある個体）と，そのままT細胞が活性化され特異的IgEが増えてきて，感作が成立する．感作が成立したら必ずしもすぐに発症するわけではなく，血中のアレルゲン特異的IgE抗体が上昇し，鼻粘膜の肥満細胞上のFcε受容体に結合して準備状態ができ上がり，アレルゲン曝露すなわちIgE抗体のFab部分へのアレルゲンの架橋により肥満細胞からの脱顆粒が起こり，以後の一連の効果相の反応が継続して発症に至るわけである．

このように長い時間をかけて成立したアレルギー性鼻炎を本当に治癒しうるのであろうかという疑問が出てくる．筆者らは無菌動物で I 型アレルギーの動物モデルで抑制実験を行った経験がある．しかし，I 型アレルギー反応を誘導する誘導相での免疫学的抑制は比較的簡単にできるが，一度アレルギー反応が成立してしまった後での反応相での抑制は難しいことは，この領域の研究者なら誰しも経験していることである．翻って，ヒトの場合に移して考えてみると，アレルギー性鼻炎患者は発症してから受診するわけであるから，生体内で成立したアレルギーの治癒を目的とした免疫療法がいかに難しいかが理解できよう．

以上の観点から，感作が成立する前に予防的な免疫療法を行うことにより，発症を回避する方向性を目指す（早期介入療法）ための研究の推進や臨床現場での治療法の開発と環境作りが望まれている．このような背景にあって，近年，環境衛生仮説の登場と疫学的検討の結果をもとに，種々のプロバイオティクスを用いたアレルギー性鼻炎や花粉症の制御の試みが盛んになってきた．

環境衛生仮説と腸内細菌叢の成立

わが国は第 2 次世界大戦後，急速な経済発展を遂げるとともに，生活水準の向上や衛生環境の整備が進み，感染症の減少や抗生物質の普及などにより，アレルギー疾患が増加したと考えられている．この仮説を，ヘルパー T 細胞の観点から簡単に説明すると，衛生環境の改善により，出産時以降，感染に曝露される機会が少なくなり，Th1 タイプのサイトカインを産生する Th 細胞が誘導される頻度が少なくなったため，T 細胞レベルでの個体の環境が出産時の Th2 優位の状態のままで推移し，アレルギー疾患を発症しやすくなったという理論武装である．

衛生仮説の根拠となっているデータとして，Stranchan ら[3]が述べているように，英国で 1989 年に，17,414 人を対象としてアレルギー疾患の有病率と，家族数，同胞数との関係を調べた結果がある．11 歳時と 23 歳時における花粉症は年少の同胞数より年長の同胞数に大きく依存していることを報告した．この調査結果から，彼らは近年の少子化や清潔志向による家庭内での同胞間の交叉感染の減少がアレルギー疾患の増加と関与していると推察した．

Braun-Fahrländer ら[4]は，ドイツ，オーストリア，スイスの 3 国において，農家および農業以外の職業の子どもを対象（6～13 歳）に，小児が就寝時に使用しているマットレスから採取したほこりの中のエンドトキシン（endotoxin）量を測定した．そして農家の子どもが使用していたマットレスのほうがエンドトキシン量が多いという結果を得たが，エンドトキシン量と対象小児の抗原感作率および花粉症，アトピー喘息の発症が逆相関を示したと報告している．

白川ら[5]は，ツベルクリン反応（Th1 優位）とアレルギー反応（Th2 優位）がどのような関連を示すかについて検討し，PPD 反応陽性群に対して，PPD 反応陰性群はアレルギー症状，総 IgE 値，RAST 陽性率，血清中の Th2 サイトカインのレベル（IL-4，IL-13，IL-10）の有意な上昇がみられ，逆に Th1 サイトカインである IFN-γ の有意な低下がみられたと報告している．

生後にTh1型のサイトカイン産生Th細胞を誘導する環境因子，さらに介在因子として重要な働きをしているものとして，自然免疫に関与するToll様受容体（Toll-like receptors：TLRs）が注目されている．TLRsは，自然免疫系の細胞に発現し，ヒトでは10種類存在するTLRファミリーが病原体の構成成分を特異的に認識することが最近明らかになってきた[6]．TLRsを介した刺激がTh1型の免疫応答を惹起する機序としては，ウイルス由来のRNAやGram陽性球菌のペプチドグリカン（PGN），Gram陰性桿菌のリポ多糖体（LPS）などが，TLR3やTLR4などを介してIL-12の産生を誘導し，未分化T細胞からのTh1細胞への分化を誘導すると考えられている[7,8]．アレルギー疾患を制御するTh1型の免疫応答は乳幼児期でも早期に曝露した場合に限られており，年長者になってからの曝露は逆に気道の過敏性を亢進させる可能性も報告されている[9]．

　ヒトの腸内には10^{14}個もの腸内細菌が生息しているといわれており，ヒトの身体を構成する全細胞数の10倍にもあたる数である．ヒトの腸内細菌叢（フローラ）は，生後直後には*Escherichia coli*や*Enterococcus*などの嫌気性菌が定着し，これらの菌の増殖に伴い嫌気状態になると*Bifidobacterium*（ビフィズス菌）が主な腸内細菌となり，乳幼児期に存在するといわれている．小児の糞便中の*Bifidobacterium*や*Lactobacillus*（乳酸桿菌）の細菌数は，健康人に比べ，アレルギー疾患を持つ患児で少ない傾向にあることが報告されている[10]．また，マウスを用いた検討では，抗菌薬の使用による腸内細菌叢の攪乱により経口免疫寛容が誘導されないことや，まったく腸内細菌叢を持たない無菌（germ-free）マウスでは経口免疫寛容が誘導されないことが報告されている．

　このような事実は，個体のアレルギー疾患の発症やその制御に腸内細菌叢が関わっていることを強く示唆するものである．以上の理由から，プロバイオティクスの投与による小児や成人のアレルギー疾患の治療や予防について種々の研究がなされている現状が理解できる．

アレルギー性鼻炎の予防や治療を目的としたプロバイオティクス研究

　乳酸菌（lactic acid bacteria）とは，生物学的分類上の特定の菌種を指すものではなく，発酵により糖類から多量の乳酸を産生するGram陽性，芽胞非形成細菌のことをいう．

　乳酸菌には，*Lactobacillus*（乳酸桿菌属），*Bifidobacterium*（ビフィドバクテリウム属），*Enterococcus*（エンテロコッカス属），*Lactococcus*（ラクトコッカス属），*Pediococcus*（ペディオコッカス属），*Leuconostoc*（ロイコノストック属）の代表的な菌属があるが，*Lactobacillus*，*Bifidobacterium*，*Enterococcus*はプロバイオティクスとして整腸薬などに頻用されている．アレルギー疾患の予防や治療を目的として研究に使用されているのは，そのほとんどが*Bifidobacterium*や*Lactobacillus*である．

　アレルギー性鼻炎や花粉症の予防や治療におけるプロバイオティクスの有用性の検討やそのメカニズムの解析については，数多くの基礎的ならびに臨床的検討の結

果が報告されている．その内容を大きく3つに分けると，①通年性アレルギー性鼻炎や花粉症のある患者での有効性に関する臨床研究，②アレルギー性鼻炎の実験動物モデルでの in vivo での検討，③ヒトあるいは実験動物から得られた免疫担当細胞を用いた in vitro での研究である．

有効性の最近の検討を評価するなかで注目に値するのは，プロバイオティクスを用いた標的が，①生体内の免疫・アレルギー応答（免疫担当細胞：樹状細胞やマクロファージなどの抗原提示細胞，肥満細胞，T細胞，好酸球など）への直接的な作用，もしくは，②腸内細菌叢を調整することによる間接的な作用，に明確に区別されている点であろう．

その内容を順に概説する．

通年性アレルギー性鼻炎・花粉症のある患者での有効性に関する臨床研究

有用性を示唆するデータとしては，下記の報告がある．

Wangら[11]は，平均14～15歳の小児通年性アレルギー患者に対して，二重盲検法で，*Lactobacillus paracasei* 33を投与して，生活の質を含めた臨床症状の有意な改善をみたと報告している．Xiaoら[12]は，成人のスギ花粉症に対して，*Bifidobacterium longum* BB536が有用であったと報告している．

Xiaoら[13]は，2004年春のスギ花粉飛散シーズンにおいて，BB536の摂取による花粉症症状の改善効果について検討しているが，花粉飛散開始前の約1か月前から飛散終了までの14週間にわたりBB536を配合したヨーグルトを200g/日でスギ花粉症患者に摂取させ，BB536非配合ヨーグルト摂取群（各20人）とのあいだで，自覚症状や血中マーカーについて検討している．その結果，眼，鼻の自覚症状が改善し，血液中のIFN-γの減少と好酸球比率の上昇が抑制されたと報告している．

さらにXiaoら[14]は，スギ花粉症患者の臨床症状発現に対するBB536の臨床効果を環境曝露ユニットで詳細に検討している．彼らは，被験者（$n=24$）を4週間にわたる1日2回のBB536粉末（約5×10^{10}）摂取群またはプラセボ摂取群に無作為に割付け，2週間のウオッシュアウト期間を設け，被験者をさらに4週間の摂取にクロスオーバーさせている．各摂取期間の最後に被験者を環境曝露ユニット内で4時間スギ花粉に曝露（平均大気中6,500～7,000粒/m^3）している．被験者は，曝露30分前と30分ごとに症状の自己評価を行い，曝露初日からその後の連続5日間にわたって後発症状と薬剤使用についても検討している．その結果，BB536摂取群はプラセボ群に比べてスギ花粉曝露中の眼症状のスコアが有意に低下し，曝露後の後発症状は日常生活の支障度スコアがプラセボ群に比べてBB536群で有意に低下したことを報告している．薬剤使用頻度もBB536摂取により著しく減少したと述べており，これらの結果はスギ花粉症患者の眼臨床症状の軽減や生活の質の改善にBB536が有効である可能性を示唆している．

一方，有用ではないとの否定的なデータとしては，フィンランドのHelinら[15]の報告がある．彼らは，成人のシラカバ花粉症患者に対して，飛散前後2か月にわたって，*L. rhamnosus* ATCC 53103を投与して，その投与効果を検討しているが，臨床的な効果はなかったと結論している．

赤木ら[16]は，スギ花粉症患者を対象として，スギ花粉飛散シーズンにおける *L. acidophilus* L-55 の有用性について検討している．彼らは，L-55 乳酸菌含有ヨーグルトを摂取した被験食群 26 例と L-55 乳酸菌非含有ヨーグルトを摂取した対照食群 26 例に無作為に振り分けて比較した．試験食は 1 日 1 本（200 mL）を 3 か月間，毎日飲用している．試験食摂取期間は約 13 週で，スギ花粉飛散総量は例年並みであり，飛散開始日は摂取開始後 5 週目，最多飛散日は 11 週目であった．

その結果，総症状スコアを算出して両群間を比較すると，薬物（抗ヒスタミン薬，鼻噴霧用ステロイド薬など）併用症例において 10 週目に被験食群は対照食群に比べ有意にスコアが低下し，特にくしゃみ発作が抑制されたと述べている．また，被験食群では血清総 IgE 定量および血清スギ特異的 IgE 抗体量を測定すると，摂取開始 6 週間後（スギ花粉飛散開始直後）には摂取前および対照食群に比べ低下傾向であったが，特に血清スギ特異的 IgE 抗体量の低下が著明であったと述べている．この結果は，L-55 乳酸菌だけでは臨床症状を軽減することは困難であるが，シーズン中のスギ特異 IgE 抗体の上昇が抑制できることを示唆しているものと考えられる．

以上に述べた臨床研究のそれぞれの検討結果にはかなりの差があるが，使用したプロバイオティクス，対象疾患，患者の年齢，花粉飛散の状況などの違いがあるため，一概に結論は出せないと考えられる．有用性の見いだせる菌種でのさらなる詳細な検討が継続されなければならない．

アレルギー性鼻炎の実験動物モデルでの *in vivo* の検討

アレルギー性鼻炎や花粉症のモデル動物における実験結果について，そのいくつかを紹介する．

砂田ら[17]は，BALB/c マウス（雌，6 週齢）を用いて花粉症モデルを作製し，対照群（蒸留水 0.3 mL/匹/日），ヒト乳幼児糞便由来乳酸菌 *Lactobacillus acidophilus* L-55 投与群（L-55 凍結乾燥菌体 1 および 10 mg/匹/日），陽性対照としてトラニラスト投与群（300 mg/kg/日）の 4 群に振り分け，L-55 乳酸菌の花粉症緩和効果を検討している．試験食は初回感作 25～53 日目までの 4 週間，連続経口投与し，その間，毎日卵白アルブミン（OVA）を点鼻し，1 週間ごとに OVA 点鼻により誘発されるくしゃみ反応および鼻かき行動（鼻症状）を測定している．その結果，L-55 乳酸菌投与群では対照群に比べ，投与 2 週間以降で鼻症状の有意な抑制が認められたと報告している．また L-55 乳酸菌群とトラニラスト投与群とを比較したところ，その花粉症緩和効果に遜色はなかったと述べている．

Kawase ら[18]は，モルモットを用いたアレルギー性鼻炎モデルにおいて，*Lactobacillus gasseri* TMC0356 および *Lactobacillus* GG の経口投与により鼻閉が軽減することを観察している．彼らは，鼻粘膜の OVA への曝露後 10 分および 5 時間における sRaw の上昇が，対照群と比較して，TMC0356 および *Lactobacillus* GG を経口投与したモルモットにおいて有意に抑制されたと述べている．統計学的有意差はないものの，鼻汁からの白血球，特に好酸球と好中球数，および血清中の

OVA特異的IgE濃度もプロバイオティクスを経口投与したモルモットにおいて低下したと報告している。そのほかにもマウスやセルセットを用いたアレルギー性鼻炎や花粉症のモデルでの種々の検討が行われているが，紙面の都合もあり，割愛する。

ヒトあるいは実験動物から得られた免疫担当細胞を用いた in vitro での研究

Ivoryら[19]は，イネ科花粉（grass pollen）症患者に対して，花粉飛散シーズンの前後の5か月間にわたって，Lactobacillus casei Shirotaを摂取させ，その有効性について臨床効果と免疫学的修飾作用について，二重検法（各群10症例）で検討を行っている。その結果，L. casei Shirotaを摂取させた患者においては，プラセボ投与群と比較して，in vitroでの末梢血単核球によるアレルゲン特異的IL-5，IL-6，IFN-γの産生が有意に低下し，さらに血液中の特異的IgG抗体の上昇と特異的IgEの低下がみられたと報告している。これらの結果は，生体内でのアレルゲン特異的Th2反応やIgEを介した症状発現のカスケードを抑制し，症状の緩和につながる可能性を示唆している。

Lactobacillus gasseri TMC0356株を用いた何方ら[20]の検討では，本株がマクロファージ細胞J774.1を特異的に活性化し，サイトカインIL-12とIL-10をバランスよく誘導しており，OVAとアラムで感作したマウス血清中の特異的なIgE抗体の上昇も有意に抑制したことが示されている。Iwabuchiら[21]は，Bifidobacterium longum BB536の菌体成分が，OVAで感作したマウスから採取した脾細胞からの抗原特異的なIL-4の産生や，特異IgE抗体の産生を抑制することを報告している。さらにこの抑制効果は，Th1型サイトカインを介したものではなく，抗原提示細胞を介したものであると述べている。

腸内細菌叢を調整することによる間接的な作用についての研究報告

腸内細菌叢を調整することによる間接的な作用についても詳細なデータがある。

久保田ら[22]は，Lactobacillus GG（LGG）とL. gasseri TMC0356のプロバイオティク乳酸菌で調製した発酵乳がスギ花粉症患者の腸内細菌叢に及ぼす影響について検討している。腸内細菌変化を詳細に調べた結果，摂取したLactobacillus GG株とTMC0356株は生きたまま腸内に到達し，lactobacilliを有意に増加したことを明らかにした。また，この発酵乳の摂取によって腸内のBifidobacterium占有率が，試験開始時の19％から試験終了時の34％に有意に増加したことも見いだしている。これらの結果は，Lactobacillus GG株とTMC0356株で調製した発酵乳を摂取したスギ花粉症患者において観察された鼻アレルギー症状の改善効果に，腸内細菌叢の有益な変化が関与していることを示唆していると思われる。

Odamakiら[23]は，スギ花粉症患者のスギ花粉飛散期における腸内細菌叢の変化をT-RFLP（terminal restriction fragment length polymorphism）法と定量的なPCR（polymerase chain reaction）法により解析している。その結果，Bifidobacterium longum BB536摂取により，Bacteroides fragilis groupの腸内での占有率の上昇が抑制されていることを見いだしているが，この抑制効果と自覚症状や血中

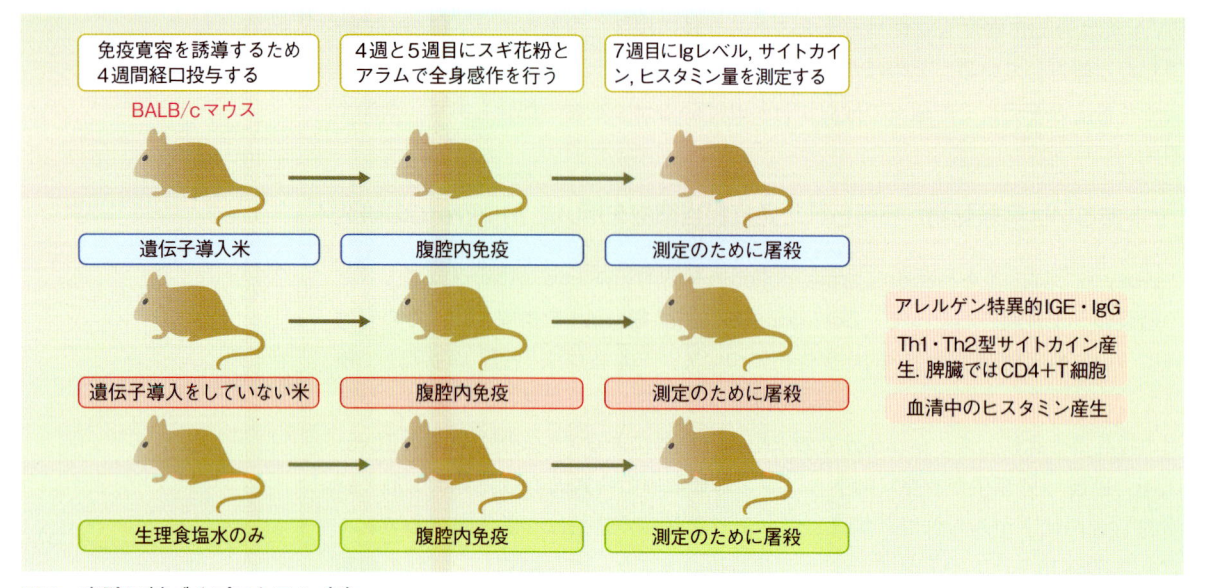

図2 実験に基づくプロトコル（1）

特異IgEとのあいだに相関があることから，*Bifidobacterium longum* BB536の整腸作用を介した間接的な免疫調節作用の存在を指摘している．このような腸内細菌叢の変化，とりわけ*Bacteroides*とアレルギー疾患発症との関連についてはほかにもいくつかの報告[24]がなされている．しかしながら，スギ花粉症患者のスギ花粉飛散期における腸内細菌叢の変化がなぜ起こるかについては，いくつかの推論はあるものの今後の検討課題である．

経口免疫寛容を利用したアレルギー緩和組換え米によるアレルギーの制御

最後に，実験動物におけるアレルギー性鼻炎モデルの紹介と経口免疫寛容の概念に基づいた抗原特異的免疫療法について，筆者らが行っている研究内容について簡単に紹介する．近年の粘膜免疫学の進歩により，粘膜面を介した抗原の投与により，感染防御を強化するワクチン療法の治療戦略を展開すると同時に，一方では経口免疫寛容の理論に基づくアレルギー性炎症の制御を目的とした検討が行われるようになった．口から食べる食物ワクチンの概念は，抗原のデリバリーシステムからすると日常的で自然であり，毎日の食生活そのものはたいへん身近な存在である．農業生物資源研究所の高岩らにより開発されたマウスのCry j 1 およびCry j 2のT細胞エピトープ遺伝子導入米を用いた経口免疫療法のマウスを用いた研究では，東京大学医科学研究所の清野研究室と筆者らの島根大学耳鼻科との共同研究により，マウススギ花粉症モデル（図2，3）で，血中スギ特異的IgE産生の低下や，脾臓T細胞のアレルゲン特異的Th2型サイトカイン産生の有意の低下が認められ，さらにはアレルゲンの点鼻感作による反応相での鼻症状の緩和が観察された[25]（図4）．

この研究成果は，経口免疫寛容の概念を基本にした画期的な研究成果であり，今

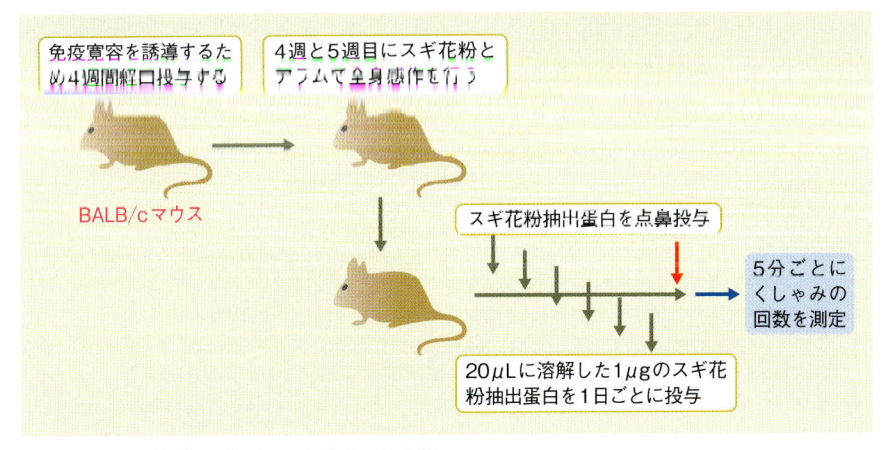

図3 実験に基づくプロトコル(2):鼻症状

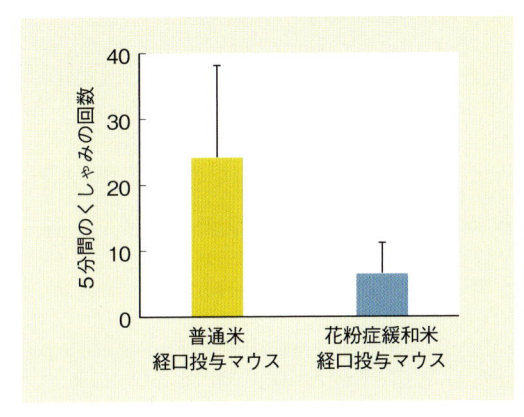

図4 くしゃみの回数への影響

遺伝子導入していない普通の米を経口投与したマウスに比べ、遺伝子導入米を経口投与したマウスでは、最終点鼻後5分間のくしゃみの回数が有意に抑制された.

後, 遺伝子組換え技術を応用したスギ花粉症緩和米として, 安全性の確認と同時に, ヒトでの臨床研究の成果が大いに期待されるところである.

おわりに

　アレルギー性鼻炎(花粉症を含む)の予防や, 治療を目的としたプロバイオティクス研究について最近の研究成果を中心に解説した. アレルギー性鼻炎(花粉症を含む)の発症予防と発症後の完全治癒を目指した方法論の確立に向けて, さまざまな研究が推進されている. 治癒を求める治療手段としての確立の基本は, アレルゲン特異的なT細胞のTh2反応へのバイアスをTh1タイプに引き戻すことが肝要であるし, いわゆる調節性T細胞の効率的な誘導も目標となる. さらに, 感作が成立し発症してからの治療手段には限界があるように思うが, 感作が成立する前に予防的な免疫療法を行うことにより, 発症を回避する方向性を目指す(いわゆる早期介入療法:early intervention)ための研究のさらなる推進や臨床現場での治療法の開発と環境作りが望まれる. 喘息の発症予防に関する早期介入療法についての北欧の臨床試験では, プロバイオティクスの有用性を示唆するデータが報告されて

いるが，アレルギー性鼻炎についても，プロバイオティクスを用いた大規模な早期介入療法の臨床試験が待望される．

(川内秀之)

● 引用文献

1. 川内秀之. 鼻アレルギー発症. JOHNS 1998；14：315.
2. 馬場廣太郎ほか. 鼻アレルギー診療ガイドライン――通年性鼻炎と花粉症, 鼻アレルギー診療ガイドライン作成委員会 (編), 改訂第5版, ライフサイエンス, 2005.
3. Strachan DP. Hay fever, hygiene, and household size. BMJ 1989; 299: 1259-1260.
4. Braun-Fahrländer C, Riedler J, Herz U, et al. Environmental exposure to endotoxin and its relation to asthma in school-age children. N Engl J Med 2002; 347: 869-877.
5. Shirakawa T, Enomoto T, Shimazu S, et al. The inverse association between tuberculin responses and atopic disorder. Science 1997; 275: 77-79.
6. Shizuo A. Mammalian Toll-like receptors. Curr Opin Immunol 2003; 15: 5-11.
7. Krug A, Towarowski A, Britsch S, et al. Toll-like receptor expression reveals CpG DNA as a unique microbial stimulus for plasmacytoid dendritic cells which synergizes with CD40 ligand to induce high amounts of IL-12. Eur J Immuunol 2001; 31: 3026-3037.
8. Dufour JH, Dziejman M, Liu MT, et al. IFN-gamma-inducible protein 10 (IP-10; CXCL10) -deficient mice reveal a role for IP-10 in effector T cell generation and trafficking. J Immunol 2002; 168: 3195-3204.
9. Held HD, Uhlig S. Mechanisms of endotoxin-induce airway and pulmonary vascular hyperreactivity in mice. Am J respire Crit Care Med 2000; 162: 1547-1552.
10. Björkstén B, Seppe E, Julge L, et al. Allergy development and the intestine microflora during the first year of life. J Allergy Clin Immunol 2001; 108: 516-520.
11. Wang MF, Lin HC, Wang YY, et al. Treatment of perennial allergic rhinitis with lactic acid bacteria. Pediatr Allergy Immunol 2004; 15: 152-158.
12. Xiao JZ, Kondo S, Yanagisawa N, et al. Probiotics in the treatment of Japanese cedar pollinosis: a double-blind placebo-controlled trial. Clin Exp Allergy 2006; 36: 1425-14356.
13. Xiao JZ, Kondo S, Yanagisawa N, et al. Effect of probiotic Bifidobacterium longum BB536 in relieving clinical symptoms and modulating plasma cytokine levels of Japanese cedar pollinosis during the pollen season. A randomized, double-blind, placebo-controlled trial. J Investig Allergol Clin Immunol 2006; 16: 86-93.
14. XiaoJZ, KondoS, YanagisawaN, et al. Clinical efficacy of probiotic Bifidobacterium longum for the treatment of symptoms of Japanese cedar pollen allergy in subjects evaluated in an environmental exposure unit. Allergol Int 2007; 56: 67-75.
15. Helin T, Haahtela S, Haahtela T. No effect of oral treatment with an intestinal bacteria strain, Lactobacillus rhamnosus (ATCC 53103), on birch-pollen allergy: a palacebo-controlled double-blind study. Allergy 2002; 57: 243-246.
16. 赤木博文, 岡田千春, 平野 淳ほか. 花粉症に対するL-55乳酸菌含有ヨーグルトの臨床的有効性. 耳鼻免疫アレルギー 2007；25：220-221.
17. 砂田洋介, 中村昇二, 赤木博文ほか. マウス花粉症モデルに対するヒト乳幼児糞便由来 Lactobacillus acidophilus L-55の効果. 耳鼻免疫アレルギー 2007；25：222-223.
18. Kawase M, He F, Kubota A, et al. Orally administrated Lactobacillus gasseri TMC0356 and Lactobacillus GG alleviated nasal blockage of guinea pig with allergic rhinitis. Microbiol Immunol 2007; 51: 1109-1114.
19. Ivory K, Chambers SJ, Pin C, et al. Oral delivery of Lactobacillus casei Shirota modifies allergen-induced immune responses in allergic rhinitis. Clin Exp Allergy 2008; 38: 1282-1289.
20. 何方, 森田裕嗣, 川瀬 学ほか. プロバイオティックス乳酸菌Lactobacillus gasseri TMC0356株の免疫修飾及び抗アレルギー作用. アレルギーの臨床 2005；25：983-988.
21. Iwabuchi N, Takahashi N, Xiao JZ, et al. In vitro Th1 cytokine-independent Th2 suppressive effects of bifidobacteria. Microbiol Immunol 2007; 51: 649-660.
22. 久保田晃, 何方, 川瀬 学ほか. Lactobacillus GGとL.gasseri TMC0356 2つのプロバイオティ

ック乳酸菌で調製した発酵乳がスギ花粉症患者の腸内細菌叢に及ぼす影響について．アレルギーの臨床 2006；26：969-971.
23. Odamaki T, Xiao JZ, Iwabuchi N, et al. Influence of Bifidobacterium longum BB536 intake on faecal microbiota in individuals with Japanese cedar pollinosis during the pollen season. J Med Microbiol 2007; 56: 1301-1308.
24. Fukuda S, Ishikawa H, Koga Y, et al. Allergic symptoms and microflora in school children. J Adolesc Health 2004, 35: 156-158.
25. Takagi H, Hiroi T, Yang L, et al. A rice-based edible vaccine expressing multiple T cell epitopes induces oral tolerance for inhibition of Th2-mediated IgE responses. Proc Natl Acad Sci USA 2005; 102: 17525-17530.

Ⅲ 臨床編 ❶ 感染・アレルギー領域

6
アレルギー性鼻炎, 花粉症

はじめに

　アトピー性皮膚炎や，気管支喘息，アレルギー性鼻炎などの各種アレルギー疾患の有病者数は増加している．最近，馬場らによって耳鼻咽喉科医およびその家族を対象として行われた全国的な疫学調査によると，通年性と季節性（花粉症）を合わせた鼻アレルギーの有病率は39.4％とされている．そのなかでもスギ花粉症が最も多く26.5％，次いで通年性アレルギー性鼻炎は23.4％である．特に，スギ花粉症の増加は著しく，1998年の同調査の16.2％から2008年の26.5％と大幅に増加している[1]（図1）．

　このように増加の一途をたどりつつあるアレルギー性鼻炎の治療方法には，根治的療法としての免疫療法（減感作療法）なども行われてはいるが，主な治療は薬物療法で，第2世代抗ヒスタミン薬や抗ロイコトリエン薬の内服薬，鼻噴霧用ステロイド薬などが一般に用いられている．

　一方，もし乳酸菌やビフィズス菌などの摂取により，アレルギー性鼻炎の症状を緩和できれば，代替医療とまではいわなくても，使用されている薬剤の使用量を減らすことが可能で，アレルギー疾患に悩む患者にとって朗報となる．

　本稿では，これまでにアレルギー性鼻炎を対象に行われてきたプロバイオティクス食品の臨床試験の成績，およびその効果発現のメカニズムについてまとめてみたい．

アレルギー性鼻炎にプロバイオティクスを使用する根拠

　アレルギー疾患患者増加の要因の一つとして，衛生仮説（hygiene hypothesis）がある[2]．新生児はTh2優位な免疫系を持って生まれるが，幼少児期の腸内の常在細菌やさまざまな病原微生物によって適度な刺激を受け，Th1機能が次第に発達し，Th2反応優位の免疫は2歳ごろまでにTh1/Th2バランスのとれたものになるといわれている．先進諸国では少子化による兄弟数の減少や近年の過度な清潔志

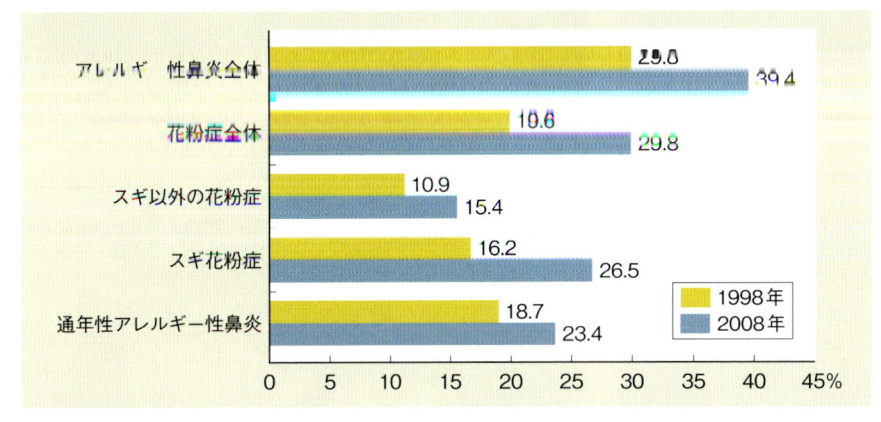

図1 各種アレルギー疾患の有病率の変化（1998年と2008年）

(馬場廣太郎ほか，2008[1]より)

向から，衛生状態のよい環境下で子どもたちが育つため，微生物による刺激を十分に受けられず，免疫系が正常に発達せず，アレルギーが発症しやすくなるという考え方である．

ところで，ヒトの腸の表面積は400 m^{3}でテニスコート2面分に相当する広さであり，そこに生息する腸内細菌はわかっているだけで約300種，約100兆個と考えられている．ヒト腸管の免疫担当細胞数は2,000億個，全末梢リンパ球の60〜70％とされ，腸内細菌はPeyer板を介して，ヒトの免疫系の発達に少なからず強い影響力を持っていると考えられている．したがって，腸内細菌とアレルギーの関係も着目され多くの報告がある．たとえば，無菌マウスでは成長後もTh2優位で，IgE免疫寛容の誘導には腸内細菌が必須とされ[3]，離乳直後に抗菌薬で腸内細菌を除去すると，成長してもTh2優位の免疫状態が続くなどの動物試験の報告がある[4]．

Farooqiら[5]は，英国で1,934人を対象にして疫学調査を行い，アレルギー疾患の発症に及ぼす影響について詳細な検討をした．その結果，母親のアトピー疾患の既往歴（Odds比 1.97，95％CI 1.46〜2.66，$p < 0.0001$），百日咳ワクチンの接種経験（Odds比 1.76，95％CI 1.39〜2.23，$p < 0.0001$），および2歳までの抗菌薬の使用経験（Odds比 2.07，95％CI 1.64〜2.60，$p < 0.0001$）がアレルギー発症と深く関係していることが判明した．さらに，アレルギー児の糞便中の腸内細菌は，非アレルギー児と異なっているなどのいくつかの報告がある．アレルギー罹患率の高いスウェーデンと比較的低いエストニアの2歳児を対象として行われた疫学調査では，アレルギーの子どもの腸内菌叢にはbifidobacteriaや乳酸桿菌が少なく，*Staphylococcus aureus*やenterobacteriaが多いとの結果が得られた[6]．同グループは乳児の生後1年間の腸内細菌叢（フローラ）についても解析をしており，アレルギーに罹患している乳児は健常な乳児と比較して1か月後ではenterococciが，1年を通じてbifidobacteriaは占有率が低く，3か月目ではclostridia菌数，6か月後では*Staphylococcus aureus*の占有率が高く，12か月後ではbacteroides菌数が少なかったと報告している[7]．これらの知見に基づいて，抗菌薬の使用や食生活の変化に伴い腸内細菌叢が攪乱され，正常な免疫寛容が行われなくなるという"腸内細菌叢仮説"も提唱された[8]．

図2　Enterococcus faecalis FK-23株の走査電顕像

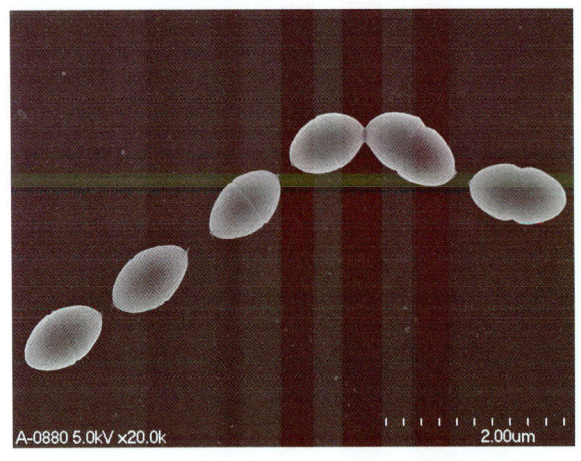

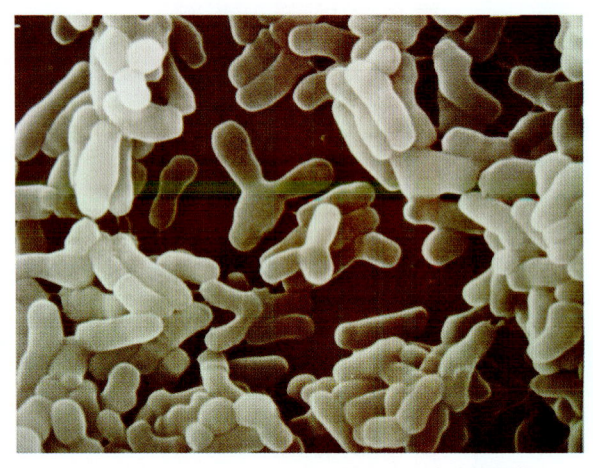

図3　Bifidobacterium longum BB536の走査電顕像

スギ花粉症とプロバイオティクス

　筆者らは，腸球菌 Enterococcus faecalis FK-23株（図2）を酵素・加熱処理したFK-23菌抽出物をスギ花粉症患者に投与したところ，プラセボ群と比較して，スギ花粉シーズンにおけるくしゃみ発作など一部の自覚症状が緩和されたと報告している[9]．この報告がプロバイオティクスをスギ花粉症患者に投与した最初の論文である．その後，Ishidaらは，Lactobacillus acidophilus L-92株について，スギ花粉飛散時期に23人にL-92株入り飲料またはプラセボ飲料200 mLを6週間摂取させたところ，L-92株摂取群では眼のかゆみ，流涙などの症状スコアが改善したと報告している[10]．

　Fujiwaraらは，Lactobacillus paracasei KW3110株で発酵させたヨーグルトまたは普通のヨーグルト200 mLを，花粉症患者28人に摂取させた．その結果，普通のヨーグルト摂取群に比べ，KW3110株含有ヨーグルト摂取群の症状が緩和されたと報告している[11]．

　さらにTamuraらは，花粉症患者にLactobacillus casei Shirota株含有飲料またはプラセボ飲料を摂取させた試験では，全体では試験食品による発症抑制作用は認められなかったものの，中等症・重症の患者の発症を遅らせることができたと報告している[12]．

　一方，Ogawaらは，L. casei Shirotaとデキストランの混合物を摂取させた試験では，花粉症患者症状の有意な改善には至らなかったが，血中スギ花粉特異的IgE，IFN-γ，TARC（thymus and activation-regulated chemokine）の変動が抑制される傾向にあったと報告した[13]．

　ビフィズス菌 Bifidobacterium longum BB536（図3）のスギ花粉症症状の緩和作用について，Xiaoらはいくつかのヒト試験で検証してきた．花粉飛散数の少なかった2004年に神奈川県において行った40人の被験者を対象にした試験では，BB536入りヨーグルトまたは普通のヨーグルトを1日2個摂取させた．その結果，BB536入りヨーグルトを摂取した群では，普通のヨーグルトを摂取した群に比べ

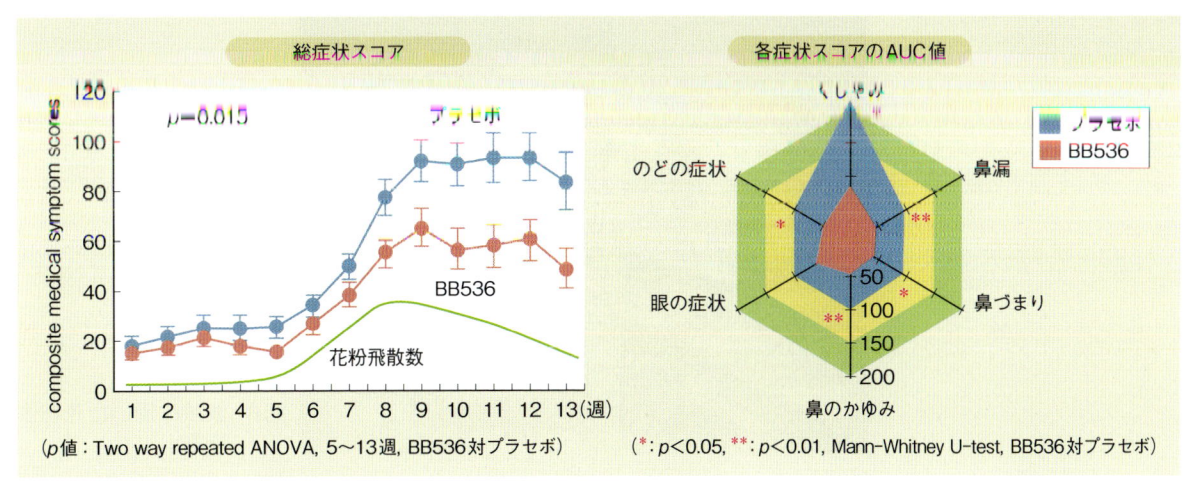

図4 *Bifidobacterium longum* BB536摂取による花粉症症状改善作用
(Xiao JZ, et al. 2006[15]より)

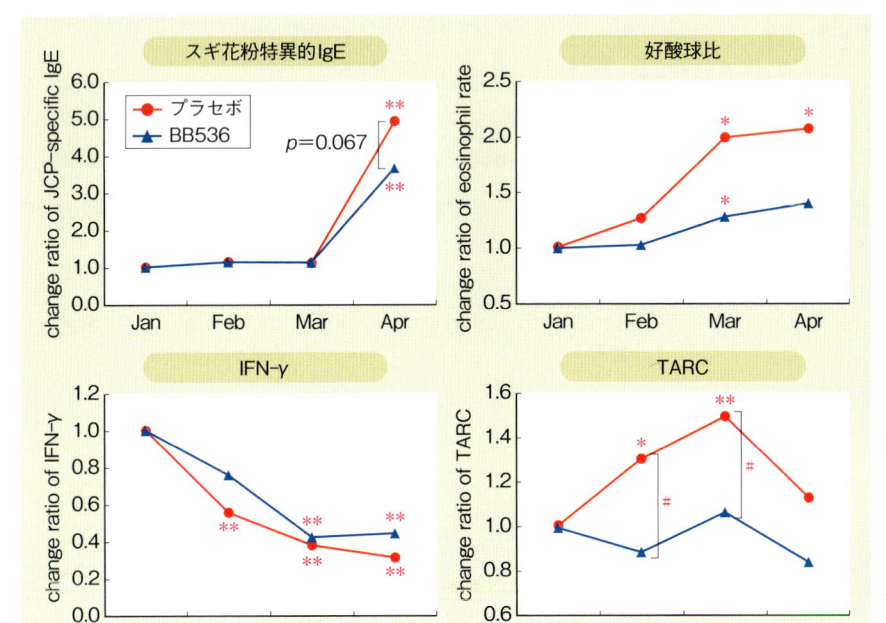

図5 *Bifidobacterium longum* BB536摂取による花粉症患者の血中マーカーに対する影響
(*：$p<0.05$, **：$p<0.01$, compared with baseline by Wilcoxon test；#：$p<0.05$, Mann-Whitney U-test)
(Xiao JZ, et al. 2006[15]より)

て，眼，鼻などの自覚症状が改善し，血中のIFN-γの減少および好酸球比率の上昇が抑制された[14].

　花粉飛散数の多かった2005年の試験では，44人の花粉症患者にBB536粉末またはプラセボ粉末を1日2回摂取させた．その結果，症状の悪化により花粉症治療薬を摂取し試験を早期離脱した被験者が，プラセボ粉末摂取群では41.9％だったのに対して，BB536粉末摂取群では9.1％と有意に少なかった[15]．また，プラセボ粉末摂取群と比較するとBB536摂取群では，鼻，のどなどの自覚症状が有意に改善し（図4），血中のIFN-γの減少およびスギ花粉特異的IgEや好酸球比率，TARCの上昇を抑制した（図5）[15].

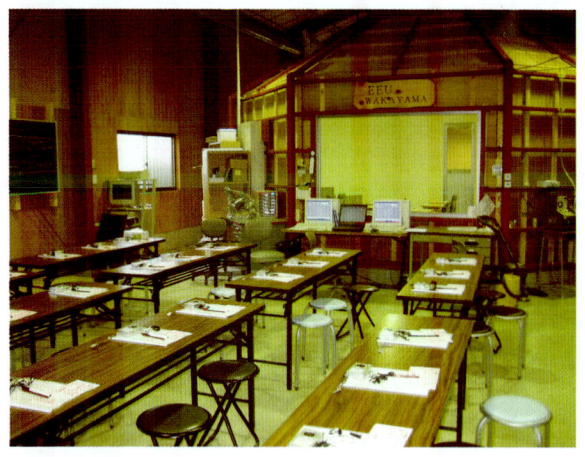

図6 試験に用いた花粉曝露室

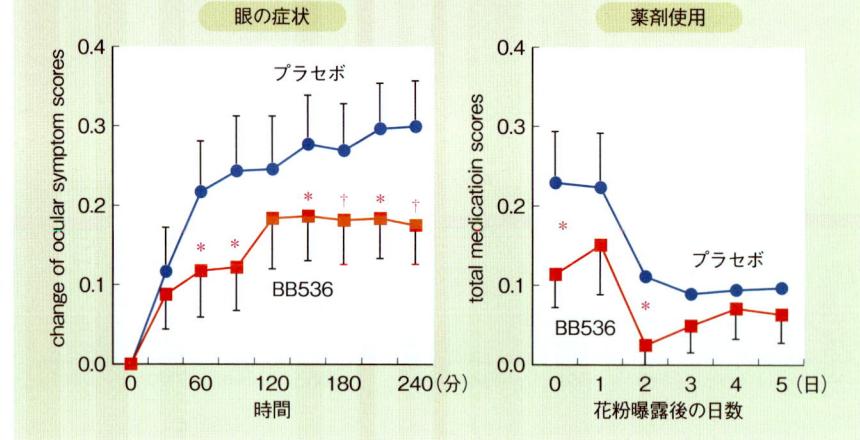

図7 *Bifidobacterium longum* BB536 摂取による花粉曝露室中での眼の症状および退室後の花粉症薬使用状況に対する影響
([†]: $p < 0.1$, [*]: $p < 0.05$, Wilcoxon signed rank test, BB536対プラセボ)
medication scores：経口薬, 点鼻薬, 点眼薬の合計
(Xiao JZ, et al. 2007[16]より)

　さらに花粉飛散量などの影響を受けずに厳密な評価を行うため，花粉曝露室（図6）を利用したクロスオーバー試験を行った．4週間にわたってBB356粉末またはプラセボ粉末を摂取した後に花粉曝露試験を行った．その結果，花粉曝露によって起こる眼の症状がBB536摂取群で抑制され，帰宅後に発症する遅発相の症状も抑制した（図7，表1）．また，レスキュー薬として帰宅時にわたした第二世代抗ヒスタミン薬，局所ステロイド薬，化学伝達物質遊離抑制薬の点眼薬などの各種の薬剤使用のmedicationスコアが有意に低下していた（図7，表1）[16]．

　しかし，Helinらは，カバノキ花粉患者36人に *Lactobacillus rhamnosus* GGまたはプラセボを花粉シーズン中に摂取させたが，症状を改善させる作用は認められなかったとしている[17]．

通年性アレルギー性鼻炎とプロバイオティクス

　通年性アレルギー性鼻炎に関しては，Ishidaらが被験者49人にL-92株含有の飲料または対照飲料を1日100 mLずつ約8週間摂取させた試験で，L-92群では

表1 *Bifidobacterium longum* BB536摂取による花粉症即時症状および遅発症状に対する影響のAUC解析

	総スコア プラセボ群	BB536群	p値
被験者, n=21			
曝露中の症状			
鼻の症状	11.80 (6.55〜21.25)	10.58 (5.76〜19.46)	
眼の症状	6.85 (4.20〜11.18)	4.40 (2.70〜7.18)	0.033
のどの症状	2.08 (1.43〜3.03)	2.89 (1.85〜4.51)	
日常業務への支障	2.23 (1.45〜3.45)	2.30 (1.44〜3.67)	
曝露後の症状			
鼻の症状	10.09 (7.08〜14.39)	9.39 (6.62〜13.72)	
眼の症状	2.81 (1.96〜4.03)	2.48 (1.64〜3.76)	
のどの症状	2.07 (1.48〜2.89)	1.79 (1.31〜2.44)	
日常業務への支障	2.03 (1.45〜2.85)	1.52 (1.15〜2.00)	0.011
経口薬	1.39 (1.07〜3.07)	1.17 (1.03〜1.40)	0.093
点鼻薬	1.44 (0.82〜3.42)	1.31 (0.97〜2.07)	
点眼薬	1.48 (0.99〜3.20)	1.20 (0.99〜1.98)	0.047
薬剤使用の合計*	2.27 (1.34〜3.83)	1.79 (1.20〜2.65)	0.041

*p*値は症状数の相乗平均(95%信頼区間).
*：経口薬, 点鼻薬, 点眼薬の合計.
(Xiao JZ, et al. 2007[16]より)

鼻汁スコアが有意に改善し，眼のかゆみのスコアも改善傾向が示されたと報告している[18]．

　Wangらは，*L. paracasei* LP33を通年性アレルギー性鼻炎患者に30日間摂取させたところ，プラセボ群と比較して，QOLに有意な改善がみられたが，症状スコアは有意な改善とならなかったと報告している[19]．Pengらは，同じ菌株を用いて通年性アレルギー性鼻炎患者90人に30日間摂取させた試験でWangらの結果と同様にQOLの改善がみられ，この効果は死菌でも生菌と同じであると報告している[20]．

　Moritaらは，プラセボはないものの，*Lactobacillus gasseri* TMC0356で作った発酵乳を4週間にわたって15人の通年性アレルギー性鼻炎患者に摂取させた結果，摂取前に比べてスギ花粉特異的IgEが有意に低下し，PBMC中のTh1細胞の割合が有意に上昇したと報告している[21]．また，Nishimuraらはしょうゆ発酵に使用される乳酸菌 *Tetragenococcus halophilus* Th221株(図8)に関する研究では，*in vitro*実験においてIL-12を強く誘導することおよびアレルギーモデルマウスに経口投与した試験では，抗原特異的IgEの上昇を抑制することを明らかにした．本菌株を通年性アレルギー鼻炎患者に8週間投与した結果，プラセボ群や低用量群では顕著な変化がなかったものの，高用量群において，投与前後で血中総IgEが有意に低下し，鼻の総症状スコアや医師問診・診察による症状の重症度スコアも有意に低下した(図9，表2)[22]．

　このように，通常用いられる薬剤のようには有効性や即効性には劣るが，スギ花

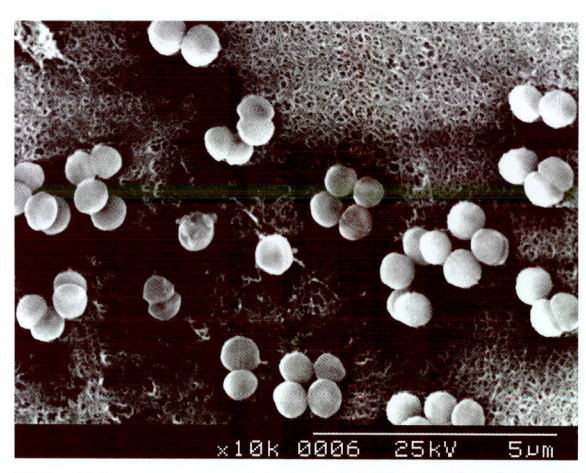

図8 *Tetragenococcus halophilus* Th221株の走査電顕像

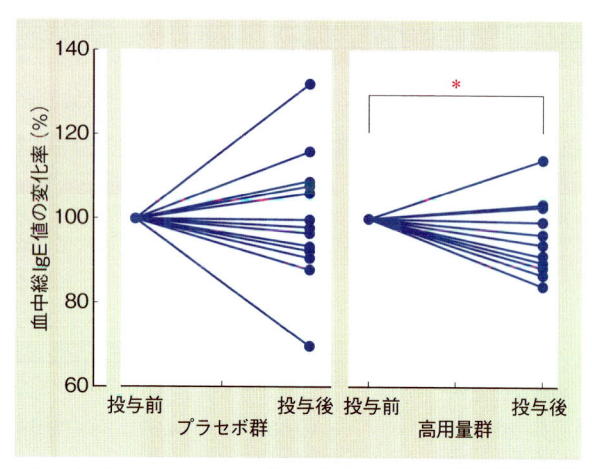

図9 *Tetragenococcus halophilus* Th221株の経口投与試験前後の血中総IgEの変動
*：$p < 0.05$.
(Nishimura I, et al. 2008[22]より)

表2 *Tetragenococcus halophilus* Th221株の経口投与試験期間中における鼻自覚症状の変動

群	時間（週）		
	0	4	8
プラセボ	3.13	3.07	2.67
低用量	3.20	2.87	3.07
高用量	2.73	2.93	1.67**

**：$p < 0.01$，投与0週との比較によるpaired t-test.
(Nishimura I, et al. 2008[22]より)

粉症や通年性アレルギー性鼻炎に対して，一部のプロバイオティクス菌株がアレルギー発症を予防したり，症状を緩和させる作用を持つことは確かなようである．しかし，ヒト試験において，十分な効果がみられるかどうか，対象となるアレルギー疾患の種類・被験者の人数，期待している効果（予防または治療），検討している菌種・菌株の特性，摂取菌数，摂取期間，およびプラセボの設定方法などの要素を考慮する必要がある．

効果発現のメカニズム

アレルギーの発症機序として，抗原が体内に入ってくると，その刺激によって体内免疫バランスをTh1/Th2バランスがTh2側に傾き，その結果IgE抗体産生が促進され，アレルギー発症に至ると考えられている．一方，プロバイオティクスによる免疫調節作用に関して，そのメカニズムの解析も現在精力的に進められつつある．*in vitro*において，乳酸菌はIL-12の産生を誘導し，Th1の分化を促進し，Th2サイトカインを抑制してTh1/Th2バランスを改善し，IgEの産生を抑制することが多く報告されている．また，OVA（ovalbumin）感作マウスを用いた*in vivo*実験においても，IL-12の上昇，IgE産生の抑制が認められている[23]．

一部の乳酸菌については，Th1応答増強のほかに，制御性T細胞（regulatory T cell：Treg細胞）の誘導がアレルギーの抑制機構として提唱され，マウスT細胞のIL-10，TGF-β産生を誘導することや，腸上皮細胞に直接作用してIL-10を誘導し，炎症性サイトカイン産生を抑制することが報告されている[24]．

乳酸菌が活性化T細胞のアポトーシスを誘導促進することも機序として報告されており[25]，プロバイオティクスによる抗アレルギー作用のさまざまな機序が提唱されている．また，乳酸菌の免疫調整に関与する菌体成分として，細胞壁の構成成分であるペプチドグリカンやリポテイコ酸や，ゲノムDNAに存在する免疫刺激

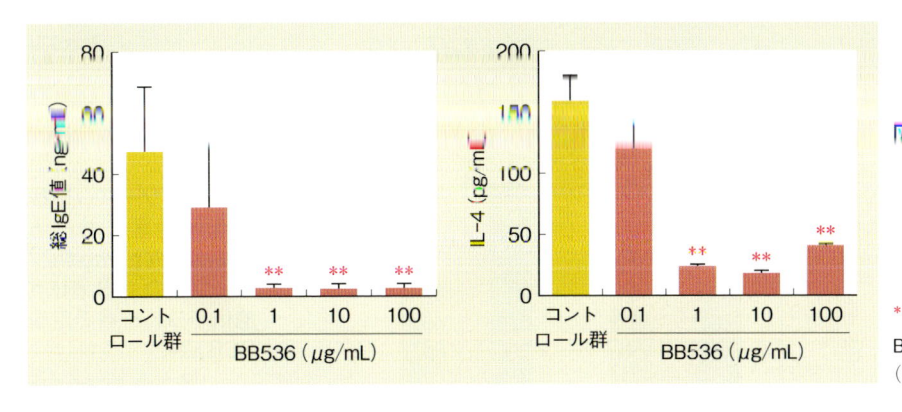

図10 *Bifidobacterium longum* BB536 死菌体によるOVA感作マウス脾臓細胞の総IgEおよびIL-4産生に対する抑制作用

**：$p < 0.01$, ANOVA followed by Bonferroni multiple comparison test.
（Iwabuchi N, et al. 2007[26]より）

性モチーフなどが報告されている．

B. longum BB536 については，*in vitro* 実験において Th1 サイトカイン誘導を介さずに IL-4 や IgE を抑制することを Iwabuchi らが最近報告した（**図10**）[26]．ヒト試験において血中マーカーへの影響が確認されたものはあまり多くないが，BB536 によるヒト試験の結果では，スギ花粉飛散に伴って花粉症患者の血中 TARC が著しく上昇することが確認され，BB536 を摂取するとこの上昇を抑えたことも筆者らは報告している[15]．

TARC は Th2 細胞を特異的に誘引する遊走化因子（Th2 ケモカイン）であり，その血中濃度はアトピー性皮膚炎や喘息といったアレルギー性疾患症状の重篤度に強い相関があることが報告されている．筆者らは，マウスの脾細胞を用いた *in vitro* 実験において，BB536 菌体は抗原提示細胞が T 細胞との相互作用で産生する Th2 ケモカインを抑制することを確認した．これらの結果から，BB536 は抗原提示細胞を介して，Th2 免疫反応や IgE 産生を抑制し，抗原感作を抑えるとともに，炎症部位における抗原提示細胞と T 細胞との相互作用で産生する Th2 ケモカインを抑制し，アレルギー発症および重症化に対しても影響を及ぼすことが示唆された．

さらに興味深いことに，BB536 を用いた試験では，花粉飛散に伴いスギ花粉症患者の糞便中の腸内細菌叢の変動がみられ，BB536 摂取によりその変動が抑制された．この変動は主として *Bacteroides fragilis* グループであった（**図11**）[27]．

菌種特異的プライマーを用いて *B. fragilis* グループの各菌種を詳しく解析した結果，*B. fragilis* と *B. intestinalis* の両菌種はスギ花粉飛散前からスギ花粉症の患者に多く，シーズン中の増加がプラセボ群で著明であった．また，これらの2菌種はシーズン中の臨床症状やスギ花粉特異的 IgE 抗体量とも有意な正の相関が認められた（**表3**）[28]．BB536 の花粉症改善作用は前述のとおり，菌体による直接的な効果と BB536 による整腸作用を通じた間接的な効果，の2点を作用機序として現在推測している．また，筆者らは，本菌のゲノム DNA から免疫調節作用を持つ配列を見いだし，*in vitro* 実験およびマウスへの投与試験において，Th2 免疫反応および IgE 産生を抑制する作用があることを報告した．ほかにも，本菌の細胞壁画分も免疫調整に関与することが推測されている．

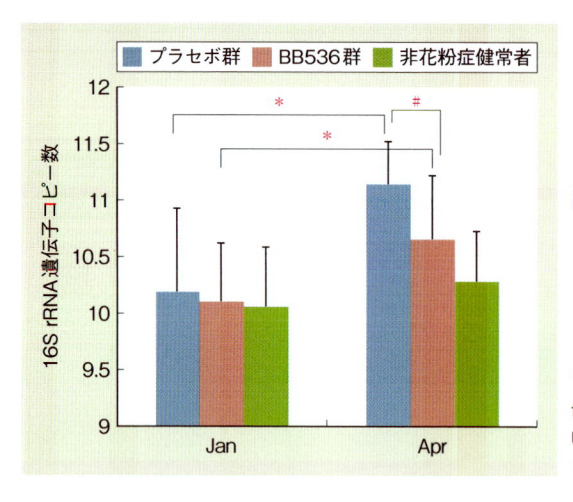

図11 スギ花粉シーズン前後の糞便菌叢における *Bacteroides fragilis* グループ菌の 16S rRNA 遺伝子コピー数の定量 PCR 結果

*：$p < 0.05$, Wilcoxon signed rank test, #：$p < 0.05$, Mann-Whitney U-test.

（Odamaki T, et al. 2007[27] より）

表3 花粉飛散前後の腸内細菌叢中における *Bacteroides* 菌数と自覚症状および血中マーカーとの相関

菌種	時期	スギ花粉症自覚症状[★1] ρ[★2]	p	血中スギ花粉特異的IgE ρ	p
B. fragilis	1月	0.345	0.018*	0.320	0.030*
	4月	0.412	0.004**	0.363	0.013*
B. intestinalis	1月	0.491	0.000**	0.301	0.042*
	4月	0.622	0.000**	0.304	0.040*

[★1]：AUC値は，スギ花粉シーズン中に記録した総症状スコアから算出.
[★2]：相関係数と p 値は，細胞数を対数変換後, Spearman の相関係数で算出.
*：$p < 0.05$, **：$p < 0.01$.
（Odamaki T, et al. 2008[28] より）

　では，摂取したプロバイオティクスが腸管においてどのように免疫調節作用を発揮するのであろうか．腸管には Peyer 板，腸間膜リンパ節，粘膜固有層，腸管上皮などからなる消化管関連リンパ系組織（gut-associated lymphoid tissue：GALT）と総称される免疫器官が存在する．経口摂取したプロバイオティクスはGALTによってサンプリングされると考えられている．たとえば，摂取された乳酸菌やビフィズス菌は腸管Peyer板のM細胞に取り込まれ，Peyer板に存在する樹状細胞を始めとする抗原提示細胞に取り込まれる．また，腸管上皮細胞の表面にToll様受容体（Toll-like receptors：TLRs）と呼ばれる菌体成分などを認識する受容体が存在し，現在まで10数種類のTLRsが報告されている．たとえば，TLR2は乳酸菌の細胞壁成分であるペプチドグリカンなどの認識に，TLR9は免疫調節性DNA配列の認識に関与している．つまり，摂取したプロバイオティクスは腸管を通過するあいだに，菌，菌体成分または菌の代謝産物が腸管上皮細胞に作用し，腸管免疫系に影響を及ぼすと考えられる．また，経口摂取したプロバイオティクスがほとんどの場合，腸管に棲みつかず，一時的な定着に限定されるとされるが，それによる腸内細菌叢への影響が間接的に免疫調節作用を発揮すると考えられる．

プロバイオティクスを用いた予防

フィンランドのフルタ人率では、家族にアトピー素因歴（アトピー性皮膚炎、アレルギー性鼻炎または喘息）のある妊婦の出産予定日の2～4週間前から、さらに出産後の乳児にも6か月間 L. rhamnosus GG (LGG) またはプラセボを飲用させ、2歳になるまでアトピー性皮膚炎の発症状況を観察した[29]．その結果，LGG投与群におけるアトピー性皮膚炎の発症頻度は23％（15/64）でプラセボ投与群の46％（31/68）に比べて半減した．さらに4歳時および7歳時まで観察したところ，LGG摂取による効果が持続していたと報告している．

プロバイオティクスの早期介入によって，少しでもアレルギー性鼻炎やほかのアレルギー疾患の発症予防が可能になれば，現在膨大になったアレルギー治療のための医療費の削減も視野に入るであろう．

このような観点から，筆者らは和歌山県下の妊婦や新生児を対象にBB536による早期介入の試験に着手し始めたところである．結果はかなり先のことになるが，BB536の早期介入でその後のアレルギー疾患の発症が抑制できるかについてその結果を心待ちにしている．

おわりに

アレルギー性鼻炎に対するプロバイオティクスの症状緩和の効果については，ヒトを対象にプラセボ対照二重盲検試験が行われ，いくつかのプロバイオティクスではその効果について確かなエビデンスが得られつつある．プロバイオティクスを利用した食品は栄養面・安全面に優れ，医薬品に比べて安価な場合が多い．これらの食品をアレルギー疾患の予防や治療に組み入れることで薬剤の使用量を減らすことができれば，増加しつつある医療費削減にも役立つであろう．通常の治療の補助療法としての価値は十分にあると考えている．しかし，それらの効果は抗ヒスタミン薬などの薬剤と比較して即効性は期待できず，継続的な摂取が必要である．さらに，市場に出まわっているプロバイオティクスの多くがヒト試験での臨床効果が明らかになっていないものが多く，その作用メカニズムも十分に解明されていないものが多い．その詳細な科学的な評価の集積がいっそう必要であろうと考えている．

（榎本雅夫，清水金忠）

●引用文献

1. 馬場廣太郎　中江公裕．鼻アレルギーの全国疫学調査2008（1998年との比較）；耳鼻咽喉科医およびその家族を対象として．Prog Med 2008; 28: 2001-2012.
2. Strachan DP. Hay fever, hygiene, and household size. BMJ 1989; 18: 1259-1260.
3. Sudo N, Sawamura S, Tanaka K, et al. The requirement of intestinal bacterial flora for the development of IgE production system fully susceptible to oral tolerance induction. J Immunol 1997; 159: 1739-1745.
4. Oyama N, Sudo N, Sogawa H, et al. Antibiotic use during infancy promote a shift in the T(H)1/T(H)2 balance toward T(H)2-dominant immunity in mice. J Allergy Clin Immunol 2001; 107: 153-159.

5. Farooqi IS, Hopkin JM. Early infection and atopic disorder. Thorax 1998; 53: 927-932.
6. Bjorksten B, Naaber P, Sepp E, et al. The intestinal microflora in allergic Estonian and Swedish 2-year-old children. Clin Exp Allergy 1999; 108: 342-346.
7. Bjorksten B, Sepp E, Julge K, et al. Allergy development and the intestinal microflora during the first year of life. J Allergy Clin Immunol 2001; 108: 516-520.
8. Noverr MC, Huffnagle GB. The 'microflora hypothesis'of allergic diseases. Clin Exp Allergy 2005; 35: 1511-1520.
9. 榎本雅夫, 嶽　良博, 嶋田貴志ほか. LFK（FK-23菌抽出物）を配合する顆粒食品のスギ花粉症に対する臨床効果. 耳展 2000；43：248-252.
10. Ishida Y, Nakamura F, Kanzato H, et al. Effect of milk fermented with Lactobacillus acidophilus strain L-92 on symptoms of Japanese cedar pollen allergy: a randomized placebo-controlled trial. Biosci Biotechnol Biochem 2005; 69: 1652-1660.
11. Fujiwara D, Wakabayashi H, Watanabe H, et al. A double-blind trial of *Lactobacillus paracasei* strain KW3110 administration for immunomodulation in patients with pollen allergy. Allergol Int 2005; 54: 143-149.
12. Tamura M, Shikina T, Morihana T, et al. Effects of probiotics on allergic rhinitis induced by Japanese cedar pollen: randomized double-blind, placebo-controlled clinical trial. Int Arch Allergy Immunol 2007; 143: 75-82.
13. Ogawa T, Hashikawa S, Asai Y, et al. A new synbiotic, *Lactobacillus casei* subsp. *casei* together with dextran, reduces murine and human allergic reaction. FEMS Immunol Med Microbiol 2006; 46: 400-409.
14. Xiao JZ, Kondo S, Yanagisawa N, et al. Effect of Probiotic *Bifidobacterium longum* BB536 in relieving clinical symptoms and modulating plasma cytokine levels of Japanese cedar pollinosis during the pollen season, a randomized, double-blind, placebo-controlled trial. J Invest Allergol Clin Immunol 2006; 16: 86-93.
15. Xiao JZ, Kondo S, Yanagisawa N, et al. Probiotics in the treatment of Japanese cedar pollinosis: a double-blind placebo-controlled trial. Clin Exp Allergy 2006; 36: 1425-1435.
16. Xiao JZ, Kondo S, Yanagisawa N, et al. Clinical efficacy of probiotic *Bifidobacterium longum* for the treatment of symptoms of Japanese cedar pollen allergy in subjects evaluated in an environmental exposure unit. Allergol Int 2007; 56: 67-75.
17. Helin T, Haahtela S, Haahtela T. No effect of oral treatment with an intestinal bacterial strain, *Lactobacillus rhamnosus*（ATCC 53103）, on birch-pollen allergy: a placebo-controlled double-blind study. Allergy 2002; 57: 243-246.
18. Ishida Y, Nakamura F, Kanzato H, et al. Clinical Effects of *Lactobacillus acidophilus* Strain L-92 on Perennial Allergic Rhinitis: A Double-Blind, Placebo-Controlled Study. J Dairy Science 2005; 88: 527-533.
19. Wang MF, Lin HC, Wang YY, et al. Treatment of perennial allergic rhinitis with lactic acid bacteria. Pediatr Allergy Immunol 2004; 5: 152-158.
20. Peng GC, Hsu CH. The efficacy and safety of heat-killed *Lactobacillus paracasei* for treatment of perennial allergic rhinitis induced by house-dust mite. Pediatr Allergy Immunol 2005; 16: 433-438.
21. Morita H, He F, Kawase M, et al. Preliminary human study for possible alteration of serum immunoglobulin E production in perennial allergic rhinitis with fermented milk prepared with *Lactobacillus gasseri* TMC0356. Microbiol Immunol 2006; 50: 701-706.
22. Nishimura I, Igarashi T, Enomoto T, et al. Clinical efficacy of halophilic lactic acid bacterium *Tetragenococcus halophilus* Th221 from soy sauce moromi for perennial allergic rhinitis. Allergol Int 2008; in press.
23. Nonaka Y, Izumo T, Izumi F, et al. Antiallergic Effects of *Lactobacillus pentosus* Strain S-PT84 Mediated by Modulation of Th1/Th2 Immunobalance and Induction of IL-10 Production. Int Arch Allergy Immunol 2007; 145: 249-257.
24. Stock P, Akbari O, Berry G, et al. Induction of T helper type 1-like regulatory cells that express Foxp3 and protect against airway hyper-reactivity. Nat Immunol 2004; 5: 1149-56.
25. Kanzato H, Fujiwara S, Ise W, et al. *Lactobacillus acidophilus* strain L-92 induces apopto-

sis of antigen-stimulated T cells by modulating dendritic cell function. Immunobiology. 2008; 213: 399-408.
26. Iwabuchi N, Takahashi N, Xiao JZ et al. In vitro Th1 cytokine-independent Th2 suppressive effects of bifidobacteria. Microbiol Immunol 2007; 51: 649-660.
27. Odamaki T, Xiao JZ, Iwabuchi N, et al. Influence of *Bifidobacterium longum* BB536 intake on faecal microbiota in individuals with Japanese cedar pollinosis during the pollen season. J Med Microbiol 2007; 56: 1301-1308.
28. Odamaki T, Xiao JZ, Sakamoto M, et al. Distribution of different species of the *Bacteroides fragilis* group in individuals with Japanese cedar pollinosis. Appl Environ Microbiol 2008; 76: 6814-6817.
29. Kalliomaki M, Salminen S, Arvilommi H, et al. Probiotics in primary prevention of atopic disease: a randomised placebo-controlled trial. Lancet 2001; 357: 1076-1079.

III 臨床編 ❶ 感染・アレルギー領域

7 アトピー疾患

はじめに

　新生児期にはアトピー素因の有無にかかわらず，すべての児で環境抗原に対する免疫反応がTh2側に傾いており，成長に伴い健康児ではTh1型の反応性を獲得するのに対して，アレルギー疾患を発症する児では生後のTh2型反応がそのまま継続するとされている（図1)[1]．さらに最近ではTh1細胞だけでなくTreg細胞（regulatory T cell，制御性T細胞）の誘導不全もアレルギー疾患の発症に関連することが明らかとなった[2]．近年のアレルギー疾患の増加の原因として，乳児期にTh1細胞やTreg細胞を誘導する外的因子が近代化に伴って質的・量的に変化した可能性が指摘されている．微生物は重要なTh1細胞およびTreg細胞の誘導因子であり，そのなかでも生体が毎日継続的に曝露されている微生物である腸内細菌からの刺激が重要であることは想像に難くない．実際に，無菌マウスではTreg細胞が誘導されず[3]，新生仔マウスの腸内細菌叢を抗生物質の投与により傷害するとIgEが著明に増加し，Th1優位の反応が誘導される（図2)[4]．

　ヒトの腸内細菌叢（フローラ）は，生直後には *Escherichia coli* や *Enterococcus* などの通性嫌気性菌が定着し，これらの菌の増殖に伴い嫌気状態になると *Bifidobacterium* が主要な菌となり，乳幼児期には最優勢菌として存在する（図3)[5]．*Bifidobacterium*，*Lactobacillus* などの乳酸菌を中心とする腸内細菌叢の異常がアレルギー疾患発症と関連するとの報告以後，プロバイオティクス投与による小児あるいは成人のアレルギー疾患の治療あるいは予防の試みが多く行われている．

　本稿では小児のアトピー性皮膚炎や食物アレルギーに対するプロバイオティクスの臨床応用を中心に述べる．

アレルギー疾患患者の腸内細菌叢

　腸内細菌叢とアレルギー疾患が関連した主な報告を表1にまとめた．以下に重

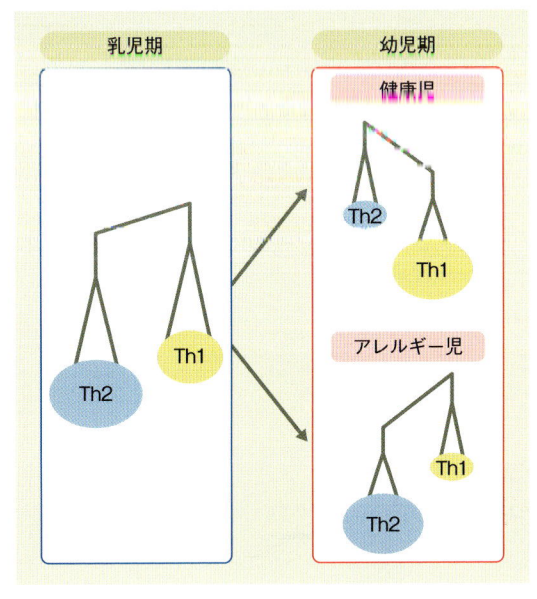

図1 成長とヘルパーT細胞の機能分化

新生児から乳児期には，将来のアレルギー発症の有無に関係なくすべての児でTh2がTh1に比べて相対的に優位である．成長に伴って健康児ではTh1優位になるのに対して，アレルギー児ではTh2優位のままとされる．
(Prescott SL, et al. 1999[1])を改変)

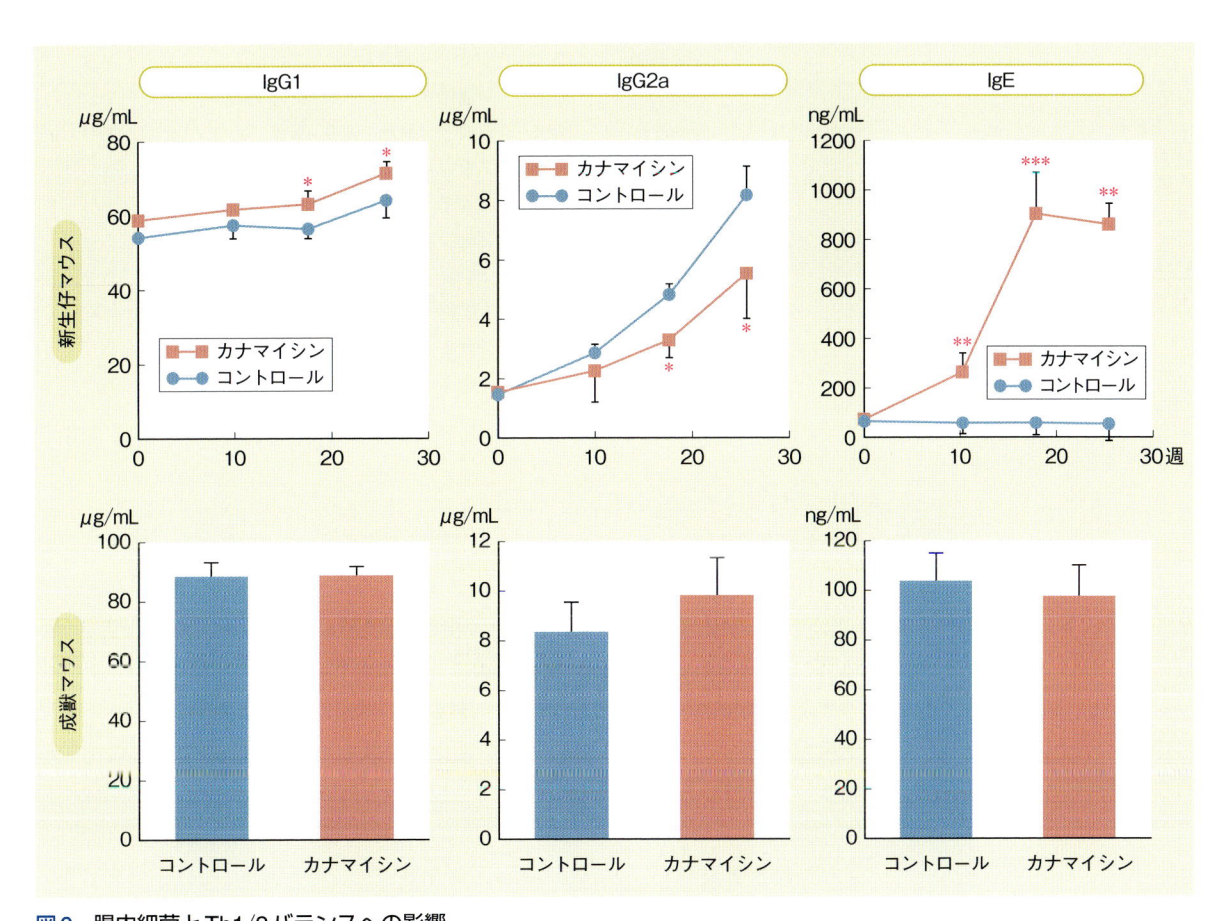

図2 腸内細菌とTh1/2バランスへの影響

児のアトピー性皮膚炎発症に対する*Lactobacillus rhamnosus* GG投与の予防効果は2歳から7歳まで継続している．
(Oyama N, et al. 2001[4])を改変)

図3 年齢による腸内細菌叢の変化

生直後には *E. coli* や *Enterococcus* などの通性嫌気性菌が定着し，これらの菌の増殖に伴い嫌気状態になると *Bifidobacterium* が主要な菌となり，乳幼児期には最優勢菌として存在する．
（光岡知足ほか，2006[5]）

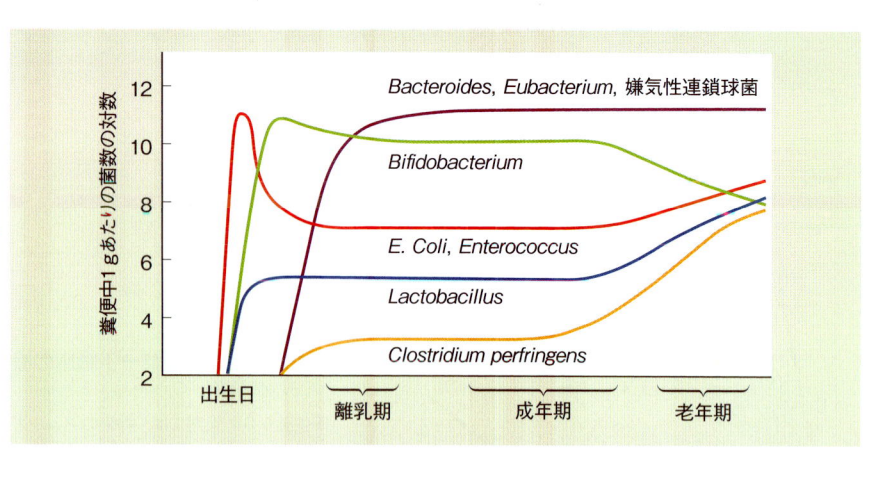

表1 腸内細菌叢とアレルギーの関連

	著者	発表年	対象の疾患，マーカーと年齢など	対照との腸内細菌叢の違い
症例・対照研究	Björkstén	1999	2歳アレルギー児	あり
	Kirjavainen	2001	1歳までのアトピー性皮膚炎	なし
	Watanabe	2003	アトピー性皮膚炎	あり
	Murray	2005	4歳児　アレルゲン感作，喘鳴	なし
	Sepp	2005	5歳児　喘息，鼻炎，湿疹	あり
	Kendler	2006	7歳以下　アトピー性皮膚炎	なし
	Gore	2007	生後6か月までのアトピー性皮膚炎	あり
コホート調査	Björkstén	2001	2歳までのアトピー性皮膚炎発症	あり
	Kalliomäki	2001	1歳までのアレルゲン感作	あり
	Nambu	2004	1歳時でのアレルゲン感作	あり
	Penders	2006	2歳までの湿疹	あり
	Suzuki	2007, 2008	1歳までのアレルゲン感作，湿疹	あり

要な研究結果について述べる．

Björkstén らは，2歳の時点でアレルギー児（アトピー性皮膚炎またはアレルゲン感作）と対照健康児の腸内細菌叢を比較したところ，アレルギー児では対照健康児に比べて *Lactobacillus*，*Bifidobacterium*，*Bacteroides* の検出率が低く，coliform や *Staphylococcus aureus* の菌数が多いことを報告した[6]．このコホート研究での5歳の時点でのアレルギー児と対照健康児の便菌叢の解析では，アレルギー児は健康児に比べて，*Bifidobacterium* の検出率が低く，また *Clostridium* の菌数が多いという結果であった[7]．

Kirjavainen らは，離乳前のアトピー性皮膚炎児と健康児の腸内細菌叢を比較し，アトピー性皮膚炎群では *Bifidobacterium* 菌数が少なく，*Bacteroides* 菌数が多いことを報告している[8]．Murray らは，アレルゲン感作陽性の喘鳴幼児と感作がない健康児を比較したところ，両群間で乳酸菌の検出率，菌数，*Bifidobacterium* の検出率，菌数，*Bifidobacterium* 菌種の割合に差異を認めなかったが，湿疹児では *Bifidobacterium* の占有率が少なかったと報告している[9]．

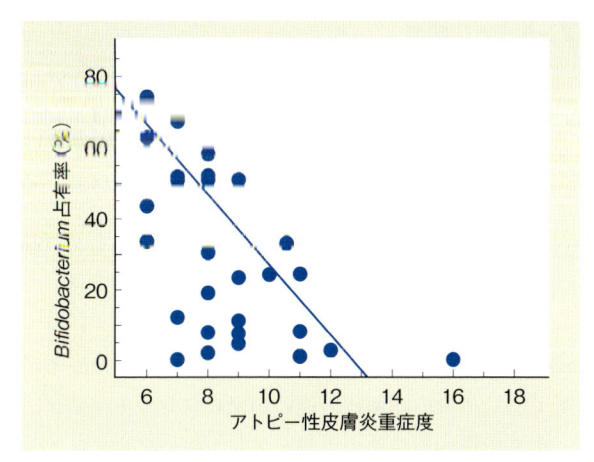

図4 アトピー性皮膚炎の症状スコアと腸内細菌叢の関連
Bifidobacteriumの占有率とアトピー性皮膚炎疾患活動性は逆比例している.
(Watanabe S, et al. 2003[10]を改変)

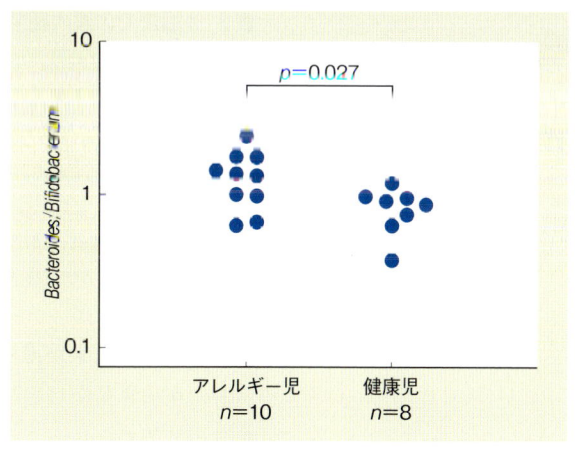

図5 アレルギー児と健康児におけるBacteroides/Bifidobacterium比
アレルギー群では健康児に比較して有意にBacteroides/Bifidobacterium比が高値である.
(Suzuki S, et al. 2008[11]を改変)

　わが国でも幼児期から若年成人までのアトピー性皮膚炎患者と，対照健康人の腸内細菌叢をWatanabeらが調査し，アトピー性皮膚炎では対照に比較してBifidobacterium菌数が少なく，さらにBifidobacteriumの占有率と疾患活動性が逆比例することを示している（図4）[10].

　筆者らは，千葉県農村部の病院産科での出生コホート研究における生後2歳での腸内BifidobacteriumとBacteroidesの検出率と菌量を検討したところ，アレルギー群では健康児に比較して有意にBacteroides/Bifidobacterium比が高値であった（図5）[11].

　以上の結果から，アトピー性皮膚炎患者では腸内細菌叢におけるBifidobacteriumの絶対的，相対的な減少が存在すると考えられ，またいわゆる悪玉菌が相対的に増加していることが示唆される．さらに最近，英国のGoreらは，アトピー性皮膚炎乳児と対照群の比較を行い，両群間で腸内細菌叢全体として差異はなかったが，アトピー性皮膚炎群で有意にBifidobacterium pseudocatenulatumが多かったことを報告している[12].すなわち菌種レベルの違いもアレルギー疾患発症に関連すると考えられる.

アレルギー疾患の発症・悪化と腸内細菌叢

　腸内細菌叢の異常が，アレルギー疾患の原因なのか結果なのかは重要な問題である.

　Björksténらは，エストニアとスウェーデンの乳児の腸内細菌叢と2歳までのアトピー性皮膚炎の発症，あるいは皮膚プリックテストの陽性化との関連を前向き調査で解析した．その結果，アレルギー発症児は非発症対照児に比較して生後1か月でのEnterococcusの検出率，および1歳までのBifidobacteriumの検出率が有意

表2　1歳までの腸内細菌叢とアレルギーの関連

菌	検出率(%)(健康児/アレルギー児)			
	1週	1か月	3か月	1歳
enterococci	96/67*	96/72*	96/89	96/89
lactobacilli	8/39*	46/56	34/56	38/44
bifidobacteria	50/17*	69/39	62/28*	69/22*

*統計学的に有意差あり．
(Björkstén B, et al. 2001[13]を改変)

に低いという結果が得られた（**表2**）[13]．乳児で主要な菌叢に属する菌の検出率がアレルギーを発症した児では低く，この腸内細菌叢の違いが児のアレルギー発症に先立って認められることから，彼らは腸内細菌叢の異常がアレルギー疾患発症と強く関連すると考えた．

同じくフィンランドのKalliomäkiらは，生後3週間，3か月の児の腸内細菌叢とアレルゲンへの感作との関連を解析している[14]．アレルゲン感作児と非感作児間で，培養法での菌量には差異はなかったが，FISH（fluorescence in situ hybridization）法ではClostridiumが前者で有意に多く，BifidobacteriumのClostridiumに対する比は有意に前者で低いことから，腸内細菌叢のバランスの異常がアレルゲン感作に関連すると結論している．

わが国でもNambuらが生後4か月の腸内細菌叢と1歳時でのアレルギーのパラメーターとの関連を調べている．その結果，1歳での卵白特異IgEの陽性化と4か月時Bacteroidesの腸内細菌叢における占有率に関連が認められた．北欧諸国で認められたBifidobacteriumやLactobacillusの菌数の差異は観察されなかった[15]．

筆者らは，千葉県農村部の病院産科で出生した新生児を追跡して，生後6か月までのBifidobacterium菌種と6か月までのアレルゲン感作，またはアレルギー疾患発症との関連を前向きに調査した．Bifidobacterium菌種の検出は16S rRNAに対する菌種特異的primerを用いてPCR（polymerase chain reaction）で行った．その結果，アレルギーを発症する前，生後1か月の時点で後にアレルギー児と診断された児とアレルギーを発症しなかった児でのBifidobacterium catenulatum groupの検出率が異なっていた（60% vs 6.3%，$p < 0.01$）[16]．

北欧のOuwehandらは，同様の調査でアレルギー発症児ではBifidobacterium adolescentisが多く，アレルギー非発症児ではBifidobacterium bifidumが多いことを横断的研究で示している[17]．すなわち，国によりアレルギー発症と関連するBifidobacterium菌種は異なるが，菌種レベルの違いがアレルギー発症に先行して認められる点では同一であった．

以上から，BifidobacteriumやLactobacillusなどの善玉菌の絶対数の減少，善玉菌に対する悪玉菌の相対的増加，さらに善玉菌中の菌種レベルの違いなどから，アレルギー発症に関連する可能性が示唆される．

一方，アレルギー症状の変化と腸内細菌叢が連動する報告も存在する．

Kirjavainenらは，牛乳アレルギーを伴うアトピー性皮膚炎乳児の腸内細菌叢を経時的に解析し，アミノ酸乳投与による症状の改善に伴ってBacteroides菌数が健

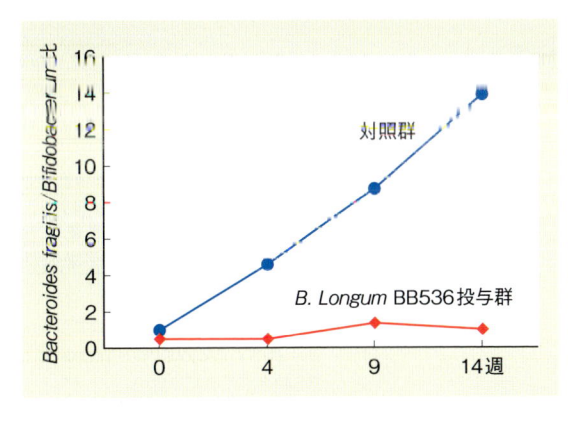

図6 スギ花粉飛散時期におけるスギ花粉症患者便中 Bacteroides fragilis/Bifidobacterium 菌比の変化

Bifidobacterium longum BB536 投与群ではプラセボ投与群に比較すると，Bifidobacterium 菌数が増加して，相対的に Bacteroides fragilis/Bifidobacterium 菌数比は上昇しない．

(Odamaki T, et al. 2007[18] を改変)

康児のレベルまで減少することを報告している[8]．

Odamaki らは，スギ花粉症患者の腸内細菌叢をスギ花粉飛散前後で解析し，スギ曝露に伴って Bacteroides fragilis の菌量が増加することを示した．Bifidobacterium longum BB536 投与群ではプラセボ投与群に比較して Bifidobacterium 菌数が増加して相対的に B. fragilis/Bifidobactrium 菌数比が上昇せず，臨床的にもスギ花粉症症状が抑制された（図6）[18]．

これらの結果は，腸内細菌叢が宿主のアレルギーの発症や疾患活動性に関連するだけでなく，宿主のアレルギー疾患の程度や症状経過などが腸内細菌叢に影響を与えることを示唆している．

腸内細菌叢の異常とアレルギー発症・増悪の機序

腸内細菌叢の乱れは，どのようにアレルギー疾患発症や増悪に関与するのだろうか？ 先に述べたように Isolauri のグループは，北欧のアレルギー乳児と対照健康乳児の腸内細菌叢を比較し，アレルギー乳児では B. adolescentis が多く，健康児では B. bifidum が多いことを示している．興味深いことに，B. bifidum は B. adolescentis に比べて腸粘膜への接着能が強く[19]，マウスマクロファージ細胞株からの IL-10 誘導能が高く，IL-12 誘導能が低かった[20]．すなわち，健康児には腸管への接着能が強く，炎症抑制能の高い Bifidobacterium 菌種が多いという結果であった．

一方，アレルギー児の腸内細菌叢の異常としての"悪玉菌"である Bacteroides や Clostridium は腸の炎症を強く誘導することが示されている[21, 22]．

以上の結果から，腸管での炎症を抑制する腸内細菌叢の形成がアレルギー発症の予防や増悪の抑制に重要であると考えられる．

Feleszko らは，新生仔マウスにプロバイオティクスを投与後にアレルゲン感作を行うとアレルゲン刺激による腸間膜リンパ節細胞からの TGF-β 以外のサイトカイン産生が抑制され，傍気管リンパ節中に FoxP3 陽性 Treg 細胞が増加し，アレルゲン吸入による気道収縮も抑制されることを報告している[23]．すなわち，適切な腸内細菌叢の形成は，腸以外の皮膚や呼吸器でのアレルギーの予防にも関与して

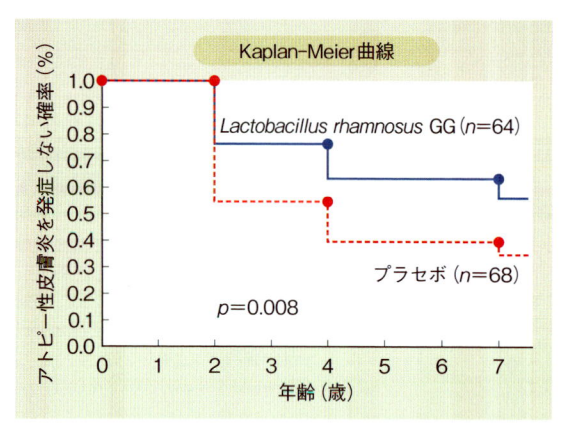

図7 *Lactobacillus rhamnosus* GG 投与によるアトピー性皮膚炎発症予防効果

アトピー性皮膚炎の有病率はプラセボ群に比べて *Lactobacillus rhamnosus* GG 投与群で有意に低い.
(Kalliomäki M, et al. 2007[26]を改変)

いることが示唆される.

プロバイオティクス投与によるアレルギー疾患発症予防の試み

Isolauri らは，母体および新生児に投与した *Lactobacillus rhamnosus* GG の児のアトピー性皮膚炎発症に対する効果を二重盲検法により解析した．この前向き研究では，159 人の妊婦を *L. rhamnosus* GG 投与群とプラセボ投与群に分け，児が 2 歳になったときのアトピー性皮膚炎の有症率，SCORAD（scoring atopic dermatitis）による皮疹スコア，血清総 IgE，アレルゲンへの皮膚テストの陽性率を解析した[24]．最終的に，プラセボ投与群では 2 歳の時点でアトピー性皮膚炎が 46 % の有症率であったのに対して，*L. rhamnosus* GG 投与群では 23 % の有症率であり，発症が半分に低下していた．

一方，血清総 IgE 値，RAST の陽性率，皮膚テストの陽性率には 2 群で差異は認められなかった．この研究では 4 歳でのアトピー性皮膚炎の有症率についても調査を行っている．特異 IgE 値にはプラセボ群と差がなく，アレルギー性鼻炎の発症抑制効果は認められていないが，有意に *L. rhamnosus* GG 投与群でアトピー性皮膚炎の有病率が低下した[25]．彼らはさらに，7 歳でのアトピー性皮膚炎の有病率もプラセボ群に比べて *L. rhamnosus* GG 投与群で有意に低いことを報告しており，プロバイオティクスの効果が長期に継続することが示された（**図7**）[26]．

最近では Kukkonen らが，妊婦を対象にプレバイオティクスと 4 種類のプロバイオティクスを投与して生まれてきた児のアトピー性皮膚炎の発症を予防できることを報告している[27]．また，Taylor らはアレルギー発症のハイリスク児に生後 6 か月間 *Lactobacillus acidophilus* を投与することによるアトピー性皮膚炎発症の予防効果を検討しているが，彼らの結果では予防効果は得られず，かえって牛乳に対する感作を促進したという[28]．

以上の結果はプロバイオティクスによる乳児アトピー性皮膚炎の予防効果には，投与される菌種や投与時期などによって差異がある可能性を示唆している．

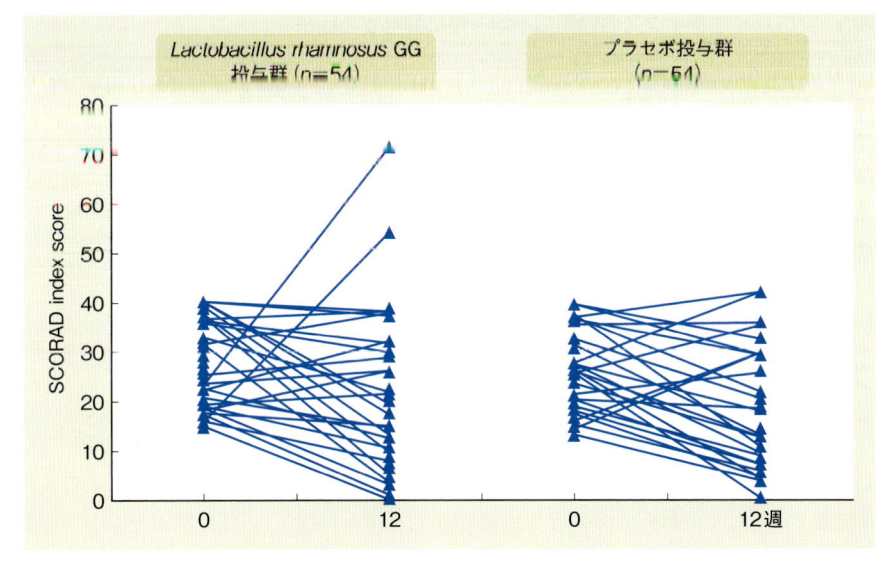

図8 乳児アトピー性皮膚炎に対する *Lactobacillus rhamnosus* GG 投与の効果
投与前後での個々の患者の SCORAD の変化を示す．両群間での SCORAD の変化に有意差はなかった．
(Grüber C, et al. 2007[34]を改変)

プロバイオティクス投与によるアレルギー疾患の治療の試み

　デンマークの Rosenfeldt らは，二重盲検・クロスオーバー法によって *Lactobacillus rhamnosus* と *Lactobacillus reuteri* の組み合わせのアトピー性皮膚炎に対する効果を検討している[29]．アトピー性皮膚炎の疾患活動性は，SCORAD によって評価された．患者年齢は 1〜13 歳（平均 5.1 歳）で 58 人のアトピー性皮膚炎の患者が参加した．患者の主観的な評価による臨床症状の改善度は，プロバイオティクスを服用していたときには，プラセボ投与時に比較して有意に高かった．SCORAD による皮疹スコアはプロバイオティクス投与とプラセボ投与で差異を認めなかったが，皮疹の面積の比較では，プラセボ投与に対して，プロバイオティクス投与で有意に減少が認められている．

　Weston らは，オーストラリアの 6〜18 か月の中等度から重症のアトピー性皮膚炎児 56 人を対象に *Lactobacillus fermentum* またはプラセボを 8 週間二重盲検・クロスオーバーで投与した[30]．その結果，*L. fermentum* 投与時に有意に SCORAD の改善が認められた．

　フィンランドの Viljanen らも二重盲検・クロスオーバー法で *L. rhamnosus* GG のアトピー性皮膚炎に対する効果を 1〜12 か月の牛乳アレルギーが疑われたアトピー性皮膚炎乳児を対象として解析した．その結果，皮膚テストまたは血液検査で食物あるいは吸入アレルゲンに対する IgE が陽性であった乳児でだけプラセボ群に比べて有意に大きな SCORAD の減少を観察した[31]．

　オランダの Brouwer らは，二重盲検法で乳児のアトピー性皮膚炎に対する *L. rhamnosus*, *L. rhamnosus* GG の効果を検討し，これらのプロバイオティクスが無効であったと述べている[32]．また，Fölster-Holst，Grüber らも，それぞれ独自に乳児のアトピー性皮膚炎に対する *L. rhamnosus* GG の効果を検討し，効果がなかったと報告している[33, 34]（**図8**）．

表3 プロバイオティクスの効果の不均一性に関与する因子

プロバイオティクス	宿主側因子	環境因子
菌属，菌種，菌株	アトピー素因	母体の腸内細菌叢
投与量	自然免疫分子の個体差	出産経路（経腟，帝切）
投与期間	菌定着の差異	乳児栄養法
投与法	摂取へのアドヒアランス	母体のプレ・プロバイオティクス摂取
投与対象（妊婦，児）	抗菌薬使用	抗菌薬使用

プロバイオティクス投与によるサイトカインの変化

　腸内細菌叢の免疫系への作用，サイトカイン産生能に与える影響などは他項で詳しく述べられると思うので，ここではアレルギーに関する報告を中心にまとめる．ある種のプロバイオティクスは上皮細胞からの TNF-β，プロスタグランジン E_2 産生を促進して制御性樹状細胞を誘導することが示されている[35]．また TGF-β や IL-10 産生細胞を誘導することが実験動物などで報告されている[36,37]．プロバイオティクスは母乳中の TGF-β2 量にも影響を与えることが知られているが，報告により産生を促進するとする報告と産生を抑制するとの報告がある[38,39]．

プロバイオティクスの効果に関与する因子

　現在までの乳幼児アレルギー疾患の治療や予防におけるプロバイオティクスの効果が一定していない理由としては，菌属，菌種，菌株の違い，投与対象，宿主側のさまざまな因子や環境の違いなどが考えられる（**表3**）．たとえば，一口にプロバイオティクスといってもさまざまな菌属，菌種，菌株があり，それらの働きは大きく異なっている．*in vitro* の検討でも *L. reuteri*, *L. casei* は，単球から抑制性樹状細胞を誘導するのに対して，*L. plantarum* はそのような作用を持たない[40]．

　アレルギー発症予防を期待する場合には，出生後ではなく妊婦に投与するほうが効果的であるとの報告が多い．おそらくこれは母乳中の IL-10 や TGF-β の量に対する作用が重要なためであろう．また，宿主側の因子としては母親のアレルギー素因，児の自然免疫分子の発現レベルなどが考えられる．

　筆者らが行ってきた千葉市での出生コホート研究では，生後数日に *Bifidobacterium* の定着があったとしても，臍帯血単核球が菌体刺激による IL-10 産生が低下している場合には，乳児期のアトピー性皮膚炎の発症率が高いという結果が得られている（投稿中）．また，児の腸内細菌叢は母親の細菌叢によって影響を受ける．上記のコホート研究では母親と児の便中 *Bifidobacterium* 数には相関が認められている（**図9**）．

おわりに

　この数年間でプロバイオティクスのアレルギー発症，悪化の予防に関する臨床研

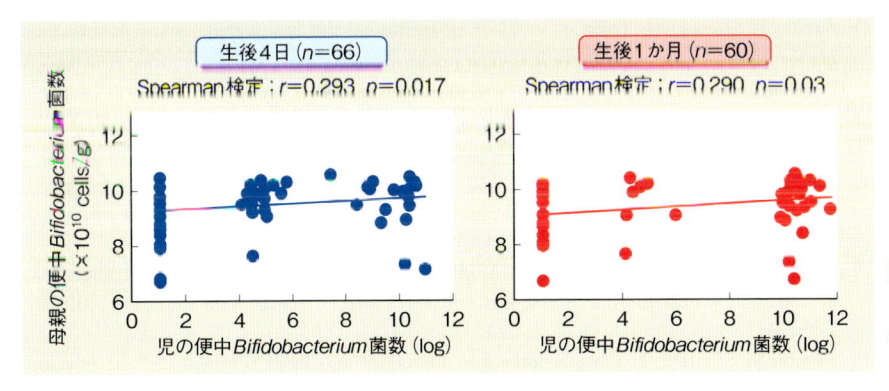

図9 母親と児の便中 Bifidobacterium 菌数の関連
母親と児の便中 Bifidobacterium 数には相関が認められている．

究が多く発表されるようになった．これらの報告には効果を認めたものも，なかったとするものもある．現在までの乳酸菌のアレルギー疾患の予防・治療効果についてまとめてみると，最も効果が認められているのは乳幼児のアトピー性皮膚炎の発症予防であり，すでに発症しているアレルギー疾患の治療効果については明確ではない．特に IgE を介するアレルギー疾患や成人における有効性を示す報告はまだ少ない．食習慣，人種などが欧米人と異なる日本人において，どのような菌属，菌種，菌株の乳酸菌がアレルギー疾患の予防・治療に最も効果があるのかを明らかにする必要があると考えられ，わが国における臨床研究が進むことを期待している．

（下条直樹，河野陽一，鈴木修一）

●引用文献

1. Prescott SL, Macaubas C, Smallacombe T, et al. Development of allergen-specific T-cell memory in atopic and normal children. Lancet 1999; 353: 196-200.
2. Akdis M, Verhagen J, Taylor A, et al. Immune responses in healthy and allergic individuals are characterized by a fine balance between allergen-specific T regulatory 1 and T helper 2 cells. J Exp Med 2004; 199: 1567-1575.
3. Sudo N, Sawamura S, Tanaka K, et al. The requirement of intestinal bacterial flora for the development of an IgE production system fully susceptible to oral tolerance induction. J Immunol 1997; 159: 1739-1745.
4. Oyama N, Sudo N, Sogawa H, et al. Antibiotic use during infancy promotes a shift in the T(H)1/T(H)2 balance toward T(H)2-dominant immunity in mice. J Allergy Clin Immunol 2001; 107: 153-159.
5. 光岡知足．プロバイオティクス・プレバイオティクス・バイオジェニックス，日本ビフィズス菌センター，2006: p.3.
6. Björkstén B, Naaber P, Sepp E, et al. The intestinal microflora in allergic Estonian and Swedish 2-year-old children. Clin Exp Allergy 1999; 29: 342-346.
7. Sepp E, Julge K, Mikelsaar M, et al. Intestinal microbiota and immunoglobulin E responses in 5-year-old Estonian children. Clin Exp Allergy 2005; 35: 1141-1146.
8. Kirjavainen PV, Apostolou E, Arvola T, et al. Characterizing the composition of intestinal microflora as a prospective treatment target in infant allergic disease. FEMS Immunol Med Microbiol 2001; 32: 1-7.
9. Murray CS, Tannock GW, Simon MA, et al. Fecal microbiota in sensitized wheezy and non-sensitized non-wheezy children: a nested case-control study. Clin Exp Allergy 2005; 35: 741-745.
10. Watanabe S, Narisawa Y, Arase S, et al. Differences in fecal microflora between patients with atopic dermatitis and healthy control subjects. J Allergy Clin Immunol 2003; 111: 587-591.

11. Suzuki S, Shimojo N, Tajiri Y, et al. A quantitative and relative increases in intestinal bacteroides in allergic infants in rural Japan. Asian Pac J Allergy Immunol 2008; 26: 113-119.
12. Gore C, Munro K, Lay C, et al. Bifidobacterium pseudocatenulatum is associated with atopic eczema: a nested case-control study investigating the fecal microbiota of infants. J Allergy Clin Immunol 2008; 121: 135-140.
13. Björkstén B, Sepp E, Julge K, et al. Allergy development and the intestinal microflora during the first year of life. J Allergy Clin Immunol 2001; 108: 516-520.
14. Kalliomäki M, Kirjavainen P, Eerola E, et al. Distinct patterns of neonatal gut microflora in infants in whom atopy was and was not developing. J Allergy Clin Immunol 2001; 107: 129-134.
15. Nambu M, Shintaku N, Ohta S. Intestinal microflora at 4 months of age and the development of allergy. Allergol Int 53: 121-126, 2004
16. Suzuki S, Shimojo N, Tajiri Y, at al. Differences in the composition of intestinal Bifidobacterium species and the development of allergic diseases in infants in rural Japan. Clin Exp Allergy 2007; 37: 506-511.
17. Ouwehand AC, Isolauri E, He F, et al. Differences in Bifidobacterium flora composition in allergic and healthy infants. J Allergy Clin Immunol 2001; 108: 144-145.
18. Odamaki T, Xiao JZ, Iwabuchi N, et al. Fluctuation of fecal microbiota in individuals with Japanese cedar pollinosis during the pollen season and influence of probiotic intake. J Investig Allergol Clin Immunol 2007; 17: 92-100.
19. He F, Ouwehand AC, Isolauri E, et al. Comparison of mucosal adhesion and species identification of bifidobacteria isolated from healthy and allergic infants. FEMS Immunol Med Microbiol 2001; 30: 43-47.
20. He F, Morita H, Ouwehand AC, et al. Stimulation of the secretion of pro-inflammatory cytokines by Bifidobacterium strains. Microbiol Immunol 2002; 46: 781-785.
21. Onderdonk AB, Franklin ML, Cisneros RL. Production of experimental ulcerative colitis in gnotobiotic guinea pigs with simplified microflora. Infect Immun 1981: 32: 225-31.
22. Pothoulakis C, Lamont JT. Microbes and microbial toxins: paradigms for microbial-mucosal interactions II. The integrated response of the intestine to Clostridium difficile toxins. Am J Physiol Gastrointest Liver Physiol 2001; 280: G178-183.
23. Feleszko W, Jaworska J, Rha RD, et al. Probiotic-induced suppression of allergic sensitization and airway inflammation is associated with an increase of T regulatory-dependent mechanisms in a murine model of asthma. Clin Exp Allergy 2007; 37: 498-505.
24. Kalliomäki M, Salminen S, Arvilommi H, et al. Probiotics in primary prevention of atopic disease: a randomised placebo-controlled trial. Lancet 2001; 357: 1076-1079.
25. Kalliomäki M, Salminen S, Poussa T, et al. Probiotics and prevention of atopic disease: 4-year follow-up of a randomised placebo-controlled trial. Lancet 2003; 361: 1869-1871.
26. Kalliomäki M, Salminen S, Poussa T, et al. Probiotics during the first 7 years of life: a cumulative risk reduction of eczema in a randomized, placebo-controlled trial. J Allergy Clin Immunol 2007; 119: 1019-1021.
27. Kukkonen K, Savilahti E, Haahtela T, et al. Probiotics and prebiotic galacto-oligosaccharides in the prevention of allergic diseases: a randomized, double-blind, placebo-controlled trial. J Allergy Clin Immunol 2007; 119: 192-198.
28. Taylor AL, Dunstan JA, Prescott SL. Probiotic supplementation for the first 6 months of life fails to reduce the risk of atopic dermatitis and increases the risk of allergen sensitization in high-risk children: a randomized controlled trial. J Allergy Clin Immunol 2007; 119: 184-191.
29. Rosenfeldt V, Benfeldt E, Nielsen SD, et al. Effect of probiotic Lactobacillus strains in children with atopic dermatitis. J Allergy Clin Immunol 2003; 111: 389-395.
30. Weston S, Halbert A, Richmond P, et al. Effects of probiotics on atopic dermatitis: a randomised controlled trial. Arch Dis Child 2005; 90: 892-897.
31. Viljanen M, Savilahti E, Haahtela T, et al. Probiotics in the treatment of atopic eczema/dermatitis syndrome in infants: a double-blind placebo-controlled trial. Allergy 2005; 60:

494-500.
32. Brouwer ML, Wolt-Plompen SA, Dubois AE, et al. No effects of probiotics on atopic dermatitis in infancy: a randomized placebo controlled trial. Clin Exp Allergy 2006; 36: 899-906.
33. Fölster-Holst R, Müller F, Schnopp N, et al. Prospective, randomized controlled trial on Lactobacillus rhamnosus in infants with moderate to severe atopic dermatitis. Br J Dermatol 2006; 155: 1256-1261.
34. Grüber C, Wendt M, Sulser C, et al. Randomized, placebo-controlled trial of Lactobacillus rhamnosus GG as treatment of atopic dermatitis in infancy. Allergy 2007; 62: 1270-1276.
35. Newberry RD, McDonough JS, Stenson WF, et al. Spontaneous and continuous cyclooxygenase-2-dependent prostaglandin E2 production by stromal cells in the murine small intestine lamina propria: directing the tone of the intestinal immune response. J Immunol 2001; 166: 4465-4472.
36. Di Giacinto C, Marinaro M, Sanchez M, et al. Probiotics ameliorate recurrent Th1-mediated murine colitis by inducing IL-10 and IL-10-dependent TGF-beta-bearing regulatory cells. J Immunol 2005; 174: 3237-3246.
37. Lammers KM, Brigidi P, Vitali B, et al. Immunomodulatory effects of probiotic bacteria DNA: IL-1 and IL-10 response in human peripheral blood mononuclear cells. FEMS Immunol Med Microbiol 2003; 38: 165-172.
38. Böttcher MF, Abrahamsson TR, Fredriksson M, et al. Low breast milk TGF-beta2 is induced by Lactobacillus reuteri supplementation and associates with reduced risk of sensitization during infancy. Pediatr Allergy Immunol 2008; 19: 497-504.
39. Huurre A, Laitinen K, Rautava S, et al. Impact of maternal atopy and probiotic supplementation during pregnancy on infant sensitization: a double-blind placebo-controlled study. Clin Exp Allergy 2008; 38: 1342-1348.
40. Smits HH, Engering A, van der Kleij D, et al. Selective probiotic bacteria induce IL-10-producing regulatory T cells in vitro by modulating dendritic cell function through dendritic cell-specific intercellular adhesion molecule 3-grabbing nonintegrin. J Allergy Clin Immunol 2005; 115: 1260-1267.

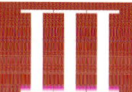

III 臨床編

❷ 消化器領域

III 臨床編 ❷ 消化器領域

8
胃・十二指腸疾患

はじめに

　上部消化管すなわち食道，胃，十二指腸における主な疾患は，腫瘍性疾患，潰瘍性疾患，炎症性疾患および機能性疾患に大別されるが，上部消化管疾患の病態は胃酸分泌や消化管運動が深く関与していることは古くから知られていた．一方，1983年に発見された*Helicobacter pylori*は，上部消化管疾患の病態生理に対する概念を変えただけでなく実際の診療にも大きな変革をもたらしている．*H. pylori*は幼児期に感染し，半永久的に胃粘膜に生息する細菌であり，局所の免疫反応により胃粘膜障害を惹起して慢性組織学的胃炎を形成し，消化性潰瘍，胃MALTリンパ腫（gastric lymphoma of mucosa-associated lymphoid tissue）および胃癌の発生母地となるだけでなく，特発性血小板減少性紫斑病（idiopathic thrombocytopenic purpura：ITP）や小児の鉄欠乏性貧血などの全身疾患に深く関与する"感染症"であることが明らかとなってきた（図1）．

　本稿では，上部消化管疾患の現状と今後について*H. pylori*感染との関連を中心に概説し，さらに本領域におけるプロバイオティクスの応用の可能性について紹介する．

主な上部消化管疾患の病態

　日常の診療現場において遭遇する頻度の高い主な上部消化管疾患を表1に示す．腫瘍性疾患としては，食道癌，胃癌，胃腺腫を含む胃ポリープ，リンパ腫，GIST（gastrointestinal stromal tumor：消化管間質腫瘍）を含む胃の非上皮性腫瘍，十二指腸癌および腺腫が多く遭遇する疾患であり，潰瘍性疾患では胃潰瘍および十二指腸潰瘍，炎症性疾患としては逆流性食道炎，慢性胃炎，十二指腸炎が多い．さらに機能性疾患とされるのは，胃食道逆流症（gastroesophageal reflux disease：GERD），functional dyspepsia（機能性胃腸症）が代表的な疾患といえる．

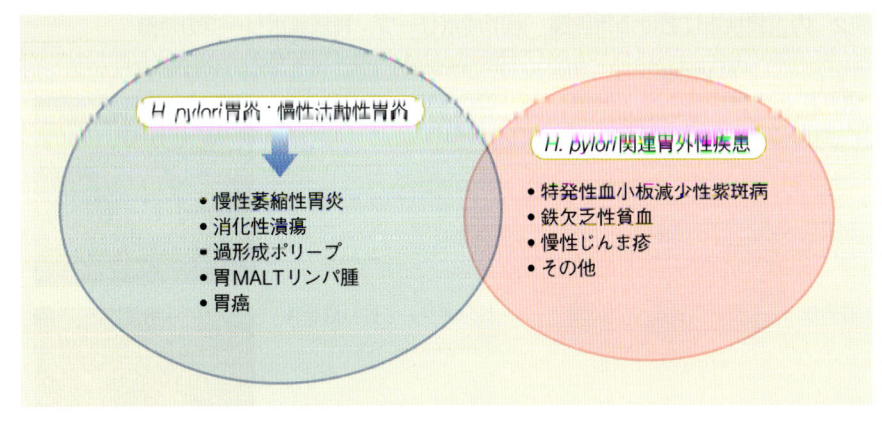

図1　H. pylori感染症

H. pyloriは幼児期に感染し半永久的に胃粘膜に生息する細菌であり，消化性潰瘍，胃MALTリンパ腫および胃癌の発生母地となるだけではなく，特発性血小板減少性紫斑病や小児の鉄欠乏性貧血などの全身疾患に深く関与する"感染症"である．

表1　頻度の高い主な上部消化管疾患

腫瘍性疾患	潰瘍性・炎症性疾患	機能性疾患
1. 食道癌 2. 胃癌 3. 胃ポリープ 4. 胃リンパ腫 5. GIST	1. 胃・十二指腸潰瘍 2. 逆流性食道炎 3. 慢性胃炎 4. 十二指腸炎	1. 胃食道逆流症 2. functional dyspepsia

以下，疾患の概要を臓器別に示す．

食道疾患

　食道癌は，中年以降の男性に多くみられ，リスク因子として喫煙と飲酒が確立している．組織学的にみると，わが国では扁平上皮癌が多く，欧米の男性で最近増加している食道腺癌の患者は少ない．炎症に起因すると考えられる逆流性食道炎やBarrett食道は胃酸分泌の亢進や食道裂孔ヘルニアと密接な関連を持っており，最近，H. pylori 感染率の低下に伴って増加している．なお，GERDについては，後述するように器質的疾患である逆流性食道炎を伴うことが多いが，肉眼的な食道炎を認めないものでも胸焼けなどの症状がある場合にも用いられる病名である．

胃疾患

　胃の疾患については以前から胃酸分泌との密接な関連が指摘されていたが，後述するように最近の研究からH. pylori 感染との密接な関連が判明している．なかでも，胃癌はわが国で最も有病率の高い悪性腫瘍であり，毎年5万人が死亡している重大な疾病といえる．胃酸分泌が主因と考えられていた胃潰瘍や十二指腸潰瘍も，最近ではH. pylori 感染ないしは非ステロイド抗炎症薬（non-steroidal anti-inflammatory drugs：NSAIDs）が主な原因であることが判明している[1]．**表1**において腫瘍性に含めた胃ポリープについては，腫瘍性の胃腺腫，H. pylori 感染に起因する炎症性の胃過形成性ポリープ，原因不明であるがH. pylori 非感染者に多くみられる胃底腺ポリープに大別されるようになっている（**表2**）．従来から定義が曖昧であった"慢性胃炎"については，最近では後述するように病態・成因から，

表2 内視鏡検査における胃腺腫，過形成ポリープ，胃底腺ポリープの特徴

	背景胃粘膜	色調	表面の性状	発生部位	典型的画像
胃腺腫	高度の萎縮	退色調	凹凸あり	胃粘膜全体	
過形成ポリープ	萎縮性胃炎	発赤調	凹凸あり	胃粘膜全体	
胃底腺ポリープ	健常胃粘膜	周囲と同様	凹凸なし	胃体部	

H. pylori 感染に起因する慢性組織学的胃炎，内視鏡所見でみられる形態学的胃炎，症状から診断される症候性胃炎，すなわち機能的疾患である functional dyspepsia に分類されるようになってきた．

十二指腸疾患

十二指腸で多く認められる疾患は潰瘍であり，腫瘍性の癌や腺腫の頻度は少ない．十二指腸潰瘍は胃潰瘍と同様，H. pylori 感染ないしは NSAIDs が主な原因であることが判明している．

H. pylori 感染と上部消化管疾患との関連

すでに述べたように，上部消化管疾患の病態生理を考える場合，H. pylori 感染の関与を無視できなくなっている．ここでは，上部消化管疾患と H. pylori 感染との関連について解説する (表3)．

H. pylori 感染と食道疾患

Barrett 食道および食道腺癌

欧米では，疫学的に白人の男性における Barrett 食道や食道腺癌が H. pylori 感染率の低下とともに急増している．わが国における疫学的検討では両疾患の著明な増加は認められていないが，今後，H. pylori 非感染者が増加するにつれて，胃酸分泌が維持される高齢者の増加とともに両疾患の動向には注意を要する．

表3 主な上部消化管疾患と *H. pylori* 感染との関連

上部消化管疾患	*H. pylori* 感染との関連性
1. 食道癌	食道腺癌は感染率の低下と関連？
2. Barrett食道	食道腺癌は感染率の低下と関連？
3. 胃食道逆流症，逆流性食道炎	非感染者の増加に伴って今後，増加する
4. 胃癌（分化型，未分化型）	*H. pylori* 感染と密接な関連あり
	噴門部胃癌は *H. pylori* 感染との関連が不明
5. 胃MALTリンパ腫	除菌治療が治療の第一選択となっている
6. 胃・十二指腸潰瘍	NSAIDsとともに深い関連性あり

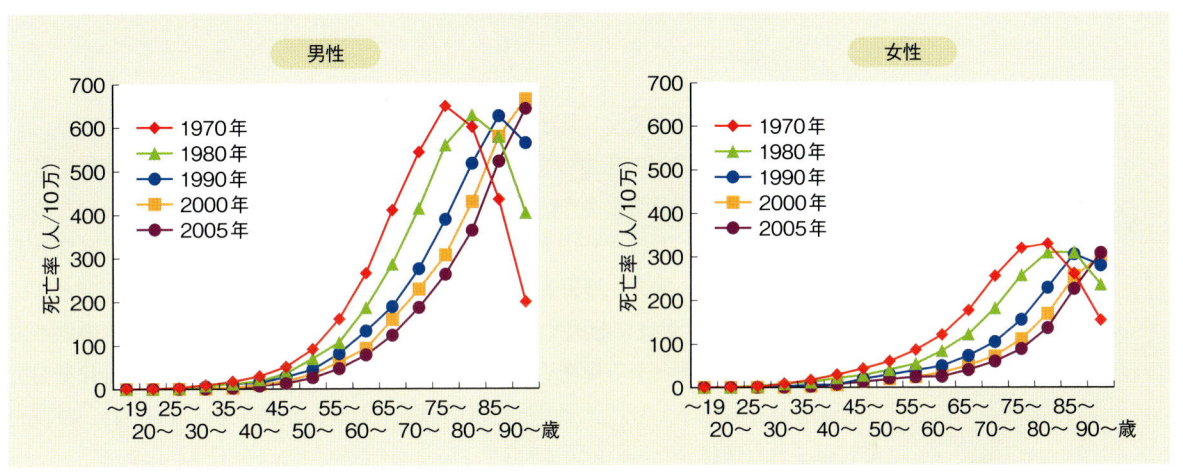

図2 胃癌による年代別死亡率の年次的推移

胃癌による死亡率は，若年者においては著明に低下しているが，高齢者での低下は認めない．

逆流性食道炎および GERD

　胃酸分泌の亢進，食道裂孔ヘルニアなどの器質的な易逆流状態および知覚神経の過敏性などの複合的な要因を持つ病態であり，疫学的には *H. pylori* の感染率が低く，非感染者が増加する今後は逆流性食道炎や GERD の増加が容易に推測されている．

H. pylori 感染と胃癌

胃癌の疫学動向について

　わが国は胃癌の最多発国として有名である．訂正死亡率とは1950年に46か国の男女合計人口の年齢構成を基準にとって計算されたもので，各国における人口の年齢構成がこの46か国全体の年齢構成と等しいと仮定した場合に示す死亡率であるが，1954～55年のわが国における胃癌訂正死亡率は男女ともにチリにつぎ世界第2位の高い死亡率を示した．その後，ほかの国での減少傾向に伴ってわが国の胃癌死亡率が1966～67年から第1位となっている[2]．最近，わが国でも胃癌の訂正死亡率は劇的に低下しているが，高齢者を中心として胃癌の発症者数は必ずしも減少していない（図2）．

　最近の疫学的検討からわが国における *H. pylori* 感染率は次第に低下しているが，今後，*H. pylori* 感染率の低下とともに胃癌は減少するのであろうか？ *H. pylori* 感染による胃粘膜の変化は持続感染に基づく慢性活動性胃炎であり，わが国では活

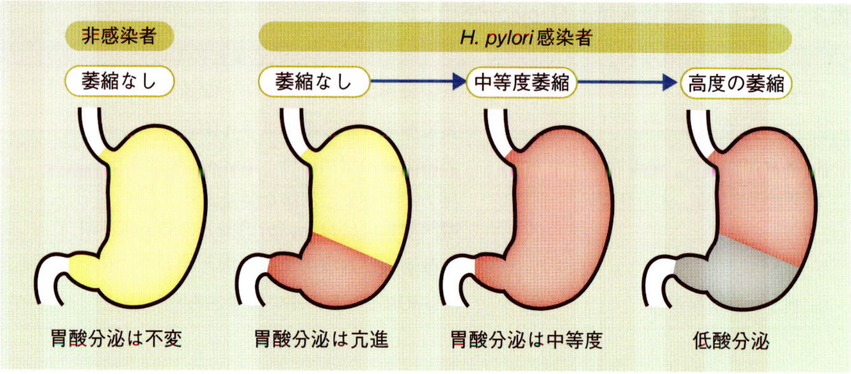

図3 H. pylori 感染と組織学的胃炎パターンと胃癌リスクとの関連

H. pylori に感染していない胃は若いままであるが，感染胃は次第に老化して胃癌のリスクが高くなる．

[図: 非感染者（萎縮なし，胃酸分泌は不変）／H. pylori 感染者（萎縮なし：胃酸分泌は亢進 → 中等度萎縮：胃酸分泌は中等度 → 高度の萎縮：低酸分泌）]

動性胃炎が胃体部へ波及し萎縮性胃炎が進展する結果，胃酸分泌能が低下する．この過程において胃癌の発生しやすい母地が形成される（図3）．一方，非感染者の胃粘膜には好中球浸潤を伴う活動性胃炎を認めず，萎縮性変化をきたさないために胃癌を発症することはまれである[3]．すなわち，分化型胃癌の発症母地は高度の萎縮性胃炎であり，未分化型胃癌は胃体部に活動性胃炎が高度の症例に多く，ともにH. pylori 感染性胃炎に起因するものと考えられる．したがって，感染率の低下に伴って胃癌の母地となる慢性活動性胃炎を持つヒトが減少するに伴い，分化型および未分化型胃癌とともに，その発症自体が減少することは容易に推測され，将来的にはまれな疾患となる可能性が高い．

一方，欧米では食道腺癌とともに噴門部癌の増加が注目されているが，わが国でも噴門部胃癌は増加するのであろうか？ 1960〜90年にかけての国立がんセンターにおける手術症例数の報告によると，食道腺癌は増加していないのに対して，噴門部癌は症例数および胃癌全体からみた割合も増加している[4]．胃癌の訂正死亡率が減少していることからみると意外な結果であり，H. pylori 感染と関連しないとの欧米の報告[5]に適合している．しかし，1990年代に試行された浅香らの全国調査では，噴門部癌も通常の胃癌と同様にH. pylori 感染率が高値であった（未発表データ）．このように，わが国における噴門部癌の推移は今後の検討課題といえる．

以上，噴門部癌を除く胃癌の発症は減少することは確かであり，一方，逆流性食道炎や GERD の増加に伴い，食道腺癌や噴門部癌が増加する可能性があり，今後は，GERD を含めた胃食道接合部の疾患に注意した診療が必要になると思われる．

■ 除菌による胃癌の減少

感染率の低下だけでなく，H. pylori 除菌による胃癌の減少は可能であろうか？

基礎的検討やヒト胃粘膜における検討から，除菌により炎症性サイトカイン，増殖因子，細胞増殖能が低下し，胃癌の発生進展に抑制的に作用することが推測されており，スナネズミを用いた感染実験では除菌による胃癌の抑制効果が明らかにされている[6]．

筆者らは内視鏡的粘膜切除術（endoscopic mucosal resection：EMR）後の残存胃粘膜において，除菌により異時性胃癌の発生・発育を抑制する可能性を報告した[7]．EMR を施行した H. pylori 陽性の132症例を対象として除菌群65例と無治

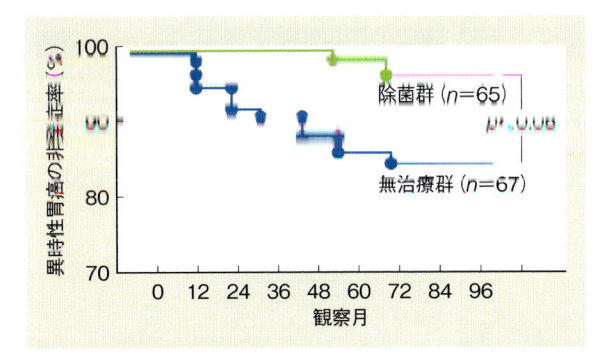

図4 早期胃癌の内視鏡的切除（EMR）後の異時性胃癌発症に対する除菌の影響
除菌により胃癌の発症ないしは進展が抑制される可能性が示唆された．

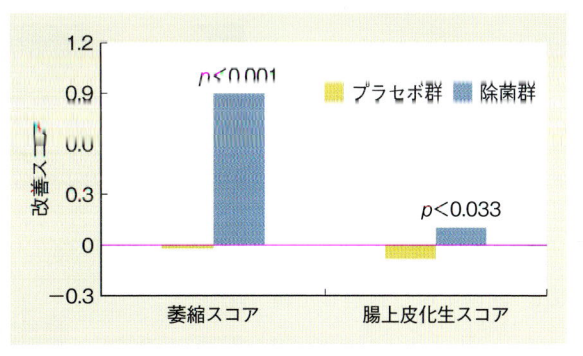

図5 わが国における大規模試験（JITHP）の結果
除菌により胃粘膜の老化現象が改善される可能性が示唆された．

療群67例を経過観察した最近の結果では，最初に切除した胃癌とは別の部位に新たな異時性胃癌を認めたものは除菌群では2例（3.0％）だけであるのに対して，無治療群では67例中11例（16.4％）と有意に高率である（図4）．本研究は対象例数が少ない点，さらに対象の振り分け方法が無作為割付ではなく，患者の希望による振り分けであった点など科学的根拠としては不十分なものであった．しかし，最近，全国多施設共同のランダム化比較試験（RCT）[8]により同様の結果が判明し，わが国ではEMR後の除菌による異時性胃癌の予防が現実的となっている．

一方，Wongら[9]約1,600例の感染者を無作為に除菌治療群とプラセボ群に分けて，その後の胃癌の発症を内視鏡で観察し，エントリー時に胃粘膜に異型性変化を認めなかったものでは，プラセボ群から6例の胃癌が発見されたのに対して，除菌群では胃癌の発症は皆無であった．そのほか，コロンビアで行われた介入試験の検討では，除菌群と非除菌群を平均7年間追跡調査した結果，胃粘膜萎縮や腸上皮化生は除菌により有意に改善し，わが国における大規模な介入試験でもやはり前癌病変とされる胃粘膜萎縮や腸上皮化生が除菌により改善された（図5）[10]．このように除菌による胃癌の予防効果が現実的となり，今後，感染率の低下と合わせて除菌による胃癌の減少が期待される．

H. pylori 感染と胃悪性リンパ腫，特に胃 MALT リンパ腫との関連

疫学的検討から胃悪性リンパ腫と *H. pylori* 感染との関連が指摘されているが，なかでも胃 MALT リンパ腫は *H. pylori* 感染に基づくものと遺伝子変異に起因するものが判明し[11]，大部分の胃 MALT リンパ腫が除菌により寛解することが明らかになっている（図6）．このため，感染率の低下とともに，除菌により寛解するタイプの胃 MALT リンパ腫の発症が減少すると思われるが，*H. pylori* と関連のない遺伝子異常によるタイプが増加することも否定できるものではなく，治療後の長期観察だけでなく，今後の疫学的な動向を注意深く観察する必要がある．

H. pylori 感染と消化性潰瘍

消化性潰瘍の原因については *H. pylori* 感染と NSAIDs が主な原因であること

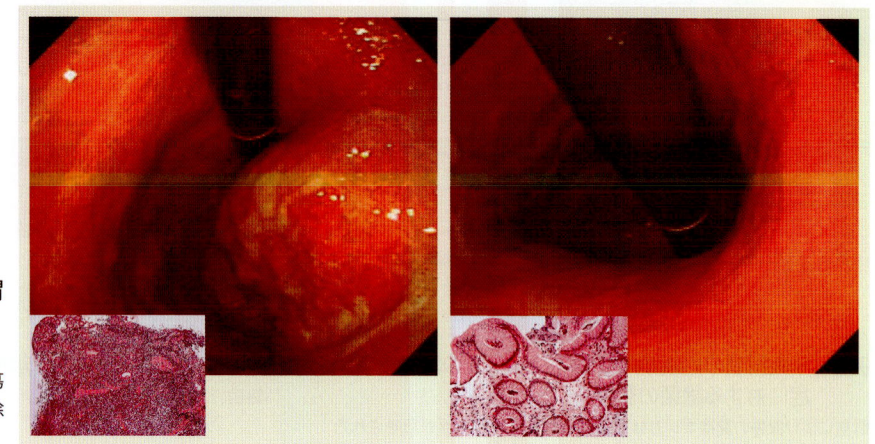

図6 除菌により寛解した胃MALTリンパ腫
左：治療前，右：除菌治療1年後
10年前までは胃切除術と抗悪性腫瘍薬の治療を受けていたが，現在では除菌治療が第一選択となっている．

図7 通常胃潰瘍の基本診療プログラム
「胃潰瘍診療ガイドライン」では，最初にNSAIDsの有無を問診により聴取し，次に H. pylori 感染の有無をチェックして治療方針を決定する．

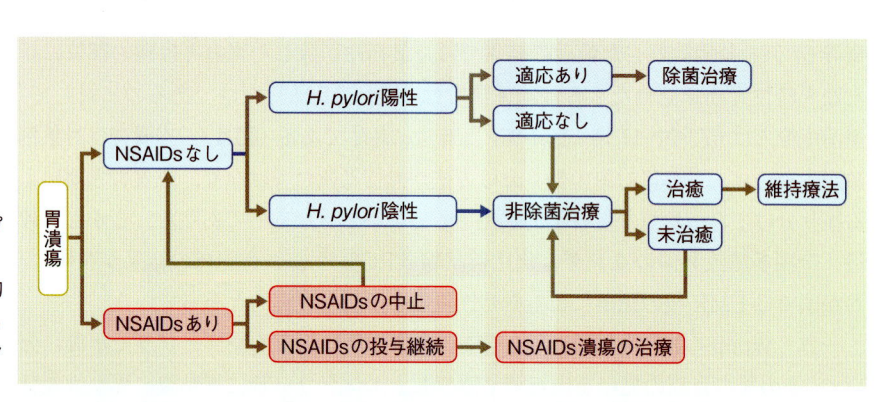

が明らかとなっており，わが国の診療ガイドライン[1]に治療手順が示されている（**図7**）．以前は治癒しても再発を繰り返すことから"潰瘍症"とされていたが，H. pylori 陽性の消化性潰瘍は除菌により再発率が著明に低下することから"潰瘍症"からの離脱が可能となっている．しかし，高齢社会を迎えているわが国では低用量アスピリンを含む NSAIDs 起因性の消化性潰瘍の増加が懸念されており，その対策が必要となっている．

H. pylori 感染と「慢性胃炎」

わが国では，「慢性胃炎」という病名がさまざまな用途で頻繁に使用されている．上腹部の不定愁訴を訴える患者で，内視鏡などによる画像検査で器質的疾患を認めない場合に用いられる病名が「慢性胃炎」であり，胃粘膜防御薬や消化管運動促進薬などを処方する際にも，保険病名としての「慢性胃炎」が使用されることが多い．本来，慢性胃炎とは"胃粘膜における炎症状態"を表す病理組織学的な病名，すなわち"慢性組織学的胃炎"であるが，実際の臨床現場では内視鏡検査において指摘される"内視鏡的慢性胃炎"や，胃痛，胃もたれなどの症状に対する"症候性慢性胃炎"といったものがすべて「慢性胃炎」という保険病名に集約されている（**図8**）．

慢性胃炎の定義が曖昧であるために，臨床現場では診断する側にも混乱を招いている．すなわち"胃が重たい""胃がもたれる"などの症状があれば「慢性胃炎」と

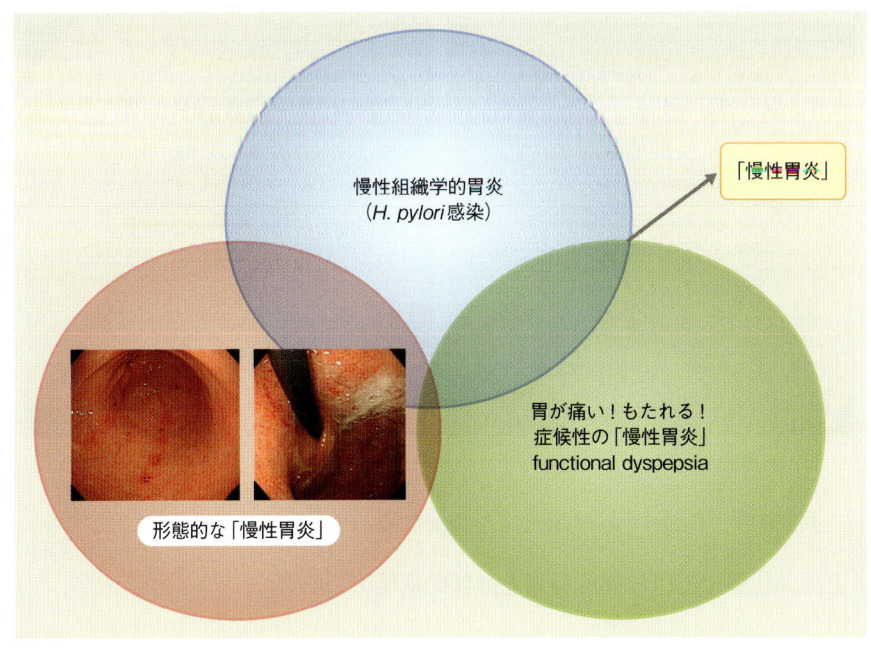

図8 わが国で使用されているさまざまな「慢性胃炎」

現時点では，H. pylori 感染による組織学的胃炎，症候性の胃炎，内視鏡的な胃炎さらには保険病名としての慢性胃炎などすべて「慢性胃炎」とされている．

診断する医師，内視鏡検査で認める発赤やびらんを「慢性胃炎」と診断する医師も多い．しかし，H. pylori の普及後，「慢性胃炎」を病態により分類する傾向が顕著になっている．すなわち，H. pylori 感染に起因する慢性組織学的胃炎と器質的異常がないにもかかわらず症状がある症候性の functional dyspepsia に大別し，形態的なもの，主に内視鏡的胃炎は内視鏡所見として考慮する傾向にある．さらに，後述するように functional dyspepsia を H. pylori 感染の有無により分類する必要性が考慮されている．

機能性の上部消化管疾患

一般臨床の現場において，上腹部痛などの消化器症状を訴える患者に対して内視鏡などによる画像診断を行っても，潰瘍や腫瘍などの器質的疾患を認めないことは日常茶飯事である．このように消化管の器質的な異常を伴わずに機能的な異常により症状が出現しているものは，最近，消化管機能異常症（functional gastrointestinal disorders：FGIDs）[12]と総称されるようになってきている．

上部消化管においてよく知られているのは，すでに述べた GERD や functional dyspepsia であり，FGIDs は単一の疾患ではなく，症状によって規定される症候群といえる．FGIDs は癌のように生死を直接左右するような疾患ではないが，罹患している患者数が多く，費やされる医療費の大きさや症状に伴う労働時間の低下などによる社会的損失からみると注目されるべき症候群といえる．しかし，FGIDs に対するわが国での対応は確立したものがないため，臨床の現場においては困惑している医師や患者が多いのも事実である．したがって，H. pylori に対する有用性が明らかになったプロバイオティクスの役割が期待される分野でもある．ここで

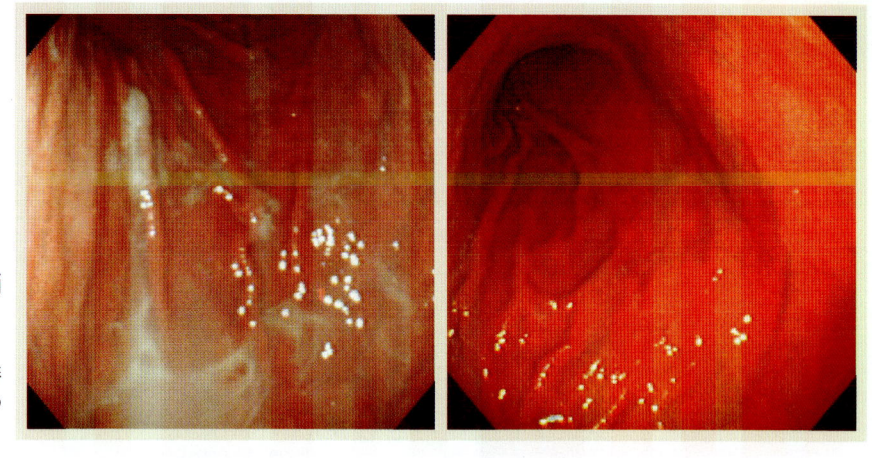

図9 除菌による付着粘液の消失
左：治療前，右：除菌治療1年後
除菌により胃酸分泌が回復するのに伴って，汚い粘液の付着が消失し別人の胃となる．

は，代表的なFGIDsであるGERDとfunctional dyspepsiaについて概説する．

上部消化管における機能異常と症状の病態について

　消化作用の主体をなす胃酸とペプシンを中心とした胃液の分泌異常は種々の症状をもたらす．胃酸分泌が過度に亢進した場合には，いわゆる過酸症状として胸焼けや心窩部痛，胃のもたれ感などが出現する．この胃酸分泌能を規定する因子は，壁細胞数など宿主の要因に加えて食事の内容やストレスなどによる迷走神経刺激の亢進状態などが知られていたが，H. pyloriの出現により胃の生理機能，特に胃酸分泌能に対する考え方が大きく変わってきている．H. pylori感染のない場合，加齢に伴う胃粘膜の萎縮性変化すなわち胃の老化現象を認めず，高齢になっても胃酸分泌が低下しないために過酸症状を呈することが多い．

　一方，感染者は一般的に胃粘膜萎縮が進展し胃酸分泌の低下を認める．胃酸分泌能の過度の低下は消化作用の低下をもたらし消化不良と同時に吸収不良の原因となる．ひいては，ビタミンB_{12}や鉄分の吸収不良から種々の貧血が発現することもあり，カルシウムの吸収不全は骨粗鬆症をもたらすことにも注意を要する．さらにH. pyloriの除菌により，低下していた胃酸分泌が回復することも判明している（図9）．このため胃の生理機能，特に胃酸分泌能を判断するためにはH. pylori感染の有無を知ることが重要となっている．

　噴門部や幽門部括約筋の機能低下や上部消化管運動の異常も種々の症状の原因となる．下部食道括約筋圧の低下は胃酸の逆流をもたらして逆流性食道炎ないしはGERD症状を誘発する一方，Auerbach神経叢の脱落による機能不全はアカラシアを惹起することが知られている．また，高齢者においては，食道の蛇行や運動機能の低下（老人性食道）による食道から胃への排出遅延によりGERD症状が惹起されることをときどき経験する．なお，GERD症状は胸焼けだけでなく，胸痛や咽頭不快感さらには喘息様症状を伴うことにも注意を要する．胃運動と幽門括約筋の調節機能異常により胃内への十二指腸液の逆流が起こると，逆流性胃炎による不定愁訴の原因となることもある．このように胃の機能障害による症状の発現を認めるものは，後述するようにfunctional dyspepsiaと呼ばれている．

内視鏡的に食道炎を認めない胃食道逆流症

　下部食道括約筋を中心とした胃食道接合部，および胃の機能異常に伴って起こる胸焼けを代表とする逆流症状を呈する病態群であり，内視鏡的には逆流性食道炎を認めないにもかかわらず，逆流症状の出現する原因として頻度の高い機能異常は下部食道括約筋圧の低下と胃酸分泌の亢進および知覚異常が考えられる．治療面では，胃酸分泌抑制薬の短期投与により改善するものと，効果を認めないものが存在することが判明しているが，胃酸分泌亢進以外の原因と治療法については確立されておらず，今後の課題として残っている．

わが国における functional dyspepsia の考え方

　上部消化管の器質的疾患を認めない有症状者に対して，欧米では functional dyspepsia と診断されている．すなわち，消化性潰瘍や胃癌などの器質的疾患を認めないのにもかかわらず，心窩部痛や胃のもたれ感などの上腹部の不定愁訴を訴えるものである．胃酸分泌抑制薬や消化管運動改善薬および抗うつ薬などが投与されることが多いが，エビデンスを基盤とした治療方法は確立されていないのが実情であり，乳酸菌を主体としたプロバイオティクスの有用性が期待される疾患といえる．しかし，H. pylori 除菌により症状が改善するものも多い．今後は，functional dyspepsia を H. pylori 感染の有無により分類した治療方針の確立が期待される．

プロバイオティクスと上部消化管疾患

H. pylori 感染関連疾患とプロバイオティクス

　すでに述べたように，H. pylori 感染は胃粘膜に慢性の持続的な炎症を惹起し，重大な疾患の発生母地となる．この自然経過を阻止するために H. pylori 除菌の有用性は確立しているが，抗菌薬を用いる除菌治療には問題点も存在する．抗菌薬自体の副作用および耐性菌の出現の可能性，さらには強力な胃酸分泌抑制薬による腸内細菌叢（フローラ）の変化などの問題が残っている．一方，Lactobacillus gasseri LG21 を始めとするプロバイオティクスが H. pylori 自体ないしは局所の免疫に対して働き，胃粘膜の炎症を軽減することが明らかになってきている．プロバイオティクスによる H. pylori 除菌は難しいものの，副作用のない食品として摂取できる有用性は除菌治療の対象外となるものには推奨される．

H. pylori 感染と関連のない疾患とプロバイオティクス

　H. pylori 感染と深い関連性を持たない疾患である NSAIDs 起因性の粘膜障害や，H. pylori 陰性の functional dyspepsia に対するプロバイオティクスの有用性を示す報告が散見される．今後は，この分野におけるプロバイオティクスの有用性に関する臨床的なエビデンスの構築が期待される．

〔上村直実〕

●引用文献
1. 胃潰瘍ガイドラインの適用と評価に関する研究班. EBMに基づく胃潰瘍診療ガイドライン, 第2版, じほう, 2007.
2. 厚生労働省人口動態データベース (http://wwwdbtk.mhlw.go.jp/toukei/index.html)
3. Uemura N, Okamoto S, Yamamoto S, et al. Helicobacter pylori infection and the development of a gastric cancer. N Eng J Med 2001; 345: 784-789.
4. Blaser MJ, Saito D. Trends in reported adenocarcinomas of the oesophagus and gastric cardia in Japan. Eur J Gastroenterol Hepatol 2002; 14: 107-113.
5. Pandolfino JE, Howden CW, Kahrilas PJ. *H. pylori* and GERD: is less more? Am J Gastroenterol 2004; 99: 1222-1225.
6. Shimizu N, Ikehara Y, Inada K, et al. Eradication diminishes enhancing effects of Helicobacter pylori infection on glandular stomach carcinogenesis in Mongolian gerbils. Cancer Res 2000; 60: 1512-1514.
7. Uemura N, Mukai T, Okamoto S, et al. Effect of Helicobacter pylori eradication on subsequent development of cancer after endoscopic resection of early gastric cancer. Cancer Epidemiol Biomarkers Prev 1997; 6: 639-642.
8. Uemura N, Okamoto S. Effect of Helicobacter pylori eradication on subsequent development of cancer after endoscopic resection of early gastric cancer in Japan. Gastroenterol Clin North Am 2000; 29: 819-827.
9. Wong BC, Lam SK, Wong WM, et al. Helicobacter pylori eradication to prevent gastric cancer in a high-risk region of China: a randomized controlled trial. JAMA 2004; 291: 187-194.
10. 斉藤大三. Helicobacter pylori 除菌による胃粘膜萎縮の発生および進展の予防に関する研究 (JITHP). Helicobacter Research 2006; 10: 538-542.
11. Nakamura T, Inagaki H, Seto M, et al. Gastric low-grade B-cell MALT lymphoma: treatment, response, and genetic alteration. J Gastroenterol 2003; 38: 921-929.
12. 秋山純一, 大和 滋, 上村直実. 日常診療における消化管機能異常症の考え方. 診断と治療 2005; 93: 354-359.

III 臨床編 ❷ 消化器領域

9
NSAIDs潰瘍

背景

　この半世紀の社会生活環境の急速な変化および *Helicobacter pylori* 除菌療法の普及により，国内での *H. pylori* 感染者数は目に見えて減少している．2007年2月発行の「日経メディカル」には"ピロリ陰性化時代メジャー3疾患の攻略法"と題する特集[1]が組まれているが，このなかで，1990年代40歳代での *H. pylori* 感染率は70％を超えていたのが，2000年代の同世代では40％以下に減少したと述べている．そして今後，増加する胃の"メジャー3疾患"の1つとしてあげられているのがアスピリン潰瘍すなわちNSAIDs（non-steroidal anti-inflammatory drugs）胃粘膜傷害である．NSAIDs胃粘膜傷害は，*H. pylori* 感染の関与なしに発症する代表的な上部消化管疾患であるともいえる（図1，2）．

　NSAIDsは現在，一般的な鎮痛，解熱を始めとして，関節リウマチに代表される慢性炎症性疾患などに広く用いられている．また最近では代表的なNSAIDsであるアスピリンが，血栓形成を防いで脳梗塞や心筋梗塞を予防する目的で，低用量で長期連用されている．この処方は低用量アスピリン療法とも呼ばれ多くの人々に普及しつつある．今後，人口の高齢化も加わりNSAIDsの使用量はさらに増加することから，さらに多くのNSAIDs胃粘膜傷害が発生すると予想される．

NSAIDs胃粘膜傷害の機序

　現在，わが国では表1にあげた非常に多くの種類のNSAIDsが使用されている．これらは解熱，鎮痛，抗炎症を効能とする一方，主要な副作用として胃粘膜傷害に基づく出血，潰瘍があげられる．NSAIDsの主な標的はプロスタグランジン（prostaglandin：PG）合成阻害である．PGは当初，前立腺（prostate gland）から分泌される子宮収縮物質として記載された．その後，1950年代以降，その構造が決定された．生体内では不飽和度の高い C_{20} の脂肪酸から酵素的に生合成される．生物

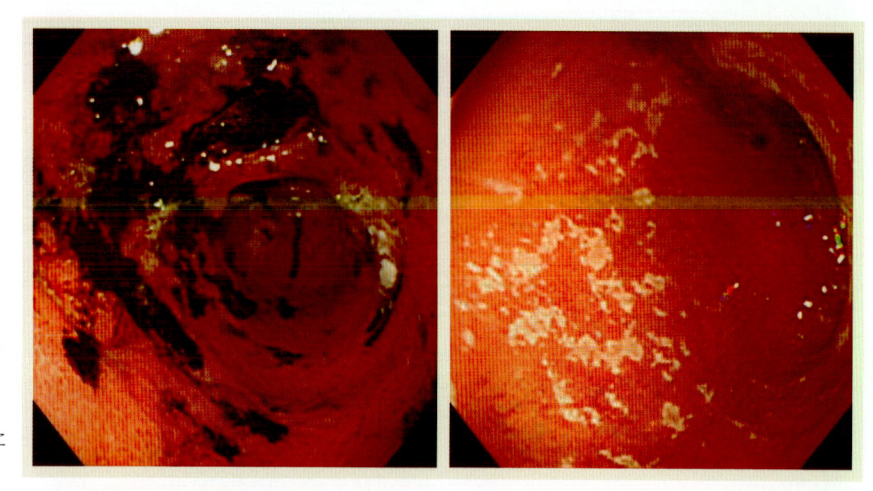

図1　NSAIDsによる急性胃・十二指腸病変
左：胃前庭，右：十二指腸球部
写真提供：上村直実医師のご厚意による．

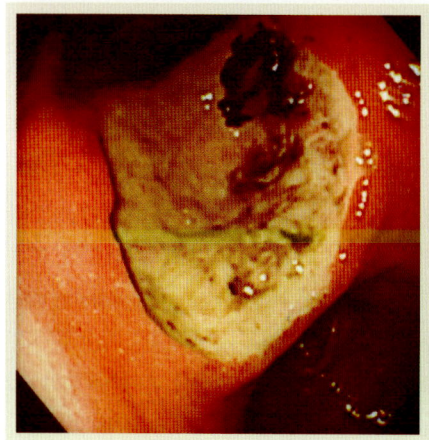

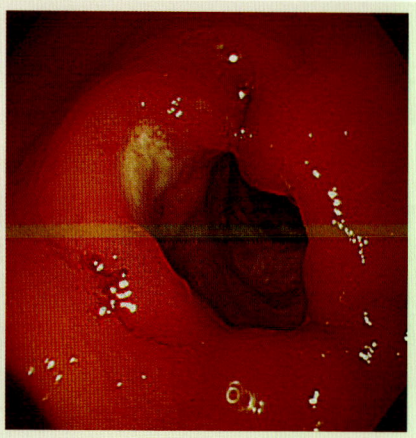

図2　アスピリンによる急性胃潰瘍
左：胃角部，右：胃前庭部
写真提供：上村直実医師のご厚意による．

活性として平滑筋，末梢血管，血小板凝集，胃酸および胃液分泌に対する広範な作用が次々と明らかになっている．PGは局所ホルモン，あるいはオータコイド（autacoid）とも呼ばれ，生体内のさまざまな細胞で，必要に応じて即座にごく微量つくられ，その付近で働いた後，短時間で失活する．生体内でのPG合成はまず，細胞膜のリン脂質に結合したアラキドン酸が，ホスホリパーゼA_2により遊離して細胞質内に移動し，PGの前駆物質となる．次にシクロオキシゲナーゼ（cyclooxygenase：COX）の働きにより，アラキドン酸は2分子の酸素が添加されPGG_2，PGH_2へと変換された後，PGD_2，PGE_2，$PGF_2\alpha$，トロンボキサンA_2（thromboxane A_2：TXA_2），プロスタサイクリン（PGI_2）が生成される（図3）．COXはPG合成の律速酵素であり，COX-1[2]とCOX-2[3]の2つの種類からなる．COX-1は胃などさまざまな臓器に恒常的に発現し，生理的に働くPG合成に関与しているが，COX-2は炎症の際の浸潤炎症細胞や局所の線維芽細胞において発現が誘導され，大量のPG合成を促し炎症継続に働く．

胃内では，PGは胃粘膜血流を維持し，胃粘液，重炭酸イオン（HCO_3^-）の産生分泌を促進し，壁細胞のアデニル酸シクラーゼ（adenylate cyclase）活性を低下さ

表1 わが国で使用されている主なNSAIDs

分類	一般名	商品名(メーカー)	主な禁忌	主な副作用
アニリン系	アセトアミノフェン メフェナム酸	カロナール(昭和薬化工) ピリナジン(長生堂) アンヒバ(アボット) ポンタール(第一三共)	消化性潰瘍, 重篤な血液異常, 重篤な肝腎障害	ショック, アナフィラキシー様症状, 皮膚粘膜眼症候群, 中毒性皮膚壊死症, 溶血性貧血, 消化性潰瘍
サリチル酸系	アスピリン	アスピリン(丸吉, ほか) ネオビタカイン(田辺三菱) バファリン(ライオン-エーザイ)	サリチル酸系製剤過敏症, 消化性潰瘍, アスピリン喘息	ショック, アナフィラキシー様症状, 出血, 皮膚粘膜眼症候群, 中毒性皮膚壊死症, 消化性潰瘍
インドメタシン系	インドメタシン	インダシン(万有)	消化性潰瘍, 重篤な血液異常, 重篤な肝腎障害	ショック, アナフィラキシー様症状, 消化性潰瘍, 腸穿孔, 胃腸出血, 潰瘍性大腸炎
フェニル酢酸系	ジクロフェナクナトリウム	ボルタレン(ノバルティス)	消化性潰瘍, 重篤な血液異常, 重篤な肝腎障害	ショック, アナフィラキシー様症状, 出血性ショック, 穿孔を伴う消化性潰瘍
塩基系	塩酸チアラミド	ソランタール(アステラス)	消化性潰瘍, 重篤な血液異常, 重篤な肝腎障害	ショック, アナフィラキシー様症状
その他	スリンダク モフェゾラク チアプロフェン酸 イブプロフェン ロキソプロフェンナトリウム ナプロキサン	クリノリル(日医工) ジソペイン(田辺三菱) スルガム(サノフィ・アベンティス) ブルフェン(科研) ロキソニン(第一三共) ナイキサン(田辺三菱)	消化性潰瘍, 重篤な血液異常, 重篤な肝腎障害, 重篤な心機能不全, アスピリン喘息	ショック, アナフィラキシー様症状, 溶血性貧血, 皮膚粘膜眼症候群, 消化管出血, 消化性潰瘍

せることで胃酸分泌を減少させ, 胃粘膜を防御すると考えられる[4]. また粘膜細胞増殖に働くことも報告されている[5]. したがって, NSAIDs投与によるPG合成阻害は, これらの防御因子を低下させ胃粘膜の再生能を阻害することになる. その結果, 脆弱となった胃粘膜は透過性が亢進し, 粘膜組織内への胃酸を始めとする消化管内腔有害物質の曝露, 逆流が生じ, 出血, 潰瘍などの病理学的変化が生じると考えられる(図4).

　NSAIDsは小腸や大腸にも病変を引き起こす. 潰瘍による下血, 貧血, 便潜血陽性などの消化管出血に加え, 狭窄例では腸閉塞症状が診断の契機となる. NSAIDsによる腸粘膜傷害の主要な機序として報告されている[6,7]のが, 細胞のエネルギー代謝の根幹である酸化的リン酸化の阻害によるATP(adenosine triphosphate)産生低下である. この結果, 細胞内骨格の変性, 酸化ストレスの増大, 細胞機能の低下を招き, 粘膜透過性の亢進を誘導し, 病変形成をもたらすと予想される. これらNSAIDsによる胃および腸粘膜病変は, どれも共通して粘膜透過性の亢進という細胞生理学的現象を引き起こすが, この変化は病理組織学的変化が生じる以前に検出できる(図4).

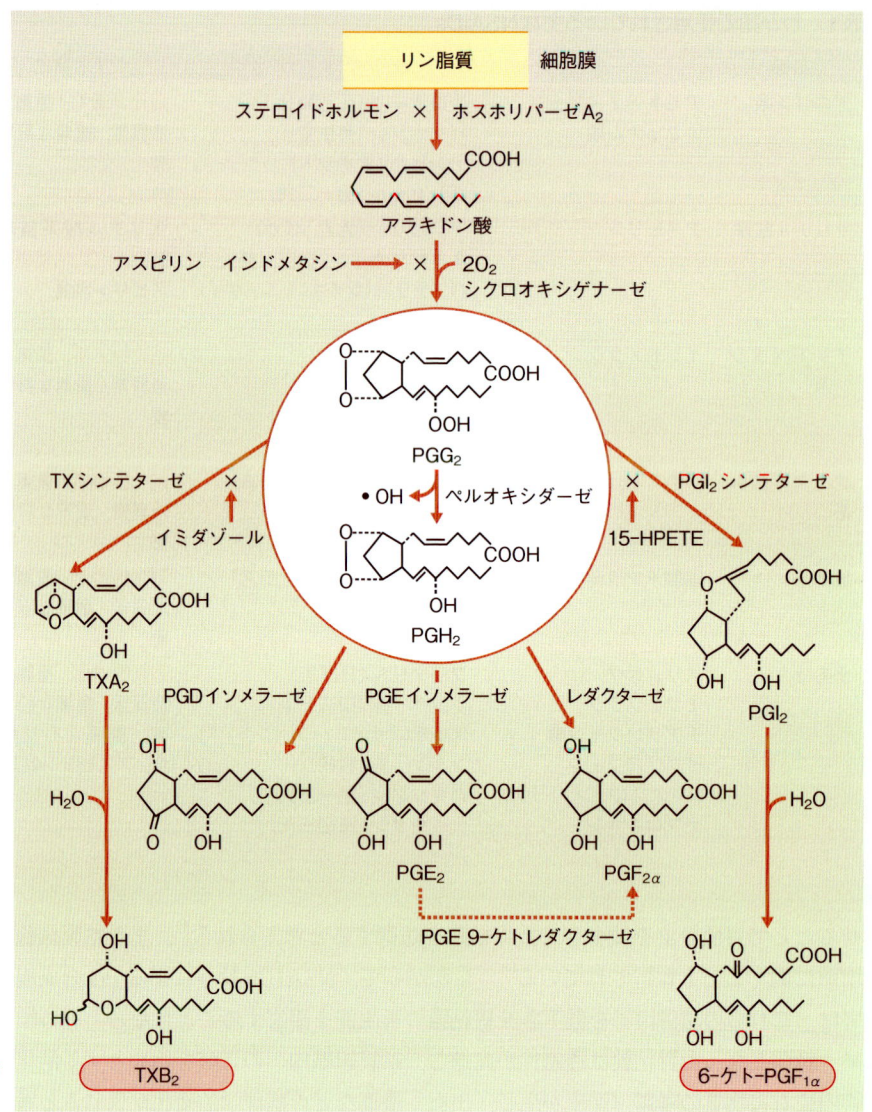

図3 生体内でのプロスタグランジン合成

COX-1およびCOX-2の阻害薬

　PGによる胃の生理的機能維持はもっぱらCOX-1によって営まれていることから，炎症病態と密接にかかわるPGを合成するCOX-2だけを選択的に阻害すれば，胃粘膜傷害を招かずにすむ．

　この考えから生まれた改良型NSAIDsがCOX-2阻害薬と呼ばれる薬剤である．従来のNSAIDsに属しCOX-1，COX-2ともに阻害するナプロキセン（naproxen，ナイキサン®）とは対照的に，COX-2阻害薬であるロフェコキシブ（rofecoxib）を投与した場合は，ヒト胃粘膜でのPG合成はまったく阻害されないことが報告されている[8]．臨床的にも，胃・十二指腸潰瘍の発症頻度は，ナプロキセン投与が26％であったのに対して，COX-2阻害薬であるセレコキシブ（celecoxib，セレコックス®）投与では5％と有意に低かった[9]．したがってこれらのCOX-2阻害薬は，

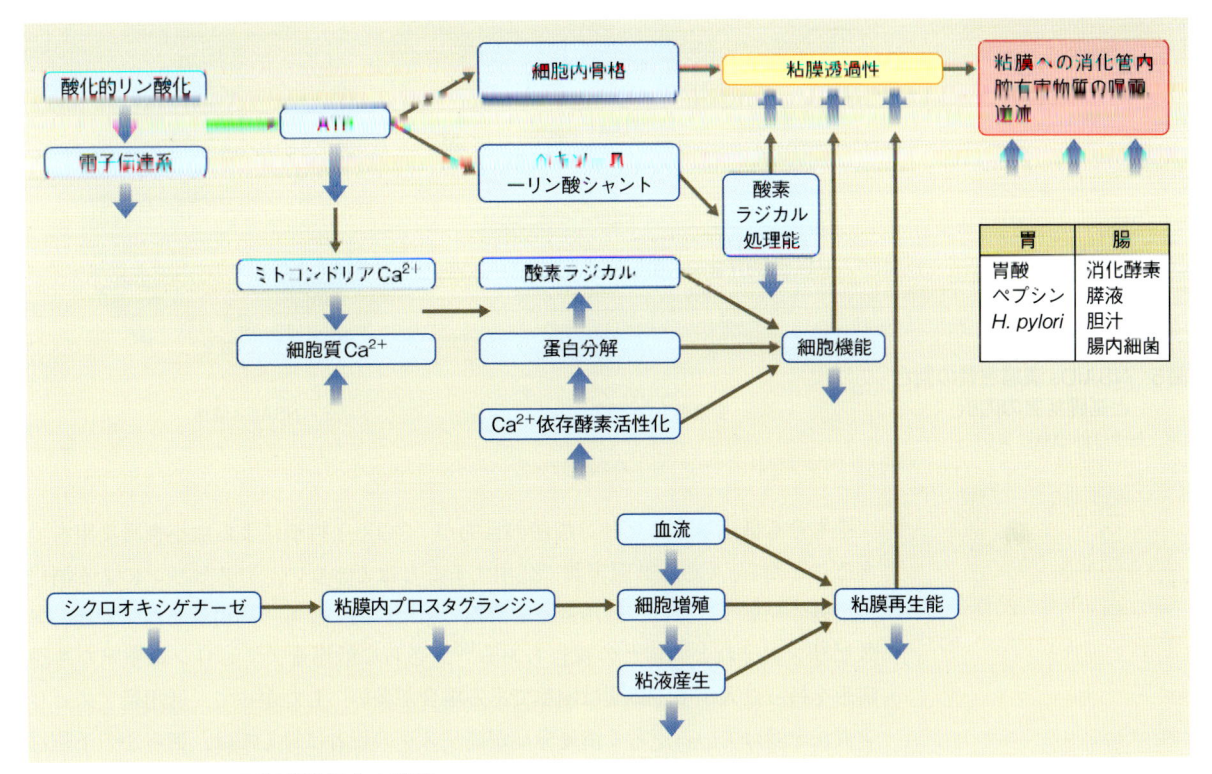

図4 NSAIDsによる胃腸粘膜傷害の機序
(Somasundaram S, et al. 1995[6]より)

米国では骨関節炎や関節リウマチの治療薬として1999年から認可使用されている．しかし，ロフェコキシブの長期投与では，従来型のNSAIDsに比べ心血管系の有害事象の発生率が多いとの報告がなされ[10]，2004年市場から回収された．

COX-2阻害薬が，血管内皮に発現しているCOX-2を選択的に阻害することによりPGI$_2$産生を抑制するが，COX-1を介する血小板のTXA$_2$産生を抑制しないため，血栓形成を促進することが原因と考えられた．

低用量アスピリン療法

低用量アスピリン（1日量〜100 mg）は，現在，欧米諸国を中心に心筋梗塞，脳梗塞などの動脈血管性疾患の発症予防に広く使用されている．アスピリンは，炎症，疼痛にかかわるCOX-2抑制には高用量を必要とするが，血小板凝集にかかわるCOX-1抑制には低用量ですむ[11]ことが，この治療法の根拠となっている．動脈硬化性血栓症の患者に用いられた場合の低用量アスピリン療法に伴う消化性潰瘍の発症率についてPatronoら[12]は，50歳代で年率3％，60歳代で年率5％，70歳代で年率8％程度報告している．一方，わが国では低用量アスピリン服用患者の約10％に副作用としての消化性潰瘍が発症すると推定されている．またわが国では，全消化性潰瘍の約25％がNSAIDs潰瘍であり，その全NSAIDs潰瘍の約25％を低用量アスピリン服用者が占めると報告されている[13]（図5）．

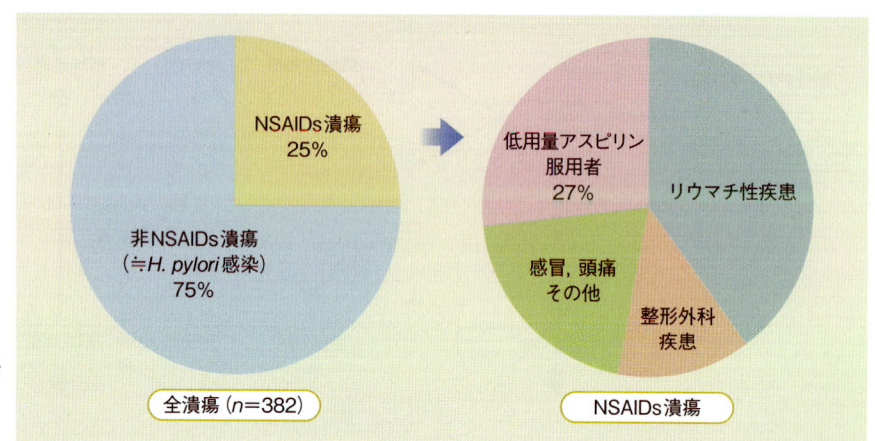

図5 NSAIDs潰瘍患者の割合と基礎疾患の内訳
(溝上裕士ほか．2006[13]より)

　そもそも低用量アスピリン療法の目的が，COX-1抑制による血小板凝集阻害であることから，COX-2阻害薬で代用することはできない．アスピリンによる消化性潰瘍の発症リスクは，低用量や腸溶錠の服用においても，高用量または素錠のアスピリンのそれと同様との報告もある[14]．さらに低用量アスピリンは重篤な基礎疾患を持った人が多く休薬は困難である場合が多い．したがって，低用量アスピリン療法を受けている患者で潰瘍発症が高リスクの患者に対しては，何らかの予防対策が急務である．

NSAIDs胃粘膜傷害の予防

　わが国では2003年に胃潰瘍診療ガイドラインが設定され，そのなかでNSAIDs潰瘍予防に対する処方としては，常用量ないし半量のPPI（proton pump inhibitor），プロスタグランジン製剤，高用量H_2受容体拮抗薬が推奨されている．このうち保険適応はPGE_1製剤のミソプロストール（misoprostol, サイトテック®）だけであるが，さまざまな消化器系の副作用を起こし，特に下痢の頻度は高い．PPIの長期連用は低酸症によるカルシウム吸収阻害のため，骨粗鬆症や大腿骨頸部骨折リスクを上げるとの報告がある[15]．H_2受容体拮抗薬は，十二指腸潰瘍に対しては有効性が示されているが，胃潰瘍では有意な予防効果は認められていない．また種々の粘膜保護薬は今のところ有効性は示されていない．さらに，これら特化された薬剤は固有の副作用に加え，胃に関する自覚作用を欠落させることで，潰瘍に伴う出血や穿孔などの重篤な合併症の早期発見を遅らせる可能性も示唆される．

　NSAIDsは小腸，大腸にも非特異性潰瘍を引き起こすことがある．NSAIDsの中止により数週間で瘢痕化するが，継続投与すると病変は遷延する．治療はNSAIDsの投与中止が最優先される．狭窄合併例では，まず内視鏡的拡張術を考慮する．現在のところ予防に関する一定の見解はない[16]．

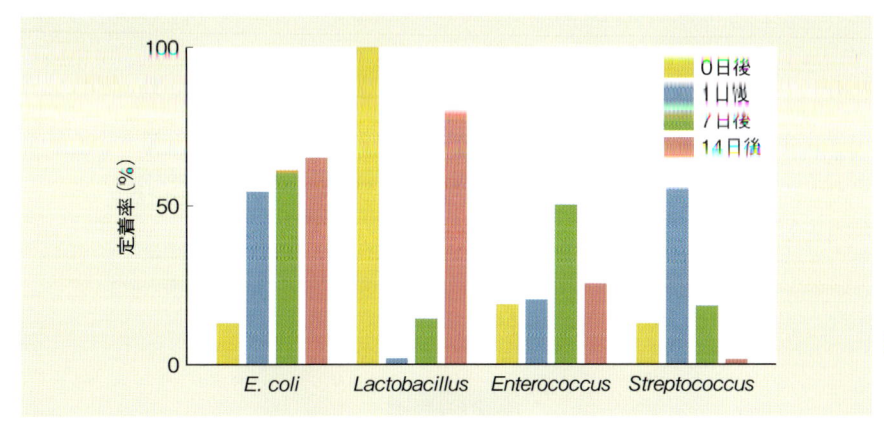

図6 ラット胃の潰瘍部位に定着する細菌種の変動
(Elliot SN, et al. 1998[17] より)

プロバイオティクスの胃粘膜保護効果

　ヒトの胃内は強酸性の胃酸分泌により，H. pylori を除いて一般の細菌は定住できない．一方，ラット，マウスでは胃酸が弱いため Lactobacillus（乳酸桿菌）を主とする胃内細菌叢（フローラ）が形成されている．Elliott ら[17]は，ラット胃の漿膜面に酢酸を注入して粘膜面に非 H. pylori 実験潰瘍を作製し，その治癒過程において潰瘍部位に定着する細菌種の変動について調べた（図6）．その結果，ラット健常胃粘膜面に定住する細菌種は，嫌気性の Lactobacillus が大部分を占め，Escherichia coli（大腸菌），Enterococcus（腸球菌），Streptococcus（連鎖球菌）などの Gram 陰性菌/好気性菌は5％以下であった．しかし，潰瘍形成部位においてはこれらの Gram 陰性菌/好気性菌が優勢となり，特に形成7日後の潰瘍部位においては E. coli が最も多く検出された．しかし，潰瘍がほぼ治癒した14日後では，同部位は再び Lactobacillus が最優勢となった．このような潰瘍治癒過程における潰瘍部位の定着菌種の変化は，ラットにインドメタシンを投与して発生した NSAIDs 潰瘍でも認められた．

　次に潰瘍治癒過程の E. coli 優勢の時期に抗菌薬を投与してこれらの菌を除く，あるいはラクツロースを投与して Lactobacillus を選択的に増加させると，潰瘍治癒は有意に促進された．

　以上の結果から，E. coli を始めとする Gram 陰性菌/好気性菌は潰瘍治癒阻害に働くが，Lactobacillus は潰瘍治癒促進に働くことが示唆される．胃内細菌叢エコシステムのなかで，Lactobacillus が Gram 陰性菌/好気性菌を排除することで，あるいは Lactobacillus が直接に胃粘膜に作用して潰瘍治癒を促進している可能性がある．

　Nagaoka ら[18]は，Lactobacillus や Bifidobacterium（ビフィズス菌）およびその菌体成分に潰瘍治癒促進効果があることを示し，これらが細胞増殖因子や PG 産生を高めることでその効果を発揮していることを示唆した．

　上記の報告は，Lactobacillus や Bifidobacterium が，NSAIDs からの胃粘膜保護あるいは傷害胃粘膜の再生促進に働くプロバイオティクスとして用いられる可能性を提示するものである．

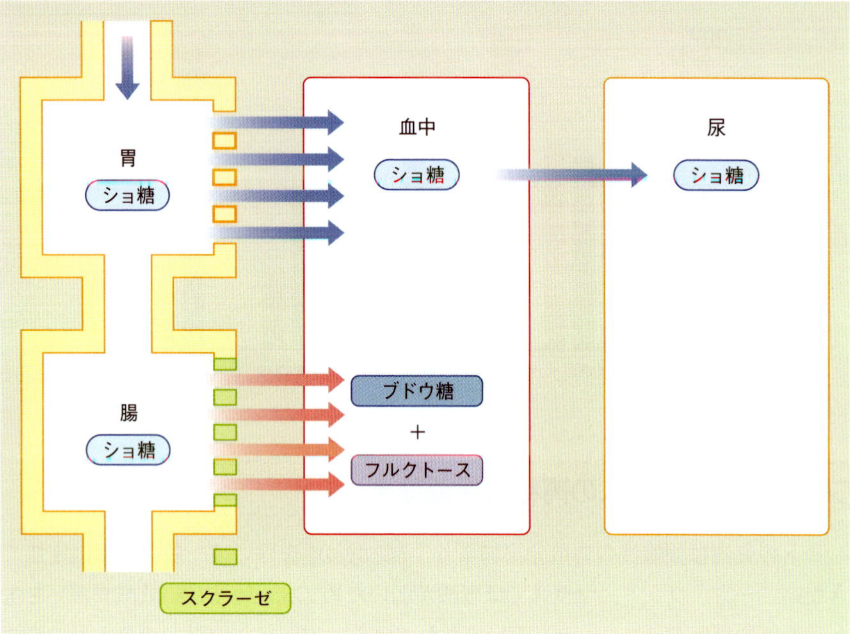

図7 尿中ショ糖排泄試験
(Meddings JB, et al. 1993[19]を基に作成)

NSAIDs胃粘膜傷害の早期段階での検出

　NSAIDs胃粘膜傷害の有無の診断は，従来は内視鏡を用いた胃粘膜の病理学的検索によって行われてきた．しかし，内視鏡検査の多くは消化管出血などの症状が現れた患者で実施されているため，早期発見を目指してNSAIDs服用者にルーチンに行うことは困難である．便潜血検査は簡便であり，多数の人々を対象としたスクリーニング検査には向いているが，消化管の中の出血病変部位の特定が困難である．さらに，これらの検査はどれも，NSAIDsによって胃粘膜に非可逆的な病理学的変化が起きてしまった後で初めて検知可能であり，NSAIDs胃粘膜傷害の初期段階，まだ予防可能である可逆的な前駆病変をとらえることはできない．

　これに対してMeddingsら[19]は，NSAIDs胃粘膜傷害の前駆病態である胃粘膜の透過性亢進を，経口投与したショ糖（sucrose）が胃粘膜を通過して尿中に排泄された量を測定することで評価する方法（尿中ショ糖排泄試験）を考案した（**図7**）．すなわちショ糖は，健常な胃粘膜をほとんど通過しないが，傷害により透過性が亢進した胃粘膜では通過して血中へ移行する．胃粘膜透過性亢進の程度と通過するショ糖量は相関する．血中へ移行したショ糖は代謝されずにそのまま尿中へ排出されるので，尿中のショ糖量を測定することで胃粘膜透過性亢進の程度を知ることができる．一方，経口投与されたショ糖の多くは腸へも運ばれるが，腸から吸収される場合は腸粘膜に分布するスクラーゼ（sucrase）によりブドウ糖とフルクトースに分解されるため，ショ糖として血中に移行することはない．かつスクラーゼは腸粘膜に多量に存在するため，腸粘膜に広範な病変があってもショ糖分解に支障をきたすことはほとんどない．

　Meddingsらはこの方法を用いて，健常ヒトボランティアにNSAIDsを投与し

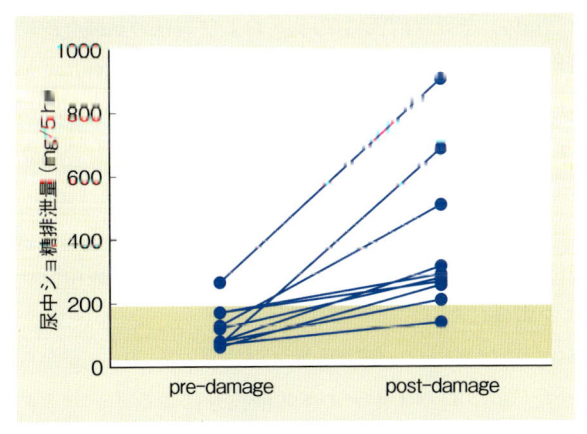

図8 NSAIDs投与前後の尿中ショ糖量の変化
(Meddings JB, et al. 1993[19]より)

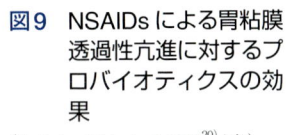

図9 NSAIDsによる胃粘膜透過性亢進に対するプロバイオティクスの効果
(Gotteland M, et al. 2001[20]より)

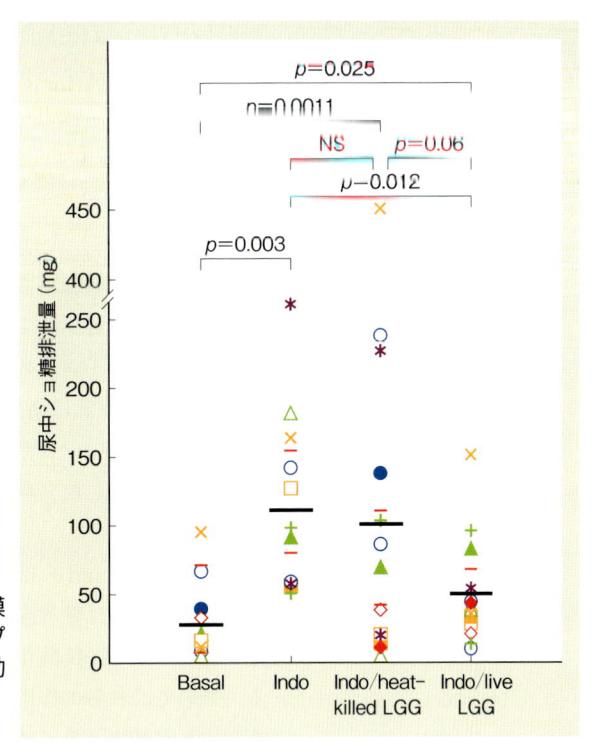

たときの胃粘膜透過性亢進を調べた（**図8**）．すなわち前夜から絶食の1日目朝に，100 gのショ糖を500 mLの水に溶かして飲み，その後5時間に出た尿を集め，排出されたショ糖量を測定した（pre-damage）．次に前夜から絶食した2日目朝に，600 mgのアスピリンを服用し，20分後に50 mLのウオツカを飲み（強烈なアルコールを飲むことでアスピリンによる胃粘膜傷害を決定的にしたいとの意向と考えられる．アルコールによるダメ押しはわが国では実施困難であろう），引き続いて試薬である100 gショ糖/500 mL水を服用し，その後5時間に排泄された尿中ショ糖量を測定した（post-damage）．その結果，参加した10人のボランティアにおいて，アスピリン服用後の尿中ショ糖排泄量は有意に増加した（増加範囲，160〜996 %，増加平均，353 %）．

プロバイオティクスのNSAIDs胃粘膜傷害予防に対する効果

Gottelandら[20]は，胃十二指腸潰瘍などの既往のない健常ボランティアに，NSAIDsとしてインドメタシンを服用させて胃粘膜透過性を亢進させる実験系で，あらかじめプロバイオティクスを投与することでNSAIDsによる胃粘膜透過性亢進が予防できるか否か，18人のボランティア（平均年齢23歳）を用いて検討した（**図9**）．

胃粘膜透過性は，前述の尿中ショ糖排泄試験により測定した．第1回目の尿中ショ糖排泄試験（Basal）として，被験者に40 gのショ糖を150 mLの水に溶かしたものを飲ませ，その後，5時間に尿中に排泄されたショ糖量を測定した．次に，第

2回目の尿中ショ糖排泄試験（Indo）を行う前夜に75 mgおよび当日の試験直前に50 mgのインドメタシンを服用させた．第2回目終了後，プロバイオティクスとして熱処理して死菌化したLactobacillus rhamnosus GG（LGG），L. helveticus，L. acidophilusを1日あたりそれぞれ10^9個，5日間連続服用させ，その後，これまでと同様にインドメタシンを負荷した後，第3回目の尿中ショ糖排泄試験（Indo/heat-killed LGG）を行った．最後に，今度は生菌の上記3種のプロバイオティクスを同様に5日間服用させた後，インドメタシンを負荷して，第4回目の尿中ショ糖排泄試験（Indo/live LGG）を実施した．

その結果，①インドメタシン負荷は尿中ショ糖排泄量（平均値）を29.6 mgから108.5 mgへと有意に増加させた．②プロバイオティクス前投与によりインドメタシン負荷後の尿中ショ糖排泄量は47.8 mgとなり，その増加を有意に抑制した．③熱処理で死菌化したプロバイオティクスでは，このような抑制効果は認められなかった．

そしてGottelandらは有効性の機序として，服用したプロバイオティクスが，粘膜免疫能あるいは粘液産生の増強により胃粘膜バリアー機能を強化する，胃内細菌叢を健全にする，抗酸化物質を産生して酸化ストレスを軽減する，などをあげている．そしてこれらの作用を発揮するには，プロバイオティクス菌株が生きた状態であることが必要と述べている．

プロバイオティクス菌株LG21を用いた検討

乳酸菌LG21（L. gasseri OLL2716）は，胃酸耐性および胃粘膜付着能に優れているため，胃に特化したプロバイオティクス菌株としてH. pylori感染者で多く服用され，一定の胃粘膜炎症軽減効果が認められている．

Uchidaら[21]は，ラットに塩酸を経口投与して非H. pylori胃潰瘍を発症させる系を作製した．この実験系で，塩酸負荷前に市販のLG21を含むヨーグルトを前投与しておくと，LG21投与量依存的に潰瘍病変の縮小が認められた．さらにLG21投与は胃粘膜のPGE_2産生を増加させたことから，LG21によるPG産生増強が，胃粘膜を塩酸による傷害から保護したと考えた．筆者らはさらに，NSAIDs投与により生じる胃粘膜傷害が，LG21服用により阻止あるいは軽減できるかを調べる臨床試験を，H. pylori非感染ボランティアを被験者として実施した．

臨床試験（図10）は2段階に分けて行った．第1段階では，0日目の21時から絶食とし1日目7時に，350 mLの水（小ペットボトル1本）で溶かしたショ糖50 gを飲用し，その後5時間に出た尿を採取し（尿採取A）尿中排泄ショ糖量を測定した．次に1日目21時にバファリン®（アスピリン）330 mg錠を2錠服用し，2日目6時にさらに2錠服用した後，2日目7時に同様にショ糖水を飲用し，その後5時間の尿を採取し（尿採取B）測定した．第2段階では，初めに市販のLG21ヨーグルト（明治乳業）120 g/1個を1日2個，4週間連続摂取した後，第1段階と同様に，尿採取A，尿採取Bを行った．第1段階の尿採取Aと尿採取Bの尿中ショ糖量の差，Δ（B－A）はバファリン®により生じた胃粘膜透過性亢進量を反映し，

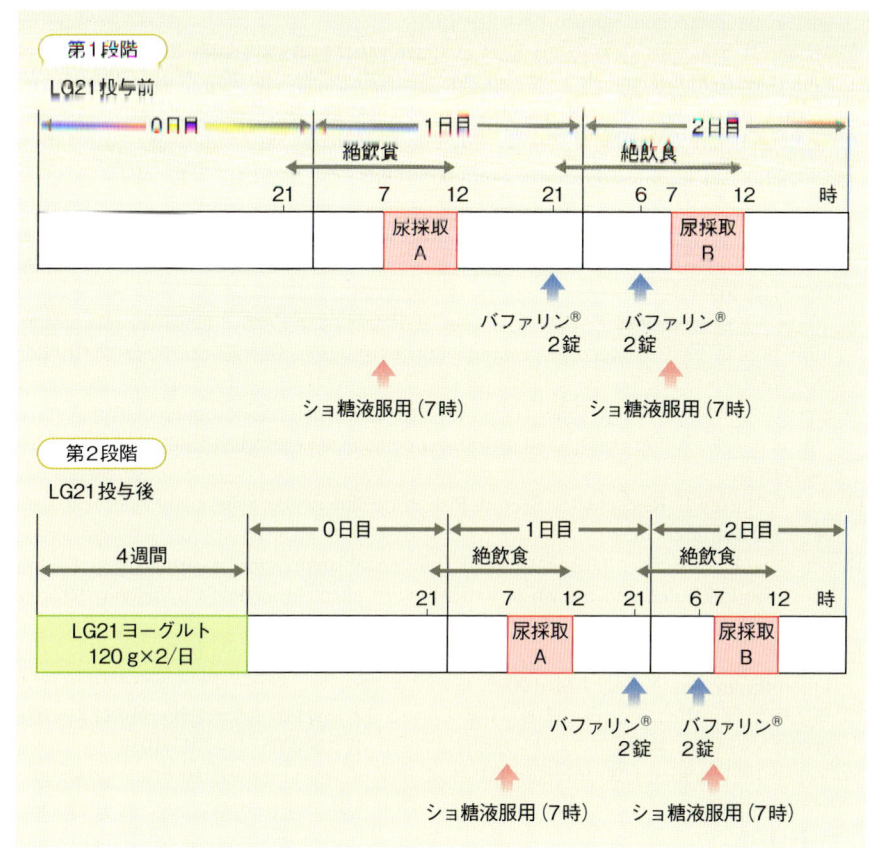

図10 LG21の投与効果を調べる臨床試験プロトコル

総数29人で実施した本試験では15.6±11.9 mg（平均±SD）であった．一方，LG21ヨーグルト摂取後の第2段階でのΔ（B−A）は9.8±5.8 mgと減少し，この差は統計学的に有意であった（$p=0.03$）．すなわち，LG21の継続摂取は，アスピリンによる胃粘膜傷害の前駆病変である胃粘膜透過性亢進を軽減予防できることを示すものである．

現在これらの結果をもとに，低用量アスピリン療法を受けている患者にLG21ヨーグルトを継続摂取させることで，NSAIDs胃粘膜傷害による消化管出血，消化性潰瘍を予防できるかの臨床試験を実施中である．

（古賀泰裕）

● 引用文献
1. 末田聡美, 石垣恒一. ピロリ陰性化時代：メジャー3疾患の攻略法. 日経メディカル 2007；2：46-55
2. DeWitt DL, Smith WL. Primary structure of prostaglandin G/H synthase from sheep vesicular gland determined from the complementary DNA sequence. Proc Natl Acad Sci USA 1988; 85: 1412-1416.
3. Lee SH, Soyoola E, Chanmugam P, et al. Selective expression of mitogen-inducible cyclo-oxygenase in macrophages stimulated with lipopolysaccharide. J Biol Chem 1992; 267: 25934-25938.
4. Lichtenberger LM, Graziane LA, Dial EJ, et al. Role of surface-active phospholipids in

gastric cytoprotection. Science 1983; 219: 1327.
5. Mizuno H, Sakamoto C, Matsuda K, et al. Induction of cyclooxygenase 2 in gastric mucosal lesions and its inhibition by the specific antagonist delays healing in mice. Gastroenterology 1997; 112: 387-397.
6. Somasundaram S, Hayllar H, Rafi S, et al. The biochemical basis of non-steroidal anti-inflammatory drug-induced damage to the gastrointestinal tract: A review and a hypothesis. Scand J Gastroenterol 1995; 30: 289-299.
7. Reuter BK, Davies NM, Wallace JL, et al. Nonsteroidal anti-inflammatory drug enteropathy in rats: Role of permeability, bacteria, and enterohepatic circulation. Gastroenterology 1997; 112: 109-117.
8. Wight NJ, Gottesdiener K, Garlick NM, et al. Rofecoxib, a COX-2 inhibitor, does not inhibit human gastric mucosal prostaglandin production. Gastroenterology 2001; 120: 867-873.
9. Simon LS, Weaver AL, Graham DY, et al. Anti-inflammatory and upper gastrointestinal effects of celecoxib in rheumatoid arthritis: a randomized controlled trial. JAMA 1999; 24: 1921-1928.
10. Juni P, Nartey L, Reichenbach S, et al. Risk of cardiovascular events and rofecoxib. Lancet 2004; 364: 2021-2029.
11. Cipollone F, Patrignani P, Greco A, et al. Differential suppression of thromboxane biosynthesis by indobufen and aspirin in patients with unstable angina. Circulation 1997; 96: 1109-1116.
12. Patrono C, Garcia Rodriguez LA, Landolfi R, et al. Low-dose aspirin for the prevention of atherothrombosis. N Engl J Med 2005; 353: 2373-2383.
13. 溝上裕士ほか. *Helicobacter pylori* に起因しないとされる胃粘膜病変の形態─薬剤による胃粘膜病変：NSAIDs，低用量アスピリン起因性について．胃と腸 2006；41：1045-1051.
14. Kelley JP, Kaufman DW, Jurgelon JM, et al. Risk of aspirin-associated major upper-gastrointestinal bleeding with enteric-coated or buffered product. Lancet 1996; 348: 1413-1416.
15. Yang Y-X, Lewis JD, Epstein S, et al. Long-term proton pump inhibitor therapy and risk of hip fracture. JAMA 2006; 296: 2947-2953.
16. 蔵原晃一，松本主之，飯田三雄ほか．NSAIDs潰瘍（小腸・大腸）の治療法と予防法．上村直美，菅野健太郎（編）．臨床に直結する消化管疾患治療のエビデンス，文光堂，2005；p.307-309.
17. Elliott SN, Buret A, McKnight W, et al. Bacteria rapidly colonize and modulate healing of gastric ulcers in rats. Am J Physiol 1998; 275: G425-G432.
18. Nagaoka M, Hashimoto S, Watanabe T, et al. Anti-ulcer effects of lactic acid bacteria and their cell wall polysaccharides. Biol Pharm Bull 1994; 17: 1012-1017.
19. Meddings JB, Sutherland LR, Byles NI, et al. Sucrose: A novel permeability marker for gastroduodenal disease. Gastroenterology 1993; 104: 1619-1626.
20. Gotteland M, Cruchet S, Verbeke S. Effect of lactobacillus ingestion on the gastrointestinal mucosal barrier alterations by indometacin in humans. Aliment Pharmacol Ther 2001; 15: 11-17.
21. Uchida M, Kurakazu K. Yogurt containing *Lactobacillus gasseri* OLL2716 exerts gastroprotective action against acute gastric lesion and antral ulcer in rats. J Pharmacol Sci 2004; 96: 84-90.

III 臨 床 編 ❷ 消化器領域

10
functional dyspepsia

はじめに

　胃もたれや心窩部痛などの上腹部愁訴をディスペプシア症状といい，このような症状が慢性的にあり，その原因となる器質的疾患がないものを機能性ディスペプシア（functional dyspepsia：FD）という．わが国では，4人に1人が月2回以上ディスペプシア症状を有しているといわれ，Rome 国際委員会は2006年に機能性消化管障害の分類，診断基準を Rome III 診断基準として発表している．
　本稿では，FD の概念，病態を解説のうえ，FD 治療としてのプロバイオティクスの可能性について述べる．

functional dyspepsia（FD）の概念

　FD は，比較的新しい概念である．この概念が定着するまでは，上腹部愁訴の患者が病院を受診すると，内視鏡検査などを行い，慢性胃炎を認めた場合 "慢性胃炎が上腹部症状の原因です" "その治療をしましょう" あるいは "胃炎を認めなければ異常ありません．気のせいでしょう" と患者に説明されていた．すなわち上腹部不定愁訴として原因追求をしないままに，形態学的な胃炎と症候学的な胃炎が都合よく混同され，混沌とした状況で診療が行われてきた．
　現在，腹部の痛みやもたれを主訴に病院を受診する患者のなかで，検査を行っても炎症，潰瘍，癌など症状の原因となる器質的疾患がない状態にもかかわらず消化器症状を有する群は機能性消化管障害（functional gastrointestinal disorders：FGIDs）と提唱され，この FGIDs の代表として FD と過敏性腸症候群（irritable bowel syndrome：IBS）がある．FGIDs は消化器症状を主訴として病院を受診する半数を占めるといわれている．わが国では，1996年の検討で18歳以上の日本人500人のうち，26％が少なくとも3か月に1度の上腹部愁訴を訴えている[1]．
　この FD の概念は，1988年アメリカ消化器病学会の作業部会で non-ulcer dys-

表1　機能性ディスペプシア（上腹部愁訴）の診断基準（Rome III）

必須条件*	1. 以下の①～④の項目が1つ以上あること 　① 辛いと感じる食後のもたれ感 　② 早期飽満感 　③ 心窩部痛 　④ 心窩部灼熱感 および 2. 症状の原因となりうる器質的疾患がないこと（上部消化管内視鏡検査を含む） *：6か月以上前から症状があり，最近3か月間は上記の基準を満たしていること
食後愁訴症候群の診断基準*	以下のうち一方あるいはすべての項目があること 1. 週に数回以上，普通の量の食事でも辛いと感じるもたれ感がある 2. 週に数回以上，普通の量の食事でも早期飽満感のために食べきれない *：6か月以上前から症状があり，最近3か月間は上記の基準を満たしていること 補助的診断 1. 上腹部の張った感じ，食後のむかつき，大量の曖気を伴うことがある 2. 心窩部痛症候群が併存することもある
心窩部痛症候群の診断基準*	以下のすべての項目があること 1. 心窩部の限局した中等度以上の痛み，あるいは灼熱感週に1回以上ある 2. 間欠的な痛みである 3. 腹部全体にわたる，あるいは上腹部以外の胸腹部に限局する痛みではない 4. 排便，放屁では改善しない 5. 機能性胆嚢・Oddi括約筋障害の診断基準を満たさない *：6か月以上前から症状があり，最近3か月間は上記の基準を満たしていること 補助的診断 1. 痛みというよりは灼熱感のこともあるが，胸部の症状ではない 2. 痛みは通常食事摂取で誘発されたり改善したりするが，空腹時に起こることもある 3. 食後愁訴症候群が併存することもある

pepsia（NUD）と呼ばれ，同年，ローマで開催された世界消化器病学会の国際委員会ではFDと呼ばれたことに始まる．ディスペプシアの的確な日本語訳は定まっていない．ギリシャ語の"dys-"（悪い）と"pepsia"（消化）を語源としているため，"消化不良"とする向きもあるが，現在では広く胃の症状の意味で用いられているため"上腹部愁訴"としてはどうかと提案されている．当時，この概念のなかには，非びらん性逆流性食道炎の概念が混在していたが，その後1999年に改定が行われ，NERD（non-erosive reflux disease）として独立した．2006年にはさらなる改定が行われRome III 分類が発表された．Rome III 分類におけるFDの診断基準は大幅に改定され，それまでの分類に比べて病悩期間が短縮され，胃・十二指腸領域の症状に限定したことから日常診療により即した分類を行うことが試みられている．すなわち，胃・十二指腸領域から発生すると考えられる辛いと感じる食後のもたれ感，早期飽満感，心窩部痛，心窩部灼熱感のうち1つ以上があるが，内視鏡検査を含む各種検査で症状を説明できる器質的疾患がないものと定義されている（表1）[2]．このように診断基準の改定が行われていることから，定義に時代的変遷があり，その報告頻度は時代によって異なる．また人種などによってもその頻度が異なることが報告されている．

さらにこのRoma III 分類では，このFDを食後愁訴症候群（postprandial distress syndrome：PDS）と心窩部痛症候群（epigastric pain syndrome：EPS）に

分類している（表1）．上記の診断基準を満たすためには，過去6か月を振り返り，病歴を詳しく聴き取る必要がある．しかし，わが国においては，欧米と保険診療制度が異なることもあり，内視鏡検査を比較的行いやすく，症状発現後6か月を経過する前に病院を受診することが多い．したがって，病院受診時に診断基準に当てはまらないFD症状の患者も多く，FDの診断基準を満たさない患者群が相当数存在することになる．また患者が訴える症状は1つとは限らず，上腹部症状を有する患者のほとんどが3つ以上の症状を持つといわれている．さらに患者の症状には，時間的経過で変化することがある．このようなことは，FDの診断を難しくしている可能性がある．

　以上のことから，上腹部愁訴を持つ患者の診察では，たとえ診断基準を満たさない場合でもFDの可能性を常に考えながら診察を行う必要がある．日常臨床では，すべての上腹部愁訴を有する患者に上部消化管内視鏡検査や腹部超音波検査を行うことは現実的ではなく，55歳以上の中高年者，体重減少，貧血，嚥下障害，嚥下痛などの警告症状がない場合には，暫定的にFDと診断して，治療を開始し，治療に対する反応性をみる診断的治療を開始することも多い．

FDの病態

　FDの病態生理としては，胃酸，*Helicobacter pylori*，胃・十二指腸の知覚過敏，消化管運動機能異常，ストレスなどの心理的要因などの関与がこれまで指摘されている．以下にこれらの主な項目について解説をする．

胃酸

　胃酸が消化管粘膜に対する攻撃因子であることは明らかであるが，胃酸分泌量はFD患者と健常者で，基礎酸分泌量，最大刺激酸分泌ともに有意差を認めていない[3]．では胃酸はどのようにFD症状の発生に関与しているのであろうか？ 十二指腸に胃酸が曝露されると胃運動機能が抑制されることが明らかとなっている[4]．これには十二指腸への急激な食物の排出を抑制するフィードバック現象がかかわっていると考えられる．胃酸が十二指腸で曝露されると十二指腸から胃の運動が制御され，その結果として胃排出遅延が発生する．実際，空腹時に生理食塩水を十二指腸内に投与すると，胃底部の拡張，知覚に影響を及ぼさなかったが，十二指腸内に酸を投与すると，胃底部は拡張し（図1），知覚過敏状態となる（図2，表2）ことが報告されている[5]．またFD患者では，健常者に比べて食後に十二指腸内が酸性となることが報告されている[6]．これらのことは，十二指腸の酸曝露あるいはその酸に対する過敏性が症状発現にかかわっていることを示している．また，十二指腸への脂質曝露は，満腹感や腹部不快感が増強し，FD患者ではその増強がより強いことが報告されている[7,8]．

H. pylori

　FDにおける*H. pylori*感染の影響は，報告によりまちまちであるのが現状であ

図1 空腹時の十二指腸内酸曝露が胃底部容量に及ぼす影響
十二指腸内酸投与により胃底部の弛緩が起こる．MDP：minimal distension pressure．
（Lee KJ et al. 2004[5]より）

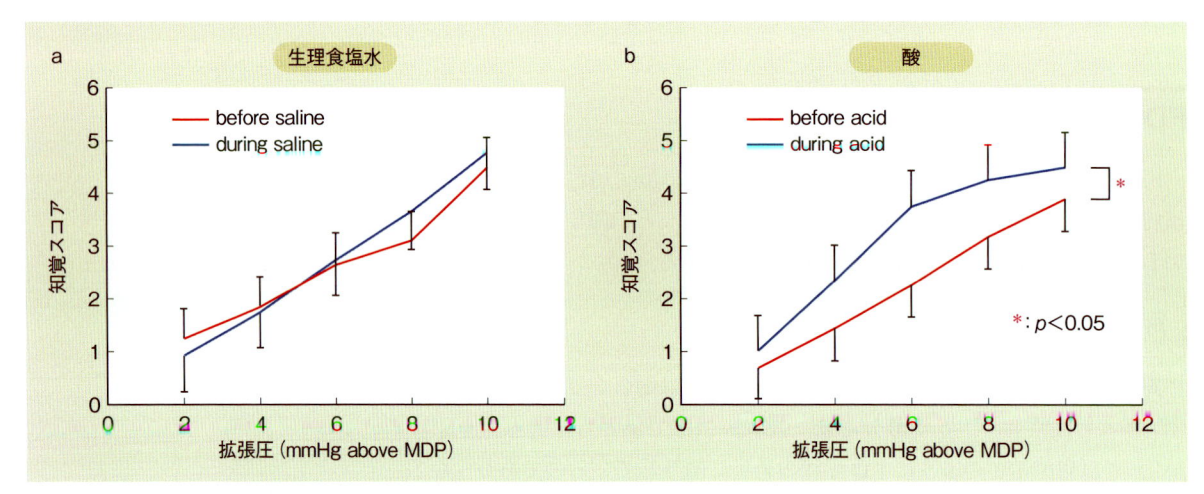

図2 空腹時の十二指腸内酸曝露が知覚に及ぼす影響
十二指腸酸注入により胃の知覚過敏が起こる．MDP：minimal distension pressure．
（Lee KJ, et al. 2004[5]より）

表2 十二指腸への酸注入による上腹部症状の出現

	症状指数（mm×mmHg）			
	生理食塩水		酸	
	注入前	注入中	注入前	注入中
胃部不快感	39.8±5.7	38.2±5.5	24.6±3.6	38.8±5.6
おなかの張り	35.6±5.1	36.0±5.2	26.0±3.8	42.6±6.1*
胃のもたれ	38.6±5.6	37.8±5.5	19.6±2.8	45.6±6.6*
むかむか感	32.4±2.3	48.0±3.5	48.8±3.5	74.4±5.4*
噯気	18.6±2.7	28.6±4.1	17.2±2.5	21.8±3.2
胸焼け	22.3±3.3	16.4±2.4	17.4±2.5	33.0±4.8
満腹感	35.8±5.2	37.2±5.4	31.6±4.6	47.8±6.9*
胃の痛み	17.6±2.5	16.8±2.4	9.6±1.4	23.2±3.3*

means±SE
*：$p<0.05$ vs 注入前
（Lee KJ, et al. 2004[5]より）

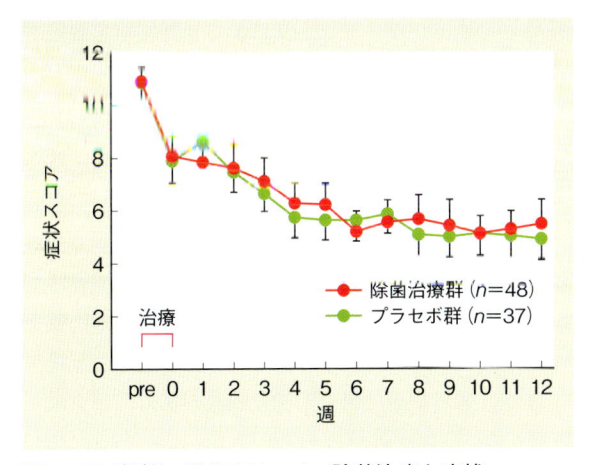

図3 FD患者における *H. pylori* 除菌治療と症状
H. pylori 陽性 FD 患者において，*H. pylori* 除菌治療の二重盲検試験で，除菌治療群とプラセボ群で症状スコアに有意差を認めなかった．
（Miwa H, et al. 2000[9] より）

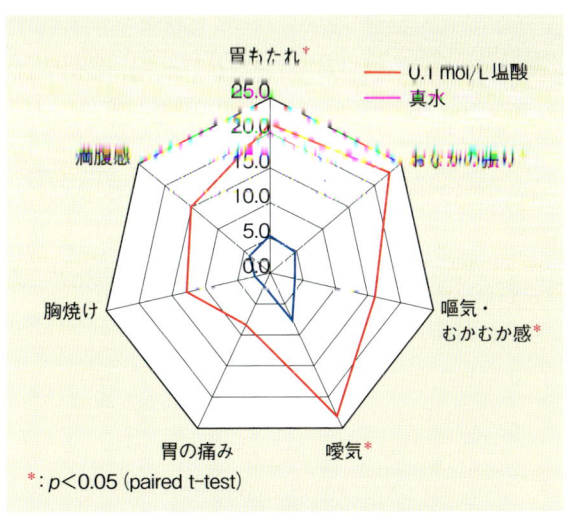

図4 健常者に対する胃内酸投与による症状出現
健常者において 0.1 mol/L の胃内酸の注入により，真水注入に比べ，胃もたれ，おなかの張り，嘔気・むかむか感，噯気症状が有意に増強した．
（Miwa H, et al. 2007[13] より）

る．以前，筆者らは，90 例の *H. pylori* 陽性の NUD 患者を対象とし，除菌群と PPI（プロトンポンプ阻害薬）群に分けた無作為二重盲検試験を行い，12 週間の経過観察を行ったが，両群ともに症状スコアは改善し有意差を認めなかった（図3）[9]．一方，メタ解析では 14 人の除菌治療を行うことで 1 人の患者のディスペプシア症状を改善させることが明らかとなっている[10]．このように総じて *H. pylori* 除菌治療のディスペプシア症状に対する効果は限定的ではあるものの有効であることが示されている[10]．しかし，*H. pylori* 感染がどのように FD 症状発生に関与しているかは，依然明らかではない．*H. pylori* 感染が，胃運動あるいは感覚機能に影響することが報告されているが，大規模試験での裏づけはない．今後は，この *H. pylori* 感染が症状発現に関与している患者群，すなわち除菌治療が有効な群の選別を行うことが可能かどうかも重要であると思われる．

胃・十二指腸の知覚過敏

胃・十二指腸における刺激には，消化管の運動，内圧変化による機械的刺激と胃酸や脂肪などの食事性因子による化学的刺激とがある．EPS と PDS に分けたときに一般に EPS は，胃酸などの化学的刺激による症状出現が考えられる．一方 PDS は，食後に症状が出ることから，胃内腔の拡張などの機械的刺激や食事による胃酸分泌亢進による化学的刺激が関与すると考えられる．FD 患者の胃前底部に 0.1N の塩酸を投与すると 20～40％で痛みを訴えるが，生理食塩水では起こらない．また健常者では塩酸を投与しても痛みを訴えない[11,12]．一方，筆者らは，健常者の胃内に酸を投与すると痛みではなく胃もたれ，おなかの張り，嘔気，むかむか感，などの運動不全症状と考えられてきた症状が出現することを示しており，痛みだけが胃酸刺激による症状に直接関与しているとは限らないことを報告している（図4）[13]．

さらに健常者で胃内に塩酸を投与した後にバロスタット法による知覚閾値を測定すると，その知覚閾値が低下することが報告されている．

内臓知覚過敏としては，同じ負荷量でもより強い症状を感じてしまう過敏症（hypersensitivity）と閾値自体が低下している異痛症（allodynia）に分けられる．伸展刺激などの機械的刺激に対する消化管の知覚検査はバロスタット装置を用いた検討がなされている．近位胃部にポリエチレン製バルーンを挿入し，内圧を制御できる装置であり，拡張時の知覚（perception：第一感覚，pain threshold：不快を伴う痛み）を記録して，それぞれの知覚閾値とする．拡張圧と症状スコアとの比較をFDと健常者で行うとFDではそれぞれの閾値が低下し，それぞれの圧での症状スコアが高値である．すなわちFDでは伸展刺激に対して知覚過敏があることを示している[14]．また，心理社会的要因も胃の伸展刺激に対する知覚過敏性や，心窩部痛，心窩部灼熱感の症状に関連することが報告されている[15]．この知覚過敏がみられるFDの割合は，34～66％と報告されており[16]，この頻度は，IBSにおける直腸伸展刺激に対する知覚過敏の頻度と比較すると低値である．

このFDにおける知覚過敏は，内臓知覚によるものであり，体性痛は影響を受けていない[14]．一方，FD患者では胃拡張刺激による知覚過敏として，痛み以外に嘔気，早期飽満感，腹部膨満感も同時に過敏となっており[17]，痛覚だけの過敏ではなくさまざまな求心路の過敏が考えられる．また，その知覚過敏の脳内での活性化部位の検討が，近年の脳血流イメージングの手法によりなされ，下前頭回の関与が報告されている[18]．これはIBS患者における活性化部位とは異なっており興味深い．

胃排出異常

胃運動機能には，胃底部適応性弛緩，攪拌運動，幽門部からの排出の3つがあり，これらが連動，協調することで正常な胃機能が保たれると考えられる．具体的には，摂食行動により，胃の近位側は能動的に拡張して食物を貯留し，蠕動運動で食物を攪拌しながら胃の遠位部に輸送し，さらに遠位部の蠕動で食物は粥状となり十二指腸へと排出される．この過程は胃自体の協調運動によってなされ，FDではこの3つのうち40％が適応性弛緩反応の障害，23％が胃から十二指腸への排出障害，34％が伸展刺激に対する知覚過敏が関与していると報告されている[19]．

FDに対する胃排出能の検討は，以前から種々の方法でなされており，アイソトープでラベルした試験食を摂取し，経時的に放射能活性を測定するアイソトープ法が最も信頼性の高い検査法として用いられている．しかし，わが国において，依然，保険診療で行うことはできず，限られた施設だけで可能な研究目的での検査となっている．FD患者において胃底部の適応性弛緩がみられないと，早期胃排出の亢進（rapid initial emptying）が起こる．すなわち胃前庭部と十二指腸を急速に拡張により腹痛や腹部不快感を発生することになる．一方，このrapid initial emptyingにより，十二指腸ブレーキがかかり，反射的に胃排出にはブレーキがかかる．このブレーキにより結果的に胃内容物は長時間胃内に残留し，胃排出遅延となる．この排出異常により，少量の食事摂取だけで満腹感が発生し，長時間胃内に残存するこ

とで胃部膨満感などいわゆるもたれ感を持続させることになると考えられている．実際，FD 患者で約 40 ％に胃排出能の遅延があることがメタ解析を含め報告されている[20,21]．この胃排出遅延は，胃もたれ，あるいは悪心や嘔吐，症状のある群や女性に多いと報告されている[22-24]．

この排出異常を改善すべく，FD に対する運動機能改善薬の効果を検討したメタ解析では，プラセボに比べて有意に効果がある[25]．しかし，モチリン受容体作動薬では臨床試験において効果が得られていない[26]ことから，胃を動かせばよいというものではないと考えられる．

胃底部の食物に対する適応性弛緩不全

適応性弛緩反応とは，食物が胃内に流入すると，流入した食物を貯留するために，胃内圧を上昇させることなく胃内容積を増加させるために近位胃の拡張が起こることをいい，胃の貯留機能を反映する．この適応性弛緩反応の測定法としては，バロスタット検査法が最も有用な検査法である．しかし，検査に苦痛を伴い，特殊な装置を必要とすることから，限られた施設で研究目的での使用にとどまっている．また簡便な方法として，水あるいは栄養剤をどれだけ飲めるかで検討するドリンクテストがわが国においても行われている．これは弛緩反応の簡便な評価法としてとらえられ，FD 患者では最大飲用量が減少している．これらの検討法により，FD では，40〜50 ％に適応性弛緩障害が認められると報告されている[27,28]．この障害により近位胃の拡張が妨げられ，それ以上多くの食物を受け入れられなくなり，Rome III でいう早期飽満感につながると報告されている[29]．

FD に対する一般治療法

わが国では現時点で FD に対する保険診療病名がなく，この疾患名に対する適応症のある薬剤はない．現状では，慢性胃炎，あるいは逆流性食道炎といった病名を使用して治療を行っている．今後，病名登録がなされるとともに下記のような薬剤の適応拡大，あるいは新たな薬剤の開発が望まれる．

現在，使用可能な薬剤のなかで FD に対して有効な薬剤としては，酸分泌抑制薬，消化管運動賦活薬，抗うつ薬，抗不安薬が上げられる．また *H. pylori* 除菌治療，心理療法なども有効性が認められている．

酸分泌抑制薬では，プロトンポンプ阻害薬や H_2 受容体拮抗薬が，プラセボ（偽薬）に比べて有意に効果があることが明らかとなっており，現時点では，第一選択となると考えられる．FD における最終治療目標は症状の消失と生活の質の改善であり，2〜4 週間で治療効果判定を行う．

実際には酸分泌抑制薬による治療効果は約半数にしか認められず，消化管運動賦活薬，抗うつ薬，抗不安薬などへの変更，あるいは追加投与も考慮する．

FD治療法としてのプロバイオティクスの可能性

　プロバイオティクスは，口腔から肛門に至る消化管における常在細菌叢（フローラ）のバランスを改善することにより，生体にとって有益な作用をもたらす生きた微生物と定義されており，現在は，生菌だけでなく死菌や菌体成分，それらを含む食品と広く解釈されている．プロバイオティクスは，①消化管を病原菌から守り，消化管の有害菌を抑制する，②粘膜免疫を強化する，あるいは免疫調節機序に作用することでアレルギーを予防する，③ビタミン類および消化管粘膜上皮細胞に必要な栄養素を供給する，などの作用が報告されている．

　胃においては，強い胃酸のために常在菌はほとんどいない．胃液1 mLあたり10^3個検出される程度でその多くは乳酸菌，*Streptococcus*（連鎖球菌）である．一方，萎縮性胃炎，あるいは胃酸分泌抑制薬の長期投与により胃酸分泌が低下すると胃においても常在菌数は増加する（10^7/mL）．すなわち胃は潜在的に*Lactobacillus*（乳酸桿菌）など常在細菌叢を作ることが可能な臓器であることを示している．胃酸の強いヒト胃においても酸に耐性を持つ*Lactobacillus*であれば菌叢を形成する可能性がある．

　胃の常在*Lactobacillus*は胃粘膜保護あるいは再生に関与している可能性がある．ラット酢酸実験潰瘍で，潰瘍面には*Escherichia coli*（大腸菌）などのGram陰性桿菌が多く定着するが，治癒傾向になるに従い，*Lactobacillus*が増加する．さらにこの*Lactobacillus*がラクツロース投与で増加すると潰瘍治癒が早まることも報告されている[30]．また*Lactobacillus*が胃粘膜バリアー機能を制御することでインドメタシンによる胃粘膜傷害を抑制することも報告されている[31]．すなわち，*Lactobacillus*が直接胃粘膜に作用し，胃粘膜に対して保護的に作用することが考えられ，*Lactobacillus*が胃粘膜透過性を制御することで上腹部症状を改善する可能性もある．

　それでは，FGIDsに対するプロバイオティクスの効果はどうであろうか？ IBSに対する効果は他項（348ページ）に譲るとして，小児の機能性腹痛症候群（functional abdominal pain syndrome：FAPS）にプロバイオティクスを投与する二重盲検試験では，有意差なしと報告されている[32]．残念ながらRome IIあるいはRome III定義に当てはまるFD患者を対象としたプロバイオティクスの効果を検討した報告はまだない．しかし，*H. pylori*とNUDのメタ解析で，14人に1人で除菌治療を行うことでNUDが改善することから[10]，プロバイオティクスにより*H. pylori*を減少あるいは，除菌できることが可能であれば，一定の効果が認められる可能性がある．その証拠に最近Francavillaらは，*H. pylori*陽性被検者に*Lactobacillus reuteri* ATCC 55730を10日間，投与することで，*H. pylori*の除菌はされないが，^{13}C-UBTが有意に減少し，Gastrointestinal Symptom Rating Scale（GSRS）スコアがプラセボに比べて有意に改善することを報告している（図5）[33]．すなわち*Lactobacillus reuteri*が*H. pylori*の胃粘膜への接着を抑制し，*H. pylori*菌体量を減少させ（図6），腹部膨満感を含む腹部症状を改善させる可能性を示している．

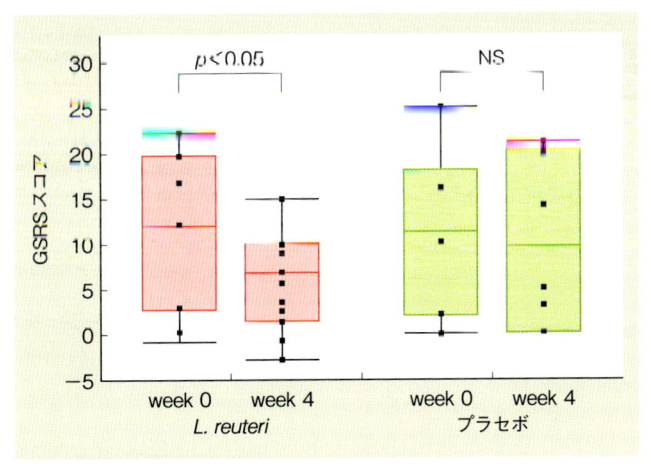

図5 *Lactobacillus reuteri* による腹部症状への効果
Lactobacillus reuteri 投与により Gastrointestinal Symptom Rating Scale (GSRS) スコアが有意に改善した．
（Francavilla R, et al. 2008[33] より）

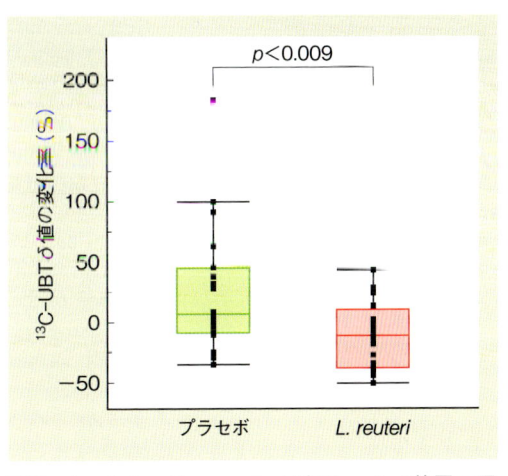

図6 *Lactobacillus reuteri* が *H. pylori* 菌量に及ぼす影響
Lactobacillus reuteri 投与により呼気テストの値は，有意に減少した．
（Francavilla R, et al. 2008[33] より）

　しかし，この検討からは，菌体量の減少が直接症状に影響を及ぼしているか否かは明らかではない．また *H. pylori* 陽性患者を対象にしていることから，*H. pylori* 陰性者におけるこの *Lactobacillus reuteri* の上腹部症状に対する効果は不明である．どちらにしてもこの治療法は，*H. pylori* 除菌という点からは限定的であり，FD に対する効果も限定的であると考えられる．さらに *H. pylori* による慢性胃炎のある患者が必ずしもディスペプシア症状があるとは限らず，また *H. pylori* 陰性者にディスペプシア症状があることも多い．したがって *H. pylori* をターゲットにしたプロバイオティクス治療は成り立たないとも考えられる．

　器質的な疾患のない機能性疾患である FD における治療効果の判定基準は，症状の改善である．この症状の発現メカニズム，すなわち FD の病態生理を明らかとすることは容易ではない．近年の研究成果によりその一部が明らかとなったとはいえ多彩な症状の改善を客観的に判定し，解釈することが困難なことも多い．FD に対するプロバイオティクスの治療効果を検討するうえでも，胃内における細菌環境を整えることが治療効果につながるのか，あるいは，腸内細菌を整えることで FD 症状も改善されるのか？　どの部位の細菌叢に影響を及ぼすことで FD 患者に対する治療効果が発現するのか？　これらの課題を解くには，まずは実際に FD 症状に対して効果があるか否かを臨床的に検討する必要があろう．そのうえでその症状改善効果のメカニズムを検討することが肝要であると考える．また，このメカニズムが明らかとなれば，FD の病態に新たな展開を生み出す可能性があると思われる．

（大島忠之，三輪洋人）

● 引用文献
1. Enck P, Dubois D, Marquis P. Quality of life in patients with upper gastrointestinal symptoms: results from the Domestic/International Gastroenterology Surveillance Study (DI-

GEST). Scand J Gastroenterol 1999; 231: 48-54.
2. Tack J, Talley NJ, Camilleri M, et al. Functional gastroduodenal disorders. Gastroenterology 2006; 130: 1466-1479.
3. Tucci A, Corinaldesi R, Stanghellini V, et al. Helicobacter pylori infection and gastric function in patients with chronic idiopathic dyspepsia. Gastroenterology 1992; 103: 768-774.
4. Raybould HE, Holzer HH. Duodenal acid-induced inhibition of gastric motility and emptying in rats. Am J Physiol 1993; 265: G540-546.
5. Lee KJ, Vos R, Janssens J, et al. Influence of duodenal acidification on the sensorimotor function of the proximal stomach in humans. Am J Physiol Gastrointest Liver Physiol 2004; 286: G278-284.
6. Lee KJ, Demarchi B, Demedts I, et al. A pilot study on duodenal acid exposure and its relationship to symptoms in functional dyspepsia with prominent nausea. Am J Gastroenterol 2004; 99: 1765-1773.
7. Barbera R, Feinle C, Read NW. Abnormal sensitivity to duodenal lipid infusion in patients with functional dyspepsia. Eur J Gastroenterol Hepatol 1995; 7: 1051-1057.
8. Bjornsson E, Sjoberg J, Ringstrom G, et al. Effects of duodenal lipids on gastric sensitivity and relaxation in patients with ulcer-like and dysmotility-like dyspepsia. Digestion 2003; 67: 209-217.
9. Miwa H, Hirai S, Nagahara A, et al. Cure of Helicobacter pylori infection does not improve symptoms in non-ulcer dyspepsia patients-a double-blind placebo-controlled study. Aliment Pharmacol Ther 2000; 14: 317-324.
10. Moayyedi P, Soo S, Deeks J, et al. Eradication of Helicobacter pylori for non-ulcer dyspepsia. Cochrane Database Syst Rev 2006; 19: CD002096.
11. Misra SP, Broor SL. Is gastric acid responsible for the pain in patients with essential dyspepsia? J Clin Gastroenterol 1990; 12: 624-627.
12. Son HJ, Rhee PL, Kim JJ, et al. Hypersensitivity to acid in ulcer-like functional dyspepsia. Korean J Intern Med 1997; 12: 188-192.
13. Miwa H, Nakajima K, Yamaguchi K, et al. Generation of dyspeptic symptoms by direct acid infusion into the stomach of healthy Japanese subjects. Aliment Pharmacol Ther 2007; 26: 257-264.
14. Mearin F, Cucala M, Azpiroz F, et al. The origin of symptoms on the brain-gut axis in functional dyspepsia. Gastroenterology 1991; 101: 999-1006.
15. Fischler B, Tack J, De Gucht V, et al. Heterogeneity of symptom pattern, psychosocial factors, and pathophysiological mechanisms in severe functional dyspepsia. Gastroenterology 2003; 124: 903-910.
16. Tack J, Bisschops R, Sarnelli G. Pathophysiology and treatment of functional dyspepsia. Gastroenterology 2004; 127: 1239-1255.
17. Vandenberghe J, Vos R, Persoons P, et al. Dyspeptic patients with visceral hypersensitivity: sensitisation of pain specific or multimodal pathways? Gut 2005; 54: 914-919.
18. Vandenberghe J, Dupont P, Van Oudenhove L, et al. Regional cerebral blood flow during gastric balloon distention in functional dyspepsia. Gastroenterology 2007; 132: 1684-1693.
19. Tack J, Caenepeel P, Fischler B, et al. Symptoms associated with hypersensitivity to gastric distention in functional dyspepsia. Gastroenterology 2001; 121: 526-535.
20. Quartero AO, de Wit NJ, Lodder AC, et al. Disturbed solid-phase gastric emptying in functional dyspepsia: a meta-analysis. Dig Dis Sci 1998; 43: 2028-2033.
21. Haag S, Talley NJ, Holtmann G. Symptom patterns in functional dyspepsia and irritable bowel syndrome: relationship to disturbances in gastric emptying and response to a nutrient challenge in consulters and non-consulters. Gut 2004; 53: 1445-1451.
22. Stanghellini V, Tosetti C, Paternico A, et al. Risk indicators of delayed gastric emptying of solids in patients with functional dyspepsia. Gastroenterology 1996; 110: 1036-1042.
23. Perri F, Clemente R, Festa V, et al. Patterns of symptoms in functional dyspepsia: role of Helicobacter pylori infection and delayed gastric emptying. Am J Gastroenterol 1998; 93: 2082-2088.

24. Sarnelli G, Caenepeel P, Geypens B, et al. Symptoms associated with impaired gastric emptying of solids and liquids in functional dyspepsia. Am J Gastroenterol 2003; 98: 783-788.
25. Moayyedi P, Soo S, Deeks J, et al. Pharmacological interventions for non-ulcer dyspepsia. Cochrane Database Syst Rev 2006; 18: CD001960.
26. Talley NJ, Verlinden M, Snape W, et al. Failure of a motilin receptor agonist (ABT-229) to relieve the symptoms of functional dyspepsia in patients with and without delayed gastric emptying: a randomized double-blind placebo-controlled trial. Aliment Pharmacol Ther 2000; 14: 1653-1661.
27. Gilja OH, Hausken T, Wilhelmsen I, et al. Impaired accommodation of proximal stomach to a meal in functional dyspepsia. Dig Dis Sci 1996; 41: 689-696.
28. Kindt S, Tack J. Impaired gastric accommodation and its role in dyspepsia. Gut 2006; 55: 1685-1691.
29. Tack J, Piessevaux H, Coulie B, et al. Role of impaired gastric accommodation to a meal in functional dyspepsia. Gastroenterology 1998; 115: 1346-1352.
30. Elliott SN, Buret A, McKnight W, et al. Bacteria rapidly colonize and modulate healing of gastric ulcers in rats. Am J Physiol 1998; 275: G425-432.
31. Gotteland M, Cruchet S, Verbeke S. Effect of Lactobacillus ingestion on the gastrointestinal mucosal barrier alterations induced by indometacin in humans. Aliment Pharmacol Ther 2001; 15: 11-17.
32. Gawronska A, Dziechciarz P, Horvath A, et al. A randomized double-blind placebo-controlled trial of Lactobacillus GG for abdominal pain disorders in children. Aliment Pharmacol Ther 2007; 25: 177-184.
33. Francavilla R, Lionetti E, Castellaneta SP, et al. Inhibition of Helicobacter pylori infection in humans by Lactobacillus reuteri ATCC 55730 and effect on eradication therapy: a pilot study. Helicobacter 2008; 13: 127-134.

III 臨床編 ❷ 消化器領域

11
小腸・大腸疾患

はじめに

　全消化管粘膜の表面積は，テニスコート1.5面分にもおよび，そこに10^{14}個以上の腸内細菌が常在している．消化管は病原体や食餌抗原などの外来抗原に恒常的に曝露されており，体内にありながら常に外界と接している特殊な臓器といえる．消化管は，消化，吸収などの役割のほか，複雑なGALT（gut associated lymphoid tissue：消化管関連リンパ系組織）と呼ばれる免疫担当装置を形成する巨大な免疫器官という側面も有する．常に食餌抗原や腸内細菌に曝露されている腸管粘膜では，それらの抗原に対して過剰な免疫反応を誘導するのは好ましくなく，むしろホメオスターシス（恒常性）を保つため過剰な免疫反応を抑制的に制御する機構が存在する（図1）[1,2]．しかし，炎症性腸疾患（inflammatory bowel disease：IBD）の患者では，このバランスが崩れ，腸内細菌が炎症を惹起するような免疫反応を誘導している．腸内フローラ（細菌叢）のアンバランスを是正し，宿主の健康利益をもたらす生きた微生物，すなわちプロバイオティクスが近年注目され，その作用機序に関する研究が進み，IBDを始めとする腸疾患に対する臨床研究が進められている．
　それぞれの腸疾患に対するプロバイオティクスの効果については，次項以降で詳述されるため，本稿では主に腸管粘膜免疫システムにおける腸内フローラの役割，プロバイオティクスの作用機序についてこれまでの報告を交えて概説する．

腸管上皮の防御機構

　抗原が免疫システムに侵入するのに際して，腸管の最初のバリアーとなるのは腸管上皮である．上部消化管において抗原曝露の大部分が食餌由来であるのに対して，下部消化管ではさらに非常に複雑化した腸内フローラという抗原負荷を有する．腸管粘膜に配列している上皮は腸内細菌の侵入を抑制するバリアーを形作って

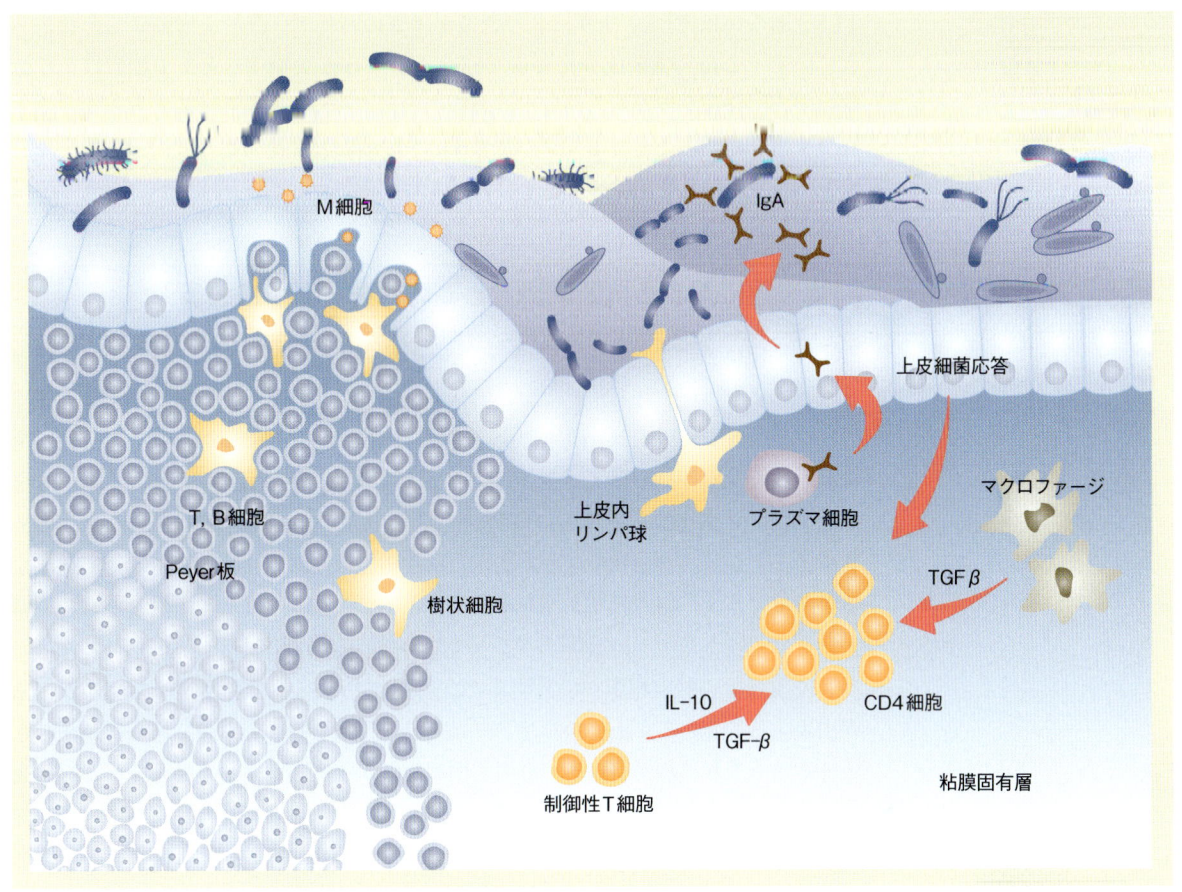

図1 腸管粘膜における防御機構

消化管の複雑な免疫装置であるGALTを覆っている上皮にはM細胞が存在し，腸内細菌や抗原の腸管腔からリンパ組織への輸送の役割を担っている．粘膜固有層内の樹状細胞は上皮細胞を通して腸内細菌を貪食する．粘膜固有層には多くのCD4陽性T細胞，マクロファージ，IgA抗体を産生する形質細胞が存在する．そこでは，抑制性サイトカインや制御性T細胞を通して過剰な免疫反応を制御する機構が存在する．
(Macdonald TT, et al. 2005[1]より)

いる．基底膜とその上部は上皮細胞の産生するグリコカリックス（glycocalyx）と呼ばれる糖蛋白で覆われている．それに加え，上皮細胞はお互いに tight junction（密着結合）によって連結され，tight junction は上皮層からの小分子の物質のサイズや荷電による選択的な通過を司っている．

そのほか，さまざまなタイプの上皮細胞がバリアー機能に関与している．杯細胞（goblet cell）は上皮の成長や修復に重要な役割を果たす三つ葉状のペプチド（trefoil peptide）を産生し，同時に，物理的な束縛や抗微生物作用を通して細菌の生息に影響するムチンを産生する．上皮細胞の基部に位置するPaneth細胞は抗菌作用を持つクリプチジンあるいはディフェンシンと呼ばれるペプチドを産生する．腸細胞（enterocyte）は粘膜固有層から腸管内腔に上皮細胞特有の移送システムによってIgAを送り出し，IgAは腸内フローラにおける細菌の周囲にバイオフィルムを形成し，上皮細胞表面への細菌の付着を防いでいる．

上皮細胞は表面および細胞内に細菌の成分を感知する受容体を有する．これらで最も重要なものがToll様受容体（Toll-like receptors：TLRs）であり，NF-κB（nuclear factor-kappa B），MAPK（mitogen-activated protein kinase）などの経路を介して，さまざまな免疫反応を活性化している．重要なことに，これらの受容体は通常は減少あるいは抑制され，炎症のあいだだけ発現する．上皮細胞の

TLR2あるいはTLR9リガンドの認識が腸管のバリアー機能を増強すると報告されている．また，細菌成分によるTLRsシグナルが欠損すると上皮細胞は上皮細胞の傷害の修復を促進あるいは上皮細胞のアポトーシスを抑制するようなさまざまな分子を産生できなくなる[3]．このように上皮細胞と細菌の相互作用は上皮の整合性とバリアー機能を維持することに貢献している．

腸管炎症に対する抗原刺激としての常在細菌フローラ

　常在細菌は免疫の誘導部位であるPeyer板に侵入すると数時間以内にマクロファージにより処理されるが，少数は樹状細胞内で生き残る．樹状細胞は常在細菌によりプライミングされ，IgA産生と腸管のT細胞反応を誘導する．この樹状細胞は腸間膜リンパ節に移動し，ナイーブT細胞に抗原提示を行い，そのT細胞は増殖しエフェクターT細胞あるいは制御性T細胞（regulatory T cell：Treg）に分化する．しかし，常在細菌を取り込んだ樹状細胞は腸間膜リンパ節を越えて進出することはできず，腸間膜リンパ節は防火壁としての役割を果たし，生きた常在細菌が全身の免疫システムに影響することを防いでいる[4]．GF（germ free）マウスの腸管に1種類の腸内細菌が生息すると，急速にPeyer板や腸間膜リンパ節に細菌が出現することから，上皮のバリアーは容易に侵入しやすいものであることがわかってきた．それに加え，粘膜固有層の樹状細胞が上皮細胞間から腸管腔へと樹状突起を伸ばすことが知られている．これらのことから，腸内フローラは通常，継続的に粘膜免疫システムに作用し，そういった相互作用が制御性T細胞の成長を促進し，腸管のホメオスターシスの維持に貢献していると考えられている．

　免疫システムと常在細菌フローラの関係は不安定であり，免疫あるいは上皮のホメオスターシスの破綻は腸管炎症につながる．この状況において，腸内フローラは病原性細菌と同様に作用し，宿主の免疫反応はフローラを除去できずに永続的な炎症が発生する．炎症性腸疾患（IBD）の病因として，腸内細菌フローラにおける潜在的に抗原性を有する成分に対するコントロール不能かつ過剰な粘膜免疫反応が示唆されている．腸内細菌がIBDの病因に関与している証拠の多くは，動物モデルにおける研究に基づいている．

　PowrieらはCD4$^+$CD45Rb^{high} T細胞を免疫不全マウスに移入することにより，Crohn病類似の大腸炎モデルを確立しているが，このモデルにおいて無菌状態で飼育した場合に腸炎を発症しない．一方のサブセットであるCD4$^+$CD45Rb^{low} T細胞は自らは移入により大腸炎を発症せず，CD4$^+$CD45Rb^{high} T細胞誘導腸炎を抑制するが，その防御作用にはCD4$^+$CD45Rb^{low} T細胞が腸内細菌に曝露される必要がある．C3H/HeJBマウスは腸内細菌への感受性の高いモデルとして知られ，生後3〜4週に回盲部，右側結腸に限局した大腸炎を認め，腸内細菌抗原に対する抗体を産生する．脾臓や腸間膜リンパ節内CD4$^+$ T細胞は盲腸の腸内細菌に反応したが，食物や上皮抗原には反応しなかった．ヒトIBDに類似した病態を呈するIL-2ノックアウト（KO）マウス，IL-10KOマウス，TCRαKOマウスなども無菌状態では腸炎を発症しないため，腸内フローラがIBDの発症に必須であることを

表1 単球から誘導されたGM, M型マクロファージの特徴

	GM-Mφ	M-Mφ
刺激因子	GM-CSF	M-CSF
貪細胞殺菌性機能	弱い	強い
抗原提示機能	強い	弱い
サイトカイン産生	IL-12（+） IL-23（++） IL-10（+/−）	IL-12（−） IL-23（−） IL-10（++）
生体内局在	肺	腸

示している．

一方，ヒトにおいて，細菌の菌体構成成分であるペプチドグリカンのムラミルジペプチド部分を認識する細胞質内受容体であるNOD2/CARD15が第16染色体のIBD1 locusに位置するCrohn病疾患関連遺伝子として報告された[5]．NOD2はマクロファージや樹状細胞，腸管のcrypt（陰窩）基部に位置するPaneth細胞などで発現しており，おそらく侵入してきた細菌の認識と生体防御に働いていると考えられている[6]．Paneth細胞で産生される抗菌ペプチド（ディフェンシン）がCrohn病患者で減少し，NOD2の活性化がα-ディフェンシンを誘導することとの関連が報告されている．すなわち，Crohn病は粘膜cryptにおいて細菌の増殖をきたし，腸内細菌の上皮バリアーへの侵入を促進し，有害な免疫反応を惹起する免疫欠損病であるとする説がある．しかし，この欠損は主に病気の過程のバイスタンダー効果であって，全体の炎症過程とはあまり関連しないとする考えもあり，実際，α-ディフェンシンの産生の欠損は病勢と無関係であり，Crohn病におけるα-ディフェンシンの欠損が粘膜の細菌侵入につながっているとする明らかなエビデンスはない．

腸管マクロファージの役割

マクロファージは細菌などの外来抗原に対する自然免疫の主な担当細胞であり，感染防御において重要な役割を果たしている．しかし，腸管局所では常に多数の腸内細菌が存在しているため，マクロファージはそれら腸内細菌に対して過剰な免疫反応を引き起こさないように，何らかの機構によって免疫反応を制御していると考えられる．近年，マクロファージは分化誘導因子の違いにより，相反する機能を持ち異なる形態を示す2つのサブセットに分化することが明らかになった（**表1**）．GM-CSF（granulocyte-macrophage colony stimulating factor）により分化誘導されるGM型マクロファージは，Th1型免疫応答を誘導する炎症性サイトカインIL-12，IL-23を高産生する炎症性マクロファージで，一方，M-CSF（macrophage-colony stimulating factor）により分化誘導されるM型マクロファージは抑制性サイトカインであるIL-10を産生し，抗炎症的に働く抑制性マクロファージである．

筆者らは腸炎発症における腸内フローラの役割を追究するために，自然発症腸炎

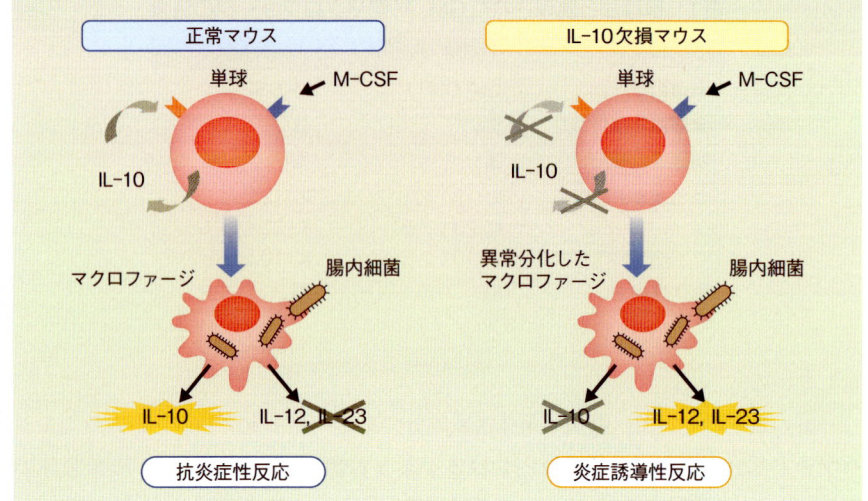

図2 腸内細菌刺激による腸管マクロファージからのサイトカイン産生

IL-10欠損下において腸管マクロファージは異常分化し，腸内細菌の認識によりTh1型サイトカインであるIL-12，IL-23を高産生して慢性腸炎の発症に寄与している．

モデルであり，やはりGFマウスでは発症しないIL-10KOマウスのマクロファージ機能に注目した．結果としてマウス正常腸管ではM-CSFが優位に発現していることが明らかになり，実際にマウス腸管マクロファージは腸内細菌抗原刺激に対して，TNF-αやIL-6などの急性反応性のサイトカインは産生するものの，Th1型免疫応答を引き起こすIL-12やIL-23を産生せず，むしろ抑制性サイトカインであるIL-10を高産生する抑制性のマクロファージであった．このように正常な腸管マクロファージは腸内細菌に対して抑制性の免疫反応を誘導し，ホメオスターシスの維持にかかわっていると考えられる．また，Th1型の腸炎を自然発症するIL-10KOマウスでは内因性IL-10の欠損のため，M型マクロファージおよび腸管マクロファージが異常な分化を遂げ，腸内細菌に対して，IL-12やIL-23といったTh1誘導性のサイトカインを過剰産生することが明らかになった．このようにIL-10KOマウスでは，本来は抑制性であるべき腸管マクロファージの分化異常が腸内細菌に対する過剰な免疫応答を引き起こし，Th1型の慢性腸炎の発症に寄与していることが示唆された（**図2**）[7]．

腸内細菌を標的とした治療

現在のところ，IBDがある特定の病原体によって発生する感染症であるとする説はコンセンサスを得られていないが，腸内細菌や未定の病原体が病気の発症や増悪の契機となっている可能性は高く，メトロニダゾールやシプロフロキサシンを中心とした抗菌薬による治療がIBD，特に大腸に病変を有するCrohn病患者に対して試みられてきた[8]．抗菌薬が特定の細菌の除去を目的とするのに対して，プロバイオティクスは宿主の利益をもたらす生きた微生物で腸内フローラのバランスを是正しようとする概念である．古くからヒトに有益な腸内細菌として*Bifidobacterium*属や*Lactobacillus*属などが知られており，IBD患者においてこれらのいわゆる善玉菌の割合が低下し，病原性大腸菌，腸球菌などの悪玉菌が増加しているとす

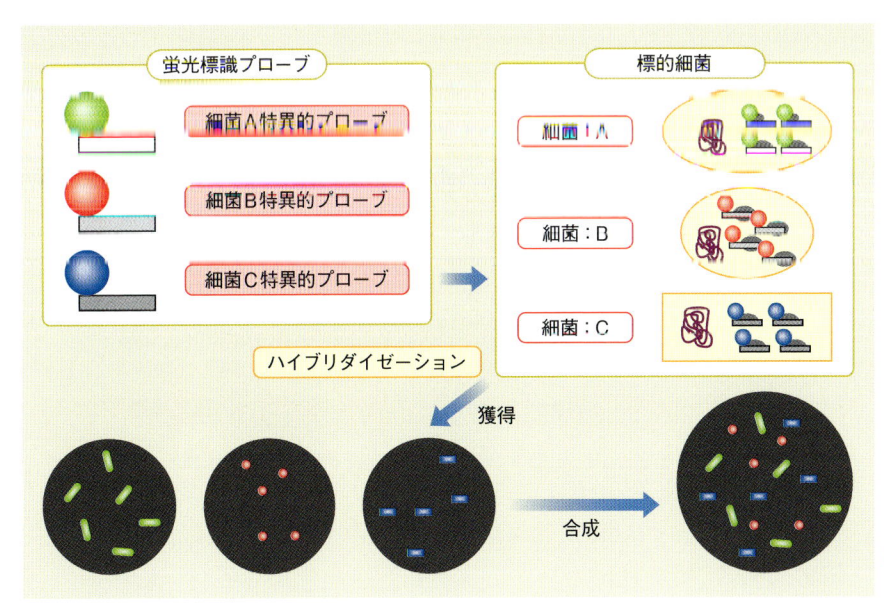

図3 菌種特異的なプローブを用いた多重染色FISH法

る報告がある.

　従来,腸内フローラに関する研究は,培養法により行われてきたが,培養可能な菌は顕微鏡下の直接計測の50％程度であるとされている.

　現在,筆者らはヤクルト中央研究所との共同研究を行い,従来の培養同定法に代わり,菌属,菌種特異性をもつ16S rRNA/DNAの塩基配列に基づく,患者糞便を用いた定量的PCR（polymerase chain reaction）法を開発した.筆者らは,定量PCR法およびFISH（fluorescent *in situ* hybridization）法（**図3**）を用いてIBD患者糞便中の腸内細菌の構成および分布を解析し,健常者と比較検討した.従来,IBD患者の腸内フローラの検討や血清中抗体価などの検討からBacteroides属の病態への関与が想定されてきたが,筆者らの定量的PCR法による検討では,予想に反してIBD患者において,健常者と比較して*Bacteroides fragilis* groupが減少していることが判明した.また,FISH法による検討では,潰瘍性大腸炎（ulcerative colitis：UC）の大腸粘膜上に*Clostridium coccoides* groupと*Bifidobacterium*が優勢菌として検出された.これより,*B. fragilis* groupなどの単一の菌種よりも,腸内細菌全体の構成,分布の異常がIBDの病因に関与していることが示唆された[9].

　筆者らは,プロバイオティクスの一つである非病原性大腸菌Nissle 1917をDSS（デキストラン硫酸ナトリウム）誘発大腸炎マウスおよびIL 10KOマウスに投与し,有意な腸炎抑制効果を認め[10],本剤がNF-κBシグナルの阻害とは無関係に腸管上皮細胞からのTNF-α誘導性のIL-8分泌を抑制することを明らかにした[11].

　ヒトでの臨床研究においてはIBD,過敏性腸症候群,*Helicobacter pylori*起因性胃炎,アトピー性皮膚炎など種々の腸管内,腸管外疾患において予防的,治療的効果が証明されている.プロバイオティクスのヒト大腸,小腸疾患への応用としては,*Bifidobacterium*属や*Lactobacillus*属など13株を組み合わせたVSL#3と

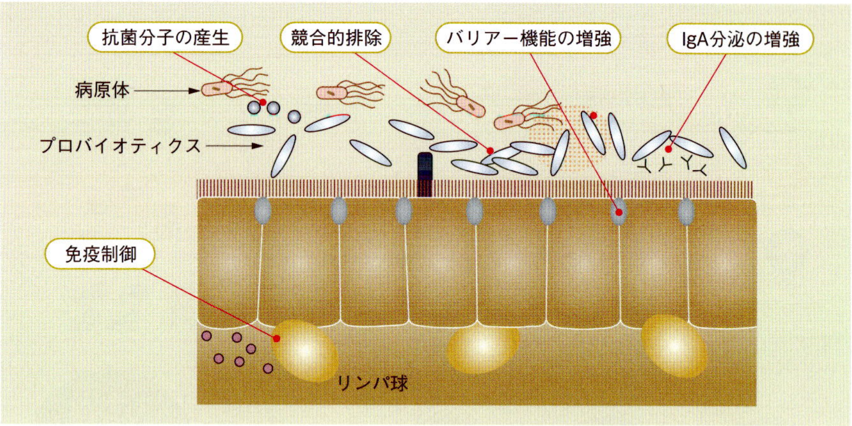

図4 プロバイオティクスのメカニズム

プロバイオティクスはバリアー機能の増強，粘膜免疫システムの調節，抗菌物質の産生，腸内フローラの改変などにより直接的，間接的に腸管上皮において有益な役割を果たす．
(Ewaschuk JB, et al. 2006[13]）より）

いうプロバイオティクス製品が潰瘍性大腸炎術後の回腸嚢炎や活動性潰瘍性大腸炎に有効性が報告されている．

プロバイオティクスの作用メカニズム

　プロバイオティクスの作用メカニズムはいまだ不明な点が多いが，近年，上皮細胞のバリアー機能，上皮のサイトカイン分泌，抗菌作用などの上皮細胞機能に影響を及ぼすことが想定されている．また，プロバイオティクスは炎症を誘導するエフェクター細胞を抑制する制御性T細胞の誘導を促進する可能性が示唆されている（図4）[12,13]．

　プロバイオティクスのバリアー機能に対する重要な役割の一つは，TLRを通して上皮細胞に作用し，IL-6やKC-1などのサイトカインの産生を誘導し，上皮細胞の再生や上皮細胞のアポトーシスの阻害に貢献することである．Crohn病において，IFN-γやTNF-αといったTh1サイトカインがバリアー機能に対して有害な作用を及ぼすが，潰瘍性大腸炎においてはIL-13が主な責任分子であるといわれている．一方，IL-10はこれらのサイトカインに対抗しており，プロバイオティクスの投与により in vivo で慢性腸炎を発症したIL-10欠損マウスのバリアー機能が増強されることが報告されている．

　近年，腸管へのプロバイオティクスの導入が，腸管のpHを下げる，殺菌性のある蛋白（バクテリオシン）を分泌する，あるいは上皮細胞への細菌の接着を阻害するといった，種々のメカニズムにより，通常の細菌や，潜在的な病原体の成長を阻害していることが明らかになってきた．Zareieらは，乳酸菌属のプロバイオティクスが，慢性精神ストレスに曝露されたラットに対する細菌の接着，移行（translocation）や腸管イオン分泌を抑制することを報告した．そのほか，出血性ショック，腹部感染のモデルマウスにおいてもプロバイオティクスの抗菌効果が確認されており，こういったbacterial translocation（BT）が増加したときに，粘膜固有層における細菌のクリアランスが減少するが，プロバイオティクスはこの減少を抑制すると考えられている．

プロバイオティクスは直接的，間接的なメカニズムで種々の細胞機能に影響を及ぼす．Ivec らは乳酸菌，ビフィズス菌のプロバイオティクスがマクロファージに作用し，NO や炎症性サイトカインの放出の増強を誘導し，抗ウイルス活性を示すことを報告した．また，Takeda らは *Lactobacillus casei Shirota* を用いたプロバイオティクスがヒト NKT 細胞活性を増強し IL-12 の産生を増強することを示した．

　投与されるプロバイオティクスは常在フローラより数的に劣勢であり，後者の機能を置き換えたり阻害したりすることは予想しがたい．加えて，潜在的に有害な細菌は単一の種に限られるわけではなく，もし，置換や阻害がプロバイオティクスの作用機序であるならば，多くの異なる細菌種に作用するものでなければならない．Rachmilewitz らは TLR9 アゴニストが DSS 誘発大腸炎，TNBS（トリニトロベンゼンスルホン酸）誘発大腸炎，IL-10KO マウスといった腸炎モデルの炎症を抑制すること，プロバイオティクスが TLR9 を通して粘膜固有層の樹状細胞に作用し，制御性 T 細胞の誘導を促進していることを報告した[14]．VSL#3 が粘膜固有層の樹状細胞において LPS（lipopolysaccharide）に比べ，IL-10 を高産生，IL-12 を低産生し，持続して IL-10 を産生する一方，LPS で誘導される IL-12 の産生を抑制することが報告された．また，プロバイオティクスの効果は IL-10 依存性かつ細胞表面に TGF-β を有する制御性 T 細胞の発達を誘導する能力と関連があることが示された[15]．プロバイオティクスの投与が抑制性サイトカインの増強につながり，これらのサイトカインがプロバイオティクスの防御効果に重要な役割を果たしている．プロバイオティクスは粘膜樹状細胞との相互作用を通してこれらの効果をもたらし，樹状細胞が抑制性サイトカインを産生するか，抑制性の性質をもつ T 細胞を誘導している．

　プロバイオティクスは副作用の面からもきわめて安全な治療と考えられているが，どのようにプロバイオティクスが機能し，どの菌種が有効か，有効であるためにどの程度の量が必要か，さらに，どのプロバイオティクスをいつ用いるべきなのか？　これらの疑問を解決するためにも，今後プロバイオティクスの分野では免疫調節作用を始めとした作用機序の解明に向けて，さらに厳密な研究が必要である．腸内フローラを解析し，菌種それぞれに特異的なプロバイオティクスの効果を明確にすることにより，確立した適切な治療を進めていくことが望まれる．

（日比紀文）

●引用文献

1. Macdonald TT, Monteleone G. Immunity, inflammation, and allergy in the gut. Science 2005; 307: 1920-1925.
2. Sartor RB. Microbial influences in inflammatory bowel diseases. Gastroenterology 2008; 134: 577-594.
3. Rakoff-Nahoum S, Paglino J, Eslami-Varzaneh F, et al. Recognition of commensal microflora by toll-like receptors is required for intestinal homeostasis. Cell 2004; 118: 229-241.
4. Macpherson AJ, Harris NL. Interactions between commensal intestinal bacteria and the immune system. Nat Rev Immunol 2004; 4: 478-485.
5. Hugot JP, Chamaillard M, Zouali H, et al. Association of NOD2 leucine-rich repeat variants with susceptibility to Crohn's disease. Nature 2001; 411: 599-603.
6. Hisamatsu T, Suzuki M, Reinecker HC, et al. CARD15/NOD2 functions as an antibacteri-

al factor in human intestinal epithelial cells. Gastroenterology 2003; 124: 993-1000.
7. Kamada N, Hisamatsu T, Okamoto S, et al. Abnormally differentiated subsets of intestinal macrophage play a key role in Th1-dominant chronic colitis through excess production of IL-12 and IL-23 in response to bacteria. J Immunol 2005; 175: 6900-6908.
8. Sartor RB. Therapeutic manipulation of the enteric microflora in inflammatory bowel diseases: antibiotics, probiotics, and prebiotics. Gastroenterology 2004; 126: 1620-1633.
9. Takaishi H, Matsuki T, Nakazawa A, et al. Imbalance in intestinal microflora constitution could be involved in the pathogenesis of inflammatory bowel disease. Int J Med Microbiol 2008; 298: 463-472.
10. Kamada N, Inoue N, Hisamatsu T, et al. Nonpathogenic Escherichia coli strain Nissle1917 prevents murine acute and chronic colitis. Inflamm Bowel Dis 2005; 11: 455-463.
11. Kamada N, Maeda K, Inoue N, et al. Nonpathogenic Escherichia coli strain Nissle 1917 inhibits signal transduction in intestinal epithelial cells. Infect Immun 2008; 76: 214-220.
12. Boirivant M, Strober W. The mechanism of action of probiotics. Curr Opin Gastroenterol 2007; 23: 679-692.
13. Ewaschuk JB, Dieleman LA. Probiotics and prebiotics in chronic inflammatory bowel diseases. World J Gastroenterol 2006; 12: 5941-5950.
14. Rachmilewitz D, Katakura K, Karmeli F, et al. Toll-like receptor 9 signaling mediates the anti-inflammatory effects of probiotics in murine experimental colitis. Gastroenterology 2004; 126: 520-528.
15. Di Giacinto C, Marinaro M, Sanchez M, et al. Probiotics ameliorate recurrent Th1-mediated murine colitis by inducing IL-10 and IL-10-dependent TGF-beta-bearing regulatory cells. J Immunol 2005; 174: 3237-3246.

III 臨床編 ❷ 消化器領域

12
炎症性腸疾患

はじめに

　プロバイオティクス（probiotics）とは，口腔から肛門に至る広義の消化管に定住する常在細菌群に働きかけて生体に有益な効果をもたらす生きた菌のことを指す．腸内細菌叢（フローラ）の改善を目的に投与されるプロバイオティクスは目的とする場所に到達し生育できることが大切であり，経口投与が可能で，胃酸，胆汁に対して安定で健康増進に役立つだけの量が腸管内で生存できることが条件である[1]．しかし，健康増進に役立つだけの生菌量を確保することは容易ではない．難消化性の食物繊維やオリゴ糖などは，外因的に補給した乳酸菌や共生乳酸菌に対して選択的な増殖を促進し，プロバイオティクスの機能を補助または増幅する．このような性質を有する成分をプレバイオティクス（prebiotics）といい，容易に摂取できることもあって，慢性的に衰弱する腸疾患に対して優れた治療剤として期待されている[2]．さらにプロバイオティクスとプレバイオティクスを組み合わせた成分はシンバイオティクス（synbiotics）と呼ばれ，炎症性腸疾患（inflammatory bowel disease：IBD）の有望な治療の選択肢としての成果が出ている[3]．一方で，用いるプロバイオティクスとプレバイオティクスの組み合わせる割合が重要であることも指摘されている[4]．プロバイオティクスの役割や応用については本書の「II 基礎編」や他誌を参照されたい[5]．

　IBD は，主に潰瘍性大腸炎（ulcerative colitis）と Crohn 病（Crohn disease）を指し，遺伝的あるいは環境的要因が腸管免疫と複雑に絡み合って免疫異常を生じ，炎症性サイトカイン（inflammatory cytokines）の産生亢進を伴う腸管の慢性の炎症性疾患である．炎症性サイトカインの産生に深くかかわる腸管粘膜免疫が腸内細菌叢の変動によって異常な刺激を受け，腸内細菌に対する粘膜防御機能の制御を失い，腸管から持続的な炎症が始まるととらえられている．したがって，ディスバイオシス（dysbiosis：腸環境異常）を防止することが IBD の予防・治療に貢献するといえる．

IBD の薬物療法ではアミノサリチル酸製剤あるいはステロイド製剤が主体で，亢進した免疫系を抑制する治療法がとられている．近年，抗 TNF-α 抗体（インフリキシマブ，ナタリズマブ）のような炎症性サイトカインを直接中和する薬剤の登場によって IBD の治療に新たな展開が生じている．しかし，同時に胎児感染や抗生物質を投与しなければならないほどの深刻な感染症などの副作用が生じている[6,7]．

　一方で，潰瘍性大腸炎の増悪因子として *Fusobacterium* の関与が疑われ，*Helicobacter pylori* の除菌療法と同じ抗菌薬の投与による潰瘍性大腸炎の寛解導入の報告もある[8]．長期間にわたる炎症性サイトカインの抑制や抗菌薬の投与は宿主の共生微生物叢を変化させ，腸内細菌叢の恒常性が崩れるディスバイオシスに陥る可能性があり，これを制御する必要がある．そのためには食生活の工夫や改善が必要であり，さらに *Lactobacillus* 属や *Bifidobacterium* 属などのプロバイオティクスを補給することが最も自然な腸管環境の維持療法と考えられる．*Lactobacillus* 属や *Bifidobacterium* 属などは腸管免疫への異常な刺激や他臓器への侵入リスクがきわめて低いことから IBD の腸内細菌叢を改善する可能性がある[9]．

　IBD の治療においてプロバイオティクスやプレバイオティクスの有効性に疑問を呈する報告もあるが，IBD の細菌叢を改善することに適したプロバイオティクスの改良や発見ができればその可能性は十分にあり，有益な治療法が見いだされると考えられる[10]．

　ここでは IBD の腸管機能障害とサイトカイン産生異常を予防または改善する可能性が期待されるプロバイオティクス，および日本古来の食文化から見いだした新しい機能性を持ったプロバイオィクス・麴について基礎的側面から紹介する．

IBD の発症要因

環境因子

　IBD は欧米において高い罹患率がみられ，北米だけで約 100 万人と推定されている[11]．わが国では，欧米に比べ患者数は約 1/10 程度であるが，食生活の欧米化につれて増加していることから食事要因が重要視されている．さらには衛生環境の向上やストレス，喫煙のような生活習慣などを含む環境要因が注目されている．幼児期に接触する食生活を中心とするさまざまな環境因子が腸内細菌叢の形成に強く関与し，腸管免疫の健全な発達・分化と制御，維持に影響を与える[9]．腸内細菌叢の形成に異常が生じた場合，IBD に限らずアレルギー性疾患，気管支喘息，多発性硬化症のような慢性炎症性疾患が誘導されると考えられる．腸内細菌が IBD 発症と関連のあることを示唆する臨床的および動物実験的根拠を**表 1** にまとめた[12]．喫煙は IBD の環境リスクファクターの一つに指摘されているが，Crohn 病患者にとっては再発の可能性を高め，潰瘍性大腸炎患者に対しては再発率の低下をもたらすとされている[13,14]．この相反する現象の機序については，Toll 様受容体（Toll like receptors：TLRs）4 の経路で産生されるインターロイキン-1β（interleukin-

表1 腸内細菌がIBDとの関連性を示唆する臨床的および動物実験的根拠

1. IBDの病変部には細菌数が多い
2. IBDの便中および腸粘膜の細菌叢は健常人のそれと異なっている
3. イミダゾール系抗菌薬は外科的治療後のCrohn病の再発を予防する
4. プロバイオティクスは回腸嚢炎や潰瘍性大腸炎の再燃，および術後のCrohn病の再燃防止に有用である
5. 無菌動物に大腸炎は発生しない
6. 病原性細菌抗原を認識するNOD2，TLR4の多型性がIBDのリスクと関連する
7. プロバイオティクスはIBDの動物モデルで有効である．

(Seksik P, et al. 2006[12]より改変)

1β：IL-1β），腫瘍壊死因子（tumour necrosis factor-α：TNF-α），そしてIL-8の抑制によるものと考えられている．また，この機序による病態の軽減は大腸型Crohn病でも示唆されている[15]．このほかの環境因子として，寒冷地の工業都市部に多発すること，人種，民族，宗教の違いによる食生活を含む生活習慣の影響など未解明な部分が多くあると考えられている．

遺伝的素因

双子や家族性疾患の研究でIBD発症に遺伝的背景が示唆されている．一卵性双生児Crohn病の遺伝形質の一致率が44〜50％に比べて，一卵性双生児潰瘍性大腸炎のそれは6〜14％であった[16]．Crohn病のほうが潰瘍性大腸炎よりも遺伝的素因の関与が深いとされている．Crohn病の発症には，Crohn病感受性遺伝子として同定された第16染色体（16q12）上にあるcaspase activation and recruitment domain 15/nucleotide-binding oligomerization domain 2（CARD15/NOD2）の変異がかかわるとされている．NOD2は腸管侵襲した病原性細菌の抗原ペプチドグリカン由来のムラミルジペプチド（N-acetylmuramyl-1-alanyl-d-isoglutamine：MDP）を細胞内で認識し，炎症性サイトカインを誘導する．その一方，TLR2やTLR4からの応答による炎症性サイトカインIL-1βなどの過剰な産生を制御し宿主の防御に働くとされている．NOD2蛋白の異常によって，転写因子（nuclear factor-kappa B：NF-κB）活性化に対する制御機能とIL-1βプロセッシングの調節機能を失い，IL-1βや炎症性サイトカインの過剰な産生が生じ，Crohn病や腸炎への感受性を高めていると考えられている[17-20]．

一方，わが国や韓国のCrohn病患者にはCARD15/NOD2の変異が認められていない[21,22]．さらに，NOD2と同様にコーカサス人のCrohn病患者に高頻度で見いだされているIBD5遺伝子変異についても日本人にはみられない[23]．民族特異的であるこれらの遺伝子の変異は，腸管に慢性的炎症が発生しやすい環境を形成する一つの要素と考えるべきで，ヒトのIBDの共通病因とはいえない．むしろ，民族によって異なる何らかの遺伝的変異をもつ腸管に環境因子の刺激が加わり発症すると考えるべきではなかろうか．

免疫学的素因

免疫学的素因として，腸内細菌叢の異常による腸管免疫の破綻によるIBDの発

症なのか，腸内細菌叢は正常であるが腸管粘膜の異常により粘膜上皮バリアーが崩壊し，共生菌との異常な接触でIBDを発症し腸内細菌叢まで変えてしまうのか，どちらが主因であるのかわかっていない．双方がIBD発症にかかわっているともいえる．プロバイオティクスの投与によって共生菌叢の破綻を未然に防ぐことができるならば，またはIBD発症前の共生菌状態に戻すことができるならば，プロバイオティクスの投与はIBDの有望な予防または治療法として期待できるであろう．腸管には，樹状細胞（dendritic cell：DC），マクロファージ（macrophage：Mφ），M細胞などの抗原提示細胞群，T，Bリンパ球，クリプトパッチ（crypto-patch），Peyer板そしてcrypt（陰窩）の底にあるPaneth細胞などの免疫や宿主防衛にかかわる細胞や組織が備わっている．これらの細胞や組織が正常な機能として分化，成熟するためには健全な腸内共生菌の存在が必須である．ところがこれらの組織や細胞の機能遺伝子に異常が生じると粘膜防御システムが崩壊し，その結果，慢性腸炎やCrohn病の発症につながると示唆されている[24,25]．

一般的に正常な宿主は腸内細菌の抗原に対して免疫的寛容を持っているが，この寛容の喪失が慢性炎症をもたらしていると考えられている．正常な共生微生物の抗原を識別する免疫機序についてはよく知られていないが，強い抗原性を有する腸内細菌は腸管粘膜IgAに強く捕獲され，全身免疫系への抗原提示を固く阻止されている．しかし，大腸炎を自然発症するマウスでは強い抗原性蛋白に対して粘膜IgA，血清IgGの双方とも強く反応し，Th1（type 1 T helper）免疫応答を強く誘発し，大腸炎が増悪した．これらの強抗原性蛋白はCrohn病患者血清とも反応することが多い．一方，IgA欠損マウスは強抗原性蛋白（細菌鞭毛）に対する抗IgG血清を有し，粘膜基底膜にTh17とTh1実効細胞の割合が増加するが，それと同時にIL-10を産生する制御性T細胞（regulatory T cells：Treg）の増加も認めた．そのためいかなる大腸炎も発症しないが，ここにIL-10の中和抗体を投与すると大腸炎を発症した．このことから制御性T細胞のIL-10がIL-17やTh1サイトカインを抑制し，腸管の恒常性の維持に働いているといえる．腸内の共生微生物抗原に対して，腸管粘膜IgAの厳格な防壁が宿主に損傷を与えるような過剰な免疫応答に至らないように制御している．粘膜IgAは，免疫寛容よりも腸内細菌叢に対する主要な制御因子であり，制御性T細胞が腸管恒常性を維持するうえでの第2の主要な機序と考えられる[26,27]．腸内の共生細菌叢や侵入病原性菌に対する防御システムの一部を図示する（図1）．

IBD動物モデルとプロバイオティクス

プロバイオティクスの研究に用いられている主なIBD動物モデルとして2, 4, 6-トリニトロベンゼンスルホン酸（TNBS）誘発大腸炎，デキストラン硫酸ナトリウム（DSS）誘発大腸炎，そしてIL-10のノックアウト（IL-10 KO）マウス大腸炎の3種類が知られている．TNBS誘発大腸炎モデルは大腸に慢性的な肉芽腫の形成および局所的な潰瘍と粘膜ムチン層の脱落などの病変から，Th1タイプの大腸

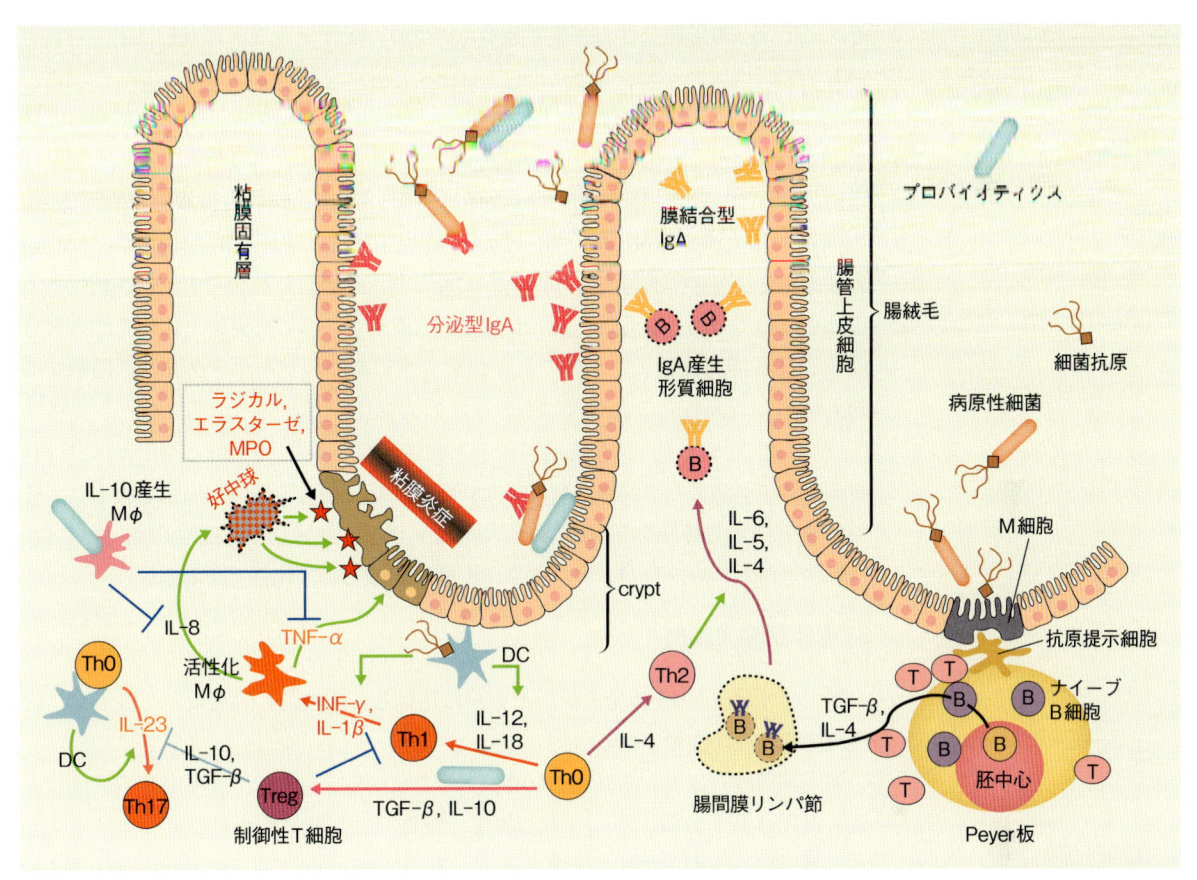

炎と示唆されている[28]．一方，Th2 サイトカイン応答と大腸上皮リンパ節の肥大が相関することから Th2 タイプの病態モデルとも報告されている[29]．DSS 誘発大腸炎モデルは大腸に複数のびらんを形成し，腸が短くなり肛門出血がみられる．さらに，crypt の消失と腸壁全層に好中球の浸潤や IL-6 の亢進がみられ，慢性タイプでは腺腫が形成されるなどの特徴がある[30]．IL-10 KO マウスは，自然発症型の腸炎モデルであるが，無菌状態では大腸炎が発症しないことから腸内細菌叢の影響を強く受けることで知られている．その病変は散在性で単球，好中球の浸潤と上皮層の肥厚と杯細胞のムチン産生の減少などの特徴がみられる．メトトレキサート（methotrexate：MTX）誘発腸炎モデルもプロバイオティクスやプレバイオティクスの評価に用いられているが，IBD 動物モデルとしては確立していない．粘膜バリアーの崩壊や crypt の消失が激しく炎症は全腸管に及ぶ[31,32]．MTX の腹腔投与では空腸の損傷が著しく，正常腸内細菌叢を有していながら粘膜固有層の損傷からバリアー機構の破壊が認められ，IBD の発症機序に共通する部分があると考えられる．

TNBS 誘発大腸炎

プロバイオティクスの有益性，安全性を評価するのに最もふさわしい動物モデルの一つである．免疫系への影響，腸内細菌叢への影響，腸内細菌の他臓器への移行，

図1 腸管粘膜侵入細菌に対する粘膜 IgA と制御性 T 細胞（Treg）による粘膜炎症の防御

Ⓑ：IgM⁺ナイーブ B 細胞，Ⓑ：IgA クラススイッチ B 細胞，Ⓑ：IgA⁺ B 細胞，Ⓑ：IgA 産生形質細胞，Y：膜結合型IgA，Y：分泌型IgA，Ⓣ：抗原提示を受けた T 細胞，Ⓣh0：全身感作を受けた CD4⁺ナイーブ T 細胞，Ⓣh1：Th1 タイプ T 細胞，Ⓣh2：Th2 タイプ T 細胞，Ⓣreg：制御性 T 細胞，★：活性化マクロファージ（Mφ），Ⓣh17：IL-17 産生T細胞，★：プロバイオティクスに活性化された IL-10 産生 Mφ，★：抗原または腸内細菌から刺激を受けた樹状細胞，MPO：ミエロペルオキシダーゼ，TGF-β：形質転換成長因子，INF-γ：インターフェロン γ，TNF-α：腫瘍壊死因子，⊥：抑制作用，⇊：分化活性化，↓：分泌発現し作用．

そして生死への影響などの評価で数多くのプロバイオティクスの解析に用いられている[33-35]．

回腸型 Crohn 病の術後再発は *Faecalibacterium prausnitzii* の著しい減少と相関することが認められている．*F. prausnitzii* 生菌またはその培養液上清を大腸炎誘発前のマウスに5日間連続で胃内投与した後，TNBS 誘発大腸炎を誘発すると，48 時間後に大腸の TNF-α，IL-12 が対照群（生理食塩水投与 TNBS 誘発マウス大腸炎）より有意に低値であり，一方，大腸 IL-10 は対照群より有意に高値であることを認めている．また，*F. prausnitzii* 生菌またはその培養液上清の腹腔内投与は，TNBS 誘発大腸炎マウスの生存数を有意に高め，デキサメタゾンに匹敵する効果を示している．この効果は NF-κB の活性化阻害と好中球遊走サイトカイン IL-8 の産生抑制と IL-10 の維持によると報告している[36]．*F. prausnitzii* は，プロバイオティクスとして注目されていないが，疾患症状との関係から菌を特定し，その菌の生物学的特性を TNBS 誘発大腸炎モデルで評価して有益性を見いだした．この報告は新しいプロバイオティクスの開発手法として注目できる．

DSS 誘発大腸炎

本モデルは TNBS 誘発大腸炎モデルに比較して手技的に容易で，急性炎症，慢性炎症の両方が作製できる．

腸内細菌叢では *Bacteroides* が増加することからプロバイオティクスの評価にも適し汎用されている[37-39]．一方，急性と慢性では病態にかかわってくるサイトカインが異なり評価には注意を要する[40]．TLR2，TLR4，TLR9 をそれぞれ KO したマウスおよび野生マウスに，乳酸菌混合生菌剤 VSL#3（4種の *Lactobacillus*，3種の *Bifidobacterium*，1種の *Streptococcus*）を放射線処理して不活化したものをそれぞれ胃内投与し，その後に DSS 大腸炎を誘発させて病態や組織障害に与える影響を調べた．

その結果，TLR9-KO マウス大腸炎ではまったく改善が認められなかったが，TLR2-KO マウスと TLR4-KO マウスの大腸炎モデルでは野生マウス大腸炎モデルと同様に病態と組織障害の改善が認められた．同様の結果が，同プロバイオティクスの生菌状態でも認められたが，加熱処理したプロバイオティクスには DSS 誘発大腸炎に対する改善効果が認められなかった．また，同混合生菌から DNA を抽出して DSS 誘発大腸炎の誘発2時間前に皮下投与したところ，TLR9-KO マウスを除く3群のマウスにおいて DSS 大腸炎の病態，組織障害，ミエロパーオキシダーゼ（myeloperoxidase：MPO）活性が改善した．さらに，同 DNA にメチル化を施したものでは炎症の改善効果が減弱した．同様の結果が TNBS 誘発マウス大腸炎モデルでも認められた．この結果から，プロバイオティクスの抗炎症効果はプロバイオティクスの非メチル化 DNA が TLR9 経路を介することによって発揮されると示唆された[41]．この DNA は，TLR9 のリガンドがシトシンとグアニンが隣り合った配列をもつオリゴヌクレオチド（cytosin-guanosin dinucleotide〈CpG〉-oligodeoxynucleotide）であることから，この配列を有することが考えられた．

IL-10 KO マウス大腸炎

IL-10 KO マウスは4週齢で腸粘膜の *Lactobacillus* 属が消失し、好気性菌が出現すると同時に大腸炎を発症する。*Lactobacillus reuteri* を注腸することで腸粘膜の *Lactobacillus* 属が正常マウスのそれと同等レベルまで回復し、大腸病変スコアの改善を認めた[42]。この報告は腸内細菌叢の維持や改善によって大腸炎を抑制できることを示唆した。その後、*L. salivarius*、*L. plantarum*、*Bifidobacterium infantis* など種々の乳酸菌の経口投与によって IL-10 KO マウスの自然発症大腸炎の抑制と脾臓細胞由来の炎症性サイトカイン産生抑制などが相次いで報告された[43-45]。

L. gasseri にマンガンのスーパーオキシドデスムターゼ（Superoxide dismutase：SOD）遺伝子を組み込んだリコンビナント *L. gasseri*（*L. gasseri*-MnSOD）を雄性 IL-10 KO マウスに3週齢から4週間連続投与し、組織障害と大腸の抗酸化酵素の発現に及ぼす影響をみている。*L. gasseri*、*L. gasseri*-MnSOD のどの投与群も大腸の SOD、カタラーゼ、グルタチオン・ペルオキシダーゼなどの抗酸化酵素の発現に影響を及ぼさなかった。大腸組織障害は *L. gasseri* 投与群よりも *L. gasseri*-MnSOD 投与群で有意な改善が認められた。しかし、雌性 IL-10 KO マウスではどの投与群にも大腸組織障害の改善が認められなかった。KO マウスの雌雄によってプロバイオティクスへの応答が異なることは興味ある報告である[46]。

メトトレキサート（MTX）誘発腸炎

Mao らは、*L. reuteri*、*L. plantarum* およびこれらの菌をそれぞれオーツ麦に接種し、発酵させたオートミール液を SD ラットに3日間胃内投与した後、MTX の腹腔内投与により腸炎を惹起し、その3日後にこれらの乳酸菌および発酵オートミール液の腸炎に及ぼす効果について評価している。*L. reuteri*、*L. plantarum* の単独投与による効果も認められたが、これらの乳酸菌生菌を含む発酵オートミール液のほうが体重減少の抑制、腸管粘膜成分（蛋白、核酸）の減少抑制、粘膜透過性亢進の抑制などにおいて優れた効果を認めている。また、*L. plantarum* 発酵オートミール液が腸内細菌や Gram 陰性嫌気生菌の他臓器への移行を防止することも認めている[47]。乳酸菌単独よりも乳酸菌発酵オーツ麦成分が優れた腸炎の改善傾向を示したことは、発酵オーツ麦のプレバイオティクス効果が加わったものと考えられ、シンバイオティクスが腸炎の予防や治療に優れていることを示唆するものである。

新しいプロバイオティクスの展望

リコンビナント乳酸菌

IL-10、trefoil factor や low calcium response V（Lcr V）蛋白の遺伝子を乳酸菌に組み込み、その生理活性物質を産生するリコンビナント・プロバイオティクス

の研究が進められている．遺伝子導入乳酸菌を胃内または経口投与して腸管の限定した範囲内に，目的とする生理活性物質を分泌産生することで腸管障害を修復するものである．IL-10 遺伝子導入 Lactococcus lactis MG1363 を，慢性 DSS 誘発 Balb/c マウス大腸炎モデルおよび IL-10 KO マウスに胃内投与した結果，双方の大腸炎マウスにおいて大腸の病理学的症状を半減し，大腸炎の抑制が抗 TNF モノクローナル抗体よりも優れていることを認めた[48]．

Lcr V 蛋白遺伝子を L. lactis MG1363 に導入した Lcr V 蛋白分泌リコンビナント L. lactis-Lcr V は，経口投与により TNBS 誘発大腸炎マウスおよび DSS 誘発大腸炎マウスでの大腸炎抑制効果を認めているが，IL-10 KO マウスでは無効であった．Lcr V 蛋白がマクロファージや樹状細胞の TLR2 に結合することによって産生される IL-10 が抗炎症効果を発揮したとされている[49]．IL-10 導入リコンビナント L. lactis の Crohn 病患者への投与が行われ，腹部膨満などの弱い副作用が認められたものの安全であることを強調している[50]．しかし，ヒトへの長期投与を行うには，腸内細菌叢，免疫系全体や胎児への影響などさまざまな安全性の問題をクリアしなければならない．このことから遺伝子組換え乳酸菌はプロバイオティクスとしてとらえるには時間を要するであろう．しかし，局所的治療に適する生物製剤デリバティとする新しい用途のプロバイオティクスとして開発する価値はあるだろう．

IL-10 誘導プロバイオティクス

IL-10 は Th2 細胞，制御性 T 細胞（Treg），樹状細胞などさまざまな細胞から産生される．マクロファージからも産生され，オートクラインにマクロファージの機能を調節し，TNF-α，IL-6 などの炎症性サイトカインを抑制することが知られている[51]．遺伝子操作をしていないプロバイオティクスが腸内マクロファージの IL-10 産生刺激能や制御性 T 細胞の誘導能を持っていれば，IBD 治療に有用である可能性がある．

筆者らはヒト・マクロファージ（ヒト単球系セルライン ATCC U937）を用いて，IL-10 分泌促進作用を有する乳酸菌株のスクリーニングを行った結果，ヒトに安全な Lactobacillus brevis WB-1005 に高い IL-10 産生促進作用のあることを見いだしている．病者用食品への応用など今後の進展に期待している．

古くて新しいシンバイオティクス：プロバイオティクス・麴

IBD が食生活の欧米化とともに増加していることから，わが国の伝統的食文化の衰退が IBD 発症の環境因子の一つではないかと考えられた．日本古来から伝承されている麴から作りだされる味噌，醬油の消費量と IBD の発症を調べた結果，逆相関であることを見いだした．すなわち，麴が作り出す何らかの成分が慢性腸炎の発症を抑制する効果を持つのではないかと考えた．そこで，国内唯一の麴医薬品"強力わかもと®"（わかもと製薬）に着目した（現在，強力わかもと®は医薬部外品である）．その組成を表2，3に示す．強力わかもと®の特徴は，栄養豊富な穀物胚

表2 強力わかもと®(GWT)の組成[*]

組成	原料	発酵菌	含有量(%)
A. oryzae	小麦・米胚芽, 脱脂	A. oryzae	50.0
NK菌培養末	大豆など	NK	
乳酸菌培養末	小麦・米胚芽, 脱脂大豆など	L. faecium	10.0
酵母	乾燥ビール酵母	なし	37.0
添加物	ビタミンB群, CaCO₃	なし	3.0

[*]：わかもと製薬相模研究所提供資料から抜粋．

表3 強力わかもと®(GWT)の構成化合物[*1]

化合物	含量(/g GWT)	化合物	含量(/g GWT)
蛋白	371 mg	アミノ酸類[*2]	
脂質	46 mg	脂肪族アミノ酸	5.80 mg
糖質	412 mg	ヒドロキシアミノ酸	0.66 mg
繊維	18 mg	含硫アミノ酸	0.83 mg
灰分	117 mg	芳香族アミノ酸	0.80 mg
水分	36 mg	イミノ酸	1.12 mg
食物繊維		酸性アミノ酸	5.44 mg
ヘミセルロース	98.40 mg	塩基性アミノ酸	4.27 mg
セルロース	47.00 mg	γ-アミノ酪酸	1.03 mg
リグニン	21.70 mg	ビタミン類	
難消化性多糖類	45.20 mg	B_1	0.50 mg
ミネラル		B_2	0.30 mg
K	21.70 mg	B_6	0.02 mg
Mg	4.80 mg	ニコチン酸アミド	0.30 mg
Ca	19.00 mg	イノシトール	0.44 mg
P	19.20 mg	パントテン酸	0.03 mg
Fe	0.12 mg	ビオチン	0.01 mg
消化酵素		微生物	
アミラーゼ	340±140 単位	E. faecium	3.4×10^8 CFU
中性プロテアーゼ	500±200 単位		

[*1]：わかもと製薬相模研究所提供資料から抜粋．
[*2]：GWTを酸加水分解した後の(総)アミノ酸類．

芽に代表的な麹菌である Aspergillus oryzae NK を接種し発酵させた A. oryzae NK 菌培養末と, 同様の穀物胚芽に乳酸菌 Enterococcus faecium を接種し発酵させた乳酸菌培養末である. これらにビール酵母を加え, 錠剤または顆粒にした製剤が強力わかもと® である. A. oryzae NK 菌培養末はユニークな胚芽麹であり, NK 菌麹とも呼ばれている. したがって, 強力わかもと® の組成はプロバイオティクスの E. faecium を含む麹であり, その麹成分には食物繊維や強力な乳酸菌増殖促進因子などのプレバイオティクスが含まれている[52]. このプレバイオティクスは, 人為的に加えたものではなく, 穀類の醗酵によって生まれたことから強力わかもと® は新しいタイプのシンバイオティクスといえる. このような背景から強力わかもと® の組成を福田らはプロバイオティクス・麹と呼称した[53].

図2　5％GWT を投与した TNBS 誘発大腸炎ラットの大腸所見

TNBS 大腸炎：広範な深い潰瘍とびらんが認められ，その周辺に浮腫が生じている．
5％GWT 投与の TNBS 大腸炎（5％GWT/TNBS 大腸炎）：潰瘍，びらんが縮小している．

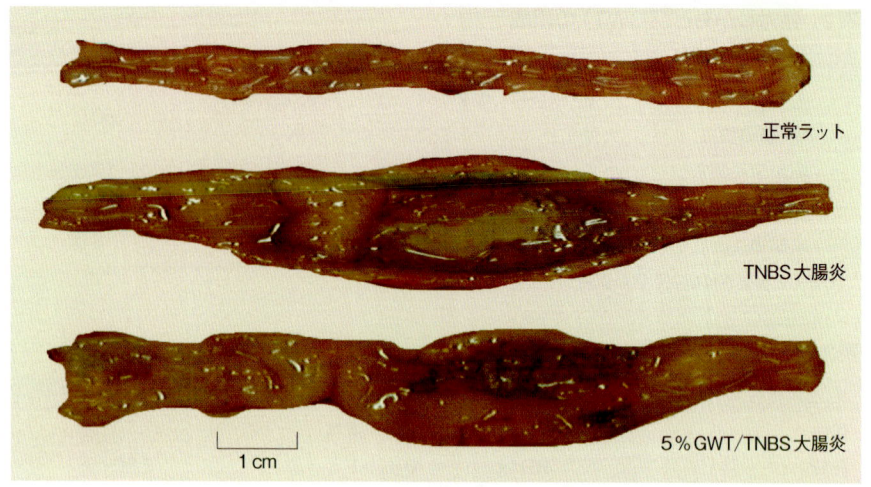

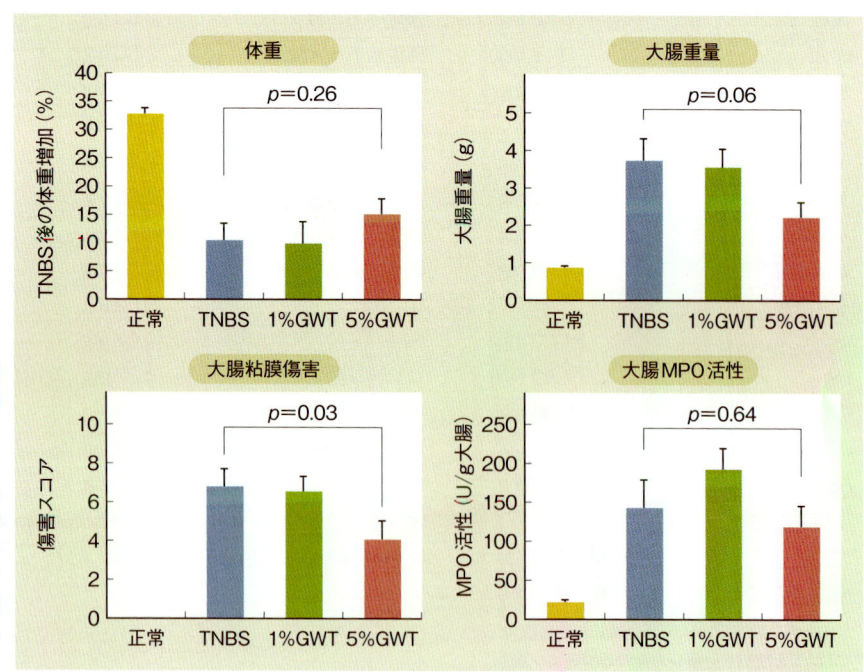

図3　TNBS 誘発ラット大腸炎に及ぼす GWT 投与の効果

正常：正常ラット（$n=4$），TNBS：TNBS 大腸炎ラット（$n=9$），1％，5％GWT：1％（$n=8$），5％（$n=8$）GWT 投与 TNBS 大腸炎ラット．5％GWT 投与により体重減少と大腸重量増加に対する抑制傾向を認めた．また，大腸粘膜傷害に対しては有意な軽減効果があった．結果：平均±標準誤差．

プロバイオティクス・麴（GWT）による TNBS 誘発ラット大腸炎モデルの病態改善

　粉末化した強力わかもと®，すなわちプロバイオティクス・麴（GWT）を通常飼料（粉末 CE-2）に 1％または 5％添加して 28 日間，SD ラットに与えた．2 日間の絶食後に TNBS を注腸し，さらに 7 日間粉末 GWT を与え，その後に大腸組織や大腸の *Lactobacillus* 属やサイトカインの変動を調べた[54]．GWT を投与したラット大腸炎の大腸と投与しなかったそれの比較を図 2 に示した．また，大腸重量や粘膜傷害スコアなどを図 3 に，大腸に発現した炎症性サイトカイン IL-1β と抗炎症性サイトカイン，形質転換成長因子（transforming growth factor-β：

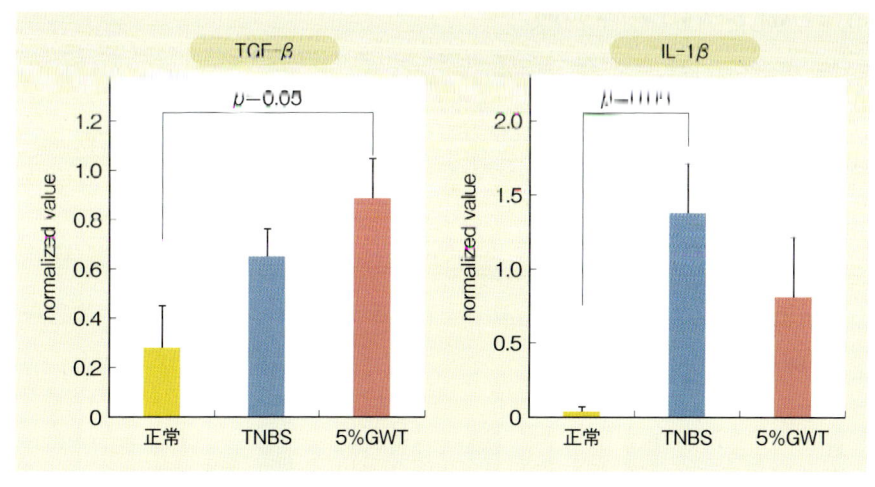

図1 TNBS誘発大腸炎ラットの大腸 TGF-β, IL-1β mRNA発現に及ぼす GWT摂取の影響

正常：正常ラット（n=4），TNBS：TNBS 大腸炎ラット（n=9），5% GWT：5% GWT 投与 TNBS 大腸炎ラット（n=8）．GWT の投与によって大腸の IL-1β と TGF-β の発現関係が相反していた．
normalized value は G3PDH（glyceraldehyde 3-phosphate dehydrogenase）遺伝子発現に対する比で算出した．結果：平均±標準誤差．

表4 TNBS誘発大腸炎ラットの糞便 Lactobacillus 属（Log10 cfu/g糞便），大腸SOD活性（酸化抑制%/mg大腸）と亜鉛濃度（mg/g大腸）に及ぼす GWT 投与の効果

	正常群（n=4）	TNBS（n=9）	TNBS/1% GWT（n=9）	TNBS/5% GWT（n=8）
Lactobacillus 属	9.5±0.3*	8.4±1.0	9.3±0.4*	8.8±1.4
SOD 活性	42.1±7.4*	25.6±3.4	35.9±6.6	52.2±10.0*
亜鉛	17.3±1.0*	12.0±1.1	13.4±1.3	17.6±2.2*

*：$p<0.05$ vs TNBS 大腸炎

TGF-β）のmRNA量を図4にそれぞれ示した．大腸所見および粘膜傷害スコアから明らかなようにGWTは潰瘍やびらん形成を抑制した．また，図4に示したようにIL-1βの発現を抑制する一方，TGF-βの発現を促進した．大腸TNF-αに対するGWTの効果はIL-1βと同様であった．このほか，TNBSによる糞便のLactobacillus属や大腸SOD活性の著しい減少は，GWT投与により正常ラットのそれと同等レベルまで改善することが認められた．ただし，GWTの1%混餌投与ではLactobacillus属の回復を除いて改善効果が認められず，5%混餌投与群において予防・治癒効果が認められた（表4）．このことから，GWTのTNBS大腸炎を抑制する成分は，濃度依存性のあるものと推察される．さらに興味あることは，IL-1βとTGF-βの発現パターンから，GWTの大腸炎抑制の機序として粘膜免疫の制御に影響を与えていることが考えられた．

ラット，マウスのTNBS誘発大腸炎モデルやDSS誘発大腸炎モデルの大腸や脾臓のサイトカインバランスは正常動物のそれと比較して大きく異なるが，これらの動物モデルに大腸炎の誘発前後にGWTを投与することでIL-4/INFγやIL-10/IL-6などのバランスが正常動物のそれと近似することが認められた．さらに，そのバランスに大きな影響を与えている成分がA. oryzae NK菌培養末（NK菌麹）であることがわかった[55,56]．このことからGWTやNK菌麹は腸管免疫だけでなく全身的な免疫の制御に影響を与える可能性が考えられ，今後の解明すべき課題といえる．これらの解明が進むことによってわが国の伝統的食文化の意義が理解で

表5 DSS誘発大腸炎マウスに対して試験したプロバイオティクス

乳酸菌製剤（Bl）	酪酸菌（Cb）	乳酸菌・酪酸菌混合製剤（Bio）	GWT
Bifidobacterium longum	Clostridium butyricum	Streptococcus faecalis Clostridium butyricum Bacillus mesentericus	Aspergillus oryzae Saccharomyces cerevisiae Enterococcus faecium

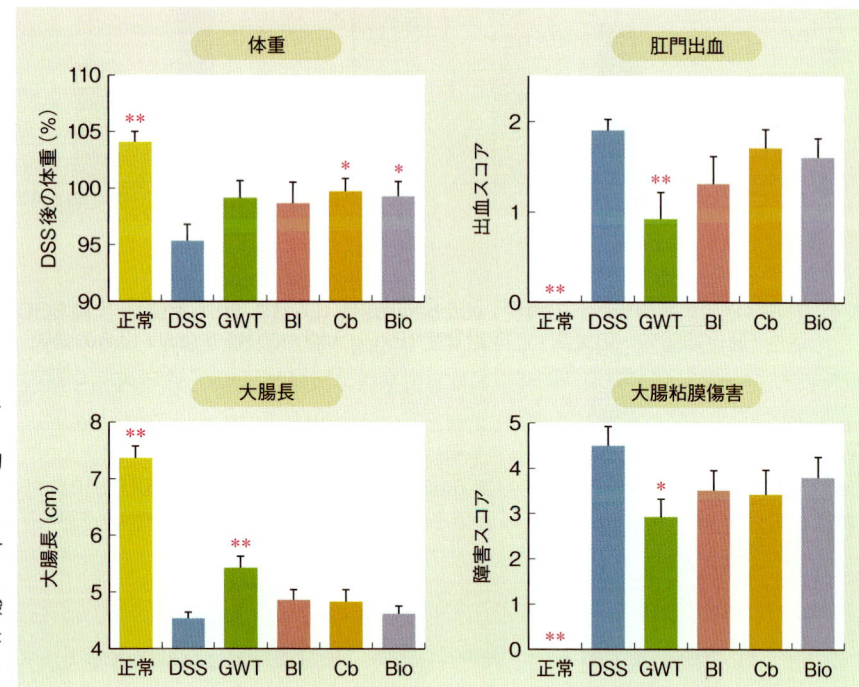

図5 DSS誘発大腸炎マウスの病態に及ぼすGWT，乳酸菌，酪酸菌の投与効果の比較

体重：DSS開始直前を100％とした．DSS：DSS大腸炎，GWT：5％GWT投与群，Bl：5％ *B. longum* 投与群，Cb：5％酪酸菌投与群，Bio：5％酪酸菌・乳酸菌混合投与群．結果：平均±標準誤差（n=6〜10）．*：$p < 0.05$，**：$p < 0.01$ vs DSS大腸炎．

き，さらにIBDの予防・治療に貢献できる成分を見いだせる可能性もあると考えられる．

DSS誘発マウス大腸炎モデルに対するプロバイオティクス，プロバイオティクス・麴（GWT）の効果

　DSS誘発マウス大腸炎モデルに対する種々のプロバイオティクス（表5）とGWTの投与効果の比較を行った．Balb/cマウス（雌性，3週齢）にプロバイオティクスとGWTの2週間投与を行った後，3％DSS飲料水を5日間与え大腸炎を誘発させた．DSS飲水中も引き続きプロバイオティクスとGWTを与え，病態と大腸障害を評価した．DSS飲水終了後の体重，肛門出血，大腸長，大腸傷害スコアを図5に，また，大腸組織切片を図6に示した．GWTはDSS大腸炎と比較して肛門出血や大腸障害を有意に抑制した．また，酪酸菌（*Clostridium butyricum*），乳酸菌類は体重の減少を抑制した．乳酸菌による体重減少の抑制効果はTNBS誘発大腸炎でもみられ，これらのモデルに対する乳酸菌の共通した特徴と考えられる．

　GWTのどの成分が大腸炎予防・治癒に関与しているかを明らかにするため，

正常	Bl	Cb
DSS	GWT	Bio

図6 DSS誘発大腸炎マウスの大腸組織障害に及ぼすGWT，乳酸菌，酪酸菌の効果

DSS：DSS大腸炎，GWT：5％GWT投与，Bl：5％ *B. longum* 投与，Cb：5％酪酸菌投与，Bio：5％酪酸菌・乳酸菌混合投与のDSS大腸炎マウスの大腸組織（ヘマトキシリン・エオジン染色）．DSS大腸炎は粘膜組織が崩壊し粘膜下組織に多数の好中球の遊走が認められる．GWT投与したマウスの大腸は粘膜筋板の歪みは見られるが，粘膜組織は維持されている．Bar：100μm．

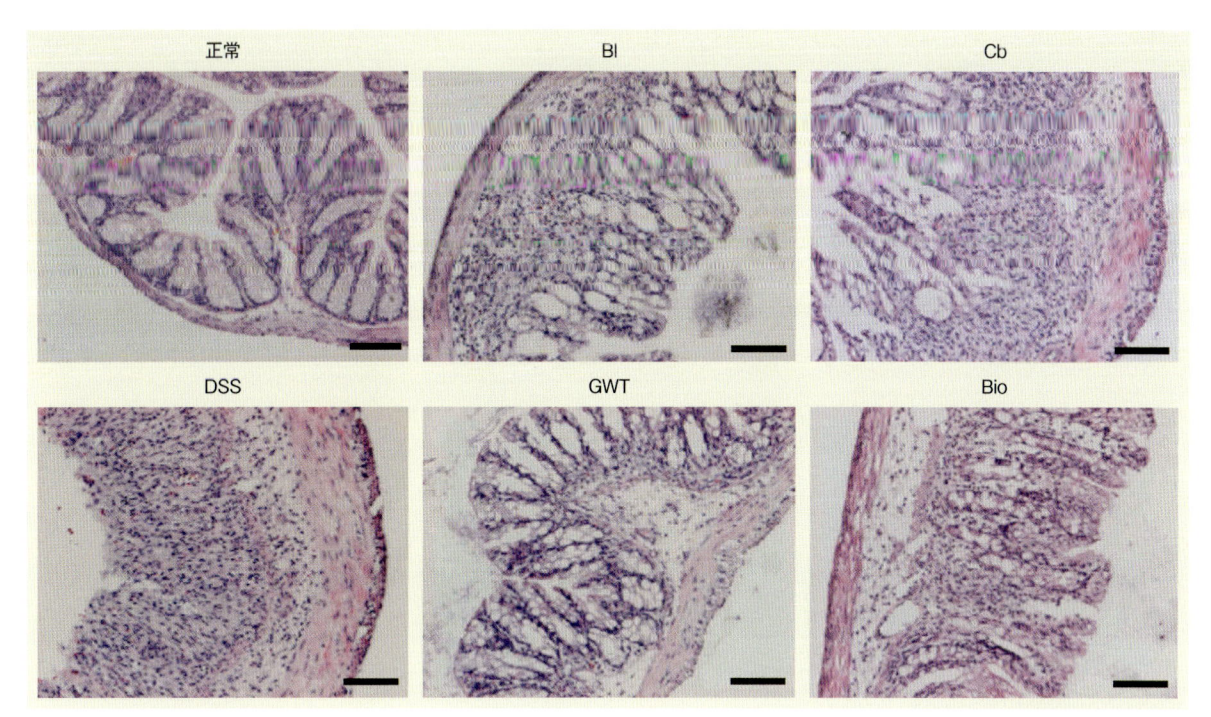

NK菌麹，乳酸菌培養末，酵母の3成分を同様に検討した[57]．その結果，図7にみられるようにNK菌麹がすべての評価でDSS大腸炎マウスに対して有意な改善をもたらした．また，乳酸菌培養末にも改善傾向が認められた．NK菌麹の同様な効果がTNBS誘発大腸炎モデルでも認められている．これらのことからNK菌麹はIBDの予防または治療に有効な可能性が高いと思われる．NK菌麹は，発酵菌に *A. oryzae* NK菌株を用いている（表2）が，本菌株はプロバイオティクスではない．しかし，NK菌麹はオリゴ糖などよりもはるかに強い乳酸菌増殖促進作用を有するプレバイオティクスを含むことから[52]，シンバイオティクスをなす優れた素材といえる．

MTX誘発マウス腸炎モデルに対するプロバイオティクス・麹（GWT）の効果

MTX誘発マウス腸炎モデルに対するGWTの効果を検討した[58]．SDラット（雌，6週齢）の正常群とMTX群には粉末試料（CE-2）を，MTX/GWT群はGWTを5％（w/w）混餌したCE-2飼料をそれぞれ1か月自由摂食させた．その後，正常群は生理食塩水1 mL/kg/dayを，MTX/GWT群とMTX群はMTXを7.5 mg/kg/dayを，4日間連続で腹腔内投与し，MTX投与開始5日後（day5）に下大動脈から採血し，小腸を摘出した．摘出した小腸（空腸）の粘膜傷害や炎症・酸化還元にかかわる因子を測定した．結果は表6にまとめたようにGWT投与を行ったMTX腸炎マウスは評価項目のうち半数が有意な改善を示した．

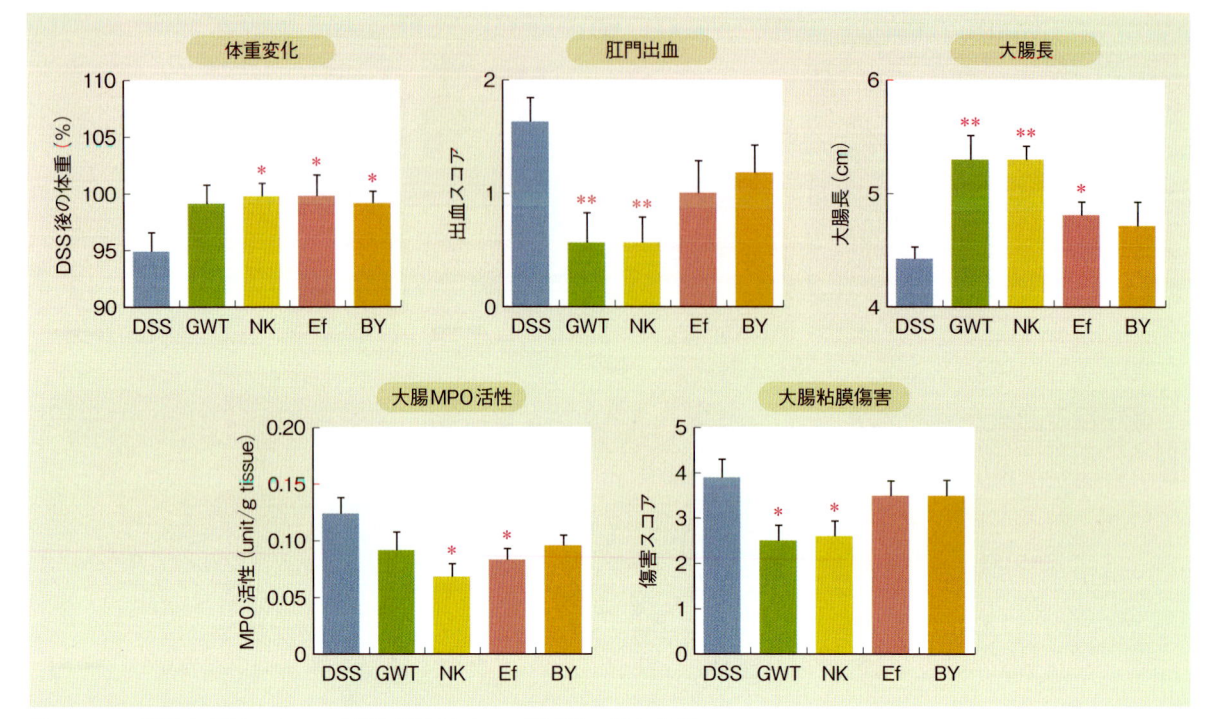

図7 DSS誘発大腸炎マウスの病態に及ぼすGWT組成分の投与効果
体重：DSS開始直前を100％とした．DSS：DSS大腸炎，GWT：5％GWT投与群，NK：5％ A. oryzae NK菌麹投与群，Ef：5％乳酸菌麹投与群，BY：5％酵母投与群．結果：平均±標準誤差（n=6〜10）．＊：p＜0.05，＊＊：p＜0.01 vs DSS大腸炎．

表6 MTX誘発マウス腸炎に対するGWTの効果

粘膜因子	正常群（n=6）	MTX（n=8）	MTX/GWT（n=8）
粘膜重量（mg/cm）	82.3±8.3	39.5±6.5***	41.7±12.3***
粘膜蛋白（mg/g tissue）	52.7±14.5	34.9±3.7**	35.6±6.5*
粘膜DNA（g/cm）	451.9±69.8	173.9±47.6***	241.0±44.8***,*
粘膜炎症・酸化還元因子			
MPO活性（U/g組織）	2.8±1.0	105.1±63.6**	24.0±24.8*
SOD activity（U/mg組織）	1.74±0.20	0.48±0.44***	0.95±0.36**,*
TBARS（nmol/mL/g組織）	48.9±20.9	80.4±21.7*	65.5±16.2
粘膜組織因子			
絨毛高（μm）	160.6±1.9	95.3±6.8	81.2±5.2
crypt数†	23.3±1.5	8.0±7.7**	19.0±11.6**
杯細胞数/crypt	9.3±1.6	0.4±1.1***	5.0±3.9††,***
組織傷害スコア	0.06±0.13	2.36±0.36**	1.88±0.34**,*

結果：mean±SD．＊：p＜0.05，＊＊：p＜0.01，＊＊＊：p＜0.001 vs 正常群．＊：p＜0.05，＊＊＊：p＜0.001 vs MTX群．†：小腸組織切片測定幅（1,750 μm）．

プロバイオティクス・麹（GWT）によるCrohn病患者の下痢症状の改善

これまでプロバイオティクスおよびGWTの基礎的な知見を述べたが，最後に福

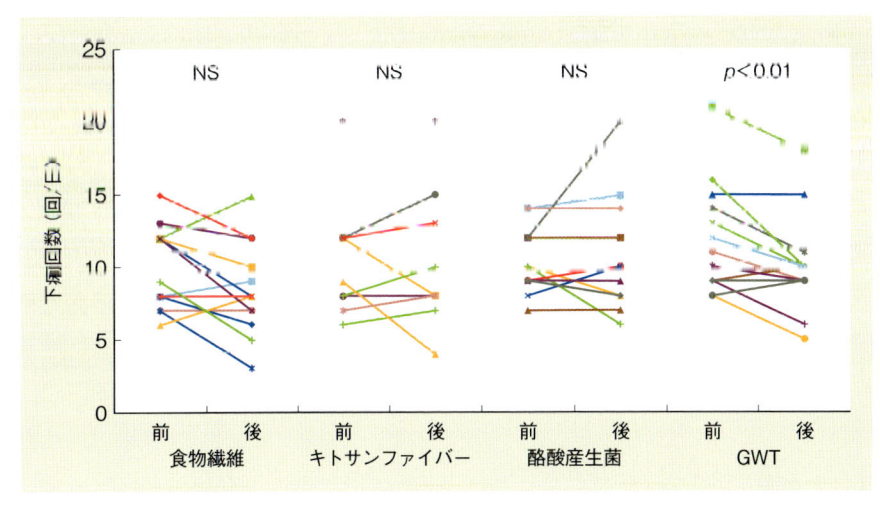

図8 Crohn病患者における各種製剤投与による下痢回数の変化

頻回な下痢症状が2週間以上続くCrohn病患者へ各種製剤（1群13人）を2〜4週間投与し，下痢回数の低下効果をみた．GWT投与群に有意な改善効果を認めた．

田らが行ったプロバイオティクス・麴製剤（強力わかもと®）のCrohn病に対する臨床効果を紹介する[59,60]．

　Crohn病のQOLを損なう重要な因子として"激しい頻回の下痢"があげられる．5-アミノサリチル酸製剤や成分栄養療法などの一般的な治療法が行われているにもかかわらず，下痢症状が2週間以上続くCrohn病症例を対象に，食物繊維製剤，キトサンファイバー製剤（TF），酪酸産生菌製剤（BM）そして強力わかもと®を2〜4週間投与し，症状が悪化した場合は中止した．食物繊維製剤はアルギン酸ナトリウム製剤である．キトサンを主成分とするキトサンファイバー製剤には食物繊維も配合されている．このことから，キトサンファイバー製剤，食物繊維製剤はプレバイオティクスとしての効果を期待した．酪酸産生菌製剤は酪酸による腸管粘膜細胞の修復などを期待した．食物繊維製剤と酪酸産生菌製剤に下痢回数に改善傾向が認められ，キトサンファイバー製剤は効果がなかった．投与前後の有意差は強力わかもと®にだけ認められた（$p<0.05$，図8）．炎症指標である血清CRP値は，どの群においても有意な改善は認められなかった．

　一方，Crohn病の活動指数であるCDAI（Crohn disease activity index）は，食物繊維製剤群，酪酸産生菌製剤群と強力わかもと®群に有意な改善が認められた（$p<0.05$）．また，栄養指標である血清のレチノール結合蛋白の値は，食物繊維製剤群と強力わかもと®群に有意な改善があった（$p<0.05$）．そこで，外来通院中のCrohn病症例を無作為（封筒法）に，強力わかもと®投与群と非投与群の2群に割付け，治療内容は可能な限り変更せず，1日3回，1回6錠の服用を8週間継続して追跡した．消化管狭窄が疑われる場合は原則的に除外したが，本人の希望に従った症例もある．病変部位，腸管切除の有無，性別は問わず，年齢は16歳以上とした．動物実験の成果をもとに本研究の目的を十分に説明し，同意が得られた場合に研究への登録を行った．強力わかもと®非投与群84人，強力わかもと®投与群87人のCDAIを治療前後で比較検討したところ，強力わかもと®投与群で有意な下痢回数の減少を認め，CDAIスコアも低下した（$p<0.05$，図9）．

　これらの結果から強力わかもと®の服用はCrohn病患者のQOL改善に有益であ

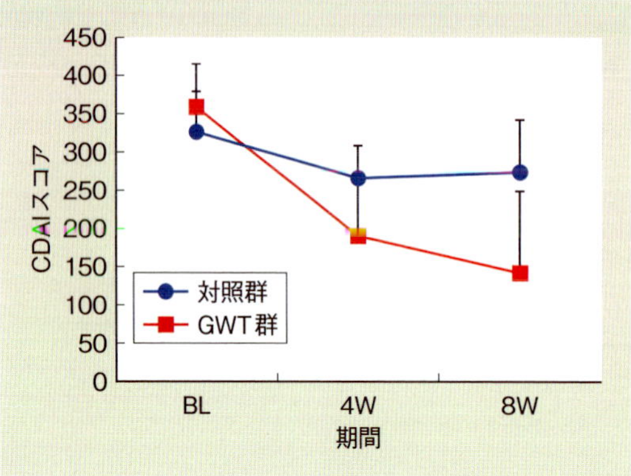

図9 外来通院 Crohn 病患者に対するプロバイオティクス・麴製剤投与による CDAI の経過

GWT 非投与群84人，GWT 群87人による投与で Crohn 病活動指数の変化を追跡した結果（平均±標準偏差），GWT 非投与群に比べ有意差を認めた（$p<0.05$）．

ることが明らかになった．

おわりに

　プロバイオティクスの有益性や役割について解明が進んでいるが，プロバイオティクスによる IBD の病態改善効果の詳細な機序はまだ十分に解明されていない．そのため臨床の場においてプロバイオティクスが本来持つ特徴が十分に発揮されていないように思える．プロバイオティクスは腸内細菌叢を変えることによって腸管腔内のさまざまな環境因子を改善し，腸管免疫系を制御し適切な発達と維持を促すものと考えられる．だが，腸内細菌叢を変えるだけで腸管免疫系を改善することは困難である．共生菌との適切な連携を保ったなかでの免疫機能の成熟化の促進，IgA などの有益な成分の産生や促進，有害産物の消去，加えて病原性微生物に対しては抗菌物質の産生や腸管粘膜への接着阻止作用，腸管から他臓器への転移阻止作用などのいくつかの働きが病態改善のために求められる．共生菌から分離した複数のプロバイオティクスの組み合わせ，IL-10 や組織修復因子を組み込んだ乳酸菌などの応用，さらにプレバイオティクスとの併用による模索などがなされているが，どれも病態改善の機序に対する解析と機能が明らかにされて，初めてわれわれは適切に用いることができ，そのプロバイオティクスの効果を十分に発揮させることができるであろう．

　筆者らが Crohn 病やその動物モデルに効果を見いだしたプロバイオティクス・麴製剤は日本古来の食文化の発想から出発した古くて新しいシンバイオティクスである．腸管粘膜や脾臓細胞のサイトカインの不均衡を是正する働きが IBD 動物モデルで確認できており，IBD の病態改善治療薬としての可能性が次第に明らかにされていくと思われる．プロバイオティクス療法のアプローチに一石を投じたが，IBD 予防・治療の新しい展開になることを期待している．

（高橋良樹，福田能啓）

●引用文献
1. Guidelines for the evaluation of probiotics in food. Joint FAO/WHO Working Group Re-

port on Drafting Guidelines for the Evaluation of Probiotics in Food, London Ontario, Canada, 2002. http://www.agr.gc.ca/food/nff/pdfdocs/probiotics.pdf.
2. Leenen CH, Dieleman LA. Inulin and oiligfructose in chronic inflammatory bowel disease. J Nutr 2007; 137: 2572S-2575S.
3. Furrie E, Macfarlane S, Kennedy A, et al. Synbiotic therapy (Bifidobacterium longum/Synergy 1) initiates resolution of inflammation in patients with active ulcerative colitis: a randomized controlled pilot trial. Gut 2005; 54: 242-249.
4. Geir MS, Butler RN, Howarth GS. Inflammatory bowel disease: Current insights into pathogenesis and new therapeutic options, probiotics, prebiotics and synbiotics. Int J Food Microbiol 2007; 115:1-11.
5. 光山正雄, 古賀泰裕, 細野 朗ほか. プロバイオティクスと疾患. 医学のあゆみ 2009；228：197-236.
6. Rutgeerts P, Sandborn WJ, Feagan BG, et al. Infliximab for induction and maintenance therapy for ulcerative colitis. N Engl J Med 2005; 353: 2462-2476.
7. Sandborn W, Colombel JF, Enns R, et al. Natalizumab induction and maintenance therapy for Crohn's disease. N Engl J Med 2005; 353: 1912-1925.
8. Ohkusa T, Nomura T, Terai T, et al. Effectiveness of antibiotic combination therapy in patients with active ulcerative colitis: a randomized, controlled pilot trial with long-term follow-up. Scand J Gastroenterol 2005; 40: 1334-1342.
9. Shanahan F. Probiotics in inflammatory bowel disease-therapeutic rationale and role. Adv Drug Deliv Rev 2004; 56: 809-818.
10. Isaacs K, Herfarth H. Role of probiotic therapy in IBD. Inflamm Bowel Dis 2008; 14: 1597-1605.
11. Bamias G, Nyce MR, De La Rue SA, et al. New concepts in the pathophysiology of inflammatory bowel disease. Ann Intern Med 2005; 143: 895-904.
12. Seksik P, Sokol H, Lepage P, et al. Review article: the role of bacteria in onset and perpetuation of inflammatory bowel disease. Aliment Pharmacol Ther 2006; 24: 11-18.
13. Danese S, Sans M, Fiocchi C. Inflammatory bowel disease: the role of environmental factor. Autoimmun Rev 2004; 3: 394-400.
14. Rubin DT, Hanauer SB. Smoking and inflammatory bowel disease. Eur J Gastroenterol Hepatol 2000; 12: 855-862.
15. Savoye G, Lerebours E. Toll-like receptor-4 signaling: a possible candidate pathway to support tobacco smoking effects in ulcerative colitis. Am J Gastroenterol 2008; 103: 2947-2948.
16. Farrell RJ, Peppercorn MA. Ulcerative colitis. Lancet 2002; 359: 331-340.
17. Strober W, Murray P, Kitani A, et al. Signalling pathways and molecular interaction of NOD1 and NOD2. Nat Rev Immunol 2006; 6: 9-20.
18. Watanabe T, Kitani A, Murray PJ, et al. NOD2 is a negative regulator of Toll-like receptor2-mediated T helper type 1 responses. Nat Immunol 2004; 5: 800-808.
19. Hugot JP, Chamaillard M, Zouali H, et al. Association of NOD2 leucine-rich repeat variants with susceptibility to Crohn's disease. Nature 2001; 411: 599-603.
20. Ogura Y, Bonen DK, Inohara N, et al. A frameshift mutation in NOD2 associated with susceptibility to Crohn's disease. Nature 2001; 411: 603-606.
21. Yamazaki K, Takazoe M, TanaKa T, et al. Absence of mutation in the NOD2/CARD15 gene among 483 Japanese patients with Crohn's disease. J Hum Genet 2002; 47: 469-472.
22. Lee GH, Kim CG, Kim JG, et al. Frequency analysis of NOD2 gene mutations in Korean patients with Crohn's disease. Korean J Gastroenterol 2005; 45: 162-168.
23. Tosa M, Negoro K, Kinouchi Y, et al. Lack of association between IBD5 and Crohn's disease in Japanese patients demonstrates population-specific differences in inflammatory bowel disease. Scand J Gastroenterol 2006; 41: 48-53.
24. Wehkamp J. Reduced Paneth cell alpha-defensins in ileal Crohn's disease. Proc Natl Acad Sci USA 2005; 102: 18129-18134.
25. Saito T, Fujita N, Jang MH, et al. Loss of the autophagy protein Atg16L1 enhances endotoxin-induced IL-1beta production. Nature 2008; 456: 264-268.

26. Konrad A, Conq Y, Duck W, et al. Tight mucosal compartmentation of the murine immune response to antigens of the enteric microbiota. Gastroenterology 2006; 130: 2050-2059.
27. Lodes MJ, Cong Y, Elson CO, et al. Bacterial flagellin is a dominant antigen in Crohn disease. J Clin Invest 2004; 113: 1296-1306.
28. Morris GP, Beck PL, Herridge MS, et al. Hapten-induced model of chronic inflammatory and ulceration in the rat colon. Gastroenterology 1989; 96: 795-803.
29. Dohi T, Fujihashi K, Rennert PD, et al. Hapten-induced colitis is associated with colonic patch hypertrophy and T helper cell 2-type responses. J Exp Med 1999; 189: 1169-1180.
30. Dieleman LA, Palmen JH, Akol H, et al. Chronic experimental colitis induced by dextran sulphate sodium (DSS) is characterized by Th1 and Th2 cytokines. Clin Exp Immunol 1998; 114: 385-391.
31. Shou J, Lieberman MD, Hofmann K, et al. Dietary manipulation of methotrexate-induced enterocolitis. JPEN 1991; 15: 307-312.
32. Carneiro-Filho BA, Lima IP, Araujo D, et al. Intestinal barrier function and secretion in methotrexate-induced rat intestinal mucositis. Dig Dis Sci 2004; 49: 65-72.
33. Foligné B, Nutten S, Steidler L, et al. Recommendations for improved use of the murine TNBS-induced colitis model in evaluating anti-inflammatory properties of lactic acid bacteria: technical and microbiological aspects. Dig Dis 2006; 51: 390-400.
34. Peran L, Sierra S, Comalada M, et al. A comparative study of the preventative effects exerted by two probiotics, Lactobacillus reuteri and Lactobacillus fermentum, in the trinitrobenzenesulfonic acid model of rat colitis. Br J Nutr 2007; 97: 96-103.
35. Pavan S, Desreumaux P, Mercenier A. Use of mouse model to evaluate the persistence, safety, and immune modulation capacities of lactic acid bacteria. Clin Diagn Lab Immunol 2003; 10: 696-701.
36. Sokol H, Pigneur B, Watterlot L, et al. Faecalibacterium prausnitzii is an anti-inflammatory commensal bacterium identified by gut microbiota analysis of Crohn disease patients. PNAS 2008; 105: 16731-16736.
37. Okayasu I, Hatakeyama S, Yamada M, et al. A novel method in the induction of reliable experimental acute and chronic ulcerative colitis in mice. Gastroenterology 1990; 98: 694-702.
38. Fujiwara M, Kaneko T, Iwana H, et al. Inhibitory effects of Bifidobacterium longum on experimental ulcerative colitis induced in mice by synthetic dextran sulfate sodium. Digestion 2003; 67: 90-95.
39. Kokesová A, Frolová L, Kverka M, et al. Oral administration of probiotic bacteria (E. coli Nissle, E. coli O83, Lactobacillus casei) influences the severity of dextran sodium sulfate-induced colitis in BALB/c mice. Folia Microbiol (Praha). 2006; 51: 478-484.
40. Kojouharoff G, Hans W, Obermeier F, et al. Neutralization of tumour necrosis factor (TNF) but not of IL-1 reduces inflammation in chronic dextran sulphate sodium-induced colitis in mice. Clin Exp Immunol 1997; 107: 353-358.
41. Rachmilewitz D, Katakura K, Karmeli F, et al. Toll-like receptor 9 signaling mediates the anti-inflammatory effects of probiotics in murine experimental colitis. Gastroenterology 2004; 126: 520-528.
42. Madsen KL, Doyle JS, Jewell LD, et al. Lactobacillus species prevents colitis in interleukin 10-gene-deficient mice. Gastroenterology 1999; 116: 1107-1114.
43. O'Mahony L, Feeney M, Oh'Halloran S, et al. Probiotic impact on microbial flora, inflammation and tumour development in IL-10 knockout mice. Aliment Pharmacol Ther 2001; 15: 1219-1225.
44. Schultz M, Veltkamp C, Dieleman LA, et al. Lactobacillus plantarum 299V in the treatment and prevention of spontaneous colitis in interleukin-10-deficient mice. Inflamm Bowel Dis 2002; 8: 71-80.
45. McCarthy J, O'Mahony L, O'Callaghan L, et al. Double blind, placebo controlled trial of two probiotic strains in interleukin 10 knockout mice and mechanistic link with cytokine balance. Gut 2003; 52: 975-980.

46. Carroll IM, Andrus JM, Bruno-Bárcena JM, et al. Anti-inflammatory properties of Lactobacillus gasseri expressing manganese superoxide dismutase using the interleukin 10-deficient mouse model. Am J Physiol Gastrointest Liver Physiol 2007; 293: G729-738.
47. Mao Y, Nobaek S, Kasravi B, et al. The effects of Lactobacillus strains and oat fiber on methotrexate-induced enterocolitis in rats. Gastroenterology 1996; 111: 334-344.
48. Steidler L, Hans W, Schotte L, et al. Treatment of murine colitis by Lactococcus lactis secreting interleukin-10. Science 2000; 289: 1352-1355.
49. Foligne B, Dessein R, Marceau M, et al. Prevention and treatment of colitis with Lactococcus lactis secreting the immunomodulatory Yersinia LcrV protein. Gastroenterology 2007; 133: 862-874.
50. Braat H, Rottiers P, Hommes DW. A phase I trial with transgenic bacteria expressing interleukin-10 in Crohn's disease. Clin Gastroenterol Hepatol 2006; 4: 754-759.
51. Moore KW, O'garra A, de Waal Malefy R, et al. Interleukin-10. Annual Rev Immunol 1993; 11: 165-190.
52. Shimoyama T, Takahahsi R, Fukuda S. Aspergillus oryzae-fermented grain germ increases short chain fatty acids in the colon of rats with loperamide-induced constipation. Gastroenterology 2007; 132: A-714 (W1573).
53. 福田能啓, 栄谷直美. 特集炎症性腸疾患と栄養療法：クローン病の在宅栄養療法時の諸問題. 臨床栄養 2005；106：906-916.
54. Fukuda Y, Tao Y, Tomita T, et al. A traditional Japanese medicine mitigates TNBS-induced colitis in rats. Scand J Gastroenterol 2006; 41: 1183-1189.
55. Shimoyama T, Takahashi R, Aoki N, et al. Effect of probiotics-koji on colonic mucosal immune responses in mice with TNBS-induced colitis. Gut 2007; 56: A161 (Mon-G-361).
56. Fukuda Y, Koizuka H, Shimoyama T, et al. Effect of probiotics-koji (Aspergillus oryzae NK-Koji) on cytokine production in spleen cells of mice with DSS-colitis. Gut 2007; 56: A116 (Mon-G-147).
57. 福田能啓, 富田寿彦, 堀　和敏. 炎症性腸疾患動物モデルに対するプロバイオティクス・麹製剤の効果. 第47回日本消化器病学会大会抄録集 2005；A534 (消PD16-91).
58. 髙橋良樹, 肥塚浩昌, 福田能啓. 消化器病学の進歩―原点から未来への情報発信―. 飯田三雄 (編), 第94回日本消化器病学会総会記念誌I. 消化管領域 2009; 340-346.
59. 福田能啓, 富田寿彦, 小坂　正ほか. クローン病の下痢症状に対するprobioticsの臨床効果. Digestion & Absorption 2003; 25: 5-8.
60. 福田能啓. 炎症性腸疾患とプロバイオティクス. 化学療法の領域 2005；21：64-70.

Ⅲ 臨床編 ❷ 消化器領域

13
過敏性腸症候群

はじめに

　過敏性腸症候群（irritable bowel syndrome：IBS）は，以前には過敏性大腸症候群（irritable colon syndrome）とも呼ばれたが，近年では大腸だけでなく上部消化管をも含めた消化管全体の機能異常による疾患群としてとらえられるようになり，IBS の呼称が一般化してきた．最近の概念に基づく IBS の有病率は，一般人口の 10～15％，1 年間の罹患率は 1～2％と概算され，今日，消化器専門外来で最も頻繁に遭遇する症候群の一つとされている[1]．

IBS の診断基準と病型分類

　IBS は特徴的な症状と，その症状がどのくらい持続しているかによって診断される．現在世界中で使用されている診断基準（Rome Ⅲ）を**表 1**に示すが，4～18 歳の小児・青年期の診断基準は成人例と別に**表 2**が設定されている[2]．また，IBS は排便の状況によって，便秘型，下痢型，混合型，分類不能型に分類される（**表 3**）．
　IBS の原因としてストレスがあげられることが多いが，ストレスとの関連がはっきりしない原因不明のことも少なくない．しかし多くの場合，ストレスは発症の引き金となっており，症状の悪化や持続と深くかかわっている[3]．

IBS 患者における腸内フローラ（細菌叢）の異常

　IBS 研究の初期から，腸内細菌が攪乱される感染性腸炎に罹患した後に IBS が発症することが知られていたが[4]（いわゆる post-infectious IBS），不思議なことにこの知見は最近までほとんど注目されることがなかった．しかしながら近年にわかに注目されるようになり，最近の分子生物学的手法を用いた解析が報告されている．それによると患者群と健常群とのあいだで，*Bacteroides*，*Bifidobacterium*，

表1 過敏性腸症候群のRome III基準

6か月以上前から症状があり，過去3か月間は月に3日以上にわたって腹痛や腹部不快感が繰り返し起こり，以下の項目の2つ以上がある
1. 排便によって症状が軽減する
2. 発症時に排便頻度の変化がある
3. 発症時に便形状（外観）の変化がある

表2 小児・青年期の診断基準

2か月以上前から症状があり，少なくとも週1回以上，基準を満たしていること
1. 腹部不快感（痛みとはいえない不快な気分）または腹痛が下記の2項目以上を，少なくとも25％以上の割合で伴う
   ① 排便によって軽減する
   ② 発症時に排便頻度の変化がある
   ③ 発症時に便形状（外観）の変化がある
2. 症状の原因になるような炎症性，形態的，代謝性，腫瘍性病変がない

表3 排便状況による過敏性腸症候群の分類

1. 便秘型硬便または兎糞状便が25％以上あり，軟便（泥状便）または水様便が25％未満のもの
2. 下痢型軟便（泥状便）または水様便が25％以上あり，硬便または兎糞状便が25％未満のもの
3. 混合型硬便または兎糞状便が25％以上あり，軟便（泥状便）または水様便も25％以上のもの
4. 分類不能型便性状異常の基準が1〜3のどれも満たさないもの

lactobacilli, coliformの比率に違いは認めなかったものの，IBS群では一過性の腸内フローラ変動が顕著であったという[5]．さらにIBS患者を病型ごとに検討した結果では，下痢型IBS患者では糞便中のlactobacilli数の低下が認められたのに対し，便秘型では*Veillonella*の増加が認められたという．しかしながら，どちらの報告もサンプルサイズが小さく一致した結果は得られていない，というのが現状である．

プロバイオティクスの作用機序

よく知られているように，プロバイオティクスには，①病原菌が腸管上皮へ付着，侵入するのを防ぐ，②腸管バリアー機能を増強する，などの作用があり，これら作用はIBSの症状改善においても重要な役割を果たしていると考えられるが，ここでは，よりIBSと関連した病態へのプロバイオティクスの作用として抗炎症作用と内臓知覚過敏の改善作用について取り上げる．

抗炎症作用

プロバイオティクスが抗炎症作用を有することは，多くの動物実験により明らかにされており，炎症性腸疾患におけるプロバイオティクス奏効機序の一つと考えられている．IBS患者では明らかな炎症は認められないが，最近の研究によると腸管

感染後にIBS症状を示す，いわゆるpost-infectious IBSでは腸管でごくわずかな炎症が続いており，これがIBS症状の発現，持続と関連している可能性が示唆されている[6]．事実，post-infectious IBSの動物モデルにおいて，プロバイオティクス投与後に腸管運動の改善とともに炎症関連指標の改善が認められている[7]．

以上の結果は，post-infectious IBSにおいてプロバイオティクスが有効である可能性を示唆するが，実際のIBS患者の病態における腸管炎症の役割については未解明の点も少なくなく，今後の研究の進展が期待される．

内臓知覚過敏の改善

内臓知覚過敏（visceral hypersensitivity）は，IBS患者の約半数に認められる特徴的所見の一つである．炎症は内臓知覚過敏を悪化させることが知られており，抗炎症作用のあるプロバイオティクスが内臓知覚過敏を改善する可能性が示唆されている．事実，抗菌薬により内臓過敏を惹起させた動物モデルでは，*Lactobacillus paracasei*の投与により内臓知覚過敏が軽減することが報告されている[8]．興味深いことに，本モデルでは抗菌薬投与後に腸管でのサブスタンスP染色陽性神経数が増加し，プロバイオティクスはその増加を相殺したという．

最近，IBS患者においても腸管粘膜生検においてサブスタンスP陽性神経の増加やカプサイシンの内因性受容体でもあるtransient receptor potential vanilloid 1 receptor陽性神経の発現が増加していることが示されており[9]，これらの神経はIBSにおける内臓知覚過敏のメカニズムを検討するうえで重要な役割を担っているかもしれない．最近，ある種のプロバイオティクスには腸管上皮に作用してμ-opioid受容体やcannabinoid受容体の発現を増強させ，内臓知覚過敏を改善する機序が報告され注目されている[10]．これは抗炎症作用を介するメカニズムとは別の経路を介して内臓知覚過敏を軽減することを示したものであり，プロバイオティクスはさまざまなメカニズムを介して内臓知覚過敏を制御している可能性を示唆している．

IBS治療におけるプロバイオティクスの有効性：臨床試験

ここではIBS治療におけるプロバイオティクスの有効性について検討した臨床試験のうち比較的サンプルサイズの大きなものを表4にまとめた[11-17]．用いられている菌種はそれぞれの研究で異なるが，*Lactobacillus*または*Bifidobacterium*が頻用されている．これらの試験に共通する効果として膨満感の改善があげられており，プロバイオティクスの腸管内発酵過程への影響を反映しているのかもしれない．

表中の臨床試験のうちサンプルサイズ，用いられた方法を考慮するとWhorwellら[16]の研究が最も優れたものと思われるが，残念なことにプロバイオティクス製剤の調合に問題があることが指摘されている．3つの異なる菌数（1×10^6，1×10^8，1×10^{10}）を含む製剤を用いて用量依存を検討しているが，1×10^{10}の製剤は明らかな臨床効果を認めておらず，その原因として製剤の溶解性の問題があげられてい

表4 過敏性腸症候群治療におけるプロバイオティクスの有効性：ランダム化比較試験

菌種・菌性	対策	治療期間	結果	特記事項	文献番号
L. salivarius or B. infantis 1×10^{10} CFU/day	任意抽出した75人のIBS患者	8週間の治療+4週間の追跡	B. infantisのみの投与群で腹痛，膨満，便通障害が改善	PBMC IL-10/IL-12比率の増加	11
L. reuteri 2×10^{8} CFU/day	Rome II基準IBS患者54人	24週間の治療	膨満の減少		12
L. rhamnosus GG 2×10^{10} CFU/day	64人の小児IBS患者（5〜21歳）	6週間の治療	膨満の減少	小児での唯一の大規模試験	13
L. rhamnosus GG & LC705, B. breve Bb99 & Propionibacterium freudenreichii ssp. shermanii 0.9×10^{10} CFU/day	103人のIBS患者（37%のIBS-D患者）	24週間の治療	総症状スコアの改善	QOLは変化なし	14
L. rhamnosus GG & LC705, B. breve Bb99 & Propionibacterium freudenreichii ssp. shermanii 0.48×10^{10} CFU/day	任意抽出した86人のIBS患者	20週間の治療+3週間の追跡	総症状スコアの改善		15
B. infantis $1\times10^{6}, 10^{8}$ & 10^{10} CFU/day	任意抽出した362人のIBS患者（58%のIBS-D患者）	4週間の治療+2週間の追跡	総症状スコア+痛み・不快感の減少（10^{8} CFU/dayの投与レベルのみ）	10^{10} CFU/day投与レベルでは製剤の問題あり	16
B. animalis 1.25×10^{10} CFU/day Streptococcus thermophilus & L. bulgaricus 1.2×10^{9} CFU/day	274人のIBS-C患者	6週間の治療	3週目で有効率に有意差がみられたが，6週目ではなし		17

る．

　一方，Bifidobacterium infantis 1×10^{8} の製剤ではプラセボ群と比較し，20%高い症状改善効果を認めている．しかしながら2週間の経過観察期間では，プロバイオティクス製剤の投与を止めるとすみやかに効果は失われ，元のベースラインの状態へ復したという．またO'Mahonyらも同様にB. infantisに腹部症状の改善を認めている．

　どちらにしてもIBSはさまざまな因子が複雑に絡み合って発症する症候群であると考えられることから，プロバイオティクスの有効性を真に断じるためには患者群の選別，背景因子の均一化が必要であろう．また，プロバイオティクスの臨床研究では，しばしば指摘されることであるが，研究ごとに用いられている菌種，菌株が異なっており，研究間の比較，検討を困難にしている．今後の大きな検討課題であろう．

おわりに

　プロバイオティクスのIBSに関する有効性に関しては，昨今のEBMの観点からいえば十分に証明されているとはいえず"有効とも無効ともいえない"という状態である．ただし，"腹部膨満"への有効性については比較的一致した結果が報告されており，ガスでお腹が張って不快感を訴える患者群に関しては一定の効果が期

待される．最近，American Journal of Gastroenterology 誌上に掲載されたIBS治療におけるプロバイオティクスの有効性に関するメタアナリシスの結果[18]でも，*B. infantis* による腹部症状の改善効果を認めており，現時点では最も有効性が証明されている菌種（菌株）といえるであろう．

最後にプロバイオティクスの臨床応用に関して一つだけ申し添えたい．

2008年以前においては"プロバイオティクスはそれほど劇的な臨床効果はないとしても，少なくとも安全に用いることができる"ということが決まり文句のように謳われてきた．しかしながら最近報告された急性膵炎におけるプロバイオティクス投与群での死亡率増加に示されたとおり，プロバイオティクスの安全性に関する神話も崩れつつある[19]．この結果がそのままIBS患者に当てはまるわけではないが，腸管での透過性亢進を伴うような身体的に重篤な病態にプロバイオティクスを考慮する際には細心の注意が必要であろう．

本文中に指摘したように，プロバイオティクスのIBS治療における位置づけはまだ定まっていない．今後，さまざまな方法論上の困難，問題点を克服して，良質な臨床研究を積み上げることでプロバイオティクスがIBS治療の確固とした選択肢のひとつとなることを願ってやまない．

（須藤信行）

●引用文献

1. Hungin AP, Chang L, Locke GR, et al. Irritable bowel syndrome in the United States: prevalence, symptom patterns and impact. Aliment Pharmacol Ther 2005; 21: 1365-1375.
2. 松枝 啓（編）．過敏性腸症候群の診断と治療—Rome III 新診断基準を踏まえた合理的アプローチ．医薬ジャーナル社，2009．
3. Fukudo S, Nomura T, Hongo M, et al. Impact of corticotropin-releasing hormone on gastrointestinal motility and adrenocorticotropic hormone in normal controls and patients with irritable bowel syndrome. Gut 1998; 42: 845-849.
4. Chaudary NA, Truelove SC. The irritable colon syndrome: A study of clinical features, predisposing causes, and prognosis in 130 cases. Quart J Med 1962; 31: 307-323.
5. Matto J, Maunuksela L, Kajander K, et al. Composition and temporal stability of gastrointestinal microbiota in irritable bowel syndrome-a longitudinal study in IBS and control subjects. FEMS Immunol Med Microbiol 2005; 43: 213-222.
6. Spiller RC. Irritable bowel syndrome: bacteria and inflammation- clinical relevance now. Curr Treat Options Gastroenterol 2007; 10: 312-321.
7. Martin FP, Verdu EF, Wang Y, et al. Transgenomic metabolic interactions in a mouse disease model: interactions of Trichinella spiralis infection with dietary Lactobacillus paracasei supplementation. J Proteome Res 2006; 5: 2185-2193.
8. Verdu EF, Bercik P, Verma-Gandhu M, et al. Specific probiotic therapy attenuates antibiotic induced visceral hypersensitivity in mice. Gut 2006; 55: 182-190.
9. Akbar A, Yiangou Y, Facer P, et al. Increased capsaicin receptor TRPV1-expressing sensory fibres in irritable bowel syndrome and their correlation with abdominal pain. Gut 2008; 57: 923-929.
10. Rousseaux C, Thuru X, Gelot A, et al. Lactobacillus acidophilus modulates intestinal pain and induces opioid and cannabinoid receptors. Nat Med 2007; 13: 35-37.
11. O'Mahony L, Mccarthy J, Kelly P, et al. Lactobacillus and bifidobacterium in irritable bowel syndrome: symptom responses and relationship to cytokine profiles. Gastroenterology 2005; 128: 541-551.
12. Niv E, Naftali T, Hallak R, et al. The efficacy of Lactobacillus reuteri ATCC 55730 in the

treatment of patients with irritable bowel syndrome-a double blind, placebo-controlled, randomized study. Clin Nutr 2005; 24: 925-931.
13. Bausserman M, Michail S. The use of Lactobacillus GG in irritable bowel syndrome in children: a double-blind randomized control trial. J Pediatr 2005; 147: 197-201.
14. Kajander K, Hatakka K, Poussa T, et al. A probiotic mixture alleviates symptoms in irritable bowel syndrome patients: a controlled 6-month intervention. Aliment Pharmacol Ther 2005; 22: 387-394.
15. Kajander K, Myllyluoma E, Rajilic-Stojanovic M, et al. Clinical trial: multispecies probiotic supplementation alleviates the symptoms of irritable bowel syndrome and stabilizes intestinal microbiota. Aliment Pharmacol Ther 2008; 27: 48-57.
16. Whorwell PJ, Altringer L, Morel J, et al. Efficacy of an encapsulated probiotic Bifidobacterium infantis 35624 in women with irritable bowel syndrome. Am J Gastroenterol 2006; 101: 1581-1590.
17. Guyonnet D, Chassany O, Ducrotte P, et al. Effect of a fermented milk containing Bifidobacterium animalis DN-173010 on the health-related quality of life and symptoms in irritable bowel syndrome in adults in primary care: a multicentre, randomized, double-blind, controlled trial. Aliment Pharmacol Ther 2007; 26: 475-486.
18. Brenner DM, Moeller MJ, Chey WD, et al. The utility of probiotics in the treatment of irritable bowel syndrome: A systematic review. Am J Gastroenterol 2009; 104: 1033-1049.
19. Besselink MG, van Santvoort HC, Buskens E, et al. Probiotic prophylaxis in predicted severe acute pancreatitis: a randomised, double-blind, placebo-controlled trial. Lancet 2008; 371: 651-659.

Ⅲ 臨 床 編 ❷ 消化器領域

14
感染性腸炎

はじめに

　腸管は，栄養や水分の吸収の場である一方，飲食物とともに摂取される細菌やウイルスなど微生物による感染の危険に曝される場でもある．発展途上国では，*Shigella*（赤痢菌），*Vibrio cholerae*（コレラ菌），病原性大腸菌，*Campylobacter*，rotavirus などによる腸炎が主要な死亡原因になっている．一方，わが国においても近年，enterohemorrhagic *E. coli*（腸管出血性大腸菌：EHEC），norovirus，*Campylobacter* による食中毒が増加しており，感染性腸炎はいまだに重要な疾病の一つである．これまで感染性腸炎を引き起こす主要な病原微生物である細菌に対して，多様な抗菌薬が用いられ著しい効果をあげてきた．しかしながら，抗菌薬の乱用は薬剤に対する耐性菌を生み，院内感染の蔓延など深刻な問題をもたらしている．また，感染性腸炎が大きな問題となっている開発途上国では，高価であることから発症時，必ずしも抗菌薬を服用できないのが現状である．

　一方，このような流れのなかで，ヨーグルトなどの乳酸菌製品や発酵食品に含有している一部の細菌が，プロバイオティクスとして認識され，多様な研究が行われてきた．プロバイオティクスの最大の長所は抗菌薬に対する耐性菌を生み出さず正常細菌叢（フローラ）を乱さないこと，また非常に安価であることである．そこで，感染性腸炎に対してプロバイオティクスを用いた予防，治療に関する多くの臨床研究が近年になり行われ始めている．

　本項においては，感染性腸炎の原因となる病原微生物について概説するとともに，プロバイオティクスの臨床医学への試験研究について紹介したい．

感染性腸炎と食中毒の関係と分類

　感染性腸炎は，病原微生物がヒトの腸管内に侵入し，定着，増殖して発症する疾患であり，原因となる微生物にはウイルス，細菌，原虫，真菌などがある．腸炎は

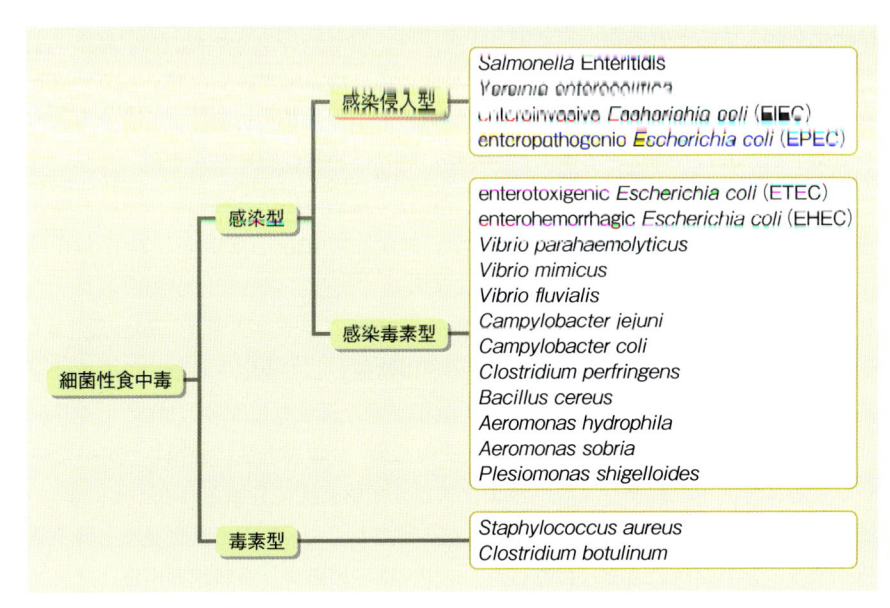

図1 細菌性食中毒の分類と原因細菌

```
細菌性食中毒 ─┬─ 感染型 ─┬─ 感染侵入型 ─ Salmonella Enteritidis
              │          │              Yersinia enterocolitica
              │          │              enteroinvasive Escherichia coli (EIEC)
              │          │              enteropathogenic Escherichia coli (EPEC)
              │          │
              │          └─ 感染毒素型 ─ enterotoxigenic Escherichia coli (ETEC)
              │                          enterohemorrhagic Escherichia coli (EHEC)
              │                          Vibrio parahaemolyticus
              │                          Vibrio mimicus
              │                          Vibrio fluvialis
              │                          Campylobacter jejuni
              │                          Campylobacter coli
              │                          Clostridium perfringens
              │                          Bacillus cereus
              │                          Aeromonas hydrophila
              │                          Aeromonas sobria
              │                          Plesiomonas shigelloides
              │
              └─ 毒素型 ─ Staphylococcus aureus
                          Clostridium botulinum
```

　その発症機序の違いから感染性腸炎とチフス性腸炎に分類される．感染性腸炎は，原則的に感染が腸管内局所にとどまりその主徴が下痢である．これに対して，チフス性腸炎は，腸管局所の潰瘍性病変とともに細菌の細網内皮系での増殖により菌血症を伴う全身性感染であり，下痢は必発ではない．

　食中毒は，食品，添加物，器具もしくは容器包装に起因する中毒と定義される．原因物質は，細菌，ウイルス，化学物質，自然毒などであるが50％以上は細菌性，30％がウイルス性である．また，食中毒は，一般的に同一の食品の摂取によって複数の患者が集団感染した場合を指す．結果的に感染症の予防および感染症の患者に対する医療に関する法律（いわゆる感染症法）による分類では3類～5類感染症の病原体が検出されるのが主である．細菌による食中毒は発症機序から感染型食中毒と毒素型食中毒に分類される（図1）．感染型食中毒は感染性腸炎と同様に細菌が腸管に感染することで起こるが，毒素型食中毒の場合は食品を汚染した細菌毒素による中毒であり，厳密には感染症とはいえない．

　感染型食中毒は食品とともに摂取した原因細菌が体内で増殖する，もしくはすでに増殖した原因細菌を大量に摂取することで起こるものである．これはさらに感染侵入型と感染毒素型に細分される（図1）．感染侵入型食中毒では，*Salmonella*，*Yersinia*，enteroinvasive *E. coli*（腸管組織侵入性大腸菌：EIEC），enteropathogenic *E. coli*（腸管病原性大腸菌：EPEC）などが原因細菌としてあげられる．一般的にこれらの細菌は，粘膜下組織を越えて全身には到達しないが，*Salmonella*，*Yersinia* のうちでも *Salmonella* Typhi（チフス菌）や *Yersinia pseudotuberculosis* では腸間膜リンパ節を介して全身性感染を引き起こす．一方，感染毒素型食中毒では，enterotoxigenic *E. coli*（腸管毒素原性大腸菌：ETEC），*Vibrio parahaemolyticus*（腸炎ビブリオ）などが原因になる．これらの細菌は腸管上皮細胞に定着，増殖してそこで細胞傷害や機能障害をきたす毒素を産生することで腸炎を惹起する．これらでは粘膜傷害は軽いことが多いが，腸管出血性大腸菌感染症の重症例で

は壊死を起こすこともある．毒素型食中毒では，*Staphylococcus aureus*（黄色ブドウ球菌），*Clostridium botulinum*（ボツリヌス菌）の産生するそれぞれエンテロトキシン，ボツリヌス毒素が原因になる．このうちボツリヌス毒素による食中毒では数回の下痢がみられることもあるが，主徴は弛緩性の神経麻痺である．

　感染性腸炎や食中毒を規定する主な法律には，食品衛生法と感染症の予防および感染症の患者に対する医療に関する法律（いわゆる感染症法）がある．1999年4月には100年以上つづいた伝染病予防法に代わって新たに感染症法が制定され，これに伴い *V. cholerae*，*S.* Typhi，*S.* Paratyphi（パラチフス菌），*Shigella*，enterohemorrhagic *E. coli* なども食中毒の原因物質として規定された．この感染症法はその後，社会状況の変化に合わせて改正が繰り返されており，2007年4月にはさらに感染症法の一部が改正された．その結果，2類感染症に分類されていたコレラ，細菌性赤痢，腸チフス，パラチフスが3類感染症に分類されるようになり，その患者は状況に応じて入院という対応が必要でなくなったが，飲食業など特定職種への就業が制限されるようになった．5類感染症の場合，全数把握疾患にはアメーバ赤痢，クリプトスポリジウム症が，小児科定点把握疾患として感染性胃腸炎が，基幹定点把握疾患としてメチシリン耐性黄色ブドウ球菌感染症（MRSA 感染症），薬剤耐性緑膿菌感染症がそれぞれ指定されている．

感染性腸炎および食中毒の発生状況

　感染性腸炎は，発展途上国において，特に5歳以下の小児の主要な死亡原因である．1980年代中ごろ，世界では約460万人の5歳以下の小児が感染性腸炎による下痢で死亡していた[1,2]．一方，2000年には下痢による死亡者数は，約160～210万人と減少しているものの，インド，中国，ナイジェリア，コンゴではいまだ10人に1人が下痢で死亡しており小児にとって危険な疾患であることに変わりはない（図2）[2,3]．

　わが国において，腸チフス，パラチフス，細菌性赤痢，コレラなどの感染性腸炎は第2次大戦直後には年間25万人以上の患者と3万人の死者があったが，2001年には患者は約800人にまで減少し，死者は出ていない．これに対して，食中毒患者は2001年においても数万人と非常に多く（**表1**），その数には時代による変化があまりみられない．しかしながら，原因物質の内訳は近年大きく変化している（**図3**）．*Salmonella* による食中毒は，蛋白質源が肉や卵などに変化していることと関連して発生件数が多かったものの，近年は減少している．一方，*Campylobacter* や norovirus による食中毒には増加傾向がみられる．

感染性腸炎および診断と治療

診断

　診断には詳しい患者情報をとることが重要であり，問診では原因食品，海外渡航

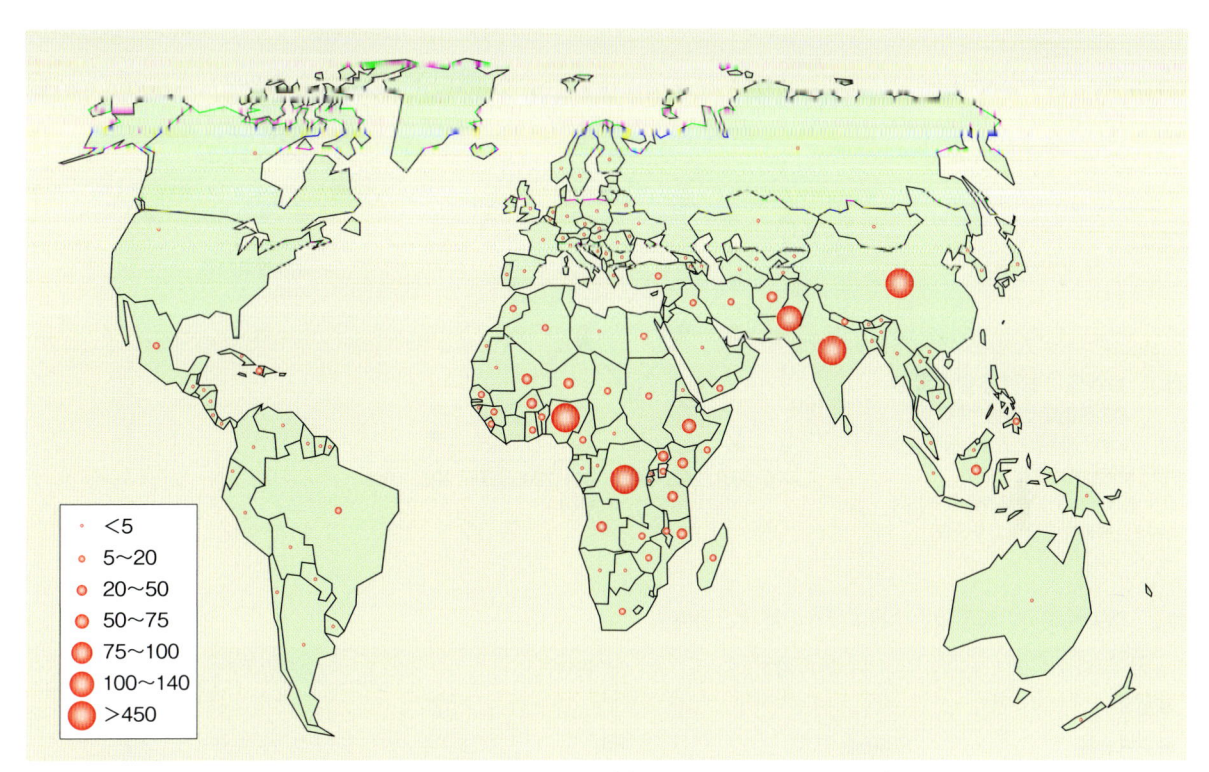

図2 世界における5歳以下の子どもの下痢による死亡者数（単位は1,000人，2000年度）
現在，下痢による年間死亡者数は1980年代中ごろの約460万人に比べ，約160〜210万人と世界的に減少しているが，それらの多くは発展途上国の5歳以下の小児である．
（Petri WA, et al. 2008[3]より）

表1 わが国における食中毒年次別発生状況

年次 (年)	食中毒 事件数 (人)	食中毒 患者数 (人)	食中毒 死者数 (人)	1事件あたりの患者数 (人)
2000	2,247	43,307	4	19.3
2001	1,928	25,862	4	13.4
2002	1,850	27,629	18	14.9
2003	1,585	29,355	6	18.5
2004	1,666	28,175	5	16.9
2005	1,545	27,019	7	17.5
2006	1,491	39,026	6	26.2
2007	1,289	33,477	7	26.0

わが国において最近8年間（2000〜2007年）に報告のあった食中毒のうち，事件数，患者数，死者数，事件あたりの患者数の年次変化を示す．
（食中毒統計，厚生労働省医薬食品局食品安全部監視安全課より公表）

歴，同じ食事を食べたヒトの様子，症状とその出現時期を聴取するとともに，便の性状をみることも重要である．そして，最終的には便培養などと合わせて原因食品など感染源を確定し診断する．感染性腸炎や食中毒の原因微生物とその症状などを**表2**に示す．

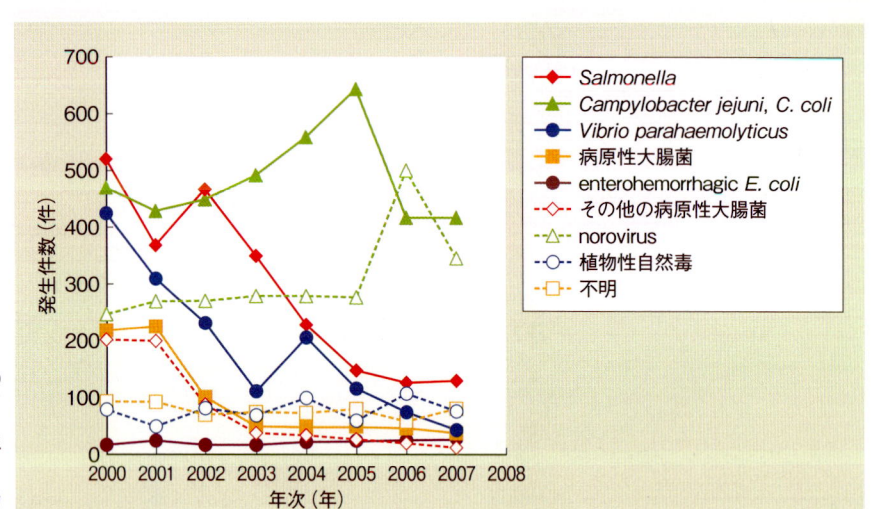

図3 わが国における食中毒の原因物質と発生件数

最近8年間に報告された食中毒の発生件数と原因物質の変化を示す．
（食中毒統計，厚生労働省医薬食品局食品安全部監視安全課より公表）

表2 感染性腸炎の起因微生物およびその症状と治療法

感染症名	病原微生物	症状	治療，予防
細菌性			
細菌性赤痢[*1]	Shigella	下痢	ニューキノロン系（トスフロキサシン：オゼックス®）
コレラ[*1]	Vibrio cholerae O1	下痢	ニューキノロン系（トスフロキサシン：オゼックス®）
腸管出血性大腸菌感染症[*1]	enterohemorrhagic Escherichia coli	下痢	ニューキノロン系（ホスホマイシン：ホスミシン®）
パラチフス[*1]	Salmonella Paratyphi	バラ疹，下痢	ニューキノロン系
偽膜性腸炎	Clostridium difficile	下痢	バンコマイシン：バンコマイシン®
細菌性食中毒（感染型）	Salmonella	下痢	重症患者，易感染者だけニューキノロン系（トスフロキサシン：オゼックス®）
	Vibrio parahaemolyticus	下痢	脱水に対する対症療法
	enterotoxigenic Escherichia coli ETEC	下痢	ニューキノロン系
	Campylobacter jejuni	下痢	マクロライド系（クラリスロマイシン：クラリシッド®）
	Clostridium perfringens	下痢	アンピシリン＋クリンダマイシン：ダラシンS®
	Bacillus cereus	下痢	クリンダマイシン，バンコマイシン：バンコマイシン®
細菌性食中毒（毒素型）	Staphylococcus aureus	嘔吐	セファクロル：ケフラール®，セフジニル：セフゾン®（内服），セファゾリン：セファメジンα®（注射）
ウイルス性			
ウイルス性食中毒	norovirus	嘔吐，下痢	水分補給
	rotavirus	下痢	経口水分補給
原虫性			
アメーバ赤痢[*2]	Entamoeba histolytica	下痢	メトロニダゾール：フラジール®
クリプトスポリジウム症[*2]	Cryptosporidium parvum	下痢，腹痛	治療法は確立されていない

感染性腸炎を引き起こす病原微生物名，症状と治療，予防法について示す．[*1]：3類感染症，[*2]：5類感染症であることを示す．
（矢野邦夫，2006[4]，Sanford JP, 2008[5]）を改変）

原因食品

カンピロバクター腸炎は，加熱が不十分な焼き鳥など鶏肉によって感染することが多い．サルモネラ症では，鶏卵と卵調理品が感染源として知られており，イヌやミドリガメなどペットも感染源となる．腸炎ビブリオ腸炎では海産魚介類，腸管出血性大腸菌感染症では牛肉，またノロウイルス腸炎では生ガキが感染源として知られている．

季節と潜伏期間

一般的に，夏季には細菌性，冬から春にかけてはウイルス性の腸炎が多発する．潜伏期間が1日以内の原因物質には S. aureus, V. parahaemolyticus, 3日以内には Salmonella, 病原性大腸菌（enterohemorrhagic E. coli），norovirus, rotavirus などがある．比較的潜伏期間が長いものには，Campylobacter（2～7日），enterohemorrhagic E. coli（4～8日），Yersinia（3～7日），S. Typhi, S. Paratyphi（10～20日）があり，これらでは患者自身が食中毒と気づいていないことが多く，聴き取り調査において具体的に質問することが重要である．

海外渡航歴

国外での感染地域としては東南アジアが最も多く，次いでインド亜大陸，中東，西アジアが多い．原因微生物として enterotoxiogenic E. coli が最も多いが，Campylobacter, Salmonella, V. parahaemolyticus, Shigella, V. cholerae, S. Typhi, Entamoeba histolytica（赤痢アメーバ），Cryptosporidium 原虫などがみられる．

便の性状と発熱

血便が現れるものには，細菌性赤痢，腸管出血性大腸菌感染症，カンピロバクター腸炎，サルモネラ症，腸炎ビブリオ腸炎などがある．高熱を伴う水様便をきたすものは，サルモネラ症，カンピロバクター腸炎，ロタウイルス腸炎，MRSA 感染症などである．MRSA 感染症では大量の水様便を伴う．白色の水様便をきたすものとして，コレラ，ロタウイルス腸炎，MRSA 感染症などがある．コレラでは発熱はみられないが，下痢は数十回に及ぶこともある．ロタウイルス腸炎では，嘔吐，腹痛が強く，嘔吐に続いて急激な水様便を伴った下痢が短期間ではあるが続く．また，発熱がみられることも多い．サルモネラ症では緑色便がみられることも多い．

治療[4,5]

感染性腸炎は，一般的に自然治癒傾向が強いため，対症療法を最優先とする．下痢や発熱，嘔吐による脱水があれば輸液を行う．止瀉薬の投与は腸管内容物の停滞時間を延長し，毒素の吸収を助長する可能性があるため原則禁止である．腸管運動を抑制する鎮痙薬も避けることが望ましい．一般的には起因菌の同定までに時間を要するので，抗菌薬を投与することが多い．初診時の起因菌不明の段階では，ニューキノロン系（トスフロキサシンなど）の抗菌薬を選択する．このような抗菌薬は Salmonella, enterohemorrhagic E. coli, または Shigella に特に有効であり，そのほかの腸管感染症を引き起こす多くの細菌に強い抗菌力を示し，組織移行性も良好である．妊娠している可能性のある女性には，ニューキノロン系抗菌薬よりもホスホマイシンの内服のほうが安全である．

Campylobacter にはマクロライド系抗菌薬を選択する（**表2**）．これは，ニューキノロン系抗菌薬に対する耐性が増加しているためと，たとえ感受性であっても耐性化しやすいためである．セフェム系抗菌薬は腸管感染症を引き起こす多くの細菌に対して試験管内での感受性には優れているが，臨床的には効果が不十分であることが多い．これは腸管内の*β*-ラクタマーゼ産生菌の影響を受けているためと考えられている．一般的に，抗菌薬の投与期間は3〜5日間（細菌性赤痢，コレラ，サルモネラ症，カンピロバクター腸炎などの場合）であるが，腸チフスやパラチフスでは14日間が必要である．腸管出血性大腸菌感染症では抗菌薬の投与が勧められている．

プロバイオティクスを用いた感染性腸炎の予防および治療

感染症の治療は多くの場合，抗菌薬を用いた化学療法が中心になる．しかし，近年になり，化学療法の欠点（耐性菌の出現，正常細菌叢の破壊，医療費の高騰など）を補うものとしてプロバイオティクスを用いた臨床研究が急速に行われ始め，感染性腸炎の予防，治療に関する報告も数多い．

ロタウイルス腸炎における下痢の軽減

rotavirus はA〜G群の7群に分けられ，そのうちA群 rotavirus は乳幼児下痢症の主要な原因物質である．ロタウイルス腸炎は発展途上国において乳幼児の主要な死亡原因であり，世界の下痢による死亡原因の約25％を占めるといわれている[6]．5歳以下の乳幼児では rotavirus により年間60〜90万人が死亡しており，全死亡者の約6％を占めている[7]．このような背景のもとに，ロタウイルス腸炎によると考えられる急性小児下痢に対してプロバイオティクスを用いた臨床試験が行われてきた．

用いられたプロバイオティクスには，*Lactobacillus* 属細菌（*L. acidophilus*, *L. bulgaricus*, *L. casei*, *L. delbrueckii*, *L. rhamnosus*），*Bifidobacterium* 属細菌（*B. infantis*, *B. bifidum*），*Streptococcus thermophilus*, *Saccharomyces boulardii*, *Bacillus subtilis*, *Enterococcus* などがあげられる．

Huangらは，これまでの臨床試験成績を解析し，ロタウイルス腸炎に対するプロバイオティクスの有効性を検証している（**表3**）[8]．その解析結果では，プロバイオティクスを投与した場合，下痢の持続日数は対照群と比較すると0.8日有意に短縮された．これは，小児の急性下痢の軽減にはプロバイオティクスの投与が有効であることを示している．

ロタウイルス腸炎に対するプロバイオティクスの予防効果も検証されている[9]．この試験は，220人の1〜18か月齢の入院患児を対象に，プラセボを用いた二重盲検ランダム化比較試験により行われた．その結果，母乳哺乳児のロタウイルス腸炎発症率が人工ミルク哺乳児に比べて有意に低かった．しかし，*L. rhamnosus* GG 投与群（1×10^{10} CFU/day，入院中連日投与）とプラセボ投与群を比較して，ロタウイルス腸炎の発症率に有意な低下はみられなかった．また，ほかの同様の研究に

表3 ロタウイルス腸炎に対するプロバイオティクスの効果

臨床試験 （著者名，年）	使用した プロバイオティクス	細菌数/回 (CFU)	服用回数 (回/day)	rotavirus 検出率(%)	投与日数 (day)	N	下痢持続 日数(day)	p value
Isolauri ら, 1991	L. rhamnosus GG[*1]	$1 \times 10^{10-11}$	2	100	5	21	1.4	< 0.001
	L. rhamnosus GG[*2]			74		23	1.4	
	ヨーグルト			79		24	2.4	
Kaila ら, 1992	L. rhamnosus GG	$1 \times 10^{10-11}$	2	100[*3]	5	22	1.1	0.001
	ヨーグルト					17	2.5	
Isolauri ら, 1994	L. rhamnosus GG[*2]	1×10^{10}	2	100[*3]	5	21	1.5	0.002
	コントロール					21	2.3	
Majamaa ら, 1995	L. rhamnosus GG[*2]	6.25×10^9	2	100[*3]	5	16	1.8	0.04
	L. rhamnosus	2.75×10^8				14	2.8	
	L. rhamnosus, L. delbrueckii, L. bulgaricus	3.50×10^9				19	2.6	
	プラセボ					5	2.6	
Guarino ら, 1997	L. rhamnosus GG	3×10^9	2	60	5	52	3.3	< 0.001
	プラセボ			62.5		48	5.9	
Shornikova ら, 1997	L. reuteri	$1 \times 10^{10-11}$	1	63	5	19	1.7	0.07
	プラセボ			86		21	2.9	
Shornikova ら, 1997	L. reuteri	$1 \times 10^{10-11}$	1	100[*3]	5	21	1.5	0.01
	L. reuteri	1×10^7				20	1.9	> 0.05
	プラセボ					25	2.5	
Lee ら, 2001	L. acidophilus, B. infantis	$1 \times 10^9, 1 \times 10^9$	3	100[*3]	4	37	3.1	< 0.01
	コントロール					36	3.6	
Rosenfeldt ら, 2001	L. rhamnosus, L. reuteri	2×10^{10}	2	54	5	24	3.2	0.05
	プラセボ			74		19	4.8	
Rosenfeldt ら, 2001	L. rhamnosus, L. reuteri	2×10^{10}	2	60	5	30	3.4	0.07
	プラセボ			71		39	4.2	

文献よりrotavirus検出率が50％以上の臨床試験を示す．N：対象とした患者数，[*1]：発酵乳として投与，[*2]：凍結乾燥末として投与，[*3]：全体の症例における検出率を示す．
(Huang JS, et al. 2002[8] を改変)

おいても，L. rhamnosus GGによるロタウイルス腸炎性下痢の症状緩和，軽減効果は示されたものの，その感染予防効果は認められていない[10]．

抗菌薬誘導性下痢症の予防

抗菌薬誘導性下痢症は，抗菌薬を投与している際に，もしくは投与後に起こる下痢である．発症率は投与した抗菌薬により異なるが，成人では約25％と考えられ，一般に成人に比べ小児のほうが発症率は低い．下痢症状の程度には個人差があり，軽度である場合から点滴を必要とするほど悪化する場合もある．抗菌薬誘導性下痢症は多様なメカニズムにより発症すると考えられている[11]．アミノペニシリン，セファロスポリン，クリンダマイシンは嫌気性細菌を殺菌させ，その結果，糖質の代謝は減少し浸透圧性下痢を引き起こす．また，エリスロマイシンによる蠕動運動の亢進も下痢を誘発する原因となる．

表4 プロバイオティクスによる抗菌薬誘導性下痢症の治療効果

メタ解析（著者名, 年）	臨床試験数	N	相対的リスク（95% CI）
Cremoniniら, 2002[12]	7	881	0.40（0.27, 0.57）
D'Souzaら, 2002[13]	9	1,214	0.37（0.26, 0.53）
Johnstonら, 2006[14]	6	707	0.43（0.25, 0.75）
Szajewskaら, 2006[15]	6	766	0.44（0.25, 0.77）
McFarland, 2006[16]	25	2,810	0.43（0.31, 0.58）

プロバイオティクスによる抗菌薬誘導性下痢症に対する臨床試験成績について，そのメタ解析結果を示す．N：対象とした患者数を示す．

　これまで抗菌薬誘導性下痢症を予防するため，*Lactobacillus* 属細菌（*L. acidophilus*, *L. bulgaricus*, *L. casei*, *L. rhamnosus*），*Bifidobacterium* 属細菌（*B. bifidum*, *B. longum*），*Streptococcus thermophilus*, *Saccharomyces boulardii*, *Bacillus coagulans*, *Clostridium butyricum* などを用いた臨床試験が行われており，抗菌薬誘導性下痢症の発症リスクに与える影響が検証されている[12-16]．これらの報告では，解析に用いた臨床試験成績にいくつかの重複がみられるものの，対照群と比較するとプロバイオティクス投与群の相対的リスクは0.5未満であった（表4）．したがって，抗菌薬誘導性下痢症の予防にプロバイオティクスの投与が有効であることは明らかである．

　一方，抗菌薬投与により誘導される下痢には，*Clostridium difficile* の異常増殖によって引き起こされる偽膜性腸炎もよく知られている．これはクリンダマイシン，セファロスポリン，そしてペニシリンなどの投与により腸内細菌叢が乱れ，もともと低レベルで腸内に内在していた *C. difficile* の異常増殖を許し，本菌が産生する毒素によって偽膜性腸炎へと重篤化するものである．偽膜性腸炎は除菌処置の中止とともに再発する率が高いことが特徴である．英国では，*C. difficile* の偽膜性腸炎による死者が1999年の499人に対して，2006年では3,393人と約6倍に急増している[17]．このような状況のもと，*C. difficile* の内因感染に対してプロバイオティクスおよび抗菌薬との併用による効果が調べられており，McFarlandらは *C. difficile* による下痢の発症リスクを解析している[16]．その解析結果では，プロバイオティクス投与群の下痢の発症相対リスクは0.59（$p=0.005$）であり，*C. difficile* による偽膜性腸炎性の下痢の予防，治療にもプロバイオティクスの投与が有効であることが示された（表5）．

旅行者下痢症の予防

　旅行者下痢症は，発展途上国を訪れる旅行者の約20～50％に起こり，年間1,200万例が報告されている[18]．主な症状は下痢であり，ほとんどの場合が旅行の初めの週に発症し，後遺症もなく3～5日で回復する．旅行者下痢症の原因微生物は，細菌が50～80％を占め，そのなかでも enterotoxiogenic *E. coli* によるものが多い[26]（表6）．

　McFarlandは，これまでの臨床試験成績を検証し，プロバイオティクスを投与

表5 *Clostridium difficile*感染に対するプロバイオティクスの効果

臨床試験(著者名, 年)	使用したプロバイオティクス	細菌数/day (CFU)	投与した抗菌薬	抗菌薬量 (g/day)	投与期間 (week)	投与群 (n/N)	コントロール群 (n/N)	相対的リスク (95%CI)
McFarlandら, 1994	S. boulardii	2×10^10	VCM, MNZ	変動	4	15/52	30/72	0.59 (0.35, 0.98)
Surawiczら, 2000	S. boulardii	2×10^10	VCM	2	4	3/10	7/22	0.33 (0.10, 1.06)
Pochapin, 2000	L. rhamnosus GG	nr	VCMまたはMNZ	nr	3	4/13	5/12	1.02 (0.36, 2.91)
Wulltら, 2003	L. plantarum 299v	5×10^10	MNZ	nr	38 day	4/7	6/13	0.55 (0.22, 1.35)
Lawrenceら, 2005	L. rhamnosus GG	6×10^11	VCMまたはMNZ	変動	3	3/9	1/6	2.63 (0.35, 19.85)
Plummerら, 2003	L. acidophilus, B. bifidum	2×10^10	—	—	20 day	2/65	6/73	0.33 (0.07, 1.59)
合計						31/156	55/198	0.59 (0.41, 0.85)

nr：未報告, VCM：バンコマイシン, MNZ：メトロニダゾール, —：非投与, *n*：下痢発症患者数, *N*：対象とした患者数を示す.
(McFarland LV, 2006[16])を改変)

表6 旅行者下痢症の原因微生物と検出率

原因微生物	高リスク要因（地域, 季節など）	検出率（%）
細菌		50〜80
Escherichia coli		
enterohemorrhagic *E. coli*	ラテンアメリカ, モロッコ, メキシコなど亜熱帯地域の夏や雨季	20〜50
enteroaggregative *E. coli*	—	?
enteroinvasive *E. coli*	—	5〜15
Campylobacter jejuni	東南アジア, 特にタイ, 冬	5〜30
Salmonella spp.	—	5〜25
Shigella spp.	—	5〜15
Aeromonas spp.	アジア	0〜10
Plesiomonas shigelloides	アジア	0〜5
Vibrio spp.		5
Vibrio parahaemolyticus	東南アジア	
Vibrio cholelae	コレラ流行地域	
ウイルス		5〜25
norovirus	クルーズ船など	0〜10
rotavirus	—	0〜10
原虫		<10
Giardia intestinalis	北アメリカ山間部, サンクトペテルブルグ, ロシア	0〜10
Entamoeba histolytica	—	0〜10
Cryptosporidium parvum	—	1〜5
Cyclospora cayetanesis	ペルー, ネパール, ロシア	0〜5
病原体未分離	—	10〜50

旅行者下痢症の原因微生物について, その感染高リスク要因（地域, 季節）と検出率を示す. —は地域, 季節など特徴的な高リスク要因に関する記述がないことを示す.
(Diemert DJ, 2006[26])を改変)

表7 旅行者下痢症に対するプロバイオティクスの効果

臨床試験 (著者名, 年)	出発国	行き先	使用した プロバイオティクス	細菌数/ day (CFU)	投与 期間 (week)	投与群 (n/N)	プラセボ群 (n/N)	相対的リスク (95% CI)
Kollaritschら, 1989	オーストリア	熱帯地域	S. boulardii	$5×10^9$	3	143/426	173/406	0.79 (0.66, 0.94)
Kollaritschら, 1989	オーストリア	熱帯地域	S. boulardii	$1×10^9$	3	127/399	173/406	0.75 (0.62, 0.90)
Kollaritschら, 1993	オーストリア	世界各地	S. boulardii	$5×10^9$	3	121/352	141/361	0.87 (0.72, 1.06)
Kollaritschら, 1993	オーストリア	世界各地	S. boulardii	$2×10^9$	3	87/301	141/361	0.74 (0.60, 0.92)
Pozo-Olanoら, 1978	アメリカ	メキシコ	L. acidophilus, L. bulgaricus	$4〜7$ $×10^9$	8 day	9/26	7/24	1.19 (0.52, 2.69)
Hiltonら, 1997	アメリカ	世界各地	L. rhamnosus GG	$2×10^9$	1〜3	5/126	9/119	0.52 (0.18, 1.52)
Katelarisら, 1995	アメリカ	ベリーズ	L. acidophilus	$2×10^{11}$	3	26/101	24/101	1.08 (0.67, 1.75)
Katelarisら, 1995	アメリカ	ベリーズ	L. fermentum KLD	$2×10^{11}$	3	19/80	24/101	1 (0.59, 1.69)
Blackら, 1989	デンマーク	エジプト	L. acidophilus, L. bulgaricus, B. bifidum, S. thermophilus	$3×10^9$	2	20/47	33/47	0.61 (0.41, 0.89)
Kollaritschら, 1989	オーストリア	熱帯地域	L. acidophilus	$2×10^{8-9}$	3	82/154	78/165	1.13 (0.91, 1.40)
Oksaanenら, 1990	フィンランド	トルコ	L. rhamnosus GG	$2×10^9$	2	153/373	178/383	0.88 (0.75, 1.04)
Kollaritschら, 1989	オーストリア	熱帯地域	Salmonella, Shigella, E. coli[*]	加熱死 菌体	3	85/169	70/141	1.01 (0.81, 1.27)
合計						877/2,554	1,051/2,615	0.85 (0.79, 0.91)

n：下痢発症患者数, N：対象とした患者数, *：ワクチンとして投与したことを示す.
(McFarland LV, 2007[19] を改変)

された旅行者における旅行者下痢症の発症リスクを解析した[19]（**表7**）．その解析結果では，プロバイオティクス投与群での旅行者下痢発症リスクは0.85（$p<0.001$）であり，旅行者下痢症の予防にプロバイオティクスの投与が有効であることが示された．しかしながら，一方でプロバイオティクスが旅行者下痢の発症にまったく影響を与えなかったとの報告もある[20]．信頼性の高い臨床試験結果を得るためには，旅行の地域や季節，期間などのリスク要因を検討し，さらなる臨床研究が必要であると考えられる．

カンピロバクター腸炎における菌数の減少

カンピロバクター腸炎は，*Campylobacter* 属の *C. jejuni* や *C. coli* の感染によって引き起こされるが，そのほとんどは *C. jejuni* が原因となる．*C. jejuni* はニワトリなどの腸管内に常在菌として存在し，特に鶏肉とその加工品の経口摂取により感染することが多い．

Tojoらは，カンピロバクター腸炎に対する *Bifidobacterium breve* strain Yakultの止痢効果を報告している[21]．この試験では計133人の患者（6か月〜15歳）について，①対照群（下痢に対する収斂薬），②抗菌薬投与群（収斂薬＋エリスロマイシン，30〜50 mg/kg/day，7日間），③プロバイオティクス投与群（収斂薬＋*B. breve* strain Yakult，$3×10^9$ CFU/day，7日間）の3群に分け，それぞれの下痢

症状，便中のCampylobacterの菌数を調べた．その結果，下痢症状の収斂作用については3群間に有意差は認められなかったが，Campylobacterの検出率については，対照群に比べてプロバイオティクス投与群において有意な減少が認められた．

動物感染実験におけるプロバイオティクスの効果

　enterohemorrhagic E. coliやSalmonellaによる感染性腸炎などは散発的であることから，ヒトにおいてプロバイオティクスの効果を検証することは容易ではない．したがって，このような感染性腸炎に対するプロバイオティクスの感染防御作用の研究はマウスやウサギを用いた動物実験で行われている．

実験的腸管出血性大腸菌感染症に対する効果

　腸管出血性大腸菌感染症は，米国におけるハンバーガー食中毒事件として認識された新興感染症であり（1982年），その原因細菌はenterohemorrhagic E. coli（EHEC）と命名されている．わが国では，1996年に岡山県邑久町や大阪府堺市の学童を中心に世界最大規模の集団発生があり，患者14,488人のうち11人が死亡した．腸管出血性大腸菌感染症の原因菌はO157：H7血清型である場合が多く，自然界ではウシが保菌し糞便中に排菌すると考えられている．

　Asaharaらは，EHEC O157：H7に対するB. breve strain Yakultの毒素産生抑制効果を検討した．この試験では，まず連続的に抗菌薬（ストレプトマイシン）を投与した後に，自然耐性を有するプロバイオティクスを長期間投与（B. breve strain Yakult，1〜3×10^{8}CFU/day，3日間），定着させ，感染細菌（EHEC O157：H7，5×10^{2}CFU）に対する効果を観察した．その結果，EHEC O157：H7の主要な感染部位である盲腸において，志賀毒素の産生はプロバイオティクスの投与によりほぼ完全に抑制された（図4）[22]．また，このプロバイオティクスの効果は，腸管内環境（pHおよび有機酸濃度）の改善によることが示唆された（図4）．一方，Ogawaらは1日齢の幼若ウサギの腸管内にプロバイオティクスを連続投与し（L. casei strain Shirota，1〜7×10^{8}CFU/day，7日間），定着させた後，EHEC O157：H7（1×10^{2}CFU）投与に対する増殖抑制効果を調べた[23]．その結果，プロバイオティクスの投与により小腸，盲腸，大腸でのEHEC O157：H7の増殖は抑制された．また，EHEC O157：H7が産生する志賀毒素に対する抗体価を上昇させることも明らかになり，宿主の免疫系を活性化させることにより増殖抑制効果を示すことが示唆された（図5）．

実験的サルモネラ症に対する効果

　サルモネラ症またはサルモネラ食中毒は，Salmonella Typhi，S. Paratyphi以外のSalmonellaにより引き起こされるサルモネラ感染症である．従来，わが国における細菌性食中毒の原因微生物の多くは腸炎ビブリオであったが，近年ではSal-

図4 enterohemorrhagic *E. coli* (EHEC) O157：H7 に対するプロバイオティクスの感染防御効果

ストレプトマイシンを投与した後，*B. breve* strain Yakult を腸管内に定着させたマウスに 500 CFU の EHEC O157：H7 を経口感染させ，盲腸内の a-①：志賀毒素 Stx1 量，a-②：志賀毒素 Stx2 量，b, c：感染 30 時間後の盲腸内 pH，総有機酸濃度を調べた．

a. ●：対照群，●：プロバイオティクス投与群での結果を示す．

b, c. それぞれの縦棒は，■抗菌薬無処置マウス，■ストレプトマイシン処置マウス，■*B. breve* strain Yakult 投与マウス，■*B. pseudocatenulatum* DSM 20439 投与マウス，■*B. bifidum* ATCC 15696 投与マウス，■*B. catenulatum* ATCC 27539^T 投与マウスでの結果を示す．

注：対照群と比較して，有意差（*：$p<0.05$，**：$p<0.01$，***：$p<0.001$）があることを示す．

(Asahara T, et al. 2004[22] より抜粋引用)

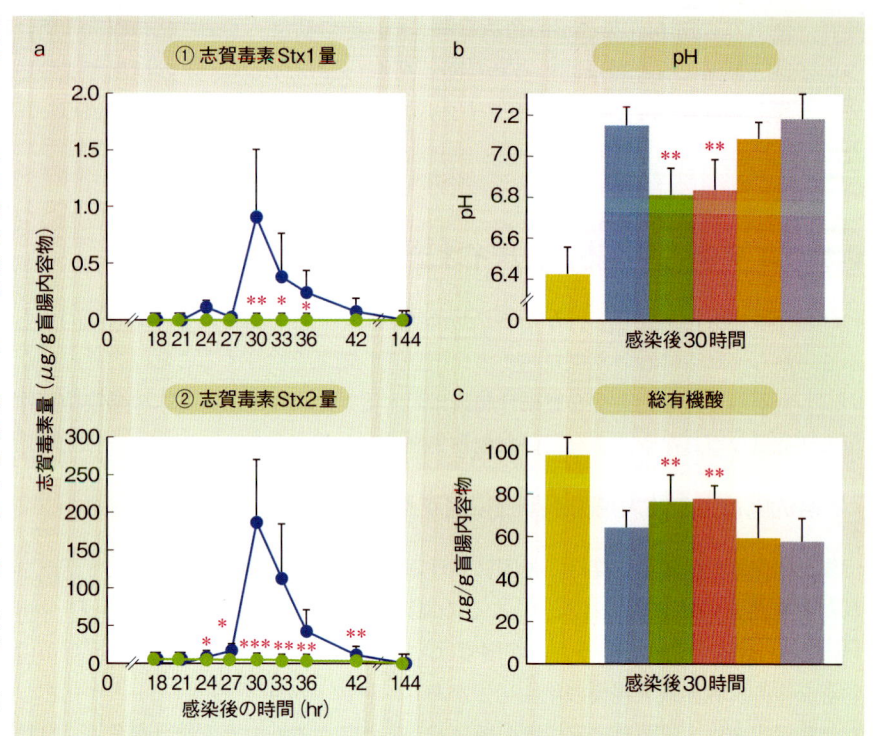

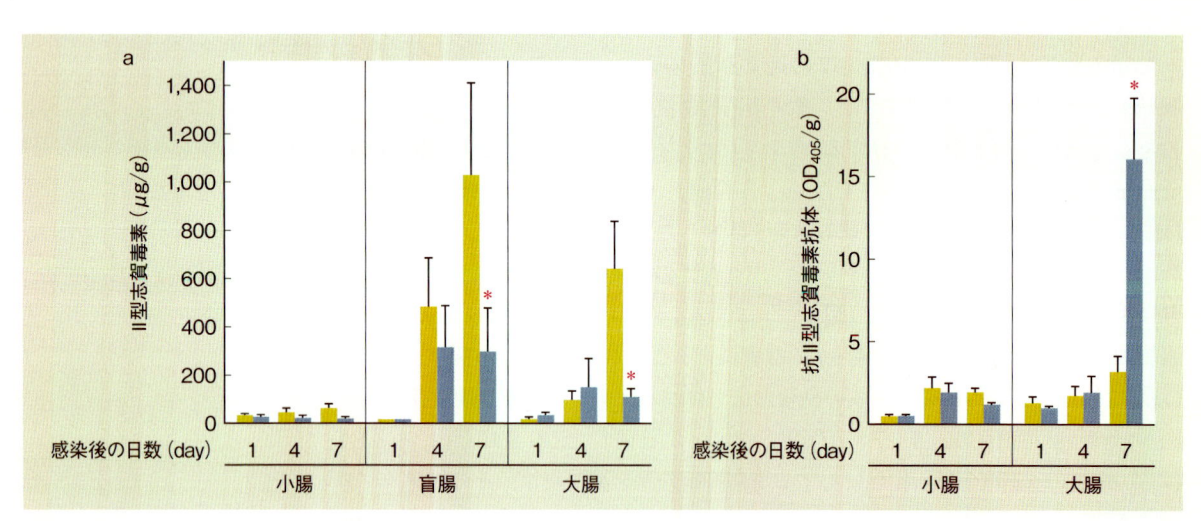

図5 enterohemorrhagic *E. coli* (EHEC) O157：H7 の幼若ウサギ経口感染モデルにおけるプロバイオティクスの感染防御効果

1 日齢の幼若ウサギの腸管内に *L. casei* strain Shirota を連続投与し（1〜7×10^{8}CFU/day, 7 日間），定着させた後，3 日齢の幼若ウサギに 2×10^{3}CFU の EHEC O157：H7 を経口感染させ，4 日後および 7 日後の腸管内の志賀毒素濃度を調べた．

■対照群，■プロバイオティクス投与群における腸管内のⅡ型志賀毒素濃度(a)，腸管内の抗Ⅱ型志賀毒素抗体価(b)を示す．

注：対照群と比較し，有意差（*：$p<0.05$）があることを示す．

(Ogawa M, et al. 2001[23] より抜粋引用)

monella による食中毒の発生件数が多かった（図3）．サルモネラ症は肉，卵を経口摂取により感染することが多く，原因細菌は *S.* Typhimurium のほか，特に卵を原因食とするものは *S.* Enteritidis によるものが多い．

Asaharaらは，EHECでのプロバイオティクスの効果を調べるのと同様の方法を用いて，腸管内にB. breve strain Yakultを定着させ，S. Typhimuriumに対する増殖抑制作用を検証した[24]．その結果，感染後のマウス糞便中に排泄されるS. Typhimuriumの生菌数は，対照群に比べプロバイオティクス投与群およびプロバイオティクスとガラクトオリゴ糖との併用投与群において顕著に低かった．したがって，プロバイオティクスはS. Typhimuriumに対して感染防御作用を有することが明らかになった．

腸管感染に対するプロバイオティクスの感染防御メカニズム[25]

　プロバイオティクスの腸管感染に対する感染防御メカニズムとして，①腸管内環境の改善による感染防御効果，②宿主免疫系の活性化による感染防御効果，③病原微生物の腸管上皮細胞への接着阻害による感染防御効果があげられる．

　プロバイオティクスとして用いられる多くの細菌種は，摂取した糖源を発酵により乳酸や酢酸に変換する．乳酸や酢酸などの有機酸は，硫酸や塩酸などの無機酸と比較すると解離度は低く酸化力は弱いものの，殺菌作用が強いことで知られている．プロバイオティクスが産生する有機酸は，腸管内pHを低下させるとともに，非解離型の有機酸濃度を上昇させ，腸管内における病原微生物の増殖を抑制する．

　また，プロバイオティクスは宿主免疫機構の活性化作用を有する．免疫機構はマクロファージやNK細胞による自然免疫系とTリンパ球細胞やBリンパ球細胞による獲得免疫系に大別されるが，プロバイオティクスは両免疫系を活性化させることが知られている．自然免疫系では菌体由来の細胞壁成分などがマクロファージやNK細胞を活性化させ，また獲得免疫系では腸管リンパ組織を刺激してIgA抗体の産生を亢進させ，病原微生物に対する抵抗性を高めている．

　腸管において病原微生物が増殖したり毒素を産生するには，腸管粘膜に付着することが重要であり，そのため病原微生物は付着に関する多様な機構を持っている．プロバイオティクスは粘膜上皮細胞に対して，病原微生物との競合的拮抗により付着を未然に防ぎ，腸管内定着を抑制することも知られている．

おわりに

　これまで感染性腸炎を引き起こす主要な病原微生物である細菌に対して，多様な抗菌薬が用いられ著しい効果をあげてきた．また，プロバイオティクスについても，予防だけでなく感染症の治療にも有用であることを紹介してきた．しかしながら，感染症に対する効果を考慮すると，プロバイオティクスは抗菌薬を用いた治療に対して補助的に使用することが現時点では妥当だと考えられる．

　一方，プロバイオティクスは抗菌薬とは異なり，それ自体に副作用はほとんど認められてない．また，抗菌薬に耐性である病原微生物に対しても感染防御作用を発揮し，感染症に対する効果以外にも生体機能に対して多様な有益作用が認められるなど，その長所も多い．今後は，大規模な臨床試験などによりプロバイオティクス

の適正な評価が行われることが望まれる．また，そのためにはプロバイオティクスの効果について，その作用機序を明らかにすることが有効であると考えられる．

（伊藤雅洋，檀原宏文）

●引用文献

1. Kosek M, Bern C, Guerrant RL. The global burden of diarrhoeal disease, as estimated from studies published between 1992 and 2000. Bull World Health Organ 2003; 81: 197-204.
2. Keush GT, Fontaine O, Bhargava A, et al. Diarrheal diseases. Jamison: DT (editor). Disease control priorities in developing countries, Oxford University Press, UK, 2006; p.371-388.
3. Petri WA Jr, Miller M, Binder HJ, et al. Enteric infections, diarrhea, and their impact on function and development. J Clin Invest 2008; 118: 1277-1290.
4. 矢野邦夫．病原体の特徴と推奨抗菌薬．矢野邦夫（編）．エビデンスに基づいた抗菌薬適正使用マニュアル，第1版，メディカ出版，2006；p.85-131.
5. Sanford JP. The Sanford guide toantimicrobial therapy 2008, 38th ed, 2008. 金沢健司，藤純一郎，平井由児ほか．日本語版サンフォード感染症治療ガイド2008，第38版，ライフサイエンス出版，2008；p.106-112.
6. Bass ES, Pappano DA, Humiston SG. Rotavirus. Pediatr Rev 2007; 28: 183-191.
7. Glass RI, Kilgore PE, Holman RC, et al. The epidemiology of rotavirus diarrhea in the United States: surveillance and estimates of disease burden. J Infect Dis 1996; 174: S5-11.
8. Huang JS, Bousvaros A, Lee JW, et al. Efficacy of probiotic use in acute diarrhea in children: a meta-analysis. Dig Dis Sci 2002; 47: 2625-2634.
9. Mastretta E, Longo P, Laccisaglia A, et al. Effect of *Lactobacillus* GG and breast-feeding in the prevention of rotavirus nosocomial infection. J Pediatr Gastroenterol Nutr 2002; 35: 527-531.
10. Szajewska H, Kotowska M, Mrukowicz JZ, et al. Efficacy of *Lactobacillus* GG in prevention of nosocomial diarrhea in infants. J Pediatr 2001; 138: 361-365.
11. Doron SI, Hibberd PL, Gorbach SL. Probiotics for prevention of antibiotic-associated diarrhea. J Clin Gastroenterol 2008; 42 Suppl 2: S58-63.
12. Cremonini F, Di Caro S, Nista EC, et al. Meta-analysis: the effect of probiotic administration on antibiotic-associated diarrhoea. Aliment Pharmacol Ther 2002; 16: 1461-1467.
13. D'Souza AL, Rajkumar C, Cooke J, et al. Probiotics in prevention of antibiotic associated diarrhoea: meta-analysis. Bmj 2002; 324: 1361.
14. Johnston BC, Supina AL, Vohra S. Probiotics for pediatric antibiotic-associated diarrhea: a meta-analysis of randomized placebo-controlled trials. Cmaj 2006; 175: 377-383.
15. Szajewska H, Ruszczynski M, Radzikowski A. Probiotics in the prevention of antibiotic-associated diarrhea in children: a meta-analysis of randomized controlled trials. J Pediatr 2006; 149: 367-372.
16. McFarland LV. Meta-analysis of probiotics for the prevention of antibiotic associated diarrhea and the treatment of *Clostridium difficile* disease. Am J Gastroenterol 2006; 101: 812-822.
17. Kelly CP, LaMont JT. *Clostridium difficile*—more difficult than ever. N Engl J Med 2008; 359: 1932-1940.
18. Cheng AC, Thielman NM. Update on Traveler's diarrhea. Curr Infect Dis Rep 2002; 4: 70-77.
19. McFarland LV. Meta-analysis of probiotics for the prevention of traveler's diarrhea. Travel Med Infect Dis 2007; 5: 97-105.
20. Briand V, Buffet P, Genty S, et al. Absence of efficacy of nonviable *Lactobacillus acidophilus* for the prevention of traveler's diarrhea: a randomized, double-blind, controlled study. Clin Infect Dis 2006; 43: 1170-1175.
21. Tojo M, Oikawa T, Morikawa Y, et al. The effects of *Bifidobacterium breve* administration on campylobacter enteritis. Acta Paediatr Jpn 1987; 29: 160-167.

22. Asahara T, Shimizu K, Nomoto K, et al. Probiotic bifidobacteria protect mice from lethal infection with Shiga toxin-producing *Escherichia coli* O157: H7. Infect Immun 2004; 72: 2240-2247.
23. Ogawa M, Shimizu K, Nomoto K, et al. Protective effect of *Lactobacillus casei* strain Shirota on Shiga toxin-producing *Escherichia coli* O157: H7 infection in infant rabbits. Infect Immun 2001; 69: 1101-1108.
24. Asahara T, Nomoto K, Shimizu K, et al. Increased resistance of mice to *Salmonella enterica serovar Typhimurium* infection by synbiotic administration of Bifidobacteria and transgalactosylated oligosaccharides. J Appl Microbiol 2001; 91: 985-996.
25. Isolauri E. Probiotics for infectious diarrhoea. Gut 2003; 52: 436-437.
26. Diemert DJ. Prevention and self-treatment of traveler's diarrhea. Clin Microbiol Rev 2006; 19: 583-594.

III 臨床編 ❷ 消化器領域

15 周術期腸内管理

はじめに

　悪性腫瘍や腹膜炎などに施行される手術療法は，長期的には予後の改善を認めることが多い一方で，生体にとっては人為的に与えられる侵襲にほかならない．手術に伴う侵襲としては患者の精神的不安に始まり，麻酔，疼痛，脱水，出血，臓器の摘出など多岐にわたる．

　腸管はこれら侵襲時の主要な標的臓器（target organ）であり，腸内細菌やその細胞構成成分の生体への侵入，あるいは腸間膜リンパ節（mesenteric lymph node：MLN）や粘膜免疫でのバランスの不均衡によって全身性炎症反応症候群（systemic inflammatory response syndrome：SIRS）や術後感染症が発生する機序が指摘されている[1]．さらに周術期に投与される抗菌薬や制酸剤などによっても腸内細菌叢（フローラ）が劇的に変化することから，外科手術自体が腸内細菌叢に対して多大な影響を及ぼすことに疑いはない[2]．Santvoortらは，宿主の生体反応と腸管免疫との相互関係について3つのレベルに分類している（図1）[3]．すなわち，Level 1として腸管内における腸内細菌叢の存在，Level 2として腸上皮の粘膜バリアー（mucosal barrier）の存在，Level 3として腸管内，腸上皮，あるいは腸間膜リンパ節における免疫系細胞の存在である．これらの要因が単発的に，あるいは複合的にバランスの不均衡をきたした場合には，腸内細菌の生体への侵入，すなわちbacterial translocation（BT）をきたし，著明な生体反応や臓器障害をきたす可能性が指摘されている[4]．

　最近，外科手術後の感染性合併症の原因として，患者自身の腸内細菌を始めとする腸内環境の影響が注目されてきた．そこで本項では周術期における腸内細菌環境について概説するとともに，周術期におけるBTとプロバイオティクス（probiotics）あるいはシンバイオティクス（synbiotics）の有用性について俯瞰したい．

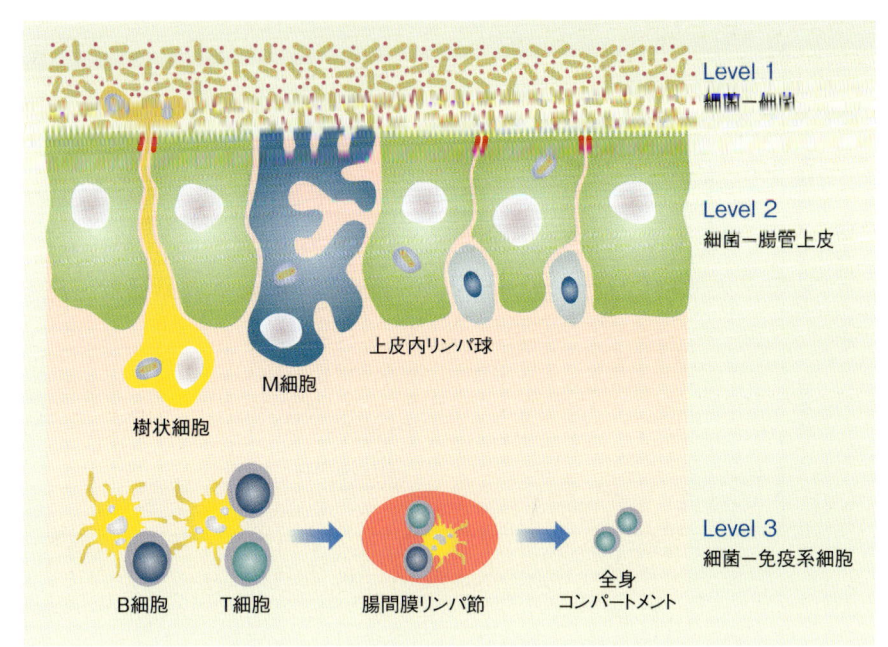

図1 宿主の生体反応と腸管免疫との相互関係
(van Santvoort HC, et al. 2008[3]より)

周術期における腸内環境の変化

　これまで手術侵襲前後において腸内細菌叢および腸内環境がどのように変化するのかについての詳細な検討はなされていないのが実状である．Shimizuらは，重症感染症や外傷などのSIRS患者を対象として，便中の有機酸やpH，さらに細菌学的に検討を加えた[5]．彼らはSIRS患者の腸内細菌は，健常人と比較して偏性嫌気性菌の減少，特に*Bifidobacterium*や*Lactobacillus*などの善玉菌は著明に減少しているが，病原性を有する*Staphylococcus*（ブドウ球菌）数は著明に増加していることを報告している．また便中の短鎖脂肪酸などの有機酸は減少し，便pHが著明に上昇することが，さらなる腸内環境の悪化を促進する可能性を指摘している．Baileyらは，サルの子どもは親と離れることにより腸内乳酸菌が減少することを報告し，肉体的ストレスだけでなく精神的ストレスが腸内細菌叢に影響を及ぼすことを強調した[6]．

　以上から，外科手術侵襲などの肉体的ストレス，抗菌薬などによる化学的影響，また手術に伴う精神的なストレスによっても，腸内細菌叢が劇的に変化することが推測される．

周術期における腸管バリアー機能の変化

　外科周術期では，手術に伴う侵襲や周術期の禁飲食により腸管透過性が亢進し，腸管のバリアー機能が破綻することが指摘されている．実際にKanwarらは手術侵襲後のラクツロース/マンニトール比を指標とした腸管透過性を検討した結果，術後第1病日では術前と比較して有意に腸管透過性が亢進していることを報告し

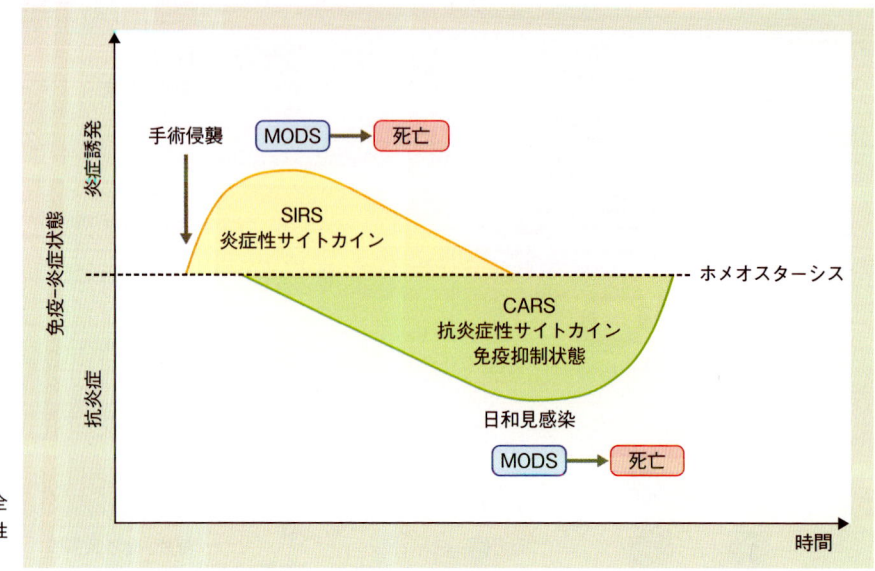

図2 外科侵襲後の生体反応
MODS：多臓器不全症候群，SIRS：全身性炎症反応症候群，CARS：代償性抗炎症反応症候群．

た[7]．このメカニズムとして腸粘膜の萎縮が考えられているが，Wolfらはこの腸粘膜の萎縮の原因として腸管上皮細胞のアポトーシスであることを実験的に証明している[8]．

周術期における宿主の免疫の変化

　生体に手術などの侵襲が加わると，炎症性サイトカイン産生に始まる炎症反応が惹起され，臨床的にSIRSの病態となるが，その後には拮抗的に産生される抗炎症性物質により制御され，免疫抑制状態となることが知られている（図2）．

　筆者らは消化器外科手術後の患者を対象として，末梢血単球上のHLA-DRの発現を検討し，外科侵襲後にはHLA-DR陽性単球が有意に減少することを報告し，術後の自然免疫が抑制されていることを示した[9]．さらに周術期患者の末梢血単核球を分離し，サイトカイン（IL-2＋IL-12）刺激を加えた際のインターフェロン-γ（IFN-γ）の産生能を検討した結果，IFN-γ産生能が術後第7病日にわたり著しく低下しており，獲得免疫細胞の機能も低下していることを報告した（図3）[10]．またKanazawaらは，胆道癌術後の末梢血中のNK（natural killer）細胞活性を検討し，術後にはNK細胞活性が術前の50％程度にまで低下していることを報告している[11]．

　以上の結果から手術後の宿主の免疫状態は自然免疫，あるいは獲得免疫のどちらの免疫担当細胞も抑制状態にあることがうかがわれる．

手術侵襲とbacterial translocation

　1979年にBergら[4]が，解剖学的に異常のみられない消化管において，非病原性の微生物が消化管粘膜上皮を通過して生体内に侵入する現象を発見し，これを

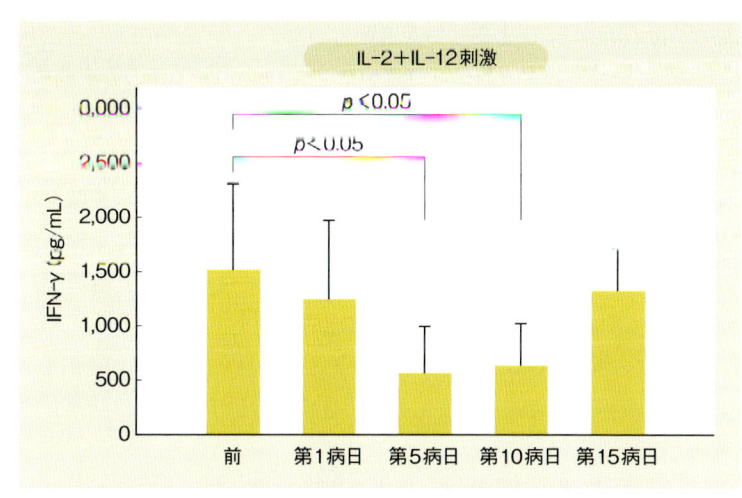

図3 消化器外科術後末梢血単核球のIFN-γ産生能
(Hiraki S, et al. 2007[10]より)

表1 消化器外科手術においてBTを促進する要因

1. 手術侵襲
2. 制酸剤・抗菌薬の投与
3. 禁食
4. 腸管への物理的接触(手術操作)
5. 腸管の虚血
6. 低栄養状態
7. 腸閉塞
8. 閉塞性黄疸
9. 肝硬変
10. 放射線照射

表2 外科手術におけるBTの報告

報告者	手術方法	患者数	発生(率)	罹病率との関連	BTの検査法	文献
MacFie	消化器外科手術	927	yes (14%)	yes	MLN培養	1
Sedman	待期手術	263	yes (10%)	yes	MLN培養, 腸漿膜	13
Woodcock	大動脈解離手術	51	yes (10%)	yes	MLN培養	14
Yeh	肝切除術	181	yes (20%)	yes	MLN培養	33
Ferri	肝切除術	14	yes (43%)	no	MLN培養, PB, 門脈血	15
Kanwar	待期手術	68	yes (NR)	no	L/M比, 血清エンドトキシン抗体	7

MLN:腸間膜リンパ節, PB:末梢血, NR:not referred

bacterial translocation (BT) と定義した．これにより細菌はもとより蛋白質さえも吸収しない構造と考えられてきた腸管が，あらたな"感染源"として脚光を浴びるに至った．すなわち腸管内はいわば"内なる外界"であり，いったん腸内細菌が血液や組織などに移行すれば著明な炎症反応，感染症を引き起こす．前述のように外科手術そのものが腸内環境を生体に不利な状態に陥れ，BTを誘導しやすい状況にある．さらに腸管の把持など直接的な手術操作によってもBTが引き起こされることが報告されている[12]．**表1**に消化器外科手術によりBTを促進すると考えられる要因をまとめた．

動物実験においては放射線照射，外傷，熱傷，腹膜炎，出血性ショック，さらには長期間にわたる完全（中心）静脈栄養 (total parenteral nutrition：TPN) の施行によってもBTが発生することが直接証明されているが，ヒトではそのような病態下でのBTの存在を示唆する報告がある一方で，BTの発生そのものや，その臨床的意義に関して否定的な報告も散見される（**表2**）．

MacFieらは，消化器外科手術時に腸間膜リンパ節を採取，培養しBTの発生状況を検討した[1]．その結果136例中29例（21%）にBTが認められ，検出細菌の

内訳では *Escherichia coli* が 48％と約半数を占めていた．

　Sedman ら[13]も待期手術患者を対象に同様の検討を行い，10.3％に BT を認め，さらに BT 陽性患者は陰性患者と比較して，感染性合併症頻度が 2 倍であったと報告している．

　さらに Woodcock ら[14]は，大動脈解離手術開腹時の腸間膜リンパ節を細菌培養検査し，培養検査陽性であった症例の 80％に感染性合併症がみられ，培養検査陰性症例の 20％と比較して有意に高率であり，術後感染性合併症の発症と腸間膜リンパ節培養検査陽性との関連性を指摘し，BT の臨床的意義を主張した．

　一方で Ferri ら[15]は，肝切除術における BT の発生について検討し，14 例中 6 例に腸間膜リンパ節培養が陽性であったが，術後の感染性合併症発生とは関連を認めなかったと報告している．

　さらに Kanwar らは上部消化管手術後には腸管透過性が亢進し，血清エンドトキシン抗体が陽性となるものの，それらと感染性合併症とのあいだに関連を見いだせなかった[7]（**表 2**）．

　このように動物実験ではその存在が明らかになっている BT の臨床的意義については，ヒトにおいては今もなお論争の的である．その要因として，臨床的に BT が疑わしい病態であっても腸間膜リンパ節や組織中に腸内細菌の存在を証明する直接的診断法が困難なことがあげられよう．また前述の臨床例の報告では，どちらも細菌培養検査やエンドトキシン測定といった検査法そのものに問題を内包した方法に基づいており，これらもその要因の一つとして考えられる．すなわち細菌培養検査によってリンパ節や血液中から細菌の存在を証明する場合には，各培地において増殖しうる十分な生菌の量と細菌の viability の存在が必要条件である．さらにエンドトキシンの測定に関してもその前処理法や測定方法にいまだ問題があり，そのデータの解釈には注意を要する．

　以上のように，現時点において臨床の場で BT を迅速に，しかも正確に診断することは非常に困難であり，このことが BT 対策の遅延や BT の存在そのものを疑問視する原因となっていると考えられる．

微生物構成成分のトランスロケーションと Toll-like receptors

　多細胞生物では，病原微生物が生体内に侵入すると感染症を引き起こすため，その排除なくしては生体の恒常を維持できない．そのためすべての多細胞生物には，侵入病原微生物に対する認識機構とその排除機構が備わっているが，近年それぞれの病原微生物の構成成分である病原関連分子パターン（pathogen-associated molecular patterns：PAMPs）が惹起する生体反応と，それらの認識機構に関する研究が進んでいる．このような PAMPs を認識する分子として，Toll 様受容体 4（Toll-like receptor 4：TLR4）が 1997 年に Medzhitov らによってクローニングされた[16]．その後，現在まで少なくとも 11 種類のヒト TLRs がクローニングされ，TLR ファミリーを形成していることが明らかとなり，それぞれの TLR に特異的な細胞内シグナル伝達経路の存在も報告されている[17]．TLR の発見により，エンド

表3 TLRとそのリガンド

TLR1	try-acyl lipopeptide*
TLR2	peptidoglycan
	lipoprotein
TLR3	double-stranded RNA
TLR4	lipopolysaccharide
	taxol (mouse TLR-4 only)
TLR5	flagellin
TLR6	di-acyl lipopeptide*
TLR7	single stranded RNA
TLR8	single stranded RNA
TLR9	unmethylated CpG DNA
TLR10	unknown
TLR11	uropathogenic *E. coli*

TLR：Toll-like receptors, CpG：deoxy-cystidylate-phosphate-deoxy-guanylate
*：Cooperation with TLR2 may be required to recognize pathogen.

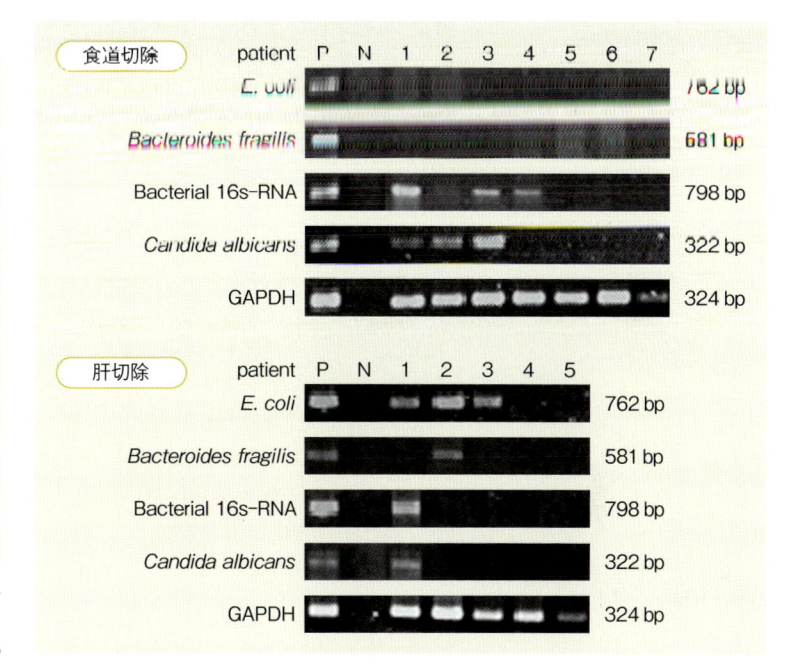

図4 外科手術後における末梢血中の微生物特異的DNAの検出
(Ono S, et al. 2004[9]より)

トキシンやペプチドグリカンなどの細菌の細胞構成成分，あるいは細菌由来の非メチル化DNA（CpG DNA）などが，TLRを介してサイトカインを始めとするhumoral mediatorの産生や好中球の活性化といった生体反応を直接惹起しうることが示された（**表3**）[18]．

腸管内微生物の分布を考えると，腸管内には多量のPAMPsが存在し，これらのトランスロケーションも生体に多大な影響を及ぼすことも予想される．Alexanderは30％熱傷マウスを用いて腸管内に投与されたエンドトキシンが腸間膜リンパ節に集積することを放射性同位元素を用いて報告している[19]．Tabataら[20]はマウスにエタノールを投与し，腸管内のペプチドグリカンがトランスロケーションしている可能性を報告している．さらにKaneらは熱傷マウスでの末梢血中からPCR（polymerase chain reaction）法を用いて微生物特異的DNAの存在を証明している[21]．

そこで筆者らもKaneらと同様の方法で消化器外科術後の末梢血中での微生物特異的DNAの測定を試みた[22]．その結果，胃切除術や結腸切除術といった比較的侵襲の少ない術式では微生物特異的DNAは検出されなかったものの，食道切除術や葉以上の肝切除術では高率に末梢血中に *E. coli*, *Bacteroides fragilis*, *Candida* 属などの微生物特異的DNAが検出された（**図4**）．

以上から侵襲時の生体反応を惹起する要因として，微生物そのもののトランスロケーションだけでなく微生物の構成成分（PAMPs）のトランスロケーションも重要であることが示された．またPCR法は測定感度，結果判明までの時間とともに臨床的に応用することが可能であり，PAMPsのトランスロケーションに対する迅速な診断法としても非常に有用であると考えられる．

表4 外科手術後感染性合併症発症に対するプロバイオティクス/シンバイオティクスの効果に関するRCT

報告者	手術方法	罹病率に対する有用性（コントロール群との比較）	p値	文献
Rayes	肝移植	yes（13％ vs 34％）	0.02	23
Rayes	肝移植	yes（3％ vs 48％）	<0.05	24
Rayes	腹部大手術	yes（10％ vs 30％）	0.01	25
Rayes	PpPD	yes（13％ vs 40％）	<0.01	26
Sugawara	胆道癌手術	yes（12％ vs 30％）	0.05	27
Nomura	膵頭十二指腸切除術	yes（23％ vs 53％）	0.02	28
Kanazawa	肝切除術	yes（19％ vs 52％）	<0.05	11
Anderson	待期大手術	no（31％ vs 32％）	0.88	29
McNaught	待期大手術	no（13％ vs 15％）	0.74	30
Reddy	結腸切除術	no（14％ vs 20％）	0.51	31

PpPD：幽門輪温存膵頭十二指腸切除術

消化器外科周術期におけるプロバイオティクスの有用性

　これまで外科手術周術期におけるプロバイオティクス，あるいはシンバイオティクスの感染性合併症に対する有用性を検証するランダム化比較試験（RCT）が数多くなされてきた[3]（**表4**）．Rayesらは肝移植[23,24]，腹部外科[25]，幽門輪温存膵頭十二指腸切除術患者[26]を対象として，シンバイオティクスが術後の感染性合併症の発症予防に，いずれの術式においても有用であったと結論づけた．またSugawaraらは，胆道癌術後の感染性合併症の低下に，術後のシンバイオティクス投与に加えて，術前からのシンバイオティクス投与が有用であったと報告した[27]．そのほか，膵頭十二指腸切除術[28]，肝切除術[11]などのRCTにおいても同様にシンバイオティクスが術後の感染性合併症の発症予防に有用であったと結論づけられている．一方で，術後の感染性合併症に対する周術期のプロバイオティクス/シンバイオティクス投与の有用性に疑問を投げかけるRCTの結果もある[29,30]．Reddyらは結腸癌待期手術患者を対象として，経口抗菌薬，シンバイオティクス，機械的腸前処置と組み合わせたRCTを行ったところ，経口抗菌薬，シンバイオティクス，機械的腸前処置のすべてを施行した患者では，有意に腸内細菌数が減少していたが，術後の全身性炎症反応や感染性合併症発症率とのあいだには関連性が認められなかったと報告している[31]．

　以上のRCTの相反する結果は，対象手術術式の相違のほか，プロバイオティクスあるいはシンバイオティクス内容の違いや，それらの投与方法の相違があげられよう．注目すべき点は，肝胆膵外科手術におけるRCTでは，いずれもプロバイオティクス/シンバイオティクスの有用性が支持されている点であり，これらの術式では術後の感染性合併症予防策として有用性が高いと思われる．

おわりに

外科手術後の感染性合併症は，入院期間の延長や医療費の増加など，短期的な不利益だけでなく，悪性腫瘍の再発・転移の促進など，長期的予後も悪化させるとの指摘もあり，術後の感染性合併症の回避策を講じることは非常に重要である[32]．これまで予防的抗菌薬の投与，呼吸機能訓練，標準予防策の徹底など，さまざまな感染性合併症対策が講じられてきた．しかし，実際にはこれらの感染性合併症はいまだ数％から数十％に認められており，決して無視することはできない．特に外科侵襲後の重篤な免疫不全患者に対して，強力な抗菌薬を投与することは，耐性菌の増加や，それに対する新たな抗菌薬の開発に費やす労力を増加させることになり，根本的な解決にはなっていない．そのような観点からも手術侵襲時の腸内環境の変化に関する詳細な検討のほかに，外科手術後でのプロバイオティクス/シンバイオティクスを用いた感染性合併症予防策は，副作用の少ない有用な対策法として注目したい．

周術期のプロバイオティクス/シンバイオティクス投与が微生物やPAMPsのトランスロケーションにどのように影響を及ぼすかなど，不明な点も多く，これらに対する詳細な検討が待たれる．

（辻本広紀，長谷和生，望月英隆）

●引用文献

1. MacFie J, O'Boyle C, Mitchell CJ, et al. Gut origin of sepsis: a prospective study investigating associations between bacterial translocation, gastric microflora, and septic morbidity. Gut 1999; 45: 223-228.
2. Madden JA, Plummer SF, Tang J, et al. Effect of probiotics on preventing disruption of the intestinal microflora following antibiotic therapy: a double-blind, placebo-controlled pilot study. Int Immunopharmacol 2005; 5: 1091-1097.
3. van Santvoort HC, Besselink MG, Timmerman HM, et al. Probiotics in surgery. Surgery 2008; 143: 1-7.
4. Berg RD, Garlington AW. Translocation of certain indigenous bacteria from the gastrointestinal tract to the mesenteric lymph nodes and other organs in a gnotobiotic mouse model. Infect Immun 1979; 23: 403-411.
5. Shimizu K, Ogura H, Goto M, et al. Altered gut flora and environment in patients with severe SIRS. J Trauma 2006; 60: 126-133.
6. Bailey MT, Lubach GR, Coe CL. Prenatal stress alters bacterial colonization of the gut in infant monkeys. J Pediatr Gastroenterol Nutr 2004; 38: 414-421.
7. Kanwar S, Windsor AC, Welsh F, et al. Lack of correlation between failure of gut barrier function and septic complications after major upper gastrointestinal surgery. Ann Surg 2000; 231: 88-95.
8. Wolf SE, Ikeda H, Matin S, et al. Cutaneous burn increases apoptosis in the gut epithelium of mice. J Am Coll Surg 1999; 188: 10-16.
9. Ono S, Tsujimoto H, Matsumoto A, et al. Modulation of human leukocyte antigen-DR on monocytes and CD16 on granulocytes in patients with septic shock using hemoperfusion with polymyxin B-immobilized fiber. Am J Surg 2004; 188: 150-156.
10. Hiraki S, Ono S, Kinoshita M, et al. Interleukin-18 restores immune suppression in patients with nonseptic surgery, but not with sepsis. Am J Surg 2007; 193: 676-680.
11. Kanazawa H, Nagino M, Kamiya S, et al. Synbiotics reduce postoperative infectious complications: a randomized controlled trial in biliary cancer patients undergoing hepatecto-

my. Langenbecks Arch Surg 2005; 390: 104-113.
12. Reddy BS, Gatt M, Sowdi R, et al. Surgical manipulation of the large intestine increases bacterial translocation in patients undergoing elective colorectal surgery. Colorectal Dis 2006; 8: 596-600.
13. Sedman PC, Macfie J, Sagar P, et al. The prevalence of gut translocation in humans. Gastroenterology 1994; 107: 643-649.
14. Woodcock NP, Sudheer V, El-Barghouti N, et al. Bacterial translocation in patients undergoing abdominal aortic aneurysm repair. Br J Surg 2000; 87: 439-442.
15. Ferri M, Gabriel S, Gavelli A, et al. Bacterial translocation during portal clamping for liver resection. A clinical study. Arch Surg 1997; 132: 162-165.
16. Medzhitov R, Preston-Hurlburt P, Janeway CA, Jr. A human homologue of the Drosophila Toll protein signals activation of adaptive immunity. Nature 1997; 388: 394-397.
17. Zhang D, Zhang G, Hayden MS, et al. A toll-like receptor that prevents infection by uropathogenic bacteria. Science 2004; 303: 1522-1526.
18. Tsujimoto H, Ono S, Efron PA, et al. Role of Toll-like receptors in the development of sepsis. Shock 2008; 29: 315-321.
19. Alexander JW, Boyce ST, Babcock GF, et al. The process of microbial translocation. Ann Surg 1990; 212: 496-510; discussion 511-512.
20. Tabata T, Tani T, Endo Y, et al. Bacterial translocation and peptidoglycan translocation by acute ethanol administration. J Gastroenterol 2002; 37: 726-731.
21. Kane TD, Alexander JW, Johannigman JA. The detection of microbial DNA in the blood: a sensitive method for diagnosing bacteremia and/or bacterial translocation in surgical patients. Ann Surg 1998; 227: 1-9.
22. Ono S, Tsujimoto H, Yamauchi A, et al. Detection of microbial DNA in the blood of surgical patients for diagnosing bacterial translocation. World J Surg 2005; 29: 535-539.
23. Rayes N, Seehofer D, Hansen S, et al. Early enteral supply of lactobacillus and fiber versus selective bowel decontamination: a controlled trial in liver transplant recipients. Transplantation 2002; 74: 123-127.
24. Rayes N, Seehofer D, Theruvath T, et al. Supply of pre- and probiotics reduces bacterial infection rates after liver transplantation--a randomized, double-blind trial. Am J Transplant 2005; 5: 125-130.
25. Rayes N, Hansen S, Seehofer D, et al. Early enteral supply of fiber and Lactobacilli versus conventional nutrition: a controlled trial in patients with major abdominal surgery. Nutrition 2002; 18: 609-615.
26. Rayes N, Seehofer D, Theruvath T, et al. Effect of enteral nutrition and synbiotics on bacterial infection rates after pylorus-preserving pancreatoduodenectomy: a randomized, double-blind trial. Ann Surg 2007; 246: 36-41.
27. Sugawara G, Nagino M, Nishio H, et al. Perioperative synbiotic treatment to prevent postoperative infectious complications in biliary cancer surgery: a randomized controlled trial. Ann Surg 2006; 244: 706-714.
28. Nomura T, Tsuchiya Y, Nashimoto A, et al. Probiotics reduce infectious complications after pancreaticoduodenectomy. Hepatogastroenterology 2007; 54: 661-663.
29. Anderson AD, McNaught CE, Jain PK, et al. Randomised clinical trial of synbiotic therapy in elective surgical patients. Gut 2004; 53: 241-245.
30. McNaught CE, Woodcock NP, MacFie J, et al. A prospective randomised study of the probiotic Lactobacillus plantarum 299V on indices of gut barrier function in elective surgical patients. Gut 2002; 51: 827-831.
31. Reddy BS, Macfie J, Gatt M, et al. Randomized clinical trial of effect of synbiotics, neomycin and mechanical bowel preparation on intestinal barrier function in patients undergoing colectomy. Br J Surg 2007; 94: 546-554.
32. Tsujimoto H, Ichikura T, Ono S, et al. Impact of postoperative infection on long-term survival after potentially curative resection for gastric cancer. Ann Surg Oncol 2009; 16: 311-318.
33. Yeh DC, Wu CC, Ho WM, et al. Bacterial translocation after cirrhotic liver resection: a clinical investigation of 181 patients. J Surg Res 2003; 111: 209-214.

III 臨床編 ❷ 消化器領域

16
経腸・経静脈栄養

はじめに

　プロバイオティクス（probiotics）とは"生体内，特に腸管内の正常細菌叢に作用し，そのバランスを改善することにより生体に利益をもたらす生きた微生物および微生物代謝物を含む製品"と定義される[1]．

　今日まで，*Lactobacillus*, *Bifidobacterium*, *Streptococcus*, *Enterococcus*, *Lactococcus*, *Bacillus*, *Clostridium*, *Escherichia*, *Saccharomyces*, *Aspergillus*など多種類の微生物がプロバイオティクスとして使用され，胃酸や胆汁酸に耐性であることが条件となる．食品としては，乳酸菌，ビフィズス菌，納豆菌，酪酸菌などの生菌薬および発酵乳，乳酸菌飲料などがあり，これらのプロバイオティクス機能を持つ微生物を摂取することで"腸内細菌叢（腸内フローラ）の健常化"が期待される．すなわち，"腸内フローラのバランスが崩れる可能性があるか，すでに崩れている"ことが本質的病態である疾病の"予防"と"改善（治療）"を目的として，プロバイオティクスは使用されるべきである．

　腸内フローラが変化しうる疾患は多いが，消化器領域では最近，外科手術周術期の患者など経口摂食不十分で何らかの栄養管理を要する症例の腸内フローラの変化が注目されている[2-5]．それに伴い，広く消化器や救急などの領域においても，腸内フローラを意識したプロバイオティクスが臨床応用され始めてきた[5-21]．特に消化器疾患では，疾病だけでなく治療が腸内フローラに与える影響の理解も，プロバイオティクスを用いる場合には不可欠である．

　本項では主に，経腸・経静脈栄養管理時それぞれの腸内フローラの変化とその問題点に焦点を当て，これまでの知見を概説する．加えて，主に消化器疾患患者に対する経腸・経静脈栄養管理時に注意すべき点，ならびにこの領域におけるプロバイオティクス応用の現状と可能性について述べる．

表1　腸内フローラの変化を起こしうる要因

1. 他発的要因	・摂取する食餌内容，喫食習慣 ・微生物（細菌）感染 ・気象 ・ストレス ・薬物（抗菌薬，胃内pHを変化させるH₂受容体拮抗薬など） ・手術，特に胃切除 ・周術期の栄養管理，特に完全（中心）静脈栄養（TPN）管理
2. 自発的要因	・腸内細菌の代謝物 ・腸内細菌の構成
3. 宿主の生理的要因	・分泌（胃酸など） ・年齢

ヒトの腸内フローラとその変化

　ヒトは500以上の異なった種類の多様な腸内細菌と共存して生活しているという[4,5]．これらの細菌が形成する腸内フローラに有益な腸内細菌は必須であり，腸の各部位には適切な細菌が適当な数で存在することが重要である[2]．その結果，これらの細菌群は腸内環境を整えると同時に生体へ豊富なシグナルを送り続けている．腸管は，侵襲時の主要な標的臓器（target organ）であり，腸内フローラの維持は腸上皮におけるバリアー機能の維持と感染防御の点できわめて重要と考えられる[3,21]．健康な成人では，安定した正常腸内フローラ（normal flora）が形成され，その99％以上が*Lactobacillus*，*Bifidobacterium*などの嫌気性菌で占められている[5]．一方，病的状態では逆で，*E. coli*や*Enterococcus*などの好気性菌が多くなるため，しばしば"善玉菌""悪玉菌"といった対比がしばしばなされる[5,21]．好気性の細胞内寄生菌は，外科感染症，ひいては"腸管内の細菌（生菌以外にも死菌やエンドトキシンなどを含む）が腸管内腔から腸管壁を越えて移行する現象"と定義されるbacterial translocation（BT）の起因菌となるが，嫌気性菌はほとんどBTしないとされる[3,5]．

　バランスのとれた生理的なヒト腸内フローラは，いくつかの要因によって変化し乱れることがある．すなわち，食餌，環境，治療など外部からの"他発的要因"と，細菌代謝物など生態系そのものから発生する"自発的要因"，さらに宿主の生理的要因などが考えられる（**表1**）．しかし実際には，どれか1つの要因で発生することは少なく，病態に関与する複数の要因（特に"他発的要因"）が相互に影響し作用し合っている．たとえば，重症感染症などの急性期病態では腸内フローラは大きく乱れているはずであるが，こうした患者の腸内環境に関する検討はほとんどなされていなかった．清水ら[21]は，全身性炎症反応症候群（systemic inflammatory response syndrome：SIRS）患者において，腸内フローラおよび腸内環境は著しく崩れ，"善玉菌"である*Bifidobacterium*と*Lactobacillus*は健常人の1/100〜1,000程度に減少し，病原性を有する*Staphylococcus*数は健常人の100倍程度に増加したと報告している[21]．また，腸内フローラの崩壊と同時に，大腸粘膜上皮細胞の主要なエネルギー基質の一つである短鎖脂肪酸の産生が減少し，腸管内pHが上昇

したとしている[21]. すなわち, 消化管は侵襲時の重要な標的臓器であり, このような腸内環境の悪化は腸内フローラをさらに崩す（"腸内環境の悪循環"）ものと考えられる[21].

治療に関連した"他発的要因"としては, 抗菌薬を含む薬物投与が腸内フローラを乱し, Clostridium difficile や MRSA (methicillin resistant Staphylococcus aureus) の増殖による腸炎を惹起し得るので重要である[22]. 消化器外科領域では, 胃酸濃度の変化 (H_2 受容体拮抗薬使用など), 手術（特に胃切除）, 術前絶食期間, 周術期の栄養管理, 特に完全（中心）静脈栄養 (total parenteral nutrition：TPN) 管理などが腸内フローラに影響すると考えられている[2]（表1）. したがって, 何らかの病態あるいは治療で栄養管理を必要とする症例では, さまざまな要因により正常腸内フローラの変化が起きていると考えるべきである.

経腸栄養施行時の腸内細菌フローラの変化

食餌ではなくいわゆる artificial diet である経腸栄養を施行されたときの腸内細菌の変化は, 実は約40年前に検討されている. 1970年に Winitz は, ブドウ糖をベースとした成分栄養剤投与で糞便中菌種・菌数がともに減少（菌数は 10^3/g となる）したが, ショ糖をベースとした成分栄養剤投与ではその変動は著しくなかったと報告した[23]. しかしこの知見は, 1973年に Drasar らによって確認できなかった（成分栄養剤投与でも菌数は変動せず）と報告している[24]. 同様に, 完全に腸管で吸収される成分栄養剤の投与で便中の偏性嫌気性菌が消失したとの報告もある[25].

この時代からすでに, 経腸栄養管理でも善玉菌である嫌気性菌数が減少して腸内フローラが乱れることが示唆されている. しかし, これらの検討はほぼすべて健康なボランティアが対象である. 経腸的な栄養管理は腸管が使用可能な症例に行われるので, 経腸栄養剤の腸内フローラへの影響は, 健常者においても有疾患患者においても同じであるかもしれない. しかし, 疾病による何らかの全身的な反応や, その疾患に対する治療が腸内フローラに及ぼす影響も考慮する必要があるので, 実際の消化器疾患患者で起きている変化は必ずしも明らかではなかった. しかもその後, 約30年間, 栄養療法の目覚ましい進歩のなかで, 腸内フローラの変化は詳細に検討されることはあまりなかったようである.

その後 Schneider らは, 平均106週間の長期にわたり経腸栄養管理を行った8人の患者（6人が喉頭・食道疾患）で, 便中の細菌数と短鎖脂肪酸の便中含有量を測定し, 2000年に報告している[26]. この経腸栄養管理患者では, 経口摂食の健常者に比べて, 便中の嫌気性菌数が有意に減少（好気性菌数は有意に増加）し（図1）, 嫌気性菌の菌種も減っていた（表2）[26]. また, 平均6週間の TPN 管理を行った消化器疾患患者に比べて, 経腸栄養管理患者では便中の短鎖脂肪酸含有量が有意に多いこと（表3）も報告している[26]. 106週間というあまりに長期間の経腸栄養管理のため, 現在の日常臨床としては現実的ではないが, 約30年前の報告と同様に"嫌気性菌の減少と好気性菌の増加（インバランス）"が確認されている. すなわち,

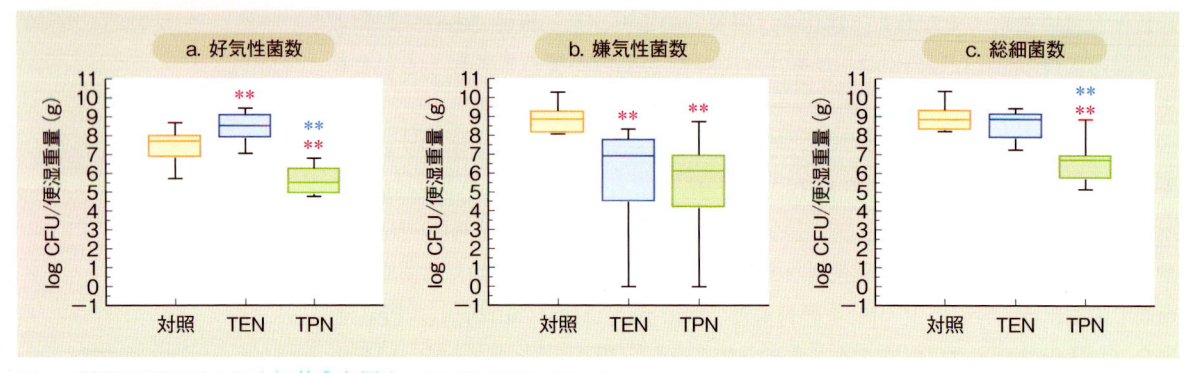

図1 栄養管理法別の便中細菌含有量（log CFU/便湿重量gあたり）

結果は，中央値と25〜75％値を示す箱ヒゲ図ならびに25〜75％値に含まれる人数の1.5倍の人数が入る上限と下限の値を示すbarで表示．
CFU：colony-forming units，対照：経口摂食健常者，TEN：total enteral nutrition（経腸栄養）管理群，TPN：完全（中心）静脈栄養管理群
：$p<0.01$ 対 対照，：$p<0.01$ 対 TEN

（Schneider SM, et al. 2000[26]より）

表2 栄養管理法別の便中嫌気性菌種と含有量（log CFU/便湿重量gあたり）

Gram陽性菌				Gram陰性菌			
細菌	対照	TEN	TPN	細菌	対照	TEN	TPN
Eubacterium spp.	8.90	6.16	—	Bacteroides spp.	10.48	9.03	6.96
Eubacterium lentum	7.30	—	—	Bacteroides fragilis	8.00	6.68	—
Eubacterium limosum	7.20	—	—	Bacteroides eggerthii	9.75	6.90	—
Bifidobacterium spp.	9.28	8.16	—	Bacteroides uniformis	8.61	7.30	—
Bifidobacterium adolescentis	8.32	—	—	Bacteroides distasonis	8.71	5.78	—
Clostridium spp.	7.73	7.56	10.00	Bacteroides ovatus	7.26	—	—
Clostridium perfringens	5.30	—	5.30	Bacteroides vulgatus	10.31	—	—
Clostridium beijerinckii	5.30	—	—	Bacteroides stercoris	7.60	7.30	—
Clostridium bifermentans	—	6	—	Bacteroides thetaiotaomicron	3.00	—	—
Clostridium clostridiiforme	3	—	—	Bacteroides merdae	9.16	5.78	6.30
Clostridium tertium	4.60	—	—	Bacteroides capillosus	8.73	—	—
Clostridium subterminale	4.78	—	—	Prevotella spp.	7.59	—	5.78
				Prevotella oralis	10.01	5.30	—
				Prevotella loescheii	10.27	7.56	—
				Prevotella disiens	7.60	—	—
				Prevotella buccae	8.40	—	—
				Porphyromonas levii	9.08		

結果は平均値で表示．
CFU：colony-forming units
対照：経口摂食健常者
TEN：total enteral nutrition（経腸栄養）管理群
TPN：完全（中心）静脈栄養管理群

（Schneider SM, et al. 2000[26]より）

　通常の栄養基質だけを含む経腸栄養管理施行時には善玉菌である嫌気性菌の減少が起こり，腸内フローラが乱れることはほぼ確実と思われる．最近わが国でも，胃瘻患者においてアミノ酸を多く含む消化態栄養剤投与が C. difficile 関連下痢症を起こしうるとの報告がある[27]．その理由として，アミノ酸が腸内フローラの正常化を遅らせ，C. difficile の発育を増進させる可能性が考察されている[27]．

　今日では，栄養管理法の第一選択としては，腸管が使用可能であれば経腸栄養法を選択することが推奨されている[3,4]．後述するTPNの不適切な使用の反省から

表3 栄養管理法別の便中短鎖脂肪酸含有量（mmol/便湿重量kgあたり）

	対照	TEN	TPN
酢酸	56.0±9.0	91.1±21.7	31.1±10.5
プロピオン酸	13.8±2.3	18.2±3.3	9.4±3.9
酪酸	17.0±4.8	8.0±1.9	4.9±2.0
総短鎖脂肪酸	91.2±16.1	118.6±24.1	48.3±16.6*

結果は平均値±標準誤差で表示.
対照：経口摂食健常者，TEN：total enteral nutrition（経腸栄養）管理群，TPN：完全（中心）静脈栄養管理群
*：$p<0.05$ 対TEN
(Schneider SM, et al. 2000[26] より)

得られた腸内環境の保持のために，経腸栄養はきわめて有用であると信じられてきた．しかし，過去の報告をみても，いわゆる栄養基質の経腸的投与だけでは腸内フローラは確実に変化し[23-26]，経腸栄養施行時でもBTが発生しうることが示唆されている[3,28,29]．しかも，対象となる症例の疾患・背景や使用した経腸栄養剤の種類・栄養成分組成により腸内フローラに及ぼす影響は異なり，一元的には結論づけられない．今後は各病態との関連において腸内フローラをコントロールするような組成の研究，腸管機能を適切に維持できる経腸栄養法の開発が必要となる．そのためのツールとして大いに期待されるのがプロバイオティクスであることは論を待たない．

経静脈栄養施行時の腸内細菌フローラの変化

かつてTPNが消化器外科領域に導入された当時は，多くの周術期患者が（今から考えると不必要かもしれない）TPNで管理されていたと思われる．すなわち，外科侵襲下における非経口栄養管理では"投与経路は経静脈が，投与内容は栄養基質が"主目的であった[4]．TPNは腸管を使用できない患者にとっては不可欠の栄養管理法であるが，高血糖などの代謝障害やカテーテル敗血症などの重篤な合併症が起こりうる．特に不適切なTPN管理は感染症を惹起しやすく，何らかの理由で栄養管理が必要な際に"できるだけ腸管を使用する"ことは，現在コンセンサスが得られていると思われる．

このことは腸内環境の変化と密接に関連しており，経腸的な栄養投与欠如は腸管粘膜の萎縮・腸管透過性亢進や腸管免疫学的バリアーの低下を惹起するとされている[3]．その結果，腸管非使用の経静脈栄養管理を続けるとBTが起こりやすくなると信じられていた[3,30]．

Alverdyらは，ラットにおいて，2週間のTPN管理群では18/27で細菌の腸間膜リンパ節移行が確認され，TPN液の経口投与群（9/27）あるいは通常の自由経口摂食群（0/30）に比べて有意に高率であったと報告している[30]．盲腸における細菌数もTPN管理群で多かったことから，TPN管理が腸管防御機構の破綻によりBTを起こすことを示した[30]．このように，動物実験，特にマウスやラットなどを用いた実験ではBTが証明され，ヒトでも起こると信じられていた．すなわち，

BT発症の可能性が高いことがTPNの欠点で，経腸栄養に劣る根拠とされてきた．しかしヒトにおける臨床ではその実証はなかなか困難で，その後，否定的な報告もなされるようになった．

Sedmanらは，203人の予定開腹手術患者における検討で，術前静脈栄養管理患者でみられた腸管粘膜の萎縮やBTも経腸的栄養管理患者に比べて高率ではなく，TPN管理がBTとは必ずしも関連しないと報告した[31]．Lipmanは，経腸栄養がヒトにおけるBTを予防するという確たる証拠はなく，コスト面や腹部外傷患者の敗血症予防効果を除いては，経腸栄養が経静脈栄養に勝るという文献的根拠はないとしている[28,29]．MacFieも，経腸栄養管理ではBTが減り，静脈栄養管理ではBTや腸粘膜萎縮が増えるという単純な仮説には証拠がないと述べている[32]．

最近では，このように適切なTPN管理は擁護される傾向も見受けられる．さらにBTは，侵襲患者のSIRSや多臓器不全発症メカニズムの一局面ではあっても，むしろ主たる原因とはいえないと考えられるようになった[3]．したがって，単に感染やBTのリスクのためだけに経静脈栄養を避けるべきではないと思われる．

一方で，経静脈栄養管理施行時の腸内フローラの変化を実際に検討した報告は非常に少ない．前述のSchneiderらによると，平均6週間のTPN管理を行った消化器疾患患者は経口摂食健常者に比べて，好気性・嫌気性ともに便中の細菌数が有意に減少していた（図1）[26]．経腸栄養管理患者と比べると，便中の好気性菌数と総細菌数が有意に少なかった（図1）[26]．またこの報告では，短鎖脂肪酸の便中含有量も，経腸栄養管理患者に比べてTPN管理患者で有意に少ないことが示されている（表3）[26]．6週間という長期間のTPN単独管理は，消化器疾患患者の治療としては現在必ずしも適切ではないと思われるが，TPN管理による"intestinal starvation"が腸内細菌数を減少させて腸内フローラを変化させることは確かであろう．

これまでの報告を合わせ考えると，TPN管理は正常な腸内フローラを変化させるが，BT発症とは必ずしも直接には関係せず，経腸栄養に劣っているとは断定できないということになる．必ずしも確固たる結論が出ない原因の一つは，経腸にせよ経静脈にせよ，栄養管理を必要とした患者の背景や，栄養管理の内容・組成がばらばらで異なることである．これらをそろえて前向きのランダム化比較試験（RCT）を行うことが必要であるが，現在ではなかなか困難かもしれない．今日の臨床現場では，栄養管理法に優劣をつけるのではなく個々の症例に適した方法の選択（個別化）が重要である．すなわち，MacFieが述べているように，いずれの栄養管理法も"正しく，しばしば同時に"用いるべきである[80]．必要なTPN管理は積極的に行いながら，経腸栄養の併用などでTPN単独管理を避け，腸内フローラの乱れを最小限にとどめる工夫が望ましい．そのためには，栄養基質の投与だけでは時に不十分で，プロバイオティクスも欠かせないツールになる可能性がある．

プロバイオティクスの臨床応用のために：プレバイオティクスとシンバイオティクス

近年，プロバイオティクスの臨床応用は，腸管感染症，炎症性腸疾患，アレルギ

一疾患などに加えて, *Helicobacter pylori* 感染症までさまざまな疾患の予防や治療に有効であることが報告されている[6]. 特に消化器領域では, *H. pylori* 感染症の予防・治療におけるプロバイオティクスの効果が近年注目されている[6]が, 本書の別項(「*H. pylori* に対するプロバイオティクス」208, 220 ページ)で詳細に述べられるので割愛する.

プロバイオティクスの臨床応用の基本は, これまで行われてきた栄養基質だけを投与する栄養管理ではなく, 腸内フローラのコントロールによる腸管内エコロジー維持を加味して免疫能を含む消化管機能の改善を目指す ecoimmunonutrition[4,33] を導入することである. そのために, プロバイオティクスだけでなく, プロバイオティクスの働きを助け, 腸内環境の改善を促進する難消化性食品成分であるプレバイオティクス (prebiotics)[1] も用いられることが多い.

プレバイオティクスは, 各種オリゴ糖, 糖アルコール, 食物繊維水解物などが相当し, 消化管で消化・吸収されず, 腸内フローラを修飾することにより腸内有用菌を増殖させる[1]. 特に, オリゴ糖はビフィズス菌や酪酸産生菌の増殖効果を有し, 腸内細菌を活性化する. また, 高分子立体構造の食物繊維も腸内細菌をとどめさせ, 増殖を助長し整腸作用を促す. 現在わが国では, グルタミン, 水溶性ファイバーとオリゴ糖を含む GFO®[34] が市販されている.

シンバイオティクス (synbiotics) はプロバイオティクスとプレバイオティクスを併せ持つものを意味し, これらの両者を併用すること, あるいは併用する食品である[1]. 後述のように, 実際の臨床応用では, シンバイオティクスの一成分としてプロバイオティクスが用いられることも多くなっている.

栄養管理施行時におけるプロバイオティクス応用の現状と可能性

本項では主に消化器疾患を中心に栄養管理施行時の症例を対象として, プロバイオティクスの臨床応用について述べる. まず, 栄養管理を必要とした病態の理解が重要であり, 病態に応じたプロバイオティクスの臨床応用が考えられる. しかし一方で, 患者が急性期か慢性期か, また数多いプロバイオティクスのなかで何を用いるかなど未解決の問題も少なくない. さらに, プロバイオティクスの安全性についても議論があり, 菌種による差があるとされている[5]. したがって現時点では, 有効例を1例ずつ積み重ねてエビデンスを構築していくしかないのが現状であろう. これまでの報告では, シンバイオティクスとして用いられている場合も多いが, プロバイオティクス投与により**表4**のような効果が期待されている. すなわち, 1. 経腸(経管)栄養施行時, 2. 炎症性腸疾患 (inflammatory bowel disease: IBD), 3. 短腸症候群 (short bowel syndrome: SBS), 4. 外科周術期・侵襲期, 5. *C. difficile* 腸炎, などで臨床応用の有用性が示されており, それぞれの現状と可能性について概説する.

経腸(経管)栄養施行時の副作用防止

慢性期の患者における有効例として, 伊藤らは脳血管障害後遺症による嚥下困難

表4 栄養管理施行時にプロバイオティクス投与（シンバイオティクスとしての使用を含む）で期待される効果

1. 経腸（経管）栄養施行時の副作用防止（下痢の予防や排便回数の減少）
2. 炎症性腸疾患（inflammatory bowel disease：IBD）の寛解導入・維持
3. 短腸症候群（short bowel syndrome：SBS）における残存腸管機能改善
4. 外科周術期・侵襲期の感染性合併症予防
5. 外科周術期を含む Clostridium difficile 腸炎の治療

で経管栄養療法施行中の高齢者において，酪酸菌 Clostridium butyricum 製剤を併用することにより腸管粘膜萎縮の指標である血中 diamine oxidase（DAO）活性の上昇，糞便中水分率の減少，糞便性状の改善および排便回数の改善が認められたと報告している[8]．さらに，糞便中の総菌数と嫌気性菌数に有意な変化はなかったが，好気性菌数が有意に減少したことを示している（嫌気性菌の相対的増加で，腸内フローラの改善とも考えられる）[8]．

一方，ICUに入室した急性期の経管栄養管理患者においても，多施設での128症例によるRCTがフランスで行われており，Saccharomyces boulardii の下痢予防効果（特に栄養状態不良あるいは感染巣ありなどの高リスク患者において）が示されている[9]．これはおそらく，経腸栄養により乱された腸内フローラがプロバイオティクスである S. boulardii により正常化されたためであろうと Schneider が自らの論文で考察している[26]．

炎症性腸疾患（IBD）の治療

炎症性腸疾患は，潰瘍性大腸炎と Crohn 病を包括した概念であるが，腸内細菌などに対する異常な粘膜免疫応答が発症につながるという，感染症の一つとして理解する考え方が出ている[10]．そこで，免疫応答のトリガーとなる腸内細菌をターゲットとした治療が試みられるようになった．しかし，殺菌的である抗菌薬投与は長期投与が困難であり，耐性菌出現の問題もある．プロバイオティクスではこれらの問題を回避でき，宿主の免疫能に及ぼす効果も期待できる．炎症性腸疾患患者では腸内フローラの変化との関連性がある程度確立し，それに基づいたプロバイオティクス投与の試みがすでに多数行われている．対象疾患や使用するプロバイオティクスにより治療成績は異なるものの，炎症性腸疾患の管理においても有効で安全性が高い治療法となる可能性が示唆されている[10]．しかし，標的となる腸内細菌の多くはいまだ不明で，炎症性腸疾患患者の腸内フローラの全容はもちろん明らかではない．プロバイオティクスの作用機序も不明な点が多く，これから一般的な標準治療となるためには解明すべき点も多い．

短腸症候群（SBS）の治療

短腸症候群は主に小児領域で扱う疾患であるが，短い残存腸管では腸管機能の多くが喪失しているため，栄養成分の消化・吸収ができずに長期のTPN管理を要することが多い．また感染症，特に難治性の腸炎を繰り返すことも多い．

Candy らは，Na吸収障害をきたしていた残存空腸60cmの短腸症候群患児に

Lactobacillus casei Shirota を投与したところ,劇的に Na 吸収が増えて電解質バランスが改善した1例を報告している[11]. わが国でも Kanamori らが,プロバイオティクスとして *Bifidobacterium breve* Yakult と *L. casei* Shirota の2株を,プレバイオティクスとしてガラクトオリゴ糖を用いた独自のシンバイオティクスを短腸症候群患児に使用している.彼らは,消化吸収・蠕動運動など腸管機能が著しく改善した症例[12]や,難治性の腸炎を患う7人の短腸症候群患児において,長期投与が可能で腸内フローラとともに全身症状も顕著に改善し有効であった経験[13]を報告している.

外科周術期・侵襲期における感染症予防

外科侵襲期における感染予防を考慮した栄養管理はきわめて重要である.これまでに,栄養管理を要する消化器外科症例にプロバイオティクスあるいはシンバイオティクスを投与した前向き RCT の結果がいくつか報告されている.

Rayes らは,*L. plantarum* 299 をプロバイオティクスとして,oat fiber をプレバイオティクスとして用い,95 例の肝移植症例術後投与でこのシンバイオティクスの有効性を検証している[14].彼らは,全例で経腸栄養を行い,これに selective digestive decontamination(SDD)かシンバイオティクス,プラセボとして加熱した死菌プロバイオティクス＋プレバイオティクスを加えた3群を設けて比較した.結果は,SDD 群 48 ％,プラセボ群 34 ％の感染症発生率をシンバイオティクス群では 13 ％に抑制した[14].この方法は,抗菌薬（アンチバイオティクス）を用いる SDD による耐性菌出現を回避できる利点がある.

生体防御に関して,アンチバイオティクスは抗生的であるのに対し,プロバイオティクスやシンバイオティクスは共生的であり,宿主の抵抗力を高めることで早期に感染症の治癒を図る治療法である[1].薬剤耐性菌対策が急務となっている臨床現場においては,プロバイオティクスによる耐性菌の増殖抑制効果が期待される.同様に Rayes らは,90 例の消化器術後投与で同じシンバイオティクスの有効性を,プラセボ群（加熱した死菌プロバイオティクス＋プレバイオティクス）,経腸栄養単独群と比較している[15].手術としては比較的侵襲の大きい肝切除と膵切除が多く,バイオティクス群,プラセボ群ともに 10 ％の感染症発生率で,経腸栄養単独群の 30 ％と比べて抑制されていた[15].

わが国でも Kanazawa らが,胆道癌術後早期から経腸栄養にプロバイオティクスとして *B. breve* Yakult と *L. casei* Shirota の2株を,プレバイオティクスとしてガラクトオリゴ糖を用いたシンバイオティクスを付加し,術後感染性合併症発生率が対照群の 54 ％から 19 ％へ低下したことと,腸内フローラの乱れが改善したことを報告している[16].このシンバイオティクスは副作用も少なく,高リスク症例や大侵襲手術の術前後投与も可能である.最近では,胆道癌術前からシンバイオティクスを摂取することにより,腸内フローラの改善だけでなく患者免疫能の改善や術後の全身性炎症反応の抑制が認められ,結果として術後感染症予防効果が高まることが同じグループから報告されている[17].

これらの報告をみると,消化器外科周術期管理におけるシンバイオティクス投与

は，現在プロバイオティクスの効果が最も期待される臨床応用とも思われる．しかし，比較的侵襲の小さい手術での RCT ではその効果が認められておらず[18,19]，使用したプロバイオティクスの菌種による作用の差もありそうである．したがって，Lochs が述べている[20]ように，周術期の栄養管理にプロバイオティクスあるいはシンバイオティクスを"一般的治療として"付加すべきかどうかはまだ結論づけられないと思われる．どの程度の手術侵襲で有効なのか，副作用は本当にないのか，といった疑問もさらに解明されなければならない．これらの問題点は，患者免疫能を特異的に高めることを目的とした免疫増強経腸栄養剤を用いる場合も同じである[35]．

免疫増強栄養剤を用いた immunonutrition には大きな期待が持たれているが，わが国では食品であるための制限もあり，その適応や至適投与量についてのエビデンスがまだ必ずしも確立されていない[35]．プロバイオティクスと免疫増強栄養剤は期待される効果が似ており，両者の成分を含み相乗効果を期待した新しい流動食[36]も 2009 年に上市された．しかし，これらの機能性食品については，困難ではあるが，医療経済的メリットと作用機序の解明に立脚した使用適応基準が必要である．

また，外科手術患者以外を含む SIRS 患者を対象としたシンバイオティクスの有効性の検討も行われている．清水らは，やはりプロバイオティクスとして *B. breve* Yakult と *L. casei* Shirota の 2 株を，プレバイオティクスとしてガラクトオリゴ糖を用いたシンバイオティクスが，SIRS 患者の腸内フローラおよび腸内環境を維持し，経過中の感染性合併症を減少させる可能性があることを示している[21]．詳細は「MODS, SIRS」（392 ページ）に譲る．

外科周術期を含む *C. difficile* 腸炎の治療

C. difficile 腸炎は水様性下痢を主症状として *C. difficile* 陽性（関連）下痢症とも呼ばれ[27,37-41]，抗菌薬関連腸炎の一つとして知られている[22]．しかし近年では，抗菌薬未使用[27]や消化器外科周術期[2]，さらに術後の院内感染[38]でも発症しうると報告されている．すなわち，*C. difficile* 腸炎は，本質的には生理的な腸内フローラの平衡の破綻によって発症する[2]ので，この病態を念頭に置いた適切な治療法の選択が重要である．

C. difficile 腸炎が発生した場合，確診がつくまで MRSA 腸炎と鑑別が困難で，絶食・補液に加えて empiric に開始されたバンコマイシン（vancomycin：VCM）を 7～10 日間投与するのが一般的な治療であった[22,39]．しかし，この抗菌治療は，VCM 耐性腸球菌（VCM resistant enterococci：VRE）などの耐性菌感染症のリスクが生じる[22,39]．そこで，正常腸内フローラの回復を促進するプロバイオティクスやプレバイオティクスが *C. difficile* 腸炎の治療にも用いられるようになり，下痢などの症状が早期に改善し VCM 投与期間を短縮できたとの報告がなされた[39]．

消化器外科術直後の *C. difficile* 腸炎も時に経験されるが，プロバイオティクスやプレバイオティクスの有効性は知られていなかった．筆者らは，進行胃癌術後の *C. difficile* 腸炎に対して，VCM を短期投与で中止とし，抗菌薬に影響されないプ

レバイオティクスであるGFO®（グルタミン，水溶性ファイバーとオリゴ糖を含む）[34]と耐性乳酸菌/ラクトミンによるシンバイオティクスを投与して有効であった症例を経験した[40]．腸内フローラを破壊するVCM経口投与の意義はあくまでC. difficileの菌量を減らすことであり，C. difficileの完全な殺菌はできない．VCMの長期投与と絶食を回避し，食事も早期に開始した結果，下痢などの臨床症状はすみやかに改善した．腸内フローラの破壊というC. difficile腸炎の本質的病態に即した合目的的治療であるシンバイオティクスは，消化器外科術後を含めてC. difficile腸炎の治療として有効であることが示唆された[40]．VREなどの薬剤耐性菌の増殖抑制のためにも，積極的に行う価値のある治療戦略と思われる．

英国からは，抗菌薬投与時にL. casei, L. bulgaricusとStreptococcus thermophilusをプロバイオティクスとして併用投与すると，プラセボ群に比較して有意に下痢やC. difficile腸炎が抑制されることが示された[41]．このRCTでは，プロバイオティクスによる合併症予防は医療経済効果もあるとしている[41]．この結果も踏まえると今後は，術前あるいは術後早期から経口や経管で予めプロバイオティクス（＋プレバイオティクス）を投与することも，C. difficile腸炎の予防に有用と思われる．前項「外科周術期・侵襲期における感染症予防」とも関連するが，消化器外科周術期の感染症対策（予防と治療）のツールとして，今後さらにプロバイオティクスやプレバイオティクスの使用経験が積まれて適応や使用法が確立されることを期待したい．

おわりに—プロバイオティクス療法の限界

消化器外科手術周術期や感染症発症時など侵襲下の栄養管理はきわめて重要であるが，実際には症例ごとに異なる対応が必要であり容易ではない．全身の生体防御システムに注目する必要があるが，腸管は侵襲時の生体反応の中心であり，その機能の維持・改善を目指した治療が望ましい[3]．プロバイオティクスあるいはこれを含むシンバイオティクスはきわめて有効な腸管内治療と考えられ，さまざまな方面で臨床応用が期待される[5-21]．しかし，腸管蠕動不全や腸炎などで投与した薬剤がその効果を発揮できない場合も存在し[21]，プロバイオティクスやシンバイオティクスには限界もあると思われる．今後は，各病態に特化したプロバイオティクスあるいはこれを含むシンバイオティクスの使用法を地道に確立していかなければならない．

（鍋谷圭宏，松原久裕）

●引用文献

1. 山口浩司．プロバイオティクス，プレバイオティクス，シンバイオティクス．外科と代謝・栄 2008；42：79-81．
2. 炭山嘉伸．消化器外科感染症における腸内細菌の重要性．日消外会誌1997；30：120-125．
3. 深柄和彦．侵襲下における細菌移行のup-to-date Concept．外科と代謝・栄 2005；39：153-163．
4. 宇佐美眞，大畑　淳，岸本和徳．外科侵襲期におけるprobiotics・prebiotics含有経腸栄養剤お

よび短鎖脂肪酸の効果．静脈経腸栄養 2002；17：41-46.
5. 宇佐美眞，大畑　淳，三好真琴ほか．侵襲下における microbial translocation の up-to-date：腸内細菌コントロール（2）．外科と代謝・栄 2005；39：211-223.
6. 神谷　茂．*Helicobacter pylori* 感染症とプロバイオティクス．日本細菌学雑誌 2007；62：271-277.
7. 野本康二．プロバイオティクスによる腸管感染制御の可能性．日本未病システム学会雑誌 2006；12：43-46.
8. 伊藤いづみ，林登志雄，井口昭久ほか．経管栄養施行中の高齢患者腸粘膜機能に対する酪酸菌懸濁液の効果．日本老年医学会雑誌 1997；34：298-304.
9. Bleichner G, Blehaut H, Mentec H, et al. Saccharomyces boulardii prevents diarrhea in critically ill tube-fed patients: A multicenter, randomized, double-blind placebo-controlled trial. Intensive Care Med 1997; 23: 517-523.
10. 光山慶一．炎症性腸疾患とプロバイオティクス．総合臨床 2007；56：2516-2523.
11. Candy DC, Densham L, Lamont LS, et al. Effect of administration of Lactobacillus casei shirota on sodium balance in an infant with short bowel syndrome. J Pediatr Gastroenterol Nutr 2001; 32: 3506-3508.
12. Kanamori Y, Hashizume K, Sugiyama M, et al. Combination therapy with Bifidobacterium breve, Lactobacillus casei, and galactooligosaccharides dramatically improved the intestinal function in a girl with short bowel syndrome: a novel synbiotics therapy for intestinal failure. Dig Dis Sci 2001; 46: 2010-2016.
13. Kanamori Y, Sugiyama M, Hashizume K, et al. Experience of long-term synbiotic therapy in seven short bowel patients with refractory enterocolitis. J Pediatr Surg 2004; 39: 1686-1692.
14. Rayes N, Seehofer D, Hansen S, et al. Early enteral supply of lactobacillus and fiber versus selective bowel decontamination: a controlled trial in liver transplant recipients. Transplantation 2002; 74: 123-127.
15. Rayes N, Hansen S, Seehofer D, et al. Early enteral supply of fiber and Lactobacilli versus conventional nutrition: a controlled trial in patients with major abdominal surgery. Nutriton 2002; 18; 609-615.
16. Kanazawa H, Nagino M, Kamiya S, et al. Synbiotics reduce postoperative infectious complications: a randomized controlled trial in biliary cancer patients undergoing hepatectomy. Langenbecks Arch Surg 2005; 390: 104-113.
17. Sugawara G, Nagino M, Nishio H, et al. Perioperative synbiotic treatment to prevent postoperative infectious complications in biliary cancer surgery: a randomized controlled trial. Ann Surg 2006; 244: 706-714.
18. McNaught CE, Woodcock NP, Macfie J, et al. A prospective randomised study of the probiotic Lactobacillus plantarum 299V on indices of gut barrier function in elective surgical patients. Gut 2002; 51: 827-831.
19. Anderson AD, McNaught CE, Jain PK, et al. Randomised clinical trial of synbiotic therapy in elective surgical patients. Gut 2004; 53: 241-245.
20. Lochs H. Interaction between nutrition, intestinal flora and the gastrointestinal immune system. Nestle Nutr Workshop Ser Clin Perform Programme 2005; 10: 179-185, discussion 185-188.
21. 清水健太郎，小倉裕司，朝原　崇ほか．重症患者に対する腸管内治療：シンバイオティクス療法．ICU と CCU 2008；32：133-143.
22. 田村　淳，北口和彦，崎久保守人ほか．バンコマイシンを経口投与した外科入院患者における偽膜性腸炎および MRSA 腸炎の検討．日臨外会誌 2008；69：1565-1572.
23. Winitz M, Adams RF, Seedman DA, et al. Studies in metabolic nutrition employing chemically defined diets. II. Effects on gut microflora populations. Am J Clin Nutr 1970; 23: 546-559.
24. Drasar BS, Crowther JS, Goddard P, et al. The relation between diet and the gut microflora in man. Proc Nutr Soc 1973; 32; 49-52.
25. Attebery HR, Sutter VL, Finegold SM. Effect of a partially chemically defined diet on normal human fecal flora. Am J Clin Nutr 1972; 25: 1391-1398.

26. Schneider SM, Le Gall P, Girard-Pipau F, et al. Total artificial nutrition is associated with major changes in the fecal flora. Eur J Nutr 2000; 39: 248-255.
27. 足立 聡, 大浦 元, 鰹川昌栄ほか. 胃瘻下経腸栄養患者における下痢症の検討—Clostridium difficileの関与について. 日消誌 2005; 102: 484-485.
28. Lipman TO. Bacterial translocation and enteral nutrition in humans: an outsider looks in. JPEN J Parenter Enteral Nutr 1995; 19: 156-165.
29. Lipman TO. Grains or veins: is enteral nutrition really better than parenteral nutrition? A look at the evidence. JPEN J Parenter Enteral Nutr 1998; 22: 167-182.
30. Alverdy JC, Aoys E, Moss GS. Total parenteral nutrition promotes bacterial translocation from the gut. Surgery 1988; 104: 185-190.
31. Sedman PC, MacFie J, Palmer MD, et al. Preoperative total parenteral nutrition is not associated with mucosal atrophy or bacterial translocation in humans. Br J Surg 1995; 82: 1663-1667.
32. MacFie, J. Enteral versus parenteral nutrition: the significance of bacterial translocation and gut-barrier function. Nutrition 2000; 16: 606-611.
33. Bengmark S. Ecoimmunonutrition: a challenge for the third millennium. Nutrition 1998; 14: 563-572.
34. 二村昭彦, 東口髙志. 重症患者と栄養管理Q&A—ICUにNSTがやってきた—III 栄養管理の実際 14. GFO療法はなぜ効くの? 救急・集中治療 2006; 18: 1474-1478.
35. 鍋谷圭宏. 特集 侵襲期栄養管理のトピックス① Immunonutrition: 3. Immunonutritionの実際. 静脈経腸栄養 2007; 22: 289-296.
36. 中村健太郎, 小川沙織, 大力一雄ほか. マウス腸管虚血再灌流モデルに対する新規濃厚流動食MHN-02の有用性. 静脈経腸栄養 2009; 24: 385.
37. 中山卓也, 小林健司, 坪井 謙ほか. 消化器外科術後に発症したclostridium difficile腸炎の検討. 日臨外会誌 2004; 65: 2843-2847.
38. 深町俊之, 久高 学, 前里喜一ほか. 院内感染による消化器外科術後Clostridium difficile関連下痢症の6例. 日消外会誌 2004; 37: 1184.
39. 平松和洋. Nutrition support team監視下のシンバイオティクス投与によるClostridium difficile関連下痢症 (CDAD) 治療に対する院内プロトコールの試み. 静脈経腸栄養 2007; 22: 57-62.
40. 久保田暁彦, 鍋谷圭宏, 西森孝典ほか. 進行胃癌術後のClostridium difficile腸炎に対してsynbioticsが有効と思われた1例. 日外感染症会誌 2009; 6: 85-89.
41. Hickson M, D'Souza AL, Muthu N, et al. Use of probiotic Lactobacillus preparation to prevent diarrhea associated with antibiotics: randomised double blind placebo controlled trial. BMJ 2007; 335: 80-83.

III 臨床編 ❷ 消化器領域

17
MODS, SIRS

はじめに

　重症感染，外傷，熱傷などの生体への過大な"侵襲"は，腸管に多大な影響を及ぼすことが知られている．腸内細菌や毒素のトランスロケーション，腸間膜リンパ中のケミカルメディエーター，粘膜免疫バランスの崩壊などが，多臓器不全症候群（multiple organ dysfunction syndrome：MODS）の進行や感染症の合併に関連すると考えられている（Gut origin sepsis）[1]．いわば腸管は"the motor of critical illness"ととらえることができ，"腸管不全（gut dysfunction）"が重症化の原因として世界的にも注目されている[2]．しかしながら，欧米の栄養関連学会であるAmerican Society for Parenteral and Enteral Nutrition（ASPEN），European Society for Clinical Nutrition and Metabolism のガイドラインにおいても，集中治療分野のガイドラインに相当する2008年のSurviving Sepsis Campaign Guidelines[3]においても，重症患者に対する適切な腸管内治療に関する記述はみられない．

全身性炎症反応症候群（SIRS）

　SIRS（systemic inflammatory response syndrome）とは，生体に過大な侵襲が加わったときに起こる全身性の炎症反応で，体温，脈拍，呼吸数，白血球数の4項目中2項目の異常を満たす症候群と定義されている．個々の病気の概念ではなく，過大な侵襲である外傷，熱傷，膵炎，重症感染症などのさまざまな急性期疾患が原因となって引き起こされる"病態"の概念である（表1）．SIRSにより炎症性細胞が活性化し，TNF-α，IL-6，8などの炎症性メディエーターの放出が，血管内皮細胞傷害，凝固線溶異常，循環障害を惹起しMODSの進展に関与すると考えられている（図1）[4]．

　症例を提示する．28歳の劇症肝炎患者に対して血漿交換，持続血液濾過透析など集中管理を続けていたところ，第34病日に下血が始まった．下部消化管内視鏡

表1 SIRSの定義・診断基準

1. 体温	<36℃, >38℃
2. 脈拍	90/min以上
3. 呼吸数	20/min以上, PaCO$_2$<32 Torr
4. 白血球数	12,000/mm^{3}以上, 4,000/mm^{3}以下または10％以上のimmature cells

上記2項目以上を満たすときSIRSと診断

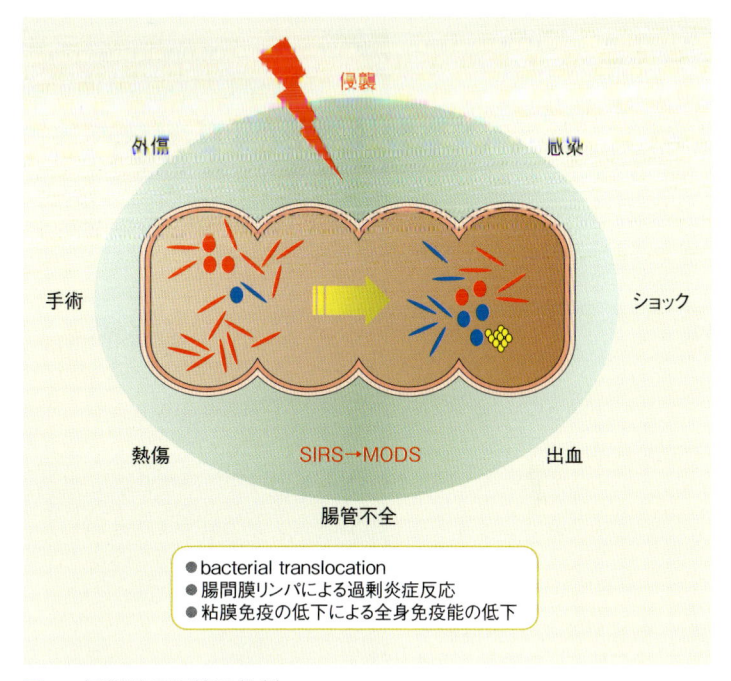

図1 侵襲時の腸管の役割
侵襲時の腸管不全によってSIRSからMODSに進展する．

を施行したところ，上行結腸に全周性に腸粘膜の潰瘍形成があり出血が持続していた（図2）．数日して下血に引き続いて呼吸機能が悪化した．その後，*Pseudomonas aeruginosa*（緑膿菌）の菌血症となり第44病日に多臓器不全が原因で死亡した．便培養でも緑膿菌が優勢菌として認められた．このように，下血，腸炎から肺炎，菌血症，多臓器不全へと病態が悪化していく一連の過程はSIRSの重症化である．一因としては，侵襲により腸管透過性が高まり腸管内の細菌が直接腸管外へ移動する現象（bacterial translocation：BT）が指摘されてきた[5]．

Deitchらは，外傷出血モデルのネズミの胸管を結紮することにより肺傷害が有意に減少することを示し，腸間膜リンパに存在するメディエーターが白血球を活性化し，SIRSを引き起こすと報告した[6]．したがって，SIRSのコントロールには，腸管にターゲットを絞った治療が必要と考えられる．

侵襲と腸内細菌叢（フローラ）

腸管内は，便1gあたり約1兆個以上の細菌がすんでおり，そのほとんどが偏性嫌気性菌である．これに対して，通性嫌気性菌である*Escherichia coli*（大腸菌）は，100万個以下であり，集中治療領域で問題になる．MRSA（methicillin resistant *Staphylococcus aureus*），*P. aeruginosa*, *Candida*は，健常人ではほとんど検出されない．最近の研究では，腸内細菌は宿主であるヒトの少なくとも100倍のゲノムを有しており，生体に豊富なシグナルを送り続ける健常細菌叢の重要性が強調されている[7]．

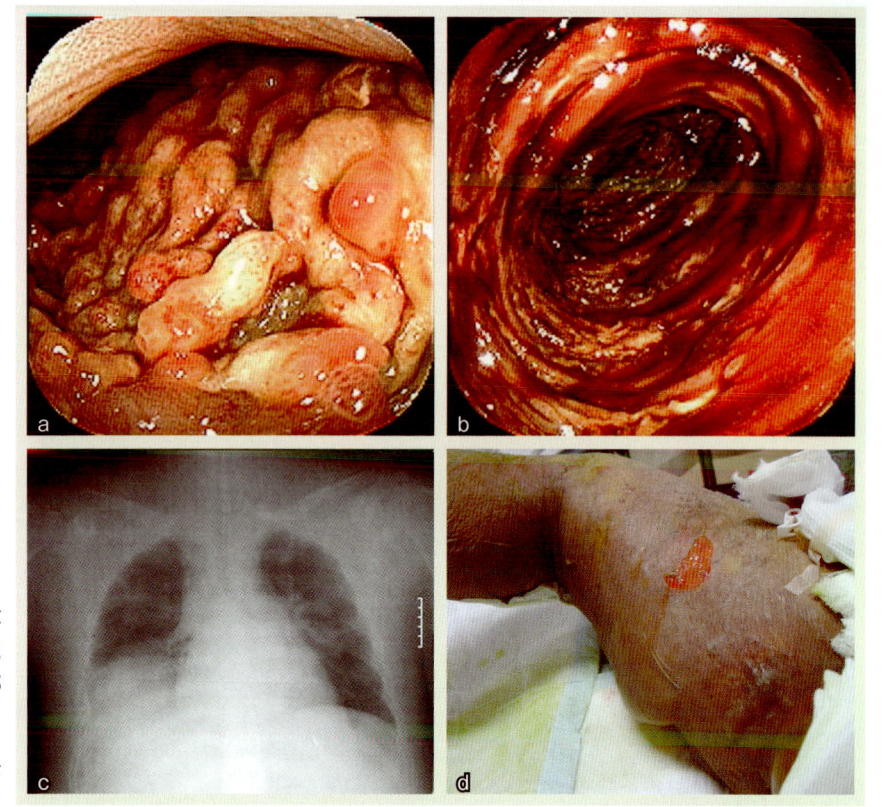

図2 劇症肝炎後の多臓器不全で死亡した患者の所見
a, b. 大腸内視鏡像. 腸粘膜の損傷部から出血が持続している.
c. 胸部X線の肺炎像.
d. *P. aeruginosa* の菌血症となり, 全身の皮膚が水疱に覆われた.

　Hooper らは, マイクロアレイ法を使って, 無菌マウスと *Bacteroides thetaiotaomicron* 定着マウスの腸管上皮細胞の遺伝子発現を比較検討した[8]. その結果, 腸上皮のバリアー機能, 吸収, 異物代謝, 血管新生, 腸管成長に関する遺伝子発現が腸内細菌叢の存在によって有意に増強することが明らかとなった. また, 健常細菌叢が, 腸管上皮上の Toll-like receptor を介して抗炎症作用を発揮し, 腸管上皮の防御機能を高めることも注目される.

　Andrew らは近年, マウスモデルで, 腸管内の樹状細胞が *Enterobacter cloacae* を取り込んで一緒に腸間膜リンパ節へ移動して, 腸管粘膜および血中に重要な腸管免疫物質である IgA を誘導することから, 正常細菌叢が全身の免疫に関与する可能性を示した[9].

　以上の報告は, 腸内細菌叢を正常に維持することが腸上皮におけるバリアー機能の維持と感染防御の点できわめて重要であることを示している.

　腸内細菌叢は, 胃酸, 胆汁酸, 腸管蠕動, 嫌気度, 年齢, 性別, ストレス (標高, 気圧, 温度など), 抗菌薬などにより著しく変化することが動物モデルなどで証明されている[10]. 集中治療患者においても, 外傷, 熱傷などの疾患の侵襲だけでなく, 集中治療管理のためには消化管出血防止のための H$_2$ 受容体拮抗薬, 血圧維持のためのカテコラミン, 重症感染症に対する広域抗菌薬の投与や侵襲的処置が繰り返され, 腸内細菌叢を正常に維持することはきわめて困難と予想される.

　侵襲時の腸管への影響は, 腸管透過性の亢進が報告されている. Deitch らは,

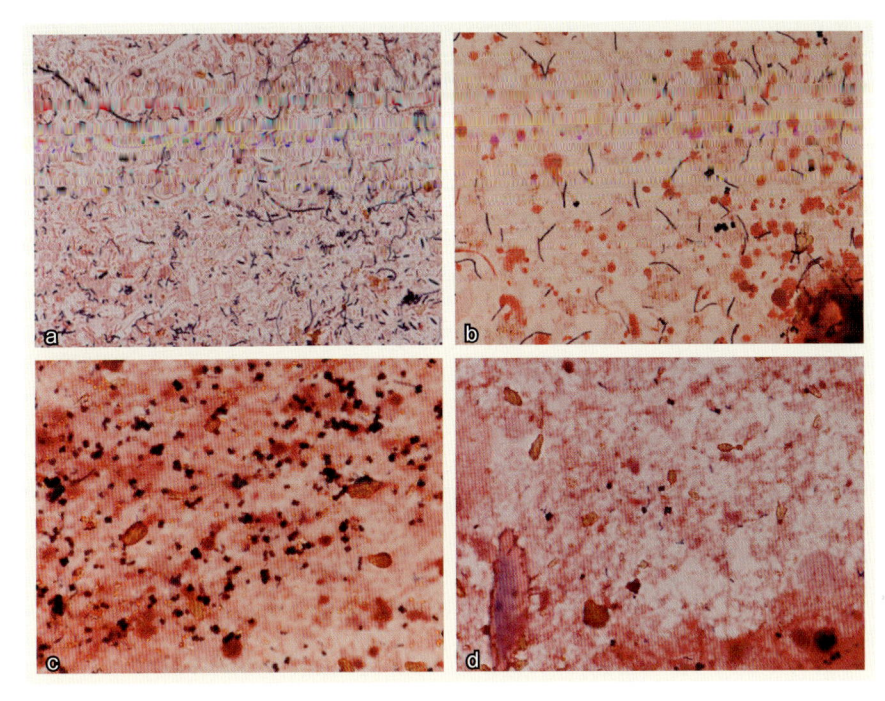

図3 ICU患者の腸内細菌叢
a. 第1病日. b. 第6病日. c. 第9病日. d. 第13病日

20％以上の熱傷患者において，受傷後24時間において腸管透過性が著明に亢進していることを，ラクツロース/マンニトール比を用いて示した[11]．また，外傷患者において受傷1日目と4日目の腸管透過性をラクツロース/マンニトール比で測定した結果，SIRS，多臓器障害の進行や感染合併に伴い腸管透過性は亢進し，患者の重症度と腸管透過性の亢進は相関するという報告もある[12]．Kanazawaらは，胆道癌患者の手術侵襲において腸管透過性が亢進することをラクツロース/マンニトール比の上昇と血清DAO（diamine oxidase）活性の低下で示している[13]．

以上の結果は，腸管が侵襲時の重要な標的臓器になっていることを裏づける．

SIRS患者における腸内細菌叢，腸内環境の変化

急性期重症患者における腸内細菌叢および環境の変化は十分に明らかにされていない．例としてICU入院中の患者の便Gram染色の変化を提示する（図3）．50歳代女性の肺炎，サルモネラ腸炎の便Gram染色像である．第1病日には，多数のGram陰性桿菌が存在していた（図3a）．レボフロキサシンを投与して第6病日には，Gram陰性桿菌は減少したがGram陽性球菌が出現し（図3b），第9病日にはGram陽性球菌に視野全体が覆われるようになった（図3c）．バンコマイシンを使用するとGram陽性球菌が減少した（図3d）．その後，次から次へと出現する病原菌に対して抗菌薬を変えていく必要があった．一貫して広域抗菌薬を使用してから偏性嫌気性菌はほとんどみられなくなり，腸内細菌叢は単純化した．正常細菌叢の感染防御能が失われていることは想像に難くない．

筆者らは，SIRS患者の腸内細菌叢および腸内環境の変化を実際に定量的に評価

表2 SIRS患者における腸内細菌叢の変化

	SIRS患者	健常人
総偏性嫌気性菌	8.3±2.3*	10.5±0.5
Bacteroidaceae	7.3±3.0*	10.1±0.4
Bifidobacterium	4.8±3.3*	9.6±0.7
Clostridium	2.1±1.0	2.1±0.7
Veillonella	3.1±1.8*	7.0±1.2
総通気性菌	7.8±1.4	7.5±0.4
Lactobacillus	2.7±1.5*	5.0±1.0
Enterobacteriaceae	4.1±2.7*	7.4±0.8
Enterococcus	6.4±2.5	7.0±0.9
Staphylococcus	5.3±1.7*	2.7±0.8
Pseudomonas	2.8±1.4*	ND
Candida	2.5±1.0	2.0±0.5

総偏性嫌気性菌数は健常人に比べ有意に減少した（*：$p<0.05$）．特に"善玉菌"といわれる Bifidobacterium と Lactobacillus は健常人の 1/100〜1,000 程度に減少し，逆に"病原菌"である Staphylococcus が有意に増加した．
細菌数（log₁₀counts/g 便），*：$p<0.05$ vs 健常人，平均±標準偏差，ND：感度以下．

表3 SIRS患者における便中有機酸の変化

	SIRS患者	健常人
総有機酸	30.3±20.3*	88.4±21.2
コハク酸	2.0±2.5	0.9±1.2
乳酸	3.8±5.5	0.5±0.3
ギ酸	1.7±2.9	0.4±0.3
酢酸	18.7±15.9*	50.8±13.1
プロピオン酸	2.5±4.6*	18.7±6.8
イソ酪酸	0.1±0.5	1.1±0.3
酪酸	0.9±2.3*	16.6±6.7
イソ吉草酸	0.5±1.9	1.4±0.7
吉草酸	0.1±0.7	0.6±0.4
pH	7.4±0.6*	6.6±0.3

便中の有機酸，特に短鎖脂肪酸（酢酸，プロピオン酸，酪酸）は健常人に比べ著しく減少していた（*：$p<0.05$）．
有機酸（μmol/g 便），*：$p<0.05$ vs 健常人，平均±標準偏差．

し，SIRS 病態との関連を検討した．対象は，SIRS 基準を満たし，血清 C-reactive protein（CRP）値 10 mg/dL 以上で 2 日間以上 ICU に滞在した SIRS 患者 25 人である．平均年齢は，54.0±17.5 歳であった．SIRS 原疾患の内訳は，感染症 18 人，外傷 6 人，熱傷 1 人であり，血清 CRP 値の平均は，22.2±8.4 mg/dL であった．患者の便を採取し，plate & tube 培養法により 10 種類の腸内細菌群の定量評価を行った．腸内環境の評価としては，高速液体クロマトグラフィ法により便中の 9 種類の有機酸と pH を測定した．SIRS 患者における各データを，健常人のデータと比較検討した．

その結果，腸内細菌叢の分析では，SIRS 患者の総偏性嫌気性菌数は健常人に比べ有意に減少していた．特に"善玉菌"といわれる Bifidobacterium と Lactobacillus は健常人の 1/100〜1,000 程度に減少した．一方"病原性"を有する Staphylococcus 数は，健常人の 100 倍程度に増加していた（表2）．便中の有機酸，特に短鎖脂肪酸（酢酸，プロピオン酸，酪酸）は著しく減少し（表3），便中の pH（SIRS 患者 7.4±0.6 vs 健常人 6.6±0.3）も有意に増加していた[14]．

経時的に評価した研究では，総偏性嫌気性菌が持続して低値を推移するものが有意に菌血症，死亡率が高かった．

腸管上皮細胞の主要なエネルギー基質である酪酸の低下は重症病態で著しく，経時的に評価した研究でも酪酸は長期間欠乏状態が続くことが明らかとなった[15]．

以上の結果は，SIRS 患者において，腸内細菌叢および腸内環境が著しく崩れることを示す．Lactobacillus，Bifidobacterium の減少などに伴う腸内細菌叢の崩壊により，短鎖脂肪酸の産生は減少し，腸管内の pH は上昇して腸内環境は悪化すると考えられる．また，腸内環境の悪化に伴い，腸内細菌叢はさらに崩れ，ここに侵襲時腸内環境の悪循環が形成され，感染合併症や死亡率が増加すると考えられた．

腸管内治療

　重症患者に対する腸管内治療の流れは、大きく分けて選択的腸管内除菌（selective digestive decontamination：SDD）と今回とり上げたシンバイオティクス療法に二分される。

　SDD の有用性に関して、de Jonge E らは、934 人の ICU 患者においてポリミキシン E、トブラマイシン、アムホテリシン B の投与群と非投与群で臨床経過を比較検討した。その結果、SDD 投与群において死亡率の低下と多剤耐性の Gram 陰性桿菌の検出頻度の低下を認めた[16]。一方、重症患者に対する SDD の効果に関しては否定的な意見もある。

　Leone らは、720 人の多発外傷患者において SDD（ポリミキシン E、アムホテリシン B）投与群と非投与群を比較したところ、投与群においてメチシリン耐性の *Staphylococcus epidermidis* の検出頻度が有意に高かったと報告している[17]。また、メタアナリシスの報告においても、ICU 患者での SDD の有用性は十分確立されておらず、腸管内治療として勧められないとしている[18]。

　SDD は、病原菌の減少には有効と考えられるが、偏性嫌気性菌を始めとする腸内細菌を著しく減少させるため、腸内細菌叢や腸内環境は大きく乱れることが予想される。筆者らも過去に、SDD を使用した翌日から腸内細菌叢が急激に崩れ、菌交代した *P. aeruginosa* による腸炎から致死的菌血症に陥った急性肝不全症例を経験している。したがって、重症患者に対して、腸内細菌叢を著しく崩壊する SDD の投与基準は慎重であるべきと考えている。

　高度侵襲患者へのシンバイオティクス療法の臨床応用は、肝移植、胆管癌において、いずれも感染合併症を有意に減少させる報告がある。急性膵炎に関しては、中等度のものは SIRS、多臓器不全の発生率を有意に減少させる報告がある。しかし、Besselink[19] らオランダのグループは、298 人の重症急性膵炎に 4 種類の生菌製剤を使用したところ、感染合併症に有意差はなかったが、死亡率が投与群で 16％に対して非投与群で 6％と投与群で有意に死亡率が高かったと報告した。死亡原因として、投与群だけ 9 例に腸管虚血による死亡症例が生じたことを報告した。投与群は、入院後 10 日目までに 11 人が死亡しているが、プロバイオティクスの定義は"腸内フローラのバランスを改善し、それによって動物に有益な効果をもたらす生菌"であることから生菌製剤の種類、投与量や疾患の違いを吟味する必要がある。多種類の生菌製剤をプロバイオティクスとひとくくりで評価するのは時期尚早だと筆者は考える。また、重症急性膵炎は、後に述べる腸管蠕動不全や腹部コンパートメント症候群などの致死的な合併症の発生率が高く、腸管内治療だけでなく経腸栄養も慎重であるべきだと考えている。

SIRS へのシンバイオティクス療法

　筆者らは、SIRS 基準を満たし、血清 CRP 値 10mg/dL 以上で 2 日間以上 ICU に滞在した SIRS 患者 55 人を対象にし、シンバイオティクス療法の有用性を検討

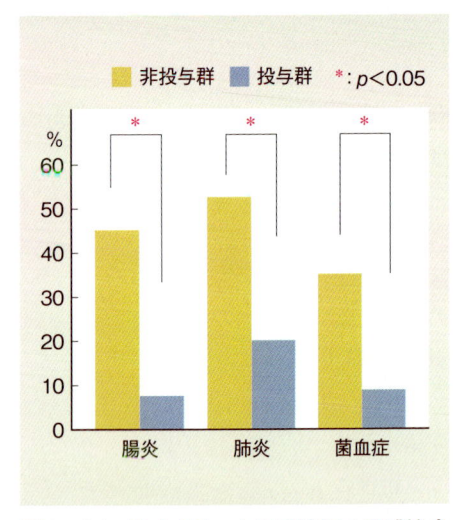

図4 シンバイオティクス療法による感染合併症

投与群は非投与群に比べ，腸炎（7％ vs 46％[*]），肺炎（20％ vs 52％[*]），菌血症（10％ vs 33％[*]）（シンバイオティクス療法群 vs コントロール群；[*]：$p<0.05$）ともに有意に減少した．

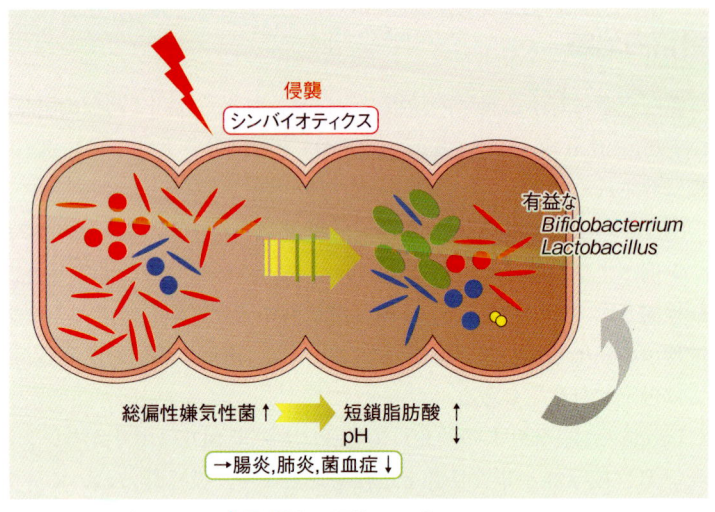

図5 シンバイオティクス療法の腸管への作用

シンバイオティクスは，高度侵襲による腸内細菌叢の崩壊を防御し腸内細菌叢を安定させる．特に，嫌気性菌を増加，短鎖脂肪酸の産生を増加，腸管内のpHは低下して腸内環境は改善すると考えられる．

した．SIRS原疾患の内訳は，敗血症34人，外傷15人，熱傷6人であった．シンバイオティクス投与群には，プロバイオティクスとして*Bifidobacterium breve*, *Lactobacillus casei*の生菌製剤を，プレバイオティクスとしてガラクトオリゴ糖を入院日から経口摂取開始まで経腸チューブで投与した．シンバイオティクス療法群と非投与群とのあいだで年齢，性別，血中CRP値，原疾患に有意差はなかった．

両群において，腸内細菌叢，便中有機酸，便中pHと感染合併症，死亡率をヒストリカルに比較検討した．その結果，シンバイオティクス投与群では非投与群に比べ，便中の*Bifidobacterium*, *Lactobacillus*が高く維持されるだけでなく，短鎖脂肪酸である便中の酢酸，酪酸値を保つことが可能であった（$p<0.05$）．また，シンバイオティクス療法群において，感染合併症は非投与群に比べ，腸炎（7％ vs 46％[*]），肺炎（20％ vs 52％[*]），菌血症（10％ vs 33％[*]）（シンバイオティクス療法群 vs コントロール群，[*]$p<0.05$）ともに有意に減少した（図4）．シンバイオティクス療法群のMODSによる死亡率（11％）は，非投与群（29％）に比べ低い傾向がみられた[20,21]．

以上の結果から，シンバイオティクス療法は，重症患者の腸内細菌叢および腸内環境を維持し，経過中の感染合併症を減少させる可能性がある．シンバイオティクスによる腸内細菌叢および腸内環境の改善が，腸炎だけでなく，肺炎や菌血症などほかの感染症まで減少させるメカニズムは現時点では不明であるが，腸管免疫を介した全身性免疫能への影響が一因として考えられる．シンバイオティクス療法が有効性を発揮するメカニズムに関しては，今後の詳細な検討が必要である（図5）．

腸管蠕動不全とシンバイオティクス療法の限界

シンバイオティクス療法は，重症患者に対する有効な腸管内治療と考えられるが，一方で十分な効果を認めない症例も存在する．代表例は，腸管蠕動不全（dysmotility）のためシンバイオティクスが下部腸管へ届かないケースである．腸管蠕動不全では，腸管が動かないだけでなく残存した病原菌が異常増殖するために腸管が"undrained abscess"となって容易にBTを引き起こすことも考えられる．特定の乳酸菌（*Lactobacillus acidophilus*，*Lactobacillus rhamnosus*）では肝膿瘍などの副作用が報告されている[22]．シンバイオティクスを投与したSIRS症例のうち，腸管蠕動不全，下痢などの腸管合併症に焦点を当てて腸内細菌叢および経過中の感染合併症を検討した．

対象は，SIRSの基準を満たし，CRP 10 mg/dL以上でICUに2日以上入院した非手術例50人のシンバイオティクス投与患者とした．原疾患は，感染症27人，外傷18人，熱傷5人であった．経腸チューブは，十二指腸以下に留置した．腸管蠕動不全のため経腸栄養を持続できなかった群（グループD），持続する腸炎のため経腸栄養を持続できなかった群（グループE），消化管合併症なく経腸栄養を続けることができた群（グループN）の3つのグループに分類し，3群における腸内細菌叢，消化管合併症発生後の菌血症の発生率，生命予後を比較した．グループDは5人，グループEは7人，グループNは38人であった．便1g中の総偏性嫌気性菌数はグループD（9.1 ± 1.6），グループE（9.2 ± 1.2）において，グループN（10.0 ± 0.7）より有意に低値であった（$\log_{10}$ counts/g feces；data as mean ± SD）（$p < 0.05$）．菌血症の発生率は，グループD（100 %），グループE（57 %）において，グループN（3 %）より高値であった（$p < 0.05$）．MODSによる死亡率は，グループD（100 %），グループE（71 %）においてグループN（8 %）より高値であった（$p < 0.05$）．この結果から，腸管蠕動不全と腸炎を伴う重症SIRS患者では，腸内の偏性嫌気性菌が著しく減少し，その結果，感染合併症による死亡率が有意に高くなると考えられた．すなわち，シンバイオティクス療法の治療限界として，重症の腸管蠕動不全や腸炎があり，腸管蠕動制御を含む腸管内治療の必要性を示す結果とも考えられる[23]．

腸管蠕動不全症例の1例を提示する．

自殺目的で灯油をかぶって受傷した熱傷面積70 %の30歳代の女性に対して，植皮の手術を複数回に分けて行った．第12病日から胃から逆流が起こり，1日1,900 mLに及ぶ排液量があった．第20病日はまだ*Bifidobacterium*などの腸内細菌叢はかろうじて保たれていたが，排液量増加とともに*Bifidobacterium*は減少し，病原菌である*P. aeruginosa*が上昇し，腸内細菌叢は徐々に悪化していった．その結果，第38病日には，十二指腸からも排液が逆流し，経腸栄養を中止せざるを得なかった．第40病日には，血圧が低下し，呼吸状態が急速に悪化して，*P. aeruginosa*の敗血症で第54病日に死亡した．

腸内の*P. aeruginosa*数は高値であった．第24病日の腹部X線上では，腸管内のガス像が著明であったが，剖検では，明らかな閉塞機転，血流障害を認めなかっ

図6 熱傷から腸管蠕動不全となり敗血症で死亡した患者の所見
a. 第24病日の腹部X線像. 腸管内ガス多量である.
b. 剖検では明らかな閉塞機転, 血流障害を認めなかった.

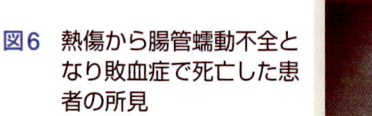

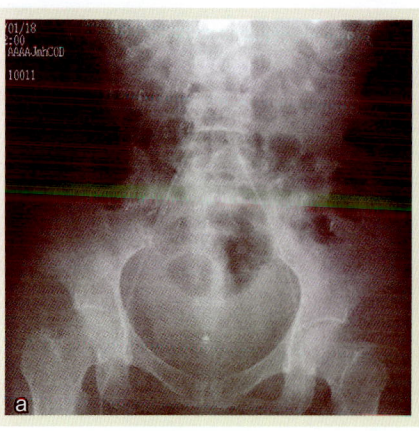

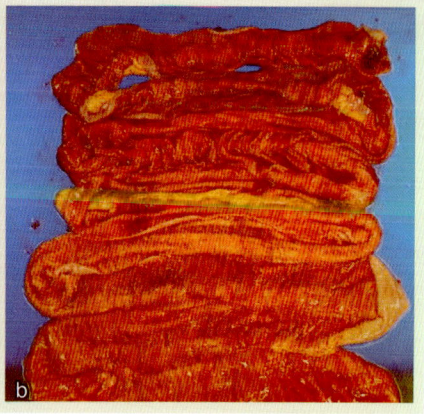

た(図6). 本症例は, 過大な侵襲が腸管機能の低下から腸管蠕動不全を招いた結果, 腸内細菌叢が崩壊し, 菌血症になったと推測された.

このように広範囲熱傷や重症急性膵炎患者では, 侵襲が非常に強く腸管蠕動が低下し, 非閉塞性のイレウスからMODSになる可能性がある[24]. シンバイオティクス療法を投与する以前に腸管蠕動の制御が必要である.

腸管蠕動不全の機序は, カテコラミン, 腸管虚血, 腸管感染, 腹圧上昇による腹部コンパートメント症候群などが考えられている[25]. 腸管蠕動不全を解除するための薬として, メトクロプラミド, エリスロマイシン, ネオスチグミンなどの報告があるが, 薬剤耐性の問題もあり今後の課題といえる. また, 腹部コンパートメント症候群などの腹腔内圧の高い症例では積極的な除圧術が必要である[26].

腸内細菌叢の崩壊と便Gram染色の臨床応用

腸内細菌叢の崩壊がSIRSを引き起こしMODSに至る一連の過程が明らかになってきた. しかし, 市中病院で便の嫌気培養を迅速にすることは困難である. 筆者らは, 通常は診断価値を持たないとされる便のGram染色が重症患者の臨床経過をよく反映することに気がついた.

重症SIRS患者47人を対象に, 便Gram染色パターンを3つに分類した. パターン1は, 多種類の多くの細菌で視野が覆われるもの. パターン2は, 特定の1, 2種類の細菌が優位に視野を覆うもの. パターン3は, 細菌が視野からほとんど消失しているものと定義した(図7). 菌血症とMODSによる予後の発生率は, それぞれのパターンで評価した. 菌血症の発生率は, パターン1で35%(6/17), パターン2で71%(15/21), パターン3で67%(6/9)であった. MODSによる死亡率は, パターン1で6%(1/17), パターン2で52%(11/21), パターン3で67%(6/9)であった($p<0.05$ vsパターン1, 2). 以上の結果から, Gram染色パターンは, 腸内細菌叢の変化を十分に評価することが可能であり, 重症SIRSの予後と関連することから, 腸内環境の早期診断に有用であると考えられる.

一見, 同じようにみえる液状便の2症例を提示する(図8).

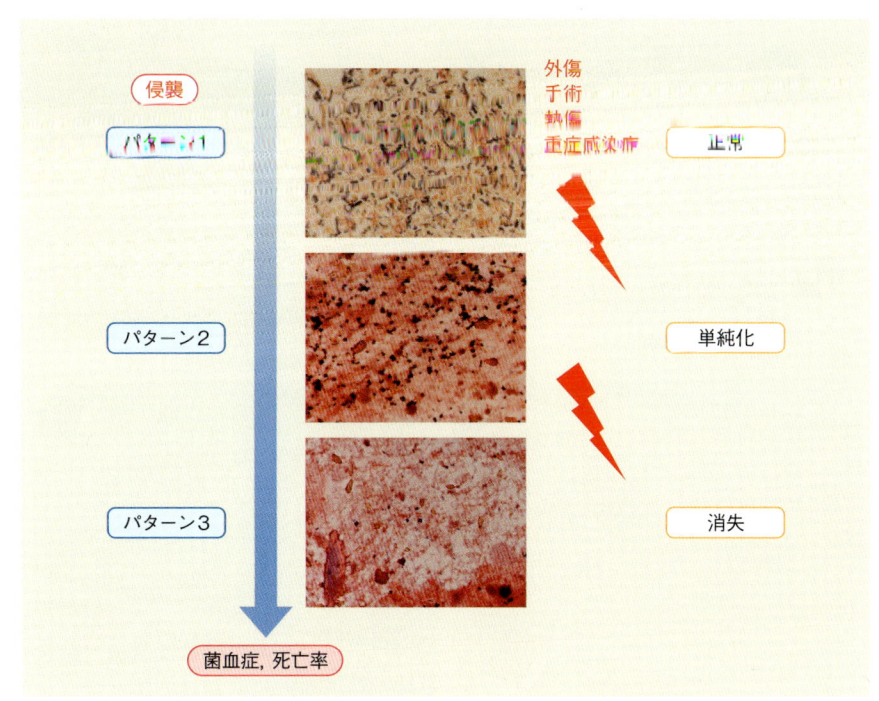

図7 便Gram染色のパターン分類
侵襲が強くなると腸内細菌叢は単純化し消失する.

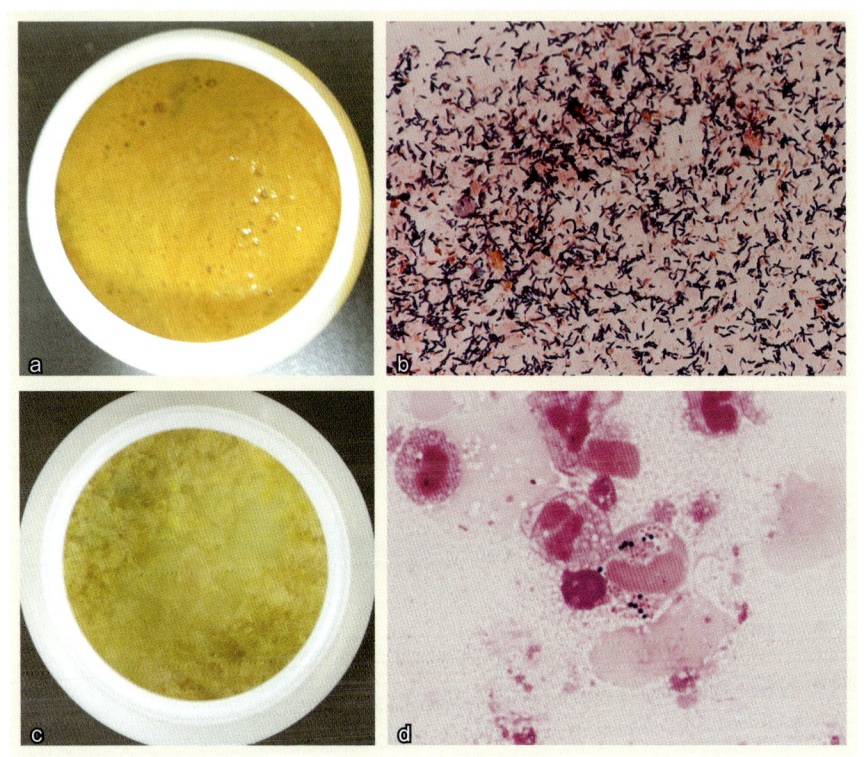

図8 液状便の肉眼像とGram染色所見
症例1：a. 下痢便, b. 多種類の細菌
症例2：c. 水様便, d. Gram陽性菌の白血球貪食像

　症例1は，60歳代のくも膜下出血後の患者で1日10回以上の下痢が出現した．Gram染色では，Gram陽性桿菌を始めとした多種類の菌が観察された．大腸の吸収不良もしくは高浸透圧による下痢と判断し，経腸栄養剤に粘度を増すペクチン製

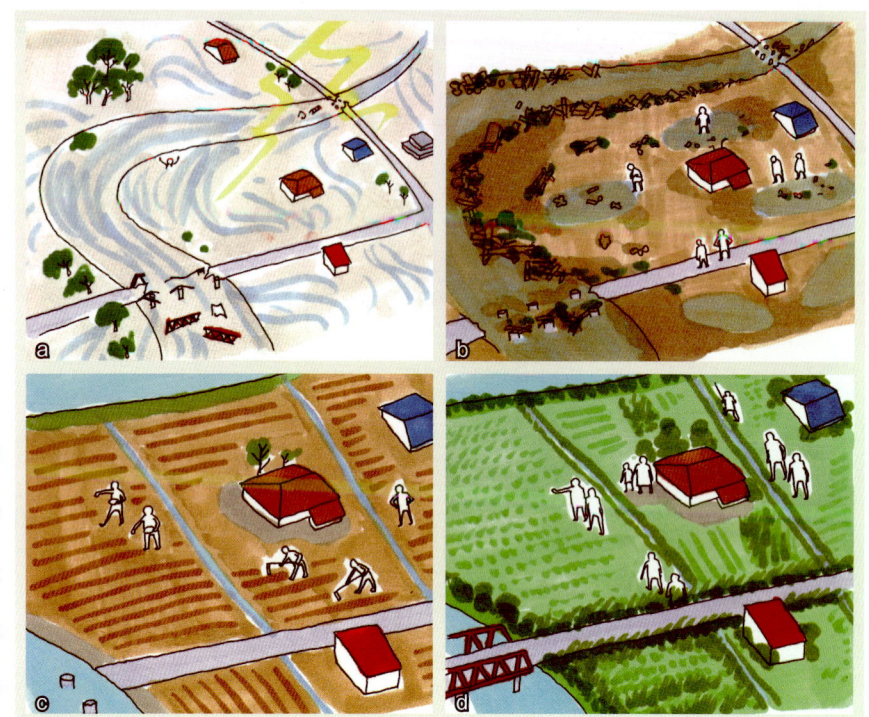

図9 川の治水にたとえたプロバイオティクス
a. 腸炎，下痢によって，腸内細菌叢が崩壊している．
b. 腸管蠕動不全により病原菌が増大し，全身状態が悪化する．
c. プロバイオティクス投与して，腸内細菌叢と腸内環境を整え始める．
d. 感染合併症を回避して全身状態の改善に向かうことができる．

剤を使用することによって2日後には下痢は改善した．

症例2は，10歳代の長期抗菌薬投与により1日10回以上の水様下痢を発症した患者である．腹部CT上も腸管の浮腫が強いことから腸炎と診断とした．便のGram染色をみるとGram陽性球菌が白血球に貪食されている像がみられたのでバンコマイシンを投与した．培養結果はMRSAであった．

以上から，便Gram染色を利用して迅速に優位になっている細菌を診断して，抗菌薬を投与することが可能と考えられる．今後は，より迅速で精度の高い細菌同定手段が求められる．

以上から，重症患者では，巨大な侵襲や抗菌薬使用に伴い，腸内細菌叢および腸内環境の著しい崩壊が起こりやすく，感染防御の要である腸管は機能不全に陥ると考えられる．シンバイオティクス，プロバイオティクスを投与することによって腸内細菌叢および腸内環境を整え，感染合併症を制御することが今後の課題である（図9）．

おわりに

1. 侵襲時の腸内細菌叢および腸内環境は著しく崩壊している．

"善玉菌"である*Bifidobacterium*と*Lactobacillus*は健常人の1/100～1,000程度に減少し，"病原性"を有する*Staphylococcus*数は，健常人の100倍程度に増大した．腸内細菌叢の崩壊と同時に，短鎖脂肪酸の産生は減少し，腸管内pHは上昇した．

2. 総偏性嫌気性菌の持続する減少は，経過中の腸炎，肺炎，菌血症の合併，死亡率の上昇と関連する．
3. シンバイオティクス療法は，侵襲時の腸内細菌叢，腸内環境を維持し，経過中の腸炎，肺炎，菌血症の合併を減少させる可能性がある．
4. 腸管蠕動不全症例にはシンバイオティクス投与の有効性は確認できず，シンバイオティクス療法の限界と考えられる．
5. 便のGram染色は，迅速な腸内細菌叢の評価として有用である．

〈清水健太郎，小倉裕司，朝原　崇，野本康二，
諸富正己，田崎　修，鍬方安行，杉本　壽〉

●引用文献

1. MacFie J, O'Boyle C, Mitchell CJ, et al. Gut origin of sepsis: a prospective study investigating associations between bacterial translocation, gastric microflora, and septic morbidity. Gut 1999; 45: 223-228.
2. Clark JA, Coopersmith CM. Intestinal crosstalk: a new paradigm for understanding the gut as the "motor" of critical illness. 2007; 28: 384-393.
3. Dellinger RP, Levy MM, Carlet JM, et al. Surviving Sepsis Campaign: International guidelines for management of severe sepsis and septic shock. Intensive Care Med 2008; 34: 17-60.
4. 今泉　均．敗血症・多臓器不全．日本救急医学認定医認定委員会（編）：救急診療指針，第2版，へるす出版2003；p.533-538.
5. 深柄和彦．Bacterial translocationの病態．日外会誌2007；108：138-142.
6. Deitch EA. Bacterial translocation or lymphatic drainage of toxic products from the gut: what is important in human beings? Surgery 2002; 131: 241-244.
7. Guarner F, Malagelada JR. Gut flora in health and disease. Lancet 2003; 361: 512-519.
8. Hooper LV, Wong MH, Thelin A, et al. Molecular analysis of commensal host-microbial relationships in the intestine. Science 2001; 291: 881-884.
9. Macpherson AJ, Uhr T. Induction of protective IgA by intestinal dendritic cells carrying commensal bacteria. Science 2004; 303: 1662-1665.
10. 森下芳行．腸内フローラに影響する要因．腸内フローラの構造と機能，第1版，朝倉書店，1990；p.45-46.
11. Deitch EA. Intestinal permeability is increased in burn patients shortly after injury. Surgery 1990; 107: 411-416.
12. Faries P, Simon R, Martella A, et al. Intestinal permeability correlates with severity of injury in trauma patients. J Trauma 1998; 44: 1031-1035.
13. Kanazawa H, Nagino M, Kamiya S. Synbiotics reduce postoperative infectious complications: a randomized controlled trial in biliary cancer patients undergoing hepatectomy. Langenbecks Arch Surg 2005; 390: 104-113.
14. Shimizu K, Ogura H, Goto M, et al. Altered gut flora and environment in patients with severe SIRS. J Trauma 2006; 60: 126-133.
15. 後藤美紀，平出　敦，小倉裕司ほか．侵襲に伴う腸内有機酸の変化．栄養：評価と治療 2005；22：615-617.
16. de Jonge E, Schultz MJ, Spanjaard L, et al. Effects of selective decontamination of digestive tract on mortality and acquisition of resistant bacteria in intensive care: a randomised controlled trial. Lancet 2003; 362: 1011-1016.
17. Leone M, Albanese J, Antonini F, et al. Long-term (6-year) effect of selective digestive decontamination on antimicrobial resistance in intensive care, multiple-trauma patients. Crit Care Med 2003; 31: 2090-2095.
18. Bonten MJ, Kullberg BJ, van Dalen R, et al. Selective digestive decontamination in patients in intensive care. The Dutch Working Group on Antibiotic Policy. J Antimicrob

Chemother 2000; 46: 351-362.
19. Besselink MG, van Santvoort HC, Buskens E, et al. Probiotic prophylaxis in predicted severe acute pancreatitis: a randomised, double-blind, placebo-controlled trial. Lancet 2008; 371: 651-659.
20. 清水健太郎，小倉裕司，後藤美紀ほか．SIRS患者における腸内細菌叢，腸内環境の変化とシンバイオティクス療法の有効性（総説）．日本救急医学会雑誌2006；17：833-844.
21. Shimizu K, Ogura H, Goto M, et al. Synbiotics decrease the incidence of septic complications in patients with severe SIRS: A preliminary report. Dig Dis Sci 2009; 54: 1071-1078.
22. Asahara T, Takahashi M, Nomoto K, et al. Assessment of safety of lactobacillus strains based on resistance to host innate defense mechanisms. Clin Diagn Lab Immunol 2003; 10: 169-173.
23. 清水健太郎，小倉裕司，朝原　崇ほか．重症患者に対する腸管内治療：シンバイオティクス療法．ICUとCCU 2008；32：133-143.
24. Wang X, Gong Z, Wu K, et al. Gastrointestinal dysmotility in patients with acute pancreatitis. J Gastroenterol Hepatol 2003; 18: 57-62.
25. Herbert MK, Holzer P. Standardized concept for the treatment of gastrointestinal dysmotility in critically ill patients-Current status and future options. Clin Nutr 2007; 27: 25-41.
26. Cheatham ML, Malbrain ML, Kirkpatrick A, et al. Results from the International Conference of Experts on Intra-abdominal Hypertension and Abdominal Compartment Syndrome. II. Recommendations. Intensive Care Med 2007; 33: 951-962.

III 臨床編 ❷消化器領域

1.8 肝・胆・膵疾患

はじめに

　一般的に肝・胆・膵疾患と腸管機能とはあまり関係がないと思われていることが多い．しかし，一般の常識とは逆に両者は密接な関係を有している．腸管は，①体外からの感染基点としての役割（腸内細菌叢〈フローラ〉の問題），②栄養をとる際の装置としての役割，である（図1〜4）．さまざまな病態が起こると腸管の蠕動運動の低下，さらには腸内細菌叢や細菌の増殖も変わってくる．肝臓についても，肝硬変さらには肝性脳症まで生じてくると腸内細菌叢の動向が，直接，生死にかかわってくることになる．腸内細菌叢とアンモニアの産生，あるいは，特発性細菌性腹

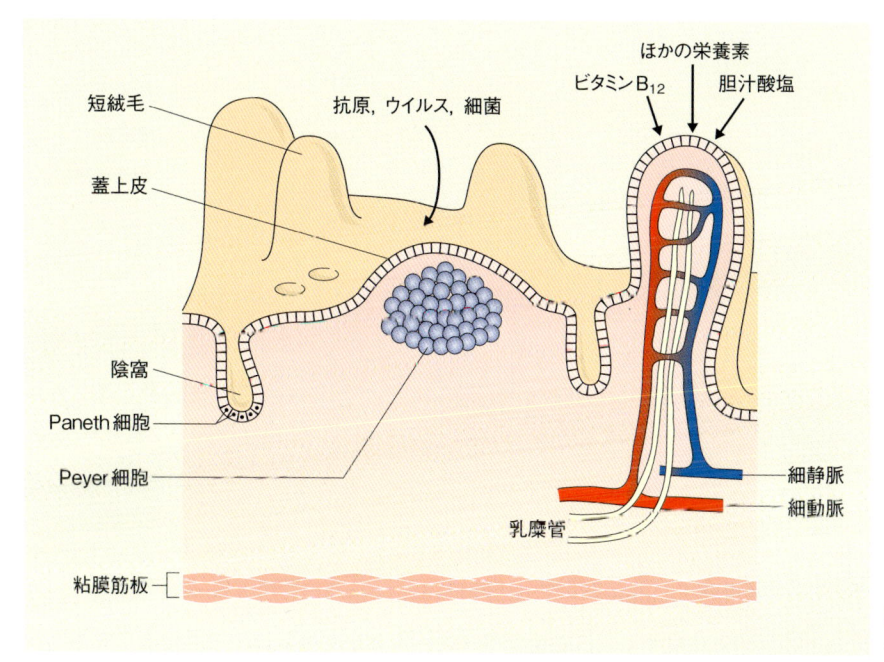

図1　小腸の粘膜機構
（峯　徹哉．2005[1])より）

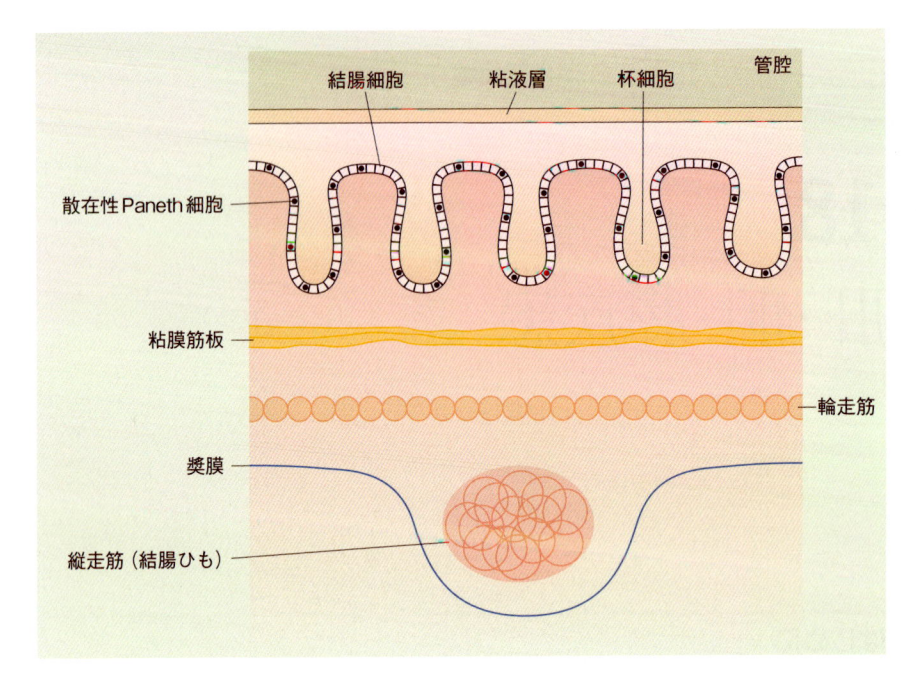

図2 大腸の粘膜機構
（峯 徹哉. 2005[1]より）

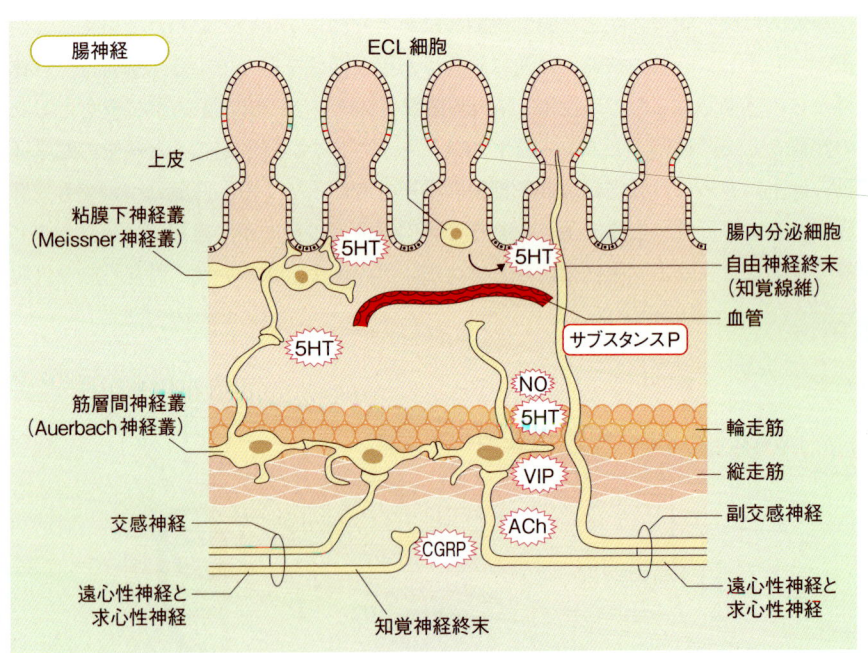

図3 大腸の神経伝達系
（峯 徹哉. 2005[1]より）

膜炎（spontaneous bacterial peritonitis：SBP）の場合も腸管内細菌叢と深いかかわりがある．膵炎においても腸管のbacterial translocation（BT）と深いつながりがある．

腸内細菌とは

　ヒトの大腸に生息する腸内細菌群も，太古や地中の嫌気性細菌群に劣らず多彩な

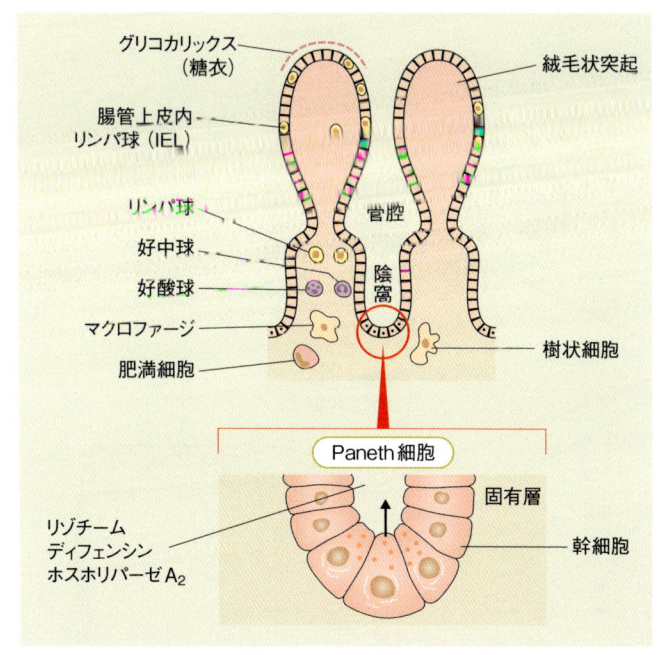

図4 大腸粘膜詳細
(峯 徹哉. 2005[1]より)

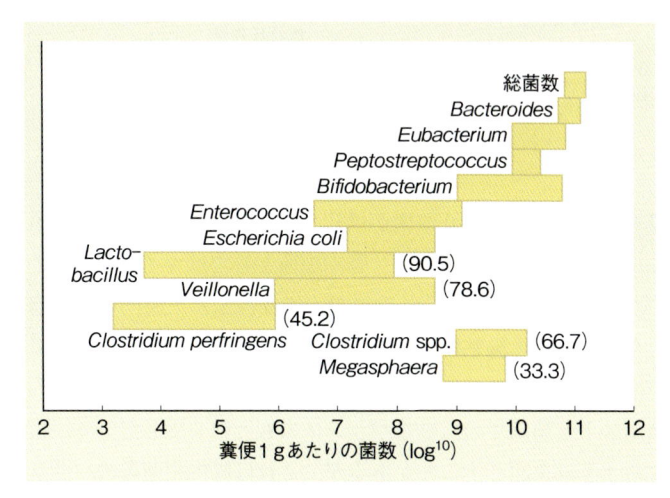

図5 ヒト成人の大腸内フローラ
カッコ内は検出率（数字のないものは検出率100％）
(Mitsuoka T. 1982[3]より)

集団であり，炭酸ガス，メタン，硫化水素などを産生している．これが腸内ガスの本体である．

　通常，新生時の腸内は無菌であるが，出産後の早い時期から劇的な変化を示す．それらは，出生直後に感染して一過性に増殖するが，以降は腸内で少数派として共生する．*Escherichia coli* や *Streptococcus* などの細菌群，生後おくれて宿主特異的に出現する主要な腸内細菌群，あるいは宿主の体調を見計らって日和見感染を起こす少数派の *Clostridium perfringens* などに大別される．ヒトの小腸に生息する細菌の数や種類は比較的少ないが，大腸では爆発的に増加する（図5）．ヒト成人では1gの糞便中に約10^{11}個（便の1/3），総数で約10^{14}個（約1kg）にも及ぶ．しかし，*E. coli* は腸内細菌としてはマイノリティであり，数は全体の1/10,000以下である．

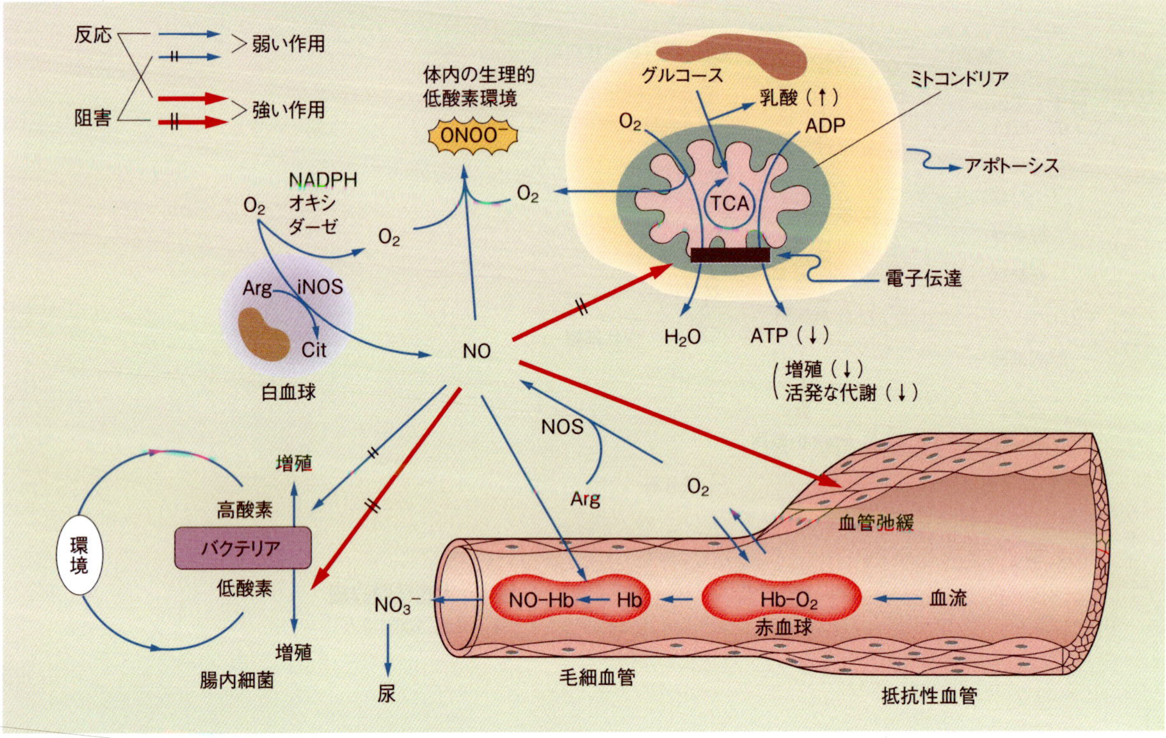

図6 活性酸素NO系スーパーシステム循環エネルギー制御
(井上正康, 2002[2])より)

　血管に富む大腸粘膜表面では拡散により酸素が供給されているため，大腸内でも嫌気性菌は酸素ストレスを受けている．しかし，腸内細菌としてはマイノリティの *E. coli* などが酸素を効率よく消費させてくれるので，嫌気性菌が大腸内にも生息可能となっている．したがって，大腸粘膜に接する便塊表面（有酸素領域）には *E. coli* などの好気性菌が生存領域を住み分けていると考えられる．このように，腸内の多種多様な細菌群はホストと菌間での微妙なバランスのもとに共生している．抗菌薬などを過剰投与すると下痢を起こすことがあるが，これは腸内細菌叢のバランス崩壊が原因と考えられる．

　これらの腸内細菌群の菌体成分は，たとえばIL-12の分泌を促進させてリンパ球Th1細胞の成熟を促し，Th1とTh2のバランスに影響を与えている．腸内細菌叢のバランスは，ヒトの消化管機能や免疫機能の維持にもきわめて重要である．

活性酸素NO系による感染防御

　ヘムに親和性の高いNOは，好気性細菌の電子伝達系（特に終末オキシダーゼ）にも作用して呼吸を可逆的に抑制する．この作用も低酸素下では著しく強いため，*E. coli* などの呼吸も酸素濃度依存的にNOにより抑制される．哺乳類の細胞と比べ，*E. coli* の代謝速度は10〜100倍も速いので，NOが作用すると菌体内ATPは瞬時に基底レベルにまで低下するが，抑制反応が解除されると瞬時に元に戻る．

大腸内ではこの阻害反応により菌の増殖に必要なエネルギーが制限され，その生息数も強く抑制されている．しかし，栄養成分が豊富な体外へ便とともに排泄されると，エネルギー代謝はフル回転させて驚異的な速度で増殖していく．このように，血液循環とエネルギー代謝や生体制御する活性酸素/NO 系は，感染防御の立て役者として機能し，安全な摂食行動を保障するスーパーシステムとして生命を維持している（図6）．

粘膜破壊と門脈圧と類洞機能

　腸内細菌が下部消化管の粘膜バリアーを破壊した場合には，活性化された好中球やマクロファージが粘膜組織に浸潤して局所で感染防御反応を起こす．腸内細菌の多くはそれで落ち着くが，なかには粘膜バリアーを越えて移行（BT）するものも少なくない．腸粘膜組織には，特殊顆粒内にヒスタミンやヘパラン硫酸プロテオグリカンを多量に含有する肥満細胞が局在している．肥満細胞が菌体成分などで刺激されると，細胞内顆粒からヒスタミンやヘパラン硫酸が放出され，局所の血管は透過性が亢進する．

　消化管粘膜の血管内腔にはジアミン酸化酵素が局在しているので，肥満細胞から放出されたヒスタミンの大半は局所で分解されて不活化する．しかし，その一部は粘膜細胞が崩壊した成分とともに門脈血流を介して肝類洞へ到達する．これらの成分が類洞の内皮細胞や伊東細胞に作用すると，細胞が収縮して門脈圧が一過性に上昇する．門脈圧が上昇すると，ヒスタミンにより血管透過性が亢進した腸粘膜局所で静水圧に依存して血漿が組織間隙に流入する．ここに胆管の浮腫が出現する．

病態との関係（1）

　通常の組織では，血管内皮細胞傷害などで滲出した血漿中の凝固系因子は組織因子などで活性化され，それ以上の血漿漏出を抑制して炎症反応を局在化させる．しかし，消化管粘膜では，肥満細胞から放出されたヘパラン硫酸がアンチトロンビンⅢに結合して強い抗凝固活性を発揮する．このため，粘膜組織間隙に流入した滲出液は，凝固することなく多量のリンパ流を形成する．

　地下水脈のように，この細胞外リンパ流は消化管内から粘膜組織中に侵入してくる微生物を所属リンパ節に向かって洗い流す役割を持っていると考えられる．リンパ節には感染防御能の高いマクロファージなどが待ち受けており，これらの病原菌を捕捉殺菌する．これらの網内系は，エンドトキシンなどで長時間刺激されるとiNOS（inducible nitric oxide synthase）を発現し，NO を産生放出する．細胞間隙やリンパ管内を流れるリンパ球と，それが流れ着くリンパ節の酸素分圧は低いので，この局所で産生された NO は強い殺菌能を発揮することになる．

　粘膜防御システムをくぐり抜けた病原菌が門脈血中に侵入した場合には，類洞内腔の Kupffer 細胞が捕捉殺菌作用を発揮する．Kupffer 細胞は NADPH オキシダ

ーゼを有するが，その活性は比較的低いので，感染初期にはもっぱら貪食作用とリソソームの消化作用により細菌を処理する．しかし，感染病態が長引くと，Kupffer 細胞の NADPH オキシダーゼが菌体成分によりプライミングされて活性酸素を産生する．同時に，サイトカインネットワークを介して Kupffer 細胞や肝実質細胞内に多量の iNOS が発現して NO が産生される．ここで注目すべき点は，消化管組織で消費されなかった残存酸素を肝類洞へ供給している門脈血中の酸素分圧が通常の動脈血よりも低いことである．この低酸素分圧特性のために，肝内で生じた NO は他組織に比べてより強い殺菌作用を発揮できる．

このように，活性酸素，NO，局所酸素分圧の見事な相互作用により，肝と腸管粘膜組織は食物とともに侵入してくる病原菌を捕捉殺菌するための究極的防御系として機能している．しかし，この防御反応が過剰になると，肝細胞を始めとする肝構成組織も傷害され，重篤な場合にはエンドトキシン肝炎を発症する．

病態との関係（2）

重症急性膵炎は良性疾患でありながら高い致命率を有している．その主たる死因となっている後期感染は，腸内細菌の BT が原因であることが明らかとなっている．急性膵炎の主な死因となっている敗血症の原因として腸内細菌が膵周囲の壊死に移行して感染を惹起する，いわゆる BT が重要であることが報告されている．一方，最近では重症急性膵炎を含む高度侵襲期の感染対策として選択的消化管除菌（selective digestive decontamination：SDD）や経腸栄養法（enteral nutrition：EN）などを介した治療の有用性が報告されている．さらに特化された治療法である immunonutrition や synbiotics なども注目を浴びている．経腸栄養法による腸管対策は重症急性膵炎治療の軸になると思われる．

病態との関係（3）

ラクチトールの肝硬変症に伴う肝性脳症に対する臨床的治療効果は Bircher らに始まり，その内容としては門脈-大循環吻合術後に生じた portal systemic encephalopathy にラクツロースとラクチトールが同等に有効であったと報告されている．腸内細菌叢に及ぼす影響について考えてみると通常は嫌気性菌が最も多い．

菌数の変動で最も顕著であったのは嫌気性細菌 *Bifidobacterium* の増加である．一方，アンモニア産生菌であり嫌気性菌の主体をなす Bacteroidaceae や *Clostridium* の菌数はほとんど変化しなかった．また，総嫌気性菌数についてはほとんど変化がみられなかった．

次に顕著だったのは好気性菌 *Lactobacillus* の増加であるが，そのほかの好気性菌種については Enterobacteriaceae，*Streptococcus* など，おおむね大きな変動は認められなかった．それらを総合した総好気性菌数および総嫌気性菌数と総好気性菌数を総合した総菌数にもほとんど変化がみられなかった．

総菌数に占める各菌群の占有率については，菌数の増加と同様に *Bifidobacterium* の上昇が顕著であり，*Lactobacillus* もやや上昇した．一方，アンモニア産生菌の Bacteroidaceae，*Clostridium* の占有率は低下した．

Patil らはラクチトールおよびラクツロースは，ともに *in vitro* の菌培養系において細菌によって代謝されて有機酸を産生すること，また，健常人にラクチトールおよびラクツロースを投与して radiotelemetry 法により回腸および結腸内の pH を測定した結果，右結腸内 pH が有意に低下したことから，これは菌の代謝により産生した有機酸によるものと報告されている．

同種同効薬ラクツロースの糞便内細菌叢に及ぼす影響については，*Bifidobacterium* や *Lactobacillus* の増加を認めると報告されており，ビフィズス菌増殖因子とも呼ばれているが，ラクチトールについても，同様にビフィズス菌増殖因子であることが確認されている．腸内細菌叢の構成は宿主に与える影響が重要なかかわりを持っており，*Bifidobacterium* を優勢に保つことが，ヒトの健康維持にとって望ましいと考えられている．

おわりに

肝・胆・膵疾患と腸内細菌叢との関係について論じてみた．このように重症化した肝・胆・膵疾患と腸内細菌叢は非常に密接に関係していることが判明した．肝・胆・膵疾患の生命予後に非常に関係があり，重大な影響を及ぼしていることが判明した．

今後，いかに腸内細菌叢を使って生命予後をよくしていくかはこの細菌叢をどのように扱っていくかにかかっている．

（峯　徹哉）

● 引用文献
1. 峯　徹哉．一目でわかる消化器病学．MEDSI，2005．
2. 井上正康．生体防御機構の源流を探るサイトプロテクション．癌と化学療法社，2002；p.3-20．
3. Mitsuoka T. Recent trends in research on intestinal flora. Bifidobacteria Microflora 1982; 1: 3-24.

III 臨床編

❸ 生活習慣病, 慢性疾患

III 臨床編 ❸ 生活習慣病，慢性疾患

19 脂質異常症

はじめに

　最初に血清脂質の動脈硬化発症における役割，動脈硬化性疾患ガイドライン2007年版に示された脂質異常症（高脂血症）の診断基準，リスク別脂質管理目標を紹介し，脂質異常症の概要を述べたいと思う．その後，プロバイオティクスによる血清コレステロール低下作用の機序の理解を促す目的で，現在使用されている脂質異常症治療薬の作用機序を提示する．後半部で，プロバイオティクスの高脂肪食摂取動物における血清脂質への影響，および，それらの研究からみえてきたコレステロール低下の機序を解説する．最後に，プロバイオティクスのヒト血清脂質への影響，およびプロバイオティクスを用いた研究への今後の展望を述べたいと思う．

脂質異常症とは？

　過剰な低比重リポ蛋白（low-density lipoprotein：LDL）は酸化され，酸化LDLとなり血管内皮下でマクロファージに取り込まれる．スカベンジャー受容体を介して酸化LDLを貪食したマクロファージが泡沫細胞となる．この泡沫細胞が集積し初期病変（脂肪線条）を形成する（図1）．さらに長期にわたるコレステロール蓄積，血管平滑筋の増殖，石灰化などの因子が加わり，進行した粥状動脈硬化病変を形成する．そのため，LDL-コレステロール（LDL-C）値が高いほど動脈硬化性疾患の発症頻度が高いことは欧米だけでなく，わが国においても疫学調査で示されている．

　血清トリグリセリド（TG）値と冠動脈発症率に正相関があることが国内外で報告されている．最近，わが国の2つのコホート研究でTG値と冠動脈疾患との有意な関連が報告されている[1, 2]．

　一方，高比重リポ蛋白（high-density lipoprotein：HDL）は血液中で形成され代謝されながら最終的に肝臓に取り込まれ，末梢組織や血管壁から肝臓へのコレステ

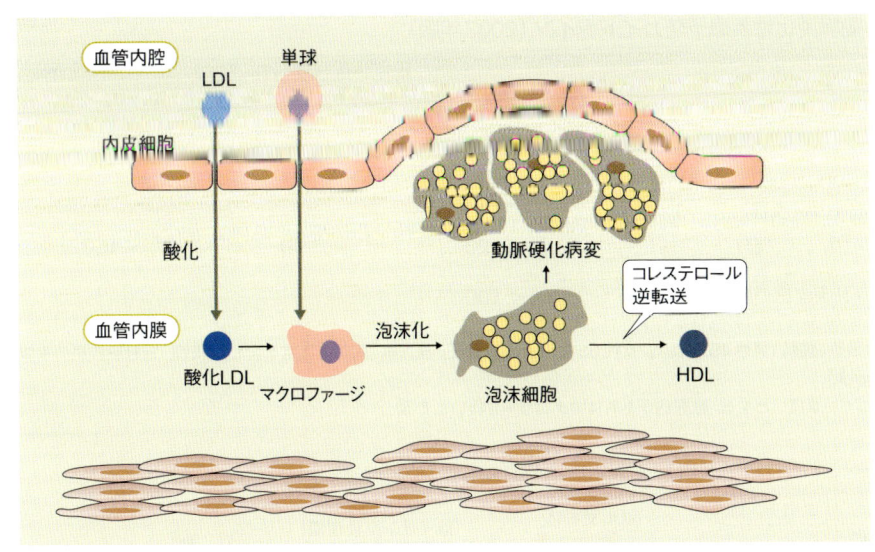

図1 LDLの動脈硬化発生への関与およびHDLの抗動脈硬化作用

表1 脂質異常症の診断基準（空腹時採血）

高LDLコレステロール血症	LDLコレステロール ≧140 mg/dL
低HDLコレステロール血症	HDLコレステロール ＜40 mg/dL
高トリグリセリド血症	トリグリセリド ≧150 mg/dL

（動脈硬化性疾患予防ガイドライン2007年版）

ロール逆転送系として機能していることから，HDLは動脈硬化形成を予防する善玉コレステロールと称されている（**図1**）．そのため，HDL-C値が低いほど冠動脈疾患の発症頻度が高い．

LDL-C，TGの高値，およびHDL-Cの低値が動脈硬化を促進すると考えられることから，脂質異常症の診断基準が**表1**のように定められている．

4Sスタディでは，LDL-C値を低下させることにより，冠動脈疾患および総死亡を抑制することを示し，二次予防においてLDL-Cを低下させることが必須であることを示した[3]．続いて行われた大規模臨床試験においても，LDL-Cを低下させることにより再発を予防し，総死亡および脳卒中の発生を抑制することが明らかになった．このように集積された成績に，二次予防においては，LDL-C値を100 mg/dL未満を目標にすることが勧められており，動脈硬化性疾患予防ガイドライン2007年版のリスク別脂質管理目標値にも盛り込まれている（**表2**）．

一方，一次予防では，LDL-C以外の危険因子である加齢，高血圧，糖尿病，喫煙，冠動脈疾患の家族歴，低HDL-C血症などの重積度合により患者カテゴリーが低リスク，中リスク，高リスクの3群に分類されている（**表2**）．

脂質異常症の治療とは？

脂質異常症治療薬の作用機序を**図2**に示す．

表2 リスク別脂質管理目標値—動脈硬化性疾患予防ガイドライン（2007年版）

治療方針の原則	カテゴリー		脂質管理目標値 (mg/dL)		
		LDLコレステロール以外の主要冠危険因子*	LDLコレステロール	HDLコレステロール	トリグリセリド
一次予防：まず生活習慣の改善を行った後，薬物療法の適応を考慮する	I（低リスク群）	0	<160	≧40	<150
	II（中リスク群）	1〜2	<140		
	III（高リスク群）	3以上	<120		
二次予防：生活習慣の改善とともに薬物療法を考慮する	冠動脈疾患の既往		<100		

＊：LDLコレステロール以外の主要冠危険因子：加齢（男性45歳以上，女性55歳以上），高血圧，糖尿病（耐糖能異常を含む），喫煙，冠動脈疾患の家族歴，低HDLコレステロール血症（<40 mg/dL）．
脳梗塞，閉塞性動脈硬化症の合併はカテゴリーIII扱いとする．糖尿病があればカテゴリーIII扱いとする．

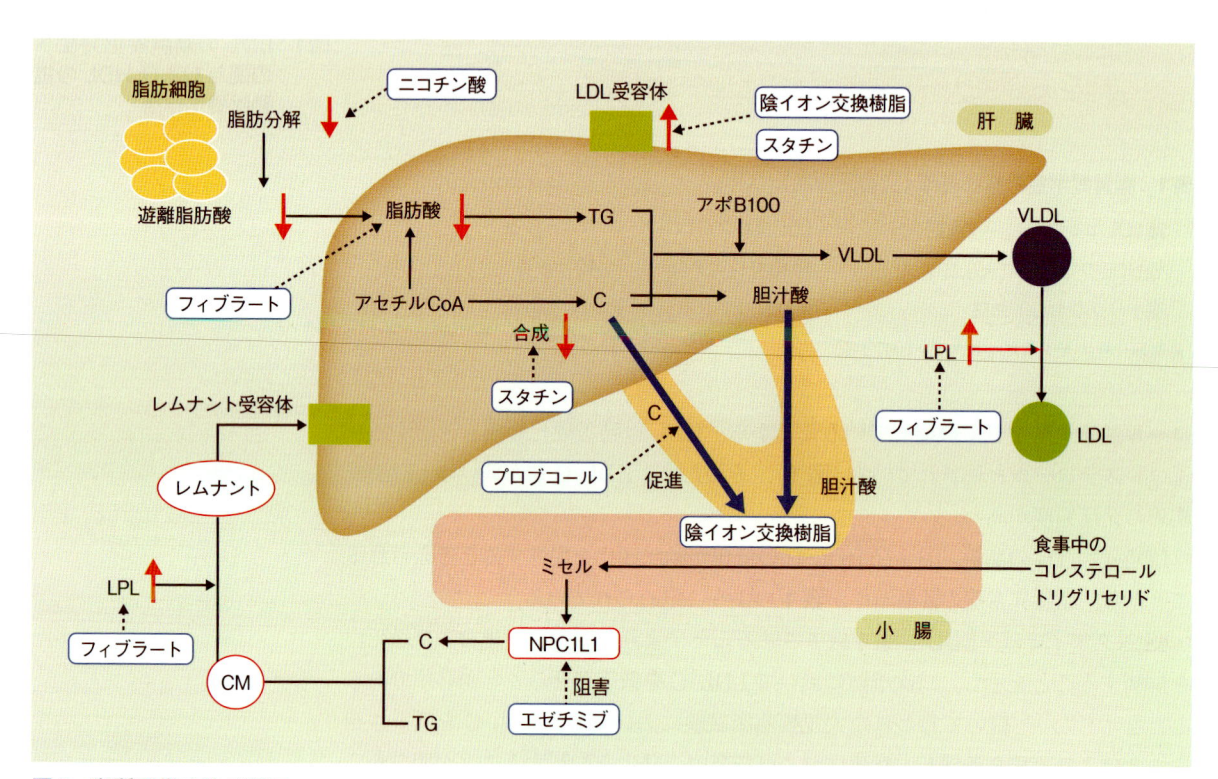

図2 脂質異常症治療薬の作用機序

C：コレステロール，CM：カイロミクロン，LPL：リポ蛋白リパーゼ

■ HMG-CoA還元酵素阻害薬（3-hydroxy-3-methyl-glutaryl-CoA：スタチン）

コレステロール合成の律速酵素であるHMG-CoA還元酵素を拮抗的に阻害する．その結果，肝細胞内のコレステロールプールが減少し，細胞質に存在する転写因子であるステロール調節エレメント結合蛋白2（sterol regulatory element-binding protein 2：SREBP-2）の核内への移行が促進され，このSREBP-2がLDL受容体のプロモーター領域に結合し，LDL受容体の発現を増強する．そして，LDLの取り込みの促進が起こり，血清コレステロールが低下する．

■ フィブラート系薬

核内受容体であるペルオキシソーム増殖因子活性化受容体α（peroxisome proliferator activated receptor α：PPARα）のリガンドとして作用し活性化する．そ

の結果，リポ蛋白リパーゼ，肝性 TG リパーゼ活性を亢進させ，カイロミクロン，超低比重リポ蛋白（very low-density lipoprotein：VLDL），中比重リポ蛋白（intermediate-density lipoprotein：IDL）の異化を促進する．また，肝臓において TG の材料となる脂肪酸の合成を抑制すると同時に，脂肪酸酸化を亢進させ TG の合成が抑制される．

■ニコチン酸
脂肪細胞の脂肪分解を抑制し，血中遊離脂肪酸の減少をもたらし，肝臓での TG 合成を抑制して，結果として VLDL の低下，ひいては LDL の低下をもたらす．

■プロブコール
LDL 受容体を介さず LDL の異化の亢進およびリポ蛋白の合成の抑制をもたらす．また，コレステロールの胆汁への排泄を亢進させ，LDL-C を低下させる．

■陰イオン交換樹脂
腸管内で胆汁酸と結合して小腸での再吸収を抑制し，便中への排泄を促進することによりコレステロールから胆汁酸への異化を促進する．その結果，肝細胞のコレステロールプールが減少し LDL 受容体の増加が起こる．

■エゼチミブ
小腸におけるコレステロールトランスポーターである Niemann-Pick C1-like 1（NPC1L1）蛋白の阻害薬で，食事および胆汁由来のコレステロールの腸内吸収を阻害することにより血清コレステロールを低下させる．

プロバイオティクスの脂質異常症改善効果

プロバイオティクスの高脂肪食摂取動物における血清脂質への影響

■*Bacillus*, *Lactobacillus*, *Streptococcus*, *Saccharomyces*, *Candida*

Fukushima らは，*Bacillus*, *Lactobacillus*, *Streptococcus*, *Saccharomyces*, *Candida* 属のプロバイオティクスミックス（それぞれを 10^{7-8} colony forming units（CFU）/g 含む米ぬか）を体重 1 kg あたり 150 g，6 週間，高脂肪・高コレステロール食とともに与えて血清脂質などを検討した[4]．プロバイオティクス群では，コントロール群に比べ肝臓重量が 35 ％低かった．また，プロバイオティクス群で，総コレステロール，肝臓中のコレステロール濃度，VLDL＋IDL＋LDL-C 濃度が有意に低く，HDL-C が有意に高いことが明らかになった．また，プロバイオティクス群で，肝臓におけるコレステロール合成の律速酵素である HMG-CoA 還元酵素の活性が有意に低く，糞便中への中性および酸性ステロールの排泄が増加しており，これらのことがプロバイオティクスによるコレステロール低下の機序であることが示唆された．

■*Lactobacillus acidophilus* ATCC 43121
高コレステロール食を与えたラットを用いた研究で *L. acidophilus* ATCC 43121（LAB）（2×10^6 CFU/day，3 weeks）摂取が総コレステロールを 25 ％，VLDL＋IDL＋LDL-C を 42 ％減少させることが明らかになった[5]．また，LAB の

摂取が，普通食で飼育したラットの肝臓におけるLDL受容体mRNA，およびコレステロールからの胆汁酸合成を制御するコレステロール7α水酸化酵素mRNAの発現を増加させることが明らかになった．胆汁酸は体内コレステロールの最終代謝産物であり，肝臓は胆汁として胆汁酸およびコレステロールを体外に排出する．

　LABは胆汁酸塩の加水分解酵素（bile salt hydrolase）を分泌し，胆汁酸の脱抱合を促進する．脱抱合された胆汁酸塩は抱合型胆汁酸塩よりも可溶性が低いため小腸から吸収されにくくなる．このようにLABは胆汁酸の脱抱合を促進させ，腸肝循環から消失した胆汁酸を補うために新たに作られる胆汁酸の原料となるコレステロールを消費することにより，血清コレステロールの低下に導くと考えられる．

Lactobacillus plantarum PH04

　L. plantarum PH04は乳児の糞便から単離された菌で，胆汁酸に対して耐性があり，抱合型胆汁酸塩を加水分解する活性を持つ．*L. plantarum* PH04（10^7 CFU/day）の2週間の摂取が，未摂取群に比べ，高コレステロール食を与えたマウスの血清コレステロールを7%，TGを10%減少させることが明らかになっている[6]．

Lactobacillus reuteri CRL1098

　コレステロールに富んだ餌で飼育したマウスに*L. reuteri* CRL 1098（10^4 cell/day）を1週間摂取させたところ，総コレステロールが38%，TGが40%減少し，HDL-Cが20%増加した[7]．コレステロール低下の機序としては，胆汁酸塩の加水分解酵素を増加させて，胆汁酸の脱抱合を促し糞便中への胆汁酸の排泄を増加させ，胆汁酸の原料となるコレステロールの減少を引き起こすと考えられる．

　脂肪に富んだ食事を摂取させる前に*L. reuteri* CRL 1098（10^4 cell/day）を1週間投与したところコントロールに比べ総コレステロールが22%，TGが33%低く，HDL/LDL比が17%高くなることが明らかになり，予防的効果があることが示唆された[8]．

Lactobacillus gasseri SBT0270

　高コレステロール血症ラットに*L. gasseri* SBT0270を摂取させたところ，コントロールに比べ総コレステロール，LDL-C，TGが有意に低下し，かつHDL-Cも低下を示した[9]．機序としては，ほかの*Lactobacillus*同様に，腸肝循環において胆汁酸の再吸収を抑制することと，糞便中への酸性ステロイドの排泄を促進することが考えられた．

Amylomyces rouxii

　インドネシアの発酵性食物に発見されたカビで，コレステロールに富む食事を与えたラットのLDL，VLDL，IDL-Cを減少させることが明らかになっている[10]．その機序としては，コレステロールからの胆汁酸の合成を制御するコレステロール7α水酸化酵素およびLDL受容体の発現を増強することが考えられる．

Bacillus polyfermenticus SCD

　高コレステロール食と*B. polyfermenticus* SCD（$3.1×10^6$ CFU/day）を与えたラットでは，与えなかったラットに比べ，血清LDL-C，肝臓の総コレステロールおよびTGが有意に低く，糞便中へのコレステロールおよびTGの排泄が有意に増

加していた[11]. また, *B. polyfermenticus* SCD の摂取は HDL-C/TC 比を有意に増加させ, さらには total radical trapping antioxidant potential (TRAP) の増加も引き起こすことが明らかになり, 動脈硬化惹起性脂質異常を改善すると同時に, 抗酸化にも関与していることが示唆された.

■ プロバイオティクスの実験動物における血清脂質への影響の総括, およびコレステロール低下作用の機序

さまざまなプロバイオティクスの高脂肪食負荷マウスおよびラットの血清脂質への影響を総括したものを**表3**に示す. 動物実験においてプロバイオティクスは, 動脈硬化に対して有利に作用する血清脂質の変化を引き起こすと考えられる.

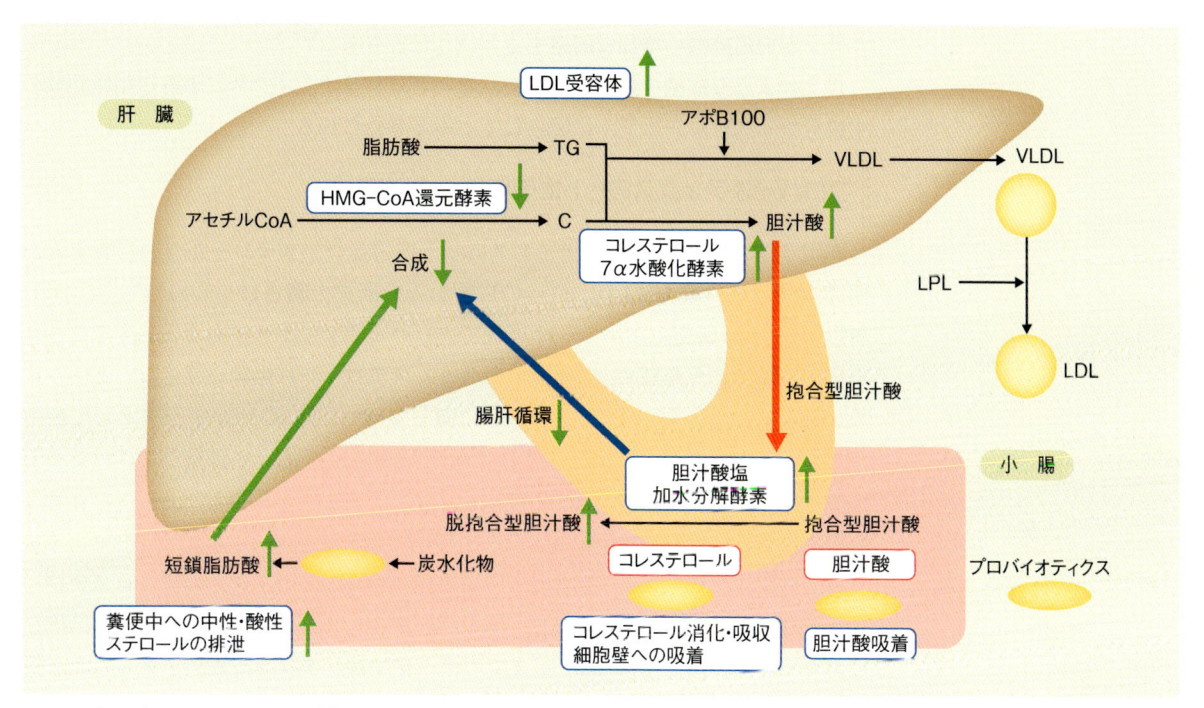

プロバイオティクスの血清コレステロール低下作用の機序を**図3**に示す. すでに述べたコレステロールから胆汁酸の合成を増加させること, LDL 受容体の発現を増強すること, 胆汁酸の脱抱合を促進すること, 糞便中への中性および酸性ステロールの排泄を増加させること, コレステロール合成の律速酵素の活性を低下させること以外に, 菌体が胆汁酸を吸着すること, 菌体によるコレステロールの消化・吸収, コレステロールが菌体の細胞壁に吸着することなどがプロバイオティクスの血清コレステロール低下作用の機序として考えられている.

プロバイオティクスは食事中の消化・吸収されない炭水化物を発酵させ短鎖脂肪酸を生成するが, この短鎖脂肪酸が肝臓におけるコレステロールの合成を抑制し, 血中から肝臓へのコレステロールの再分布を促進することにより血清脂質を低下させることが報告されている. 大腸における短鎖脂肪酸の生成は1日100～450 mmol

表3 プロバイオティクスの高脂肪食負荷マウスおよびラットの血清脂質への影響

総コレステロール	↓
LDL+VLDL+IDL コレステロール	↓
HDL コレステロール	↓↑
トリグリセリド	↓

図3 プロバイオティクスの血清コレステロール低下作用の機序
C:コレステロール, LPL:リポ蛋白リパーゼ

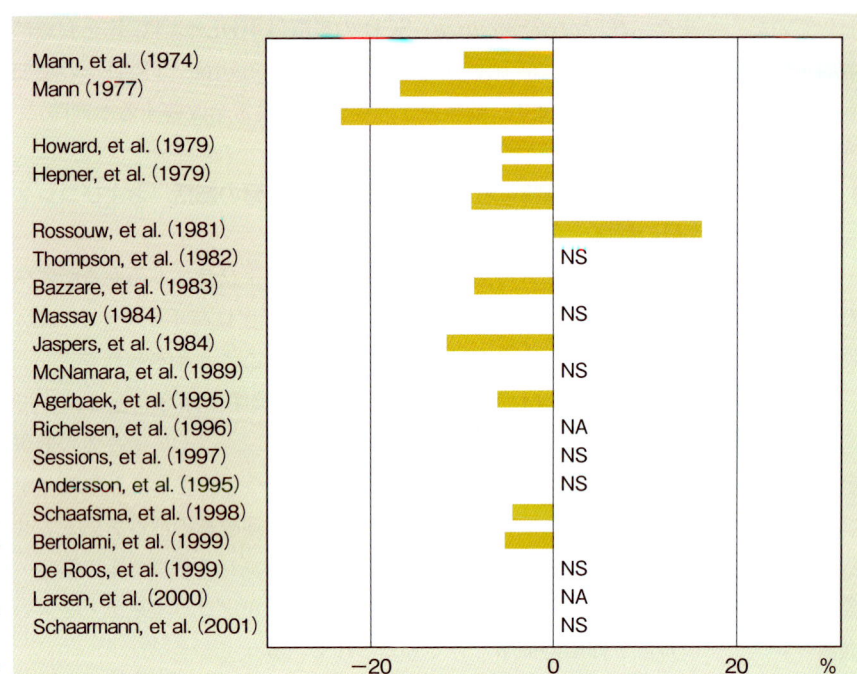

図4 プロバイオティクスのヒト血清総コレステロール値への影響

(Taylor GR, et al. 1998[15], Pereira DI, et al. 2002[16]より,一部改変)
NA:data not available, NS:not significant

で,酢酸,プロピオン酸,ブチル酸が 60：20：15 の比で存在する.肝細胞を用いた実験で,酢酸およびプロピオン酸がともにコレステロールの合成を抑制することが明らかになっている[12].また,プロピオン酸摂取がヒトおよび動物の血清コレステロールを低下させるという成績や[13],オートブラン摂取によるコレステロール低下が血清酢酸の増加に関連するという報告もある[14].

以上のような成績を比べ合わせてみるとプロバイオティクスによる短鎖脂肪酸の生成もコレステロール低下に関与していると考えられる.

プロバイオティクスのヒト血清脂質への影響

2001 年以前のプロバイオティクスのヒト血清総コレステロールへの影響をみた研究を図4 に,また,LDL-C への影響をみた研究を図5 にまとめた[15,16].2001年以前の 21 の研究のなかで,11 研究でプロバイオティクスが血清コレステロールを低下させることを認め,7 研究で血清コレステロールに影響を与えないという結果になっている[15,16].また,LDL-C に関しては,LDL-C 値がデータとして使用できなかった研究が 7 つあり,それを除く 14 研究のうち,6 研究でプロバイオティクスが LDL-C を低下させ,7 研究でプロバイオティクスの LDL-C への有意な影響を認めないという結果であった[15,16].

以上のような結果を比べ合わせてみると,プロバイオティクスの総コレステロールおよび LDL-C への影響に関してポジティブデータとネガティブデータが拮抗しており,ヒトに関しては 2001 年までのデータでは,プロバイオティクスの血清脂質改善への効果に関して結論が導けないと考えられる.そこで 2002 年以降の研究を各論的に考察していきたいと思う.

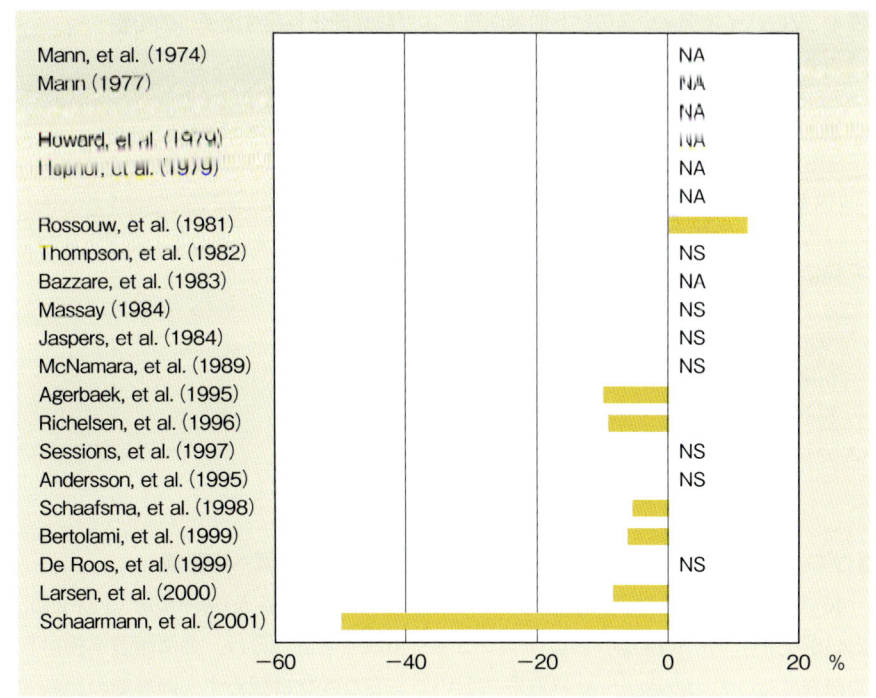

図5 プロバイオティクスのヒト血清 LDL コレステロール値への影響

(Taylor GR, et al. 1998[15]．Pereira DI, et al. 2002[16] より, 一部改変)
NA：data not available, NS：not significant

プロバイオティクスの正脂血症者における血清脂質への影響

毎日 10^9 CFU の *L. acidophilus, Bifidobacterium longum* とプレバイオティクスであるフルクトオリゴ糖（10〜15mg）を約2か月，正脂血症者55人に摂取させて血清脂質への影響をみた研究がある．この研究においては，総コレステロール，LDL-C，HDL-C，TG 値にプロバイオティクスおよびコントロール群のあいだに有意な差を認めなかった[17]．

Hlivak らは，43人の健常者を，$2×10^9$ CFU/day の *Enterococcus faecium* M-74 と 50 μg のセレニウムを56週間摂取する群とプラセボを摂取する群に分けて血清脂質を検討した．その結果，*E. faecium* M-74 の摂取により，血清コレステロール濃度が12％減少し，その減少は LDL-C の減少によるところが大きいことが明らかになった．しかし，TG および HDL-C に有意な変化を認めなかった．いっぽう，プラセボ群では血清脂質に有意な変化を認めなかった[18]．

Fabian らは，21〜29歳の33人の健常女性を対象とし，通常のヨーグルトまたは $3.6×10^8$ CFU/g *Lactobacillus paracasei* subsp. *paracasei* を含むプロバイオティクスヨーグルトを摂取させ，血清脂質の変化を観察した．プロバイオティクスヨーグルト 200g の2週間摂取により総コレステロールが6.2％有意に減少した．また，4週間の継続摂取により，HDL-C がプロバイオティクスヨーグルト摂取群で9.5％増加した．総コレステロール/HDL-C 比はプロバイオティクス群で13％，通常ヨーグルト群で8％減少した．また，LDL-C はプロバイオティクス群で14％，通常群で7.6％，LDL-C/HDL-C 比はプロバイオティクス群で21％，通常群で13％の減少を示した[19]．

表4 プロバイオティクスのヒト血清脂質および動脈硬化惹起性因子への影響

	正脂血症者	高コレステロール血症者	喫煙者
総コレステロール	↓→	→	→
LDLコレステロール	↓→	→	↓
HDLコレステロール	↑→	↑→	↑
トリグリセリド	→	→	→
レプチン			↓
インスリン			↓
フィブリノゲン			↓
IL-6			↓
F_2-イソプロスタン			↓

（2002年以降の研究より）

プロバイオティクスの高コレステロール血症者の血清脂質への影響

46人の高コレステロール患者をランダムに *Lactobacillus fermentum*（1日2回, $2×10^9$ CFU, 10 weeks）およびプラセボを摂取する群に分け, 血清脂質を検討した研究では, *L. fermentum* 摂取群において有意な変化は認めず, 両群間の比較での有意差を認めなかった[20]．

15人の正脂血症女性と14人の高コレステロール血症女性を対象に, 1日300gのヨーグルトの摂取と *L. acidophilus* 145および *B. longum* 913を添加したヨーグルトの摂取をクロスオーバー方式で検討した研究が報告されている. それによると, プロバイオティクスヨーグルト摂取により, 正脂血症女性および高コレステロール血症女性の両者においてHDL-Cが増加することが明らかになった. また, プロバイオティクスヨーグルトは正脂血症女性のLDL/HDL比を有意に減少させた[21]．

Lewisらは, 高コレステロール血症者80人を対象にフリーズドライの$3×10^{10}$ CFUの *L. acidophilus* を含むカプセル, またはプラセボを1日3回6週間摂取させて血清脂質を比較検討した. プロバイオティクス群においても血清脂質の有意な変化を認めなかった[22]．

プロバイオティクスの喫煙者の血清脂質および動脈硬化惹起性因子への影響

Naruszewiczらは, 18人の男性および18人の女性喫煙者を無作為二重盲検方式で, 6週間1日$5×10^7$ CFU/mLの *L. plantarum* 299vを含むローズヒップティーを飲む群と, プロバイオティクスを含まないローズヒップティーを飲む群に分け, 血清脂質および各種動脈硬化惹起性因子を検討した. プロバイオティクス群で, LDL-Cは12％減少し, HDL-Cは10％増加し, 37％のレプチン濃度の低下と28％のインスリン濃度の低下を認めた. また, プロバイオティクス群でフィブリノゲンが21％減少し, IL-6が41％減少した. また, 酸化ストレスのマーカーであるF_2-イソプロスタンがプロバイオティクス群で31％の減少を示した[23]．

プロバイオティクスのヒト血清脂質への影響の総括

2002年以降の研究をまとめたものを**表4**に示す.

やはり，何ら血清脂質に有意な影響を及ぼさないという研究も混在するが，LDL-Cを低下させ，HDL-Cを増加させるというプロバイオティクスの脂質改善作用を示す結果も認められている．最近の喫煙者を対象とした研究で，プロバイオティクスがレプチン，インスリン，フィブリノゲン，IL-6，F₂-イソプロスタンを低下させることが明らかになり，抗動脈硬化という観点からもプロバイオティクスは脂質異常症の治療薬として魅力的であると考えられる．

おわりに

　ヒト血清脂質への影響に関しては賛否両論はあるが，動物実験での成績などを考慮するとプロバイオティクスは脂質異常症治療に応用可能であると考えられる．しかし，今後，使用するプロバイオティクスの種類・量，同時に摂取する食事のカロリー・栄養素，また，各種オリゴ糖などのプレバイオティクス（腸内細菌叢を修飾することにより宿主に有用な作用を及ぼす物質）の併用などを十分に考慮した大規模臨床試験が必要であると考えられる．

（柳内秀勝，多田紀夫）

●引用文献
1. Satoh H, Nishino T, Tomita K, et al. Fasting triglyceride is a significant risk factor for coronary artery disease in middle-aged Japanese men. Circ J 2006; 70: 227-231.
2. Iso H, Naito Y, Sato S, et al. Serum triglycerides and risk of coronary heart disease among Japanese men and women. Am J Epidemiol 2001; 153: 490-499.
3. Scandinavian Simvastatin Survival Study: Randomised trial of cholesterol lowering in 4444 patients with coronary heart disease: the Scandinavian Simvastatin Survival Study (4S). Lancet 1994; 344: 1383-1389.
4. Fukushima M, Nakano M. The effect of a probiotic on faecal and liver lipid classes in rats. Br J Nutr 1995; 73: 701-710.
5. Park YH, Kim JG, Shin YW, et al. Effect of dietary inclusion of Lactobacillus acidophilus ATCC 43121 on cholesterol metabolism in rats. J Microbiol Biotechnol 2007; 17: 655-662.
6. Nguyen TD, Kang JH, Lee MS. Characterization of Lactobacillus plantarum PH04, a potential probiotic bacterium with cholesterol-lowering effects. Int J Food Microbiol 2007; 113: 358-361.
7. Taranto MP, Medici M, Perdigon G, et al. Evidence for hypocholesterolemic effect of Lactobacillus reuteri in hypercholesterolemic mice. J Dairy Sci 1998; 81: 2336-2340.
8. Taranto MP, Medici M, Perdigon G, et al. Effect of Lactobacillus reuteri on the prevention of hypercholesterolemia in mice. J Dairy Sci 2000; 83: 401-403.
9. Usman, Hosono A. Hypocholesterolemic effect of Lactobacillus gasseri SBT0270 in rats fed a cholesterol-enriched diet. J Dairy Res 2001; 68: 617-624.
10. Fukushima M, Han KH, Taneichi Y, et al. Amylomyces rouxii strain CBS 438.76 affects cholesterol metabolism in cholesterol-fed rats. J Nutr Sci Vitaminol (Tokyo) 2005; 51: 453-459.
11. Paik HD, Park JS, Park E. Effects of Bacillus polyfermenticus SCD on lipid and antioxidant metabolisms in rats fed a high-fat and high-cholesterol diet. Biol Pharm Bull 2005; 28: 1270-1274.
12. Nishina PM, Freedland RA. Effects of propionate on lipid biosynthesis in isolated rat hepatocytes. J Nutr 1990; 120: 668-673.
13. Illman RJ, Topping DL, McIntosh GH, et al. Hypocholesterolaemic effects of dietary propionate: studies in whole animals and perfused rat liver. Ann Nutr Metab 1988; 32:

95-107.
14. Bridges SR, Anderson JW, Deakins DA, et al. Oat bran increases serum acetate of hypercholesterolemic men. Am J Clin Nutr 1992; 56: 455-459.
15. Taylor GR, Williams CM. Effects of probiotics and prebiotics on blood lipids. Br J Nutr 1998; 80: S225-230.
16. Pereira DI, Gibson GR. Effects of consumption of probiotics and prebiotics on serum lipid levels in humans. Crit Rev Biochem Mol Biol 2002; 37: 259-281.
17. Greany KA, Bonorden MJ, Hamilton-Reeves JM, et al. Probiotic capsules do not lower plasma lipids in young women and men. Eur J Clin Nutr 2008; 62: 232-237.
18. Hlivak P, Odraska J, Ferencik M, et al. One-year application of probiotic strain Enterococcus faecium M-74 decreases serum cholesterol levels. Bratisl Lek Listy 2005; 106: 67-72.
19. Fabian E, Elmadfa I. Influence of daily consumption of probiotic and conventional yoghurt on the plasma lipid profile in young healthy women. Ann Nutr Metab 2006; 50: 387-393.
20. Simons LA, Amansec SG, Conway P. Effect of Lactobacillus fermentum on serum lipids in subjects with elevated serum cholesterol. Nutr Metab Cardiovasc Dis 2006; 16: 531-535.
21. Kiessling G, Schneider J, Jahreis G. Long-term consumption of fermented dairy products over 6 months increases HDL cholesterol. Eur J Clin Nutr 2002; 56: 843-849.
22. Lewis SJ, Burmeister S. A double-blind placebo-controlled study of the effects of Lactobacillus acidophilus on plasma lipids. Eur J Clin Nutr 2005; 59: 776-780.
23. Naruszewicz M, Johansson ML, Zapolska-Downar D, et al. Effect of Lactobacillus plantarum 299v on cardiovascular disease risk factors in smokers. Am J Clin Nutr 2002; 76: 1249-1255.

20 高血圧症

はじめに

　高血圧症は，糖尿病，内臓脂肪型肥満，脂質異常症（高脂血症）などの生活習慣病と重複することで動脈硬化の進行を速めることが指摘されており，メタボリックシンドロームの素因の一つとして現在では特に問題視されている．高血圧症は自覚症状がないまま徐々に動脈硬化が進み，心筋梗塞や脳血管障害の発症リスクが高まることからも日ごろの食生活や生活習慣の管理が重要であり，高血圧前症（prehypertension）への対処が世界的課題とされている．

　高血圧症の治療を目的として，さまざまな降圧薬がいままで開発されてきたが，最近，微生物の生理効果の一つとして血圧降下作用に関する研究成果が報告されている．すなわち，乳酸菌を始めとする微生物が生産するペプチドのアンジオテンシン変換酵素（angiotensin converting enzyme：ACE）の阻害作用に関する報告が注目される．ACE はペプチダーゼの一種であり，当初，Ondetti らによるヘビ毒からの ACE 阻害ペプチドの発見[1]により，ペプチド構造を持つ薬剤の開発が進み，やがてカプトプリルの開発に結びついている．ここでは，乳酸菌が発酵乳中に生産する血圧降下ペプチドに関して筆者らの研究を中心に整理し，その応用と利用の可能性について述べる．

ACE の働き

　ACE は亜鉛を活性中心に持つ金属プロテアーゼの一種でジペプチジルカルボキシペプチダーゼとして，ペプチドのカルボキシ末端のアミノ酸を 2 個単位で切断する（図1）．ACE はアミノ末端とカルボキシ末端に独立した類似構造ドメインを持ち，それぞれアミノ末端ドメインとカルボキシ末端ドメインと呼ばれる．

　生体内では腎臓で生産されたレニンが肝臓で生産された蛋白性のアンジオテンシノゲンのカルボキシ末端の 10 アミノ酸ペプチド，アンジオテンシン I を生産する

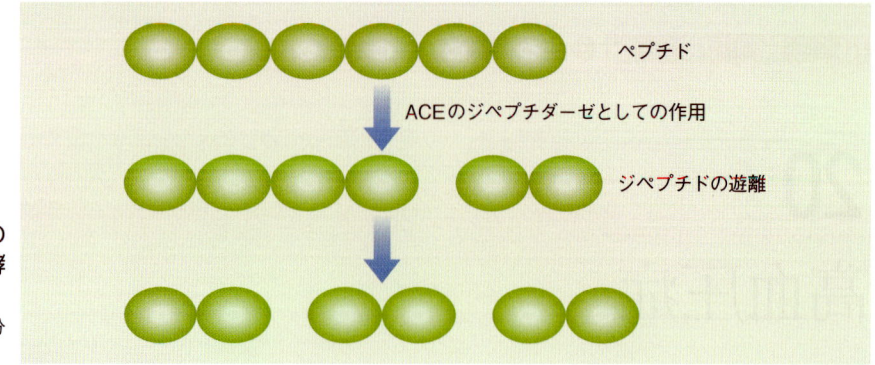

図1 ジペプチダーゼとしてのアンジオテンシン変換酵素（ACE）の働き
カルボキシ末端からジペプチドを分解・遊離する．

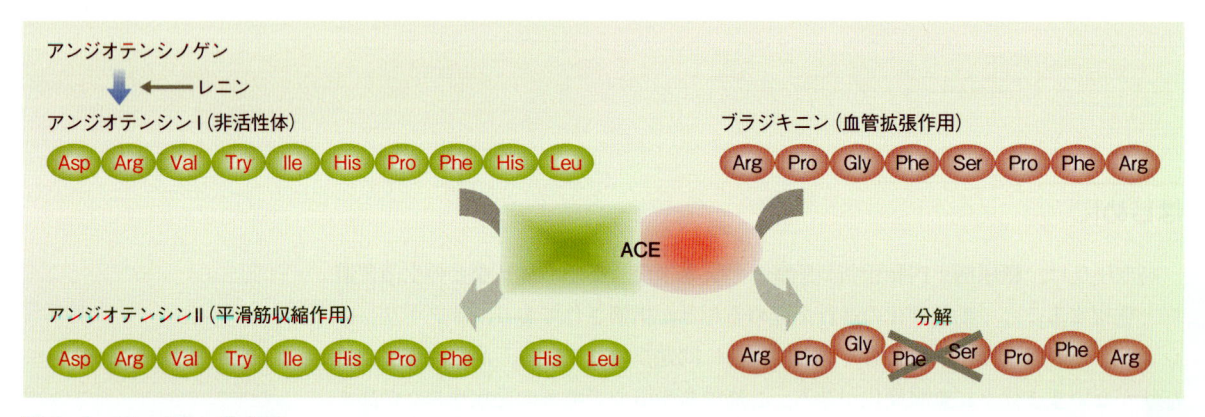

図2 レニン-アンジオテンシン系におけるアンジオテンシン変換酵素（ACE）の役割
アンジオテンシンI（不活性体）から平滑筋収縮作用のあるアンジオテンシンIIへの変換，血管拡張作用のあるブラジキニンの分解．

が，ACEのアミノ末端ドメインは，そのアンジオテンシンIに作用して，カルボキシ末端のジペプチド（His-Leu）を遊離してアンジオテンシンIIを生成する（図2）．

アンジオテンシンIは生理作用を持たないが，ACEに生産されたアンジオテンシンIIは強い血管平滑筋収縮作用を示す．一方，ACEのカルボキシ末端ドメインは平滑筋弛緩作用を示すブラジキニンを分解する．これら，アミノ末端とカルボキシ末端の2つの酵素反応によりACEは強い昇圧作用を示す（図2）．

ACE阻害ペプチドの開発

ACEの阻害作用を示す物質には血圧を低下させる効果が期待できることから，多くのACE阻害薬が医薬品として過去に開発されてきた．また，すでに述べたようにヘビ毒の研究から始まるペプチド性のACE阻害物質の探索から，ペプチド誘導体の開発が進められた．ACEはジペプチジルカルボキシペプチダーゼであるためペプチド結合の分解を防ぐための工夫が行われ，ついにカプトプリルの開発につながった．その後，血圧降下作用を強めたり，持続性を高めるなどの工夫を行ったACE薬が多く開発された．

一方，食品成分としての血圧降下作用を期待して，ペプチド配列を活用した基礎的研究が進められてきた．すなわち，食品由来蛋白質を食品の加工に用いるプロテ

表1 食品蛋白の酵素分解や発酵物から発見されたACE阻害ペプチドと血圧降下作用

ペプチド配列	由来蛋白	分解汁	50％阻害濃度 (μM)	投与量 (mg/kg)	収縮期血圧 (mmHg)
Enzymatic hydrolysate					
FFVAPFPEVFGK	αs1-casein	Trypsin	77	100	−13.0
AVPYPQR	β-casein	Trypsin	15	100	−10.0
TTMPLW	αs1-casein	Trypsin	16	100	−13.6
LKPNM	Aldolase	Thermolysin	2.4	60	−23
LKP	Aldolase	Chicken muscle	0.32	60	−18
IPA	β-lactogloblin	Proteinase K	141	8	−31
VYPFPG	β-casein	Proteinase K	221	8	−22
GKP	β-microglobulin	Proteinase K	352	8	−26
FP	β-casein, albumin	Proteinase K	315	8	−27
YKVPQL	αs1-casein	Proteinase	22	1	−12.5
Fermented products					
RF	Sake lees	Brewing	−	100	−17
VW	Sake lees	Brewing	1.4	100	−10
YW	Sake lees	Brewing	10.5	100	−28
VY	Sake	Brewing	7.1	100	−31
IYPRY	Sake	Brewing	4.1	100	−19
VPP	β-casein	Fermentation	9	1.6	−20
IPP	β- and κ-casein	Fermentation	5	1	−15.1
YP	αs1, β- and κ-casein	Fermentation	720	1	−27.4

アーゼにより酵素分解して，ACE阻害ペプチドを分離する検討が行われた．それらのペプチドのなかで一部のペプチドは *in vivo* での血圧降下作用を示すことが自然発症高血圧ラット（spontaneously hypertensive rats：SHR）で確認されている．

表1には血圧降下作用が確認されているペプチドのなかで代表的なものを整理して示した．ここに示すペプチドは比較的短いものが多く，血圧降下作用は比較的短いペプチドにおいて，より高い傾向にある．そのなかで興味深いものとしてLeu-Lys-Pro-Asn-MetのACE阻害活性はIC$_{50}$値（ACE活性を50％阻害する濃度）として2.4 μMであるが，消化酵素により分解を受けて生体内ではLeu-Lys-Proが生成され，そのIC$_{50}$値は0.32 μMと高まることが報告されている[2]．

一方，乳酸菌など微生物の発酵過程において微生物の蛋白分解作用により生じたペプチドに血圧作用が報告されている．たとえば，乳酸菌発酵乳から単離されたVal-Pro-Pro（VPP）とIle-Pro-Pro（IPP）はACE阻害作用も強く（IC$_{50}$が小さく）[3]，血圧降下作用が強い[4]．また，乳酸菌発酵乳から分離された別のペプチドTyr-Proは，IC$_{50}$値が720 μMと低い（阻害に必要なペプチド濃度が高い）にもかかわらず，SHRでの血圧降下作用が強く，ACE阻害作用以外のメカニズムによる血圧降下作用が考えられている[5]．

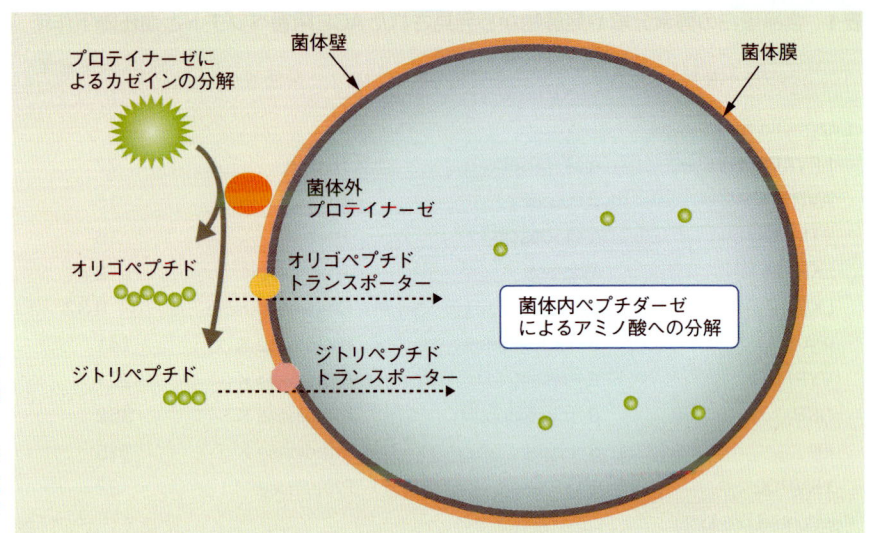

図3 乳酸球菌における蛋白分解系とペプチドの各輸送系

菌体外プロテイナーゼでの乳蛋白の分解，各種トランスポーターでの菌体内への取り込み，ペプチダーゼ群でのアミノ酸への分解．

乳酸菌によるペプチドの生産

　乳酸菌は乳内で生育するための窒素源や炭素源などの栄養素を効率よく利用するためのシステムを持っている．すなわち，カゼインに代表される乳蛋白を蛋白分解酵素系によりペプチドやアミノ酸に分解し，菌体内へ取り込み窒素源として利用する蛋白分解システムと，主要糖源である乳糖の分解，菌体内取り込みとその利用による炭素源利用システムである．

　乳酸球菌である *Lactococcus lactis* では，蛋白分解酵素と乳糖分解酵素に対する両遺伝子群がプラスミド上に存在したこと，そのプラスミドが脱落した株での増殖不良の発見などから，それぞれの遺伝子群の解析が詳細に行われた[6]．まず菌体表層に存在する菌体外プロテイナーゼがカゼインなど乳蛋白を大きく分解する．菌体外プロテイナーゼはカルボキシ末端のアンカー配列を介して菌体壁の外側に向いて結合し，そして，比較的アミノ末端に近い領域には活性中心が存在し，菌体外に存在する乳蛋白の分解を触媒する．

　活性体はカゼインを分解し，培地中にペプチドを遊離する．一方，乳糖を分解して培地中に乳酸を放出するために発酵乳中のpHは増殖に伴い低下する．このためにプロテイナーゼはやがて低pH下で失活する．ところで，培地中に生産されたペプチドは各種トランスポーターを介して菌体内に取り込まれ，菌体内に存在する多くのペプチダーゼによりアミノ酸にまで分解され窒素源として利用される（図3）．

乳酸菌発酵乳の血圧降下作用

　乳酸菌のこれらの発達した蛋白分解系により発酵乳中に蓄積されたペプチドの血圧降下作用に期待して，各種乳酸菌発酵乳の血圧降下活性を *in vitro* 試験，*in vivo* 試験により評価した結果が報告されている[7]．*in vitro* 試験としてACE阻害作用，

表2 各種乳酸菌発酵乳のACE阻害活性，ペプチド含量と乳酸菌の自然発症高血圧ラットに対する血圧降下作用と菌体外プロテイナーゼ活性の比較

菌種	ペプチド濃度(%)	プロテイナーゼ活性(U/mL)	ACE阻害活性(U/mL)	血圧降下作用(mmHg)
control (milk)	0.00	—	0	−5.0±7.3
(lactobacilli)				
L. helveticus CP790	0.19	230	58	−27.4±13.3**
L. helveticus CP611	0.25	367	70	−20.0±9.6**
L. helveticus CP615	0.18	420	51	−23.0±13.4**
L. helveticus JCM1006	0.15	182	26	−15.2±9.3*
L. helveticus JCM1120	0.10	112	34	−6.5±10.8
L. helveticus JCM1004	0.21	186	48	−29.3±13.6**
L. delbrueckii subsp. bulgaricus CP973	0.19	105	22	−0.8±8.2
L. delbrueckii subsp. bulgaricus JCM1002	0.11	124	28	−4.5±4.0
L. casei CP680	0.01	35	3	−0.2±6.6
L. casei JCM1134	0.00	28	9	−7.0±11.2
L. casei JCM1136	0.09	25	18	−9.6±7.2
L. acidophilus JCM1132	0.00	28	8	−8.7±7.8
L. delbrueckii subsp. lactis JCM1105	0.08	18	16	−3.3±3.5
(streptococci)				
S. thermophilus CP1007	0.02	25	3	−2.4±8.1
(lactococci)				
L. lactis subsp. lactis CP684	0.00	35	4	−7.3±10.5
L. lactis subsp. cremoris CP312	0.02	18	4	−5.8±13.9

コントロール群との比較における有意差．**：$p<0.01$，*：$p<0.05$．
(Yamamoto N, et al. 1994[7] より)

in vivo 効果の評価にはSHRでの血圧降下作用が評価されている．また，各乳酸菌種の性質の比較を目的として菌体表層に存在するプロテイナーゼ活性と，発酵乳中に生産されるペプチド含量が評価されている．

表2に示すように各種乳酸菌のなかで *Lactobacillus helveticus* は最も乳蛋白の分解作用が強く，発酵乳中でのペプチド生産性が高い．したがって，ACE阻害活性が最も強く，SHRでの血圧降下作用も最も強い．有意な効果は *L. helveticus* に特異的なものであった[7]．すなわち，体重1kgあたり各種乳酸菌発酵乳を5mL経口投与し，4時間後の収縮期血圧を尾部カフ法により測定，比較した．その結果，*L. helveticus* 発酵乳だけに強い血圧降下作用が認められたことから，乳酸菌の血圧降下作用は *L. helveticus* 発酵乳に特異的な作用と考えられた．その後，*L. helveticus* 発酵乳からACE阻害活性を指標に有効成分VPPとIPPが特定され，両ペプチドはβ-とκ-カゼインから乳酸菌の蛋白分解系の働きにより分解，加工され，発酵乳中に産生されるものと推定された．

L. helveticus 発酵乳中の血圧降下ペプチドの加工

すでに述べたように，*L. helveticus* 発酵乳内には蛋白分解系の働きにより血圧

表3 L. helveticus CM4に確認された蛋白分解酵素遺伝子とほかのL. helveticusで報告されている関連酵素遺伝子

proteolytic enzyme	substrate	gene	molecular size (kDa) CM4	CNRZ32	53/7
proteinase	no specificity	prtY	47.0		
aminopeptidase	Xaa-|-Xbb-Xcc-	pepC1	51.4	51.4	51.4
		pepC2	53.0		
		pepN	95.8	97.0	95.9
	Xaa-|-Pro-	pepP	41.4		
	Glu-|-Xaa-	pepA	40.1		
endopeptidase	no specificity	pepE	50.0	50.0	
		pepE2	50.3	52.1	
		pepF	68.1	68.0	
		pepO	73.6	71.2	
		pepO2	73.8	71.4	
		pepO3	73.1	72.5	
XPDAP	Xaa-Pro-|-Xbb-Xcc-	pepX	90.5	90.5	
dipeptidase	Xaa-|-Xbb	pepDA	53.4	53.5	53.5
		pepD	54.0		
		pepD	48.0		
		pepD	94.9		
		pepD	53.5		
		pepV	51.5	51.5	
tripeptidase	Xaa-|-Xbb-Xcc	pepT	47.1		150.0
prolidase	Xaa-|-Pro	pepQ	41.2		
prolinase	Pro-|-Xaa	pepPN	35.0	35.0	35.0
proline iminopeptidase	Pro-|-Xaa-Xbb-	pepI	33.9		33.8

降下ペプチドVPPとIPPが主にβ-カゼインから生産されるが，なぜそのような血圧降下ペプチドがL. helveticus発酵乳にだけ認められるのだろうか？ 血圧降下ペプチドの生産性は，少なくとも菌体外に存在するプロテイナーゼ活性の強さに大きく左右されることが示されており，また，プロテイナーゼ活性の欠損株ではVPP，IPPの生産はまったく認められない[8]．L. helvetiucus CM 4株の全ゲノム配列の解析の結果，少なくとも蛋白分解酵素として23種の酵素が存在することが明らかになった．

表3に，CM 4株のゲノム解析で明らかになった蛋白分解酵素と，今まで報告されている蛋白分解酵素の一部をまとめて示した．それらの遺伝子情報とVPPとIPPの加工に関連する酵素の精製と性質の解析，およびいくつかの酵素遺伝子のクローニングと発現による加工反応の解析結果から，血圧降下ペプチドVPPとIPPのカゼインからのプロセスの流れを図4にまとめて示した．

カゼイン加工の第1段階として菌体外のプロテイナーゼにより28ないし29アミノ酸からなるVPPやIPPを含む比較的大きなペプチドが生産される[9]．このペプチドはおそらくオリゴペプチドトランスポーターの働きにより菌体内に取り込まれる．VPPとIPPへのカルボキシ末端の加工を行うためのカルボキシペプチダーゼは乳酸菌には存在しないことから，カルボキシ末端の加工にはペプチドを認識し

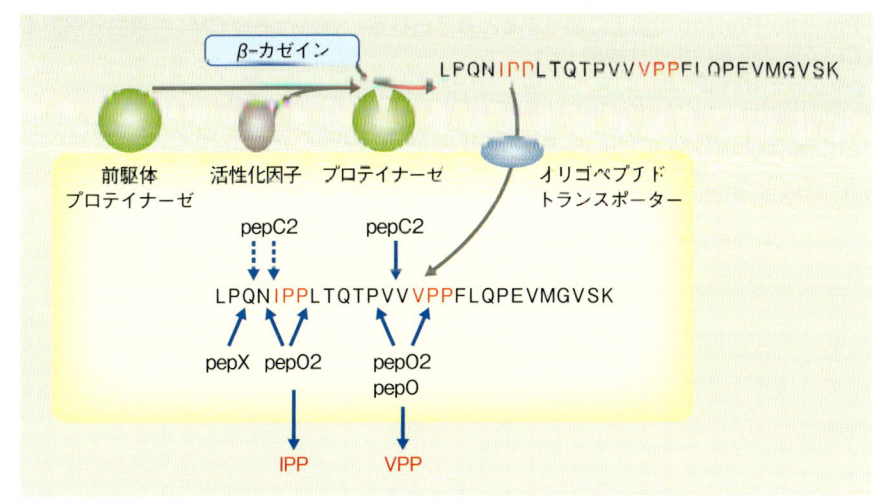

図4 各種蛋白分解酵素群によるVPPとIPPの生産

β-カゼインからのVPP, IPPを含むロングペプチドの遊離, オリゴペプチドトランスポーターでの取り込み, エンドペプチダーゼ（pepO, pepO2）でのカルボキシ末端の加工, pepX, pepC2でのアミノ末端の加工.

て内部結合を切断するエンドペプチダーゼpepOまたはpepO2が必要である．たとえば，精製酵素pepOはVal-Pro-Pro-Phe-LeuあるいはIle-Pro-Pro-Leu-Thrを基質としてVPPあるいはIPPに変換する[10,11]．一方，アミノ末端の加工はアミノペプチダーゼにより末端のアミノ酸が順次1残基ずつ除去されると考えられるが，一般にProを含む配列が存在した場合，アミノ末端の分解反応はProの手前で停止する．VPPとIPPのアミノ末端の加工には，X-Proを含むアミノ末端の2アミノ酸の除去が可能なX-プロリルジペプチジルアミノペプチダーゼ（XPDAP）の作用が必要と考えられる．

そのほかのアミノ酸を順次除去するための酵素としてはpepC2が重要な役割を果たすことが示されている．また，ここで菌体内で生成されたVPPやIPPは，それ以上のペプチダーゼによる分解を受けにくく，やがて菌体外に放出されることで培地中に蓄積されるものと予想される．

各種乳酸菌の蛋白分解系比較

各種乳酸菌におけるこれら2種のペプチド生産における特異性を考察するために，Lactobacillus属細菌でゲノム情報が明らかにされているものとのゲノム配列の比較を行い，その成績の一部を**表4**に示した．

L. helveticusにおいて両血圧降下ペプチドの加工への役割が推定されたプロテイナーゼやペプチダーゼに限定して，アミノ酸配列で相同性を持ったほかの乳酸菌内酵素をBLAST（basic local alignment search tool）検索した．すでに**図4**で重要性を指摘した，①プロテイナーゼとして約180 kDaタイプと45 kDaタイプの酵素，②エンドペプチダーゼ（EP）としてpepO, pepO2, pepO3, pepE, pepE2の各遺伝子産物，③X-プロリルジペプチジルアミノペプチダーゼ，④アミノペプチダーゼ（AP）としてpepNとpepC遺伝子産物についてすでに報告のあるL. helveticus CNRZ 32株蛋白配列を用いて乳酸菌内蛋白配列に対する相同性検索を

表4 血圧降下ペプチドVal-Pro-ProとIle-Pro-Proの加工に関与すると考えられるL. helveticus CM4内蛋白分解酵素とほかの乳酸菌に報告されている関連酵素の相同性検索（％）

	proteinase		aminopeptidase			XPDAP	endopeptidase					
	prtY	prtH	pepN	pepC1	pepC2	pepX	pepE	pepE2	pepF	pepO	pepO2	pepO3
L. acidophilus NCFM	−	−	90	91	87	91	89	90	88	85	61	−
L. gasseri ATCC 33323	−	−	67	83	76	72	70	83	77	63	−	77
L. johnsonii NCC533	−	−	66	82	75	72	69	73	76	65	−	78
L. delbrueckii subsp. bulgaricus ATCC BAA-365	−	−	71	−	53	70	71	−	−	58	−	68
L. casei subsp. casei ATCC334	−	−	62	59	−	−	−	−	54	−	−	−
Lactococcus lactis IL1403	−	−	−	−	−	−	−	−	−	−	−	−

−：相同性が50％以下のもの．

行い，その結果を表4に示した．

その結果からわかるように，L. helveticusはL. acidophilus種に近い位置に分類されることから推測されるように，従来のL. acidophilusであるL. gasseri，L. johnsoniiなどに対してホモロジーの高い酵素が存在することが確認された．また，L. delbrueckii. subsp. bulgaricusに関しても一部に類似酵素が存在することが推定された．これら類似酵素群が血圧降下ペプチドの加工に関与可能であるかどうかはまったく不明であるが，菌体外のプロテイナーゼの重要性に加えて菌体内の加工酵素であるペプチダーゼに関しても菌種による違いが血圧降下ペプチドの生産に影響を与えている可能性がある．

ペプチドの吸収

ペプチドが生体内で機能するためには，機能ペプチドが小腸から吸収されて血液中に移行することが必要であるが，通常，ジペプチドやトリペプチドのかたちで吸収されるものと考えられている[12, 13]．しかし，機能性ペプチドの消化・吸収に関する報告はほとんどなく，これら血圧降下ペプチドの吸収に関しても不明であった．VPPとIPPを含むL. helveticus発酵乳と未発酵乳を投与したSHRの大動脈，心臓，肝臓，精巣，腎臓，肺，脳でのVPPとIPPの蓄積性を評価したところ，動脈において発酵乳を投与したグループにおいてACE活性が有意に低いことがわかった[14]（図5）．

Ikemotoらは，SHRラットの動脈内ACE活性が正常血圧ラットのACE活性に比べ有意に高いことを報告している[15]．Masudaらは，乳酸菌発酵乳を投与したSHRの動脈内に発酵乳由来と考えられる血圧降下ペプチドVPPとIPPを検出している[16]（図6）．

一方，未発酵乳を投与したSHRの動脈からは両ペプチドは分離されなかった．これらのことは，経口投与により，おそらく小腸から吸収されたVPPとIPPが標的組織の一つと考えられる動脈に到達・蓄積し，組織のACEを阻害することが推測されている[16]．また，血液中へのVPPとIPPの移行性が低いレベルで起こるこ

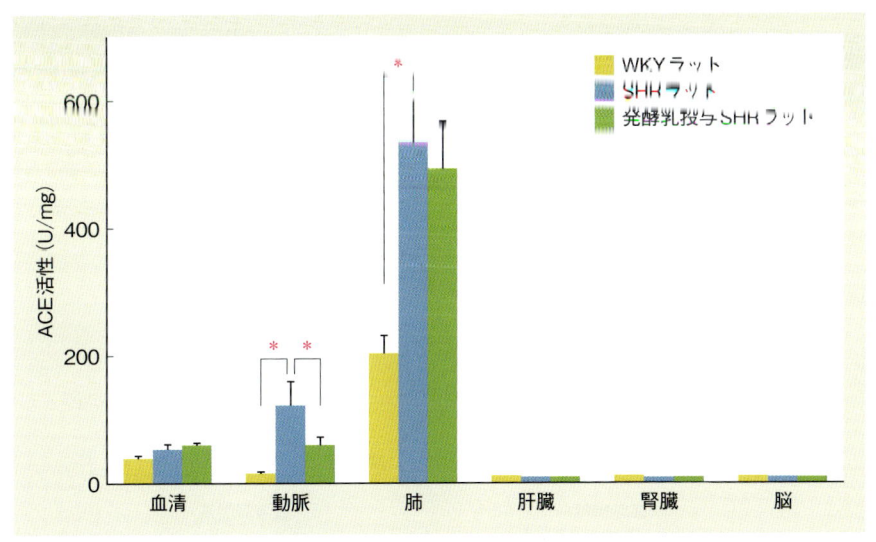

図 WKYラット，自然発症高血圧ラット（SHR）の各種組織中のACE活性の比較

正常血圧ラット（WKYラット）と高血圧ラット（SHR）の各組織でのACE阻害活性の比較．また，発酵乳投与後のSHRの各組織でのACE活性の評価．正常ラットに比べSHRでは動脈と肺においてACE活性が高い．また，発酵乳を投与した動脈では有意にACE活性が抑制されていた．
*：$p<0.05$．
（Masuda O, et al. 1996[16]より）

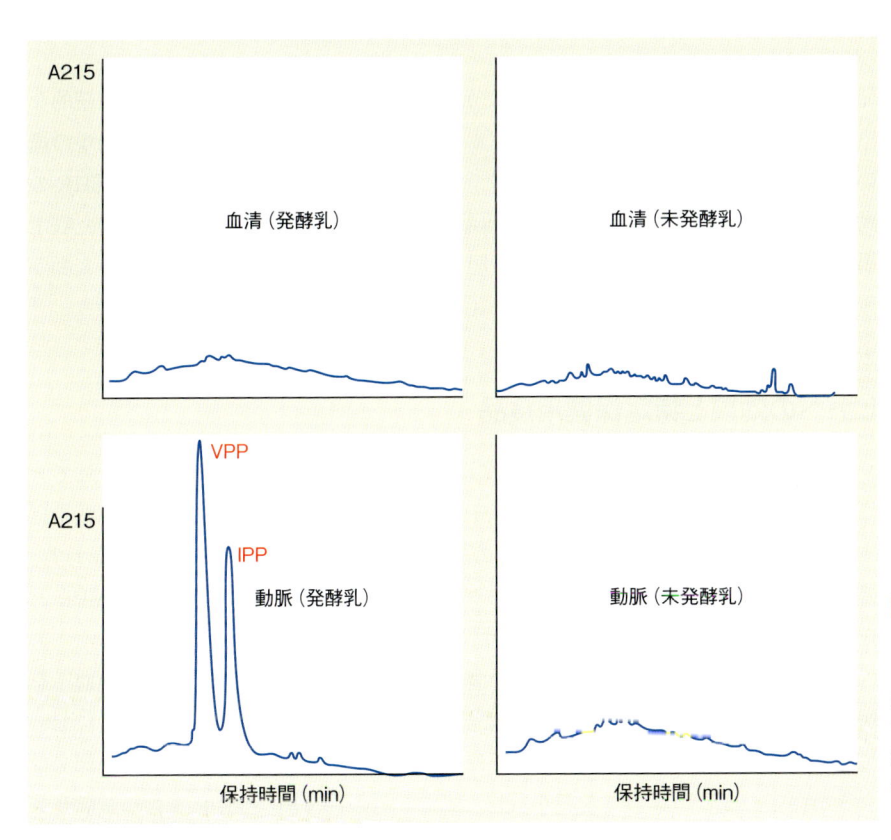

図6 発酵乳を投与したSHRの動脈からのVPPとIPPの検出

未発酵乳を投与した群の動脈からはVPP, IPPが検出されないが，発酵乳を投与した群の動脈からVPP, IPPが検出された．
（Masuda O, et al. 1996[16]より）

とが報告されている[17]．このことは，血液中の両ペプチドが組織内に蓄積され，濃度が高まることが予想される．

Matsuiら[18]は，ほかのACE阻害作用を持つ血圧降下ペプチドVal-Tyrも血液中の移行性は低いが，組織での同ペプチドの濃縮を示唆している．カプトプリルのようなACE阻害薬では，すみやかな吸収とそれによる短時間での血圧降下作用の

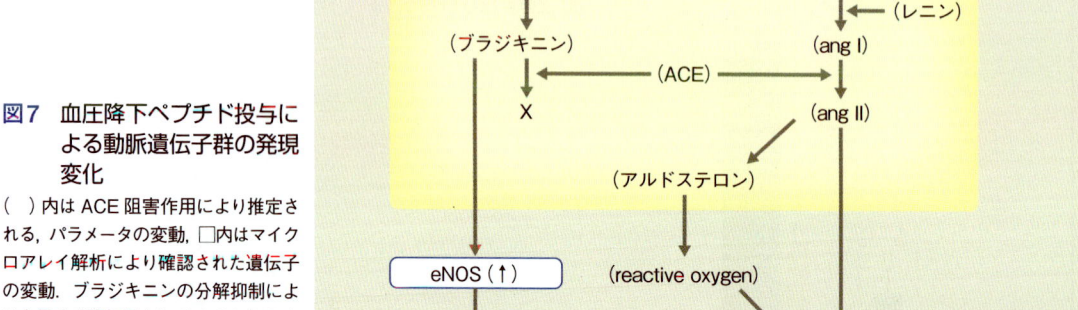

図7　血圧降下ペプチド投与による動脈遺伝子群の発現変化

（　）内はACE阻害作用により推定される，パラメータの変動．□内はマイクロアレイ解析により確認された遺伝子の変動．ブラジキニンの分解抑制により上昇する遺伝子としてeNOS（NO合成酵素），connexin遺伝子の発現が増加する．一方，ang IIの生成抑制に付随すると考えられるNF-κB，PPARγの抑制が確認されている．

発現が知られているが，ここに示すようなACE阻害ペプチドに関しては継続的な摂取により効果が発現されることなどから，体内での動態の違いが有効性発現の違いに影響しているかもしれない．また，最近VPPとIPPを連続投与したSHRの動脈に対する遺伝子解析を実施した結果，カプトプリルやラミプリルなどのACE阻害薬で報告されているようなACE阻害作用に関連した各種パラメータの変動が確認されており（図7），生体内でのACE阻害作用を強く示唆している．

ヒトへの効果と特定保健用食品

ヒトに対する血圧降下作用に関しては，いくつかの蛋白分解物で実証されてきた．一方，乳酸菌発酵乳についてはVPPとIPPを含むL. helveticus発酵乳の日本人を対象にした試験が行われ，その有効性が初めて実証された[19]．すなわち，降圧薬を服用する患者30人を2つのグループに分け，1つのグループにVPPとIPPを3.4 mg含むL. helveticus発酵乳95 mLを8週間継続摂取させ，もう一方のグループには風味や栄養価を同じに調整した擬似発酵乳を服用させ，上腕血圧を医師監督のもと測定した．その結果，発酵乳摂取群において4週目と8週目において初期血圧値に比べて有意な血圧降下作用が観察された．一方，擬似発酵乳群では大きな血圧の変動が観察できなかった．また，その後VPPとIPPを含む試験サンプルを用いて10種以上もの臨床試験においてその有効性が確認されている．図8に代表的な正常高値血圧者を対象とした臨床試験の成績を示した[20]．さらに，VPPとIPPを含むL. helveticus発酵乳の血圧降下作用に関してフィンランド人を対象とした数種類の症例試験においても有用性が実証されている[21]．さらに，これらの12の臨床試験のメタアナリシスの結果が報告され，その有用性が示されている[22]．

これらの乳酸菌発酵乳を用いた商品は特定保健用食品として国内で製造販売され

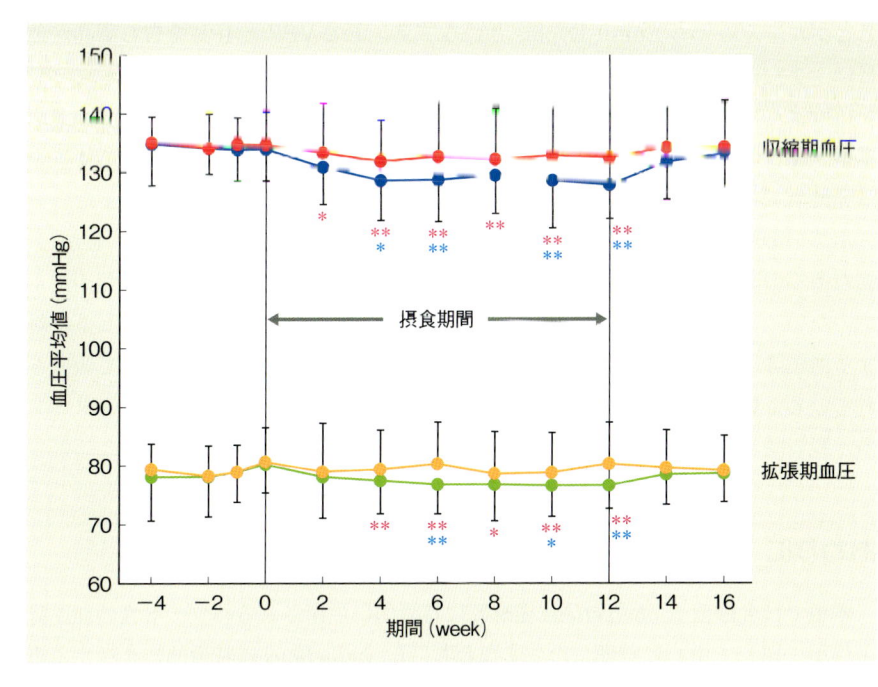

図8 血圧正常高値者を対象とした *L. helveticus* 発酵乳を用いた臨床試験結果

VPP と IPP を含む発酵乳の投与により，投与前の血圧値に対して有意な血圧の低下が確認された（収縮期血圧，拡張期血圧）．また，サンプル間での有意差が確認された．
 *：$p<0.05$（開始前差）．
**：$p<0.01$（開始前差）．
 *：$p<0.05$（群間差）．
**：$p<0.01$（群間差）．
（Nakamura Y, et al. 2004[20]より）

表5 ACE阻害ペプチドを含む特定保健用食品の例

主要製品（または素材）	アミールS	ペプチドスープ	サーディンサポート	胡麻麦茶
主要ペプチド成分	Val-Pro-Pro, Ile-Pro-Pro	Leu-Lys-Pro-Asn-Met	Val-Tyr	Leu-Val-Tyr
分離方法	乳酸菌発酵または酵素分解	酵素分解	酵素分解	酵素分解
蛋白源	カゼイン	鰹節蛋白	いわし蛋白	ゴマ蛋白
作用メカニズム	ACE阻害	ACE阻害	ACE阻害	ACE阻害
発売年	1997	1997	2000	2007
発売元	カルピス	日本サプリメント	仙味エキス	サントリー

ている．特定保健用食品は機能性食品に関する制度として1991年に制度化されている．特定保健用食品いわゆる"トクホ（特保）"の制度は制定当時のものと異なるものの，動物やヒトを対象とした安全性試験成績，メカニズムへの説明，有効成分への説明などはもちろんのこと，ヒトを対象とする有効性試験において，明確な有意差の検出が必要である．

2009年現在，特定保健用食品として約800アイテムもの製品が許可を受けているが，表5には特定保健用食品として発売されているACE阻害ペプチド含有製品を示している．表5に示すように多くの特定保健用食品として許可を得ている製品は比較的短いペプチド配列を持ち，ACE阻害作用を持つことがわかる．今後，食品成分として血圧の管理が可能なペプチド成分を含む特定保健用食品は非常に重要な役割を果たすと考えられる．

近年，フィンランドのValio社が欧州各国において，*L. helveticus* 発酵乳の血圧降下作用を訴求した製品を発売した．たとえば，アイスランドでは2004年にMSLHというブランドで，ポルトガルでも2005年にKaikuというブランドで，スイ

スとポルトガルでも Emmi Evolus というブランドで VPP と IPP を含む製品が独自に，または現地企業と連携して発売された．

このように，さまざまな食品由来蛋白や微生物発酵乳から ACE 阻害ペプチドが単離・報告されている．たとえば，*Lactococcus lactis* subsp. *cremoris* FT4 による発酵乳に関して血圧降下作用が動物試験によって確認されている[23]．またチーズホエー分解物やチーズからの血圧降下ペプチドが報告されている[24,25]．しかし，まだ多くのものはヒトに対しての有効性の実証やメカニズム解析など実用化が進んでいない．一方，乳酸菌による GABA（γ-aminobutyric acid）の生産とヒトに対する血圧降下作用が報告され，それを活用した製品が特定保健用食品として販売されている．GABA は乳酸菌のグルタミン酸脱炭酸酵素の作用により，グルタミン酸が脱炭酸してできる非ペプチド性アミノ酸である．

おわりに

本項では乳酸菌 *L. helveticus* 発酵乳に特徴的に生産されるペプチド性の血圧降下作用に関して中心に整理した．すなわち，*L. helveticus* に特徴的に存在する蛋白分解系，生体での血圧降下作用，ヒトでの有効性と実用利用の現状に関してまとめた．

すでに示したように，多くの症例試験での有用性に関する結果が報告されている VPP と IPP を始めとする ACE 阻害ペプチドに関しては食品由来の安全な成分として，継続的摂取が容易であるなどのメリットが期待できることや，血圧降下薬での治療対象とならない血圧が高めの対象者への活用も有用である．これら，ACE 阻害ペプチド，さらにそれらを含む乳酸菌発酵乳の利用がますます拡大することで，生活習慣病の抑制や予防につながることに期待したい．

（山本直之）

● 引用文献

1. Ondetti MA, Williams NJ, Sabo EF, et al. Angiotensin-converting enzyme inhibitors from the venom of Bothrops jararaca. Isolation, elucidation of structure, and synthesis. Biochemistry 1971; 26: 4033-4039.
2. Fujita H, Yokoyama K, Yoshikawa M. Classification and antihypertensive activity of angiotensin I-converting enzyme inhibitory peptides derived from food proteins. J Food Sci 2000; 65: 564-569.
3. Nakamura Y, Yamamoto N, Sakai K, et al. Purification and characterization of angiotensin I-converting enzyme inhibitors from sour milk. J Dairy Sci 1995; 78: 777-783.
4. Nakamura Y, Yamamoto N, Sakai K, et al. Antihypertensive effect of sour milk and peptides isolated from it that are inhibitors to angiotensin I-converting enzyme. J Dairy Sci 1995; 7: 1253-1257.
5. Yamamoto N, Maeno M, Takano T. Purification of the antihypertensive peptide from yogurt-like puroduct. J Dairy Sci 1999; 82: 1388-1393.
6. Haandrikman A, Kok J, Laan J, et al. Identification of a gene required for maturation of an extracellular lactococcal serine proteinase. J Bacteriol 1989; 171: 2789-2794.
7. Yamamoto N, Akino A, Takano T. Antihypertensive effect of different kinds of fermented milk in spontaneously hypertensive rats. Biosci Biotech Biochem 1994; 58: 776-778.

8. Yamamoto N, Akino A, Takano T. Antihypertensive effect of the peptides derived from casein by an extracellular proteinase from Lactobacillus helveticus CP790. J Dairy Sci 1994; 77: 917-922.
9. Yamamoto N, Akino A, Takano T. Purification and specificity of a cell wall associated proteinase from Lactobacillus helveticus CP790. J Biochem 1993; 114: 740-745.
10. Ueno K, Mizuno S, Yamamoto N. Purification and characterization of an endopeptidase that has an important role in the carboxyl terminal processing of antihypertensive peptides in Lactobacillus helveticus CM4. Letters in Applied Microbiology 2004; 39: 313-318.
11. Yamamoto N, Shinoda T, Mizuno S. Cloning and expression of an endopeptidase gene from Lactobacillus helveticus CM4 involved in processing antihypertensive peptides. Milchwissenschaft 2004; 59: 593-597.
12. Adibi SA. Intestinal transport of dipeptides in man: relative importance of hydrolysis and intact absorption. J Cln Invest 1971; 50: 2266-2675.
13. Hara H, Funabiki R, Iwata M, et al. Portal absorption of small peptides in rats under unrestrained conditions. J Nutr 1984; 114: 1122-1129.
14. Nakamura Y, Masuda O, Takano T. Decrease of tissue angiotensin I-converting enzyme activity upon feeding sour milk in spontaneously hypertensive rats. Biosci Biotech Biochem 1996; 60: 488-489.
15. Ikemoto F, Tanaka M, Itoh S, et al. Angiotensin converting enzyme (ACE) in the kidney: contribution to blood pressure regulation and possible role of brush-border ACE. J Cardiovasc Pharacol 1986; 8: 69-74.
16. Masuda O, Nakamura Y, Takano T. Antihypertensive peptides are present in aorta after oral administration of sour milk containing these peptides to spontaneously hypertensive rats. J Nutr 1996; 126: 3063-3068.
17. Foltz M, Meynen EE, Bianco V, et al. Angiotensin converting enzyme inhibitory peptides from a lactotripeptide-enriched milk beverage are absorbed intact into the circulation. J Nutr 2007; 137: 953-958.
18. Matsui T, Imamura M, Oka H, et al. Tissue distribution of antihypertensive dipeptide, Val-Tyr, after its single oral administration to spontaneously hypertensive rats. J Peptide Sci 2004; 10: 535-545.
19. Hata Y, Yamamoto M, Ohni M, et al. A placebo-controlled study of the effect of sour milk on blood pressure in hypertensive subjects. Am J Clin Nutr 1996; 64: 767-771.
20. Nakamura Y, Kajimoto O, Kaneko K, et al. Effects of the liquid yogurts containing "lactotripeptide (VPP, IPP)" on high-normal blood pressure [in Japanese]. J Nutr Food 2004; 7: 123-137.
21. Jauhiainen T, Korpela R. Milk peptides and blood pressure. J Nutr 2007; 137: 825-829.
22. Xu JY, Qin LQ, Wang PY, et al. Effect of milk tripeptides on blood pressure: A meta-analysis of randomized controlled trials. Nutrition 2008; 24: 933-940.
23. Gobbetti M, Ferranti P, Smacchi E, et al. Production of angiotensin-I-converting-enzyme-inhibitory peptides in fermented milks started by Lactobacillus delbrueckii subsp. bulgaricus SS1 and Lactococcus lactis subsp. cremoris FT4. Appl Environ Microbiol 2000; 66: 3898-3904.
24. Abubakar A, Saito T, Kitazawa H, et al. Structural analysis of new antihypertensive peptides derived from cheese whey protein by proteinase K digestion. J Dairy Sci 1998; 81: 3131-3138.
25. Saito T, Nakamura T, Kitazawa H, et al. Isolataion and structural analysis of antihypertensive peptides that exist naturally in Gouda cheese. J Dairy Sci 2000; 83: 1434-1440.

Ⅲ 臨床編 ❸ 生活習慣病，慢性疾患

21
糖尿病

はじめに

　腸内細菌が肥満や脂質異常症（高脂血症）を調整することが実験動物の系で報告されており[1,2]，糖尿病が腸内細菌叢（フローラ）に影響を与える可能性が考えられるが，糖尿病患者の腸内細菌叢の詳細についての報告は現在のところほとんどない．糖尿病は成因と病態から型分類され，併発症状もそれぞれ異なるため，腸内細菌叢もそれぞれに異なる可能性が考えられる．
　本項では，糖尿病と腸内細菌叢に関するこれまでの報告と糖尿病治療におけるプロバイオティクス，バイオジェニクスの治療への応用の可能性について述べる．

糖尿病について

　糖尿病は，成因から大きく1型糖尿病，2型糖尿病，そのほか特定の機序・疾患によるものと妊娠糖尿病に分類され，病態からインスリン依存型糖尿病（IDDM），インスリン非依存型糖尿病（NIDDM）に分類されている．さらに1型糖尿病は，自己免疫性と特発性の2つの亜型に細分類されている[1]．
　自己免疫性型は抗グルタミン酸デカルボキシラーゼ（glutamic acid decarboxylase：GAD）抗体や膵島細胞抗体（islet cell antibody：ICA），インスリン自己抗体（insulin autoantibody：IAA）などの自己抗体により膵β細胞が破壊されてインスリン分泌がほとんどなくなるものである．特発性型は，自己抗体の発現が認められず突発的に発症するものである．
　頻度的には自己免疫性が1型全体のほぼ80％を占める．わが国では1型糖尿病の頻度は少なく，全糖尿病患者の1～2％程度とされるが，北欧では1型糖尿病が多く，人種や環境要因の影響が考えられている．
　1型糖尿病の発症には，HLA遺伝子の関与が報告されているが，ほかの遺伝子の関与も近年明らかにされている[2]．2型糖尿病は，インスリン分泌不全とインス

リン抵抗性が重要な成因である．過食・肥満による変化がほとんどで，中年期の発症が一般的であるが，肥満を伴った学童期発症も増加してきており，全糖尿病患者の90〜95％を占めるといわれている．2型糖尿病は，1型より家族内発症が多く，近年2型糖尿病にかかわる遺伝子が解明されつつある．

　IDDM はインスリンの絶対的欠乏状態のため，生命維持のためのインスリン投与が必須の病態で，NIDDM は比較的インスリンの分泌が保たれるものをいう．主に，1型糖尿病であれば IDDM，2型糖尿病であれば NIDDM と考えられるが，必ずしもそうではない場合があり，IDDM と NIDDM の境界領域や移行時期のものがあり[3]，その病態は複雑である．

糖尿病と腸内細菌叢

　糖尿病患者の腸内細菌叢についての報告は，鈴木の報告[4]があるだけである．

　鈴木は，糖尿病患者を糖尿病性神経障害の有無で分類して検討を行い，神経障害を有する糖尿病患者では，主に嫌気性菌の減少に伴う総菌数の減少傾向を認めたと報告している[4]．一般に下痢症を示す患者では，嫌気性菌群の減少と好気性菌群の増加およびそれに伴う総菌数の減少を示すことが知られている．

　一方，糖尿病性神経障害を有さない糖尿病患者では，*Bifidobacterium* の減少と *Clostridium perfringens* の増加傾向を認めたと報告している[4]．この変化は一般に加齢に伴う変化であることが知られている．

　鈴木も述べているが，糖尿病患者に認められた上述の腸内細菌叢の変化は，糖尿病に特異的な変化とは言い難い．また，糖尿病患者のほとんどは，脂質異常症や動脈硬化などの基礎疾患を持っている．そのため糖尿病患者では，基礎疾患や病期の進展で，さまざまに変化する腸内細菌叢の変化が予想される．

糖尿病治療の現状とプロバイオティクス，バイオジェニクスの治療への応用の可能性

　現在のところ，明確な科学的根拠に基づいてプロバイオティクスやバイオジェニクスが，糖尿病などの糖質代謝異常を改善するという報告はない．現状の糖尿病治療は，患者の病態，病状の進行度に合わせ，食事療法，経口糖尿病薬やインスリンの併用治療が行われており，プロバイオティクスやバイオジェニクスの糖尿病患者への臨床応用は行われていない．

　プロバイオティクスの投与による糖質代謝の変更は，小腸における糖質吸収レベルと大腸における発酵レベルで起こっていることが知られている[5]．

　ここでは，小腸における糖質吸収と大腸の発酵システムを考察することで，プロバイオティクス，バイオジェニクスの臨床応用の可能性について述べたい．

　プロバイオティクス摂取による小腸の消化吸収が受ける影響については，ラクトース不耐症の軽減におけるプロバイオティクス由来の β-ガラクトシダーゼの抑制作用が明らかにされているだけである[6]．また，発酵乳に含まれる乳酸が内容物の

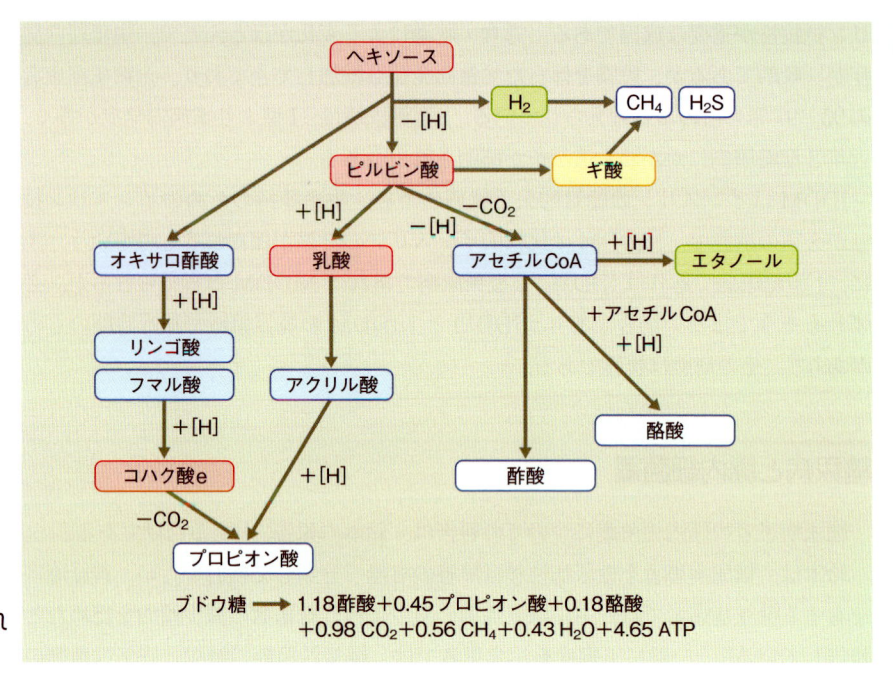

図1 大腸発酵産物と推定される化学式

ブドウ糖 → 1.18酢酸＋0.45プロピオン酸＋0.18酪酸＋0.98 CO_2＋0.56 CH_4＋0.43 H_2O＋4.65 ATP

胃排泄や小腸内移動を遅延させる効果が知られている[7]が，プロバイオティクス単独でその効果をみた報告例はないようで，現状では臨床応用の可能性は低いと考えられる．しかし，糖質の取り込みやインスリンの作用を増強あるいは拮抗するようなオリゴペプチドが見つかれば，バイオジェニクスとして臨床応用できる可能性はあるはずである．

次に，大腸発酵システムとその代謝産物が糖質代謝に及ぼす影響能について考察する．

小腸の消化作用を逃れた難消化性糖質は，大腸に移行して大腸細菌の発酵作用を受ける．難消化性糖質は，主として多糖やオリゴ糖からなり，大腸細菌に分解されて最終的に酢酸，プロピオン酸，酪酸，コハク酸や乳酸などの短鎖脂肪酸が生成される（**図1**）．

乳酸やコハク酸は管腔内に蓄積する傾向を示すが，酢酸，プロピオン酸，酪酸はほとんどが大腸粘膜から吸収され，門脈を介して肝臓に輸送される．特に酪酸は，大腸粘膜上皮が最もよく利用するエネルギー源で，水分やミネラルの吸収，粘液の分泌などの大腸粘膜の主要な機能を支えている．難消化性糖質しか利用できない大腸粘膜上皮組織にとって，短鎖脂肪酸の利用は大腸粘膜にとって必要不可欠である．

プロピオン酸も肝臓で糖新生の材料になることが知られている（**図2**）．一般に糖新生にはアラニンなどの糖源性アミノ酸が利用されるが，プロピオン酸の供給がある場合には，これらの糖化アミノ酸の動員を軽減できる．糖源性アミノ酸を材料とした糖化新生には脱アミノ酸反応が必須で，アンモニアの発生を伴う．プロピオン酸に誘導された糖化新生はアンモニアの発生を軽減でき，肝臓・腎臓疾患患者の負担を軽減できる可能性がある（**図3**）．

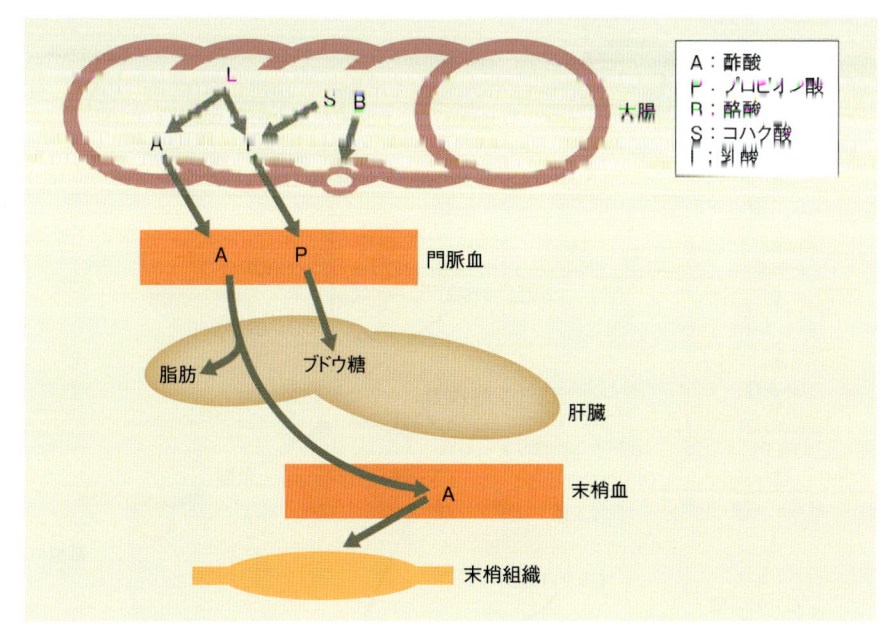

図2 短鎖脂肪酸の利用形態

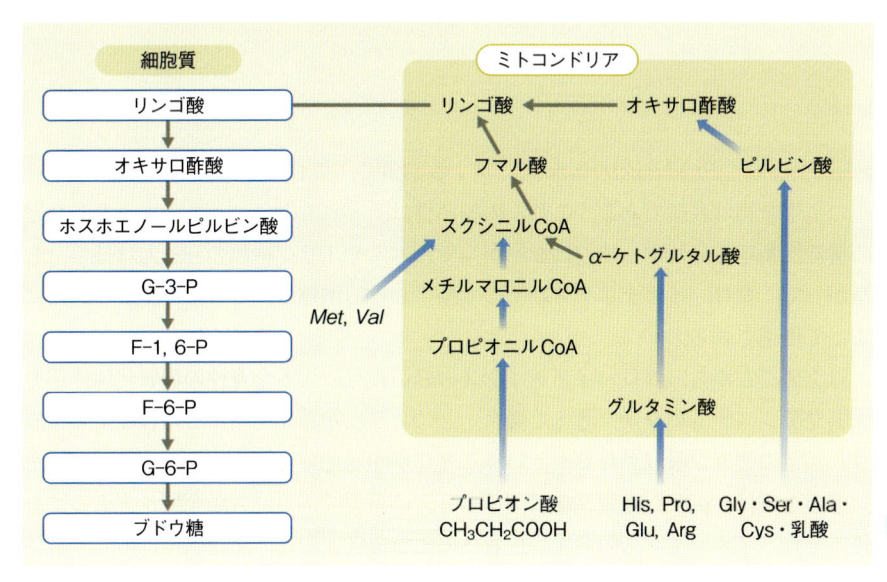

図3 プロピオン酸由来の糖新生系

　酢酸は，肝臓で脂肪酸合成の前駆体や脂肪組織で脂肪合成の前駆体として利用される．プロピオン酸と酢酸は，全身のアミノ酸代謝や脂質代謝に影響を与えることが知られている（**図4**）．

　乳酸の管腔内の過剰蓄積は，消化不良性下痢や種々の疾患の誘発因子となるが，大腸微生物生態系では，個体差はあるものの[8]，乳酸を酢酸やプロピオン酸，酪酸に変換する有機酸利用菌が共存[9]しているため，いずれかの短鎖脂肪酸が突出して生成されることは通常ない．熱力学的関係から短鎖脂肪酸の生成は，酢酸＞プロピオン酸＞酪酸という順に生成されやすいことも確認されている．

　現行でプロバイオティクスとして用いられている細菌種は，ほぼすべてが*Lac-*

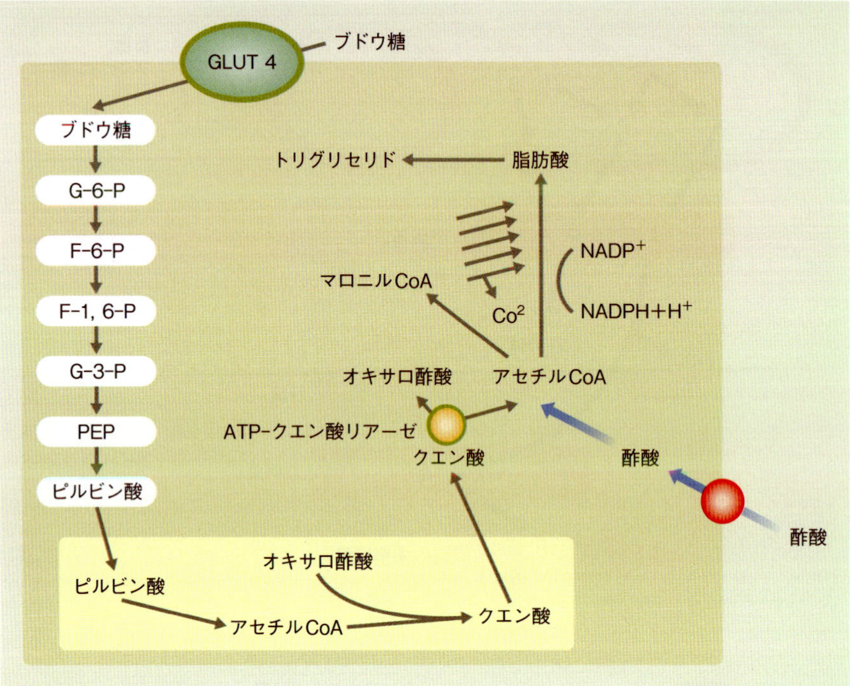

図4 酢酸由来の脂質合成系

*tobacillus*属，*Bifidobacterium*属に属する細菌で，これらの細菌は乳酸菌であり，その主生産物は乳酸である．これらの細菌種は，どれもセルロースやキシランなどの構造性多糖を分解する能力はないが，でんぷんやオリゴ糖類の分解力は持つ．したがって，プロバイオティクス細菌の大腸における増殖は，これらの糖質の供給によって促進される．

以上のことから，プロバイオティクスの経口投与による全身性の糖質代謝作用を大腸発酵システムのなかで考えた場合，どのような短鎖脂肪酸がどの程度まで生成され，どの程度が吸収されるかということにかかっているといえる．特にプロピオン酸の生成は，直接，糖質代謝に関係するため重要である．大腸発酵システムにおけるプロバイオティクスの糖尿病患者への治療を考えると，患者状態に応じて有益な短鎖脂肪酸を特異的に生成する細菌種，あるいはそれを誘導する特定の糖質やバイオジェニクスの開発ができれば，臨床応用への可能性が十分期待できる．乳酸から特定の短鎖脂肪酸生成を増強するため，これを賦活化する糖質の給与[10]や変換系細菌の給与を行う試みを述べた興味ある報告もされている[11]．今後の展開が待たれる．

（大原正志，鈴木邦彦，北島政樹）

●引用文献
1. 糖尿病診断基準検討委員会．糖尿病の分類と診断基準に関する委員会報告．糖尿病 1999；42：385．
2. 大澤春彦，大沼　裕，牧野英一．糖尿病，診断基準と分類．下条文武，斎藤　康（監）．ダイナミックメディシン 3，西村書店，2003; p.90-91．

3. 山田研太郎, 牧田善二. 2型糖尿病. 下条文武, 斎藤 康 (監), ダイナミックメディシン 3, 西村書店, 2003; p.99-105.
4. 鈴木邦彦. 糖尿病患者の腸内細菌叢. 光岡知足 (編), 腸内細菌学, 朝倉書店, 1990; p.184.
5. 牛田一成. プロバイオティクスと糖質代謝の改善. 伊藤喜久治編, プロバイオティクスとバイオジェニックス：科学的根拠と今後の開発展望, NTS 2005, p.159-166.
6. de Vrese M, Stegelmann A, Richter B, et al. Probiotics-compensation for lactase insufficiency. Am J Clin Nutr 2001; 73: 421S-429S.
7. 大橋雄二, 梅崎良則. 乳性発酵物の消化管運動への影響. 消化と吸収 1997；20：119-122.
8. Ohashi Y, Tokunaga M, Ushida K. The effect of Lactobacillus casei strain Shirota on the cecal fermentation pattern depends on the individual cecal microflora in pigs. J Nutr Sci Vitaminol 2004; 50: 399-403.
9. Duncan SH, Louis P, Flint HJ. Lactate-utilizing bacteria, isolated from human feces, that produce butyrate as a major fermentation product. Appl Environ Microbiol 2004; 70: 5810-5817.
10. Tsukahara T, Koyama H, Okada M, et al. Stimulation of butyrate production by gluconic acid in batch culture of pig cecal digesta and identification of butyrate-producing bacteria. J Nutr 2002; 132: 2229-2234.
11. Hashizume K, Tsukahara T, Yamada K. et al. Megasphaera elsdenii JCM1772T normalizes hyperlactate production in the large intestine of fructooligosaccharide-fed rats by stimulating butyrate production. J Nutr 2003; 133: 3187-3190.

III 臨床編 ❸ 生活習慣病，慢性疾患

22
慢性腎臓病（CKD）

はじめに

　慢性腎臓病（chronic kidney disease：CKD）とは，腎障害，または糸球体濾過量（glomerular filtration rate：GFR）60 mL/min/1.73 m^2 未満が，3 か月以上継続する病態である．腎障害は，尿異常，画像診断，血液，病理で異常を認めるものである．

　CKD の原因疾患としては，すべての原発性，続発性腎疾患がなりうる．透析導入の原疾患の頻度としては糖尿病性腎症が最も多く，次に慢性糸球体腎炎，腎硬化症，多発性囊胞腎，急速進行性糸球体腎炎，慢性腎盂腎炎の順である．

CKDのステージ分類

　GFR により CKD を 5 期に分類する．
- **第1期**　GFR が 90 mL/min/1.73 m^2 以上，ほぼ正常の GFR をもつ腎障害
- **第2期**　GFR が 60～89 mL/min/1.73 m^2，GFR の軽度低下，無症状で体液の恒常性も保たれている．
- **第3期**　GFR が 30～59 mL/min/1.73 m^2，GFR の中等度低下，症状がみられないものの軽度の高窒素血症，尿濃縮力の低下がみられる．
- **第4期**　GFR が 15～29 mL/min/1.73 m^2，GFR の高度低下，高窒素血症，貧血，高カリウム血症，高リン血症，低カルシウム血症，アシドーシス，夜間多尿などが発症する．
- **第5期**　GFR が 15 mL/min/1.73 m^2 未満，上記に加え消化器，神経，呼吸器，循環器など諸臓器症状（尿毒症症状）が出現する．透析患者の場合には D，腎移植患者には T をつける．

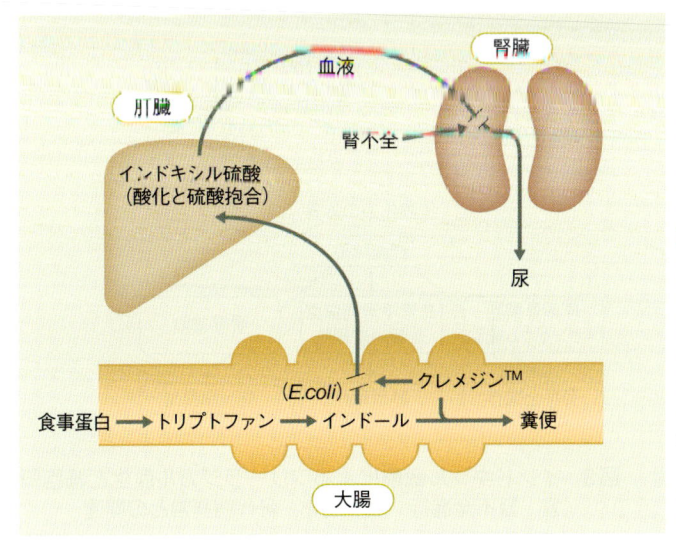

図1　インドキシル硫酸の代謝経路

経口的に摂取した蛋白が大腸内で加水分解され生成したトリプトファンが，*E. coli* などのトリプトファナーゼによりインドールに代謝される．インドールは腸管から吸収され，肝臓で酸化，硫酸抱合によりインドキシル硫酸となって血中に放出される．正常では，血中のインドキシル硫酸は腎臓から尿中に排泄される．クレメジン™は大腸内でインドールを吸着することで，インドキシル硫酸の血清濃度，尿中排泄量を低下させる．ビフィズス菌はトリプトファナーゼを持たずインドールを生成しない．ビフィズス菌は酢酸と乳酸を生成することにより腸内環境を酸性化し，インドールなどの有害物質を産生する *E. coli* などの病原性細菌の増殖を抑制する．

尿毒症毒素

　CKD が進行し，腎機能低下が高度になると，体液の恒常性維持の破綻をきたし，全身の諸臓器病変の症状が現れる尿毒症となる．尿毒症は腎障害患者の体内に蓄積した毒性物質により引き起こされると考えられている．これらの物質は尿毒症毒素（uremic toxin）と呼ばれている．

　尿毒症毒素としては，副甲状腺ホルモン，β_2 ミクログロブリン，インドキシル硫酸，ホモシステイン，グアニジン化合物，リンなどがある．

尿毒症毒素であるインドキシル硫酸

　インドキシル硫酸は腎不全進行促進作用などを示す尿毒症毒素である[1]．経口的に摂取した蛋白が大腸内で加水分解され生成したトリプトファンが，*Escherichia coli* などのトリプトファナーゼによりインドールに代謝される．インドールは腸管から吸収され，肝臓で酸化，硫酸抱合によりインドキシル硫酸となって血中に放出される．正常では血中のインドキシル硫酸は腎臓から尿中に排泄される（図1）．腎不全ではインドキシル硫酸のクリアランスが低下し，血清インドキシル硫酸濃度は著明に増加する（正常者：0.064 mg/dL，血液透析患者：透析前 5.3 mg/dL，透析後 3.5 mg/dL）[2]．

　腎不全ラットにインドキシル硫酸，インドールを投与すると腎不全がより進行することから，インドキシル硫酸は腎不全の進行を促進する尿毒症毒素である[2-5]．インドキシル硫酸は形質転換成長因子 $\beta 1$（transforming growth factor-$\beta 1$：TGF-$\beta 1$），組織メタロプロテアーゼ阻害因子 1（tissue inhibitor of metalloprotease-1：TIMP-1），プロ $\alpha 1$（I）コラーゲンの発現を増加させ，腎臓の間質線維化や糸球体硬化を起こす[4]．インドキシル硫酸は有機アニオントランスポーター（OAT1，OAT3）を介して近位尿細管に蓄積し，フリーラジカルの産生と抗酸化

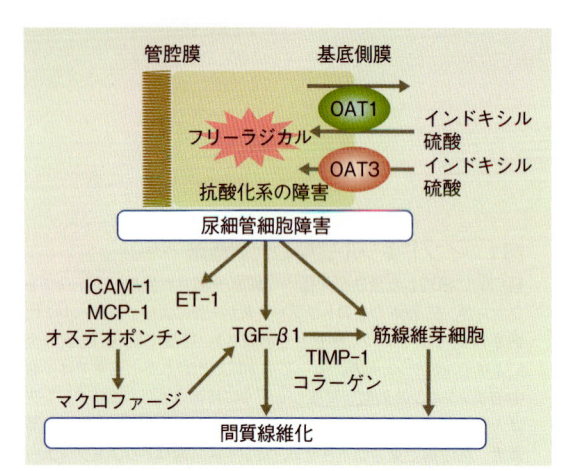

図2 インドキシル硫酸による腎尿細管細胞障害, 間質線維化の促進

血中のインドキシル硫酸は有機アニオントランスポーター (OAT1, OAT3) を介して近位尿細管に蓄積し, フリーラジカルの産生と抗酸化系の障害により尿細管細胞障害をきたす. その結果, インドキシル硫酸は TGF-β1, TIMP-1, プロα1 (I) コラーゲンの発現を増加させ, 腎臓の間質線維化を起こす.

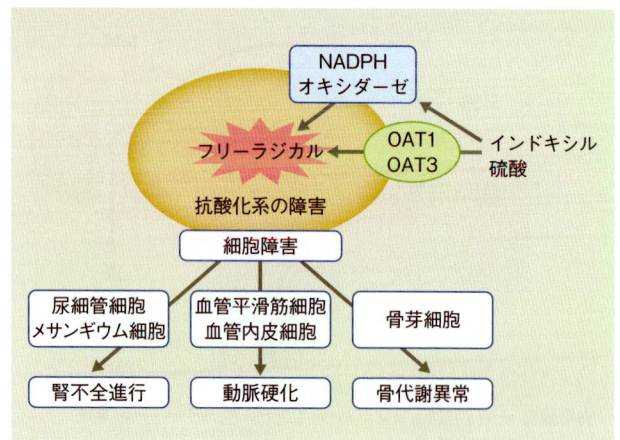

図3 インドキシル硫酸によるフリーラジカル産生と細胞障害：腎不全進行, 動脈硬化, 骨代謝異常との関連

インドキシル硫酸は酸化ストレスを亢進し, 尿細管細胞やメサンギウム細胞の障害による腎不全進行, 血管平滑筋細胞増殖や大動脈の石灰化などの動脈硬化, 骨代謝異常 (低回転骨) とも関連している.

系の障害により尿細管細胞障害をきたす (図2)[5]. また, インドキシル硫酸は腎糸球体メサンギウム細胞における NADPH オキシダーゼを活性化して, スーパーオキシドなどの活性酸素種 (reactive oxygen species：ROS) を増加させる[6]. インドキシル硫酸は腎臓におけるスーパーオキシドジスムターゼの活性を低下させる[7].

経口吸着薬 (クレメジン™) は大腸内でインドールを吸着することで, インドキシル硫酸の血清濃度, 尿中排泄量を低下させ, 腎不全の進行を抑制する[8,9]. 筆者らは, インドキシル硫酸などの食事蛋白由来の代謝物の蓄積が腎不全の進行を促進しているという蛋白代謝物説を提唱している[9].

インドキシル硫酸は酸化ストレスを亢進し[10,11], 血管平滑筋細胞増殖[12,13]や大動脈の石灰化[14]などの動脈硬化, 骨代謝異常 (低回転骨)[15]とも関連している (図3).

腎不全患者における腸内細菌叢

ヒトの腸管には約500種類, 全体で10^{14}個からなる細菌叢が存在する[16-18]. 透析患者では E. coli などの好気性菌が増加し, ビフィズス菌などの嫌気性菌が減少している[19]. 腎不全患者において血中に増加している尿素は腸管内に拡散し, 腸内細菌によって分解されアンモニアとなって便中に排泄される. このため腎不全患者の腸管内にはアンモニアが高濃度になり便の pH が上昇し, 好気性細菌の増殖が促進される. ビフィズス菌などの乳酸菌を摂取することにより, 異常な細菌叢 (フローラ) が正常化される[20]. ビフィズス菌は炭水化物を発酵し酢酸と乳酸を生成し, 腸管内の腐敗を抑制する. したがって, ビフィズス菌は腸内細菌叢のバランスを保

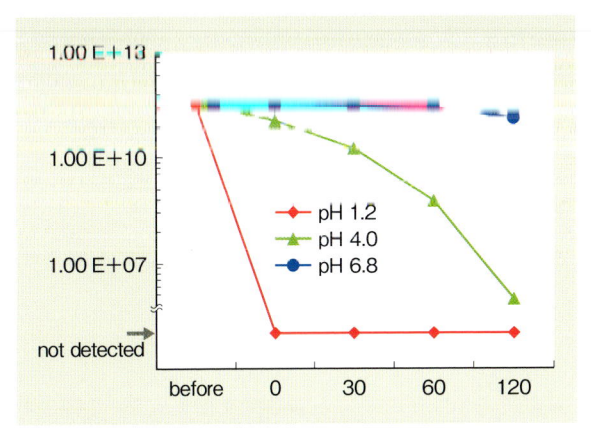

図4 *B. longum*の酸脆弱性

B. longum (3.16E＋11 log₁₀CFU/g) の粉状製品を各種 pH 溶液内 (pH1.2, pH4.0, pH6.8) で 37℃, 120分インキュベートし, 生きた *B. longum* 数を計測した. pH1.2 溶液内では, 混合した直後においても生きた *B. longum* は検出されなかった. pH4.0 溶液内においても, 生きた *B. longum* の数はインキュベート期間内で急激に減少した.

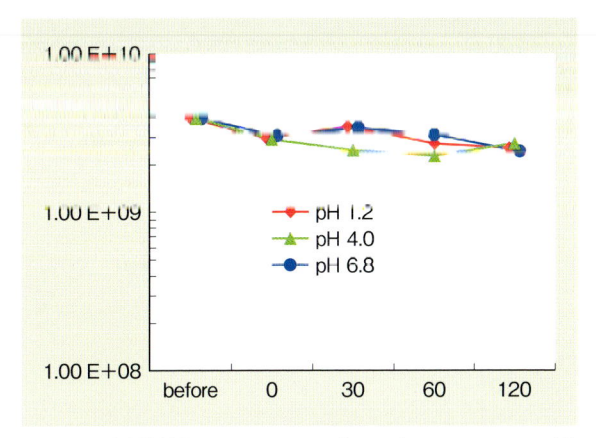

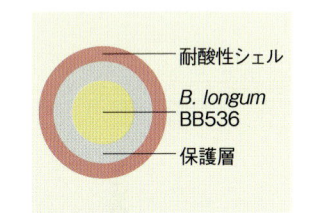

図5 胃酸抵抗性シームレスカプセル内 *B. longum* の酸抵抗性

胃酸抵抗性シームレスカプセル内 *B. longum* (3.16E＋11 log₁₀ CFU/g) を各種 pH 溶液内 (pH1.2, pH4.0, pH6.8) で 37℃, 120分インキュベートし, 生きた *B. longum* 数を計測した. pH1.2 溶液内においても, 生きた *B. longum* の数は減少しなかった.

持することにより, ヒトの健康に重要な役割を果たしている[21]．

胃酸抵抗性シームレスカプセル内の *Bifidobacterium longum*

多くの医薬品または健康食品内のビフィズス菌は酸に弱く, 腸に到達する前に胃酸により死滅するため, 腸内細菌叢の改善効果はほとんどみられない. 粉状の *Bifidobacterium longum* は pH1.2 の溶液ではまったく生存できない (図4). しかし, 胃酸抵抗性シームレスカプセル内の *B. longum* は pH1.2 の溶液でも生存することができる (図5). したがって, 胃酸抵抗性シームレスカプセルはビフィズス菌を酸性の胃液から保護し, 腸内まで生きたまま届けることができる. 図6に胃酸抵抗性シームレスカプセル内の *B. longum* の構造を示す.

図6 胃酸抵抗性シームレスカプセル内 *B. longum* の構造

シームレスカプセルは, 酸脆弱性な *B. longum* を酸性胃液から保護し, 腸まで生きたまま届ける.

腎不全患者の血清インドキシル硫酸に対するビフィズス菌製剤の効果

ビフィズス菌はトリプトファナーゼを持たずインドールを生成しない. インドキシル硫酸の代謝経路を考えると, 胃酸抵抗性シームレスカプセル内 *B. longum* を血液透析患者に経口投与することにより, 腸内の *E. coli* などを減少させ血清インドキシル硫酸濃度を低下させる可能性が考えられた.

胃酸抵抗性シームレスカプセル内 *B. longum* (Bifina™) を血液透析患者に経口投与すると血清インドキシル硫酸濃度は有意に低下したが, 粉状ビフィズス菌を経口投与しても血清インドキシル硫酸濃度は低下しなかった[22]．血液透析患者では, 好気性菌の増加と嫌気性菌の減少という腸内細菌叢の異常が認められる. 腸内におけるインドールの増加は, *E. coli* などの好気性細菌の増加した結果である. ビフィズス菌は酢酸と乳酸を生成することにより腸内環境を酸性化し, インドールなど

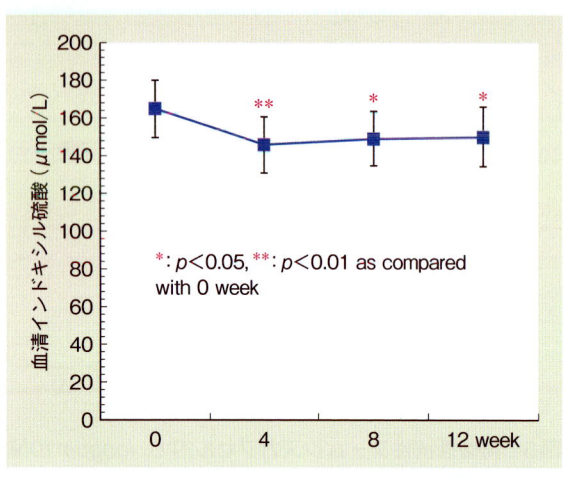

図7 血液透析患者の血清インドキシル硫酸に対する胃酸抵抗性シームレスカプセル内 B. longum の効果

血液透析患者27例に，胃酸抵抗性シームレスカプセル内 B. longum, $3×10^9$ CFU/day を4週間（0〜4週），$6×10^9$ CFU/day を4週間（4〜8週），$12×10^9$ CFU/day を4週間（8〜12週）の計12週間経口投与した．データは平均±SE（$n=27$）で表す．

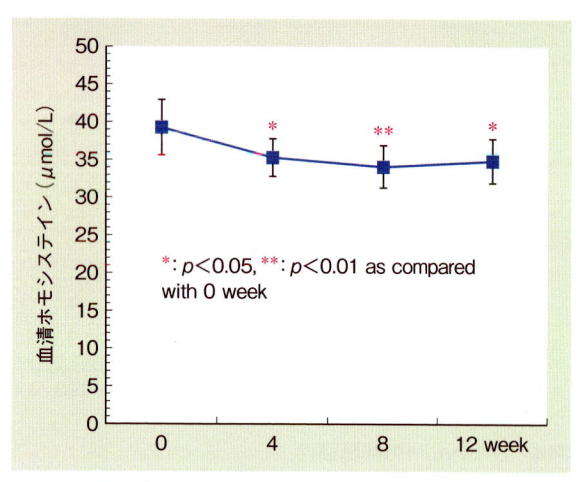

図8 血液透析患者の血清ホモシステインに対する胃酸抵抗性シームレスカプセル内 B. longum の効果

血液透析患者27例に，胃酸抵抗性シームレスカプセル内 B. longum, $3×10^9$ CFU/day を4週間（0〜4週），$6×10^9$ CFU/day を4週間（4〜8週），$12×10^9$ CFU/day を4週間（8〜12週）の計12週間経口投与した．データは平均±SE（$n=27$）で表す．

の有害物質を産生する E. coli などの病原性細菌の増殖を抑制する．

血液透析患者27例に，胃酸抵抗性シームレスカプセル内 B. longum, $3×10^9$ CFU/day を4週間（0〜4週），$6×10^9$ CFU/day を4週間（4〜8週），$12×10^9$ CFU/day を4週間（8〜12週）の計12週間経口投与した[23]．胃酸抵抗性シームレスカプセル内 B. longum を投与することにより，血液透析患者の血清インドキシル硫酸濃度は有意に減少することを再確認した（図7）．

腎不全患者における高ホモシステイン血症

血液透析患者では粥状動脈硬化症による心血管系疾患や脳血管系疾患の発症率が高い．血液透析患者の約80％に高ホモシステイン血症がみられる．粥状動脈硬化症による心血管系疾患の危険因子である高ホモシステイン血症は，再メチル化代謝経路の障害によって起きる．血液透析患者の高ホモシステイン血症は，高用量の葉酸とビタミン B_{12} の投与によって是正することができる．ビフィズス菌はビタミン B_1, B_4, B_6, B_{12}, 葉酸，ニコチン酸などのビタミン類を産生する[24,25]．B. longum によって産生するビタミン類の量は，1日推奨摂取量の14〜38％にも達する．したがって，胃酸抵抗性シームレスカプセル内 B. longum を血液透析患者に経口投与することにより，血清ホモシステイン濃度を低下させる可能性が考えられた．

腎不全患者の血清ホモシステインに対するビフィズス菌製剤の効果

血液透析患者27例に，胃酸抵抗性シームレスカプセル内 B. longum, $3×10^9$ CFU/day を4週間（0〜4週），$6×10^9$ CFU/day を4週間（4〜8週），$12×10^9$

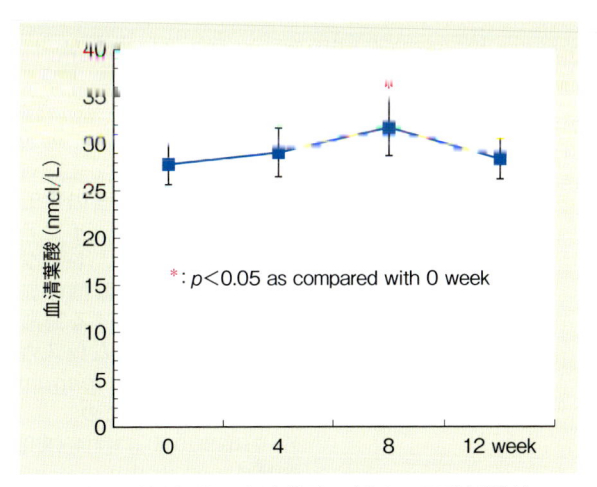

図9 血液透析患者の血清葉酸に対する胃酸抵抗性シームレスカプセル内 B. longum の効果

血液透析患者27例に，胃酸抵抗性シームレスカプセル内 B. longum，3×10^9 CFU/day を4週間（0～4週），6×10^9 CFU/day を4週間（4～8週），12×10^9 CFU/day を4週間（8～12週）の計12週間経口投与した．データは平均±SE（n=27）で表す．

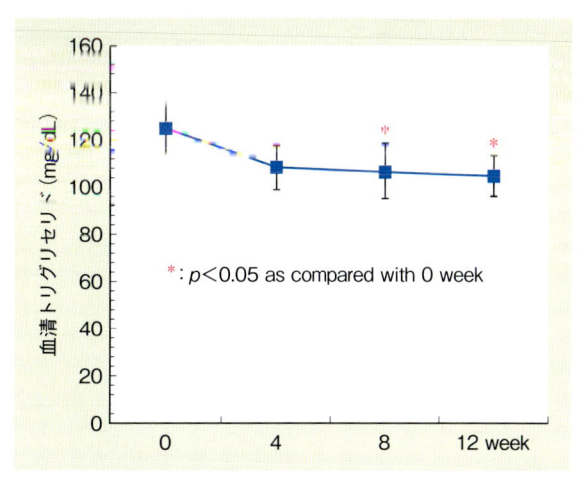

図10 血液透析患者の血清トリグリセリドに対する胃酸抵抗性シームレスカプセル内 B. longum の効果

血液透析患者27例に，胃酸抵抗性シームレスカプセル内 B. longum，3×10^9 CFU/day を4週間（0～4週），6×10^9 CFU/day を4週間（4～8週），12×10^9 CFU/day を4週間（8～12週）の計12週間経口投与した．データは平均±SE（n=27）で表す．

CFU/day を4週間（8～12週）の計12週間経口投与した[23]．**図8**に示すように，血液透析患者の血清ホモシステインは胃酸抵抗性シームレスカプセル内 B. longum 投与により有意に低下した．血清ホモシステイン減少効果（減少率13.3％）が最も高かった B. longum の用量は 6×10^9 CFU/day であった．

　胃酸抵抗性シームレスカプセル内 B. longum を投与することにより，血液透析患者の血清葉酸濃度は有意に増加した（**図9**）．血清葉酸増加効果（増加率14.0％）が最も高かった B. longum の用量は 6×10^9 CFU/day であった．しかし，胃酸抵抗性シームレスカプセル内 B. longum 投与により血清ビタミン B_{12} 濃度は増加しなかった．ビフィズス菌は多くのビタミン類を生成するが，ビフィズス菌の種によって生成するビタミン類の種類と量は異なる．筆者らは，B. longum がビタミン B_{12} に比較して葉酸の生成が多いことを培養実験により認めた．したがって，B. longum は腸内で主として葉酸を生成することにより，ホモシステインの濃度を減少させる．

　胃酸抵抗性シームレスカプセル内 B. longum を投与することにより，血液透析患者のトリグリセリドは有意に減少した（**図10**）．ビフィズス菌はニコチン酸を生成することが報告されており，腸内でニコチン酸を生成した結果，血清トリグリセリドが減少した可能性が考えられる．

　図11に血液透析患者のホモシステイン，インドキシル硫酸，トリグリセリド，葉酸の血清濃度の％変化率に対する胃酸抵抗性シームレスカプセル内 B. longum の効果を示す．

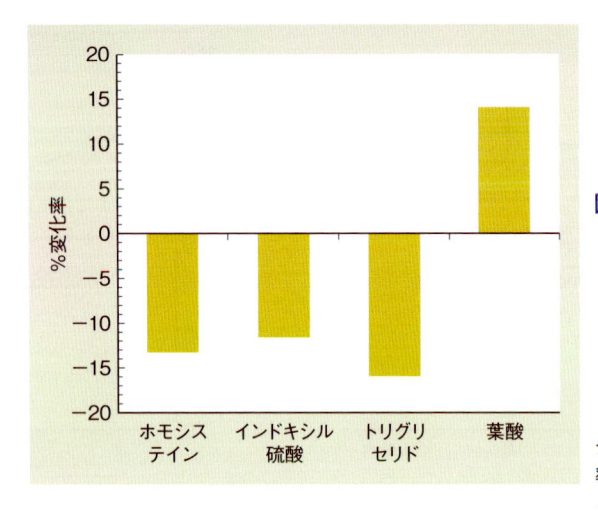

図11 血液透析患者のホモシステイン，インドキシル硫酸，トリグリセリド，葉酸の血清濃度に対する胃酸抵抗性シームレスカプセル内 *B. longum* の効果のまとめ
データは前値（0週）に対する%変化率で表す．

おわりに

　腎不全合併症に関与しているインドキシル硫酸やホモシステインなどの尿毒症毒素が，腎不全患者血清中で著明に増加している．腎不全患者では，*E. coli* などの好気性菌の増加とビフィズス菌などの嫌気性菌の減少など腸内細菌叢の異常が認められる．胃酸抵抗性シームレスカプセル内ビフィズス菌製剤を投与すると，インドールを産生する *E. coli* などの増殖を抑制し，またビフィズス菌が葉酸を生成することにより，インドキシル硫酸やホモシステインの血清濃度を減少させることができる．

（丹羽利充）

● 引用文献

1. Niwa T. Uremic toxicity. Indoxyl sulfate. Massry SG, Glassock RJ (editors): Textbook of Nephrology, 4th ed., Williams & Wilkins, 2001; p.1269-1272.
2. Niwa T, Ise M. Indoxyl sulfate, a circulating uremic toxin, stimulates the progression of glomerular sclerosis. J Lab Clin Med 1994; 124: 96-104.
3. Niwa T, Ise M, Miyazaki T. Progression of glomerular sclerosis in experimental uremic rats by administration of indole, a precursor of indoxyl sulfate. Am J Nephrol 1994; 14: 207-212.
4. Miyazaki T, Ise M, Seo H, et al. Indoxyl sulfate increases the gene expressions of TGF-β_1, TIMP-1 and proα(I) collagen in uremic rat kidneys. Kidney Int 1997; 52 (S62): S15-S22.
5. Enomoto A, Takeda M, Tojo A, et al. Role of organic anion transporters in the tubular transport of indoxyl sulfate and the induction of its nephrotoxicity. J Am Soc Nephrol 2002; 13: 1711-1720.
6. Gelasco AK, Raymond JR. Indoxyl sulfate induces complex redox alterations in mesangial cells. Am J Physiol Renal Physiol 2006; 290: F1551-1558.
7. Owada S, Goto S, Bannai K, et al. Indoxyl sulfate reduces superoxide scavenging activity in the kidneys of normal and uremic rats. Am J Nephrol 2008; 28: 446-454.
8. Miyazaki T, Aoyama I, Ise M, et al. An oral sorbent reduces overload of indoxyl sulfate and gene expression of TGF-β_1 in uremic rat kidneys. Nephrol Dial Transplant 2000; 15: 1773-1781.

9. Niwa T, Nomura T, Sugiyama S, et al. The protein metabolite hypothesis, a model for the progression of renal failure. An oral sorbent lowers indoxyl sulfate levels in undialyzed uremic patients. Kidney Int 1997; 52 (S62): S23-S28.
10. Dou L, Jourde Chiche N, Faure V, et al. The uremic solute indoxyl sulfate induces oxidative stress in endothelial cells. J Thromb Haemost 2007; 5: 1302-1308.
11. Shimoishi K, Anraku M, Kitamura K, et al. An oral adsorbent, AST-120 protects against the progression of oxidative stress by reducing the accumulation of indoxyl sulfate in the systemic circulation in renal failure. Pharm Res 2007; 24: 1283-1289.
12. Yamamoto H, Tsuruoka S, Ioka T, et al. Indoxyl sulfate stimulates proliferation of rat vascular smooth muscle cells. Kidney Int 2006; 69: 1780-1785.
13. Muteliefu G, Enomoto A, Niwa T. Indoxyl sulfate promotes proliferation of human aortic smooth muscle cells by inducing oxidative stress. J Ren Nutr 2009; 19: 29-32.
14. Adijiang A, Goto S, Uramoto S, et al. Indoxyl sulphate promotes aortic calcification with expression of osteoblast-specific proteins in hypertensive rats. Nephrol Dial Transplant 2008; 23: 1892-1901.
15. Nii-Kono T, Iwasaki Y, Uchida M, et al. Indoxyl sulfate induces skeletal resistance to parathyroid hormone in cultured osteoblastic cells. Kidney Int 2007; 71: 738-743.
16. Acharya MR, Shah RK. Selection of human isolates of Bifidobacteria for their use as probiotics. Appl Biochem Biotechnol 2002; 102-103: 81-98.
17. Tancrede C. Role of human microflora in health and disease. Eur J Clin Microbiol Infec Dis 1992; 11: 1012-1015.
18. Mitsuoka T. Intestinal flora and aging. Nutr Rev 1992; 50: 438-446.
19. Hida M, Aiba Y, Sawamura S, et al. Inhibition of the accumulation of uremic toxins in the blood and their precursors in the feces after oral administration of Lebenin, a lactic acid bacteria preparation, to uremic patients undergoing hemodialysis. Nephron 1996; 74: 349-55.
20. Tanaka R, Kan T, Tejima H, et al. Effects on the fecal flora by the administration on B. bifidum 4007 and B. breve 4006 in infant and adult. Jpn J Pediatr 1980; 33: 2483-2492.
21. Benno Y, Mitsuoka T. Impact of Bifidobacterium longum on human fecal microflora. Microbiol Immunol 1992; 36: 683-694.
22. Takayama F, Taki K, Niwa T. Bifidobacterium in gastro-resistant seamless capsule reduces serum levels of indoxyl sulfate in patients on hemodialysis. Am J Kidney Dis 2003; 41: S142-S145.
23. Taki K, Takayama F, Niwa T. Beneficial effects of Bifidobacteria in gastro-resistant seamless capsule on hyperhomocysteinemia in hemodialysis patients. J Ren Nutr 2005; 15: 77-80.
24. Deguchi Y, Morishita T, Mutai M. Comparative studies on synthesis of water-soluble vitamins among human species of Bifidobacteria. Agric Biol Chem 1985; 49: 13-19.
25. Noda H, Akasaka N, Ohsugi M. Biotin production by Bifidobacteria. J Nutr Sci Vitaminol 1994; 40: 181-188.

Ⅲ 臨床編

❹ 癌

III 臨床編 ❹ 癌

23
大腸癌予防

はじめに

　大腸癌は地域により罹患率に大きな差のあること，環境が急激に変わったわが国で罹患率が急増していること，ハワイへ移民した者で罹患率が上昇していることなどから，大腸癌の発生に環境が関与していることは間違いないと考えられている．

　大腸には多種の腸内細菌が大量に存在しているため，大腸癌の発生に腸内細菌が関与している可能性は以前から考えられてきた．しかし，多種の腸内細菌叢（フローラ）の正確な同定，定量が困難であること，培養法を用いた場合に費用がきわめて高額になることより，多人数を用いた疫学的研究の報告はかなり少ない．

　本項では，大腸癌と腸内細菌叢について，これまでの報告をレビューして，大腸癌の発生における腸内細菌叢の役割について考察したい．

大腸癌と腸内細菌叢の観察的疫学研究

　大腸癌と腸内細菌叢の研究として，最初は大腸癌罹患の高い地域と低い地域における一般人の腸内細菌叢の比較が行われた．

　1969年にHillら[1]は，英国在住で大腸癌罹患率の低いウガンダ出身の41人と大腸癌罹患率の高い英国人48人を比較し，ウガンダ出身者には嫌気性菌が多く好気性菌が少ないことを報告した．

　しかし，Schwannら[2]は，大腸癌罹患率の異なるフィンランドとデンマークの都市部と農村部の住民を対象に腸内細菌叢を調べ，地域により腸内細菌叢に意味のある差は認められないと報告した．

　大腸癌患者，大腸癌の前癌病変である大腸腺腫を持っている患者，健常人の腸内細菌叢を調べた研究もいくつか報告されている．Vargoら[3]は，大腸癌患者においてClostridiumやBacteroidesなどの嫌気性菌が増加すること，van der Werfら[4]は腺腫患者において便中嫌気性菌が多いことを報告したが，Finegoldら[5]，Mas-

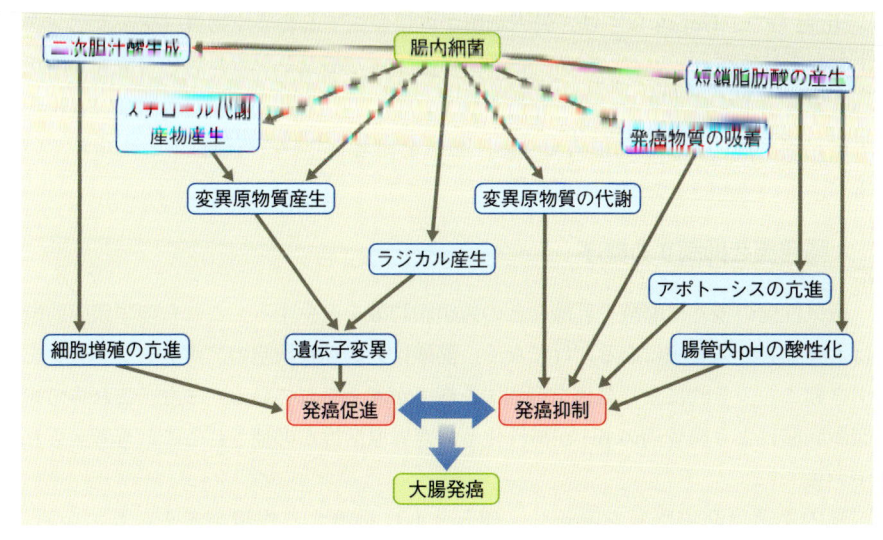

図1 大腸癌を促進する機序と抑制する機序

tromarinoら[6]は大腸癌，大腸腺腫と腸内細菌叢に有意な関係はないと報告している．わが国では窪田ら[7]，金澤ら[8]が，大腸ポリープや大腸癌患者において，*Bifidobacterium* が少なく *Clostridium* が多い傾向にあると報告しているが，篠原[9]は大腸癌と腸内細菌叢に有意な関係はないと報告している．

このように便培養を用いた観察的疫学研究では大腸癌と腸内細菌に関して，一定の結論は得られていない．この理由として，断面調査では大腸癌や腺腫の存在により変化した腸内細菌叢を観察している可能性があること，便回収から測定までの輸送を厳密な嫌気状態に保つことが困難なこと，腸内細菌叢の多くが培養困難であること，多くの研究では検討症例数が少ないことなどが考えられる．

腸内細菌叢が大腸発癌に影響を与える機序

腸内細菌が大腸発癌に影響を与える機序として，腸内細菌が大腸発癌を促進する機序と抑制する機序のそれぞれについていくつかの仮説が考えられている（図1）．発癌を促進する機序と抑制する機序の総和により，腸内細菌は大腸発癌に影響を与えているのであろう．

大腸発癌を促進する機序

胆汁成分の1つとして分泌された一次胆汁酸（コール酸，ケノデオキシコール酸）は大腸管腔内で腸内細菌により二次胆汁酸（デオキシコール酸，リトコール酸）に分解される．これらの二次胆汁酸は細胞増殖を亢進させ，その結果，大腸癌の発生を促進すると考えられている．

食品由来のコレステロールも腸内細菌により植物性由来コレステロールは β-シトステロールやカンペステロール，動物性由来コレステロールはコレスタノールやコプロスタノールなどに代謝され，さらに分解して変異原活性を持つ物質になり大腸発癌を促進すると考えられている．

Hiraiら[10], Guptaら[11]は, 腸内細菌が直接産生する変異原物質（フェカペンタエン）を見いだしている. *Enterococcus faecalis*が酸素ラジカルの一つであるスーパーオキシドを産生することも報告されている. これらの変異原物質やラジカルが大腸粘膜細胞の遺伝子に傷害を与え, 発癌を促進している可能性が考えられている.

大腸発癌を抑制する機序

嫌気性菌の多くは酪酸や乳酸などの短鎖脂肪酸を産生する. これらの短鎖脂肪酸は大腸粘膜の栄養源になるだけでなく, 酪酸は大腸粘膜細胞のアポトーシス亢進を引き起こし, それにより発癌を抑制する機序が考えられている. また, これらの短鎖脂肪酸により腸管内のpHが酸性化し, 変異原活性が抑制されることも考えられている.

腸内細菌は発癌物質を吸着し, 便とともに排泄する作用が考えられている. Hayatsuら[12]はヒトボランティアを用いた研究により, 焼き肉摂取で増加する尿中変異原活性が乳酸菌製剤の投与により減少することを報告している.

いくつかの嫌気性菌が産生するニトロリダクターゼは1-ニトロピレンや1,6-ジニトロピレンなどの変異原物質を代謝して変異原活性を低下させる作用を持っていることが確認されている[13].

乳酸菌は大腸癌を予防するのか

1908年にMetchnikoff[14]は, ヨーグルトやバター, チーズなどの発酵乳製品が大腸癌を予防する可能性を紹介した. いくつもの基礎的研究では, 乳酸菌による大腸腫瘍抑制効果が明らかにされている. Yamazakiら[15]は, アゾキシメタン（AOM）を用いたラット化学発癌実験において*Lactobacillus casei* strain Shirotaを投与し, 大腸癌の発生数が減少したことを報告している. Goldinら[16]は, 1,2-ジメチルヒドラジン（DMH）を用いたラットの化学発癌実験で*L. casei* strain GGを投与し, 大腸腫瘍の発生が減少したことを, Arimochiら[17]はAOMを用いたラットの実験で*Lactobacillus acidophilus*と*Clostridium perfringens*の培養液や, その上清により大腸癌の前癌病変と考えられているaberrant crypt fociが減少したことを報告している.

症例対照研究は10件報告され, うち3件[18-20]で発酵乳製品やヨーグルトの摂取によって大腸癌リスクは増加, 3件[21-23]でリスクは不変, 4件[24-27]でリスクは軽減したと報告されている.

コホート研究は11件報告され, 1件[28]で発酵乳製品による大腸癌リスクは増加, 8件[29-36]でリスクは不変, 2件[37,38]でリスクは軽減したと報告されている. このように観察的疫学研究では, 発酵乳製品と大腸癌リスクの関係は一定した傾向を得られていない.

発酵乳製品の研究における問題点として, 発酵乳製品には, 大腸発癌に関係する多くの成分が含まれるため, それら交絡因子の影響が大きいことがあげられる. 具

体的には，カルシウム，マグネシウム，リボフラビン，ナイアシンなど大腸発癌の抑制効果が期待される成分があげられる．特にカルシウムは，有力な大腸発癌予防物質候補であり，疫学研究においてその影響を取り除くことはかなり困難である．

乳酸菌には多くの種類があり，菌種や菌株によってヒトに与える影響が異なると考えられている．Wollowskiら[39]は，いくつかの伝統的ヨーグルト菌とされている菌種を用いて，DMHによって誘発される大腸粘膜の遺伝子傷害の抑制効果を調べている．*Lactobacillus bulgaricus* は抑制効果が認められるものの，*Streptococcus thermophilus* では認められなかったとしている．

乳酸菌と大腸癌の関連を明らかにするためには，これらの観察的疫学研究では多くの問題があるため，介入試験を実施することがきわめて重要であるが，これまでにプロバイオティクスを用いた介入試験はほとんどされていなかった．

乳酸菌投与による臨床試験

Roncucciら[40]は，腸内細菌叢を変えることを目的にラクツロースを使用した臨床試験を行い，有意差はないもののラクツロースは腺腫の発生をわずかに抑制したと報告している．またBiascoら[41]は，大腸腺腫をもつ20人に，*L. acidophilus* と *Bifidobacterium bifidum* を3か月間投与し，便のpHの低下と直腸粘膜の細胞増殖の低下を報告している．

筆者ら[42]は，厚生労働省「がん克服新10か年戦略」事業研究として，2個以上の大腸腫瘍（腺腫もしくは早期大腸癌）を内視鏡的摘除した大腸癌ハイリスク群を対象に，ランダム化比較試験で乳酸菌生菌製剤を4年間投与して腫瘍発生の有無について検討を行い，乳酸菌製剤の投与により中等度異型以上の腫瘍の発生が有意に抑制された結果を得ている．その研究の概略を紹介する．

対象者は1993年6月から1997年9月まで，大阪府立成人病センター消化器内科で募集し，すべての参加者から書面によるインフォームドコンセントを得ている．参加条件は40歳から65歳の男女で，2個以上の大腸腫瘍（腺腫または早期癌）を持ち，呼びかけの3か月以内に，それらをすべて内視鏡的に摘除したものである．癌を持っている者，大腸または胃の切除既往者，家族性大腸腺腫症患者などは除外した．

4つの群を設定した（表1）．A群は食事指導と小麦ふすまビスケットの摂取，B群は食事指導と乳酸菌製剤の摂取，C群は食事指導と小麦ふすまビスケットと乳酸菌製剤の摂取，D群は食事指導だけである．

食事指導の主体は，脂肪摂取量の適正化である．総摂取エネルギーのうち，脂肪の占める割合を18～22％になるように指導した．面接前の3日間連続に，食事記録用紙に食事内容を記入させ，栄養士はその記録を元に総摂取量と脂肪摂取量を求めた．3か月目と4年目にも食事調査を行い，指導効果を把握した．

小麦ふすまビスケットは小麦ふすまを30％含有するビスケットである．参加者には，食事前に1日量として25gの小麦ふすまビスケット（小麦ふすまとして7.5g）を食べるように指導した．乳酸菌製剤は，生きた乳酸菌（*L. casei* Shirota）

表1 予防方法の概略

A群	食事指導＋食物繊維
B群	食事指導＋乳酸菌製剤
C群	食事指導＋食物繊維＋乳酸菌製剤
D群	食事指導のみ

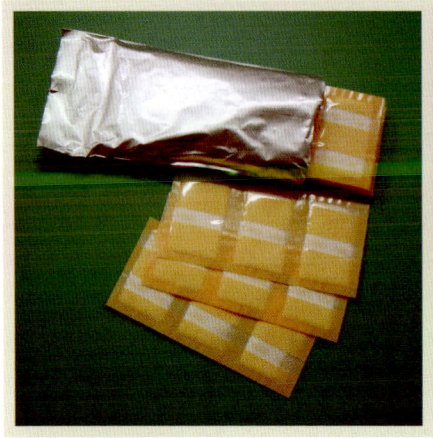

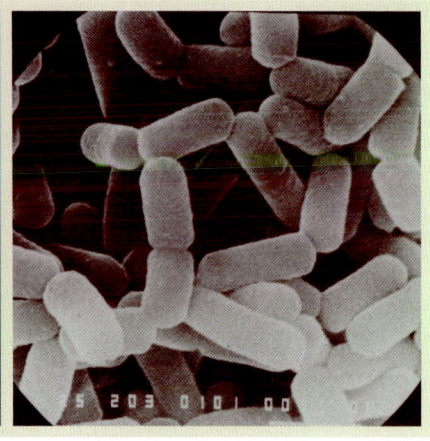

図2　乳酸菌製剤

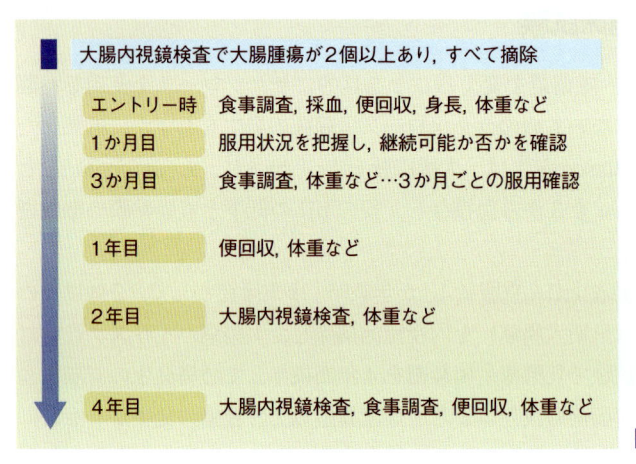

図3　試験スケジュール

- 大腸内視鏡検査で大腸腫瘍が2個以上あり，すべて摘除
- エントリー時　食事調査，採血，便回収，身長，体重など
- 1か月目　服用状況を把握し，継続可能か否かを確認
- 3か月目　食事調査，体重など…3か月ごとの服用確認
- 1年目　便回収，体重など
- 2年目　大腸内視鏡検査，体重など
- 4年目　大腸内視鏡検査，食事調査，便回収，体重など

を1gあたり約10^{10}含む粉末である（図2）．普段は冷蔵で保管し，毎食後に1gずつ1日3g服用させた．小麦ふすまビスケットや乳酸菌製剤は4年間継続して摂取させた．

　この試験の主エンドポイントは，大腸腫瘍の再発の有無である．大腸内視鏡検査は2年目と4年目に実施した（図3）．肛門から盲腸までの大腸全体を観察した．内視鏡的に，明らかに過形成性ポリープと判断できるもの以外の病変はすべて摘除して組織学的検査を行った．エントリー前の大腸内視鏡検査で切除した腫瘍が早期大腸癌であった患者は，試験参加6か月目に，局所再発の確認のための大腸内視鏡検査を行った．そのときに発見された大腸腫瘍はすべて摘除した．

　募集期間内に参加条件に合致した患者が468人受診した．この全員に試験参加を呼びかけ，58人（12％）が参加を拒否した．参加を同意した410人中12人が後の見直しでプロトコルに合致せず除外された．残り398人が4群に割り付けられた．

　年齢，性，大腸腫瘍数，食事内容などすべての背景で4群間に差を認められなかった．2年目，4年目の両方またはどちらかの大腸内視鏡検査を受けなかった者は18人（5％）であった．内視鏡検査を受けなかった理由は，死亡（肺癌，脳出血）2人，

図4 乳酸菌製剤非投与群，投与群の腺腫発生の有無

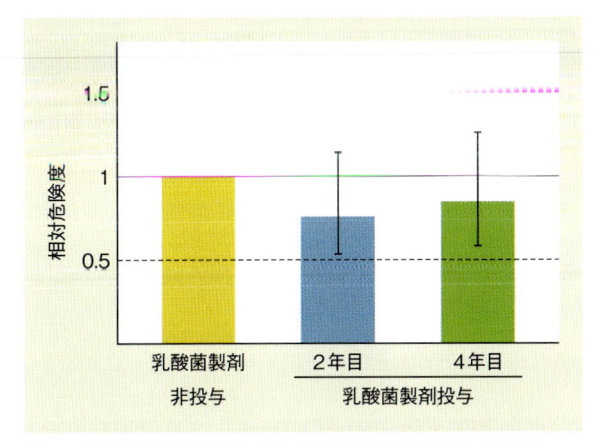

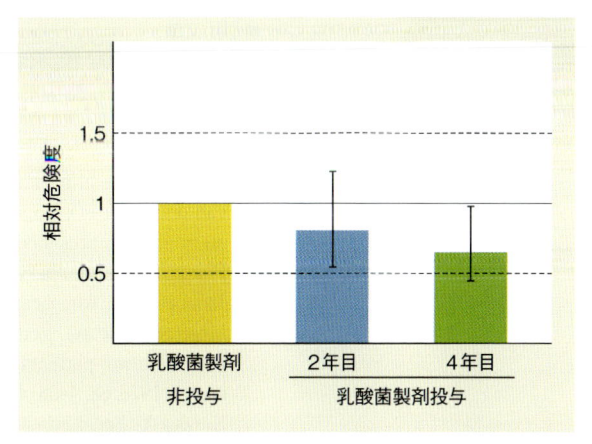

図5 乳酸菌製剤非投与群，投与群の中等度異型以上腺腫の有無

重篤な病気（急性虫垂炎による腹膜炎，くも膜下出血，膝関節炎，心筋梗塞，胃癌）5人，転勤1人，注腸造影検査での検査を希望2人，試験中止を希望8人であった．脱落した18人を除外した380人を解析対象とした．

4年目の大腸内視鏡検査では，小麦ふすまを摂取している者は，摂取していない者に比べて，3mm以上や10mm以上の腺腫の発生が有意に増えた．

乳酸菌製剤の効果では，非摂取群に対する摂取群の2年目の相対リスク（RR）は0.76（95％信頼区間0.50〜1.15），4年目のそれは0.85（95％信頼区間0.56〜1.27）であり，有意差はないものの，2年目，4年目，ともに相対リスクが減少する傾向を認めた（**図4**）．中等度以上の異型の強い腫瘍が発生した割合は，非投与群に対する投与群の2年目の相対リスクは0.80（95％信頼区間0.52〜1.22），4年目のそれは0.65（95％信頼区間0.43〜0.98）と，4年目で有意な減少を認めた（**図5**）．すなわち乳酸菌製剤を摂取している者は，摂取していない者に比べて，発癌リスクの高い中等度異型以上の腺腫の発生が抑制されたため，乳酸菌製剤の服用が大腸癌を予防できる可能性が高いと考えられた．

おわりに

乳酸菌製剤を用いた大腸癌予防のための臨床試験は，筆者らの研究が初めての報告であるため，外国でも同様の臨床試験を行い，同じ結果が出ることを確認すること，さらには乳酸菌製剤を服用している集団を長期間追跡し，大腸癌の発生が減少することを確認することなどの検討が必要である．

しかし，乳酸菌飲料や乳酸菌製剤は，きわめて安全で安価なため，大腸腺腫や大腸癌の既往者や家族に大腸癌罹患が多い者など大腸癌高危険度群では，現時点でも本試験の成績から乳酸菌製剤の服用を推奨してもよいと考えている．

〈石川秀樹，河野敦子〉

● 引用文献

1. Hill MJ, Drasar BS, Hawksworth G, et al. Bacteria and aetiology of cancer of large bowel. Lancet 1971; 1: 95-100.
2. Schwann A, Ryden AC, Laurell G. Fecal bacterial flora of four Nordic population groups with diverse incidence of large bowel cancer. Nutr Cancer 1982; 4: 74-79.
3. Vargo D. Faecal bacterial flora in cancer of the colon. Gut 1980; 21: 701-705.
4. van der Werf SD, Nagengast FM, van Berge Henegouwen GP, et al. Intracolonic environment and the presence of colonic adenomas in man. Gut 1983; 24: 876-880.
5. Finegold SM. Attebery HR. Sutter VL. Effect of diet on human fecal flora: comparison of Japanese and American diets. Am J Clin Nutr 1974; 27: 1456-1469.
6. Mastromarino AJ, Reddy BS, Wynder EL. Fecal profiles of anaerobic microflora of large bowel cancer patients and patients with nonhereditary large bowel polyps. Cancer research 1978; 38: 4458-4462.
7. Kubota Y. Fecal intestinal flora in patients with colon adenoma and colon cancer. Nippon Shokakibyo Gakkai Zasshi 1990; 87: 771-779.
8. Kanazawa K, Konishi F, Mitsuoka T, et al. Factors influencing the development of sigmoid colon cancer. Bacteriologic and biochemical studies. Cancer 1996; 15: 1701-1706.
9. 篠原　央. 日本人大腸癌患者の腸内細菌叢と糞便中排泄胆汁酸に関する研究. 日本大腸肛門病会誌1990；43：33-43.
10. Hirai N, Kingston DGI, Roger L, et al. Structure elucidation of a potent mutagen from human feces. J Am Chem Soc 1982; 104: 6149-6150.
11. Gupta I, Baptista J, Bruce WR, et al. Structures of fecapentaenes, the mutagens of bacterial origin isolated from human feces. Biochemistry 1983; 22: 241-245.
12. Hayatsu H, Hayatsu T. Suppressing effect of Lactobacillus casei administration on the urinary mutagenicity arising from ingestion of fried ground beef in the human. Cancer Lett 1993; 30: 173-179.
13. Kinouchi T, Ohnishi Y. Metabolic activation of 1-nitropyrene and 1, 6-dinitropyrene by nitroreductases from Bacteroides fragilis and distribution of nitroreductase activity in rats. Microbiol Immunol 1986; 30: 979-992.
14. Metchnikoff E. The prolongation of life. Opyimistic studies. G. P. Putman and Sons, New York, 1908.
15. Yamazaki K, Tsunoda A, Sibusawa M, et al. The effect of an oral administration of Lactobacillus casei strain shirota on azoxymethan-induced colonic aberrant crypt foci and colon cancer in the rat. Oncol Rep 2000; 7: 977-982.
16. Goldin BR, Gualtieri LJ, Moore RP. The effect of Lactobacillus GG on the initiation and promotion of DMH-induced intestinal tumors in the rat. Nutr Cancer 1996; 25: 197-204.
17. Arimochi H, Kinouchi T, Kataoka K, et al. Effect of intestinal bacteria on formation of azoxymethan- induced aberrant crypt foci in the rat colon. Biochem Biophys Res Commun 1997; 29: 753-757.
18. Miller AB, Howe GR, Jain M, et al. Food items and food groups as a risk factors in a case-cntrol study of diet and colorectal cancer. Int J Cancer 1983; 32: 155-161.
19. Benito E, Obrador A, Stiggelbout A, et al. A population-based case-control study of colorectal cancer in Majorca. I. Dietary factors. Int J Cancer 1990; 45: 69-76.
20. Tajima K, Tominaga S. Dietary habits and gastrointestinal cancers: a case-control study of stomach and large intestinal cancers in Nagoya, Japan. 1984. Jpn J Cancer Res 1994; 76: 705-716.
21. Kampman E, van't Veer P, Hiddink GJ, et al. Fermented dairy products, dietary calcium and colon cancer, a case control study in the Netherlands. Int J Cancer 1994; 59: 170-176.
22. Boutron-Ruault MC, Senesse P, Faivre J, et al. Food as risk factors for colorectal cancer: a case-control study in Burgundy (France). Eur J Cancer Prev 1999; 8: 229-235.
23. Kampman E, Slattery ML, Caan B, et al. Calcium, vitamin D, sunshine exposure, dairy products and colon cancer risk. Cancer Causes Control 2000; 11: 459-466.
24. Peters RK, Garant DH, Garabrant D, et al. Diet and colon cancer in Los Angeles County, California. Cancer Causes Control 1992; 3: 457-473.

25. Young TB, Wolf DA. Case control study of proximal and distal cancer and diet in Wisconsin. Int J Cancer 1988; 42: 167-175.
26. Shannon J, White E, Shattuck AL, et al. Relationship of food groups and water intake to colon cancer risk. Cancer Epidemiol Biomarkers Prev 1996; 5: 495-502.
27. Boutron MC, Faivre J, Marteau P, et al. Calcium, phosphorus, vitamin D, dairy products and colorectal carcinogenesis: a French case-control study. Br J Cancer 1996; 74: 145-151.
28. Jarvinen R, Knekt P, Hakulinen T, et al. Prospective study on milk products, calcium and cancers of the colon and rectum. Eur J Cin Nutr 1994; 55: 1000-1007.
29. Kampman E, Goldbohm RA, van den Brandt PA, et al. Fermented dairy products, calcium and colorectal cancer; in the Netherlands cohort study. Cancer Res 1994; 54: 3186-3190.
30. Kampman E, Giovannucci E, van't Veer P, et al. Calcium, vitamin D, dairy foods, and the occurrence of colorectal adenomas among men and women in two prospective studies. Am J Epidemiology 1994; 139: 16-29.
31. Kearney J, Giovannucci E, Rimm EB, et al. Calcium, vitamin D, and dairy foods and the occurrence of colon cancer in men. Am J Epidemiology 1996; 143: 907-917.
32. SellersTA, Bazyk AE, Bostick RM, et al. Diet and risk of colorectal cancer in a large prospective study of old women: an analysis stratified on family history (Iowa, United States). Cancer Causes Control 1998; 9: 357-367.
33. Pietinen P, Malila N, Virtanen M, et al. Diet and risk of colorectal cancer in a cohort of Finnish men. Cancer Causes Control 1998; 9: 387-396.
34. Terry P, Baron JA, Bergkvist L, et al. Dietary calcium and Vitamin D intake and risk of colorectal cancer: a prospective cohort study in women. Nutr Cancer 2002; 43: 39-47.
35. Wu K, Willett WC, Fuchs CS, et al. Calcium intake and risk of colon cancer in women and men. J Natl Cancer Inst 2002; 6: 437-446.
36. Larsson SC, Bergkvist L, Rutegard J, et al. Calcium and dairy food intakes are inversely associated with colorectal cancer risk in the cohort of Swedish men. Am J Clin Nutr 2006; 83: 667-673.
37. Kesse E, Boutron Rualt MC, Norat T, et al. Dietary calcium, phosphorus, Vitamin D, dairy foods and the risk of colorectal cancer among French women of the E3N-EPIC prospective study. Int J Cancer 2005; 117: 137-144.
38. Kojima M, Wakai K, Tamakoshi K, et al. Diet and colorectal cancer mortality; result from the Japan Collaborative Cohort Study. Nutr Cancer 2004; 50: 23-32.
39. Wollowski I, Ji S, Bakalinsky AT, et al. Bacteria used for the production of yogurt inactivate carcinogens and prevent DNA damage in the colon of rats J Nutr 1999; 129: 77-82.
40. Roncucci L, Di Donato P, Carati L, et al. Antioxidant vitamins or lactulose for the prevention of the recurrence of colorectal adenomas. Colorectal Cancer Study Group of the University of Modena and the Health Care District 16. Dis Colon Rectum 1993; 36: 227-234.
41. Biasco G, Paganelli GM, Brandi G, et al. Effect of lactobacillus acidophilus and bifidobacterium bifidum on rectal cell kinetics and fecal pH. Ital J Gastroenterol 1991; 23: 142.
42. Ishikawa H, Akedo I, Otani T, et al. Randomized trial of dietary fiber and Lactobacillus casei administration for prevention of colorectal tumors. Int J Cancer 2005; 116: 762-767.

III 臨床編

❺ 心身医学

24 心身医学

はじめに

　心身医学は心身相関のメカニズムの研究および心身症の病態解明が中心である．心身相関については20世紀前後からFreudの精神分析，Pavlovの条件反射，Cannonの緊急反応，Selyeのストレス学説などの有名な臨床的，基礎的研究がなされている．現在，これらの研究は脳生理学や精神生理学などの進歩によって科学的にそのメカニズムが解明されつつある．

心身症とは

　心身症とは"身体疾患のなかで，その発症や経過に心理社会的因子が密接に関与し，器質的ないし機能的障害が認められる病態をいう．ただし神経症やうつ病など，他の精神障害に伴う身体症状は除外する"（日本心身医学会1991）と定義されている[1]．心身症は独立した疾患単位ではなく，各診療科や各器官における疾患のなかで上記の条件に当てはまるものである．すなわち心身症は，疾患名ではなく病態名である．心身症としては表1のようなものがあり，病名を記載するにあたっては，たとえば，気管支喘息（心身症）としている．このなかで過換気症候群，過敏性腸症候群などの機能性疾患，胃・十二指腸潰瘍，気管支喘息，緊張型頭痛，神経性食欲不振症などの心身相関のはっきりした身体疾患が主な心身症である．

分類

　心身症に対しては，これまで積み重ねてきた臨床経験から次のように3つのカテゴリーに分類される[2]．ただし，これら3つのカテゴリーは相互に無関係ではなく，しばしば依存し，相互に関連し合っている．

表1 内科領域における代表的な心身症

1. 呼吸器系	気管支喘息, 過換気症候群, 神経性咳嗽, 喉頭痙攣 など	
2. 循環器系	本態性高血圧症, 本態性低血圧症, 心臓性低血圧症, 一部の不整脈 など	
3. 消化器系	胃・十二指腸潰瘍, 急性胃粘膜病変, 慢性胃炎, 上部消化管機能障害, 過敏性腸症候群, 潰瘍性大腸炎, 胆道ジスキネジー, 慢性膵炎, 心因性嘔吐, びまん性食道痙攣, 食道アカラシア, 呑気症 など	
4. 内分泌系	神経性食欲不振症, 過食症, pseudo-Bartter症候群	
代謝系	愛情遮断性小人症, 甲状腺機能亢進症, 心因性多飲症, 単純性肥満症, 糖尿病 など	
5. 神経系	緊張型頭痛, 片頭痛, 慢性疼痛, 書痙, 痙性斜頸	
筋肉系	自律神経失調症 など	
6. その他	関節リウマチ, 全身性筋痛症, 腰痛症, 外傷性頸部症候群, 更年期障害, 慢性じんま疹, アトピー性皮膚炎, 円形脱毛症, Ménière症候群, 顎関節症 など	

ストレスにより身体疾患が発症, 再燃, 悪化, 持続する群（狭義の心身症）

心理社会的ストレスが身体疾患の悪化因子あるいは発症因子の一つとなっている場合である. この場合, 生活上のライフイベントの変化（出産, 結婚, 離婚, 転居, 就職, 転職, 進学, 近親者の病気や死など）や日常生活のストレス（家庭, 職場, 学校での対人関係の問題, 慢性の勉学, 仕事の負担など）が疾患の発症や再燃に先行してみられる. また, 心理状態（不安, 緊張, 怒り, 抑うつなど）と症状の増減とのあいだに密接な相関が認められる.

身体疾患に起因する不適応を引き起こしている群

身体疾患のなかでも, 特に気管支喘息, アトピー性皮膚炎, 関節リウマチ, Crohn病, AIDS, 悪性腫瘍などの慢性疾患では, 慢性再発性に経過し改善の見通しが立ちにくいことが少なくなく, しばしば治療にかかる肉体的, 精神的, 時間的, 経済的負担が大きい. それらによって, 患者に著しい心理的苦痛や社会的, 職業的機能に障害が生じ, 心身医学的な治療の対象となる場合がある. 症状として, 睡眠障害, 対人関係障害, 社会的状況の回避や引きこもり, 学業や仕事の業績の低下, 抑うつ気分, 不安などがみられる.

身体疾患の治療・管理への不適応を引き起こしている群

心理社会的要因によって医師の処方や指導の遵守不良などが引き起こされ, 身体疾患に対する適切な治療や管理を行うことが妨げられ, 治療や経過に著しい影響を与えている. 症状として, ステロイド治療を始めとした薬物や処置に対する不合理な不安・恐怖, 症状のコントロールに対しての無力感, 医療あるいは医療従事者に対する強い不信感などを認める.

原因

　ストレスに対する反応の程度はストレスの種類，強さ，持続時間と受けとめる側の心理的・身体的要因の相互関係によって異なる．生体がストレスを受けた結果，心理的身体的反応が起こり，またストレスが長期間持続すると食事，睡眠，運動などの日常生活行動の乱れが生じる．これらの結果，その個人の素因と関連していろいろな病気が発症すると思われる．主な原因として心理的ストレスがあげられる．

症状

　心身症の各疾患に応じた症状がみられるが，それに付随して全身倦怠感，不眠，食欲不振，耳鳴り，肩こりなどの症状がみられる．
　心身症として疑われる症状としては，以下のことがあげられる．
　① 環境の変化に伴って症状が変動しやすい．
　② 生活状況や人間関係の変化に続いて発症している．
　③ 症状が慢性化したり，再発再燃を繰り返したりしやすい．
　④ ゆとりのない生活が続いている．
　⑤ 訴えが多く，症状は不定で多彩である．
　⑥ 幼少時に神経症的習癖がみられ，既往に心身症か神経症がある．
　⑦ 生活習慣の乱れや薬物に対して精神的に依存しやすい．
　⑧ 内科的な治療が奏効せず，難治化傾向がある．

診断

　心身症の診断は，病歴，現症，検査所見に基づく身体面からのデータと面接による生活史の調査，心理テスト，行動観察，周囲からの情報などの心理社会面からのデータを総合して多軸的に行う．また，その後の治療方針のため心身相関や病態を診断する．そして，このような診断的面接は精神面に対する治療的要素を加味している．

除外診断，積極診断

　一般に心身医学的診断は，除外診断と積極診断に大別される．
　除外診断は，器質的疾患の有無や程度および精神疾患の有無を明らかにすることである．一般内科的諸検査により，神経疾患，内分泌代謝疾患，膠原病，悪性腫瘍などによる部分症状として精神神経症状を呈する場合があるので注意を要する．
　積極診断は，器質的異常，機能的異常および心理的要因と病状との関連を正確に評価することである．心身相関の把握は，生活史と身体症状のあいだに時間的関連性が認められること，ストレス負荷により症状を誘発できること，治療経過のなかで患者・医師関係や対人関係のあり方によって症状の変動が認められることなどによって判断される．

表2 心身医学療法（心身症の治療）

1. 病態の把握理解
2. 良好な患者・医師関係の確立（ラポールの形成）
3. 治療への動機づけ
4. 心身医学的療法の種類
   1) 一般内科ないし臨床各科の身体療法
   2) 向精神薬（抗不安薬，抗うつ薬，睡眠薬）
   3) 生活指導（食事，睡眠，運動，仕事，趣味）
   4) 心理療法
      - 面接による支持的療法（カウンセリング）
      - 専門的な療法：自律訓練法，筋弛緩法，交流分析，精神分析療法，行動療法，バイオフィードバック療法，家族療法，ゲシュタルト療法，作業療法，箱庭療法 など
      - 東洋的療法：森田療法，絶食療法，内観療法，太極拳 など

　身体的異常の程度から予想されるレベルより症状が強すぎる場合は，心理社会的因子が症状に大きく関与していると考えられる．逆に身体的異常の程度に比べて症状が乏しい場合は，失感情症，失体感症の傾向が強かったり，治療者側に過剰適応的態度をとっていることも考えられる．

検査値の見方と判定

　それぞれの各疾患に応じて身体検査を行う．共通に用いられる検査としては，自律神経機能検査，心理テスト，脳波，情動負荷テストなどがある．
　自律神経機能検査は，電気生理学的検査法，理学的検査法，薬理学的検査法，生化学的検査法などがある．複雑な個体の自律神経機能を単一の検査で把握することは難しく，臨床ではいくつかの検査と組み合わせて機能を測定している．
　診断には，起立試験やヘッドアップティルト試験や心電図R-R間隔検査が主に用いられる．心理テストは質問紙法，投影法，知能検査法などがある．

治療

　心身医学的な療法を行うためには，最初に心身両面からその病態を把握して，その治療目標と治療方針を決定することが必要である[3]．
　表2に心身医学的な治療法を示す．臨床各科の身体療法，向精神薬などの薬物療法，生活指導および面接による支持的療法（カウンセリング）および自律訓練法などが基本である．そのほかに患者の家族や職場環境などに対する働きかけ（環境調整，家族療法），行動療法的技法（系統的脱感作，オペラント技法）などがある．これらの治療法を患者の病態や治療段階に応じて用いる．
　薬物療法は不安，緊張，イライラ，抑うつ，不眠などの症状に対しては，抗不安薬（ベンゾジアゼピン系），抗うつ薬（三環系，四環系，SSRI，SNRI，スルピリド），睡眠薬（ベンゾジアゼピン系など）が適宜用いられる．一般にこれらの向精神薬は心理療法の前処置として，または心理療法と併行して用いられることも多い．

アレルギーと心身医学

アレルギー疾患と心身医学について心身相関やプロバイオティクスとの関連について述べる．

臨床研究

ストレスとアレルギー疾患に関する疫学研究について前向き調査を検討した．対象疾患は喘息とアトピー性皮膚炎が大半であり，小児を対象にした研究が多く，ほとんどの調査で生活事件や日常生活などから発生するストレスによりアレルギーが増悪したことを報告している．特にStanbergらが6～13歳の慢性気管支喘息の子ども90人を対象に18か月の前向き調査をした結果，大きな生活上の変化が喘息発作の危険を有意に高めたという報告[4]がある．また，わが国における研究では阪神大震災によって大きな被害を受けた人ほどストレスが強く，アトピー性皮膚炎症状の増悪をみたというKodamaらの報告がある[5]．

次に，アレルギー反応における心身相関について検討した実験的臨床研究について代表的なものをあげる．Mackenzieはバラの花粉で喘息発作が起こるという婦人が造花のバラでも発作を起こしたことから，暗示または条件づけによっても喘息発作が出現することを報告している[6]．また，McFaddenらは，喘息，肺気腫，拘束性肺障害の患者それぞれについて，暗示による呼吸抵抗の変化を検討している[7]．あらかじめ，患者に生理食塩水を気道刺激剤であるかのように説明し，その後，生理食塩水を吸入させ，気道抵抗を測定したところ，肺気腫，拘束性肺障害の患者は変化を認めなかったが，喘息患者では40例中19例に有意の気道抵抗の上昇を認め，うち12例は，実際の喘息発作にまで進展したと報告している．さらに発作を起こした12例に対して，今度は生理食塩水を気管支拡張薬であるかのように説明して吸入させたところ，全例発作が軽快したという．彼らはこのような暗示による気道過敏性の亢進は，アトロピンの前投与により抑制されることから，情動刺激による気道過敏性亢進の原因としてコリン作動性ニューロンの重要性を示唆している．

アレルギー性鼻炎についてはストレス負荷実験として暗算負荷を行うと，負荷中鼻血流量の増加，鼻腔抵抗の減少がみられ，解除後抵抗は増加した[8]．抗原による誘発テストでは暗算負荷中により，鼻汁分泌，鼻粘膜腫脹において有意の抑制があり，負荷を除くと鼻汁，くしゃみ，粘膜腫脹ともに増強した．さらに暗算負荷後，メサコリン誘発鼻汁反応は増強した．鼻腔抵抗の減少は血中エピネフリンの上昇が関与すると推定される．負荷後の安心感による心理状態が自律神経系（副交感神経優位状態）を介して粘膜過敏性に影響すると考えられる．

基礎的実験

グルココルチコイド，カテコールアミンによるTh1/Th2バランスの制御

従来，いわゆるストレス刺激は，アレルギー反応を含む免疫反応全般に対して抑制的に作用するとされていたが，最近の研究結果によると一部の免疫反応はストレスにより促進される場合があることが明らかにされてきている．特に，ストレス曝

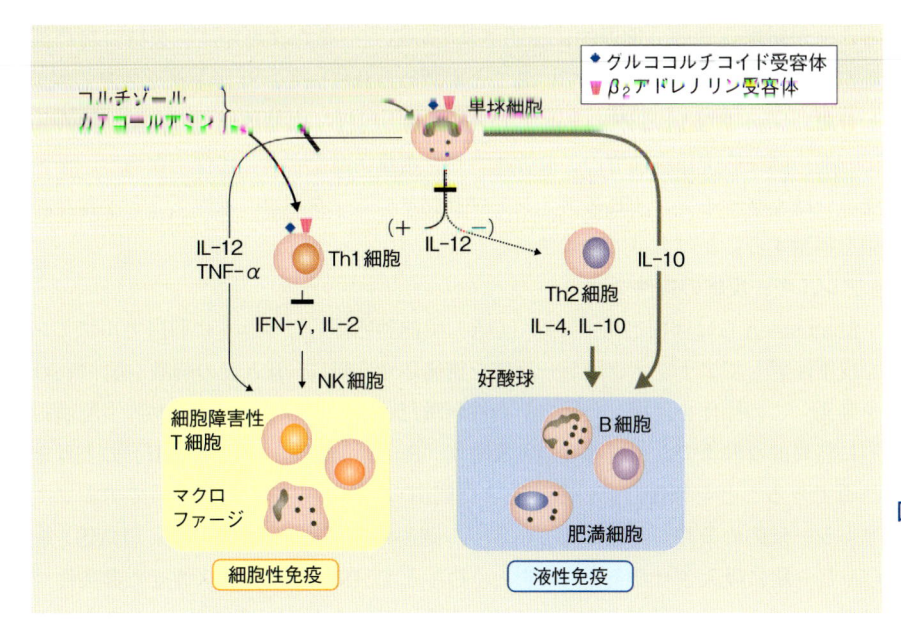

図1 グルココルチコイド，カルコールアミンによるTh1/Th2バランスの制御

露時に上昇するグルココルチコイドとカテコールアミンは，それぞれグルココルチコイド受容体とβ₂アドレナリン受容体を介して，抗原提示細胞でのIL-12の産生を抑制するが，一方IL-10の産生は増強することが示されている[9]．すなわちストレス刺激は，細胞性免疫をコントロールするTh1反応を強く抑制することにより，アレルギー反応を促進するTh2反応へ傾いた免疫状態を引き起こす．このことはストレスが，直接，間接に抗原提示細胞，T細胞のレベルで作用し免疫反応をアレルギー反応優位の状態へ導くという可能性を示唆している（**図1**）．

CRH-肥満細胞-ヒスタミン軸（CRH-mast cell-histamine axis）

副腎皮質刺激ホルモン放出ホルモン（CRH）は，中枢の視床下部から放出され，視床下部-下垂体-副腎軸（HPA-axis）あるいは交感神経系を介して，ストレス時に免疫反応に影響することは既知の事実である．しかしこのホルモンが中枢側だけでなく，末梢側の脊髄の後角，交感神経節，あるいは免疫細胞自体から放出され，ストレス時の免疫反応にかかわっていることが明らかになってきた[9]．たとえば拘束ストレスによって誘発されたマウスの皮内肥満細胞の脱顆粒現象が，抗CRH血清の腹腔内投与によって抑制されたことが報告されている[10]．また，肥満細胞はCRH受容体タイプ1を持っており，それを介してCRHが肥満細胞からのヒスタミンの放出を促進することがわかっている．これらのことからストレス時に末梢CRHが上昇し，肥満細胞を直接的に刺激してヒスタミンを放出させ，アレルギー反応を増悪させるという機序（CRH-肥満細胞-ヒスタミン軸）が想定される．また肥満細胞から放出されるヒスタミン自体にもH₂受容体を介しTh2反応を促進する作用があり，アレルギー反応の増幅装置として働いている可能性が示唆されている[11]．

神経線維と肥満細胞の連絡（neuro-mast cell interaction）

近年の神経科学の進歩により，粘膜型肥満細胞と知覚神経末端に密接な連絡があ

ることが組織化学的，電顕的に証明されている[12]．またタキキニンを持つ神経線維が肥満細胞と接して存在していることが認められている．サブスタンス P，ニューロキニン A および B のタキキニンは平滑筋の収縮，血管透過性の亢進，腺の分泌亢進，副交感神経末端でのアセチルコリン遊離促進など多くの作用がある．タキキニンはカプサイシン，ヒスタミン，ブラジキニン，タバコ，過換気などが神経線維を刺激することによって遊離される．

■ アレルギー反応の条件づけ

MacQueen らは卵白アルブミン（OA）で能動感作したラットに卵白アルブミンを皮下注射してアナフィラキシー反応を誘発させる際に，音と光の刺激（条件刺激）を与え，この操作を反復した後に，条件刺激だけを与えると腸や肺の粘膜型肥満細胞に特異的な酵素である肥満細胞特異酵素（Rat mast cell protease II）の上昇を誘導できることを報告している[13]．また岡田らは，モルモットを用いてアナフィラキシー反応の条件づけを行っている[14]．硫黄臭のある dimetylsulfide（DMS）を OA と一緒に吸入させた条件づけ群と，OA と DMS を別々に吸入させた非条件づけ群に分けた．その結果 DMS を同時に吸入させた条件づけ群では，DMS を吸入させると OA を吸入させたときと同じように血漿ヒスタミン値の上昇がみられるが，非条件づけ群ではみられなかった．これらのことは，抗原刺激なしに条件刺激だけでヒスタミン遊離が引き起こされたことを示唆し，肥満細胞と神経系の密接なつながりがあることを支持する成績である．

■ アレルギー反応における神経ペプチドの役割

暗示や条件づけによる化学伝達物質遊離反応はアトロピンで遮断できず，サブスタンス P の拮抗薬で遮断できることから，副交感神経を介した反応ではなく，知覚神経末端のサブスタンス P，ニューロキニン A が関係していることが示唆される．神経ペプチドと肥満細胞由来の化学伝達物質は密接に cross-talk しながら，アレルギー性炎症の形成に関与していると考えられる．さらに最近このような神経因性炎症には，交感神経節後線維から分泌されるニューロペプチド Y が深く関与していることが明らかにされている．またニューロペプチド Y1 受容体の存在が神経因性炎症の形成には不可欠であることがニューロペプチド Y1 受容体欠損マウスを用いた実験により証明されている[15]．

以上述べたようにアレルギー反応において，神経ペプチドが重要な役割を演じていることは疑う余地がないが，中枢神経系で生じた情動刺激が知覚神経末端での神経ペプチド遊離に至る過程については明らかでなく，今後の検討が必要である．

■ 腸内細菌とアレルギー疾患との関連

近年，腸内細菌とアレルギーとの関連を示唆する報告が相次いでいる．Björkstén ら[16]は，エストニア，スウェーデンでの健常児，アトピー患者の腸内細菌を検討したところ，アレルギー患者では，*Escherichia coli*, *Staphylococcus aureus* などの好気性菌が有意に増加しており，一方，*Lactobacillus* などの嫌気性菌は有意に減少していたという．さらに，Majamaa ら[17]は，アトピー性皮膚炎患者へ *Lactobacillus* GG 菌を投与したところ，投与していないコントロール群と比較すると有意な臨床症状の改善が得られたという．症例数も少なく検討の余地はあるもの

の，アレルギー疾患へのプロバイオティクスの可能性を示唆する貴重な報告と思われる．

さらに，乳幼児期の抗菌薬投与により成人後のアトピー発症のリスクが増加するという注目すべき報告もなされている．Farooqiら[18]は，1,034人を対象に行ったretrospective研究の結果から，3つの独立したアトピー性疾患発症のリスクファクターを上げている．すなわち，①母親にアトピー性疾患があること，②百日咳ワクチン接種の既往があること，③生下時から2歳までのあいだの抗菌薬投与の既往があることの3つである．彼らは抗菌薬投与がアトピー性疾患へのリスクファクターとなりうる原因として，抗菌薬により正常な常在細菌叢が破壊され，粘膜免疫機構の発達が妨げられるからではないかと推察している．同様の報告は，ニュージーランドのグループからも報告されている[19]．さらに，筆者らは動物実験において，離乳直後に抗菌薬（カナマイシン）を1週間投与することにより一過性に腸内細菌叢を除去した場合，成長後のTh1/Th2バランスがTh2優位となり，IL-4，IL-5のサイトカインやIgEとIgG1の抗体産生が高まっていた．一方，成人期に抗菌薬を投与しても，これらの現象はみられなかった[20]．以上のことから，長期にわたる抗菌薬の安易な使用は慎む必要があると思われる．

おわりに

心身医学の概説とアレルギーと心身相関を中心に述べた．アレルギー疾患と腸内細菌との関連について多くの報告が最近みられる．また，アレルギー疾患の治療についてプロバイオティクスが用いられている．ストレスと腸内細菌との関連やプロバイオティクスの予防効果について今後研究が進められていくことが期待される．

（久保千春）

●引用文献

1. 日本心身医学会教育研修委員会編．心身医学の新しい治療指針．心身医学 1991；31：540-542.
2. 久保千春，千田要一．心身相関の最近の考え方．久保千春，中井吉英，野添新一編．現代心療内科学，永井書店，2003；p.117-119.
3. 久保千春．心身医学的診療の考え方．久保千春編．心身医療実践マニュアル．文光堂，2003；p.2-6.
4. Stanberg S, et al. Positive experiences and the relationship between stress and asthma in children. Acta Paediatrica 2002; 91: 152.
5. Kodama A, et al. Effect of stress on atopic dermatitis: investigation in patients after the Great Hanshin Earthquake. J Allergy Clin Immunol 1999; 104: 173.
6. Mackenzie JN. The production of the so-called "rose cold" by means of an artificial rose. Am J Med Sci 1886; 91: 45.
7. McFadden ER, Luparello T, Lyons, HA, et al. The mechanism of action of suggestion in the induction of acute asthma attacks. Psychosom Med 1969; 31: 134.
8. 谷本秀司．暗算負荷における鼻腔通気抵抗の変化．Current Insights in Allergy 1990; 6: 13.
9. Chrousos GP. Stress, chronic inflammation, and emotional and physical well-being: Concurrent effects and chronic sequelae. J Allergy Clin Immunol 2000; 106: S275.
10. Singh LK, Pang XZ, Alexacos N, et al. Acute immobilization triggers skin mast cell degranulation via corticotropin releasing hormone, neurotensin, and substance P: a link to neurogenic skin disorders. Brain Behav Immun 1999; 13: 225.

11. Elenkov IJ, Webster E, Papanicolaou DA, et al. Histamine potently suppresses human IL-12 and stimulates IL-10 production via H2 receptors. J Immunol 1998; 161: 2586.
12. Bienenstock J, Tomioka M, Matusda H, et al. The role of mast-cells in inflammatory processes-evidence for nerve mast-cell interactions. Int Arct Allergy Appl Immunol 1989; 82: 238.
13. MacQueen G, Marshall J, Perdue M, et al. Pavlovian conditioning of rat mucosal mast-cells to secrete rat mast-cell protease-II. Science 1989; 243: 83.
14. 岡田宏基, 永田頌史, 石川俊男ほか. 感作モルモットにおける条件付けによるアナフィラキシー反応. アレルギー 1992; 41: 1614.
15. Naveilhan P, Hassani H, Lucas G, et al. Reduced antinociception and plasma extracasation in mice lacking a neuropeptide Y receptor. Nature 2001; 409: 513.
16. Björkstén B, Naaber P, Sepp E, et al. The intestinal microflora in allergic Estonian and Swedish 2-year-old children. Clin Exp Allergy 1999; 29: 342-346.
17. Majamaa H, Isolauri E. Probiotics: a novel approach in the management of food allergy. J Allergy clin Immunol 1997; 99: 179-185.
18. Farooqi IS, Hopkins JM. Early childhood infection and atopic disorder. Thorax 1998; 53: 927-932.
19. Wickens K, Pearce N, Crane J, et al. Antibiotic use in early childhood and development of asthma. Clin Exp Allergy 1999; 29: 766-771.
20. Oyama N, Sudo N, Sogawa H, et al. Antibiotic use during infancy promotes a shift in the Th/1 Th2 balance toward Th2-dominant immunity in mice. J Allergy Clin Immunol 2001; 107: 153-159.

III 臨床編 ❺ 心身医学

25 脳腸相関

はじめに

　生体は胎内感染などの特殊な要因がない限り，無菌の状態で出生する．その後すみやかに，母体および周囲環境から細菌が定着し，いわゆる常在細菌叢を形成していく．こうして構築された常在細菌叢は，体表面積の95％以上を占める広大な粘膜面を介して生体と接触しており，その細菌数は成人で10^{14}個，重量にして1kgにも相当するとされている．これら常在細菌は宿主と緊密な共生関係を形成しており，抗原刺激をたえず供給することにより免疫機能の発達を促すとともに，ほかのさまざまな生理機能の発現[1,2]にも深く関与していると考えられる．

　ストレスが末梢臓器レベルに及ぼす影響についてはさまざまな知見が集積されてきたが，末梢器官からの信号が中枢神経系の機能へどのように影響するのかについては，最近まであまり注目されていなかった．しかし，近年の神経科学，分子生物学の進歩により，中枢神経と末梢器官とは，神経系や液性因子（ホルモン，サイトカイン）などの共通の情報伝達物質，受容体を介し，双方向的なネットワークを形成していることが明らかになってきた．たとえば腸の場合，腸内で生じたさまざまな信号は，これらの経路を介して中枢神経系へ伝達され，その情報処理過程に影響するということになる（brain-gut axis；脳腸相関[3]）．

　筆者らは，生直後から定着してくる常在細菌叢（フローラ）は宿主にとって重要な外界因子の一つであることから"腸内フローラは神経系の発達や機能にも深く関与している"という作業仮説を立て，さまざまな人工菌叢マウスを作製し，その視床下部-下垂体-副腎軸（hypothalamic-pituitary-adrenal axis：HPA axis）の反応性をGF（germ free）マウスと比較，検討した[4]．その結果，腸内フローラはHPA axisの反応性を決定する重要な環境因子のひとつであることを明らかにした．これらの実験結果は，以下に詳述するようにストレスが腸内フローラの構成へ影響する要因のひとつであることを考え合わせると，腸内フローラと神経系との関連も脳腸相関と同じく双方向的であることを示唆している．

本稿では，このような背景を踏まえて，中枢神経系と腸内細菌との双方向的関連を脳腸相関の観点から概説したい．

ストレスによる腸内細菌叢の変化

1940年，PorterとRettger[5]は，数日間絶食させたラットの胃および小腸内には通常食のラットより*Lactobacillus*が減少していたことを報告している．同様に，MorishitaとOgata[6]も24〜72時間絶食にしたブタでは胃および小腸上部での*Lactobacillus*, *Bifidobacterium*の減少と，回腸での*Escherichia coli*, *Bacteroides*の増加を観察している．またSuzukiら[7]は，ラットを過密状態で飼育すると回腸および糞便内の*Staphylococcus*と*Corynebacterium*が増加し，*Bifidobacterium*の検出率が減少するが，体重および飼料効率には影響がみられなかったという．さらに彼らは，ニワトリに20〜42℃の断続暑熱ストレスを与えると著しい発育遅延がみられるが，*Lactobacillus acidophilus* L-92, *Lactobacillus salivarius* I-130の混合菌を生下時から連続して経口投与すると暑熱ストレスの影響は軽減され，対照群と比較して体重の有意な増加が観察されたという[8]．このようなストレスの影響はほかの動物種でも報告されており，最近ではBaileyとCoe[9]によるアカゲザルでの研究が注目される．それによると乳児のサルを母子分離すると分離3日後から腸内菌の減少がみられたといい，特に*Lactobacillus*の減少が著しかったという．この際，腸内菌の減少はストレス関連行動と相関しており，ストレス関連行動を多く示したサルは日和見感染への罹患率が高かったとしている．さらに彼らは同じアカゲザルを用いて，妊娠中の母体へ聴性ストレスを負荷したところ，出生した仔における糞便中の*Lactobacillus*, *Bifidobacterium*が有意に減少していたことより，母体へのストレスは世代を越えて仔に伝播される可能性を示唆している[10]．

このような動物での身体的ストレスを用いた報告に加えて，ヒトにおいては怒り，不安，恐怖などの心理的ストレスにより腸内細菌叢が変動することが示されている．その代表例に，NASAがスカイラブ計画（有人宇宙飛行計画）を進めるにあたって宇宙飛行士の健康を維持するために行った次のような実験がある．宇宙飛行の訓練は宇宙船とまったく同じに作られた狭い船室に閉じこめられた生活を長時間続けるために，精神的ストレスは相当なものになるが，Holdemanら[11]によると，このときの宇宙飛行士の糞便には*Bacteroides*が増加していたという．同様に，ソ連においても宇宙飛行士の腸内細菌叢が調べられており[12]，腸内細菌はすでに飛行前から変化をみせ始め，飛行中はさらに異常が認められ，その特徴は*Lactobacillus*および*Bifidobacterium*の減少とEnterobacteriaceaeおよび*Clostridium perfringens*の増加であったという．またTakatsukaら[13]は，血液疾患患者における阪神・淡路大震災前後での腸内細菌叢の変化を検討したところ，震災後には糞便中の*Candida*, *Pseudomonas*の増加が認められたといい，この変動の原因として心理的・身体的ストレスの関与を示唆している．これらの報告をまとめると，ストレスの種類や種の違いにより結果は若干異なるものの，ストレスは有害菌増加，有益菌減少の方向に作用すると考えられる．

従来，ストレスが腸内細菌叢を変化させる機序として，免疫機能抑制や腸管運動の変動を介した間接的影響が想定されていた．しかし，最近ではストレス時に消化管局所で放出されるカテコールアミンによる直接的な影響が注目されている[11]．たとえば，ノルエピネフリンに曝された Escherichia coli は増殖が活発となること[15]や病原性大腸菌（enteropathogenic E. coli：EPEC）の腸管局所での病原性を高めること[16]などが明らかにされている．このようなノルエピネフリンの作用は E. coli 以外の細菌でも確認されており，なぜストレスにさらされた宿主が病原性感染を引き起こしやすいかという長年の課題に対して細菌側から解答を与えるものである[17,18]．これら一連の先駆的研究を主導した Lyte[14,19]により提唱された "microbial endocrinology" という概念は "inter-kingdom signalling"[20] という新たな概念を生み，さらに魅力的な研究領域を誕生させつつあり，ストレスと腸内細菌の相互作用に関する詳細な分子機序が明らかになる日もそう遠くないように思われる．

腸内フローラとHPA axis

生体は，有害なストレス刺激に曝露されたとき，主として HPA axis と交感神経系を活性化させ，外界の変化にすみやかに順応する．この主要な生体防御反応を構成する HPA axis の発達，成熟には，遺伝的要因だけでなく生後の環境要因も深く関与していることが知られている．たとえば，生直後の maternal deprivation[21] や handling[22] などの操作により成長後の HPA axis の反応性がそれぞれ亢進，減弱することを示した報告は有名である．さらに最近では授乳期での maternal behavior（母性行動）が注目されており，母性行動の強さ—母マウスが仔マウスを舐めたりさすったりする程度—と成長後の HPA axis 反応性が逆相関することが明らかにされている[23,24]．このような HPA axis 反応性の変化は成長後の神経機能にどのような影響をもたらすのであろうか？　長期にわたる HPA axis の高反応性は，海馬神経細胞のアポトーシスを促進し，記憶などの高次脳機能へ深刻な障害を招来することが動物[25-27]，ヒト[28]で明らかにされている．すなわち乳幼児期の外界環境は HPA axis の反応性を介して成長後の脳機能へも深く関与しているというわけである．

筆者らは，生直後から定着してくる常在細菌叢は重要な外界因子の一つであることから，HPA axis の発達，成熟にも深く関与している，という作業仮説を立て，さまざまな人工菌叢マウスを作製し，そのストレス反応性を GF マウスと比較，検討した[4]．その結果，GF マウスは SPF（specific pathogen free）マウスと比較し，拘束ストレスによる副腎皮質刺激ホルモン（ACTH）およびコルチコステロンの上昇反応が有意に亢進していた（図1）．しかしながらエーテル負荷に対する ACTH，コルチコステロン反応性は両群間で違いはなかった．また GF, SPF マウス間で母性行動の違いは認められないことから（arch-backed nursing, GF 13.0±2.9 ％対 SPF 11.8±3.9 ％；grooming/licking, GF 5.7±1.3 ％対 SPF 5.2±1.7 ％），GF マウスでの HPA axis 高反応性が母性行動を介した二次的な現象である可能性は否定

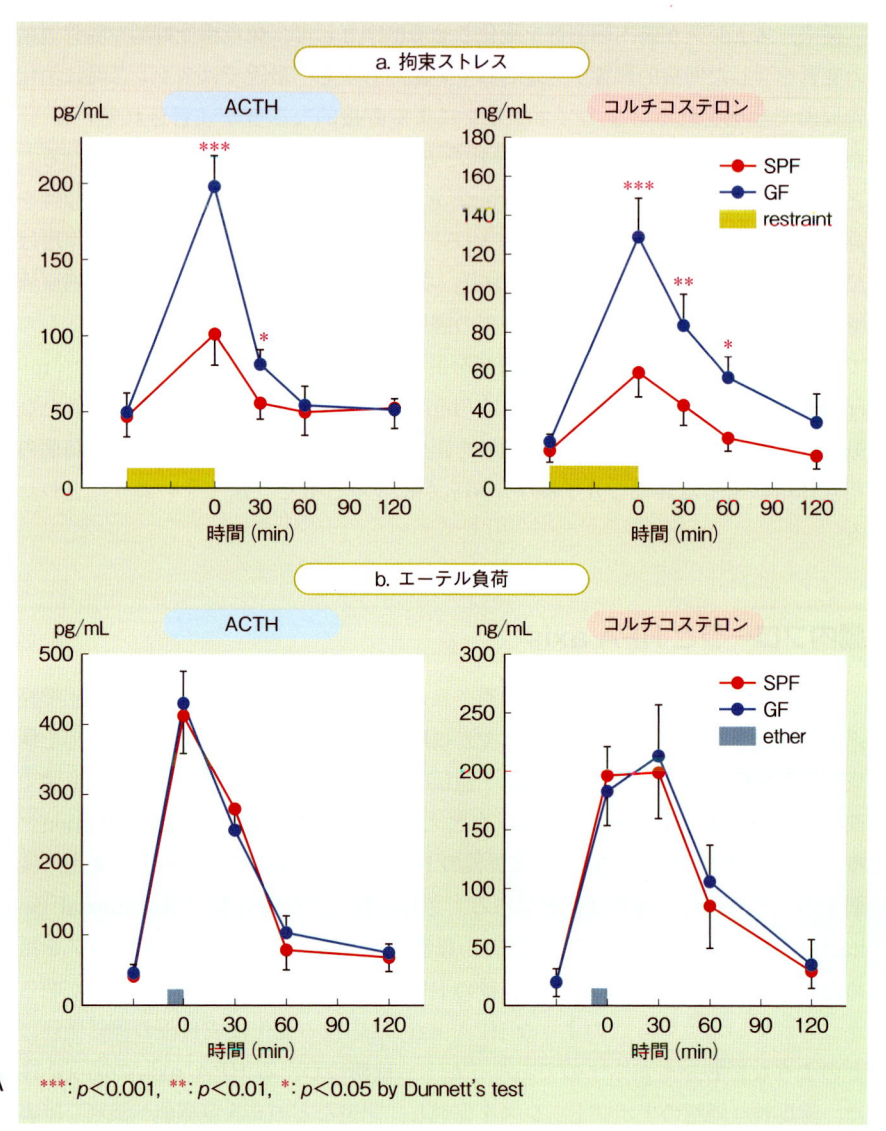

図1 ストレス負荷によるHPA axisの活性化

***: $p<0.001$, **: $p<0.01$, *: $p<0.05$ by Dunnett's test

的であった．興味深いことに，GFマウスでみられたHPA axis反応性の亢進は，GFマウスをSPF化することにより減弱することがわかった（図2）．さらに単一細菌だけで構成された人工菌叢マウスを用いて検討したところ（図3），*Bacteroides vulgatus*単一細菌マウスのストレス負荷によるACTH，コルチコステロン上昇反応はGFマウスと同一であったが，*B. infantis*単一細菌マウスでは，SPFマウスと同程度まで反応性が減じていた．

一方，ウサギ由来のEPEC株の単一細菌マウスでは，GFマウスと比較するとストレス反応性が亢進していたが，遺伝子変異株ΔTir（translocated intimin receptorを欠損したEPEC）単一細菌マウスでは，そのような反応性の亢進は認められなかった．さらにGFマウスとSPFマウス間での脳内神経成長因子，脳内伝達物質濃度を比較したところ，GFマウスでは海馬，前頭葉でのbrain-derived neurotrophin factor（BDNF），ノルエピネフリン，セロトニン濃度がSPFマウスと比

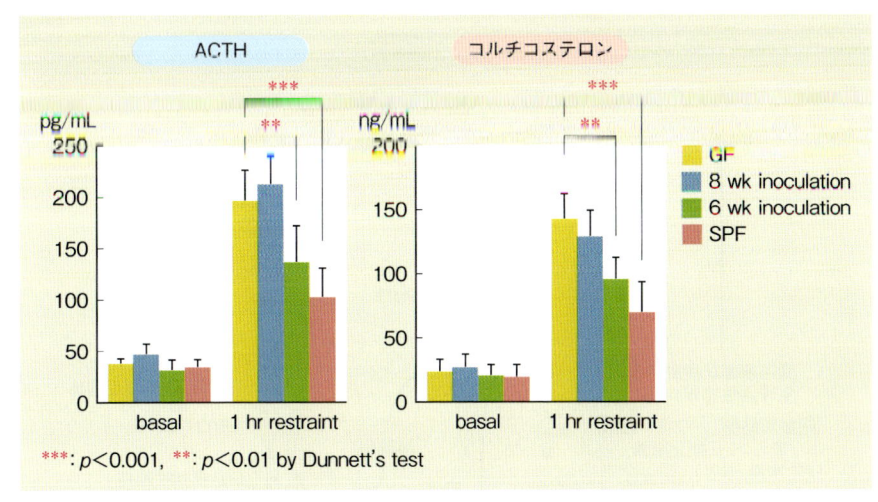

図2 SPF化によるストレス反応性の変化

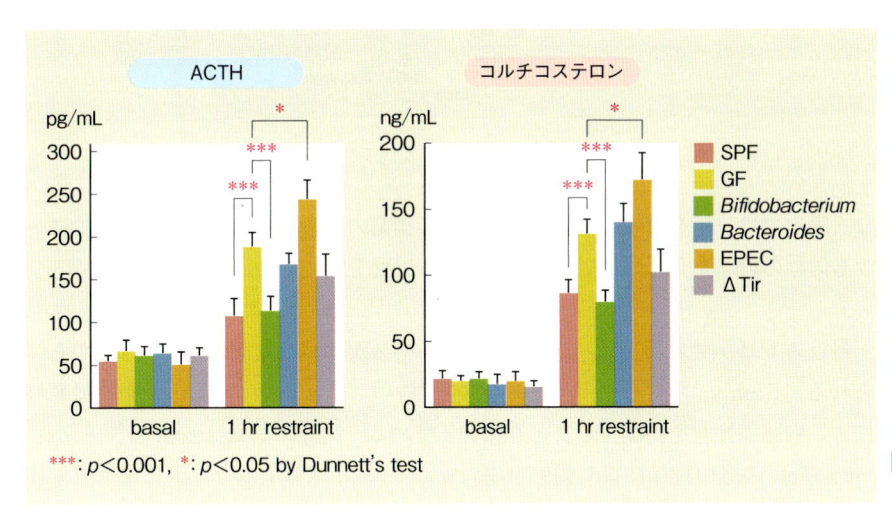

図3 人工菌叢マウスにおけるストレス反応性の違い

較して有意に低下していることがわかった[29]．
　以上の結果は，①腸内フローラの違いにより成長後のストレス反応性が異なる，②腸内フローラは脳内の神経成長因子や伝達物質濃度へも影響しうる，などの可能性を示唆している．

腸内フローラと行動特性および疼痛知覚

　上記の腸内フローラとHPA axisに関する実験結果は，腸内フローラがHPA axisと密接に関連しているほかの脳機能，特に行動面に影響するか，という興味深い問題を提起する．この意味でLyte, Goehlerらによる*Campylobacter*, *Citrobacter*を用いた一連の研究[30-33]は注目される．彼らは，宿主の免疫反応を引き起こさない程度の少数の*Campylobacter jejuni*をマウスに感染させたところ，マウスの不安反応が亢進することを明らかにし，この反応には脳幹部の孤束核，外側傍小脳脚核の活性化を伴うことを示した．これらの報告は病原菌感染によるものであ

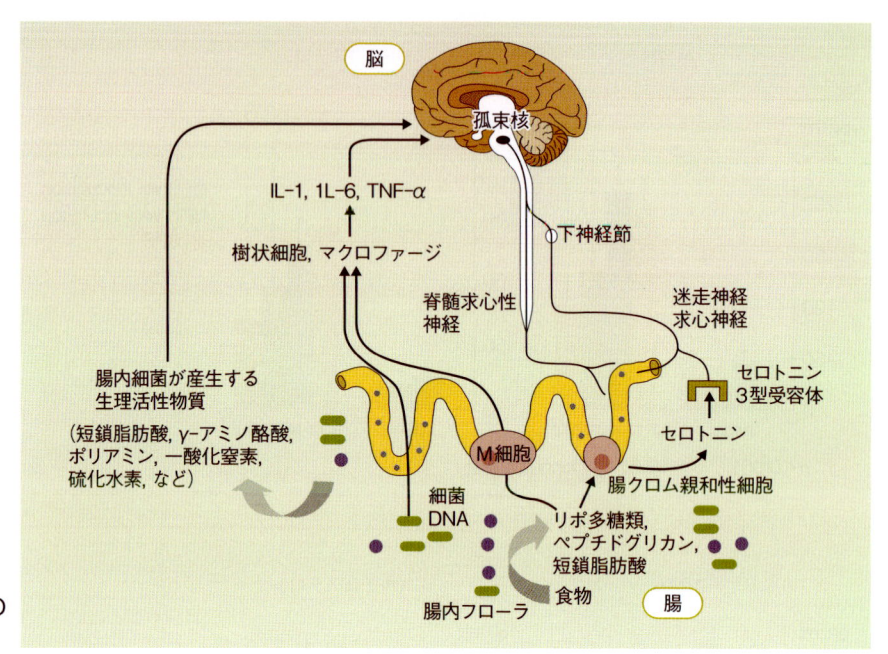

図4 腸内フローラから脳への情報伝達

り，腸内フローラを構成する多くの非病原性細菌の影響とは異なるが，腸内フローラも同様の経路を介して情動反応へ何らかの影響を与えている可能性は否定できない．

最近のトピックスとして，プロバイオティクスが内臓痛知覚に及ぼす影響があげられる．Kamiyaら[34]は，ラットモデルを用いて，*Lactobacillus*は大腸伸展刺激による内臓痛知覚を抑制することを報告している．同様にRousseauxら[35]も*Lactobacillus*の経口投与により腸管上皮にμ-オピオイドおよびカンナビノイド受容体の発現が増強され，鎮痛効果をもたらすことを報告している．さらに最近，Amaralら[36]は無菌マウスの炎症性刺激に対する疼痛知覚は通常マウスより鈍いことを報告しており，正常な疼痛知覚には腸内フローラの存在が不可欠であることを証明している．

以上の報告は，腸内フローラが疼痛知覚に関与している神経系機能の制御に関与していることを示しており，この制御には腸管上皮細胞が重要な役割を演じていると考えられる．

腸内細菌から中枢神経への情報伝達

それでは，どのようなメカニズムにより，消化管管腔内に生息する腸内フローラ（腸内での情報）が中枢でのストレス反応へ影響するのであろうか？以下に関与が示唆される経路・物質（図4）について述べる．

迷走神経，脊髄求心性神経を介する経路

腸管には多数の求心性神経（迷走神経，脊髄求心性神経）が分布しており，腸管

内腔の情報を中枢神経へ伝達している．現時点では腸内フローラが腸管神経を活性化する詳細なメカニズムは解明されていないが，関連する重要な知見は集積されつつある．たとえば，腸管神経には細胞認識において重要な Toll like receptor (TLR) 4 が発現しており，腸管内腔に LPS (lipopolysaccharide) を投与することにより腸管神経叢の活性化が起こることが確認されている[37]．ほかのメカニズムとして，腸クロム親和性 (enterochromaffin：EC) 細胞の重要性が示唆されている．短鎖脂肪酸は食物由来の繊維性多糖から嫌気性菌の作用により生成される炭素数1〜6のモノカルボン酸であるが，この短鎖脂肪酸には EC 細胞からのセロトニン分泌を促すことが明らかになっている[38]．さらに分泌されたセロトニンは迷走神経末端の 5-HT$_3$ 受容体に結合し，延髄の孤束核へ情報を伝達すると考えられている．最近，EC 細胞自体が複数の TLR を発現していることが明らかとなっており[39]，腸管管腔内の菌体成分が直接 EC 細胞からセロトニンを分泌させる可能性も示唆されている．

免疫系を介する経路

腸内細菌由来の LPS，ペプチドグリカン，DNA などの菌体成分は，マクロファージや樹状細胞に作用し，IL-1 などの炎症性サイトカインを誘導するが，これらサイトカインは特異的な受容体を介して脳機能へ種々の影響を与えていることはよく知られている[40]．

筆者らは，GF マウスに EPEC, *Bifidobacterium infantis* などを投与すると一過性に血中の IL-1，IL-6 が上昇することを確認しているが[4]，時系列でみると神経系の興奮は血中サイトカイン上昇より早いことから，初期の腸管から脳への情報伝達においてサイトカインが主な役割を演じているとは考えにくい．しかし，膨大な数の腸内フローラに間断なく曝露されているという生理的状況下では，腸管局所で産生されたサイトカインが長期的に何らかの影響を神経系に及ぼしている可能性は否定できない．

最近，中枢神経機能の維持における免疫系の重要性が報告されており[41,42]，腸内フローラが免疫系への影響を介して間接的に神経機能へ影響する可能性も今後の課題である．

腸内細菌由来の生理活性物質

腸内細菌は短鎖脂肪酸，γ-アミノ酪酸（γ-aminobutyric acid：GABA），ポリアミンなどの種々の生理活性物質を産生していることはよく知られている．これらの物質は神経系に対して直接的，間接的作用を有することが知られているが，ここでは最近注目されている短鎖脂肪酸の一つである酪酸（butyric acid：BA）が中枢神経に及ぼす影響に絞って記載する．

BA は主として *Clostridium* 種により産生されるが，最近 BA は抗うつ作用を有することが動物実験で明らかにされている[43,44]．そのメカニズムとして BA のヒストン脱アセチル化酵素（histone deacetylase）阻害作用による BDNF 発現増強が想定されており，事実 BA を投与されたマウスでは海馬，前頭葉での BDNF 濃

度が増加しているという[45]．現時点では通常環境下で産生される生理的濃度のBAが実際に中枢神経へ影響しているか否かは不明であるが，GFマウスの脳におけるBDNF濃度は同週齢のSPFマウスより低いという事実[4]を考慮すると，今後の興味深い研究テーマとなろう．

おわりに

最近，Lyerら[46]は，ヒトにおけるカテコラミン，ヒスタミン，アセチルコリンなどの神経伝達物質の合成に関与する酵素は，細菌から"horizontal"にヒトへ伝達されたとする興味深い説を提唱している．この仮説は，なぜヒトと細菌が共通する神経伝達物質を産生しているか，という疑問に答えるとともに本来常在細菌間の情報伝達に使われていた物質が"界：kingdom"を超えて，その宿主であるヒトへも作用しうる可能性（"inter-kingdom signalling"）[20]を理論的に支持するものである．この相互作用は，生物進化における腸内細菌の存在意義としても興味深い研究対象であり，今後の飛躍的発展を期待したい．

（須藤信行）

● 引用文献

1. Hooper LV, Wong MH, Thelin A, et al. Molecular analysis of commensal host-microbial relations hips in the intestine. Science 2001; 291: 881-884.
2. Hooper LV, Gordon JI. Commensal host-bacterial relationships in the gut. Science 2001; 292: 1115-1118.
3. Aziz Q, Thompson DG. Brain-gut axis in health and disease. Gastroenterology 1998; 114: 559-578.
4. Sudo N, Chida Y, Aiba Y, et al. Postnatal microbial colonization programs the hypothalamic-pituitary-adrenal system for stress response in mice. J Physiol 2004; 558: 263-275.
5. Porter JR, Rettger LF. Influence of diet on the distribution of bacteria in the stomach, small intestine, and cecum of the white rat. J Infect Dis 1940; 66: 104-110.
6. Morishita Y, Ogata M. Studies on the alimentary flora of pigs. V. Influence of starvation on the microbial flora. Jpn J Vet Sci 1970; 32: 19-24.
7. Suzuki K, Harasawa R, Yoshitake Y, et al. Effects of crowding and heat stress on intestinal flora, body weight gain, and feed efficiency of growing rats and chicks. Jpn J Vet Sci 1983; 45: 331-338.
8. 鈴木邦夫，光岡知足，吉武　豊ほか．ストレスと腸内フローラ．光岡知足（編）．腸内フローラと生体防御，学会出版センター，1982；p.47-67.
9. Bailey MT, Coe CL. Maternal separation disrupts the integrity of the intestinal microflora in infant rhesus monkeys. Dev Psychobiol 1999; 35: 146-155.
10. Bailey MT, Lubach GR, Coe CL. Prenatal stress alters bacterial colonization of the gut in infant monkeys. J Pediatr Gastroenterol Nutr 2004; 38: 414-421.
11. Holdeman LV, Good IJ, Moore WEC. Human fecal flora-variations in bacterial composition within individuals and a possible effect of emotional stress. Appl Environ Microbiol 1976; 31: 359-375.
12. Lizko NN, Silov VM, Syrych GD. Die Besonderheiten der Bildung einer Dysbacteriose des Darms beim Menschen unter Extrembedingungen. Nahrung 1984; 28: 599-605.
13. Takatsuka H, Takemoto Y, Okamoto T, et al. Changes in microbial flora in neutropenic patients with hematological disorders after the Hanshin-Awaji earthquake. Int J Hematol 2000; 71: 273-277.
14. Lyte M. Microbial endocrinology and infectious disease in the 21st century. Trends Mi-

crobiol 2004; 12: 14-20.
15. Freestone PP, Williams PH, Haigh RD, et al. Growth stimulation of intestinal commensal Escherichia coli by catecholamines: a possible contributory factor in trauma induced sepsis. Shock 2002; 18: 465-470.
16. Vlisidou I, Lyte M, Pauline M, et al. The neuroendocrine stress hormone norepinephrine augments Escherichia coli O157: H7-induced enteritis and adherence in a bovine ligated ileal loop model of infection. Infect Immun 2004; 72: 5446-5451.
17. Dowd SE, Callaway TR, Morrow-Tesch J. Handling may cause increased shedding of Escherichia coli and total coliforms in pigs. Foodborne Pathog Dis 2007; 4: 99-102.
18. Toscano MJ, Stabel TJ, Bearson SM. Cultivation of Salmonella enterica serovar Typhimurium in a norepinephrine-containing medium alters in vivo tissue prevalence in swine. J Exp Anim Sci 2007; 43: 329-338.
19. Freestone PP, Sandrini SM, Haigh RD, et al. Microbial endocrinology: how stress influences susceptibility to infection. Trends Microbiol 2008; 16: 55-64.
20. Hughes DT, Sperandio V. Inter-kingdom signalling: communication between bacteria and their hosts. Nat Rev Microbiol 2008; 6: 111-120.
21. Levine S, Huchton DM, Wiener SG, et al. Time course of the effect of maternal-deprivation on the hypothalamic-pituitary-adrenal axis in the infant rat. Dev Psychobiol 1991; 24: 547-558.
22. Meaney MJ, Aitken DH, Vanberkel C, et al. Effect of neonatal handling on age-related impairments associated with the hippocampus. Science 1988; 239: 766-768.
23. Liu D, Diorio J, Tannenbaum B, et al. Maternal care, hippocampal glucocorticoid receptors, and hypothalamic-pituitary-adrenal responses to stress. Science 1997; 277: 1659-1662.
24. Francis D, Diorio J, Liu D, et al. Nongenomic transmission across generations of maternal behavior and stress response in the rat. Science 1999; 286: 1155-1158.
25. Landfield PW, Waymire JC, Lynch G. Hippocampal aging and adrenocorticoids-quantitative correlations. Science 1978; 202: 1098-1102.
26. Landfield PW, Baskin RK, Pitler TA. Brain aging correlates-retardation by hormonal-pharmacological treatments. Science 1981; 214: 581-584.
27. Sapolsky R, et al (editors). Stress, the aging brain, and the mechanisms of neuron death. MIT Press, Cambridge, 1992.
28. Lupien SJ, de Leon M, de Santi S, et al. Cortisol levels during human aging predict hippocampal atrophy and memory deficits. Nat Neurosci 1998; 1: 69-73.
29. Sudo N. Stress and gut microbiota. Int Congr Ser 2006; 1287: 350-354.
30. Gaykema RP, Goehler LE, Lyte M. Brain response to cecal infection with Campylobacter jejuni: analysis with Fos immunohistochemistry. Brain Behav Immun 2004; 18: 238-245.
31. Goehler LE, Gaykema RP, Opitz N, et al. Activation in vagal afferents and central autonomic pathways: early responses to intestinal infection with Campylobacter jejuni. Brain Behav Immun 2005; 19: 334-344.
32. Lyte M, Li W, Opitz N, et al. Induction of anxiety-like behavior in mice during the initial stages of infection with the agent of murine colonic hyperplasia Citrobacter rodentium. Physiol Behav 2006; 89: 350-357.
33. Goehler LE, Lyte M, Gaykema RP. Infection-induced viscerosensory signals from the gut enhance anxiety: implications for psychoneuroimmunology. Brain Behav Immun 2007; 21: 721-726.
34. Kamiya T, Wang L, Forsythe P, et al. Inhibitory effects of Lactobacillus reuteri on visceral pain induced by colorectal distension in Sprague-Dawley rats. Gut 2006; 55: 191-196.
35. Rousseaux C, Thuru X, Gelot A, et al. Lactobacillus acidophilus modulates intestinal pain and induces opioid and cannabinoid receptors. Nat Med 2007; 13: 35-37.
36. Amaral FA, Sachs D, Costa VV, et al. Commensal microbiota is fundamental for the development of inflammatory pain. Proc Natl Acad Sci USA 2008; 105: 2193-2197.
37. Rumio C, Besusso D, Arnaboldi F, et al. Activation of smooth muscle and myenteric plexus cells of jejunum via Toll-like receptor 4. J Cell Physiol 2006; 208: 47-54.

38. Fukumoto S, Tatewaki M, Yamada T, et al. Short-chain fatty acids stimulate colonic transit via intraluminal 5-HT release in rats. Am J Physiol 2003; 284: R1269-R1276.
39. Bogunovic M, Davé SH, Tilstra JS, et al. Enteroendocrine cells express functional Toll-like receptors. Am J Physiol Gastrointest Liver Physiol 2007; 292: G1770-G1783.
40. Turnbull AV, Rivier CL. Regulation of the hypothalamic-pituitary-adrenal axis by cytokines: Actions and mechanisms of action. Physiol Rev 1999; 79: 1-71.
41. Ziv Y, Ron N, Butovsky O, et al. Immune cells contribute to the maintenance of neurogenesis and spatial learning abilities in adulthood. Nat Neurosci 2006; 9: 268-275.
42. Ziv Y, Schwartz M. Immune-based regulation of adult neurogenesis: implications for learning and memory. Brain Behav Immun 2008; 22: 167-176.
43. Tsankova NM, Berton O, Renthal W, et al. Sustained hippocampal chromatin regulation in a mouse model of depression and antidepressant action. Nat Neurosci 2006; 9: 519-525.
44. Tsankova NM, Renthal W, Kumar A, et al. Epigenetic regulation in psychiatric disorders. Nat Rev Neurosci 2007; 8: 355-367.
45. Schroeder FA, Lin CL, Crusio WE, et al. Antidepressant-like effects of the histone deacetylase inhibitor, sodium butyrate, in the mouse. Biol Psychiatry 2007; 62: 55-64.
46. Lyer LM, Aravind L, Coon SL, et al. Evolution of cell-cell signaling in animals: did late horizontal gene transfer from bacteria have a role? Trends Genet 2004; 20: 292-299.

III

臨床編

❻ 口腔歯科領域

III 臨床編 ❻ 口腔歯科領域

26
口腔歯科学の臨床

はじめに

　歯科における2大疾患は齲蝕と歯周病である．齲蝕も歯周病もデンタルプラーク（プラーク）を構成する細菌によって引き起こされる．齲蝕は歯を構成する硬組織（エナメル質，象牙質，セメント質）中の無機成分が細菌の産生する酸により脱灰され，やがては有機成分も崩壊していく感染性病変である（図1）．歯周病もプラーク中の細菌によって引き起こされる炎症反応が深部に波及し，歯を支持する組織（歯周組織：歯肉，歯槽骨，歯根膜，セメント質）に障害を与え，最終的には抜歯に至る疾患である（図2, 3）．ここでは，これら疾患の原因論および臨床的側面について述べる[1,2]．

バイオフィルム感染症

　プラークは，その70％が細菌で占められている．細菌は，初期では自身が産生した菌体外多糖に付着し，後期に成熟すると細菌が共凝集しバイオフィルムを形成している．バイオフィルムは自然界に広く存在するが，口腔内も例外ではない．バイオフィルムには通水チャネルが備わっており，細菌への栄養補給や老廃物の排出が可能となっている．プラークは成熟するとともにその厚みが増し，菌数の増加だけではなくpH，酸素分圧，栄養分の局所的な差異が生じることから構成する細菌の種類も変化していく．形成されたバイオフィルム中の細菌は，菌体外多糖に守られることにより，抗菌薬，抗体，食細胞から逃れ，安定した微小環境が作り出される．このバイオフィルム内で産生された酸により齲蝕が引き起こされる．また，口腔内のほとんどは，好気環境下であるにもかかわらず，バイオフィルム内での酸素分圧の低下から偏性嫌気性菌が生息しうる環境が作り出される．バイオフィルムは，これら菌体の産生する内毒素，酵素，vesicleなどの供給源となり歯周病を引き起こす．

26 口腔歯科学の臨床　485

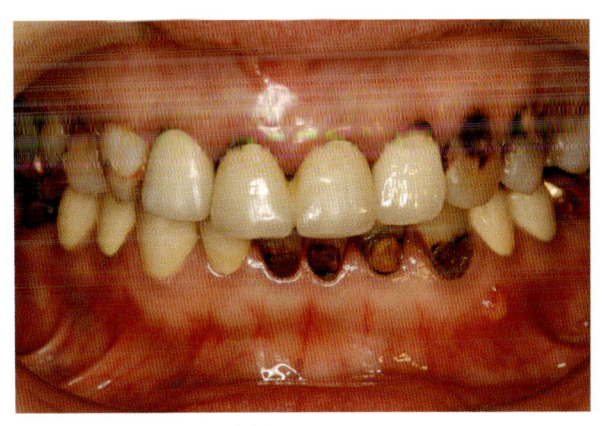

図1　齲蝕の進行した症例

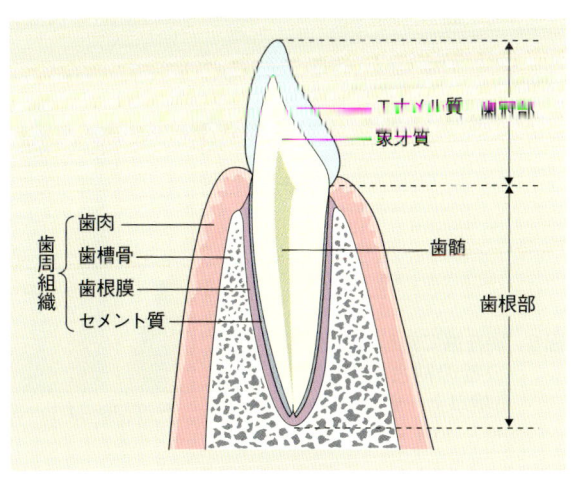

図2　正常な歯と歯周組織の模式図

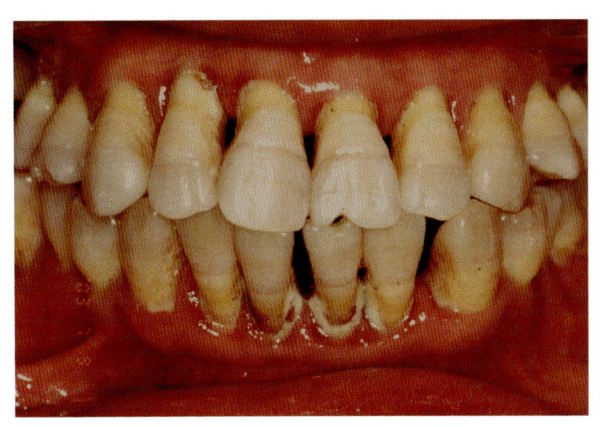

図3　歯周病の進行した症例

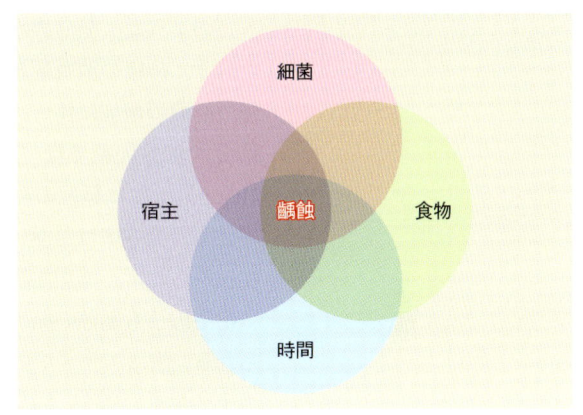

図4　齲蝕4大要因モデル
（Newbrun E. 1978[3]より）

齲蝕

齲蝕の原因

　齲蝕は齲蝕原因菌，食物，宿主（歯，唾液など），時間の4つの因子がかかわり合い発症する多因子疾患である[3]（図4）．齲蝕は有病率の高い疾患で，15歳の時点で齲蝕のない者はわずか14％である[4]（図5）．齲蝕は無菌動物には生じないことや，齲蝕感受性の動物からの感染で発症することが示されており，ミュータンス連鎖球菌が最も重要な齲蝕原因菌である．ミュータンス連鎖球菌はショ糖を始めとする多くの糖を分解し，主に乳酸を産生する．糖質の摂取後，歯面のpHは数分のうちに7付近から歯面が脱灰する5.5を超え4付近にまで一気に下降する．ミュータンス連鎖球菌は耐酸性があり，pH5以下でも発育し，酸の産生が可能である．また，これらの菌はショ糖から不溶性グルカンを合成するグルコシルトランスフェラーゼを有し，産生された菌体外多糖は細菌の定着とプラークの構造維持に重要な役割を

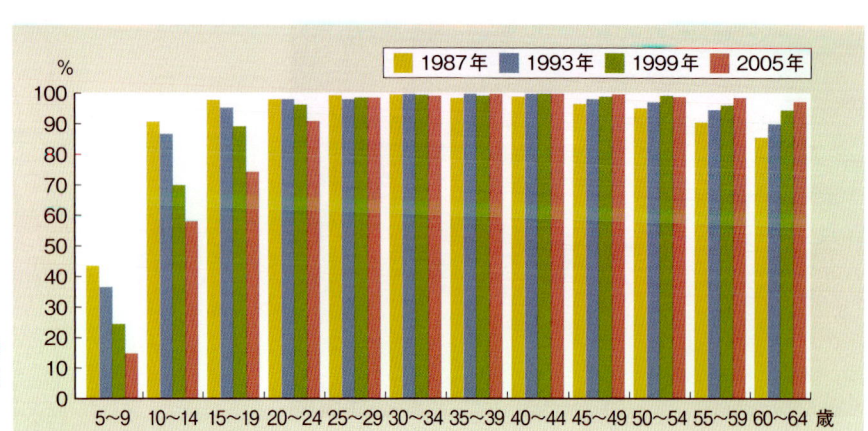

図5 現在歯に対して齲蝕を持つ者の割合の年次推移 5歳以上，永久歯
（厚生労働省，2005[4]より）

　果たしている．

　このような，発症機序からも宿主の摂取する食事は齲蝕の発生に重大な影響をもたらす．砂糖の消費量と齲蝕の罹患率には相関があり，わが国において齲蝕は，砂糖の摂取の増加に伴い，室町時代から増加している．砂糖の摂取が著しく低下した第2次世界大戦では，齲蝕は減少した．その後の調査で，砂糖の年間消費量が10 kg以下では齲蝕の発生はきわめて少ないが（戦中戦後は1 kg以下），15 kgを超えると発症率は急激に上昇する．20 kgを超えると消費量が増加しても齲蝕の増加はみられず，増加曲線は水平に近づく．

　宿主因子も齲蝕の発生に大きくかかわっており，要因としては歯質と唾液があげられる．歯はエナメル質，象牙質，セメント質の3種の石灰化組織からなる（**図2**）．エナメル質の97％，象牙質の69％，セメント質の65％を占める無機質の主成分は，カルシウムとリン酸からなるハイドロキシアパタイトである．齲蝕はpHの低下による一方的な歯質の脱灰によって起こるのではなく，歯の表面で生じる脱灰と再石灰化の平衡状態の破綻によって引き起こされる．再石灰化は齲蝕に対する宿主防御機構の一つと考えられ，唾液はこの再石灰化反応になくてはならない存在である．唾液は歯質と共通のリン酸イオンとカルシウムを多く含有していることから，加齢，糖尿病，Sjögren症候群，薬物の服用などにより唾液の分泌量が低下すると齲蝕は多発する．そのほかにも唾液は洗浄作用，緩衝作用，抗菌作用があり，齲蝕に対して抵抗的に働く．唾液の持つ緩衝能の中心は重炭酸イオンであり，これが水素イオンを消費し，さらに唾液中の炭酸脱水酵素が生成された炭酸を二酸化炭素と水に分解する（$HCO_3^- + H + HCO_3 H_2O + CO_2$）．唾液に含まれる抗菌物質にはリゾチーム，ラクトペルオキシダーゼ，ラクトフェリン，分泌型IgAがあり，細胞壁の分解，細菌増殖に必要な鉄の拮抗的な取り込み，菌の阻害作用を有するが，前述のバイオフィルム構造によりその効果は限定的である．そのほか，歯列不正や歯の解剖学的な形態もプラークの付着を促進することから齲蝕を誘発する因子となる．

　時間と齲蝕にも大きな相関がある．エナメル質の石灰化による成熟には長い時間を要するため，歯の萌出直後では石灰化が未熟で，特に歯頸部や咬合面小窩裂溝では齲蝕感受性が高い．永久歯の萌出が続く7～15歳までは齲蝕の発症率は高い．ま

た，飲食の頻度や摂取時間も齲蝕の発生に影響を与える．疫学調査の結果から，子どもの齲蝕有病者率は減少する一方で，高齢者の有病率は増加している（図5）．このことは，歯周病の予防，治療効果により歯の寿命が延びたことが一因であるが，歯根部分を覆うセメント質の表面は粗糙で，かつ石灰化度も低いことが原因である．歯冠部のエナメル質の臨界pH5.5であるのに対して，セメント質の脱灰はpH6.2で始まる．正常な状態では，セメント質は歯肉に覆われているが，歯周病が進行し歯肉が退縮すると齲蝕の好発部位になる．

齲蝕の予防と治療

　齲蝕の原因はミュータンス連鎖球菌であるため，歯ブラシやデンタルフロスを用いてプラークを取り除く機械的プラークコントロールが予防の主体となる．また，砂糖摂取の制限も齲蝕発生の低下につながる．フッ化物の応用もエナメル質の耐酸性の向上，再石灰化促進作用，細菌に対する酸産生の減少作用などから有用な齲蝕の予防法である．齲蝕予防を目的に使われる代替甘味料を食生活に取り入れることも，齲蝕の発生しやすい小児には効果が高い．また，初期齲蝕ではこのような方法を用いて脱灰と再石灰化の平衡状態を再石灰化へ傾けることによる再石灰化処置による経過観察で対応する．しかし，進行した齲蝕では，罹患部位を切削器具で除去し，修復処置を行い機能と審美性の回復を図る．近年では，歯質と強固に接着する修復材料であるコンポジットレジンが開発され，健全な歯質をできるだけ残すminimal intervention（最小限の歯の切削）が可能となった．従来より広く使われてきた金属の修復材料は，臼歯部の強い力が加わり，審美的にも問題のない部位に使用されるが，健全歯質の切削量も少なくないことから，その頻度は減少してきている．

歯周病

歯周病の原因

　歯周病とは，プラーク中の歯周病原菌に由来する起炎物質や抗原物質に対する宿主の応答の結果引き起こされた歯周組織の破壊を伴う炎症性疾患であり，30歳代以降，加齢とともにその罹患率は高まり，働き盛りである40歳代から50歳代では9割近くが有病者である[4]（表1）．歯周病は成人の抜歯原因の42％を占め，高齢者のQOLを低下させる一因となっている[5]（図6）．

　歯周病は人別すると，歯肉に炎症が限局している歯肉炎と歯の支持組織である歯槽骨，セメント質，歯根膜にまで炎症が波及した歯周炎とに分類される．

　歯周病は細菌による感染症であるが，その発症と進行には個人差のあることが経験的に知られている．近年の疫学的，分子生物学的研究の進歩により，この個人差とは何であるのかが少しずつ明らかになってきている．宿主応答を左右し，歯周病の発症や進行に関与するリスクファクター（危険因子）には，以下のようなものがある（図7）．

表1 歯肉の所見の有無，年齢階級別（%）

年齢階級 （歳）	所見のない者	所見のある者							対象歯の ない者
		総数	プロービング後の出血	歯石の沈着*	歯周ポケット 4mm以上6mm未満		歯周ポケット 6mm以上		
					総数	歯石（+）	総数	歯石（+）	
5〜9	57.1	38.9	22.9	16.0	—	—	—	—	4.0
10〜14	48.8	51.2	24.9	25.4	1.0	0.5	—	—	—
15〜19	33.9	66.1	25.4	35.6	5.1	0.8	—	—	—
20〜24	23.8	76.2	15.2	51.4	9.5	1.0	—	—	—
25〜29	25.3	74.7	14.4	42.0	17.8	7.5	0.6	0.6	—
30〜34	19.7	80.3	11.8	44.5	23.5	9.7	0.4	—	—
35〜39	20.1	79.9	11.3	44.8	19.6	7.2	4.1	2.1	—
40〜44	15.4	84.6	9.8	45.9	25.6	10.2	3.3	2.4	—
45〜49	12.1	87.2	9.7	34.6	34.6	12.8	8.2	2.7	0.8
50〜54	10.8	87.5	9.8	36.0	34.3	11.4	7.4	3.7	1.7
55〜59	11.3	85.7	7.9	29.6	38.4	14.5	9.9	4.4	3.0
60〜64	10.2	84.4	7.2	26.0	37.7	14.7	13.5	6.3	5.3
65〜69	8.5	80.4	6.1	25.1	34.9	11.7	14.3	7.5	11.1
70〜74	6.5	73.2	5.4	19.4	37.3	16.7	11.2	5.8	20.3
75〜79	4.4	59.4	3.1	14.8	28.9	11.9	12.6	6.3	36.2
80〜84	2.3	49.1	4.7	11.1	26.9	10.5	6.4	3.5	48.5
85〜	2.8	43.1	8.3	12.5	13.9	9.7	8.3	4.2	54.2

*：歯石の沈着の項には，歯周ポケットが4mm以上の者は含まない．
（厚生労働省．2005[4]より）

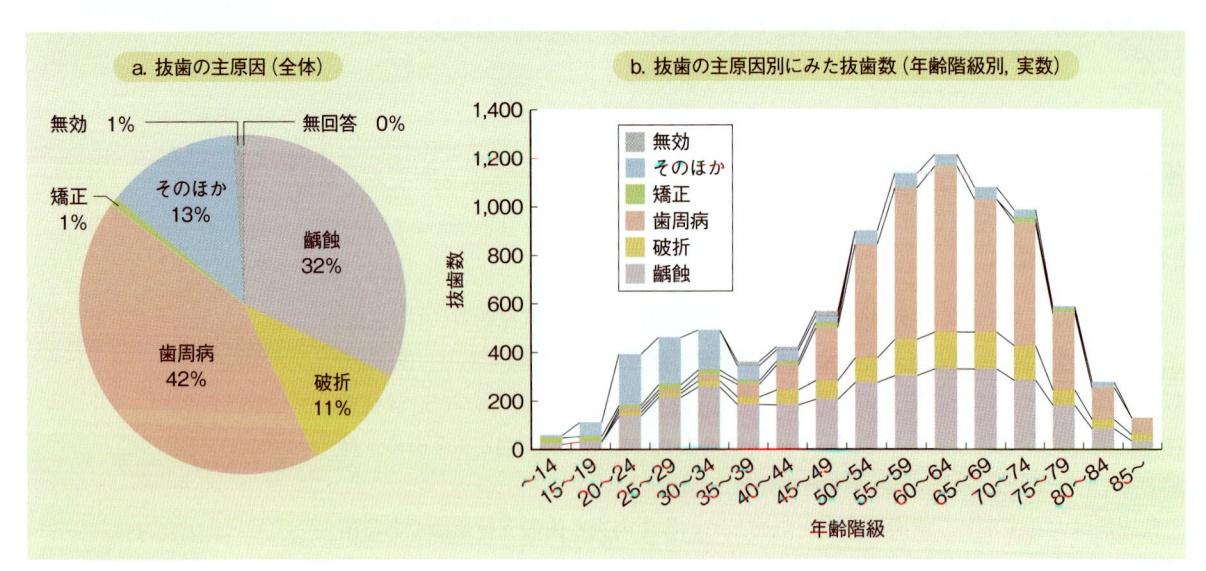

図6 抜歯の原因
（財団法人8020推進財団．2005[5]より）

a. 抜歯の主原因（全体）
- 齲蝕 32%
- 破折 11%
- 歯周病 42%
- 矯正 1%
- そのほか 13%
- 無効 1%
- 無回答 0%

b. 抜歯の主原因別にみた抜歯数（年齢階級別，実数）

細菌因子

歯周ポケット内の細菌叢と歯周病の進行には密接な関係があり，*Porphyromonas gingivalis*，*Tannerella forsythensis*，*Treponema denticola*，などのGram陰性嫌気性菌は歯周病の重要なリスクファクターである．このことから，これら細菌

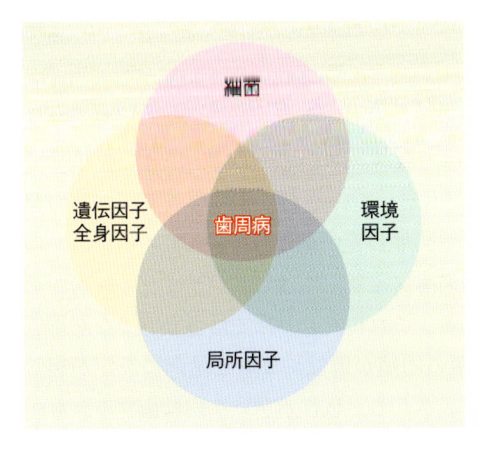

図7 歯周病発症の要因モデル

の存在を検査することが重要視されてきている．ある報告では*Porphyromonas gingivalis*が一定割合以上になると高いリスクで歯周組織破壊を引き起こすという．また，同じ細菌種のなかでも病原性の高いものや感染力の強いものがあるとの報告もあり，細菌の遺伝子型による分類もなされている．

遺伝因子および全身因子

細菌感染に対する宿主の炎症反応，免疫応答に関連するリスクファクターとしてIL-1の遺伝子型が知られている．IL-1B＋3953アレル2遺伝子型を有する人は，歯周病に対する感受性が高いことが報告されている．そのほかにもIgG Fc受容体，HLAでもその相関を示唆する報告などがあるが，その全貌は明らかにされていない．現在，歯周病の進行に関与する遺伝子の研究が精力的に行われている．

全身疾患も歯周病の進行に影響を与えることが知られており，特にコントロールされていない糖尿病は，終末糖化産物による炎症反応の亢進や末梢循環障害などを引き起こすことから，歯周病の重要なリスクファクターと考えられている．また，重度のリウマチ患者では歯周病も進行しているケースが多く，組織破壊が進みやすい共通の遺伝的背景が存在するものと推測されている．

環境因子

生活習慣の因子としては，食生活，喫煙，飲酒，ストレスなどが考えられている．とりわけ喫煙は歯周病の発症と進行に深くかかわっており，喫煙者ではそのリスクは3～8倍に増大する．作用機序は生体防御機構の抑制と末梢循環障害によると考えられており，治療に対する応答も低い．飲酒もブラッシングが十分に行われなくなるなど生活習慣に与える影響から，歯周病の進行に間接的に関与していると考えられている．ストレスとの関連を示す報告もあり，ストレスによるホルモン分泌で生体防御機構が低下するものと推測されている．

局所因子

歯石や辺縁不適合な充塡物，補綴物などの局所因子もプラーク付着の足場となり，歯周病の進行を助長する．また，過度の咬合力も歯周組織の破壊を助長することが知られており，歯周病の進行により歯の支持組織が咬合力に対して十分対応できなくなると，歯周組織の適応能力を超えた咬合力により，相乗的に破壊が進行する．歯周治療ではこれら局所因子を取り除くことが主体となる．

歯周病の症状

　歯周病の臨床的特徴は，歯肉の発赤・腫脹，出血や排膿，歯の動揺，口臭，プラークや歯石の沈着などである（図3）．歯周病はプラーク中の細菌による感染症である．口腔内には500種あまりの細菌が生息しているが，そのなかで歯周病の発症には歯周病原菌といわれる数種の細菌が関与していると考えられている．ほかの細菌感染と同様に，口腔細菌が歯面と歯肉溝に定着，増殖し，バイオフィルムが形成されることが歯周病の発症に必須である．これに対し，宿主はさまざまな防御機構を用いて増殖を防ごうとするが，細菌の増殖が優位になると歯肉に炎症が起こり，歯と歯肉の境目に仮性ポケットが形成される．仮性ポケット内は歯ブラシも届かない嫌気的環境となり，歯周病の原因となるGram陰性嫌気性菌はさらに増殖し，感染は深部へと波及する．また，細菌の起炎物質，抗原物質により歯肉の血管透過性や炎症は亢進し，ポケット内上皮に潰瘍が形成されると歯肉は易出血性を示すようになる．

　歯周組織という特異的な解剖学的形態，あるいはバイオフィルムの形成という細菌側の形態により，細菌は宿主の防御反応から逃れ，ポケット内から駆逐されることなく，宿主と細菌のバランスが成り立っている．このバランスが維持されていれば，炎症は存在しても組織破壊の進行は起こらない（歯肉炎）が，細菌が優位になると，炎症が深部に波及し，マトリックスメタロプロテアーゼなどの産生による歯肉の破壊や破骨細胞の活性化による歯槽骨吸収を引き起こし，歯肉炎から歯周炎へと進行していく．歯周炎が進行すると，歯の支持組織が破壊され真性ポケットが形成されるので動揺度が増大し，さらに重症になると，歯の病的移動を引き起こす．

　歯周病原菌の多くは含硫タンパクを分解し，硫化水素やメチルメルカプタンが産生され口臭を引き起こす．

歯周病が全身に及ぼす影響

　歯周病は長い間，口腔内に限局した疾患と考えられていたが，近年の疫学研究の結果から，全身の健康にも重大な影響をもたらす可能性が示されている．歯周病が進行した際に生じる歯周ポケットの内面は，歯周病原菌により引き起こされる炎症の亢進により潰瘍を形成していることがある．歯周病による歯肉からの出血はこの潰瘍面の存在が原因であり，中等度の歯周病では歯周ポケットの表面積は，その人の手のひらと同じぐらいの面積になる．この，歯周ポケットの潰瘍面から，歯周病原菌が侵入したり，歯肉局所で産生される炎症因子が全身にも影響を与える．これまでに歯周病との関連が報告されている疾患は，脳梗塞や心筋梗塞，糖尿病，出生時低体重，誤嚥性肺炎などである．

　血管の機能の低下は，加齢，喫煙，脂質異常症（高脂血症），糖尿病などによって起こるが，歯肉から侵入した口腔細菌や炎症因子も同じように血管の機能を弱め，動脈硬化の引き金になると考えられている．歯周病を有する人では，心筋梗塞のリスクが2～3倍にもなり，実際に動脈硬化を起こした血管からは，歯周病原菌が検出される．一方で，歯周病の治療により血管の機能（flow mediated dilation：

FMD）が回復することも報告されている[6]．

歯周病は糖尿病との相互作用も報告されている．病巣で産生されたTNF-αは全身をめぐり，インスリン抵抗性を引き起こすと考えられている．糖尿病患者を対象とした調査では，重度の歯周病を持つ人では，死亡率が3倍になるとされている．糖尿病の患者では，微小循環障害，宿主細胞の機能低下，終末糖化産物による炎症の亢進から，歯周病が進みやすい．すなわち，糖尿病患者では，糖尿病があることによって歯周病が進行しやすく，そして歯周病があることによって糖尿病が悪化しやすいという悪循環が存在する[7]．

歯肉で産生されたプロスタグランジンは，早産・低体重児出産の原因になることも明らかになっている．出生時低体重は，出産後に医科的な管理が必要であったり，成長過程でさまざまな疾患のリスクが高まる．妊娠するとホルモンの影響で，ある特定の細菌が増えやすい環境になることや，つわりでブラッシングが十分にできない，間食が増えることなどによって，プラークが蓄積しやすい環境となる歯肉炎が発症する．歯肉炎を有する妊婦の治療を行うことにより，出生時低体重の発生率を有意に減少できるとの報告もある[8]．

誤嚥性肺炎と口腔環境との報告もなされている．口腔内には約500種類，総数100億を超える細菌が存在する．このなかには肺炎の原因菌も少なくない．唾液にもこの細菌が含まれ，誤嚥性肺炎の原因になると考えられている．高齢者施設や集中治療室で口腔清掃を定期的に行うことにより，肺炎の発症率が1/3以下に低下するとも報告されている[9,10]．

歯周病の治療

歯周病の感染源は齲蝕と同様にプラークであることから，プラークの除去は最も重要である．機械的なプラークコントロールは患者自身が行うブラッシングが最も重要である．国民の96％以上が少なくとも1日1回は歯を磨いている（図8）．しかしながら，効率的なブラッシングをしている者は少なく，プラークが沈着しやすい歯と歯のあいだや歯と歯肉の境などのブラッシングは十分でなく，プラークは成熟し，歯周病原菌が増殖しやすい環境となる．そのため，歯周治療ではブラッシングの指導が基本となる．患者自身によるプラークコントロールに加え，特殊な歯面清掃器具を用いて，プラークや石灰化物である歯石の除去を行うことが，歯周治療の柱となる．また，喫煙者の患者に対しては禁煙指導を行うことも，治療の効果を高め，再発を予防するためには必須である．破壊された歯周組織の再生に生物製剤を用いるバイオ・リジェネレーション法などが用いられるケースもあるが，その適応症は限定的であり，進行した重度の歯周病では抜歯の適応となることが多い．

歯周病は咀嚼機能の低下など高齢者のQOLを著しく低下させるばかりでなく，糖尿病，脳血管疾患，肺炎などとの相関も示され，生命を脅かす疾患である可能性も示唆されている．歯周病は患者サイドからみるとその進行は緩やかで，齲蝕と異なり進行に伴う痛みなどの不快症状が少ないことから，あまり関心が払われないことが多い．しかしながら日常，家庭において歯周病予防を心がけ，定期的にかかりつけ歯科医に受診し，早期発見による適切な歯周治療を行えばその進行を食い止め

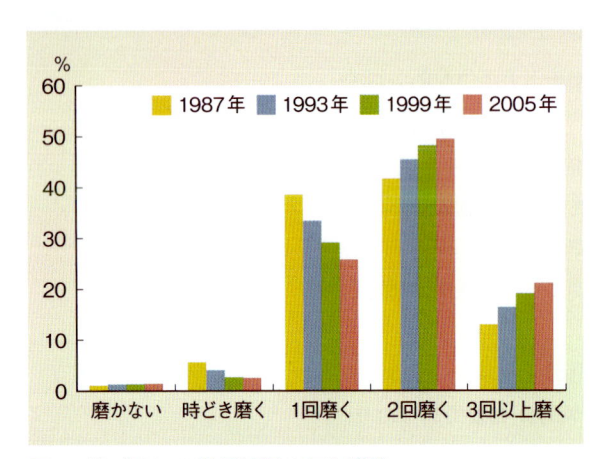

図8 歯ブラシの使用状況の年次推移
（厚生労働省．2005[4]）より）

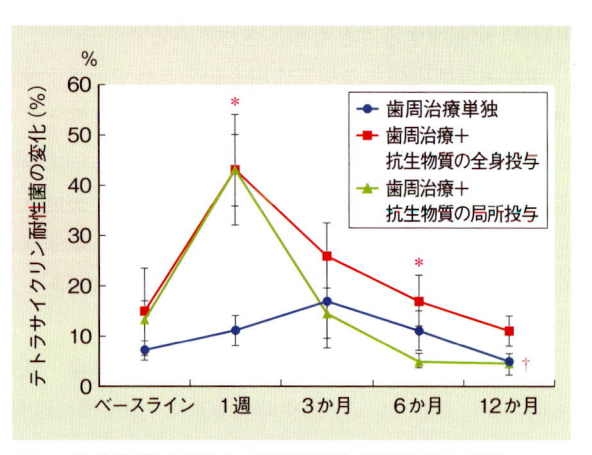

図9 抗生物質の投与による口腔内の耐性菌の変化
（Rodrigues RM, et al. 2004[11]）より）

ることは十分可能であり，自分の歯で生涯，歯や口の機能を営むことも不可能ではなくなってきている．このことは，歯や口の健康の増進，さらには全身の健康の維持・増進と大きくかかわり，健康寿命の延伸につながるものと思われることから，歯周治療の意義は超高齢社会を迎えた現在，ますます重要になってきている．

バイオフィルム感染症の視点から

　齲蝕も歯周病もバイオフィルム感染症であることから，機械的にバイオフィルムを除去することが最も大切である．しかし，この機械的プラークコントロールを補完する手段として，薬剤を用いた化学的プラークコントロールの研究開発も行われてきた．歯周治療において，抗生剤を全身あるいは歯肉局所に投与することにより臨床症状の改善につながることは知られている．しかしながら，口腔内には耐性菌が存在し（図9），全身および局所にかかわらず抗生剤の投与は，耐性菌の増加をもたらすことが報告されている[11]．口腔内を無菌状態にすることは不可能であり，むしろ両疾患とも原因菌が明らかであることから，その菌に対するワクチン療法やプロバイオティクス療法により口腔内の細菌叢をリスクの少ない状態に改善することのほうが現実的である．すでに，歯周病に対して効果を有するプロバイオティクスやミュータンス連鎖球菌，および歯周病原菌の病原性にかかわる酵素に対する鶏卵抗体を用いた製品が食品として市販されており，口腔内フローラを改善する新たな生物的プラークコントロールの手法として注目されている．

〈菅野直之，伊藤公一〉

● 参考文献
1. 荒川浩久，神原正樹，安井利一（編著）．スタンダード口腔保健学：健康科学として考える，第1版，学建書院，2003．
2. 鴨井久一ほか（編）．標準歯周病学，第4版，医学書院，2005．
3. Newbrun E. Cariology. 1st ed., Williams & Wilkins, Baltimore, 1978.
4. 厚生労働省．平成17年歯科疾患実態調査．2005．

5. 財団法人8020推進財団. 永久歯の抜歯原因調査. 2005.
6. Tonetti MS, et al. Treatment of periodontitis and endothelial function. N Engl J Med 2007; 356: 911-920.
7. Iwamoto Y, et al. The effect of antimicrobial periodontal treatment circulating tumor necrosis factor-alpha and glycated hemoglobin level in patients with type 2 diabetes. J Periodontol 2001; 72: 774-778.
8. López NJ, et al. Periodontal therapy reduces the rate of preterm low birth weight in women with pregnancy-associated gingivitis. J Periodontol 2005; 76: 2144-2153.
9. 米山武義ほか. 要介護高齢者に対する口腔衛生の誤嚥性肺炎予防効果に関する研究. 日歯医学会誌 2001；20：58-68.
10. DeRiso AJ, et al. Chlorhexidine gluconate 0.12% oral rinse reduces the incidence of total nosocomial respiratory infection and nonprophylactic systemic antibiotic use in patients undergoing heart surgery. Chest 1996; 109: 1556-1561.
11. Rodrigues RM, et al. Antibiotic resistance profile of the subgingival microbiota following systemic or local tetracycline therapy. J Clin Periodontol 2004; 31: 420-427.

Ⅲ 臨　床　編 ❻ 口腔歯科領域

27
口臭外来

はじめに

　大阪大学歯学部附属病院において口臭外来を開設して以来，約10年が経過し，現在までに約1,500人の口臭を主訴とした患者が当外来を受診された．口臭を正しく診断し有効な治療を行うには，口臭を科学的根拠に基づいて，客観的に評価する必要がある．しかし，通法に従って診断しても，なかなか期待したような治療効果が得られない場合もある．一つは，患者が口臭に対して精神的ストレスを受けている場合であり，呼気中の口臭検査値が改善しても，口臭に悩む患者も多い．また，ガスクロマトグラフィを用いた測定では半数以上の患者から基準値以上の揮発性硫化物が検出されているが，揮発性硫化物がほとんど検出されない患者でもヒト嗅覚を利用した官能試験では基準値を超える場合もある．

　ここでは，これら口臭外来での筆者らの経験や研究に基づき，口臭症の診断や治療法について紹介し，また，プロバイオティクスを含む口臭に対するセルフケアについても触れることにする．

口臭外来患者の特徴

来院の動機

　口臭の存在は身体に対して不都合を与えるわけではないが，対人関係において深刻な問題となるため患者は口臭外来を受診する．この点がほかの疾患と異なる部分であり，口臭症の治療を複雑にしている．筆者らの口臭外来でも，口臭のために困っていることを問診すると，約70％の患者が"他人と普通に話せない"と訴え，約30％の患者が"他人がそばにいるだけで気になる"と訴える．直接的な来院の動機は，他人のしぐさ，もしくは口腔乾燥といった口腔内の違和感から口臭があると自分で判断することによる場合が多く，そのほかに家族や友人から口臭の存在を指摘

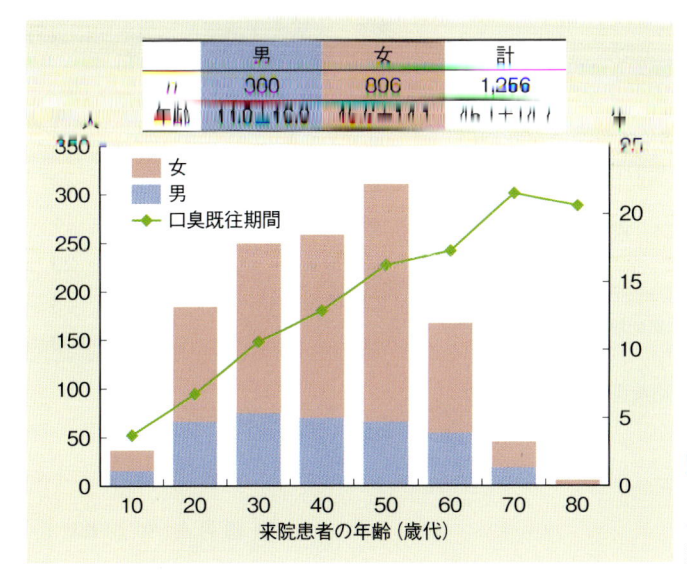

図1 口臭外来患者の年齢と口臭既往期間
1999年4月〜2008年6月まで1,256人の口臭を主訴とした患者の年齢分布と口臭既往期間を示す．その分布は，10歳代から80歳代まで幅広く，また，口臭既往期間も10年以上の者が多い．

され，口臭外来の受診を勧められて来院する場合もある．

年齢および既往年数

筆者らの口臭外来には10歳代から80歳代までの幅広い年齢の患者が来院する（図1）．性別では男性に比べて，女性が圧倒的に多く，このことはほかの大学附属病院の口臭外来でも同様で，時間的に女性のほうが通院しやすいこと，また，口臭に対して女性のほうが深刻に悩む傾向があることなどが原因となっているのかもしれない．さらに，特徴的なことは，口臭にいつごろから悩んでいるか（口臭既往期間）という質問に対する答えであるが，図1に示すように，年齢とともに長くなる傾向がみられ，5年間や10年間は決して珍しくない．このことは，たとえ治療によって口臭物質の濃度が呼気中で閾値以下になっても，そのことを患者自身がなかなか受け入れることができないことを示している．

口臭症の分類

口臭症には"口臭が存在している"患者だけでなく"口臭が存在していると思っている"患者も含まれていることが，口臭症の分類を難しくしている．これらの問題点を踏まえて，口臭症の分類には，1999年に提唱された治療必要度に基づいた国際口臭分類がよく用いられる[1]．この分類法は表1に示すように，真性口臭症は生理的口臭と病的口臭に分けられ，さらに，病的口臭を口腔由来と口腔以外由来に分類する．

真性口臭症は官能試験や機器による揮発性硫化物濃度の測定で，嗅覚閾値以上の口臭物質が認められた場合である．器質的変化や原因疾患がみられない生理的口臭への対応は口腔清掃が中心となる．口腔以外に由来するものは医科的対応となる．仮性口臭症はカウンセリングなどで改善がみられるもので，口臭恐怖症は精神科や心療内科へ紹介が必要な患者である．

表1 口臭症の国際分類

分類	治療必要度
1. 真性口臭症 　a. 生理的口臭	TN 1：説明および口腔清掃指導（セルフケア支援） （以下のTN 2〜5にはすべてTN1が含まれる）
b. 病的口臭 　　① 口腔由来の病的口臭	TN 2：専門的清掃（PMTC），疾患治療（歯周治療など）
② 全身由来の病的口臭	TN 3：医科への紹介
2. 仮性口臭症	TN 4：カウンセリング（結果の提示と説明），（専門的）指導・教育
3. 口臭恐怖症	TN 5：精神科，心療内科（心療歯科）などへの紹介

TN（treatment needs）：治療必要度

表2 大阪大学歯学部附属病院口臭外来患者の口臭症の分布

分類	患者数	％
生理的口臭	271	21
病的口臭（口腔内）	575	46
病的口臭（口腔外）	15	1
仮性口臭症	360	29
口臭恐怖症	35	3
合計	1,256	100

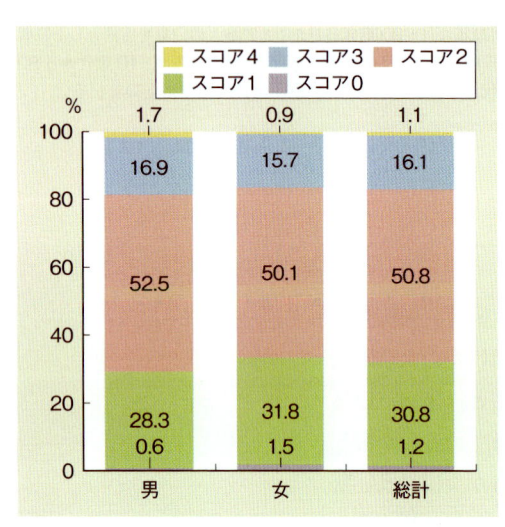

図2　初診時における官能試験による判定の分布
初診時における官能検査の分布では，スコア2の患者が約50％であり，スコア3は16％，スコア4は1.1％であったが，スコア5を示す患者はみられなかった．

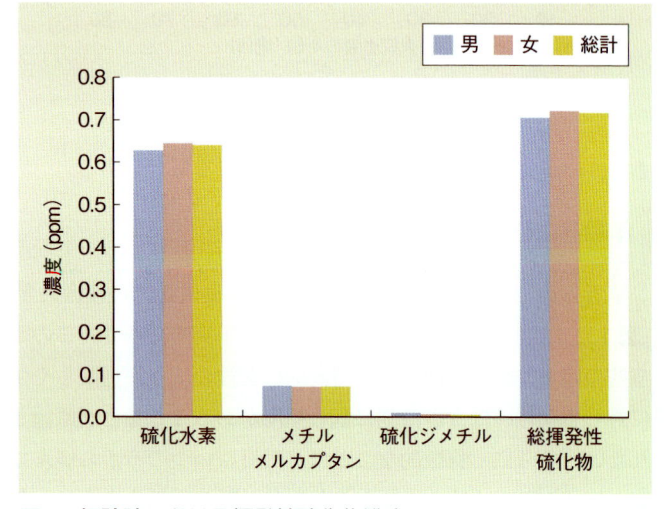

図3　初診時における揮発性硫化物濃度
初診時におけるガスクロマトグラフィにより測定した揮発性硫化物濃度は，硫化水素の濃度が最も高く，次にメチルメルカプタンであったが，多くの患者が嗅気閾値以上の濃度を示した．

　筆者らの口臭外来の患者をこの国際口臭分類に従い分類し，表2に示した．口腔内に原因がみられる病的口臭が46％と多く，口臭物質が閾値以下しか認められず，カウンセリングにより改善した仮性口臭症は29％であった．また，口腔以外に原因がみられた病的口臭は，副鼻腔炎や扁桃炎などが原因であった．口臭恐怖症と診断された患者は35人（3％）で，それほど多いものではなかった．

口臭評価値の分布

　口臭外来を受診した患者の官能試験とガスクロマトグラフィによる揮発性硫化物濃度の分布を図2と図3に示す．多くの患者からは基準値以上の口臭が検出できたが，官能スコア4に含まれる患者は少なく，官能スコア5に含まれる患者はまったく存在しなかった．これは，患者の"非常に強い口臭が発生していると思います"という訴えとは異なる結果となった．おそらく，口臭を気にしている患者は，何か

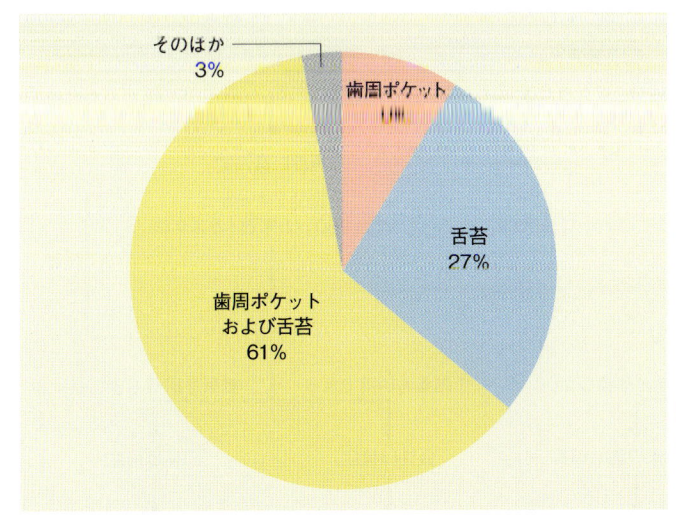

図4 口腔内に原因のある病的口臭の分布
口腔内の原因としては、歯周ポケットと舌苔の両者が原因と考えられる患者が61％であり、舌苔だけが27％で、歯周ポケットだけが9％であった．

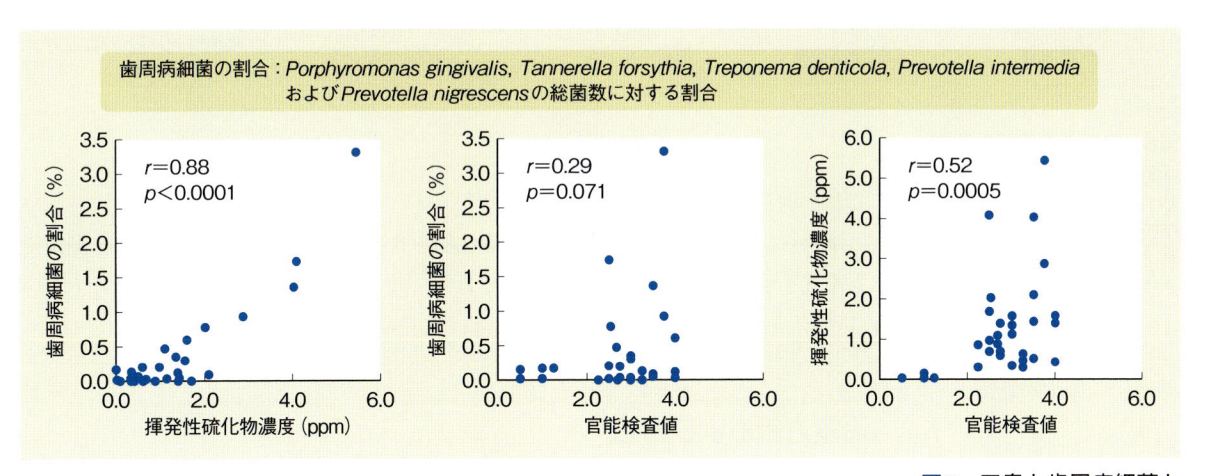

図5 口臭と歯周病細菌との関連性
歯周病細菌と揮発性硫化物濃度とは強い相関性が認められたが、官能検査値と歯周病細菌の割合および揮発性硫化物濃度とのあいだには強い相関性はみられなかった．

所も歯科医院を受診しており，口腔清掃にも高い関心があるため，われわれの口臭外来を受診したときにはある程度口臭が軽減しているのかもしれない．また，自分自身の口臭を客観的に評価できないという研究結果とも一致している[2]．

口腔内の口臭発生原因

口腔内に原因があるとされた病的口臭の発生原因を調べた結果を図4に示す．その結果，歯周病と舌苔の両方が61％に，舌苔だけが27％，歯周病だけが9％，そのほか3％であった．これらの口臭発生原因は歯科医師による対応が必要なものばかりであり，口臭治療は歯科医師が行うことが望ましいと思われる．図5に口臭患者の舌苔から得られたサンプル中の歯周病細菌の割合と口臭との関係を示す[3]．歯周病細菌の割合と呼気中の揮発性硫化物濃度は高い相関性（$r=0.88$）を示した．しかし，歯周病細菌の割合と官能検査との相関性や官能検査と揮発性硫化物濃度との相関性はそれほど高いものではなかった．これらの結果は呼気中の揮発性硫化物は歯周病細菌によって産生されるが，それらは必ずしも口臭に強く関連していないことを示しており，揮発性硫化物以外の口臭物質にも目を向ける必要がある

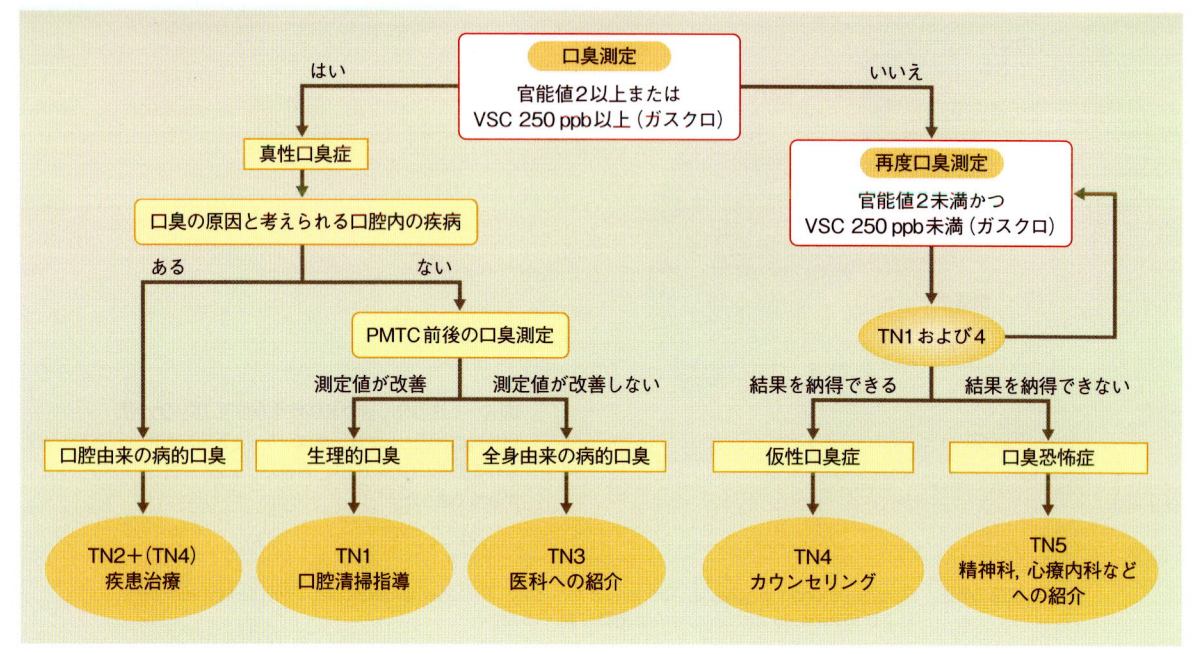

図6 口臭症の診断と治療
口臭症の診断は国際口臭症分類により5種類の口臭症に診断し，それぞれの治療必要度（TN）に基づき，TN1からTN5についての治療を進めていくようにする．

ことを示している．

　筆者らは，現在，呼気中の揮発性硫化物を含む種々の揮発性有機化合物も測定できる電子嗅覚装置の開発に取り組んでおり，近い将来，応用可能になると考えている[4,5]．

治療方針および方法

　国際口臭分類に基づいた具体的な診断と治療法を図6に示す．口臭症の診断では，筆者らは官能試験による評価が2以上またはガスクロマトグラフィの測定で揮発性硫化物濃度250 ppb以上の場合を真性口臭症と判断している．揮発性硫化物濃度の嗅覚閾値については，硫化水素112 ppb，メチルメルカプタン26 ppb，硫化ジメチル8 ppbが適当であるという報告があるが[6]，広く認められた揮発性硫化物の閾値は現在のところ定められていない．実際には，揮発性硫化物は呼気中のほかの物質によりマスキングされるため，ガスクロマトグラフィ測定では200〜250 ppb以上が妥当であるとされている．最終的な判断は官能試験により行う．

　真性口臭症と判断された場合，問診で全身疾患の既往がなく，口腔内に歯周病，重度の舌苔形成や進行した齲蝕がない場合には生理的口臭を疑う．専門的清掃や抗菌薬などで洗口を行い，前後の口臭測定値の変化を数回にわたって調べ，処置後の測定値が減少した場合には，口臭の発生部位が口腔内にあると考えられ，口腔清掃不良による生理的口臭と診断する．しかし，多くはないが口腔乾燥症などによる病的口臭の可能性もあることも念頭に置いておく．処置後の測定値が減少しない場合には全身由来の病的口臭と診断する．全身由来の病的口臭では，副鼻腔炎や扁桃炎が原因になっている場合がほとんどであった．

初診時に口臭が検出されなかった場合，さらに数回にわたって口臭測定を行い，やはり口臭が検出できなかった場合には一時的に仮性口臭症として扱いTN1およびTN4を行う．また，専門的清掃や口臭測定結果についての説明を受診のたびに繰り返す．治療の継続により訴えが改善した場合には仮性口臭症と診断する．改善しない場合には口臭恐怖症と診断し，精神科または心療内科などでの治療を勧める．

以上の診断は，測定可能な口臭を基準としたものであるため，真性口臭症と診断された場合でもTN4やTN5が必要なときがあることを忘れてはならない．

口臭治療とその予後

真性口臭症のなかで生理的口臭および口腔由来の病的口臭については，歯周治療に加えて徹底的なプラークおよび舌苔のコントロールを数か月から1年近く継続することで多くの口臭は消失する．全身由来の口臭として，患者は消化器疾患由来の口臭を信じている場合が多い．しかし，医科領域では"口臭は腸機能を反映していると考えるのは誤りである"[7]といわれている．また，糖尿病や腎不全および肝疾患が口臭の原因になる可能性はあるが，口臭外来では，耳鼻咽喉領域以外の全身由来の口臭患者に遭遇する可能性は非常に低いとされている[7,8]．真性口臭症であっても，心因が強い場合も認められる．本学口臭外来では心因の強さを判断するために，口臭に対する不安がない場合を0，強くある場合を100としたビジュアルアナログスケール[9]を用いている．

口臭症治療の予後は，口臭物質の減少だけを指標として判定するだけでは不十分で，口臭に対する悩みの解消を含めて評価する必要がある．筆者らの口臭外来を受診した患者のうち，明らかに口臭の原因を口腔内に認めるもの92人を対象とし，これらの患者に対して標準化された歯周治療を6か月間おこなった[10]．

口臭症改善の基準は，総揮発性硫化物量が0.25 ppm未満，官能評価値が2以下そして口臭に対する悩みの強さの尺度が30点未満となった場合を改善ありとした．図7に示すように，6か月の治療後，口臭検査だけで改善を判定した場合は92例中78例が改善したが，口臭に対する悩みの強さの尺度を加えると改善は34人の患者にとどまった．このことから"におい"は早く改善するが，"不安"に対する改善は遅くなる傾向にあると考えられる．さらに口臭症の改善の有無を従属変数として臨床パラメータを独立変数とした多重ロジスティック分析の結果，初診時の歯周病有病菌率，官能評価値，口腔内違和感の有無およびにおいによる口臭の自覚（想像ではない）の有無といった臨床パラメータが，口臭症の改善と独立して有意に関連性があることが明らかとなった[10]．この結果は，初診時における口臭評価値，歯周疾患関連指標および口臭に対する自己評価が治療の予後を予測するために効果的であることを示唆している．

口臭治療の枠組みは，図8に示すように，口腔保健指導，歯科的処置とカウンセリングが3つの大きな柱となり，科学的根拠に基づいた口臭検査により，それぞれの診療行為がさらに有効で信頼されるものとなる．縁上・縁下のプラークコント

図7 口臭治療の予後
92人の口腔由来の病的口臭と診断された患者を治療したところ，34人は揮発性硫化物濃度，官能検査値とつらさの点数すべてで改善が認められたが，44人はつらさの点数で，14人は口臭測定値で改善がみられなかった．

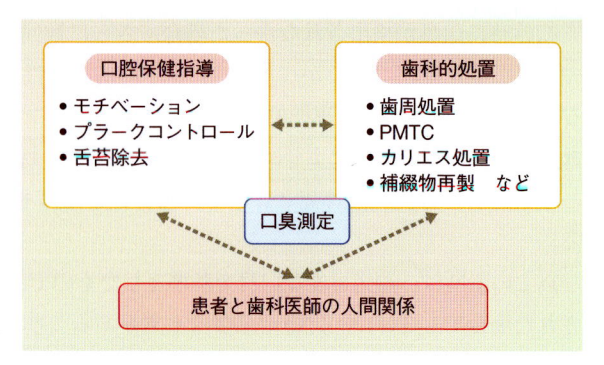

図8 口臭治療の枠組み
口臭治療の枠組みは，口腔保健指導，歯科的処置とカウンセリングが3つの柱であり，それぞれの治療を有効なものにするには，科学的根拠に基づいた口臭測定を行う必要がある．

ロールや舌苔除去は治療効果を高め，また，口臭防止を継続させるには不可欠である．歯周処置やPMTC（professional mechanical tooth cleaning）も口腔内に原因のある病的口臭に効果を発揮する[10]．また，カウンセリングは患者と歯科医師の信頼関係を確立するためには非常に重要で，一般の歯科治療と少し異なるところといえる．

口臭予防のためのセルフケア

物理的清掃法

口臭の主原因は舌背における細菌の増殖であるため，口臭の治療において舌苔の除去は欠かすことができない．図9に舌清掃前後の揮発性硫化物の変化の例を示したが，舌清掃によって呼気中の硫化水素の量は約1/20，メチルメルカプタンおよび硫化ジメチルの量は約1/2に減少する．舌を清掃するための器具を図10に示す．

舌ブラシと舌ヘラの比較を行った報告では，舌ブラシを用いたほうが舌乳頭間隙の清掃も行うことができるため効果的とされている[11]．しかし，舌背上において最も口臭が産生される部位は有郭乳頭前部であり，かなり奥を清掃する必要があるため，嘔吐反射の強い患者は舌清掃が困難な場合がある．このような患者においては，舌ブラシより，舌ヘラのほうが嘔吐反射が出現しにくい．また，近年，口臭に関する情報をインターネットなどで得やすくなっているため，舌苔の除去が重要であるという認識を持っている患者も多い．しかし，自己流で行っている場合にはかなり強く舌をこすっている場合が多いため，注意が必要である．舌粘膜は脆弱な組織であるため，歯ブラシを用いて10回程度強くこするだけで潜血がみられることもある．患者には，できるだけ専用の器具を使用すること，舌背後方を中心に清掃すること，朝1回で十分であること，ゆっくりとしたストロークで行うことを説明し，ブラシを清掃しても舌苔がつかなくなれば終了するようにしてもらう．しかし，

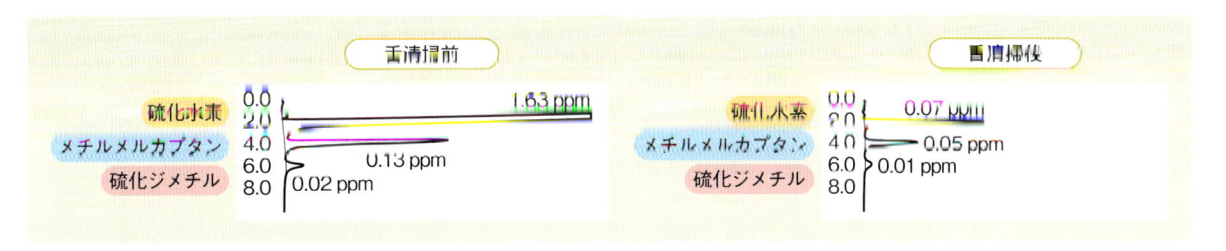

図9 舌清掃による揮発性硫化物量の変化
舌清掃を行う前後で揮発性硫化物を測定し，揮発性硫化物の減少度をみることにより，口臭の原因が舌苔にあることが判断できる．

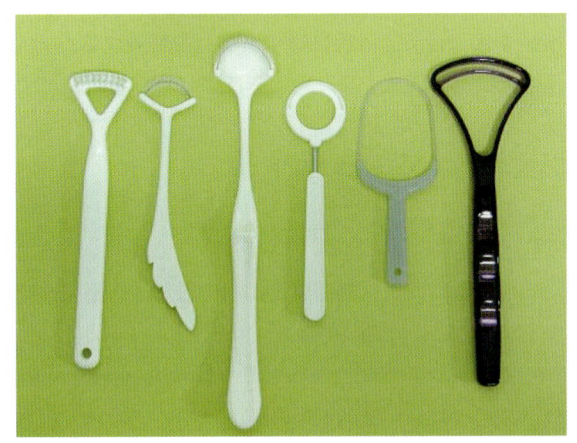

図10 舌清掃器具
舌清掃器具にはブラシタイプとヘラタイプがあり，舌表面の形態と舌苔量により使い分けている．舌表面に溝など複雑な形態ではブラシタイプを，舌苔量が多いときはヘラタイプを使用するようにしている．

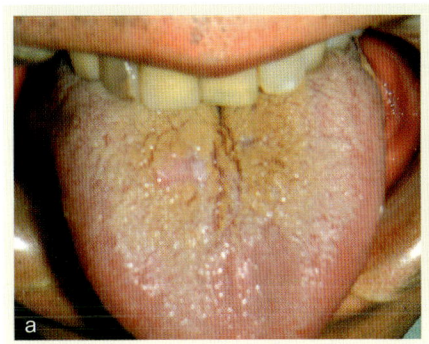

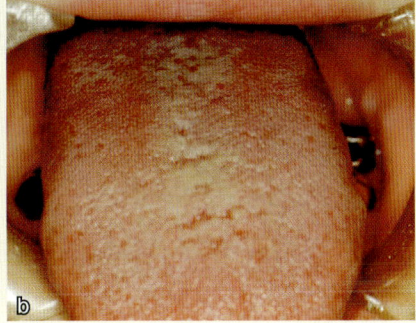

図11 舌苔と糸状乳頭の角化層
a．舌苔は舌背中央部やや後方に付着しており，その部分を中心に舌苔の除去を行う．
b．患者のなかには糸状乳頭の角化層も除去しようとして，舌を傷つける場合があるので注意を要する．

口臭症の患者は舌の白い部分をすべて除去しなければいけないと思っている場合も多いので，それは糸状乳頭の角化層（図11）であり舌苔ではないことを説明する必要がある．

　口臭の主原因は舌背にあるが，そのほかの部位の清掃を怠ると口腔内の環境が変化し，舌苔の増加を含めて口臭が産生しやすい環境になることが予想される．そのため，歯肉縁上プラークの除去も徹底的に行わなくてはいけない．歯ブラシは，ヘッドが小さくネックがストレートのものを第一選択とし，1か月に1度は交換するように指示する．口臭を訴える患者は歯磨きに関しては熱心ではあるが，ストロークが大きい場合も多い．このため，歯間部のプラークが残っている場合も多々みられる．歯間部のプラークをできるだけ除去するために，小さなストロークで1本の

歯を数方向から磨く，いわゆる1歯3面磨きを基本的に勧める．しかし，通常の歯ブラシで磨いてもらうと，特に臼歯部の舌側においては歯ブラシのネックが前歯部に当たるため，ブラシが歯頸部や歯間部まで達していないことが多い．このような場合は，ワンタフトブラシを併用してもらうと効果的である．

口臭は，主に口腔内の歯周病細菌の増加が原因となるが，これらの細菌は睡眠中に増加する．そのため，就寝前に丁寧にプラークを除去することが口臭の予防として望ましい．プラークは成熟に数日かかるため，1日1度ていねいに清掃することができれば，そのほかは食物残渣をとるための歯磨きでよいと思われる．歯磨き時間は5～20分程度必要であるが，歯磨き技術が身についている患者は長くても10分程度で口腔内をほぼ完全に清掃する．舌清掃は舌に対する刺激を軽減するため1日1回がよいとされており，日中の口臭を軽減するために起床時に行うよう指導する．

化学的清掃法

洗口剤や歯磨剤に含まれる成分は，香料によるマスキング作用，オイルやハーブによる保湿作用，そのほか薬物による殺菌作用，細菌発育抑制作用および揮発性硫化物揮発阻害作用により口臭を予防することが期待されている．

抗菌性洗口剤としてはクロルヘキシジン，塩化セチルピリジニウム（cetylpyridinium chloride：CPC）およびトリクロサン（triclosan：TC）についての報告がある[12,13]．これらの報告では，クロルヘキシジンやTCはCPCよりも口臭を減少させるとされている．しかし，クロルヘキシジンには副作用についての指摘もあり，わが国では高濃度のものは販売されていない．

CPCの口臭減少効果は少ないとされているが，筆者らが行ったCPC＋TC配合洗口剤とCPC＋TC配合歯磨剤を併用した臨床研究では，1か月後にメチルメルカプタンの有意な減少を認めた．この研究ではCPC＋TC配合歯磨剤だけでは口臭の減少の程度は少なかった．

このように，薬物は歯磨剤より洗口剤の形態で使用するほうが，高い効果を示す可能性が示唆されている[14]．また，これらの薬物はバイオフィルムに浸透して殺菌効果を示すことは困難とされているが，細菌の発育抑制効果は強いため，物理的清掃後に使用することが望ましいと考えられる．そのほか，塩化亜鉛洗口剤は亜鉛が揮発性硫化物と結合することによって非揮発性にしたり，揮発性硫化物の産生を阻害することで口臭予防効果を示す[15]．歯科でよく使用されるポビドンヨードやアズレンスルホン酸ナトリウムの洗口剤にはほとんど口臭予防効果はないという報告がある[16]．

プロバイオティクスの応用

口臭抑制へプロバイオティクスを応用する試みも行われている．たとえば，*Lactobacillus salivarius* の錠剤を服用することによって，表3に示すように，*Porphyromonas gingivalis* が抑制されることが示されている[17]．また，*Streptococcus salivarius* で洗口すると，図12に示すように，揮発性硫化物濃度が有意に低下した

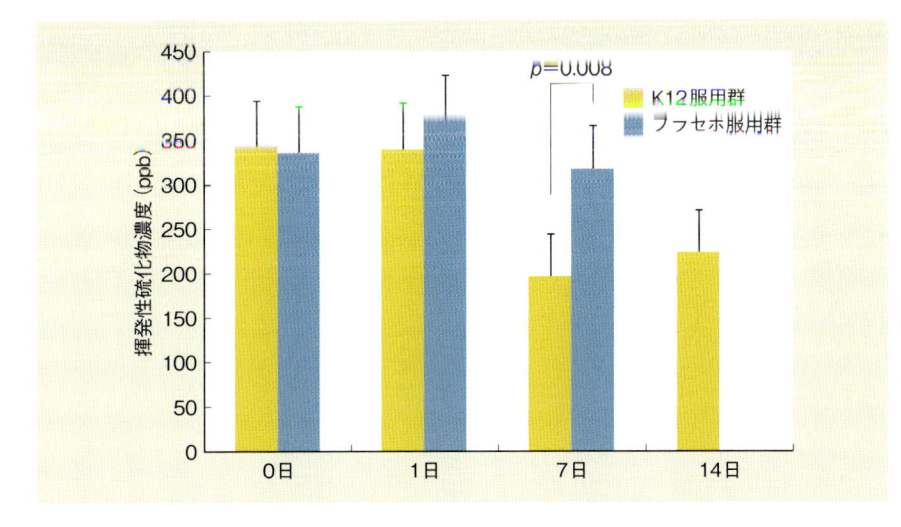

図12 K12使用後の呼気中揮発性硫化物濃度の変化

Streptococcus salivarius K12で洗口することにより7日後にプラセボ群よりも有意に揮発性硫化物濃度が低下したという.

(Burton JP, et al. 2006[18]より)

表3 LS1服用による歯肉縁下プラーク中の細菌の変化（平均値±標準偏差）

	Porphyromonas gingivalis		*Tannerella forsythia*		*Treponema denticola*	
	0週	4週	0週	4週	0週	4週
LS1服用群 (*n*=11)	$p=0.01$		NS		NS	
	1.10±2.40	0.13±0.39	0.29±0.48	0.15±0.27	0.04±0.06	0.02±0.03
プラセボ服用群 (*n*=10)	NS		NS		NS	
	0.20±0.35	0.37±0.69	0.15±0.23	0.07±0.08	0.01±0.01	0.04±0.06

NS: not significant

（松岡隆史ほか. 2005[17]より）

と報告されている[18]. 今後, さらにエビデンスが蓄積されることにより, プロバイオティクスが口臭防止に有効な手段として広く用いられる可能性がある.

（雫石 聰, 田中宗雄）

● 引用文献

1. 宮崎秀夫, 荒尾宗彦, 岡村和彦ほか. 口臭症分類の試みとその治療必要性. 新潟歯誌 1999; 29: 11-15.
2. Rosenberg M, Kozlovsky A, Gelernter I, et al. Self-estimation of oral malodor. J Dent Res 1995; 74: 1577-1582.
3. Tanaka M, Yamamoto Y, Kuboniwa M, et al. Contribution of periodontal pathogens on tongue dorsa analyzed with real-time PCR to oral maldor. Microbes Infect 2004; 6: 1078-1083.
4. Tanaka M, Anguri H, Nonaka A, et al. Clinical assessment of oral malodor by the electronic nose system. J Dent Res 2004; 83: 317-321.
5. Nonaka A, Tanaka M, Anguri H, et al. Clinical assessment of oral malodor intensity expressed as absolute value using an electronic nose. Oral Diseases 2005; 11: 35-36.
6. Tonzetich J, Ng SK. Reduction of malodor by oral cleansing procedures. Oral Surg Oral Med Oral Pathol 1976; 42: 172-181.
7. 星 佳芳. 全身由来の病的口臭. 歯界展望 2000; 95: 790-795.
8. Delanghe G, Ghyselen J, Bpllen C, et al. An inventory of patients' response to treatment

at a multidisciplinary breath odor clinic. Quintessence Int 1999; 30: 307-310.
9. Aitken RC. Measurement of feelings using visual analogue scale. Proc R Soc Med 1969; 62: 17-21.
10. Tanaka M, Anguri H, Nishida N, et al. Reliability of clinical parameters for predicting the outcome of oral malodor treatment. J Dent Res 2003; 82: 518-522.
11. 竹内義和, 竹内明美, 西村雅江ほか. 舌ブラシ(タングメイト)について. デンタルハイジーン 1985；5：807-812.
12. Rosenberg M, Gelernter I, Barki M, et al. Day-long reduction of oral malodor by a two-phase oil: water mouthrinse as compared to chlorhexidine and placebo rinses. J Periodontol 1992; 63: 39-43.
13. Niles HP, Vazquez J, Rustogi KN, et al. The clinical effectiveness of a dentifrice containing triclosan and a copolymer for providing long-term control of breath odor measured chromatographically. J Clin Dent 1999; 10: 135-138.
14. Raven SJ, Matheson JR, Huntington E, et al. The efficacy of a combined zinc and triclosan system in the prevention of oral malodour. van Steenberghe D, Rosenberg M (editors). Bad Breath, Leuven University Press, Leuven 1996; p.241-254.
15. Fukui Y, Yaegaki K, Murata T, et al. Diumal changes in oral malodor among dental-office workers. Int Det J 2008; 58: 159-166.
16. 八重垣健, 末高武彦. 洗口剤の口臭産生に及ぼす影響. 歯学1989；76：1492-1500.
17. 松岡隆史, 菅野直之, 伊藤公一ほか. *Lactobacillus salivarius* TI2711(LS1)の服用が臨床症状およびプラーク中の歯周病原菌に及ぼす効果. 日歯周誌2005；47：194-202.
18. Burton JP, Chilcott CN, Moore CJ, et al. A preliminary study of the effect of probiotic *Streptococcus salivarius* K12 on oral malodour parameters. J Appl Microbiol 2006; 100: 754-764.

III 臨床編 ● 口腔歯科領域

28
歯周病の治療とプロバイオティクス

細菌感染症としての歯周病の特徴

　プロバイオティクスの歯周病の予防および治療への応用を考えるにあたって，まず歯周病の病因論とそれに基づいた歯周治療のコンセプトについて述べたい．いうまでもなく歯周病は，口腔内のプラークバイオフィルムにより，歯を支える歯周組織（図1）に起きた細菌感染症である．また歯周ポケット内に存在する歯肉縁下プラーク中には，歯周病の発症・進行と関与が深い，いわゆる"歯周病原細菌群"が存在する．しかし，これまで行われてきた歯周治療は後述するように，医科における抗菌薬使用を中心とした感染症に対する内科的治療とは大きく異なり，歯周病原細菌だけの特異的除去を目指したものではない．なぜこのような違いを生じるのであろうか．

　最初に理解しなければならないのは，歯周病がバイオフィルム感染症として位置づけられる疾患であるということである．バイオフィルム（biofilm）とは，微生物が物質表面に付着，凝集することによりフィルム状となった細菌集落のことであり，自らが産生した粘着性の菌体外多糖（glycocalyx）により被覆されている．多種多様な細菌がこの被覆の中で増殖することにより，バイオフィルムは成熟していく．さらに，このフィルムがバリアーとして機能することにより，微生物は外敵や宿主の防御機構を回避する．

　バイオフィルムは口腔内ばかりでなく，生物・非生物のさまざまな表面に形成され，医科領域では中耳炎や慢性気道感染症などに加えて，カテーテルやチューブのような医療器具の表面に生じたバイオフィルムによる尿路・気道感染症が問題となっている．

　齲蝕と歯周病というデンタルプラークが原因で起きる疾患が，バイオフィルム感染症の一つに位置づけられたのは最近のことで[1]，それ以来，急速にこの観点から両者の病因論を解析しようという動きが広まっている．細菌がバイオフィルムを形成すると免疫防御に対して抵抗性となり，かつ抗菌薬も内部に浸透しないために奏

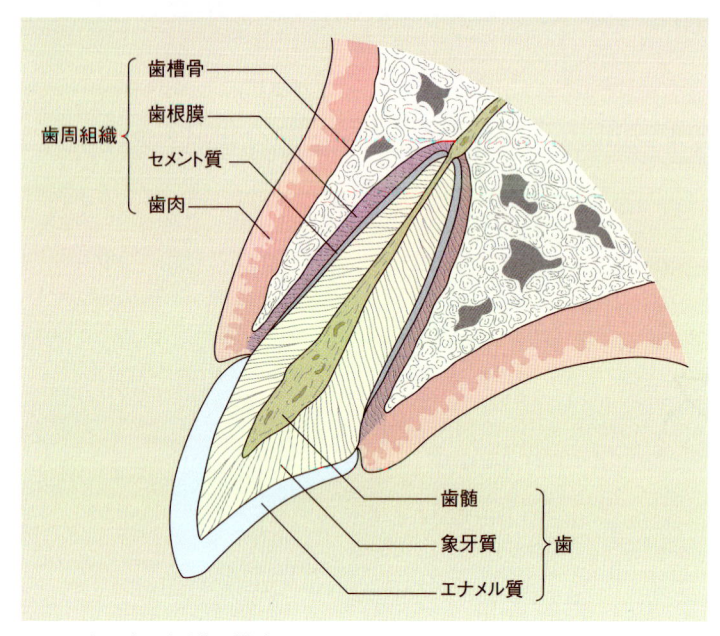

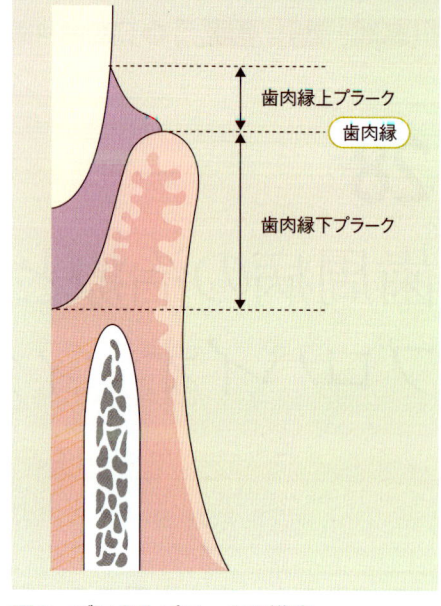

図1　歯と歯周組織の構造

図2　デンタルプラークの構造

効しにくくなる．したがってバイオフィルム感染症は一般的に難治性になりやすいという特徴を有する．また，バイオフィルム感染症の多くは，歯周病も含めて慢性炎症性疾患である．

　次に考えなければならないのは，デンタルプラークがその形成部位により歯周病原性が異なることである．すなわちデンタルプラークは，歯肉縁との関係により，歯肉縁上プラークと縁下プラークに分けられる（図2）．縁上プラーク中には1歯あたり$1×10^9$個を超える細菌が存在するが，縁下プラークについては健康な歯肉溝中の$1×10^3$個から歯周ポケット中の$1×10^8$個と，ポケットの深化に伴い細菌数が増加する[2]．そればかりか歯周ポケットの深化と歯周病の進行により縁下プラークを構成する細菌叢もGram陰性嫌気性桿菌優勢のものに変化していくという特徴がある．

　歯周病発症・進行に果たすプラークの役割については次のように考えられている．すなわち縁上プラークが炎症惹起作用を持つのに対し，縁下プラーク中には歯周病原細菌（periodontopathic bacteria）と呼ばれる細菌群が存在する．これらの細菌群は，内毒素（リポ多糖：LPS）や外毒素，蛋白分解酵素など種々の病原因子の産生を介して，歯周組織の直接的破壊や免疫応答の惹起による炎症反応の拡大を誘導することにより，歯周病を進行させていく．また一部の細菌は炎症により生じた歯肉溝上皮損傷部から歯周組織内に侵入していることも知られ，これらの細菌がもつ病原因子には生体防御からの回避にかかわるものもある．

　これまで歯周病原細菌については，1950～75年ごろまでの非特異的プラーク原因説，1970年代の嫌気培養法の確立に引き続く特異的プラーク原因説というように変遷し，1980年代半ばには*Actinobacillus*（現在は*Aggregatibacter*）*actinomycetemcomitans*, *Porphyromonas gingivalis*, *Prevotella intermedia*, *Bacteroides*

表1 歯周病原菌とエビデンス

グループ1	十分なエビデンスがあると考えられる細菌	Actinobacillus (Aggregatibacter) actinomycetemcomitans Porphyromonas gingivalis Bacteroides forsythus (Tannerella forsythensis)
グループ2	十分ではないが、ある程度エビデンスが存在すると考えられる細菌	Campylobacter rectus Eubacterium nodatum Fusobacterium nucleatum Prevotella intermedia/Prevotella nigrescens* Peptostreptococcus micros Streptococcus intermedius-complex Treponema denticola
グループ3	グループ1・2ほど十分なエビデンスはないが、歯周病との関連が報告されている細菌	Eikenella corrodens Pseudomonas selemonas Staphyrococcus 属

*：これらの菌種については、歯周病における重要性を示したデータはわずかしかない．

forsythus（現在は Tannerella forsythensis），Wolinella recta（現在は Campylobacter rectus），Treponema denticola などが進行性歯周炎に関連する細菌としてクローズアップされてきた[3]（**表1**）．しかし，歯周病のプロセスは長い経過をたどりながら，活動期と非活動期をランダムに繰り返すというものであるため，いわゆる Koch の条件に完全に当てはまるような原因菌を求めることはできないというのが，研究者間での共通理解である．

表1に示したように A. actinomycetemcomitans, P. gingivalis, T. forythensis が最も強いエビデンスを有する歯周病原菌としてクローズアップされている．

もう一つ，歯周病が口腔常在菌を主体とした内因性感染であることを忘れてはならない．この問題を結論づけてきたのが，個体レベルと口腔内の部位レベルでの2つの伝播をとらえた研究である．まず細菌の遺伝子タイピングにより検索を行った研究において A. actinomycetemcomitans や P. ginigivalis がヒトにおいて水平および垂直感染を起こすことが強く示唆され，1980年代に報告された培養と血清型の検索による研究結果とよく一致していた[4]．次いで歯周病原菌が健康なヒトの口腔内においてどのように生息し，歯周炎の発症により歯周ポケット内での増殖を始めるかという問題についてはどうであろうか．筆者らが，歯肉の健康な健常者と歯周炎患者の歯肉縁下プラーク，歯肉縁上プラークおよび歯槽粘膜スワブ中における各種歯周病原菌の存在を 16S rRNA 特異的プライマーを用いた RT-PCR 法で調べた結果を**図3**に示す[5]．すなわち，歯周病原菌といわれる細菌は，その検出率こそ低いものの健常者の歯肉縁下細菌叢にも存在し，特に歯周炎患者では歯槽粘膜上からもこれらの細菌が検出された．したがって，歯周病原菌は最初，person to person で健康な歯肉を有する者に伝播して，歯肉縁上あるいは縁下細菌叢のどこかに定着し，さらに繁殖に好都合な場が作られると，その中に intra-oral transmission をすることにより増殖して病原性を発揮するという仮説が考えられる．

以上述べてきたような歯周病巣の細菌感染の特徴は，完全な除菌を困難にするばかりでなく，その治療にプラーク細菌の量的・質的コントロールという基本コンセ

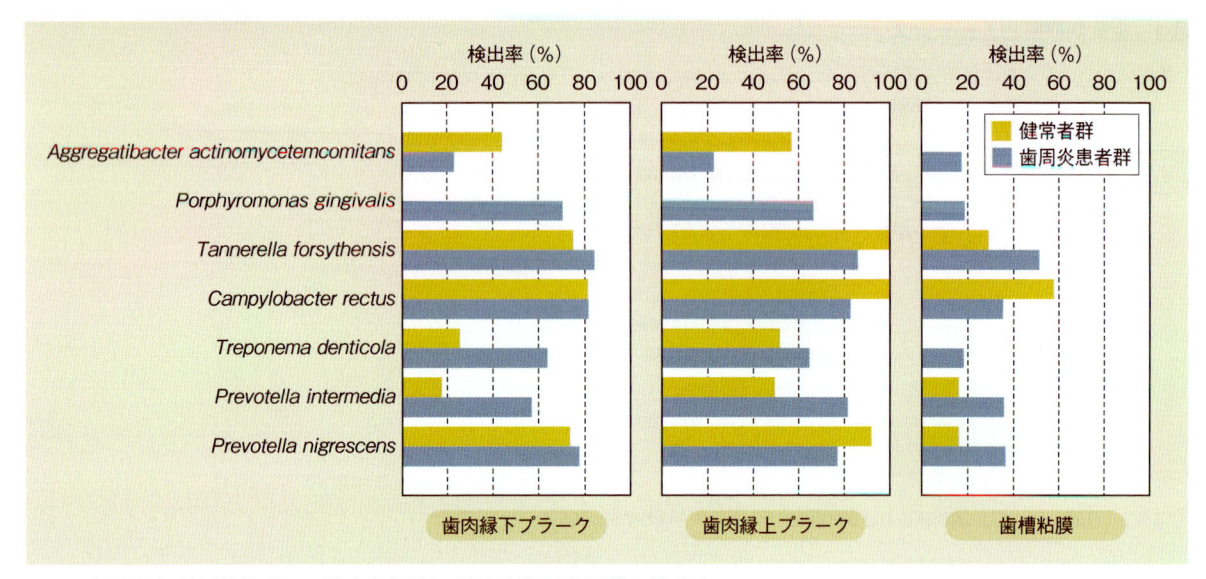

図3 歯周炎患者と健常者の口腔内各部位における歯周病原菌の検出率

プトをもたらしている．プロバイオティクスを歯周病の予防や治療に導入するにあたっては，この感染症としての特徴を踏まえたストラテジーの確立が必要であることはいうまでもない．

プロバイオティクスのターゲットとしての歯周病の病態

　歯周病はいうまでもなく慢性炎症性疾患で，その病巣の炎症歯肉中には多数のリンパ球を中心とした炎症性細胞浸潤が認められる．しかし歯周病という用語は，歯周組織に起きた病変の総称を指すもので，その病態は大きく2つに分けられる．すなわち歯肉炎と歯周炎であるが，その違いは簡単にいうと歯周組織のどこまでに炎症が及んでいるかである．

　歯肉炎（gingivitis）は歯周疾患のうち最も軽症の状態であり，炎症が歯肉だけに限局した疾患を指す．一方，歯周炎（periodontitis）は，炎症が上皮付着を破壊することによりその内部にある深部歯周組織（歯根膜，セメント質および歯槽骨）に拡大して，支持組織の不可逆的な破壊が進行した疾患をいう（図4）．

　臨床的には，歯肉炎の場合は歯肉の発赤・腫脹や易出血性が主な症状であるが，歯周炎では歯槽骨吸収があるため歯の動揺や移動を伴うことが多く，最終的に歯の脱落に至る．一般的には歯肉炎と歯周炎は連続した疾患で，歯肉縁上プラークが蓄積するとまず歯肉炎が発症し，その後，縁下プラークの蓄積と炎症の持続により上皮付着が破壊されると歯周炎に移行すると考えられている．実際，日本人における疾病構造をみると，10歳代前半で何らかの歯肉炎の症状を呈し，その後，歯周炎有病率が増加して60歳前後で50％を超えるという実態がうかがえる[6]．しかし歯肉炎と歯周炎，そのどちらにおいても病態は決して単一ではなく，臨床症状だけでなくその発症時期・進行もさまざまである．このように病態の多様性を生じる理由

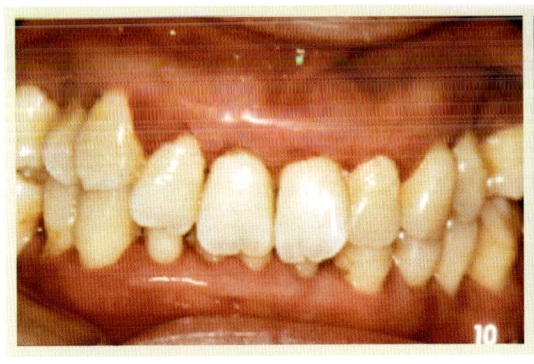

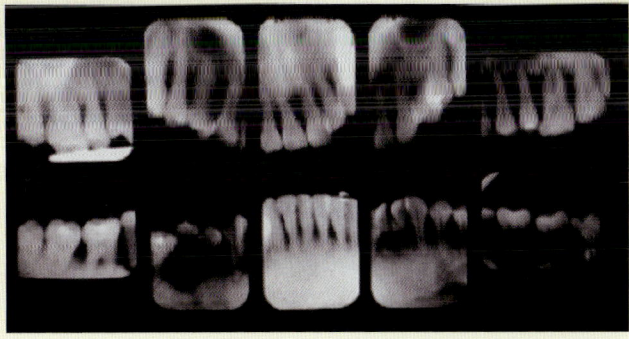

図4　重篤な歯周炎の臨床像
左：初診時の口腔内写真，右：初診時のX線写真

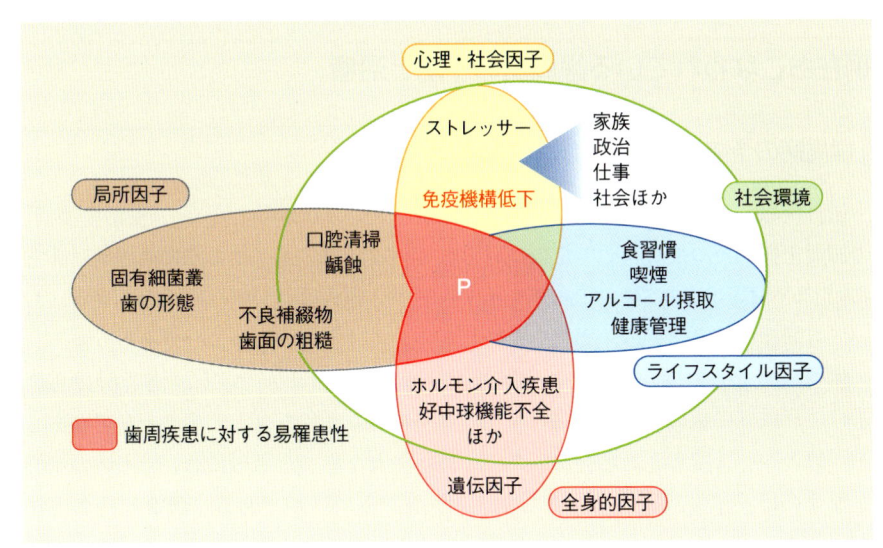

図5　歯周病の発症・進行にかかわるリスク因子の関係
(Clarke NG, et al. 1995[7]より一部改変)

は次のように説明される．

　すなわち，歯周病は細菌感染症ではあるが，その発症・進展にさまざまな口腔内外のリスク因子が関与しているため，病態の多様性がもたらされるというものである[7]（図5）．たとえば歯肉炎においては，妊娠によるホルモン分泌に変化やある種の薬物（抗てんかん薬，カルシウム拮抗薬や免疫抑制薬）によって修飾を受けることが知られている．また，歯周炎のリスク因子のうち，まず口腔内局所因子としては，歯石や不良補綴物などのプラーク蓄積因子や外傷性咬合が歯周炎の進行を加速化する．一方，口腔外因子としては，遺伝や糖尿病など全身疾患，心理・社会因子および喫煙などのライフスタイル因子があげられ，これらは歯周病巣局所で細菌（寄生体）の病原性を増加させるか，あるいは宿主の生体防御機能を低下させるかのどちらかに働くことにより，結果として歯周病の易罹患性や進行の加速化をもたらす．同時に，現在の概念では歯周炎は同一患者の口腔内においても，活動期と静止期をランダムに繰り返しながら進行していくと考えられており[8]，この概念を疾病活動度（disease activity）と呼んでいる．すなわち，個人レベルでの感受性の相

表2 プラークコントロールの方法

1. 機械的プラークコントロール		2. 化学的プラークコントロール	
a. 歯肉縁上	ブラッシング・フロッシング スケーリング	a. 洗口剤	クロルヘキシジン フェノール化合物 ポビドンヨード
b. 歯肉縁下	スケーリング ルートプレーニング 歯周外科手術 歯周ポケットの洗浄	b. 歯磨剤	酵素 その他の抗菌成分
		c. 抗菌薬	全身投与（経口） 局所投与（LDDS）

違や部位ごとの進行パターンの違いが，歯周炎の病態の多様性をもたらすといえる．

現在おこなわれている歯周病の予防と治療

歯周病の予防法

　歯科疾患のなかで，歯周病は"細菌感染症"というばかりでなく，"生活習慣病"の側面を併せ持つ疾患として位置づけられている．先に述べたように歯周病は非常に幅広い年代において高い罹患率を示す疾患で，これはわが国だけでなく世界においても同様である．では歯周病を予防していくにはどうすればよいであろうか．

　歯周病の予防の概念はセルフケアとプロフェッショナルケアに大きく分けられる．これ以外に地域，学校，職場などの集団を対象としたコミュニティケアがあるが，個人ベースで考えた場合にはこの2つが主となる．どちらにおいてもその中心をなすのは，感染制御，すなわちプラークコントロールである．**表2**にその方法を列挙するが，誰が行うかにより患者（あるいは健常者）自身が行うセルフプラークコントロール（セルフケア），歯科医師あるいは歯科衛生士などによるプロフェッショナルプラークコントロール（プロフェッショナルケア）に分かれる．しかしプラークは日々形成されるという大きな特徴があるため，セルフプラークコントロールが歯周病の予防そのものといっても過言ではない．その方法には，ブラッシングなどのように物理的にプラークを除去する機械的プラークコントロールと，抗菌性のある洗口剤などを用いた化学的プラークコントロールがある．前者の具体的方法についてはさまざまな成書などで述べられており，かつプロバイオティクスは機械的プラークコントロールの代替手段にはなりえないと考えられる．そこで現在の歯周病の予防における化学的プラークコントロールの位置づけについてだけ触れたい．

　歯周病の予防に用いることが可能なのは，抗菌薬を含有する洗口剤や歯磨剤であるが，この中に含まれる抗菌成分として，①デキストラナーゼやヒアルロニダーゼなどの酵素，②クロルヘキシジンやフェノール化合物，ポビドンヨードといった非選択的消毒薬があげられる．これらのうち最も強力にプラーク形成を抑制できるのはクロルヘキシジンで，欧米では0.1〜0.2％の高濃度のものが含嗽に用いられる．

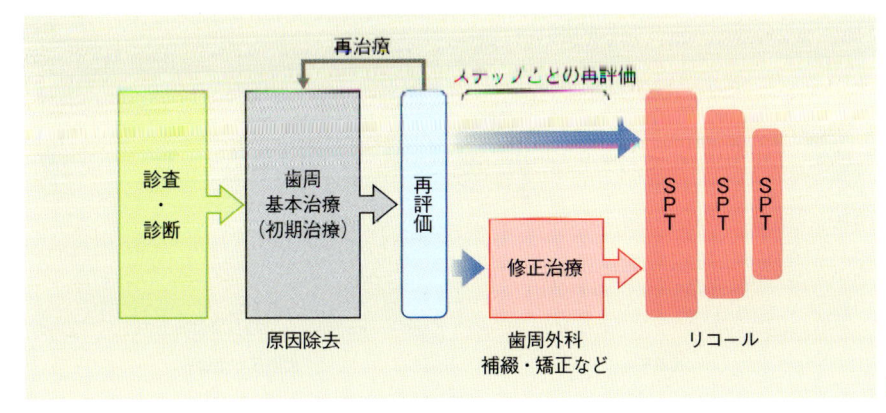

図6 歯周治療の流れ

この濃度で用いた場合，含嗽だけでほぼ完全にプラーク付着を抑制することが可能だが[9]，副作用として歯や舌への黒色の着色を生じることが知られている．しかしわが国においては，高濃度クロルヘキシジンの粘膜面の使用によるアナフィラキシーショックの報告があり，ごく低濃度のものしか使用が許されていない．どちらにしても，歯周病の予防のための化学的プラークコントロールの位置づけは，あくまでも補助的なものであり，機械的プラークコントロールとの併用が必要なことを理解する必要がある．

歯周病の治療の方法

歯周治療の基本的なコンセプトは，徹底的な感染の除去である．しかし，歯周病が常在菌によるバイオフィルム感染症という特徴を持つため，そのストラテジーの中心をなすのは歯周病原菌感染の特異的除菌というより，プラークバイオフィルム全体の除去（total plaque removal）である．**図6**に歯周治療の流れを示すが，歯周組織検査，診断，治療計画の立案がまず行われる．その後の歯周治療は大きく分けて3つの治療フェイズに分けられ，それぞれ，①歯周基本治療（初期治療あるいは原因除去療法とも呼ぶ），②修正治療，③supportive periodontal therapy（同じくSPTあるいはメインテナンス）といい，各フェイズのあいだに診査が繰り返される．各治療期の目的と構成は以下のとおりである．

歯周基本治療

歯周基本治療の目的は，歯周病の原因因子を可及的に除去することにより，炎症の軽減を図ることである．そのため主要な原因因子である歯肉縁上，縁下のプラークをコントロールすることが治療の根幹をなす．歯周基本治療においては，モチベーション（動機づけ）と口腔清掃指導によるセルフケアの確立が最優先される．それに引き続いて行われる治療は大きく2つに分けられる．すなわち，1つはスケーリングとルートプレーニングであり，2つ目は口腔内外の修飾因子の除去である．

スケーリングとは，歯肉縁上および縁下に付着したプラーク，歯石やそのほかの沈着物を種々のスケーラーと呼ばれる器具を用いて機械的に除去することである．歯面に付着した歯石はその表面が粗糙なため，プラークが付着しやすくなるばかりでなく，機械的に歯肉を傷害する可能性があるため除去の必要がある．

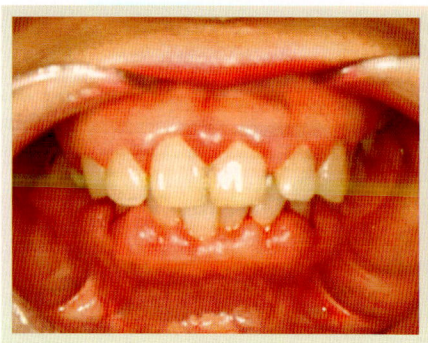

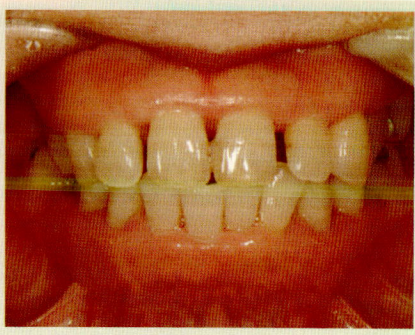

図7　歯周基本治療の効果
50歳，女性．慢性歯周炎と診断された症例．

　一方，ルートプレーニングとは，歯周ポケットに露出した根面の病的なセメント質（歯周病原菌の菌体物質が浸透している）を除去して滑沢化することで，これにより生物学的為害性のない根面を作り，歯周組織と根面の付着を促すことを目的とする．これらの処置により，歯周組織の炎症はさらに改善して，歯周ポケット深さも浅くなる．

　修飾因子とは歯周組織の破壊を加速化するもので，主に問題とされるのは外傷性咬合や悪習癖などである．外傷性咬合とは，歯と歯周組織に異常な力を加えるような咬合関係で，ブラキシズム（歯ぎしり）がその代表例である．また，歯周治療で問題とされる悪習癖の1つが口呼吸で，歯肉の乾燥を引き起こすことで感染に対する抵抗性を減弱させる．口腔外因子については，その多くが医科との連携治療が必要で，たとえば糖尿病の内科的コントロールや禁煙指導などを組み込む場合がある．

　図7に歯周基本治療前後の歯肉の変化を示すが，治療効果と残存する問題点を明らかにするために，その最終段階で再評価と呼ばれる歯周組織検査を行う．検査項目は初診時に行ったのと同じで，治療前後のポケット深さや炎症の程度の変化を比較する．

修正治療

　歯周基本治療は，どのような病型・重症度の歯周病患者に対しても行う治療で，ほぼ同じ構成からなっている．それに対して修正治療は，歯周基本治療後に患者ごとに残存する問題に対して行うもので，いわば個別治療という位置づけになる．たとえば残存する歯周ポケットに対しては歯周外科処置が行われるし，動揺歯に対する固定や欠損補綴などの補綴治療，あるいは外傷性咬合や審美性改善のために矯正治療を組み込むこともある．どちらにしてもこの治療の目的は口の機能回復であり，歯周組織の喪失により損なわれた咬合や発音などの機能に加えて，歯と歯周組織の審美的な回復も行う．

　歯周外科手術の基本はポケット切除療法であり，歯周炎で失われた歯槽骨を回復することは困難であった．1980年代から歯周組織再生誘導手術が実用化され，部分的ではあるが歯槽骨の再生が可能となった．現在もちいられている主な技術は，メンブレンによる再生誘導法（図8）とエムドゲインというブタ歯胚から抽出した生理活性物質を用いた再生である．しかし，近年，ヒト型リコンビナント成長因子

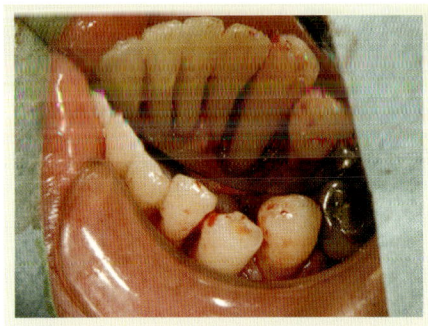

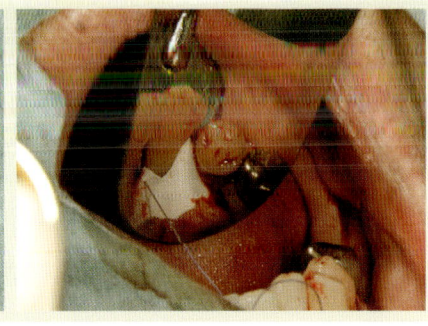

図8 メンブレン（吸収性コラーゲンメンブレン）を用いた歯周組織再生誘導術
左：左下犬歯舌側面にみられた骨欠損．
右：同部にコラーゲンメンブレンを縫合中の写真を示す．

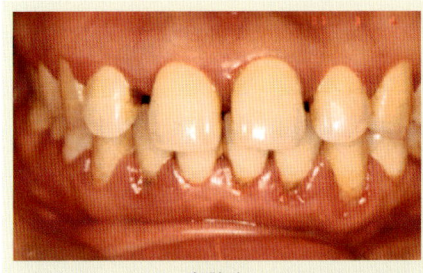

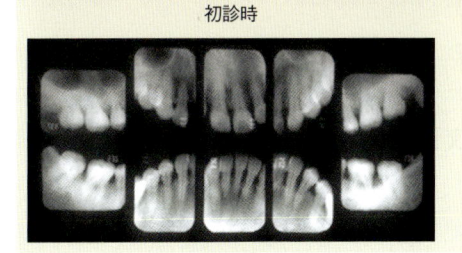

図9 歯周治療後10年間にわたり，SPT（メインテナンス）を実施した症例
初診時46歳，女性．中等度慢性歯周炎と診断された症例．
左：初診時の口腔内写真ならびにX線写真．
右：SPT10年目の口腔内写真．

（platelet-derived growth factor：PDGF，basic fibroblast growth factor：bFGF）や幹細胞を用いた再生技術の開発が急速に進展しており，近い将来にこれらが臨床の場で応用されることは間違いない．加えて，最近では欠損補綴に際してインプラントが応用されるようになり，多数歯欠損や遊離端欠損の症例でも可撤性義歯の装着を回避できるようになり，より快適な口腔環境が構築できるようになった．しかしプラークコントロール不良の場合にはインプラント周囲組織にも天然歯と同様の炎症が惹起され，次に述べるSPTを欠かすことはできない．

supportive periodontal therapy（SPT）

通常の感染症に対する治療は症状が治まり，機能回復が達成できれば，それで終了である．しかし歯周治療においては，その後にSPTという治療が継続する．

SPTとは歯周病再発予防と治療により回復した口腔環境の長期的維持を目的として行う治療で，具体的には定期的リコールにより来院した患者に対して，プラークコントロールの強化（口腔清掃指導）やプロフェッショナルプラークコントロール（professional teeth cleaning：PTCと呼ぶ）を実施する．また歯周ポケットの残存部位や再発部位に対しては歯肉縁下搔爬（ルートプレーニング）が実施される．通常リコールは数か月ごと（一般的には1～3か月）に行われるが，患者の状態によりその間隔は適宜増減される．

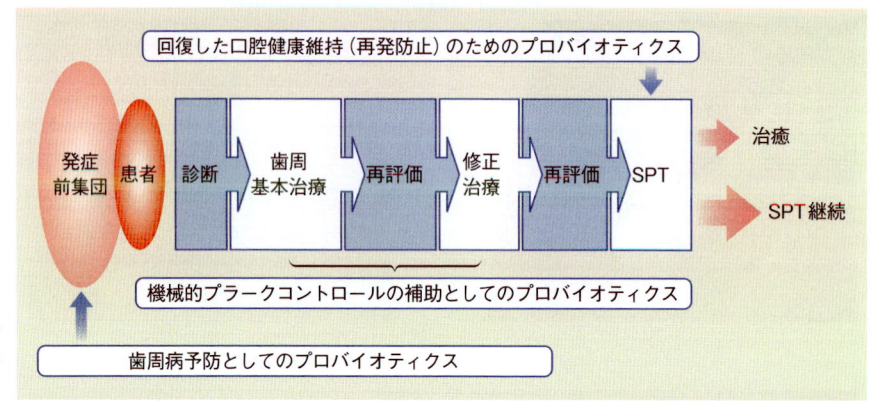

図10 プロバイオティクスの応用が可能と思われる歯周予防と治療の時期

　図9に中等度歯周炎を治療し，その後10年間にわたって3か月ごとにSPTを実施した患者の口腔内写真を示すが，このようにSPTにより良好なプラークコントロールが保たれれば長期間歯周病の再発を予防し，良好な口腔環境を維持することが可能である．その反面，歯周治療後に適切なSPTが実施されない場合には，すみやかにプラークの再付着が起こり再発することは高いエビデンスレベルで示されている[10]．

歯周治療へのプロバイオティクス導入の可能性

　プロバイオティクスの導入は，現在おこなわれている歯周病の予防と治療にどのようなメリットをもたらす可能性があるだろうか．あるいは治療あるいは予防に際してどの時期にプロバイオティクスを応用できる可能性が考えられるだろうか．図10に歯周病の予防から治療に至る流れのなかでプロバイオティクスを有効に応用可能な時期について示した．

　最も有望なのは，プロバイオティクスを用いた発病前における歯周病の予防である．この点に関して，筆者らは重度の歯周炎を持たない成人ボランティアを被験者として，*Lactobacillus salivarius* WB21を含有するタブレット（ワカメイトD®）による歯周病改善効果をランダム化比較試験（RCT）により検証した[11]．その結果，プラセボ群にもホーソン効果による臨床パラメータの改善がみられたものの，*L. salivarius*（6.7×10^8 CFU/day）を8週にわたり摂取したテスト群のうち，喫煙者において，プラセボ群の喫煙者と比べて有意に大きなプラーク付着と歯周ポケット深さの減少が認められた（図11）．また，同じ被験者群における口腔内細菌叢を調べたところ，4週目においてテスト群の歯肉縁下プラーク中の特定歯周病原菌5菌種の細菌数の和がプラセボ群に比べ有意に減少していた[12]．以上の結果から，*L. salivarius*を用いたプロバイオティクスは，歯周病原菌の定着を抑制することにより，歯周組織の臨床症状の改善効果を示すことが示唆された．

　次いで考えられるのは，歯周治療中のプラークコントロールの補助手段としてプロバイオティクスを用いることである．しかし，この時期においてはPTCを含む機械的プラークコントロールが非常に大きな効果を有しており，おそらくプロバイ

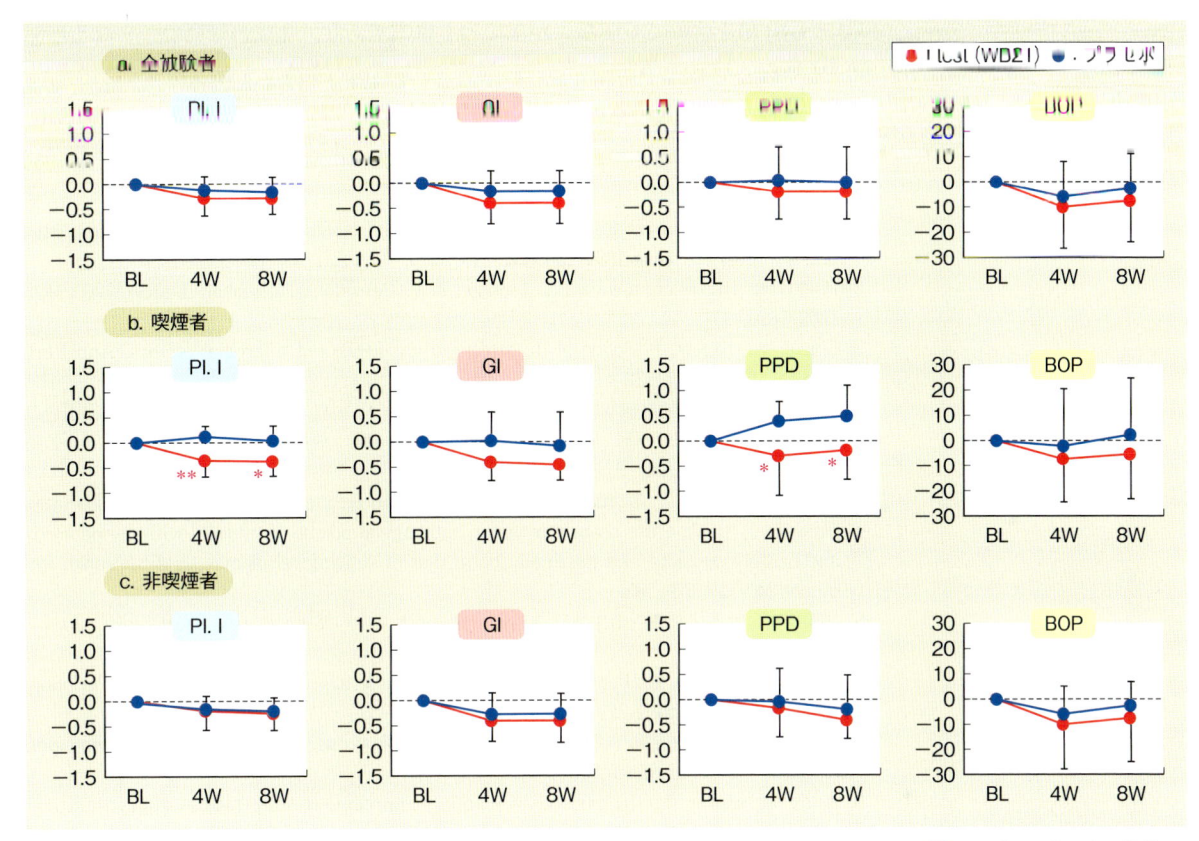

オティクスの効果はほとんどマスクされてしまうものと考えられる．また，アクティブな治療時期においては，抗菌薬を用いた化学的プラークコントロールの併用も可能で，全身投与あるいは局所投与（徐放性局所配送システム，local drug delivery system：LDDS）のいずれを機械的搔爬に併用しても，機械的搔爬単独の場合と比べて有意の臨床所見改善効果がみられることが示されている[13,14]．したがって，この時期においては，むしろプロバイオティクスはあくまでもごく限定された補助的な役割しか期待できないものと考えられる．

最後に考えられるのは，SPT期に入った患者の長期的維持にプロバイオティクスを応用する可能性である．残念ながら，SPT期の歯周病患者を対象にプロバイオティクスの効果を検討した報告はこれまでにない．しかし，これまでの報告から考えて，この時期への応用は効果が期待される．特に歯周ポケットが残存した状態でSPTを行っている患者においては，歯周病原菌のポケット内での再増殖あるいは口腔内の他部位への伝播が，歯周病再発のトリガーになると考えられるため，プロバイオティクスにこれらの細菌の抑制を期待することは有効な手段であると思われる．そしてプロバイオティクスの作用の一端は乳酸などの酸産生を介して行われるため，特に歯肉の退縮した症例への応用に際しては，根面齲蝕の発生に注意すべきであろう．

以上，述べてきたように，歯周病予防・治療を中心とした口腔健康維持へのプロバイオティクスの応用は，その効果を期待できるものと思われる．しかし，メカニ

図11 *L. salivarius* WB21含有タブレット（ワカメイトD®）の歯周病臨床パラメータ改善効果

被験者（健康成人）は試験開始時（BL）から8週間にわたって，ワカメイトD®（WB21群；n=34）あるいはプラセボ群（n=32）のどれかを1日3回服用した．改善効果は，評価時点（4W, 8W）における各パラメータの値とBL時点の差で表した．Pl.Iはプラーク指数，GIは歯肉炎指数，PPDは歯周ポケット深さ，BOPはプロービング時の出血を示す．＊：$p<0.05$，＊＊：$p<0.01$で群間に有意差があることを表す．

ズムや副作用を含めて不明な点が多いのも事実であり，今後の研究のさらなる展開が望まれる．

（島内英俊）

● 引用文献

1. Costerton JW, Stewart PS, Greeberg EP. Bacterial biofilms: A common cause of persistent infections. Science 1999; 284: 1318-1322.
2. Pihlstrom BL, Michalowicz BS, Johnson NW. Periodontal diseases, Lancet 2005; 366: 1809-1820.
3. Consensus report. Periodontal diseases: pathogenesis and microbial factors. Ann Periodontol 1996; 1: 926-932.
4. 島内英俊．第1章 歯周病とはどんな病気？ 3．口腔のミクロコスモス：歯周病細菌と歯周病の関係―歯周病細菌のEBM．ライオン歯科衛生研究所（編）．歯周病と全身の健康を考える，医歯薬出版，2004；p.20-28.
5. Mayanagi G, Sato T, Shimauchi H, et al. Detection frequency of periodontitis-associated bacteria by polymerase chain reaction in subgingival plaque of subjects with periodontitis and healthy subjects, and its similarity to that in subgingival plaque. Oral Microbiol Immunol 2004; 19: 379-385.
6. 宮崎秀夫，ライオン歯科衛生研究所（編）．歯周病と全身の健康を考える．医歯薬出版，2004；p.69〜74.
7. Clarke NG, Hirsch RS. Personal risk factors for generalized periodontitis, J Clin Periodontol 1995; 22: 136-145.
8. Socransky SS, Haffajee AD, Goodson JM, et al. New concepts of destructive periodontal diseases. J Clin Periodontol 1984; 11: 21-32.
9. Addy M, Moran J. Comparison of plaque accumulation after topical application and mouthrinsing with chlorhexidine gluconate. J Clin Periodontol 1983; 10: 69-71.
10. Lang NP, Bragger U, Tonnettis MS, et al. 第27章 歯周サポート（メインテナンス）治療（SPT）．岡本 浩（監訳）．Lindhe臨床歯周病学とインプラント，第3版，臨床編，クインテッセンス出版，1999；p.860-885.
11. Shimauchi H, Mayanagi G, Nakaya S, et al. Improvement of periodontal condition by probiotics with *Lactobacillus salivarius* WB21: a randomized, double-blind, placebo-controlled study. J Clin Periodontol 2008; 35: 895-905.
12. Mayanagi G, Kimura M, Nakaya S, et al. Probiotic effects of orally administered *Lactobacillus salivarius* WB21-containing tablets on periodontopathic bacteria: a double-blinded, placebo-controlled, randomized clinical trial. J Clin Periodontol 2009; 36: 506-513.
13. Haffajee AD, Socransky SS, Gunsolley JC. Systemic anti-infective periodontal therapy. A systematic review. Ann Periodontol 2003; 8: 115-181.
14. Bonito AJ, Lux L, Lohr KN. Impact of local adjuncts to scaling and root planing in periodontal disease therapy: a systematic review. J Periodontol 2005; 76: 1227-1236.

III 臨床編 ❻ 口腔歯科領域

29
歯周病に対するプロバイオティクス LS1株の検討

はじめに

　歯周病は歯周病原細菌が原因となる細菌感染症である[1]．歯周病が進行すると，炎症から結合組織の破壊や歯槽骨吸収などが起こり，歯周ポケットが形成される．歯周ポケット中には病原性の高い Gram 陰性嫌気性細菌が生息し，歯周病をさらに進行させていく．そして最終的には歯牙が脱落する．さらに歯周病は糖尿病や呼吸器系疾患，心筋梗塞，動脈硬化などの原因になることが知られている[2]．このように，口腔内だけでなく全身疾患にも関与する歯周病ではあるが，厚生労働省が実施した平成17年歯科疾患実態調査によると，歯肉に所見がある人は80％以上，特に50歳以上では半数以上に4mm以上の歯周ポケットを見いだせる[3]．いまや歯周病は国民的な生活習慣病となっている．

　歯周病は歯周病原細菌により発症，進行することから，歯周病の予防や治療には歯周病原細菌を取り除くことが必要となってくる．現在，歯周病の治療は歯ブラシやスケーラーを用いてのブラッシングやスケーリングなどによる機械的プラークコントロールが最も有効な手段となっている[4]．これを補完する手段としては，抗菌薬を用いた化学的プラークコントロールがある．しかし，ブラッシングによるセルフケアでは正しいブラッシングが行われていなかったり，歯間などに磨き残しがあったりするため，プロフェッショナルケアは必須である．また，化学的プラークコントロールは，プラーク中の細菌が菌体外マトリックスにより保護されており，抗菌薬に対して抵抗性を示すことから，急性期を除いた歯周治療においては有効な方法ではない[5]．また，歯周治療における局所投与を含む抗菌薬の使用は，一時的であるが口腔内の耐性菌の増加につながることが知られている[6]．このように機械的プラークコントロール，化学的プラークコントロールともに問題点を抱えていることから，容易で効果的なセルフケアの方法が求められてきた．

　そこで筆者らは腸内の悪玉菌を善玉菌で抑えるプロバイオティクスの考え方を口腔内に応用し，口腔内悪玉菌である歯周病原細菌を善玉菌で抑制する口腔内プロバ

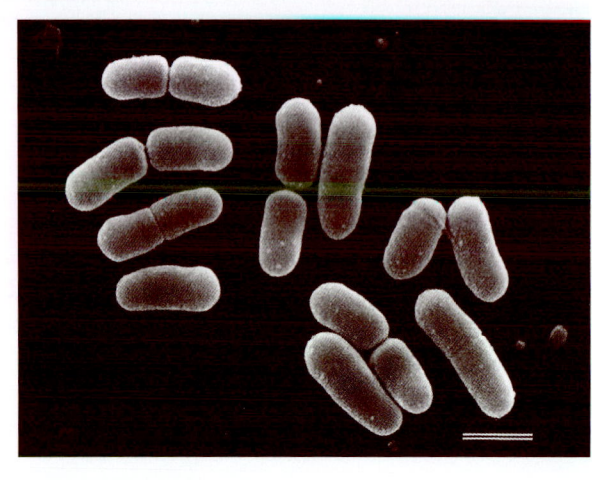

図1 乳酸菌LS1の電子顕微鏡写真

イオティクスの開発を試みた．まず，健康なヒトの口腔内から歯周病原細菌抑制効果がある菌を単離した．さらに口腔内での使用は齲蝕の問題が懸念されることから耐酸性の低い菌をスクリーニングした．その結果 Lactobacillus salivarius TI2711株（乳酸菌LS1）が単離された（**図1**）．

L. salivarius はGram陽性通性嫌気性桿菌であり，腸内ではプロバイオティクスとして使用されている株もある．また，L. salivarius は日本細菌学会のバイオセイフティー指針でレベル1（ヒトに疾病を起こし，あるいは動物に獣医学的に重要な疾患を起こす可能性のないもの），かつ，日和見感染を起こさない細菌として分類されており，安全な菌として使用することができる[7]．ここでは乳酸菌LS1の口腔内プロバイオティクスとしての可能性を検討した in vitro 試験およびヒト臨床試験の結果を紹介する．

歯周病原細菌

口腔内には500種類以上の細菌が生息しているといわれているが，Socranskyらは歯周病に関連すると考えられる細菌を5種類の群に分類し，その中で最も歯周病の発症や進行にかかわりのある細菌である Porphyromonas gingivalis, Tannerella forsythensis, Treponema denticola の3菌種を"Red complex"として分類している[8]．特に，P. gingivalis は莢膜や蛋白分解酵素，リポ多糖，付着能など強い病原性を持っている[9]．また，P. intermedia も同様に蛋白分解酵素やリポ多糖など強い病原性を持つとともに，女性ホルモンで増殖が促進されることから妊娠性歯肉炎や月経周期関連歯肉炎の原因になることが知られている[10]．

in vitro 試験と歯周病原細菌数抑制効果の作用機序[11]

最初に in vitro において LS1 による歯周病原細菌抑制効果を検討した．LS1と歯周病原細菌 P. gingivalis および P. intermedia を，ともに初期菌数 $1×10^7$ CFU/mL として混合して培養した．その結果，P. gingivalis 菌数は12時間後に

大きく減少し，*P. intermedia* においても24時間後に菌数は大きく減少した（図2）．したがって，LS1 は *P. gingivalis* と *P. intermedia* の菌数を減少させる働きがあることが認められた．

さらに詳細に検討するため，*P. gingivalis* の初期菌数を 1×10^8 CFU/mL に対して，LS1 を 1×10^2 CFU/mL と，*P. gingivalis* 菌数の1/100万にした場合においても，18時間培養後には *P. gingivalis* 菌数は検出限界以下となった．つまり，LS1 菌数が *P. gingivalis* 菌数の1/100万しか存在しない場合でも，LS1 は *P. gingivalis* を完全に殺菌することが可能であった．混合培養時の LS1 の菌数はどれも *P. gingivalis* と *P. intermedia* 菌数が大きく減少する前に 1×10^9 CFU/mL にまで増加していた．つまり，*P. gingivalis* や *P. intermedia* 菌数が減少するためには LS1 の増殖が必要であり，増殖中に産生される物質により菌数減少が起こるものと推測された．

そこで，どのような物質が歯周病原細菌の殺菌に関与しているかを調べるために，混合培養を行っているときの培養液中のpHと乳酸濃度を測定した．その結果，pH6.0以下への低下，または乳酸量が 50 mmol/L 以上へ上昇したときに *P. gingivalis* 菌数の減少が起こった．つまり，*P. gingivalis* を殺菌する物質としてはpH，乳酸イオン，乳酸のどれかが関与しているものと推測された．次に，乳酸と塩酸をそれぞれ 50 mmol/L pH6.0 に調整して培養液中に加え，*P. gingivalis* 単独で培養した．その結果，塩酸添加よりも乳酸添加のほうが菌数を抑制していた．乳酸，塩酸ともに同じpHである，つまり水素イオン濃度は同じにもかかわらず，乳酸添加のほうが菌数を抑制したことから，*P. gingivalis* 菌数抑制にはpHよりも乳酸がより関与していることが示唆された．さらに詳細な検討を行ったところ，プロトンが解離していない非解離型の乳酸が最も *P. gingivalis* 殺菌に関与することが示唆された．非解離型乳酸は細胞膜を透過することができるため，*P. gingivalis* の細胞内に侵入し，細胞内を酸性化することにより *P. gingivalis* を殺菌していると考えられる．

一方，LS1 はホモ乳酸発酵菌であり，最終代謝産物は乳酸だけである．乳酸菌により産生された乳酸は口腔内pHを低下させ，歯の脱灰を促進することから，齲蝕が懸念される．しかし，LS1 は耐酸性が低く，酸性になると自ら死滅してしまうという特徴がある．このことから LS1 はほかの乳酸菌のように乳酸を作りすぎて口腔内を酸性化し，齲蝕の発生や進行を助長することは起こらない．そこで，LS1 の耐酸性の低さを確認するため，ヨーグルトなどに含まれ，齲蝕部位から頻繁に検出される，耐酸性の乳酸菌，*Lactobacillus acidophilus* と LS1 をそれぞれ 50 mmol/L 乳酸溶液中で培養し，死滅率を調べた．その結果，LS1 のほうが *L. acidophilus* よりも 1,000 倍死滅率が高いことが判明した（図3）．つまり，LS1 は酸に対してほかの乳酸菌のように耐性はなく，自身の産生する乳酸で死滅してしまい，口腔内を酸性化しないことが示唆された．

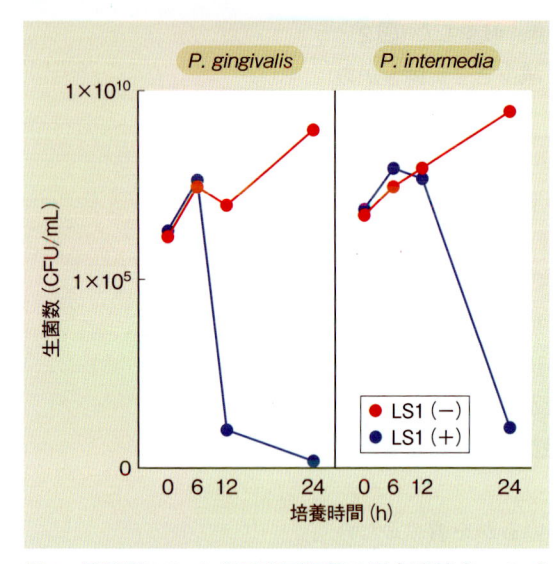

図2 乳酸菌LS1と歯周病原細菌の混合培養（*in vitro*）
乳酸菌LS1と歯周病原細菌 *P. gingivalis*，*P. intermedia* を混合して同時に培養し，系時的に歯周病原細菌数を測定した．

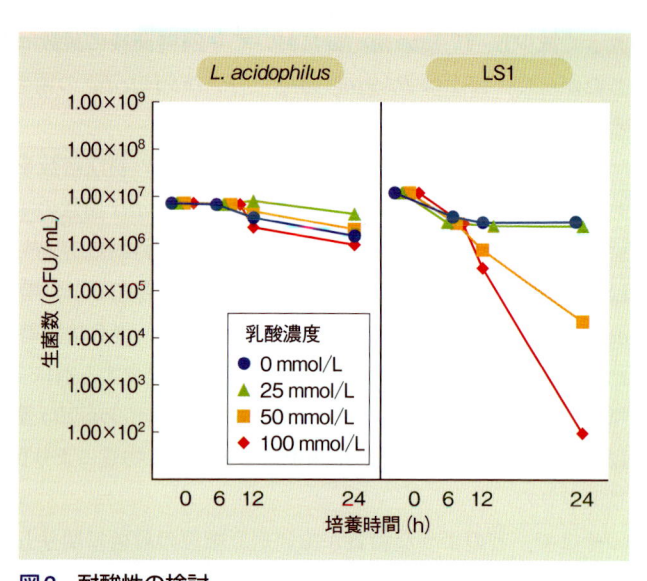

図3 耐酸性の検討
耐酸性の乳酸菌である *L. acidophilus* とLS1に対して乳酸濃度を変えて培養を行った．

ヒト臨床試験1：唾液検査[12]

　次に，ヒトの口腔内でのLS1による歯周病原細菌抑制効果を検討するため，唾液中の菌数変化を測定した．唾液は口腔粘膜，舌，歯肉，浅い歯周ポケットなど口腔内全体を浸しているので，唾液中の細菌検査は口腔内全体の細菌分布を知るうえで有用である．そこで，57人の被験者にLS1を1日量 2×10^7 となるようにLS1含有錠菓を1日3回連日服用してもらい（8週間），唾液中の細菌数と唾液pH，不溶性グルカン量を測定した．歯周病原細菌の測定は培養法で測定したため，*P. gingivalis* や *P. intermedia* などを含む細菌群である黒色色素産生嫌気性桿菌菌数として測定を行った．黒色色素産生嫌気性桿菌は嫌気条件下で血液平板を用いて培養すると黒色のコロニーを産生するという特徴を持っている．

　その結果，被験者の唾液中の黒色色素産生嫌気性桿菌数は服用4週で服用前の約1/20に有意に減少した（図4）．唾液中の総菌数や齲蝕の原因菌であるミュータンス連鎖球菌数，*Lactobacillus* 属の菌数に変化はみられなかった．

　さらに，LS1服用前の唾液pHは5.4～8.5と広域に分布していたのが，服用後にはpH7.3付近に収束した（図5）．齲蝕に関連する細菌の至適pHは酸性，歯周病原細菌の至適pHはアルカリ性であることから，唾液pHが酸性に傾くと齲蝕関連の細菌が，アルカリ性に傾くと歯周病原細菌が増殖しやすい環境となってしまう．つまり，唾液pHが中性に保たれているほど口腔内は望ましい環境であることになる．LS1の服用は唾液pHを中性に収束させる働きを持つことから，pHにおいても口腔内に望ましい環境を作っているものと思われる．さらに，LS1の服用による唾液pHの中性化は，乳酸菌であるLS1が口腔内を酸性に傾けて，齲蝕を助長するという可能性を否定するものでもある．

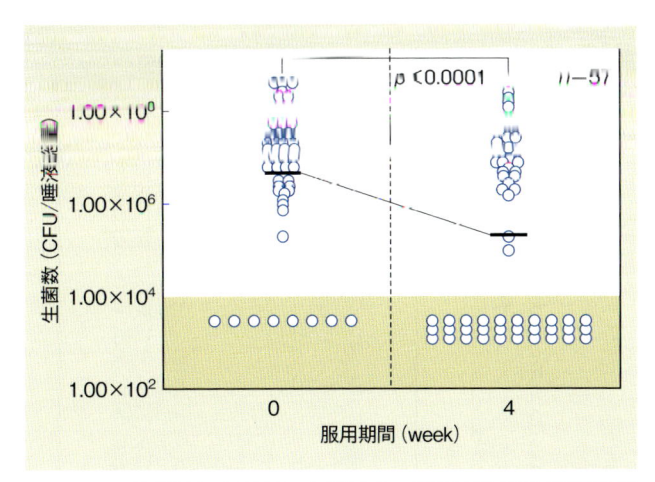

図4 LS1 服用時におけるヒト唾液中の黒色色素産生嫌気性桿菌数の継時的変化

被験者 57 人に LS1 含有錠菓を 4 週間連日服用してもらい唾液を採取，黒色色素産生嫌気性桿菌数を測定した．

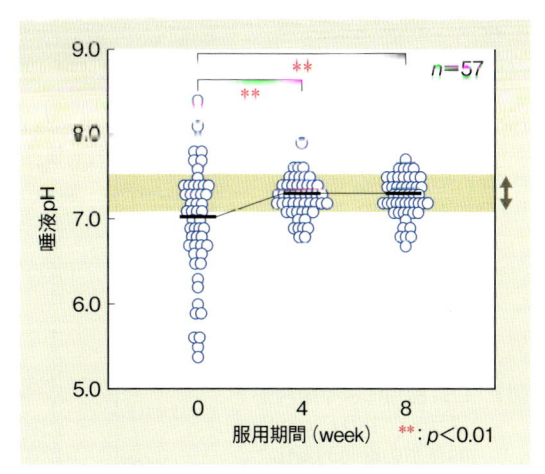

図5 LS1 服用による唾液中の pH の変化

LS1 を連日服用してもらい，継時的に唾液を採取し，pH を測定した．

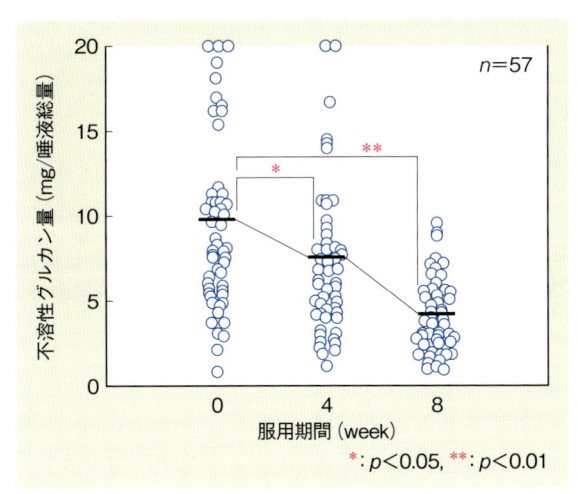

図6 LS1 服用による唾液中の不溶性グルカン量の変化

LS1 を連日服用してもらい，継時的に唾液を採取し，不溶性グルカン量を測定した．

次に，唾液中の不溶性グルカン量を測定した．その結果，乳酸菌 LS1 服用により，唾液中の不溶性グルカン産生量は有意に減少した（図6）．不溶性グルカンは唾液の粘性を上げることから不溶性グルカン量が増加すると口の中が"ネバネバ"した感じになる．また，齲蝕関連の細菌や歯周病原細菌は不溶性グルカンを産生することによって歯面や歯周ポケットなどにバイオフィルムを形成し，外部からの薬剤などに対して強い耐性を獲得する．したがって，乳酸菌 LS1 は不溶性グルカン産生量を減少させることにより唾液の粘性を減少させるとともに，バイオフィルム形成も抑制することが可能となり，齲蝕や歯周病予防に有効であることが示唆された．

以上のことから，LS1 は唾液中の黒色色素産生嫌気性桿菌数を減少させて，唾液 pH を中性付近に収束させ，不溶性グルカン産生量を減少させる働きがあることが示唆された．

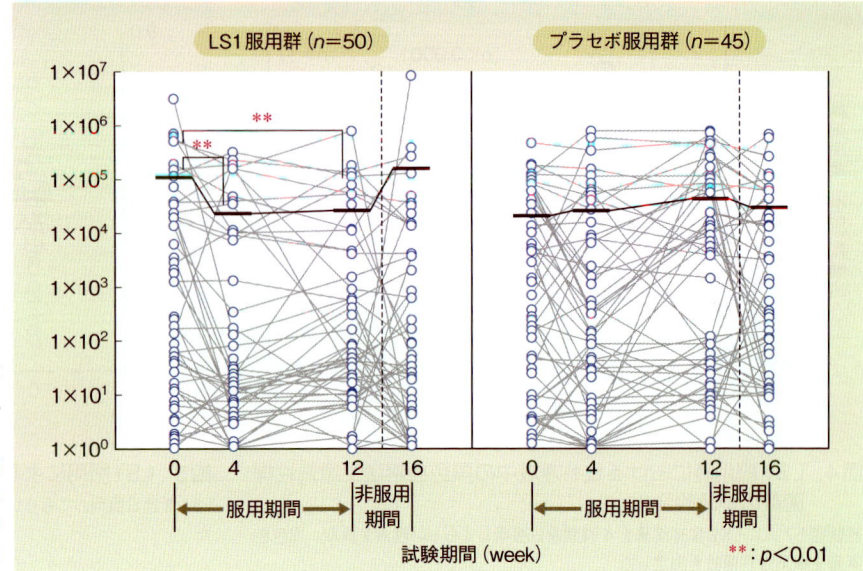

図7 LS1服用による歯肉縁下プラーク中の *P. gingivalis* 菌数の継時的変化

LS1含有錠菓を12週間服用させ，服用前，服用4週後，12週後，服用中止4週後に歯肉縁下プラークを採取し，リアルタイムPCRで *P. gingivalis* 菌数を測定した．実践は平均値の推移を表す．

ヒト臨床試験2：歯肉縁下プラーク検査[13]

　次に，歯周病の病巣部位は歯周ポケット中の歯肉縁下プラークであることから，LS1服用による歯肉縁下プラーク中の細菌数の変動について検討した．被験者77人（LS1服用群39人，プラセボ服用群38人）にLS1 1日あたり $2×10^8$ を含む錠菓を1回1錠，1日3回，12週間連日服用してもらい，服用開始前，開始4週後，12週後および服用中止4週後に歯肉縁下プラークを採取し，細菌数の測定を行った．測定した細菌は *P. gingivalis*，*P. intermedia*，*T. forsythensis*，*L. salivarius* の4菌種について行い，歯肉縁下プラークからDNAを抽出してreal-time PCRで菌数測定を行った．また，同時に口腔内の臨床所見として，平均PD値（ポケットの深さ），最深部PD値，BOP（ポケットの深さ測定時の出血の有無）についても検査した．

　その結果，服用4週でLS1服用群では歯肉縁下プラーク中の *P. gingivalis* 菌数は平均で $1.1×10^5$ から $2.8×10^4$ へと有意に減少した（$p<0.01$）（図7）．菌数はLS1を服用し続けた12週後においても減少したまま維持されていた．服用を中止すると *P. gingivalis* 菌数は服用前と同程度にまで上昇した．プラセボ服用群では菌数の有意な増減はみられなかった．

　P. intermedia では服用4週において平均で $1.3×10^5$ から $9.4×10^4$ へと有意に減少し（$p<0.01$），服用12週で $5.7×10^4$ へと有意に減少した（$p<0.01$）（図8）．服用中止後も12週と比較して平均値は減少した．*P. intermedia* においてもプラセボ服用群では有意な増減はみられなかった．

　一方，*T. forsythensis* はLS1服用群，プラセボ服用群ともに有意な増減はみられなかった．*P. gingivalis* と *P. intermedia* はともに *in vitro* においてもLS1による菌数の減少が認められていた．しかし，今回測定していないが，red complex

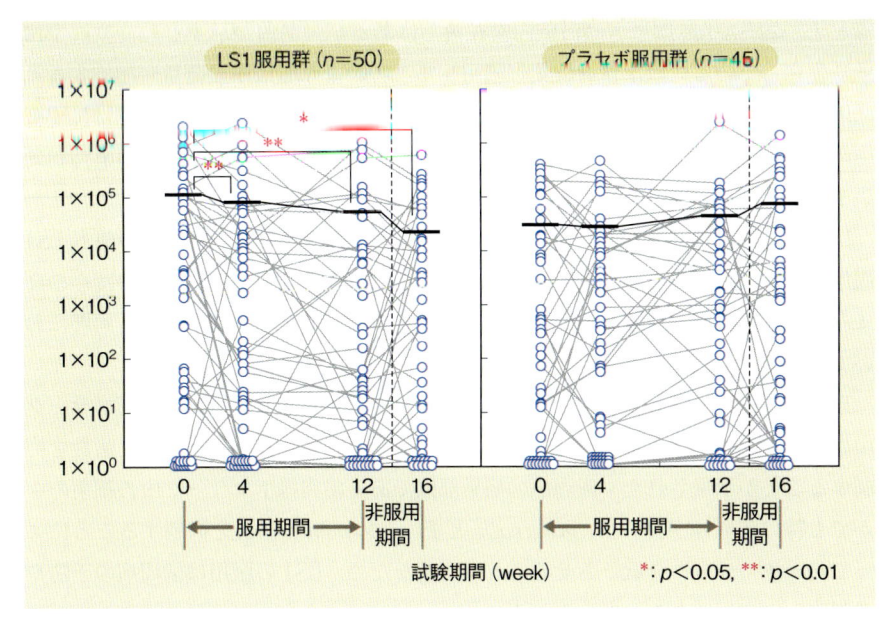

図8 LS1服用による歯肉縁下プラーク中のP. intermedia菌数の継時的変化

LS1含有錠菓を12週間服用させ，服用前，服用4週後，12週後，服用中止4週後に歯肉縁下プラークを採取し，リアルタイムPCRでP. intermedia菌数を測定した．実践は平均値の推移を表す．

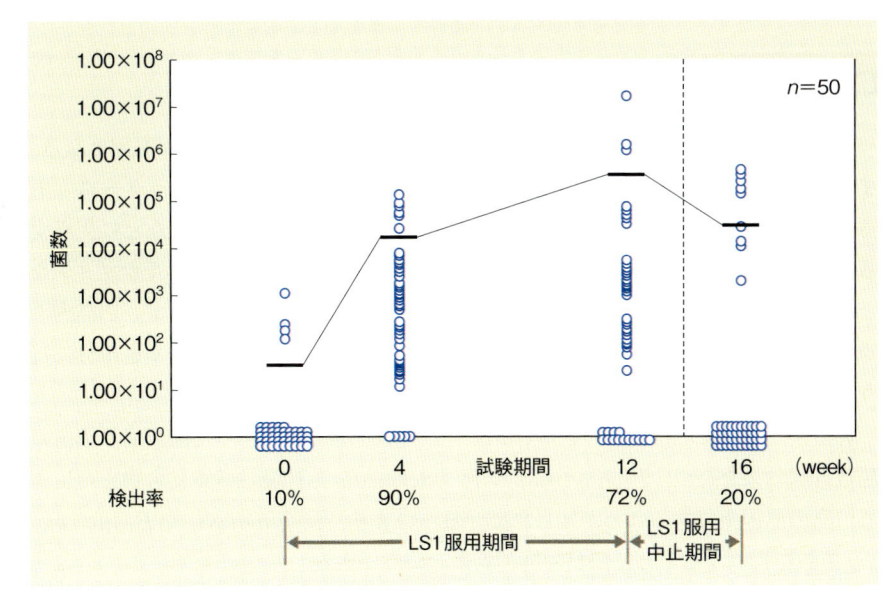

$*: p<0.05, **: p<0.01$

図9 LS1服用による歯肉縁下プラーク中のL. salivarius菌数の継時的変化

LS1含有錠菓を12週間服用させ，服用前，服用4週後，12週後，服用中止4週後に歯肉縁下プラークを採取し，リアルタイムPCRでL. salivarius菌数を測定した．実践は平均値の推移を表す．

の1種である T. denticola は耐酸性があることが知られている．以前に少人数で同様の試験を行った際に，T. denticola 菌数はLS1服用群においてもプラセボ服用群でも有意な増減はみられなかった[14]．T. forsythensis は液体培養が困難であるため，in vitro 試験は行っていないが，T. denticola と同様に耐酸性などの機構により LS1 による菌数減少は起こらなかったと思われる．

さらに，LS1服用時の歯肉縁下プラーク中 L. salivarius については，LS1服用前の検出率は10％だったのに対して，服用4週後は90％と上昇した（**図9**）．菌数も LS1 を服用することによって増加した．しかし，服用中止4週後には歯肉縁下プラーク中の L. salivarius 菌数は減少し，検出率も20％にまで低下した．もと

もと L. salivarius はヒトの口腔内常在菌ではあるが，名前が示すとおり唾液中に多く生息している．LS1 含有錠菓を服用することにより唾液中の菌数が増加すると歯肉縁下プラーク中の菌数も増加するが，定着することはできないため，常に唾液中の LS1 菌数を増加させておかないと歯肉縁下プラーク中の歯周病原細菌抑制効果を発揮できないと考えられる．

口腔内の臨床所見に関しては平均 PD 値，最深部 PD 値，BOP のどの値も LS1 服用群，プラセボ服用群ともに改善した．口腔内診査による口腔衛生への関心の高まりや唾液分泌量の増加などの効果が菌数減少の効果を上回ったために，両群においても改善を示したと考えられる．

以上から，LS1 を服用すると唾液中の菌数が増加するとともに歯肉縁下プラーク中の菌数も増加し，歯周病原細菌である P. gingivalis と P. intermedia 菌数を抑制することが示唆された．歯周病の病巣部位である歯肉縁下プラーク中の細菌のなかでも特に病原性が高い P. gingivalis と P. intermedia 菌数を抑制することによって歯周病のリスクを低下させることが可能なため，LS1 の服用は歯周病の予防や進行防止に有用であると考えられる．

口臭予防効果[15]

口臭は生理的なものや臭いの強い食品の摂取，喫煙，全身の疾患が原因となる．また，実際には口臭がないにもかかわらず口臭を訴える自臭症というケースもある．しかし，口臭の 80％以上の原因は口腔内の歯周病や齲蝕，舌苔などに生息する嫌気性菌が含硫アミノ酸の脱アミノ反応により硫化水素やメチルメルカプタンなどの揮発性硫黄化合物を発生させることによるものである．したがって，口腔内の嫌気性菌由来の口臭を抑制するためには口腔内のプラークコントロールを十分に行う必要がある．

乳酸菌 LS1 は口腔内の P. gingivalis や P. intermedia といった歯周病原細菌の菌数抑制効果を持つ．P. gingivalis や P. intermedia も揮発性硫黄化合物を産生する口臭の原因菌であることが知られている．つまり，P. gingivalis や P. intermedia 菌数を抑制することで口臭の抑制効果も期待できる．

そこでまず，in vitro で LS1 による揮発性硫黄化合物の発生抑制効果を確かめるため，LS1 と P. gingivalis を混合培養し，硫化水素とメチルメルカプタン濃度の変化を測定した．P. gingivalis 単独培養のときは多量の硫化水素やメチルメルカプタンの発生が認められたが，LS1 と混合培養を行うと硫化水素やメチルメルカプタンの発生を抑えることが可能であった（図10）．

次にヒト臨床試験において，口臭抑制効果を検討した．LS1 服用前に口臭ありと判定された 20 人を対象に，LS1 服用前後の口臭をハリメーター（インタースキャン社）で測定した．ハリメーターは口臭の原因である揮発性硫黄化合物濃度を測定する口臭測定装置である．その結果，LS1 服用 4 週で揮発性硫黄化合物の有意な減少が認められ，さらに約 2/3 の被験者は口臭なしと判定された（図11）．したがって，LS1 は口臭の原因物質となる揮発性硫黄化合物を減少させる働きがあり，口臭

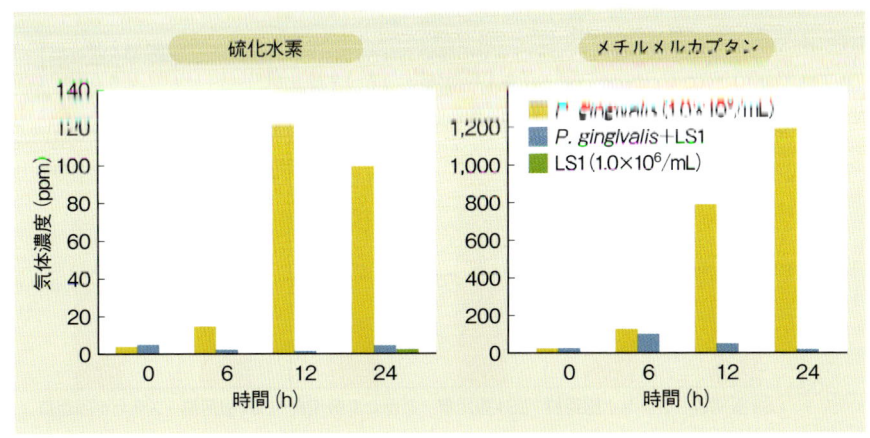

図10 LS1 による揮発性硫黄化合物の発生抑制効果
in vitro で LS1 と *P. gingivalis* を混合培養し，発生した揮発性硫黄化合物濃度を測定した．

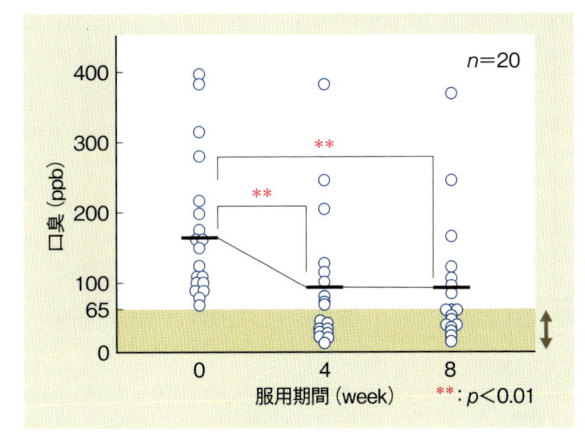

図11 ヒトを対象とした LS1 の口臭抑制効果の検討
被験者に LS1 を 8 週間連日服用してもらい，服用開始前，開始 4 週後，8 週後にハリメーターで口臭を測定した．

抑制効果が認められた．

LS1 服用時の口腔内の状態に関するアンケート調査

　LS1 含有錠菓を服用したときの口腔内状態の実感について，アンケート調査を実施した．アンケートは服用開始 4 週後，8 週後，12 週後に実施し，質問項目は"口の中がネバネバする""歯磨きの際などに歯ぐきから出血する""口臭がある（自分で気づいた）"の 3 項目，回答はこれらの質問事項に対して"良くなった""変わらない""悪くなった"のなかから選択してもらった．

　まず，"口の中がネバネバする"に関しては，LS1 の不溶性グルカン産生抑制効果を実感できるか調べるために設問した．以前から，LS1 含有錠菓を夜寝る前に服用すると朝の口腔内の粘つきがなくなるという意見は多数寄せられている．アンケートの結果，服用 4 週後では LS1 服用群では 51.1 ％が"良くなった"と回答しており，プラセボ服用群では 25.5 ％であった．LS1 服用群とプラセボ服用群間では有意差が認められた．また，服用 8 週後では LS1 服用群，プラセボ服用群それぞれ 44.4 ％，28.3 ％が，服用 12 週では 44.4 ％，36.4 ％が"良くなった"と回答した．服用 8 週後と 12 週後では群間に有意差はみられなかった（図12a）．プラセボ服

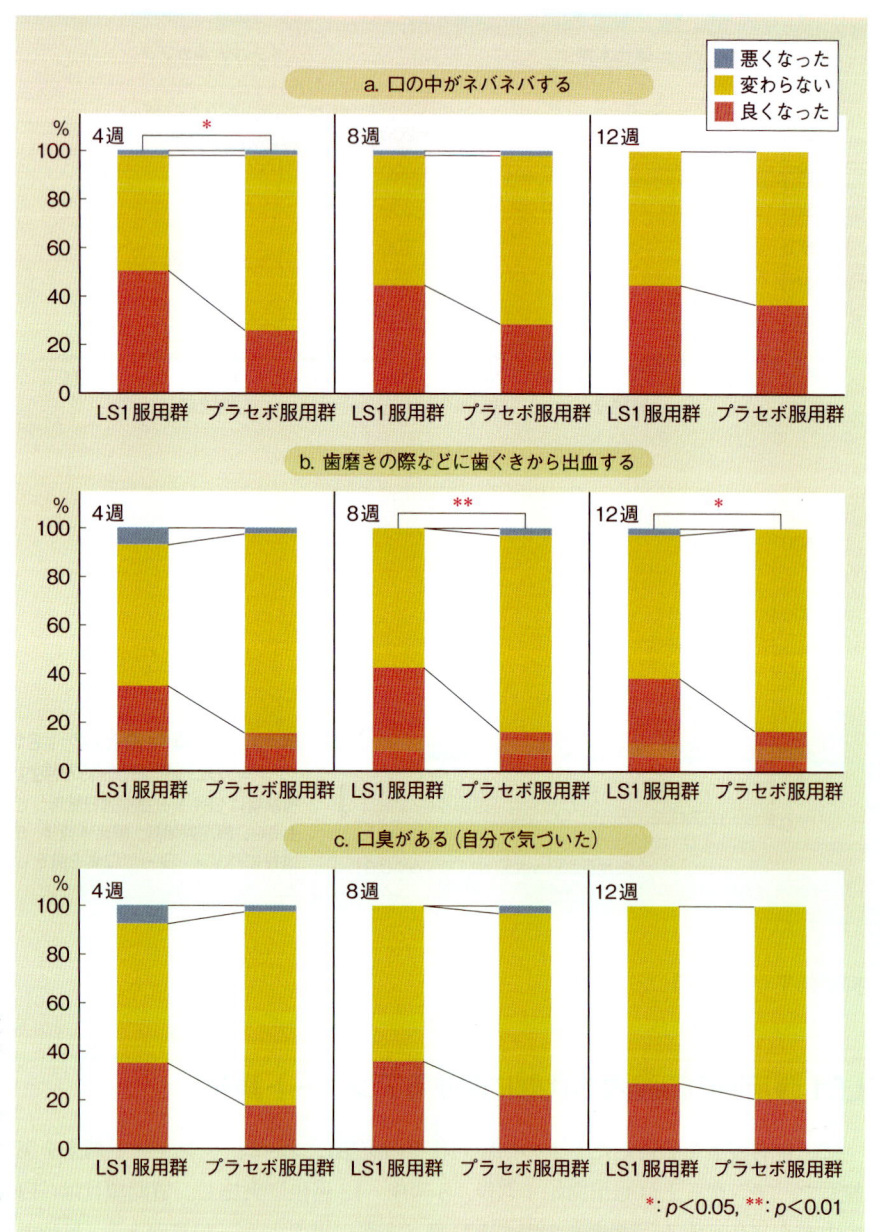

図12 LS1 服用時の口腔内状況の変化に関するアンケート結果

LS1 服用期間中の口腔内の変化をアンケート調査した．各項目に対し"良くなった""変わらない""悪くなった"から選択して回答してもらった．統計解析は Mann-Whitney 検定を用いた．

*：$p<0.05$, **：$p<0.01$

用群に関しては，LS1 含有錠菓中に多く含まれている糖アルコールがプラークの結合を緩める働きのあることが報告されており，プラセボだけでも口腔内の粘性の低下が起きていると考えられる．このため，プラセボ服用群の"良くなった"という回答は増加していったと考えられる．

次に"歯磨きの際などに歯ぐきから出血する"についてである．アンケートの結果，服用 4 週後では LS1 服用群では 35.6 % が"良くなった"と回答し，プラセボ服用群では 14.9 % が"良くなった"と回答した．また，8 週後ではそれぞれ 42.2 % と 15.2 %，12 週後では 37.8 % と 15.9 % であり，8 週後と 12 週後においては LS1 服用群とプラセボ服用群間で有意差が認められた（図12b）．臨床試験の結果から，

P. gingivalis も P. intermedia も 4 週の時点ですでに菌数の減少が認められた．炎症の軽減は病原菌数の低下後に引き続いて起こることから，4 週で菌数の減少がみられた後に 8 週で炎症に関する実感にも群間の差が認められたものと考えられる．

　一方，口臭であるが，4 週後に"良くなった"という回答は LS1 服用群 35.6 %，プラセボ服用群 17.0 %，8 週で 35.6 %，21.7 %，12 週で 26.7 %，20.5 % であった．すべてにおいて群間で有意差はみられなかった（図12c）．口臭の発生源である歯周病原細菌数を減少させることは本質的な口臭の改善となるが，必ずしも即効性があるわけではないことから被験者の実感は難しいと思われる．むしろ錠菓の服用そのものの影響である唾液の分泌や錠菓中の香料などの影響のほうが即効性が高いことから，群間で差がみられなかったと思われる．

　以上から被験者の実感調査の結果としては"口の中のネバネバ"と"歯ぐきからの出血"については LS1 の服用はプラセボと比較して効果が感じられるものの，口臭についてはプラセボとの差はみられなかった．

おわりに

　今回紹介したように，乳酸菌 LS1 は唾液中，および歯肉縁下プラーク中の歯周病原細菌 P. gingivalis と P. intermedia を有意に減少させ，さらに唾液 pH の中性化，唾液中の不溶性グルカン減少効果，口臭減少効果が臨床試験により示唆された．さらにアンケート調査の結果から"口の中がネバネバする""歯磨きの際などに歯ぐきから出血する"については LS1 そのものによる効果の実感が示唆された．以上から LS1 は口腔内の歯周病原細菌を減少させることにより口腔内環境を改善させる効果が示唆された．

　現在，歯周病の治療はスケーリングなどによる機械的なプラークコントロールと抗菌薬による化学的なプラークコントロールが主流である．しかし，歯周病原細菌の完全除去は不可能であり，一生病原菌と共存することになることからも，歯周病原細菌をコントロールすることこそが重要となってくる．このような観点から，歯周病原細菌をプロバイオティクスで抑制する，有用細菌で病原細菌を抑えるという生物学的プラークコントロールは，機械的プラークコントロールや化学的プラークコントロールと比べて安全で費用対効果も高く，非常に有効な手段であるといえる．

（松岡隆史）

●引用文献

1. Van Dyke TE, Sheilesh D. Risk factors for periodontitis. J Int Acad Periodontol 2005; 7; 3-7.
2. 中村利明, 長谷川梢, 古元剛彦ほか. 全身疾患と歯周組織状態に関する臨床統計学的検討. 日歯周誌 2005；47：250-257.
3. 厚生労働省. 平成17年歯科疾患実態調査, 2007.
4. Donnenfeld OW, Glickman I. A biometric study of effects of gingivectomy. J Periodontol 1966; 37: 447-452.
5. Costerton JW, Lewandowski Z, Caldwell DE, et al. Microbiol biofilms. Ann Rev Microbiol

1995; 49: 711-745.
6. Rodrigues RM, Goncalves C, Souto R, et al. Antibiotic resistance profile of the subgingival microbiota following systemic or local tetracycline therapy. J Clin Periodontol 2004; 31: 420-427.
7. 日本細菌学会. 日本細菌学会バイオセイフティー指針・病原菌の新しいバイオセイフティー分類の改正について. 日本細菌学雑誌2000；55：655-674.
8. Socransky SS, Haffajee AD, Cugini MA, et al. Microbial complex in subgingival plaque. J Clin Periodontol 1998; 25: 134-144.
9. Grossi SG, Zambon JJ, Ho AW, et al. Assesment of risk for periodontal disease. I. Risk indicator for attachment loss. J Periodontol 1994; 65: 260-267.
10. Slots J, Bragd L, Wikstrom M, et al. The occurrence of *Actinobacillus actinomycetemcomitans*, *Bacteroides gingivalis* and *Bacteroides intermedius* in destructive periodontal disease in adults. J Clin Periodontol 1986; 13: 570-577.
11. 松岡隆史, 中西 睦, 相場勇志ほか. *Lactobacillus salivarius* TI2711による*Porphyromonas gingivalis*殺菌の作用機序の解明. 日歯周誌2004；46：118-126.
12. Ishikawa H, Aiba Y, Nakanishi M, et al. Suppression of periodontal pathogenic bacteria in the saliva of humans by the administration of *Lactobacillus salivarius* TI 2711. J Jpn Soc Periodontal 2003; 45: 105-112.
13. 松岡隆史, 菅野直之, 瀧川智子ほか. *Lactobacillus salivarius* TI2711 (LS1) の服用によるヒト歯肉縁下プラーク中の歯周病原菌抑制効果. 日歯周誌2006；48：315-324.
14. 松岡隆史, 菅野直之, 伊藤公一ほか. *Lactobacillus salivarius* TI2711の服用が臨床症状およびプラーク中の歯周病原菌に及ぼす効果. 日歯周誌2005；47：194-202.
15. 松岡隆史, 古賀泰裕. プロバイオティクスによる歯周病予防. FOOD Style 21 2004；8：37-40.
16. 松岡隆史. *Lactobacillus salivarius* TI2711株の服用による口腔状態の変化に関するアンケート調査. 株式会社フレンテ・インターナショナル社内報2008.

III

臨床編

❼ 小児科領域

III 臨床編 ❼ 小児科領域

30
新生児・乳児期医療

新生児期の腸内細菌の定着

　母親の子宮内にいる胎児の腸管は無菌であるが，出産時に児は産道を通過する際，母体の分泌物を吸引して腟菌や糞便菌を獲得し，このとき初めて腸内へ菌が侵入する．生後24時間前後で大腸全域に広がり，生後1週間内に嫌気性菌優位の種々の菌からなる腸内細菌が定着する．新生児の腸内細菌定着に至る過程は単純ではない．しかし，*Bifidobacterium* を始めとする嫌気性菌は母体から産道通過時に獲得している可能性が高い[1]．

　腸管内の細菌は，以前は培養法で約400種あまりとされていたが，16Sr RNA遺伝子配列解析をベースとした細菌解析法により1,200種以上が確認されており，成人では総数 10^{14} といわれ，ヒトの体を構成する体細胞の10倍もの数に達する．

　腸内細菌叢（フローラ）として発育し定着した菌種は，宿主の免疫防御因子に影響を与える．その因子として未熟児（低出生体重児），新生児の場合は，腸内細菌と未熟な宿主間の相互作用から生じる免疫上の特異的機序に加え，非特異的機序も入る．未熟児・新生児腸管の解剖学的構造と機能の未熟性が菌定着過程に影響し，腸内細菌叢の発育と関連して病的経過をたどる際の過敏性を高める可能性がある．

腸内細菌叢の発育

　新生児期から乳児期にかけて，腸内細菌叢は児の成長・発達に伴い発育し，これに最も影響を与えるのは食事内容で，特に母乳栄養児において離乳食の導入による顕著な変化が認められる[1,2]（**図1**）．

　成熟新生児の糞便中に最初に出現するのは好気性菌の，*Enterobacter*, *Enterococcus*, *Staphylococcus* などである．その後1週間前後で急速に嫌気性菌の *Bifidobacterium*, *Lactobacillus* が出現して優位を占めるようになるが，同時に *Clostridium* や *Bacteroides* も出現する[1-3]．母乳栄養の成熟新生児では，生後1週の終わりごろまでに *Bifidobacterium* が便1g中に $10^8 \sim 10^{10}$ の濃度を示すようになる．

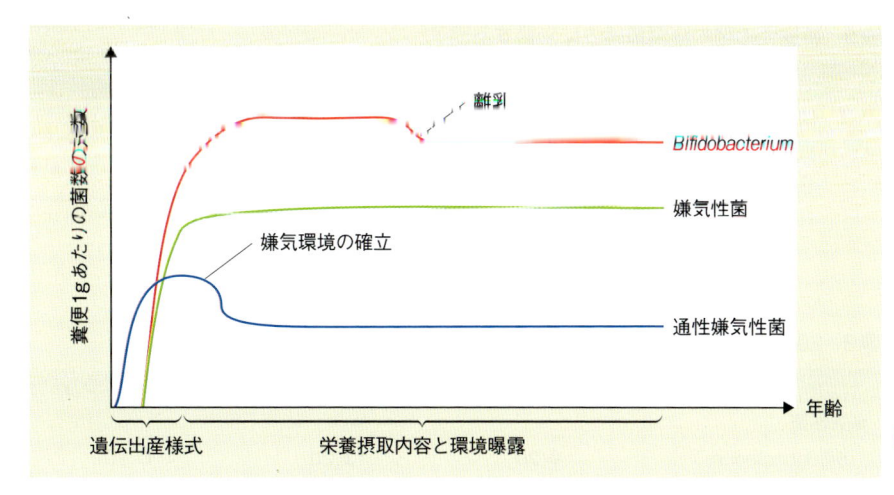

図1 腸内細菌叢の変化
（光岡知足．1978[2]より）

表1 主要な腸内細菌群の成長・発達に伴う変化

	発達段階			
	生後2週 （母乳栄養）	離乳早期	離乳後期	成熟期
Enterobacter	10^{5-7}	増加	減少	10^{4-8}
Bifidobacterium	10^{8-12}	安定	安定	10^{8-12}
Bacteroides	$<10^6$	増加	増加	10^{10-12}
Clostridium	$<10^6$	増加	減少	10^{6-12}

これに対して人工栄養児は，生後2週ごろまでの *Bifidobacterium* 量はややこれを下まわり，ほかの嫌気性菌の *Bacteroides*，*Clostridium* が優位のパターン菌叢として認められる[1-3]．生後3か月までに *Bifidobacterium* 優位の菌叢が確立し，その定着菌量はいわゆる悪玉菌と考えられる *Enterococcus* や *Clostridium difficile* の菌量と逆相関する[3]．母乳栄養児の腸内細菌叢はその後，離乳食の導入に伴い種々の食品を摂取して母乳摂取量が減少するに伴い，*Escherichia coli*，*Streptococcus* そして *Clostridium* の便中濃度が増加する．*Bacteroides* や嫌気性の Gram 陽性菌の便中からの分離も増えて来て，母乳栄養児と人工栄養児の便中菌の構成の違いは次第に消失する．そして，離乳が確立後の2～3か月以内に成人型の腸内細菌叢に移行する．すなわち *Bacteroides* と嫌気性 Gram 陽性菌が増加し，*Bifidobacterium* と糞便中濃度がほぼ同じになる（**表1**）[1-3]．

腸内細菌叢に影響する因子

新生児の腸内細菌叢確立に影響する因子を**表2**に示した．

出生後数日間の新生児便中細菌の種類は，在胎週数と分娩の種類に大きく影響される．帝王切開（帝切）で出生した児の便中細菌は，経腟分娩で出生した児のそれに比べ嫌気性菌が少ない[3,4]．さらに経腟分娩で出生した場合，未熟児の便中に検出される嫌気性菌は成熟児のそれに比べ少ない．出生間まもない帝切児は経腟児に比べ便中細菌の種類は少なく単純であるが，次第に環境の影響を受けて細菌種が増

表2　新生児の腸内細菌叢確立に影響する因子

曝露的要因	未熟性	栄養法
母体の細菌叢 環境の細菌叢 分娩形態 在胎週数	免疫系 受容体 分泌機構 酵素活性機構 腸運動	母乳栄養vs人工栄養 摂取経路(経腸vs経静脈) 栄養の適切性

表3　20編の文献結果に基づく母乳栄養児と人工栄養児の腸内細菌叢の違い

細菌	母乳栄養児に多い	有意差なし	母乳栄養児に少ない
嫌気性菌			
Bifidobacterium	**9/20**	13/20	0/20
Bacteroides	1/20	10/20	6/20
Clostridium	0/20	4/20	**12/20**
Lactobacillus	1/20	7/20	3/20
Veillonella	0/20	2/12	1/20
Eubacterium	0/20	1/20	1/20
通性嫌気性/好気性菌			
Enterobacter	0/20	12/20	10/20
Enterococcus	0/20	3/20	**13/20**
Staphylococcus	5/20	5/20	0/20

文献20編の結論のそれぞれに該当する数(分子:結論,分母:文献数)
(Adlerberth I, 1999[5])より)

加する[3,4]).

　新生児にとって母親との出生時の濃厚な接触機会が腸内細菌叢を急速に確立し,種々の腸内細菌を獲得するうえで非常に重要な意義を持つ.他方,母児間の接触機会を何らかの理由で失った場合は,腸内細菌叢の提供/貯蔵庫として環境因子の役割が重要となり,同時に病的潜在リスクとなる.

母乳栄養と腸内細菌

　母乳栄養児と人工栄養児の腸内細菌叢に違いがあることはよく知られている[3])(表3)[5]).母乳栄養児の便pHは授乳開始後3~4日で少しずつ低下し,2週間後にはpH5~5.5に安定する.これは*Bifidobacterium*により母乳中の乳糖とオリゴ糖を発酵分解して有機酸や短鎖脂肪酸を生じ,そのなかの乳酸や特に酢酸を多く産生するためである[3]).人工栄養児の便中短鎖脂肪酸は酪酸,プロピオン酸の含量が母乳栄養児のそれに比べて多いのが特徴である[3]).母乳中には,*Bifidobacterium*の増殖を促す因子"bifidus factor"として,乳糖,オリゴ糖,アミノ酸の一種であるN-アセチルグルコサミン,ラクトフェリンなどがある.そして近年,*Bifidobacterium*は自ら酵素を産生し,オリゴ糖を生合成してbifidus factorとして働くことがわかった[7,8]).しかし,近年の人工乳の母乳化により,栄養法による児の便中*Bifidobacterium*数には大差はなくなってきている[1,8]).

母乳栄養児から分離された *E. coli* は，その毒性関連の細胞膜抗原の K1 を有する率が人工栄養児に比べ少なく[9]，母乳栄養は腸内 *E. coli* のマンノース結合 1 型鞭毛接着を促進する[10]．これに対して，人工栄養児から分離される *E. coli* は，マンノース結合接着に抵抗性である[11]．マンノース結合 1 型鞭毛を有する *E. coli* は非病原性で，マンノース結合接着抵抗性は，病原性が高いと考えられている[12]．

未熟児・低出生体重児の腸内細菌叢と腸の構造的・機能的特徴

在胎週数 37 週未満で出生した児を早産児，または未熟児と称し，出生体重 2,500 g 未満を低出生体重児と呼ぶ．低出生体重児はさらに 1,500 g 未満〜1,000 g を極低出生体重児（極小未熟児），1,000 g 未満を超低出生体重児（超未熟児）と分類されている．

腸内細菌叢

未熟児は単に体重が小さいだけでなく，解剖，生理，代謝機能などが未熟なために，出生後に起こり得る種々の病態に適切に対応する必要から，出産に際しては帝切で迅速に娩出，NICU（新生児集中治療室）に収容されることが多い．NICU に収容された未熟児は，分娩室，手術室そして保育器内の環境の菌に曝露され，最初に腸内細菌として定着するのは，*Klebsiella* や *Enterobacter* 種で *E. coli* をしのいで優勢である．また，NICU の患児に対して抗菌薬が投与される頻度が高く，腸内細菌叢にも影響し[13,14]，抗菌薬耐性菌の出現も認める[15]．

未熟児の腸内細菌叢に対するプロバイオティクス（*Bifidobacterium*）による介入

共同研究者の Li は，未熟児 10 例（在胎週数平均 32.4±3.1，平均出生体重 1,480±237，表 4 のグループ C）の腸内細菌叢を生後第 1 週から 7 週まで培養法で調べた[16]．その結果，第 1 週の終わりまでに好気性菌の Enterobacteriaceae（*Enterobacter*），*Streptococcus* そして *Staphylococcus*，また，嫌気性菌では *Clostridium* が検出された．しかし，*Bifidobacterium* は第 3 週の終わりまでに 10 例中 1 例，第 4 週の終わりで 10 例中 2 例，そして当臨床研究の最後の第 7 週においても 10 例中 3 例でしか検出されなかった．

他方，これらの群を対照として在胎週数や出生体重，治療的条件などで有意差を認めない 20 例に対し *Bifidobacterium breve*（*B. breve*）$1×10^9$ CFU を蒸留水に溶解し，生後数時間内に投与開始した例（グループ A）と，平均 36 時間あまりで投与開始した 10 例（グループ B）で，生後第 7 週まで前記菌量を 1 日 2 回に分けて連日，経鼻胃チューブを介して投与し，腸内細菌叢を検索，比較検討した．その結果，第 2 週以降から腸内細菌叢の構成比と菌数に各群間，特にグループ A とグループ C（対照群）間で差異が認められ，第 7 週まで続いた．著明な差異は，*Bifidobacterium* がグループ A で第 2 週以降，グループ B でも菌叢の中で優勢となった．しかし，グループ C では上述のようにその検出率および菌数もグループ A とグループ B に比べ著しく低値であった．

表4 未熟児に対する *Bifidobacterium breve* の投与（生後数時間vs生後30時間）による腸内細菌叢に与える効果

細菌名	第1週 細菌数	比	第2週 細菌数	比	第3週 細菌数	比	第4週 細菌数	比	第5週 細菌数	比	第6週 細菌数	比	第7週 細菌数	比
グループA														
Enterobacteriaceae	8.6±1.5†	8/10‡	8.5±1.4	10/10	9.9±1.1	10/10	9±1.1	9/9	9.9±1.0	8/8	10.1±1.5	8/8	9.8±0.8	8/8
Streptococcus	7.9±0.8	8/10	6.8±1.3	8/10	7.5±0.5	10/10	8.6±0.3	9/9	8.7±1.1	8/8	8.6±0.6	8/8	5.8±0.7	8/8
Staphylococcus	6.3±1.2	7/10	4.8±0.7	7/10	6.8±0.7	9/10	7.3±1.0	9/9	5.8±0.3	8/8	4.5±0.6	8/8	3.7±1.0	8/8
Bifidobacterium	8.1±2.5	8/10	8.8±1.8	10/10	9.7±1.5	10/10	8.7±1.2	9/9	9.3±1.5	7/8	9.2±2	7/8	9.6±1.3	8/8
Lactobacillus	ND	ND	2.1	2/10	ND	4.1	1/8	3.1	1/8	ND				
Clostridium	ND		4.8±0.5	5/10	4.2±1.2	5/10	5.6±0.7	3/9	4.2±0.1	2/8	ND		ND	
グループB														
Enterobacteriaceae	9.6±1.1	8/10	10±1.3	10/10	9±0.9	9/9	9.2±1.6	8/8	10.1±1.1	8/8	10.4±1.0	8/8	10.3±1.1	8/8
Streptococcus	5.6±1.4	6/10	6.8±0.5	10/10	9.2±0.3	9/9	7.9±0.5	8/8	6.7±1.0	8/8	7.8±1.2	8/8	5.8±1.3	8/8
Staphylococcus	4.3±0.8	7/10	5.6±1.3	8/10	6.7±1.4	8/9	8.2±0.3	7/8	7.1±0.5	8/8	6.4±0.8	8/8	4.3±0.8	8/8
Bifidobacterium	7.1±2.9	3/10	8.4±2.2	7/10	8.3±1.4	7/9	9.4±1.4	7/8	9.2±1.2	7/8	8.8±1.6	7/8	9.7±1.1	7/8
Lactobacillus	ND	ND	ND	ND	3.4±0.5	1/8	ND	ND						
Clostridium	4.2±0.4	3/10	5.2±1.1	4/10	5.9±0.7	4/9	6.3±1.0	3/8	5.7±0.9	4/8	6.6±0.8	4/8	5.7±1.0	4/8
グループC														
Enterobacteriaceae	10.3±1.2	8/10	11±0.8	10/10	10.5±1.3	10/10	9.8±1.3	10/10	10±1.0	9/9	10.7±1.0	9/9	10.8±1.3	9/9
Streptococcus	8.3±0.5	6/10	7.8±1.6	6/10	10.9±0.3	9/10	8.3±1.0	9/10	7.2±0.6	9/9	6.3±1.2	9/9	8.2±0.5	9/9
Staphylococcus	4.8±0.7	5/10	8.9±0.7	8/10	5.7±1.1	9/10	3.8±0.9	7/10	5.3±0.3	8/9	4.1±0.5	9/9	3.7±0.6	9/9
Bifidobacterium	ND	ND	ND	ND	5.9	1/10	6.5±2.6	2/10	8.1±0.9	3/9	8.4±1.6	2/9	8.9±0.8	3/9
Lactobacillus	ND	ND	ND	ND	ND	ND	ND	ND						
Clostridium	4.8±0.5	6/10	5.6±0.8	7/10	4.8±0.3	7/10	5.7±1.1	7/10	6.5±0.7	4/9	4.9±1.4	4/9	5.4±1.7	3/9

グループA：生後数時間内投与，グループB：生後30時間内投与群，グループC：対照群（非投与）
（Li Y, et al. 2004[16]より）

　なお，*Bifidobacterium* の便中検出日齢は，グループAが3.4±2.2日，グループBが7.2±3.8日で，両群間に有意差が認められた（**表4**）．すなわち，出生後可能な限り早く（数時間内），*B. breve* を未熟児に投与すれば，腸内細菌叢を早期に *Bifidobacterium* 優位にすることが可能であり，その投与が遅れると便中出現時期が遅れた．そして，*B. breve* が投与されない場合は第7週ごろまで大多数の例で検出されなかった．

　これらの結果と，その後の臨床経験結果から，未熟児（1,000g未満の超低出生体重児も含む）に対しては出生後の可能な限り早期に *B. breve* $1×10^9$ 以上を投与開始し，退院時までは連日投与することが重要である．これは，後に述べる新生児壊死性腸炎，敗血症を含む感染症だけではなく，良好な栄養状態を誘導，維持することが期待できるからである．Enterobacteriaceae の検出頻度はグループA，グループBともにグループC（対照群）と同様，第1週の終わりで有意差が認められなかったが，第2週のグループAの菌数はグループB，グループCに比べ有意に少なかった．*Streptococcus* と *Staphylococcus* の菌数および検出率では，3群に有意差は認めなかった．

　重要な点は腸上皮と腸管内および粘膜の免疫学的な要素がコンビを組んで，有害物質が腸粘膜上皮へ侵入し貫通するのを防ぐために協調してコントロールすること

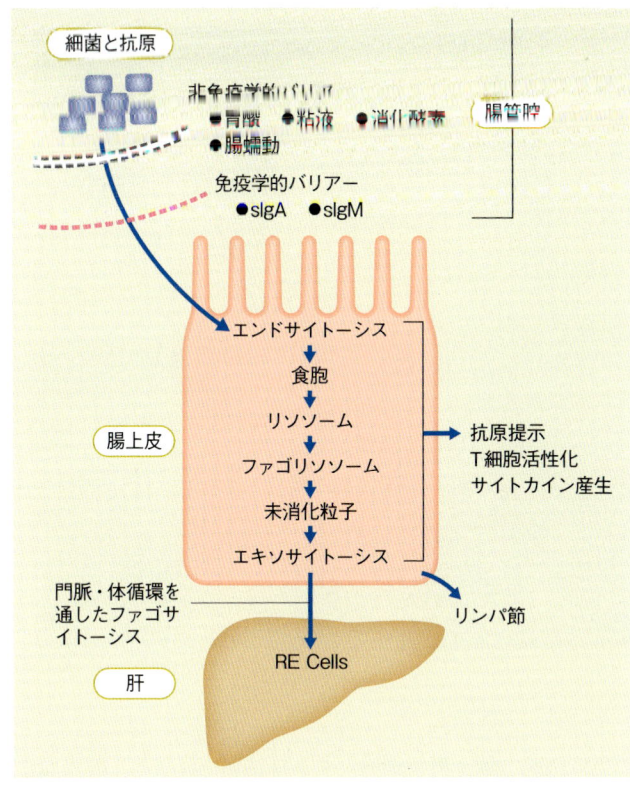

図2 腸管における抗原侵入に対するバリアー機構
(Valiante N, et al. 2008[17] より)

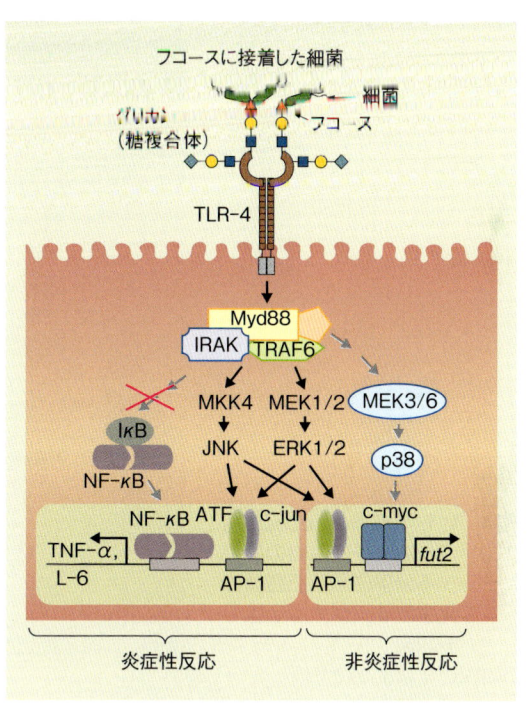

図3 微生物が腸管上皮上のグリカンに接着（bacterial-epithelial cross-talk）して細胞内シグナル伝達が起こる機構[24, 25]
非炎症（安定した細胞の営み）または炎症反応が引き起こされる．
(Nanthakumar NN, et al. 2008[25] の図を改変)

にある．その結果，セルフリミテッドの炎症と適切な免疫反応の調節が行われる．この腸粘膜防御能の詳細は他項に譲り，簡単なシェーマにまとめたものを図2[17]に示した．

細菌と未熟な腸上皮間のクロストーク

その宿主の腸管に最初に定着する菌（パイオニア菌）は腸粘膜上皮と最初の接触を行うために腸の微絨毛膜上のグリカン（多糖類，例：オリゴ糖）と相互に作用し合い共生関係を樹立する（bacterial-epithelial cross-talk，図3）[18]．微絨毛膜のグリカンは，成長因子やサイトカインなどの生理的リガンドの受容体としても働く．細菌（微生物）の種類の違いでその受容体である微絨毛膜グリカンの末端糖鎖に違いがあり，炭水化物の構成と微絨毛膜蛋白の糖化やリガンドが腸管に定着する細菌叢を決定する要因の一つとなり得る．

生後早期に腸に定着した菌は，その宿主の生涯にわたり安定した腸内細菌叢の確立に強い影響を与える．細菌の腸への定着あるいは再定着に必須の第一歩は，細菌と腸上皮間の連絡（クロストーク）である[18, 19]．定着した細菌が腸上皮細胞内へのシグナル伝達を行い，腸管の炎症と防御のバランスを保ちエコシステムを守るための自然免疫（innate immunity）を起動させ，最終的には受動免疫（adaptive immunity）につなげてこれを強化する．宿主の（生体）防御機能を発揮させるために

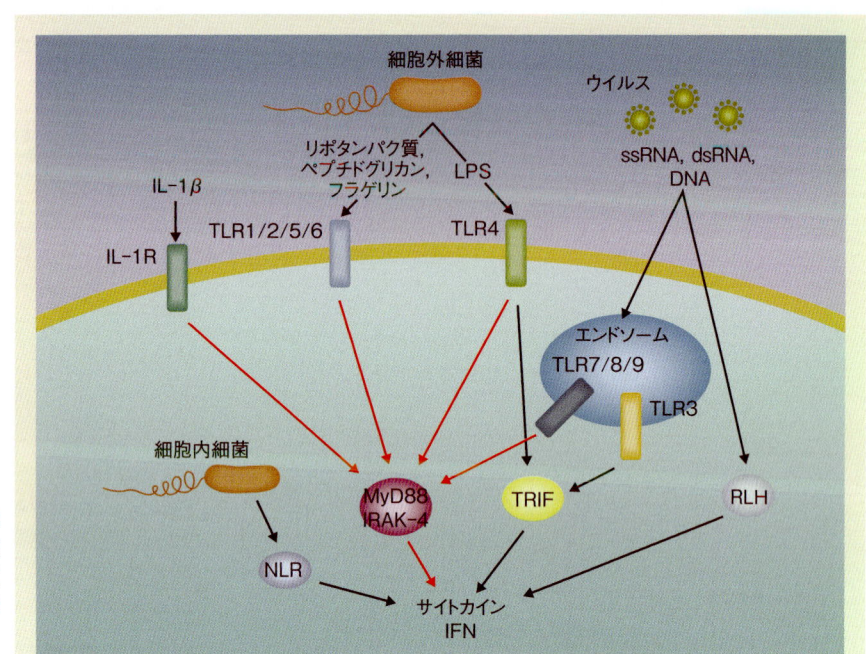

図4 ヒト Toll-like receptors (TLRs) が微生物の産生する分子成分を認識後に発生するシグナル伝達の概略図
(Valiante N, et al. 2008[17] より)

は，腸上皮細胞や種々の免疫細胞（例：樹状細胞，マクロファージなど）の表面にあり，細菌，真菌，原虫，ウイルスの受容体である，Toll-like receptors（TLRs）が必要である．TLRs は，病原体が産生する病原体関連分子パターン（pathogen-associated molecular patterns：PAMPs）を認識する[19]パターン認識受容体（pattern-recognition receptor：PRR）である．PAMPs の種類によりこれを認識する TLRs に特異性があり，数種類に分類される．ヒトは10個の TLRs を持ち，細菌による産生物を認識するのは細胞表面（細胞外）に存在する TLR1，TLR2，TLR4，TLR5 そして TLR6 である．他方，微生物の核酸を認識する TLRs は TLR3，TLR7，TLR8 および TLR9 で細胞内に存在する（図4）[17]．TLR3 を除くほかのすべての TLR を介する刺激は，シグナル変換蛋白である MyD88 と IRAK-4 依存性に伝達される．しかし，TLR3 を介する刺激は別のシグナル変換蛋白の TRIF 依存性である．Gram 陰性菌の産生物（PAMP）であるリポ多糖（LPS）は TLR4 で受容され，そのシグナルは TRIF と MyD88-IRAK-4 を介して伝達される．TRIF 依存性シグナルは，抗ウイルス作用のあるインターフェロン（IFN）βを，MyD88-IRAK-4 は，炎症性サイトカインや IFN のほかの抗ウイルス蛋白などを分泌する（図4）[17]．TLRs および TLR シグナル変換蛋白の遺伝子異常が報告され[21]，疾患との関係も次第に明らかになりつつある．TLRs を介する免疫反応は活性と抑制効果が存在する[22]．

未熟腸上皮細胞の特徴

　細菌が腸へ定着する第1歩は腸上皮の糖抱合体の最末端鎖のフコース（フコース：腸上皮のフコシル基転移酵素により糖抱合体末端に付加される[23]）に接着，す

なわち"クロストーク"することである．成熟腸上皮は，常にフコースが安定して備わっているが，それは細菌が腸に持続的に共生して定着しているためである．定着している細菌の中で，たとえばGram陽性菌はリポ多糖を産生し，TLR4を介して細胞内の非炎症性シグナルのMyD88→ERKとJNKの経路を通ってAP1活性→fut2mRNA転写→フコース末端糖抱合体を生成する酵素を活性化→フコース末端糖抱合体の腸上皮発現，のサイクルが確立する（図3）[24, 25]．

したがって，未熟な腸における腸内細菌叢の早期確立の必要性が理解できる．なお，未熟な腸上皮（例：胎児腸上皮細胞）でもTLR2とTLR4を発現することが確認されている[26]．これは，未熟な腸上皮にも病原物質に対して自然免疫を介する反応機序が存在することを示唆し，実際にリポ多糖およびIL-1βに対しNF-κBを刺激する回路を介してIL-8を産生し，その産生量は成熟腸上皮細胞の反応に比べこれを凌駕する[27]．未熟細胞と成熟細胞は，微生物に対する相互作用（反応）に明らかな差異があり，前述の種々の防御機構の未熟，ディフェンシンなどの抗微生物因子の低活性，腸上皮の不十分な糖抱合体形成，などのすべてが，生後早期，特に未熟児の細菌に対する易感染性と関係する[28]．すなわち，未熟児，新生児の腸は易感染性であるばかりでなく，感染による刺激に対してIL-8分泌の著しい亢進など強い炎症反応を示すことなどから，これらの児が感染した際に重篤な症状を呈し，致命率が高いことが理解できる．これは新生児壊死性腸炎（necrotizing enterocolitis：NEC）が未熟児に多い理由の説明にもなる．一方，母乳栄養児は人工栄養児に比べ，感染症や新生児壊死性腸炎の発症が少ないが，これは母乳中に含まれるsIgA，オリゴ糖など種々の抗感染防御物質や生理活性物質などの恩恵によると考えられている．

母乳はプロバイオティクスを豊富に含有

母乳中には種々の生理活性物質を含有し（表5），これらの物質が腸管壁層に直接作用して腸管の発育・発達栄養効果が発現し，児を感染から防御して，腸管の運動や栄養吸収を助け，さらに腸管の解剖そして生理化学的発達を増進する[29]．また，ヒト母乳中には表6に示すとおり多種のオリゴ糖を豊富に含んでいる．

母乳に含まれる炭水化物の95％超は乳糖（母乳成分の7％）であるが，糖抱合体オリゴ糖などが4％（7～12 g/L）前後含まれている．しかし，そのオリゴ糖には個人差がある[30]．母乳オリゴ糖は乳糖を炭水化物の還元末端に，フコースとシアル酸を非還元末端に配している．これら母乳中の（複合）糖は，病原体が腸上皮から侵入する際にその受容体として結合する腸上皮上の糖抱合体と構造的に共有する部位を持つため，競合的に病原菌の進入を阻止する[31]．

一方，母乳中のオリゴ糖はプレバイオティクスとしてプロバイオティクス／常在腸内菌の増殖を促進する作用の面からも注目されている．プレバイオティクスとはフコースオリゴ糖を代表とする非／難消化性食材で，大腸内のある限られた菌の増殖と活性化を促進し，宿主の健康に貢献するものと定義されている．小腸で消化を受けずに大腸へ移動してきたオリゴ糖や，消化を免れた乳糖を含むほかの炭水化物

表5 母乳中の生体防御成分

液性成分	細胞性成分	ホルモンとホルモン様物質
免疫学的特異成分 　免疫グロブリン 　　sIgA, IgG, IgM, IgD 　サイトカイン 　　IL-1β, IL-6, IL-8, IL-10, TNF-α, 　　TGF-β 　Tリンパ球産生物 　組織適合性抗原 非特異的因子 　補体（C₃） 　走化性因子 　プロパージン 　インターフェロン 　α-フェトプロテイン 　ビフィダスファクター 　抗菌因子 　葉酸取込促進因子 　抗ウイルス因子（ムチン，脂質その他） 　表皮成長因子（EGF） 　ムチン 　オリゴ糖 蛋白担体 　ラクトフェリン 　トランスフェリン 　B₁₂-結合蛋白 　コルチコイド結合蛋白 　フィブリノネクチン 酵素 　リゾチーム 　リポプロテインリパーゼ 　PAF-アセチル加水分解酵素	免疫学的特異成分 　Tリンパ球 　Bリンパ球 　補助的細胞 　好中球 　マクロファージ 　上皮細胞	表皮成長因子（EGF） プロスタグランジン リラキシン ニューロテンシン IGF-1 ボンベシン ゴナドトロピン 甲状腺ホルモン 甲状腺刺激ホルモン 甲状腺刺激ホルモン放出 　ホルモン T₃, T₄ ACTH 副腎皮質ステロイド プロラクチン エリスロポエチン インスリン レプチン 消化管ホルモン

（Ogra Pl, Fishaut M. Human breast milk. Remington Klein (editor). In Infectious diseases of the fetus and newborn infant, 3rd ed., WB Saunders, Philadelphia, 1990; p.68-84より改変）

は，大腸内の菌で発酵を受け，乳酸などの有機酸や酢酸，プロピオン酸，酪酸などの短鎖脂肪酸（short-chain fatty acids：SCFA）を産生する．これら物質は*Bifidobacterium*, *Lactobacillus*など，ある特定の常在菌を増殖し，これら菌のプロバイオティクス作用を介して腸の免疫防御能を高める．さらにプレバイオティクスがプロバイオティクスを介さず直接に調節性サイトカイン IL-10 と防御性サイトカイン INF-γ の産生増強に関与し[32]，またアレルギーに対する臨床効果も報告されている[33]．

母乳と人工栄養の組成の差異が腸内細菌叢の違いを生じ，短鎖脂肪酸の産生に影響

母乳中オリゴ糖が発酵を受け短鎖脂肪酸が産生される過程で水素ガス（H_2），炭

表6 母乳中のオリゴ糖，抱合型糖で病原体の腸上皮接着あるいはその産生毒素と結合を阻止するもの

受容体	病原体
フコシル化五糖	腸管病原性 E. coli
フコシル化オリゴ糖	E. coli（熱安定性エンテロトキシン） Campylobacter jejuni
Gal (β1-4) GlcNAc (β1-3) Gal (β-4) Glc	Streptococcus pneumoniae
ガングリオシド GM$_1$	Vibrio cholerae（毒素） E. coli（熱不安定性エンテロトキシン）
糖脂質 Gb$_3$	Campylobacter jejuni（毒素） Shigella（毒素）
マンノシル化糖ペプチド	腸管出血性 E. coli（ベロ毒素）
マンノシル化糖蛋白	ETTC CFA/II ETTC 1型フィンブリア
ラクタドヘリン（糖蛋白）	rotavirus

表7 未熟児の感染源となる要因

出生前の感染源	・子宮内（出生前）に起源のある感染 ・子宮内胎児発育遅延（IUGR）のため児の内臓の発育不全 ・消化管の未熟性
NICU内の環境が感染源	・機械的人工換気を含むNICUでの侵襲 ・抗菌薬の不適切な経静脈的投与 ・完全経静脈栄養に使用する血管留置管
消化管が関与する感染源	・経腸栄養の早期開始/遅延投与された栄養量の不足
新生児壊死性腸炎の発症と関連	・未熟児，特に在胎26週未満児の栄養不足 ・投与栄養構成分の感染に対する影響 ・アミノ酸，ヌクレオチド，プレバイオティクスおよびプロバイオティクス

素ガス（CO_2），そしてメタンなどのガスと細菌の壁の塊りも産生する[34]．細菌によって短鎖脂肪酸の産生にある程度の特徴があり，たとえば Bacteroides は主として酢酸，プロピオン酸，コハク酸を，Bifidobacterium は主として酢酸，乳酸を産生する．しかし，酪酸の主たる産生菌は不明である．母乳栄養児の腸内細菌叢は Bifidobacterium が優勢にあり短鎖脂肪酸の中で酢酸，乳酸が多く[35]，腸内環境が酸性になるため，E. coli, Streptococcus そして病原菌の増殖が抑えられる．さらに，母乳中の栄養素の利用率は人工乳のそれに比べ高く，大腸に流入する発酵に資する物質が少ないため，短鎖脂肪酸の産生物の種類の違いだけでなく全体量が少ない[36]．

プロバイオティクスの未熟児，新生児領域における臨床応用

　未熟児（低出生体重児）は，その種々の未熟性から生命を脅かす要因が数多く存在し，その1つが感染であり，未熟児の感染源をいくつか表7に示した．

表8　*B. breve* 投与による未熟児の新生児壊死性腸炎，感染症および死亡率改善の臨床効果

	対象 (1994〜1998)	*B. breve* 投与群 (1999〜2003)
症例	$n=226$ (101 超低出生体重児，125 極低出生体重児)	$n=338$ (220 超低出生体重児，118 極低出生体重児)
罹患率 n (%)		
新生児壊死性腸炎	6 (2.6 %)	0 (0 %)**
感染症	65 (28.8 %)	70 (20.7 %)*
死亡率 n (%)		
全体数	38 (16.8 %)	39 (11.5 %)
感染による死亡	9 (13.8 %)	2 (0.6 %)
死亡全体に占める感染死	23.7 %	5.1 %*

*: $p<0.05$，**: $p<0.01$
(Satoh Y, et al. 2007[37] より)

未熟児に対する感染症予防および死亡率に与える影響

　未熟児，特に 1,500 g 未満で出生した超低出生体重児 (extremely low birth weight：ELBW) および極低出生体重児 (very low birth weight：VLBW) に対し，共同研究者の Satoh ら[37] は 338 例 (ELBW220 例，VLBW118 例) で，出生後平均 7.2 時間以内に *Bifidobacterium breve* 1×10^9 CFU を蒸留水に溶解し，これを単独または経腸投与開始後は，母乳または人工乳に混合して経鼻胃チューブを介して，1日2回に分けて連日投与した．この療法を退院まで継続，感染予防および感染症による死亡率を検討した．対照群 (historical control) は計 226 例 (ELBW 101 例，VLBW 125 例) で，*B. breve* 投与以外は両群間に平均体重，在胎週数，栄養法などの有意差は認められなかった．臨床結果を表8[37] に示した．

　感染症 (非特異的だが，新生児科医が感染症を疑う徴候を認め，CRP 値が同一日に2回繰り返し施行して 2 mg/dL 以上を示した場合に感染症と診断) は，対照群が 28.8 %，*B. breve* 群が 20.7 %，そして感染症による死亡率がそれぞれ 13.8 %，0.6 % とどの事項も有意に *B. breve* 群で改善していた．その結果，全体の死亡率の有意な改善 (23.7 % vs 5.1 %) が認められた．その後さらに症例数を拡大して行った臨床研究でも同様の結果を得た[38]．1,500 g 未満の未熟児に *B. breve* の生後早期 (数時間以内) から連続して投与することは，感染症罹患率，感染症による死亡率そして全体の死亡率の改善に貢献すると考えられる．

新生児壊死性腸炎に対する予防効果

　新生児壊死性腸炎は，新生児の緊急性の高い重篤な消化器疾患である．症例の多くは出生体重 1,500 g 未満の VLBW で，欧米ではその 5〜10 %に，わが国では 2 %前後に発症し，ELBW ではさらに発症率が高まる．発症した場合は死亡率が 20〜40 %と著しく高く，生存してもその後の疾患の罹病率，特に神経学的発達に問

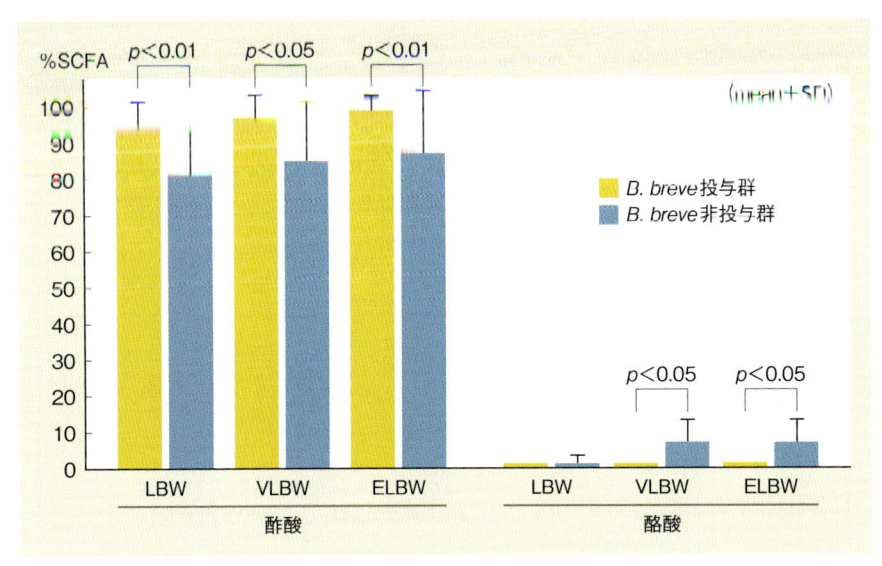

図5 ビフィズス菌投与による便中酢酸および酪酸の総短鎖脂肪酸における割合（生後4週）への影響
（Wang CX, et al. 2007[40] より）

題を残す．表8に示したように筆者らの施設では感染症と新生児壊死性腸炎の予防を兼ねて臨床試験を行い，B. breve の投与は新生児壊死性腸炎の発症も著しく減少させる効果が得られた[37]．すなわち新生児壊死性腸炎発症率は対象群で2.6％であったのに対し，B. breve 群では0％と有意な減少を認めた．海外からも同様の報告があり，その効果の信頼性は高いと考えられる[39]．

腸内発酵の有機酸，短鎖脂肪酸が与える影響

腸内での発酵によって産生される短鎖脂肪酸，有機酸は宿主に対して重要な働きをしている．共同研究者の Wang ら[40] は，未熟児に B. breve を投与して臨床研究を行い，その結果の便中の酢酸と酪酸の割合を図5に示した．B. breve の投与は，酪酸を減少させるというきわめて重要な知見を得た．酪酸は，成人の場合は腸上皮細胞を強化するなどの有用な働きが知られているが[41]，未熟児の場合は炎症性のサイトカインである IL-8 分泌を促進し，炎症を惹起する可能性があり[42]，また酪酸は組織障害を起こすことでも知られている[43]．炎症反応を促進する IL-8 は腸管内だけでなく全身に影響を及ぼし，肺疾患，脳損傷を起こす可能性が高く，未熟児の腸内発酵で酪酸の産生を抑える意義は大きい．

なぜプロバイオティクスとして Bifidobacterium を用いるか

筆者らの施設では，過去約10年近く，未熟児および病的新生児に対してプロバイオティクスとして B. breve を投与している．その主な目的は，感染症，新生児壊死性腸炎の予防，早期経腸栄養の導入確立により栄養状態の改善，などの結果，早期退院を促し，良好な成長発達を目指すためである（図6）．種々の防御能が未熟で炎症が起こりやすい環境に常に曝露され，いったん炎症のストレスが腸上皮細胞内に伝達されると，過剰反応を起こす未熟児，病的新生児に対し B. breve を投与する最も重要な理由はその安全性である．筆者らの施設（2つのNICU）では，

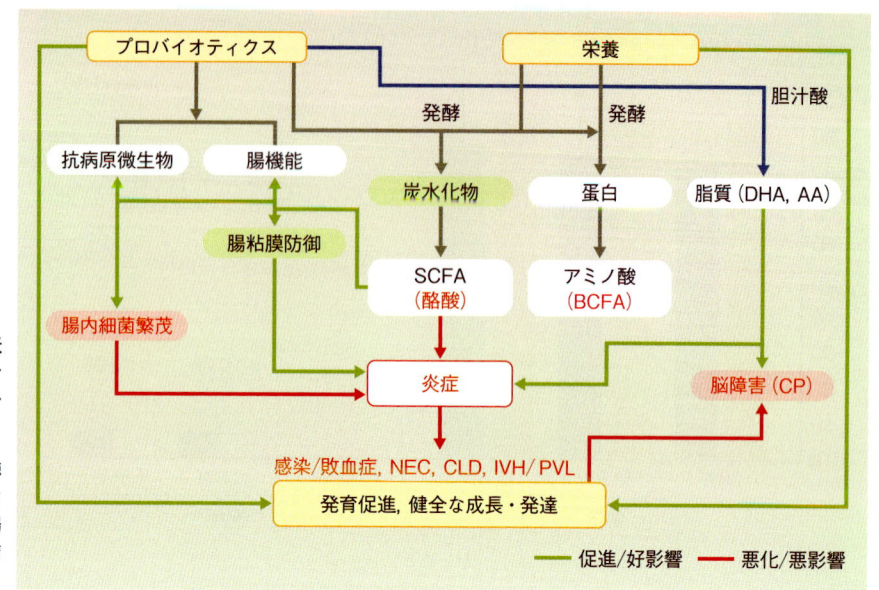

図6 未熟児（特に 1,500 g 未満）に対するプロバイオティクス投与がもたらす効果

プロバイオティクスは，防御機能の強化に加え，腸管機能（運動，消化吸収など）を強化して，同時に投与される経腸栄養を有効利用して未熟児の健全発育を促進する．

今までに 5,000 例を超える症例に *B. breve* の投与を行ってきているが，これに基因すると考えられる感染症（敗血症を含む）の発症やそのほかの有害事象は経験していない．

B. breve はヒト新生児由来の腸内細菌であり，未熟児，新生児の菌血症，敗血症の病因と有力視されている bacterial translocation（BT）の能力がきわめて低いとされている[44]．共同研究者の Fujii ら[45]は，未熟児への *B. breve* の投与により TGF-β1 の産生増へ誘導し，Th1 と Th2 細胞間のバランスを調整して，炎症の抑制，アレルギー発症の調節に関与する可能性を示唆した．また，ヤクルト研究陣との協同研究で共同研究者の Nagata ら[46]は，*B. breve* は *Lactobacillus* に比べ Peyer 板の免疫細胞からの炎症性サイトカイン産生量が少ないことを知見として得ている．また，前述したとおり，*Bifidobacterium* は bifidus factor 能を持ち，感染防御機能の面でもほかの菌種に比べ，特に防御能が非免疫学的および免疫学的面で未発達な未熟児に対して投与するうえで利点が多い．

一方，プロバイオティクスとして頻用されている1つの *Lactobacillus*，特にLGG は，小児や成人の免疫能に問題がある症例に投与し，菌血症や敗血症を発症したとする報告が散見される[47, 48]．したがって，*B. breve* 以外の菌の未熟児，病的新生児への投与は控えるべきと筆者は考える．

おわりに

未熟児，新生児の腸内細菌叢の発達と，これに密接に関係する腸上皮とのクロストークに基づく，宿主のホメオスターシス維持，炎症の抑制などの防御機構について総論的に述べた．また，母乳の役割について栄養学的に優れた点があるだけでなく，その含有する生理活性物質，オリゴ糖（プレバイオティクス），そして発酵産

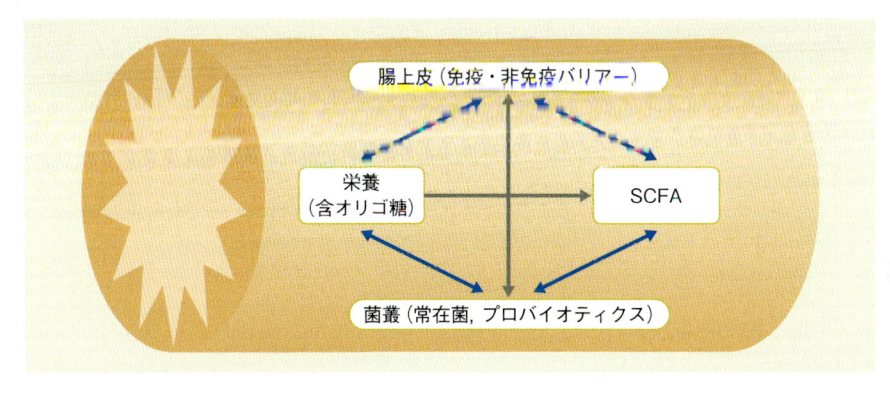

図7 腸管における腸菌叢（常在，プロバイオティクス）と生体機能との相互作用

生される短鎖脂肪酸が，児の未熟な防御能を補い，腸内細菌叢に好影響を及ぼすことについても言及した（図7）．これら未熟児，新生児の特徴を踏まえて，筆者らの施設で行った臨床研究の結果を述べた．すなわちプロバイオティクスとして *B. breve* を出生体重1,500 g 未満の未熟児（VLBW，ELBW）に生後数時間以内に投与を開始して，その後連日退院まで継続して得られた感染症と新生児壊死性腸炎の予防効果は，未熟児，病的新生児の治療成績向上に大いに期待できると考えられる．そのキャッチフレーズは"新生児期はプロバイオティクスによる腸内細菌叢介入の optimal period"である．

（山城雄一郎）

●引用文献

1. Mitsuoka T, Kaneuchi C. Ecology of the bifidobacteria. Am J Clin Nutr 1977; 30: 1799-1810.
2. 光岡知足．腸内細菌の話．岩波書店，1978．
3. Nomoto K, et al. Analysis of intestinal microflora at the early stage birth and the factors influence on the establishment. 15th International Congress of Dietetics, 2008.
4. Neut C, Bezirtzoqlou E, Romond C, et al. Bacterial colonization of the large intestine in newborns delivered by cesarean section. Zb Bakt Hyg A 1987; 226: 330-337.
5. Adlerberth I. Establishment of a normal intestinal, icroflora in the new born in fant. Hansen L and Yolken R (editors). Prpbiotics, other nutritional factors, and intestinal microflora. Nestle Nutition Workshop Series, Vol.42. Lippincott-Raven, Philadelphia. 1999; p.63-72.
6. Stark PL, Lee A. The microbial ecology of the large bowel of breast-fed and formula-fed infants during the first year of life. J Mea Microbiol 1981; 15; 189-203.
7. Kitaoka M, Tian J, Nishimoto M. Novel putative galactose operon involving lacto-N-biose phosphorylase in Bifidobacterium longum. Appl Environ Microbiol 2005; 71: 3158-3162.
8. Katayama T, Fujita K, Yamamoto K. Novel bifidobacterial glycosidases acting on sugar chains of mucin glycoproteins. J Biosci Bioeng 2005; 99: 457-465.
9. Orskov F, Sorenson BK. Escherichia coli serogroups in breast-fed and bottle-fed infants. Acta Pathol Microbiol Scand B 1975; 83: 25-30.
10. Wold AE, Hanson LA. Defence factors in human milk. Curr Opin Gastroenterol 1994; 10: 652-658.
11. Stavikova M, Lodmova-Zactnikova R, Adleiberth I, et al. Increased mannose-specific adherenee and colonizing ability of E. coli 083 in breastfed infants. Adv Exp Med Biol 1995; 371A: 497-500.
12. Johansen JR. Virulence factors in Escherichia coli urinary tract infection. Clin Microbiol Rev 1991; 4: 80-128.
13. Bennet R. The faecal microflora of newborn infants during intensive care management

and its relationship to neonatal septicemia. Stockholm: Stockholm University, 1994 Thesis.
14. Goldmann DA, Leclair J, Macone A. Bacterial colonization of neonates admitted to an intensive care environment. J Pediatr 1978; 93: 288-293.
15. Tullus K, Burman LG. Ecological impact of ampicillin and cefuroxime in neonatal units. Lancet 1989; 1: 1405-1407.
16. Li Y, Shimizu T, Hosaka A, et al. Effects of bifidobacterium breve supplementation on intestinal flora of low birth weight infants. Pediatrics International 2004; 46: 509-515.
17. Valiante N, De Gregorio E, Rappuoli R. Toll-free immunity? Nature Medicine 2008; 14: 1318-1319.
18. Walker WA. Role of nutrients and bacterial colonization in the development of intestinal host defense. J Pediatr Gastroenterol Nutr 2000; 30: S2-7.
19. Wick MJ, Madara JL, Fields BN, et al. Molecular cross talk between epithelial cells and pathogeic microorganisms. Cell 1991; 67: 651-659.
20. Medzhitov R. Toll-like receptors and innate immunity. Nature Review Immunology 2001; 1: 135-145.
21. von Bernuth H, Picard C, Jin Z, et al. Pyogenic bacterial infections in humans with MyD88 deficiency. Science 2008; 5889: 691-696.
22. Liew FY, Xu D, Brint EK, et al. Negative regulation of tall-like receotor-mediated immune responses. Nature Review Immunology 2005; 5: 446-458.
23. Sonnenburg JL, Angenent LT, Gordon JI. Getting a grip on things: how do communities of bacterial symbionts become established in our intestine? Nature Immunology 2004; 5: 569-573.
24. Meng D, Newburg DS, Young C, et al. Bacterial simbionts induce a FUT2-dependent fucosylated niche on colonic epithelium via ERK and JNK signaling. Am J Physiol Gastrointest liver physiol 2007; 293: G780-87.
25. Nanthakumar NN, Meng D. Development of intestital glycosylation and bacterial-epithelial crosstalk. FIMF合同フォーラム2008「腸内共生菌と食の機能」. 2008.
26. Fusunyan RD, Nanthakumar NN, Baldeon ME, et al. Evidence for an innate immune response in the immature human intestine: Toll-like Rrceptors on fetal enterocytes. Pediatr Res 2001; 49: 589-593.
27. Nanthakumar NN, Fusunyan RD, Sanderson I, et al. Inflammation in the developing human intestine: A possible pathophysidogic contribution to necrotizing enterocolities. PNAS 2000; 97: 6043-6048.
28. Dai D, Nanthakumar NN, Newburg DS, Walker WA. J Pediatr Gastroenterol Nutr 2000; 30: 823-833.
29. McGuire W, Anthony NY. Donor human milk vs. formula for preventing necrotizing enterocolities in preterm infants: systematic review. Arch Dis Child Fetal Neonatal Ed 2003; 88: F11-F14.
30. Thuri S, Henker J, Siegel M, et al. Detection of four human milk groups with respect to Lewis blood group dependent oligosaccharides. Glycoconj J 1997; 14: 795-799.
31. Newburg DS. Oligosaccharides in human milk and bacterial colonization. J Pediatr Gastrral Nutr 2000; 30: s8-s17.
32. Roller M, Rechkemmer G, Watzl B. Prebiotics inulin enriched with oligofructose in combinationwith the probiotics Lactobacillus rhamnosus and Bifidobacterium lactis modulates intestinal immune functions in rats. J Nutr 2004; 134: 153-156.
33. Boehm O, et al. Prebiotics in infant formulas: immune modulators during infancy. Nutrafood 2005; 4: 51-57.
34. Cummings JH, Macfarlane GT. A review; the control and consequences of bacterial fermention in human colon. J Appl Bacteriol 1991; 70: 443-459.
35. Sigur U, Ormisson A, Tamm A. Faecal short-chain fatty acids in breast-fed and bottle-fed infants. Acta Pediatr 1993; 82: 536-538.
36. Midtvedt AC, Midtvedt T. Production of short chain fatty acids by the intestinal microflora during the first 2 years of human life. J Pediatr Gastroentrol 1992; 15: 395-403.

37. Satoh Y, Shinohara K, Umezaki H, et al. Bifidobacteria prevents necrotizing enterocolitis and infection in preterm infants. Int J Probiotics and Prebiotics 2007; 2: 149-154.
38. Satoh H, Daigo M, Ohzeki K, et al. Probiotic supplementation dramatically decreases infection deaths in extremely and very low birth weight infants. Juntendo Med J 2009; 55: 136-141.
39. Deshpande G, Rao S, Patole S. Probiotics for prevention of necrotizing enterocolitis in preterm neonates with very low birth weight: a systematic review of randomized controlled trials. Lancet 2007; 369: 1614-1620.
40. Wang CX, Shoji H, Sato H, et al. Effects of oral administration of Bifidobacterium breve on fecal lactic acid and short chain fatty acids in low birth weight infants. J Pediatr Gastroenterol Nutr 2007; 44: 252-257.
41. Roediger WEW. Role of anaerobic bacteria in the metabolic welfare of the colonic mucosa in man. Gut 1980; 21: 793-798.
42. Fusunyan RD, Ohno Y, MacDermott RP, et al. Short chain fatty acids enhance interleukin-1β induced secretion of interleukin-8 by Caco-2 cells. Gastroenterology 1995; 108: A726.
43. Pender SLF, Quinn JJ, Sanderson IR, et al. Butyrate upregulates stromelysin-1 production by intestinal mesenchymal cells. Am J Physiol Gastrointestinal Liver Physiol 2000; 279: G918-G924.
44. Deitch EA. Role of bacterial translocation in necrotizing enterocolitis. Acta Pediatr Suppl 1994; 396: 33-36.
45. Fujii T, Ohtsuka Y, Lee T, et al. Bifidobacterium breve enhances transforming growth factor β1 signaling by regulating Smad 7 expression in preterm infants. J Pediatr Gastroenterol Nutr 2006; 43: 83-88.
46. Nagata S, Chiba Y, Shida K, et al. Differential cytokine responses of Peyer's patch and spleen cells to probiotics and pathogenic bacteria. Industry Sponsored Symposium, Pediatric Academic Society Annual Meeting 2008, Hawaii, USA.
47. Salminen MK, Rautelin H, Tynkkynen S, et al. Lactobacillus bacteremia, clinical significance, and patient outcome, with special focus on probiotic L. rhamnosus GG. Clin Infect Dis 2004; 38: 62-69.
48. Salminen MK, Rautelin H, Tynkkynen S, et al. Lactobacillus bacteremia, species indebtification, and antimicrobial susceptibility of 85 blood isolates. Clin Infect Dis 2006; 42: e35-e44.

III 臨床編 ❼ 小児科領域

31
乳児腸内細菌叢形成における母子間垂直伝播の役割

はじめに

ヒトの腸内には 500 種類もの細菌が常在菌として群を形成しており，その数は $10^{11}～10^{12}$ cells/g feces と考えられ，人体に存在する細胞数のおよそ 10 倍もの数が生息しているといわれている[1]．このような腸内細菌叢（フローラ）は，宿主にとって重要な役割を担っており，主に代謝機能や防御機能を有している．すなわち，非消化性の食物残渣の発酵，炭水化物の短鎖脂肪酸への分解によるエネルギーの産生や吸収，ビタミンKの産生，鉄吸収などの代謝機能，また，病原菌からの防御や腸内菌群と消化管免疫の相互作用などの生体防御機能など生体にとってきわめて重要な役割を担っている[1]．

このような重要な機能を有する腸内細菌叢の形成は出生直後から始まり，生後2，3日から1週間で，その人のその後の腸内細菌叢の原形が形成される[2]．そこで形成された腸内細菌叢は，成人となった後の腸内細菌叢に大きな影響を及ぼすと考えられている．そうであるならば，どのような要因が乳児の腸内細菌叢の決定因子となるかを考えることはきわめて重要なことである．

本稿では，乳児の腸内細菌叢の形成過程とその役割について，とりわけ乳児の腸内細菌叢の最優勢菌種であり，かつ宿主にとって重要な役割を担う bifidobacteria（ビフィズス菌）に注目して考えていきたい．乳児の腸内のビフィズス菌叢の形成過程については，分娩方法や出産後の環境因子や栄養方法など，主に出産時以後の影響については従来からよく研究されてきた．本稿では，まずこのような先行研究を整理したい．そして，そのような乳児の腸内ビフィズス菌叢形成に対する出産より前の影響，すなわち，母親の影響因子として腸内細菌叢や産道細菌叢がどのような影響を及ぼすのかについて，筆者らの研究を踏まえながら考えていきたい．

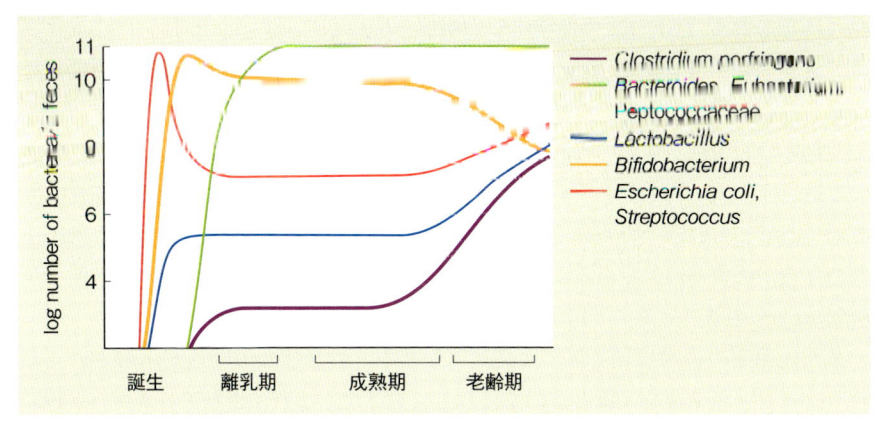

図1 便中の常在細菌叢の加齢による変化
（Mitsuoka T. 1996[5]より改変）

乳児における腸内細菌叢の形成過程

　胎児の腸内は無菌であるが，出産から数時間で児の便中に細菌が出現し始める．新生児の腸内は酸化還元電位が高く，最初に定着して細菌叢を形成するのは，通性嫌気性菌である *Staphylococcus*（ブドウ球菌属）や *Escherichia coli* を中心とした Enterobacteriaceae（腸内細菌科）などの Gram 陰性桿菌，そして *Streptococcus*（連鎖球菌属）などの Gram 陽性球菌である．その後，それらの菌群によって酸化還元電位が低下し，偏性嫌気性菌の生息が可能となり，Gram 陰性桿菌である *Bacteroides*（バクテロイデス属）や Gram 陽性桿菌である *Bifidobacterium*（ビフィドバクテリウム属）が出現する[3]．特に *Bifidobacterium* は，通常生後2週間目までには，栄養方法にかかわることなく新生児の腸内細菌叢の最優勢菌群となり[4]，そのまま乳児の最優勢菌群として生息していく．そして，離乳期に至り腸内で最優勢菌種ではなくなるものの，老年期に至るまで高い割合で腸内に生息し続けていく[5]（図1）．

　一方，病院内で出生した児や帝王切開により出生した児の場合，*E. coli* や *Bifidobacterium* の出現時期に大きな差はないが，*Clostridium*（クロストリジウム属）の出現が目立つようになる[2]．

　このような過程で新生児期の腸内細菌叢は形成されるが，出生後まもない時期の細菌群は，宿主の表皮細胞の遺伝子発現を調整し，その後の望ましい免疫系の発達を決定づけると考えられている[6]．このことはとりも直さず，新生児期の腸内細菌叢の形成は，宿主とその腸内細菌叢に生涯にわたり影響を与え続けることを意味している．

乳児における腸内ビフィズス菌叢の役割

　前述のように，ビフィズス菌は健康な乳児の腸内細菌叢においては，最優勢菌群である[4]．そして，乳児の腸内細菌叢にとっては，最も重要で，かつ有益な細菌群と考えられている．とりわけ，宿主の免疫系の確立に対する影響が大きい．この点に関して Fujii らは，未熟児に対して *Bifidobacterium breve* を含んだ補助食品を投与したところ，抗炎症作用や腸上皮の粘膜免疫，そして腸上皮細胞の分化・増殖

などにかかわるTGF-β1の血清中での増加を明らかにした[7]．また，Thibaultらは，健康な乳児（生後4〜6か月児）に *B. breve* を含んだ発酵食品を5か月間投与したところ，急性下痢症の重症化を軽減できたことを報告している[8]．

これらの報告は，乳児の腸内細菌叢におけるビフィズス菌叢は，腸上皮粘膜における抗炎症作用や腸上皮粘膜の防御機能を維持し，病原体の進入を防ぐ機能を有していると考えられる．さらにSudoらは，経口免疫寛容の確立のためには腸内細菌叢の存在が必要不可欠であることを，出生間もない無菌マウスにビフィズス菌（*B. infantis*）を生着させることにより明らかにした[9]．

また乳児期の腸内ビフィズス菌叢とアレルギーの発症との関連が示唆されており[10]，ビフィズス菌を妊婦とその児に対して投与することによりアレルギー（特にアトピー性皮膚炎）の発症予防の可能性が示唆されている[11]．

さらに近年，ストレス反応性の影響に対する腸内細菌叢の影響も示唆されている．有害なストレス刺激に曝露されたとき，主としてhypothalamic-pituitary-adrenal axis（HPA axis：視床下部-下垂体-副腎系）と交感神経系を活性化させ，外界の変化にすみやかに反応する．Sudoらは，無菌マウスと通常のマウスを比較し，無菌マウスのほうがHPA axisが高反応であることを示すとともに，ビフィズス菌（*B. infantis*）定着マウスではHPA axisが通常のマウスと同レベルまで減弱することを明らかにした[12]．

このように，健康な乳児の免疫系の確立とアレルギー発症予防，さらにはストレス反応性の低下など，乳児の身体的，かつ精神的な発達のためには，出生早期に腸内に十分，かつ有効なビフィズス菌叢が生着していることが必要不可欠と考えられている．

乳児における腸内ビフィズス菌叢の形成過程

垂直伝播と水平伝播

以上のように，乳児の腸内細菌叢にとってきわめて重要な役割を担っているビフィズス菌であるが，そのようなビフィズス菌叢はどのように形成されるのであろうか．

子宮内は無菌環境であることから，胎児の体内は無菌状態である．しかし，いよいよ分娩の段になると，分娩中，そして出生直後から，新生児は母親の細菌叢（垂直伝播）と周囲の環境の細菌（水平伝播）に曝露される．経腟分娩による出生の場合，最初に曝露されるのは母親の産道細菌叢と腸内細菌叢であり，出生直後から周囲の環境や児の世話をする人の影響を受ける．病院で出生した場合には，院内の器具やスタッフの影響を受けることになる[13]．帝王切開による出生の場合，母親の細菌叢の影響を受けるが，それ以上に環境（出生した病院とその病院のスタッフ）による影響をより直接的に受けることになる[14]．

このように経腟分娩の場合，まず曝露を受けるのは母親の産道細菌叢，そして腸内細菌叢であり，児の腸内細菌叢がこれらの影響を受けることは想像に難くない．

しかし，この至極あたり前と思われる垂直伝播に関する研究は驚くほど少ない[15,16]．Tannockらは，5組の母児ペアについて，母親の口腔，腟道，腸内と児の腸内の腸内細菌科，lactobacilli（乳酸菌），ビフィズス菌のプラスミドのプロファイルを比較したら，産道からの伝播例は認めず，母親の腸内から腸内細菌科とビフィズス菌の伝播例を認めた[15]．すなわち，現在のところ，株レベルでの産道細菌叢からの児の腸内細菌叢への影響を示唆した報告はほとんどない状況である．筆者らは，母児100ペアについて産道ビフィズス菌叢と児の腸内細菌叢の比較を行った[17]．種レベルでの比較では一致例を認めるものの，それが母親の便由来か産道由来かを決定づける株レベルでの比較は今後の課題と考えている．

分娩方法による違い

分娩方法と腸内細菌叢の形成の関係については従来からよく研究されてきているが，乳児の腸内ビフィズス菌叢については分娩方法によりどのような違いがあるだろうか．前述のように，出生後は通性嫌気性菌が腸内の主流を占め，それらの減少とともに偏性嫌気性菌であるビフィズス菌が増殖し，生後2週間までには最優勢菌種となる．この点に関しては分娩方法に大きな差はない．しかし，Grönlundらは，ビフィズス菌が全体の菌に占める割合は，生後10日までは帝王切開では有意に少ない割合となり，生後1か月でも，有意差はないものの帝王切開のほうが少ない割合であり，生後6か月でほぼ同様の割合になると報告している[18]．筆者らの研究では，生後1か月の乳児の腸内ビフィズス菌の総菌量をreal-time PCR（polymerase chain reaction）法により比較したところ，帝王切開の群のほうが少ない傾向を認めた[17]．Pendersらは，生後1か月の乳児腸内ビフィズス菌の総菌量に影響を与える因子の1つとして分娩方法をあげている[19]．このように，少なくとも新生児期までは，分娩方法によりビフィズス菌の生着に相違があると考えられる．

栄養方法による違い

生後，乳児の腸内細菌叢の確立に最も大きな影響を及ぼすのは，乳児の栄養方法であることは多くの研究により指摘されている[2]．そして，栄養方法の相違によるビフィズス菌叢の確立についても，以前から指摘されており，出生後しばらくは母乳のほうがビフィズス菌の総菌量が多いことが示されている[4]．そしてこの理由として，母乳に含まれるオリゴ糖がビフィズス菌の増殖因子として指摘されている[20]．

このような研究成果から，わが国でも母乳，もしくは混合乳（母乳と人工乳の混合）で育てることが広く普及しており，筆者らが研究対象とした母児ペアにおいても，およそ95％が母乳，もしくは混合乳であった[17]．また，これまでの研究を踏まえて，近年では人工乳もより母乳に近い成分となっており，オリゴ糖が含まれているものも多くみられ，母乳と人工乳によるビフィズス菌の総菌量や有効性については従来ほどの差はなくなってきていると考えられる．

母児腸内ビフィズス菌叢と母親の産道ビフィズス菌叢の構成

ビフィズス菌の総菌量

母児の腸内細菌叢

　ここまでは主にビフィズス菌全体の役割や形成過程について述べてきたが，以下では母児のビフィズス菌の構成について菌種レベルで概観したい．また，母親については，腸内だけでなく産道のビフィズス菌環境についても言及したい．

　母児における腸内のビフィズス菌の総菌量の相違についてであるが，母児ペアのビフィズス菌の総菌量を直接比較した先行研究はほとんどみられない．筆者らの研究によれば，母親とその児（生後1か月）のビフィズス菌の総菌量は，母親のほうが有意に多い結果となった[17]．乳児の腸内細菌叢にとっては，最優勢菌種であるはずのビフィズス菌であるが，その母親と比べると少ない結果となった．さらに興味深いことは，母親の腸内ビフィズス菌の総菌量とその児のビフィズス菌の総菌量は相関関係を認めなかった．

母親の産道細菌叢

　従来，産道細菌叢の中心は乳酸桿菌という考えが通説であり，産道内にビフィズス菌が存在することは指摘されていたものの，どの程度の割合の人に，どの程度の量が存在するのかは明らかにされてこなかった．

　筆者らは，分娩直前の妊婦100人の産道分泌液について，real-time PCR法によってビフィズス菌と乳酸桿菌の総菌量の比，およびビフィズス菌の検出頻度を調査した[17]．これらの結果によれば，およそ80％の妊婦からビフィズス菌が検出され，しかも，産道分泌液中のビフィズス菌と乳酸桿菌の総菌量は近い結果となった．非妊娠期の女性との比較をしなければ明らかとはならないが，産道内の粘膜細胞に含まれる多糖類はエストロゲンとプロゲステロンによって調整されており，妊娠期（さらには分娩期）にはその含有量が高まり，ビフィズス菌の総菌量も上昇した可能性が考えられる．なお，母親の産道分泌液中のビフィズス菌の総菌量と，その児の腸内ビフィズス菌の総菌量に相関関係は認めなかった．

ビフィズス菌種の構成

母児の腸内細菌叢

　次に乳児のビフィズス菌種の構成について概観したい．Matsukiらは，母乳栄養の出生後1か月の児27人と成人48人（母児ペアではない）に対してビフィズス菌の菌種構成を調査しており，乳児の最優勢菌種は*B. breve*であり，2番目は*B. infantis*，3番目は*B. longum*であった[21]（表1）．また，同研究によれば，成人については*B. catenulatum* groupが最優勢菌種であり，2番目は*B. longum*，3番目は*B. adolescentis*であった．

　筆者らが母児ペアに対してreal-time PCR法によってビフィズス菌種の構成を調査したところ，乳児では*B. breve*が最優勢菌種であり，2番目は*B. longum*，3番目は*B. infantis*であり，母親については，*B. longum*が最優勢菌種であり，2

表1 成人と乳児の便中ビフィズス菌種の検出割合

対象	検出割合(%) 成人の便サンプル n=48	乳児の便サンプル n=27
B. adolescentis	29 (60)	2 (7.4)
B. anglatum	2 (4.2)	1 (3.7)
B. bifidum	18 (38)	6 (22)
B. breve	6 (13)	19 (70)
B. catenulatum group	44 (92)	5 (19)
B. longum	31 (65)	10 (37)
B. infantis	0 (0)	11 (41)
B. dentium	3 (6.3)	3 (11)
B. gallicum	0 (0)	0 (0)

(Matsuki T, et al. 1999[21]より)

番目は B. catenulatum group, 3番目は B. adolescentis であった[17]．

全体における頻度や順位は異なるが，上位3菌種については，乳児も成人も Matsuki らの研究と同様であった．すなわち，わが国で行われた両研究では，乳児，成人では上記の3菌種が多く検出されるという結果であった．

母親の産道細菌叢

産道のビフィズス菌環境については報告が少なく，さらに妊婦の産道に関するビフィズス菌種構成についてはほとんど報告が認められない．

筆者らは，100人の分娩直前の妊婦の産道を real-time PCR 法によって調査したところ，妊婦の83％からビフィズス菌が検出され，B. breve が最優勢菌種であり，2番目は B. catenulatum group, 3番目は B. adolescentis であった[17]．B. breve が最優勢菌種である点に関しては，乳児の場合と同様であった．

今回の筆者らの研究では株レベルでの解析は行っておらず，乳児の腸内の B. breve が母親の産道と腸のどちらの細菌叢から伝播してきたのかは明らかにできなかった．しかし，妊婦の産道内にこれだけの割合でビフィズス菌が存在し，しかも最優勢菌種が乳児の腸内と同じ B. breve であることを考えると，母親の産道細菌叢から伝播している可能性は決して否定できないと考えられる．

母児腸内ビフィズス菌叢の相違の理由

以上の研究結果から，母児の腸内のビフィズス菌環境は異なっていることがわかる．それでは，このような母児間の相違はなぜ認められるのだろうか．

筆者らが研究対象とした乳児は，95％が母乳，もしくは母乳と人工乳の混合乳により栄養を摂取していた．すなわち，ほとんどの乳児が母乳から栄養を摂取していた．そこでこの点に注目し，乳児から検出された B. breve の菌体と B. longum の菌体に対して母乳に含まれているガラクトオリゴ糖を投与し，ガラクトオリゴ糖投与から12時間後，24時間後のビフィズス菌の増殖の程度を調査したところ，B. breve のほうが有意に増殖していた[17]．

このことから，乳児と母親のビフィズス菌叢が異なる理由の1つとして，乳児の栄養源が母乳であることが示された．

乳児腸内ビフィズス菌叢に影響を与える母親側の因子

母親の背景因子

これまで述べてきたように，乳児にとってビフィズス菌はきわめて重要な役割を担っており，その形成過程に影響を与える因子として，分娩方法，栄養方法，そして環境因子が考えられてきた．しかし，これらはどれも出産時以後の要因である．母親の妊娠期以前に乳児のビフィズス菌環境に影響を与える要因を明らかにすることは，乳児の腸内細菌叢におけるビフィズス菌の重要性に鑑みると，きわめて重要なことと考えられる．それでは，出生前の母親側の要因として，児のビフィズス菌環境に影響を与える因子は存在するのだろうか．

この点に関する報告は少ないが，まず母親の背景因子（腸内細菌叢や産道細菌叢以外の因子），すなわち母親の教育レベル，妊娠期の自然食やプロバイオティクスの摂取歴，そして妊娠期の抗菌薬の使用歴，さらには破膜から出産までの時間などについては，児の腸内細菌叢に影響を与えなかった[19]．

母親の腸内ビフィズス菌叢

Tannockらの報告によれば，母親の腸内のビフィズス菌は児に伝播していることが示されている[15]．そうであるならば，乳児の腸内細菌叢に生着しやすいビフィズス菌叢を母親が提供できれば，乳児の腸内ビフィズス菌の総菌量や種数（多様性）に影響を与えるのではなかろうか．この点，前述のように母親の腸内ビフィズス菌の総菌量は児のビフィズス菌の総菌量と相関関係は認められず，母親の腸内ビフィズス菌の総菌量の多さは反映しない結果となった[17]．

そこで筆者らは，多変量解析の手法を用いて，乳児のビフィズス菌の総菌量と多様性に対して影響を及ぼす因子を解析したところ，以下の結果を得た[17]．

乳児の腸内ビフィズス菌の総菌量に対しては，母親の腸内細菌叢に*B. breve*，もしくは*B. infantis*が検出されること，および分娩方法が影響を与えることが示された．また，乳児の腸内ビフィズス菌の多様性に対しては，母親の腸内細菌叢に*B. breve*が検出されること，および分娩方法が影響を与えることが示された．すなわち，乳児の腸内ビフィズス菌の総菌量と多様性の両方に影響を及ぼす因子として，母親の腸内細菌叢に*B. breve*が検出されることと分娩方法が解析結果から示された．分娩方法の影響については以前から指摘されているが，筆者らの研究から，母親の腸内細菌叢に*B. breve*が検出されることが乳児の腸内ビフィズス菌環境に強い影響を与えていることが新たに示唆された．

母親の産道ビフィズス菌叢

筆者らの研究では，多変量解析の結果から，産道のビフィズス菌環境は児の腸内

ビフィズス菌に対して直接の影響を認めなかった[17]．すなわち，産道のビフィズス菌の総菌量と児の腸内ビフィズス菌の総菌量は相関関係にないだけではなく，産道のビフィズス菌の検出種数も，児の腸内ビフィズス菌の細菌量や多様性に影響を与えた結果は見いだせなかった．しかし，だからといって経腟分娩における産道ビフィズス菌叢の影響が否定されたわけではない．産道のビフィズス菌の総菌量は，腸内と比べれば圧倒的に少ないことから明らかとならなかったに過ぎないとも考えられる．産道ビフィズス菌と児の腸内ビフィズス菌の最優勢菌種が同じ B. breve であることからも，産道細菌叢の児の腸内細菌叢に与える影響を今後明らかにしていく必要がある．

経腟分娩の場合，児は何よりも先に産道細菌叢に曝露される．しかるに，産道細菌叢は妊娠によりどのように変化するのか，妊婦の腸内細菌叢とはどのような関係にあるのか，そもそも妊婦の産道細菌叢の構成や役割はいかなるものか，ということについてはほとんど明らかとなっておらず，今後の研究が大いに期待される分野である．

プロバイオティクス，そしてプレバイオティクスへの期待

近年，乳児に対してアレルギーの発症予防を目的としてプロバイオティクスを投与する方法に警鐘を鳴らす研究が報告されている[22,23]．しかし，これらの研究はどれも乳酸菌だけを直接乳児に投与するという方法が選択されている．乳酸菌が乳児の腸内細菌叢に占める割合は少なく[18]，また，株によっては，宿主の炎症反応を惹起するとする報告もある[24]．そのような菌を乳児の未熟な腸上皮に対して直接投与すること自体，プロバイオティクスの趣旨にもとると思われ，決してプレバイオティクスやビフィズス菌を中心としたプロバイオティクスの効果に疑念を抱く結果とは考えられない．

思うに，プロバイオティクスやプレバイオティクスは，宿主の免疫系の大きな変化を期待する薬理作用に注目するものではなく，あくまでも宿主の常在細菌叢の環境を安定化する生理作用に重きを置くものである．そうであるならば，乳児に対するプロバイオティクスは，乳児の最優勢菌種であるビフィズス菌を中心に考えるべきであり，そのビフィズス菌の総菌量やビフィズス菌の効果を増強させるプレバイオティクスを考慮すべきである．プロバイオティクスやプレバイオティクスに過剰な薬理効果を期待すべきではなく，あくまでも宿主の常在菌との共存を達成するために，常在菌環境の normalization と stabilization にこそ，その本質があると考えるべきである．

そしてさらには，妊娠期以前に，将来生まれてくる児の腸内ビフィズス菌環境を調整することが可能となれば，より望ましいことは言うまでもない．前述のように，筆者らの研究では母親の腸内ビフィズス菌叢に B. breve が検出されることが，その児の腸内ビフィズス菌環境に重要な影響を及ぼすことが示された．そうであるならば，妊娠時，さらには妊娠準備期から母親の腸内に B. breve が生息できる環境に調整することが重要となってくる．母親の腸内に直接 B. breve を投与するとと

もに，*B. breve* の増殖効果のあるガラクトオリゴ糖の投与も考慮されるだろうが，さらに重要なことは，検出可能な程度の *B. breve* の生息が可能な腸内環境とはどのような環境なのかを今後明らかにしていく必要があると考える．

おわりに

　乳児の腸内細菌叢の形成過程とその役割について，とりわけ乳児の腸内細菌叢の最優勢菌種であるビフィズス菌に注目して述べてきた．従来，乳児の腸内細菌叢の形成については，分娩方法や出産後の環境因子や栄養方法など，主に出産時以後の影響について報告されてきた．しかし，本稿で述べてきたように，そのような乳児の腸内細菌叢形成に対する出産より前の影響，すなわち，妊娠期以前の母親の腸内細菌叢や産道細菌叢がどのような影響を及ぼすのかについてはまだ十分に明らかとなっているとはいえない．乳児の免疫系の確立とアレルギー発症予防，さらにはストレス反応性の低下など，乳児の身体的，かつ精神的な発達に影響を及ぼすビフィズス菌の重要性に鑑みるならば，ビフィズス菌の世代間伝播，そして生まれ来る児の腸内ビフィズス菌叢形成に与える母親の腸内，および産道常在細菌叢の役割について，今後の興味は尽きることはない．

（三上克央）

● 引用文献

1. Guarner F, Malagelada JR. Gut flora in health and disease. Lancet 2003; 361: 512-519.
2. Mackie RI, Sghir A, Gaskins HR. Developmental microbial ecology of the neonatal gastrointestinal tract. Am J Clin Nutr 1999; 69: 1035S-1045S.
3. Bezirtzoglou E. The intestinal microflora during the first weeks of life. Anaerobe 1997; 3: 173-177
4. Benno Y, Sawada K, Mitsuoka T. The intestinal microflora of infants: composition of fecal flora in breast-fed and bottle-fed infants. Microbiol Immunol 1984; 28: 975-986.
5. Mitsuoka T. Intestinal flora and human health. Asia Pac J Clin Nutr. 1996; 5: 2-9.
6. Hooper LV, Wong MH, Thelin A, et al. Molecular analysis of commensal host-microbial relationships in the intestine. Science 2001; 291: 881-884.
7. Fujii T, Ohtsuka Y, Lee T, et al. Bifidobacterium breve enhances transforming growth factor beta1 signaling by regulating Smad7 expression in preterm infants. J Pediatr Gastroenterol Nutr 2006; 43: 83-88.
8. Thibault H, Aubert-Jacquin C, Goulet O. Effects of long-term consumption of a fermented infant formula (with Bifidobacterium breve c50 and Streptococcus thermophilus 065) on acute diarrhea in healthy infants. J Pediatr Gastroenterol Nutr 2004; 39: 147-152.
9. Sudo N, Sawamura S, Tanaka K, et al. The requirement of intestinal bacterial flora for the development of an IgE production system fully susceptible to oral tolerance induction. J Immunol 1997; 159: 1739-1745.
10. Björkstén B, Sepp E, Julge K, et al. Allergy development and the intestinal microflora during the first year of life. J Allergy Clin Immunol 2001; 108: 516-520.
11. Kukkonen K, Savilahti E, Haahtela T, et al. Probiotics and prebiotic galacto-oligosaccharides in the prevention of allergic diseases: a randomized, double-blind, placebo-controlled trial. J Allergy Clin Immunol 2007; 119: 192-198.
12. Sudo N, Chida Y, Aiba, et al. Postnatal microbial colonization programs the hypothalamic-pituitary-adrenal system for stress response in mice. J Physiol 2004; 558: 263-275.
13. Murono K, Fujita K, Yoshikawa M, et al. Acquisition of nonmaternal Enterobacteriaceae

by infants delivered in hospitals. J Pediatr 1993; 122: 120-125.
14. Fryklund B, Tullus K, Berglund B, et al. Importance of the environment and the faecal flora of infants, nursing staff and parents as sources of gram-negative bacteria colonizing newborns in three neonatal wards. Infection 1992; 20: 253-257.
15. Tannock GW, Fuller R, Smith JL, et al. Plasmid profiling of members of the family Enterobacteriaceae, lactobacilli, and bifidobacteria to study the transmission of bacteria from mother to infant. J Clin Microbiol 1990; 28: 1225-1228.
16. Mändar R, Mikelsaar M. Transmission of mother's microflora to the newborn at birth. Biol Neonate 1996; 69: 30-35.
17. Mikami K, Takahashi H, Kimura M, et al. Influence of mternal bfidobacteria on the establishment of bifidobacteria gut in infants. Pediatr Res. 2009; 65: 669-674.
18. Grönlund MM, Lehtonen OP, Eerola E, et al. Fecal microflora in healthy infants born by different methods of delivery: permanent changes in intestinal flora after cesarean delivery. J Pediatr Gastroenterol Nutr 1999; 28: 19-25.
19. Penders J, Thijs C, Vink C, et al. Factors influencing the composition of the intestinal microbiota in early infancy. Pediatrics 2006; 118: 511-521.
20. Newburg DS. Oligosaccharides in human milk and bacterial colonization. J Pediatr Gastroenterol Nutr 2000; 30 Suppl 2: S8-17.
21. Matsuki T, Watanabe K, Tanaka R, et al. Distribution of bifidobacterial species in human intestinal microflora examined with 16S rRNA-gene-targeted species-specific primers. Appl Environ Microbiol 1999; 65: 4506-4512.
22. Kopp MV, Hennemuth I, Heinzmann A, et al. Randomized, double-blind, placebo-controlled trial of probiotics for primary prevention: no clinical effects of Lactobacillus GG supplementation. Pediatrics 2008; 121: e850-856.
23. Taylor AL, Dunstan JA, Prescott SL. Probiotic supplementation for the first 6 months of life fails to reduce the risk of atopic dermatitis and increases the risk of allergen sensitization in high-risk children: a randomized controlled trial. J Allergy Clin Immunol 2007; 119: 184-191.
24. Viljanen M, Pohjavuori E, Haahtela T, et al. Induction of inflammation as a possible mechanism of probiotic effect in atopic eczema-dermatitis syndrome. J Allergy Clin Immunol 2005; 115: 1254-1259.

III 臨床編 ❼ 小児科領域

32 新生児外科疾患

はじめに

プロバイオティクスを臨床応用した報告が，外科疾患，アレルギー疾患，小児科疾患など幅広い分野で報告されるようになってきた[1-4]．本項では新生児外科疾患患児が腸内細菌叢（フローラ）獲得に際して持つ固有の問題点と，その解決法としてのプロバイオティクス，プレバイオティクスの効果について，当科での治療経験をもとに概説する．

新生児外科疾患患児の腸内細菌叢

腸内細菌叢を獲得できない諸条件と問題点

新生児期，特に生後すぐに手術治療が必要な患児では，正常な腸内細菌叢を獲得できない諸条件がそろっている．まず，消化管機能に異常がある，あるいは呼吸機能に異常がある疾患が多く，生後早期に腸管を用いた栄養が施行できない患児が多い．このために，生後に経口的に摂取されるべき菌が摂取できないことになる．また，手術治療に際しては抗菌薬が全例に使用されるため，正常児で生後早期に生着がみられる常在好気性菌の生着が阻害されると考えられる．これは，引き続いて起こる常在嫌気性菌の生着阻害にもつながるものと考えられる．

さらには，新生児集中治療室（neonatal intensive care unit：NICU）は，抗菌薬多剤耐性菌が繁殖しやすい個室空間であり，メチシリン耐性黄色ブドウ球菌（methicillin resistant Staphylococcus aureus：MRSA）などが高頻度で存在し，患児に曝露される可能性が高い．正常菌叢が獲得できない患児では，このような病原性の高い菌が腸内に生着する危険性が高い．

生後からこのような条件がそろっている重症患児では治療が遷延すれば，繰り返し抗菌薬が投与され，経腸栄養も制限されることが多く，さらには乳児期の免疫力

が低下する時期に重なり，重症感染症を併発する可能性も高まってくる．このような状況は，一度，正常腸内細菌叢を獲得した後で病原性菌が一過性に増殖し，腸内環境が乱れるといった成人でみられる現象とは少し異なる状態で，安定した嫌気性菌優勢の腸内細菌叢獲得が難しい状況が続くことになる．

新生児外科疾患

新生児外科疾患とは，大きく分けて消化管疾患，呼吸器疾患，泌尿生殖器疾患に分けられる．

消化管疾患

腸閉鎖症，胎便性腹膜炎，鎖肛，腸回転異常症，新生児壊死性腸炎（necrotizing enterocolitis：NEC），Hirschsprung病などが代表的な疾患である．広範囲な腸管壊死を伴う場合や，広範囲な腸管機能障害を持つ場合など長期にわたって入院加療が必要になる．特に新生児壊死性腸炎は，腸内細菌の異常増殖がその要因の一つと考えられており，腸内細菌叢異常が直接病態にかかわっている疾患である．

呼吸器疾患

横隔膜ヘルニア，先天性嚢胞性腺腫様奇形（congenital cystic adenomatoid malformation：CCAM），肺分画症などがある．最近では呼吸器管理の進歩により，重症の肺低形成を持つ患児が救命されるようになってきており，長期呼吸器管理のために気管切開を行うことも多くなっている．この場合には，気管切開口には高率に病原性菌が生着することが明らかになっており，それが消化管に飲み込まれて腸内細菌叢がますます異常になっていくことが経験される[5]．

生殖器・泌尿器疾患

多くは重症ではないが，総排泄腔症や膀胱腸裂，二分脊椎症など，排泄に異常をきたす患児では治療が遷延することも多く，腸内細菌叢は異常になりやすい．加えて新生児外科疾患患児は，消化器，呼吸器，循環器，泌尿生殖器のうち複数個の臓器が異常である多発奇形の場合が少なくない．脊椎異常（Vertebral defects）・鎖肛（Anorectal malformation）・心疾患（Cardiac disease）・食道閉鎖症（Tracheo-esophageal fistula）・腎疾患（Renal dysplasia）を合併するVACTER連合がその代表である．近年では胎児期に異常が見つかる症例のうち，周産期管理の進歩と相まって今までは救命できなかった重症患児が救命されるようになってきた．筆者らはこれまで外科疾患としては経験することのなかった，body stalk anomalyと呼ばれる重症の肺低形成を伴った臍帯ヘルニア症例[6]や鎖肛・尿道閉鎖を合併し，従来では救命不可能であったcomplete urorectal septum malformation sequenceの症例[7]などを最近経験した．これらの複合奇形症例では先に述べたような典型的な腸内細菌叢異常が誘導される．

新生児外科疾患患児の腸内細菌叢異常

実際にこれまで述べてきたような新生児外科疾患患児の腸内細菌叢が異常になっているかどうかを検索した．検索した患児はこれまでに述べたような疾患範疇に入る新生児外科疾患で，生直後から1年以上，入院加療が必要であった11人である．

表1 重症小児外科疾患患児の腸内細菌叢異常

症例	好気性菌/嫌気性菌(%)	Bacteroides	Bifidobacterium	Lactobacillus	Enterobacteriaceae	Streptococcus	Staphylococcus	Pseudomonas	Candida
食道気管瘻	38.0	0	0	6.70	9.78	9.70	4.88	5.76	7.95
横隔膜挙上症	4.47	10.49	0	0	9.09	9.32	3.62	7.14	6.44
喉頭気管食道裂	10.9	0	0	0	8.73	10.07	0	0	7.08
短腸症候群	39.8	0	0	0	0	0	0	0	9.41
難治性腸炎	49.0	0	0	5.78	9.76	6.75	3.66	0	0
短腸症候群	98.0	0	0	0	9.20	7.68	6.05	0	3.08
Hirschsprung病	0.0776	9.65	9.30	4.31	7.13	5.15	0	3.86	2.60
Hirschsprung病	24.0	0	7.66	0	8.24	8.38	4.04	0	4.03
臍帯ヘルニア	77.2	0	0	0	9.17	0	6.38	0	3.66
VACTER連合	100	0	0	5.62	9.78	9.38	4.30	3.34	0
気管狭窄症	51.3	10.04	0	0	9.41	4.08	3.26	7.15	0

数字は, 糞便1gあたりの菌数を自然対数表示したもの.
(Kanamori Y, et al. 2006[12] より改変)

表1に示すように, BacteroidesやBifidobacteriumといった偏性嫌気性菌の生着が著しく不良であることがわかる. その一方で, PseudomonasやCandidaという病原性微生物が生着・増殖している例が少なからずみられることも明らかとなった. このような腸内細菌叢は, 重症の新生児外科疾患患児に特徴的なものと考えられ, 「新生児外科疾患患児の腸内細菌叢 phase 分類」で述べる腸内細菌叢の phase 分類では, I-a, I-b という phase に当たる. 重要なことは, 腸内細菌叢の異常は患児の全身状態の異常につながっているという点で, これらの患児は, 栄養不良状態が遷延したり, 重症感染症などにしばしば罹患したりして長期入院を余儀なくされている.

プロバイオティクス, プレバイオティクス, シンバイオティクス

新生児外科疾患患児の腸内細菌叢異常について述べてきたが, この病態が患児の栄養状態不良や重症感染症の原因になっているとすると, 患児の予後を改善するためには腸内細菌叢の改善を図る必要性があると考えた. そこで, 筆者らは1997年から, ヤクルト中央研究所の協力を得て, シンバイオティクス療法を開始した.

ヤクルト中央研究所では, ヒトの腸内から分離した2種類のプロバイオティクス菌を保有維持しており, それぞれ胃酸に耐性を持ち, 病原性が比較的低いことを多くの健常人での内服使用(市販の発酵乳飲料として)によって証明していた. この2種類の菌は, *Bifidobacterium breve* Yakult 株[8]と, *Lactobacillus casei* Shirota 株[9]である. 前者はまだ薬品として市販されておらず治験薬である. 後者は薬品として市販されており(ビオラクチス散®), 筆者らはこれを適応外使用薬品として用いている. どちらも, その製剤1g中に菌を10^9以上含有しており, その菌数がかなり多いことが特徴である. また, 1995年にGibsonら[10]が提唱したプレバイオテ

表2 短腸症候群患児のシンバイオティクス療法前後の腸内細菌叢

治療期間(月)	Bacteroides	B. breve*	L. casei*	bifidobacteria	lactobacilli	E. coli	streptococci enterococci	staphylococci	Candida
治療前	ND	ND	ND	6.91	ND	9.20	0.9	2.78	9.36
1	1.40	10.01	8.70	11.04	9.02	8.43	ND	ND	8.50
2	7.20	8.34	6.73	10.90	9.07	8.35	8.27	ND	8.18
3	8.60	10.39	7.87	10.19	9.37	7.97	7.88	ND	8.81
4	9.49	7.30	7.41	9.25	9.03	8.08	8.58	3.89	7.43
6	ND	10.40	6.89	9.00	9.20	7.82	6.99	2.78	5.75
7	ND	9.29	6.38	8.48	9.78	7.35	ND	ND	7.37
9	ND	5.95	5.95	7.48	9.39	6.58	ND	ND	5.79
11	ND	2.60	4.73	7.65	8.99	3.00	2.78	ND	2.60
14	ND	7.12	5.45	9.30	8.88	8.09	7.13	ND	ND
19	ND	7.75	8.05	9.74	8.62	7.90	8.09	ND	2.60

*: B. breve, L. casei は投与したプロバイオティクス．
数字は，糞便1gあたりの菌数を自然対数表示したもの．
(Kanamori Y, et al. 2001[11] より改変)

ィクス，シンバイオティクスという概念を応用した療法を行うことにした．

プレバイオティクスとは，腸内有用菌を選択的に活性化し，増殖を促す難消化性食品成分のことで，オリゴ糖が代表的である．シンバイオティクスとは，プロバイオティクスとプレバイオティクスとを併用することにより相乗的に腸内細菌叢改善効果をねらったものであるが，そのために筆者らはヤクルト本社から販売されているガラクトオリゴ糖（オリゴメイト®）を採用した．当時シンバイオティクスを臨床応用した報告は見あたらず，世界に先駆けて本療法を開始した．

第1例は，新生児期に腹壁破裂から広範囲の腸管壊死を起こして小腸大量切除となった患児であった[11]．急性期を脱してからも腸炎を繰り返し，典型的な短腸症候群を呈し，体重増加が不良であった．腸内細菌叢は，嫌気性菌がまったく生着しておらず，Candida が $10^{9.36}$ と著しく増殖するきわめて異常なものであった．この患児にシンバイオティクス療法を行ったところ，プロバイオティクスの生着がみられ，病原性微生物は抑制されるという改善がみられ（表2），さらに臨床効果は抜群で，腸炎はまったく起こらなくなり体重増加が順調に得られた（図1）．

新生児外科疾患患児の腸内細菌叢 phase 分類

その後，後述するように数十人の患児の腸内細菌叢を解析することになったが，それらを俯瞰すると，腸内細菌叢がいくつかの型に分類できることに気づき，これを以下のような4つの phase 分類としてまとめることにした（表3）[12]．

すなわち，4つの phase を以下のように規定した．

phase I-a

常在好気性菌が優位の菌叢で，生後数日の大腸内の状態に類似している不安定な菌叢である．

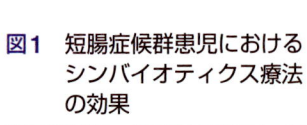

図1 短腸症候群患児におけるシンバイオティクス療法の効果

治療開始前は，繰り返す腸炎によって体重増加は不良であった．治療の開始後に腸炎を起こす頻度は劇的に減少し，体重増加が得られた．蛋白合成の指標の一つである血中コリンエステラーゼ値も増加した．
(Kanamori Y, et al. 2001[11]より改変)

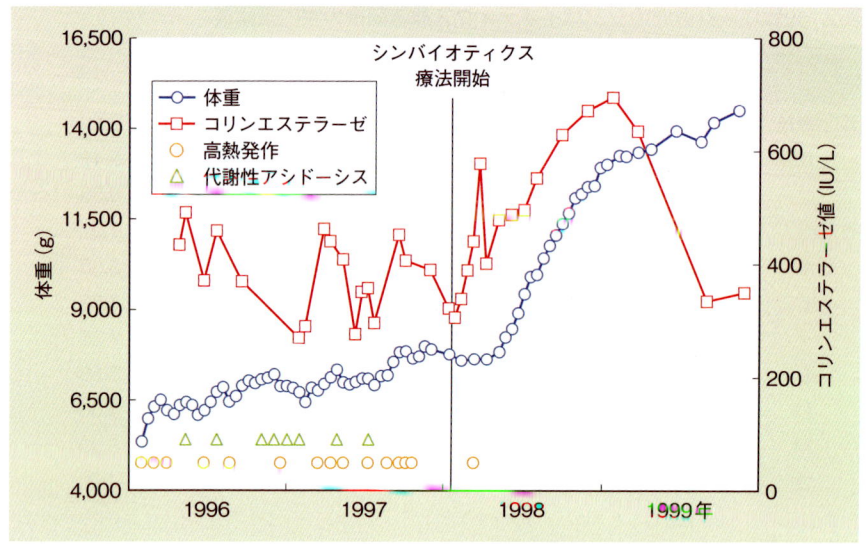

表3 小児腸内細菌叢のphase分類

phase I-a	常在好気性菌優位菌叢 low risk phase
phase I-b	病原性微生物優位菌叢 high risk phase
phase II	プロバイオティクス優位菌叢 control phase
phase III	常在嫌気性菌優位菌叢 safety phase

小児の腸内細菌叢を4つのphaseに分類することを提唱している．phase I-aとは常在好気性菌優位の菌叢，phase I-bとは病原性微生物優位の菌叢，phase IIとはプロバイオティクス優位の菌叢，phase IIIとは常在嫌気性菌優位の菌叢，である．

phase I-b

常在好気性菌よりも病原性微生物のほうが優位になっている菌叢で，しばしば筆者らの患児で遭遇するハイリスクの菌叢である．

phase II

投与したプロバイオティクスが優勢の菌叢で，これを確認するためにプロバイオティクスをほかの同種菌と区別して特異的に検出するようにしている．筆者らが採用している2種類のプロバイオティクスはその点で特筆すべきであり，プロバイオティクスに特異的なモノクローナル抗体によってプロバイオティクス菌を定量的に測定している．

phase III

常在偏性嫌気性菌が優位の菌叢で，正常腸内細菌叢といってもよい安定した菌叢である．腸内細菌叢の安定性と，腸管機能の賦活化とは相関関係があると考えており，図2-aのようにphase I-bが最も不安定で機能低下に関与している菌叢で，次にphase I-a，phase II，phase IIIと菌叢の安定性と腸管機能の賦活化が進行するものと考えている．そして図2-bのように，正常患児では生後に，まずphase I-aの菌叢を獲得し，1か月以内にphase III菌叢を獲得し，菌叢の安定化と腸管機能の獲得が得られる．

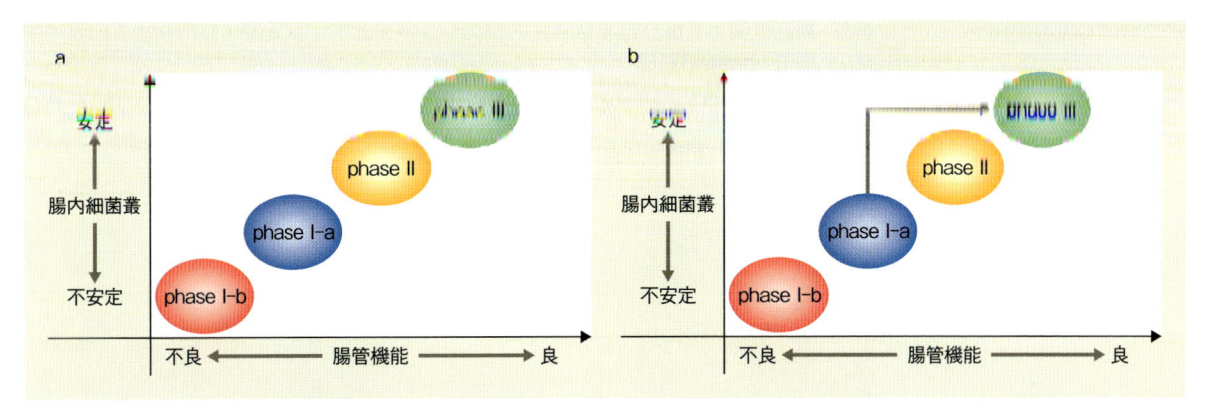

図2 腸内細菌叢の安定性と腸管機能
a. 腸内細菌叢はphase I-bからphase I-a, phase II, phase IIIへと移行するにつれて安定性を増すと考えられ，同時に腸管機能の賦活化も誘導されると考えられる．
b. 正常新生児では腸内細菌叢は，まずphase I-aを獲得し，生後1か月ほどでphase IIIに移行して安定化する．

表4 シンバイオティクス療法を行った短腸症患児

症例	年齢	性別	原疾患	短小腸	短大腸	治療開始年齢	治療期間
1	7y11mo	F	腹壁破裂	(＋) 25 cm	(－)	3y4mo	55
2	24y8mo	F	腸回転異常症	(＋) 60 cm	(＋) 30 cm	20y3mo	53
3	4y7mo	M	腸回転異常症	(＋) 15 cm	(－)	2y2mo	29
4	10y0mo	M	Hirschsprung病	(＋) 140 cm	(＋) 8 cm	7y0mo	37
5	8y7mo	M	Hirschsprung病	(＋) 100 cm	(＋) 20 cm	4y8mo	47
6	2y6mo	M	Hirschsprung病	(－)	(＋) 10 cm	1y3mo	15
7	2y11mo	M	難治性腸炎	(＋) 85 cm	(－)	1y4mo	19

(Kanamori Y, et al. 2004[13]より改変)

シンバイオティクスの治療的使用とその効果

難治性腸炎患児に対する治療

　難治性腸炎患児7人にシンバイオティクス療法を1年以上おこなった（**表4**）[13]．患児はいずれも低栄養による成長不良を認め，腸炎を繰り返していた．腸内細菌叢は偏性嫌気性菌の生着不良を認めた．phase分類では，3例がphase I-bで，2例がphase I-aであった（**表5**）．治療を開始すると，早期にプロバイオティクス優勢のphase IIの腸内細菌叢を誘導することが可能であった．そして，長期的には全例で常在偏性嫌気性菌優位の菌叢が構築された（**表5**）．このような腸内細菌叢の変化に伴って，患児は腸炎を起こす頻度が減少し，体重増加率が上昇し，蛋白代謝の指標である血中プレアルブミン値が増加した（**表6**）．
　治療開始時点からphase IIIであった症例2では，プロバイオティクスの生着と同時に肝機能の悪化が著明に改善した．明らかな証拠はないが，本患児では治療開始後，便色が白色調から黄色調に変化したことから，胆汁うっ滞の改善による肝機

表5 難治性腸炎を繰り返す短腸症7例のシンバイオティクス療法施行前後での腸内細菌叢phaseの変遷

症例	菌叢 phase 治療開始前		治療開始後	
1	I-b	→	II	→ III
2	III	→	II-III	→ III
3	I-a	→	II	→ III
4	III	→	II-III	→ III
5	I-a	→	II	→ III
6	I-b	→	II	→ III
7	I-b	→	II	→ III

5例が治療開始時には，phase I-a あるいは phase I-b という不安定な菌叢であった．治療開始後は全例が phase II菌叢を経て phase III に移行した．

表6 シンバイオティクス療法前後の体重増加率とプレアルブミン値の変化

症例		1	2	3	4	5	6	7
体重増加 （kg/年） （歳）	治療前	1.17 (1y〜3y4mo)	0.32 (9y〜20y3mo)	4.92 (1y〜2y2mo)	1.32 (1y10mo〜7y)	1.88 (2y2mo〜4y3mo)	1.40 (11mo〜1y3mo)	2.76 (6mo〜1y4mo)
	治療後	2.10 (3y4mo〜7y6mo)	1.00 (20y3mo〜24y4mo)	0.04 (2y2mo〜4y7mo)	2.95 (7y〜10y)	2.16 (4y3mo〜8y4mo)	3.52 (1y3mo〜2y5mo)	4.23 (1y4mo〜2y11mo)
プレアル ブミン (mg/dL)	治療前	10.1	12.9	15.0	14.7	22.9	8.6	10.4
	治療後	16.3	20.7	18.9	23.1	17.6	19.1	14.3

$p<0.05$

（Kanamori Y, et al. 2004[13] より改変）

能改善が治療によって得られたのではないかと考えている．また，症例4においても治療開始前から腸内細菌叢は phase III であった．この症例では，治療開始前には小腸潰瘍が多発しており，便性は肉眼的にはきわめて不良であった．治療開始後はプロバイオティクスの生着とともに便性は改善し潰瘍も軽快した．

　腸内細菌叢の解析は従来から培養法によって行われており，その得られた結果は培養可能な菌種の分布によって細菌叢の全体を推測するという方法である．そのために培養法による菌叢解析には限界もあり，偏性嫌気性菌が主体の phase III という判断がなされても，実際には腸内細菌叢が全身に悪影響を及ぼしていると考えられる病態もあり得ると推測している．そして，症例2，4はそのような例ではないかと考えている．

　この考えを支持する傍証として便中の短鎖脂肪酸（プロピオン酸，酢酸，酪酸）の測定結果がある．筆者らは腸内細菌叢の解析と同時に便中の短鎖脂肪酸の含有量も測定している．これは，複雑な腸内細菌叢の最終代謝産物であり，腸管機能の維持には不可欠な物質である．筆者らの解析した7例の患児の便中には明らかに短鎖脂肪酸が減少しており，症例2，4もその例外ではなかった．このことは，嫌気性菌優位の phase III の菌叢にみえても，実際には正常腸内発酵が起こっていない症例があるということを示唆していると考えている．

表7 シンバイオティクス療法を行った呼吸障害患児7例

症例	性別	年齢	原疾患	気管切開	消化管疾患	その他の問題点	治療期間
1	F	10mo	頸部巨大リンパ管腫	+	胃瘻		8mo
2	F	2y2mo	Body stalk anomaly 肺低形成	+	腸瘻 胃食道逆流症	中心静脈カテーテル使用	1y2mo
3	F	2y4mo	喉頭閉鎖症	+	鎖肛 胃食道逆流症	膀胱尿管逆流症	10mo
4	M	3y3mo	声門下狭窄症	+	Hirschsprung病	心疾患	2y10mo
5	M	4y4mo	食道気管瘻 気管狭窄症	+	胆石症 胃食道逆流症	中心静脈カテーテル使用	1y7mo
6	F	7y8mo	喉頭気管食道裂	+	胃瘻, 腸瘻	中心静脈カテーテル使用	6y11mo
7	M	11y3mo	両側横隔膜弛緩症 肺低形成	+	胃瘻 嚥下困難症	中心静脈カテーテル使用	6y10mo

(Kanamori Y, et al. 2006[5]より改変)

表8 7人の呼吸障害患児の上気道から検出された病原菌

症例	MRSA	Pseudomonas aeruginosa	Candida
1	+ (4/20)	+ (14/20)	− (0/20)
2	+ (25/48)	+ (32/48)	+ (2/48)
3	− (0/19)	+ (9/19)	+ (3/19)
4	+ (15/25)	+ (12/25)	− (0/25)
5	+ (10/23)	+ (3/23)	− (0/23)
6	+ (72/99)	+ (66/99)	− (0/99)
7	+ (65/132)	+ (64/132)	− (0/132)

+ (n/m):m回培養中n回陽性, − (0/m):m回培養にてすべて陰性.
(Kanamori Y, et al. 2006[5]より改変)

重症呼吸器疾患患児に対する治療

　重症呼吸器疾患患児は，先天的に肺の発生異常を合併していたり気道の狭窄症などを併発しており，生直後から呼吸器管理をされることが多い．この場合には病態が安定するまでは経腸栄養ができないことが多い．加えて，このような患児は消化管の先天異常を合併していることが多い．長期的には呼吸器管理が遷延する場合には気管切開術が行われる．気管切開が行われると気管チューブが持続的に留置されるため，上気道にはほぼ全例で，病原性微生物が生着してしまう．この病原性微生物は一部嚥下されて消化管に取り込まれることは想像に難くなく，腸内細菌叢の異常に直結している．

　筆者らは，まず喉頭気管食道裂というまれな重症呼吸器疾患の患児にシンバイオティクス療法を行った．繰り返す肺炎で成長が阻害されていたが，治療開始後は重篤な肺炎を起こすことなく成長が得られた[14]．その後，呼吸器障害の患児7人にシンバイオティクス療法を行った（表7）[5]．7人は全例気管切開術が行われており，MRSAや，Pseudomonas aeruginosa（緑膿菌），Candidaなどの病原性微生物が上気道から検出されている（表8）．

表9 呼吸障害患児7例のシンバイオティクス療法施行前後での腸内細菌叢 phase の変遷

症例	菌叢 phase				
	治療開始前			治療開始後	
1	I-b	→	II	→	III
2	I-b	→	II	→	III
3	III+I-b	→	II-III	→	III
4	III+I-b	→	II-III	→	III
5	I-b	→	II	→	III
6	III+I-b	→	II-III	→	III
7	III+I-b	→	II-III	→	III

治療開始前には, 3例が phase I-b, 4例が phase III だが病原性菌が生着した特殊な菌叢であった (phase III＋phase I-b と表現できる菌叢). 治療開始後はプロバイオティクスの生着がみられ, 最終的には全例が phase III に移行した.

治療開始前の腸内細菌叢は, 3例で phase I-b であり, 4例は嫌気性菌優位ではあるが, 病原性微生物もかなり検出される菌叢であった (表9). この菌叢は phase III (＋phase I-b) と記載してもよい病態であると考えている. これらの7例の症例は, シンバイオティクス療法を開始すると, プロバイオティクスがよく生着し, 次第に病原性微生物が抑制されて最終的には全例 phase III に誘導された (表9). このような菌叢の改善は, 患児の栄養状態の改善とともに重症感染症の予防に効果があった.

治療的プロバイオティクス使用の腸内細菌叢に及ぼす影響

これまでに治療してきた多くの患児では治療開始前には腸内細菌叢は phase I-a または phase I-b であった. また, phase III＋phase I-b と表現するのが適当な症例もあった. この状態は phase III に比べると腸管機能も, 腸内細菌叢の安定性も低下している状態と考えられる. そして, 筆者らのシンバイオティクス療法を行うと多くの患児で腸内細菌叢はプロバイオティクス優位の phase II に誘導可能であった. さらに治療を続けると最終的には phase III に誘導することが可能であった (図3). 重要なことは, このような菌叢の変化が臨床的には患児の栄養状態改善や重症感染症の予防に有効であったということである.

予防的プロバイオティクス療法の効果

これまでは, 腸内細菌叢が重症新生児外科疾患児では著しく異常であることを明らかにし, その治療としてシンバイオティクス療法を行ってきた. しかし, 原疾患の治療期間が遷延する重症患児はあらかじめ予想可能なことが多いので, そのような患児で生後早期から腸内細菌叢をうまく正常のものに誘導することができないかと考えるようになった. 先に述べたように重症の患児は正常腸内細菌叢を獲得で

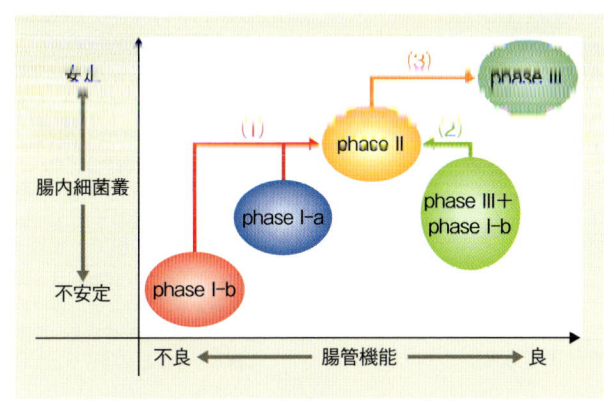

図3 シンバイオティクス療法による異常腸内細菌叢の改善

治療開始前には，phase I-a，phase I-b，phase III+phase I-b などの異常な腸内細菌叢を呈していた患児が，シンバイオティクス療法によりプロバイオティクスの生着を介して phase III の安定した菌叢に誘導された．

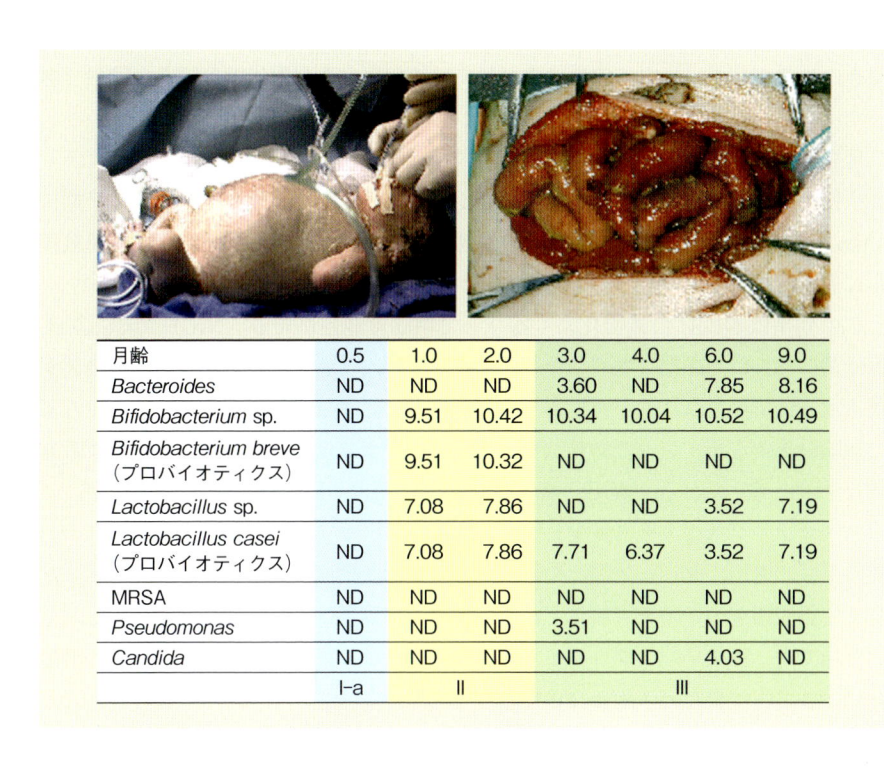

月齢	0.5	1.0	2.0	3.0	4.0	6.0	9.0
Bacteroides	ND	ND	ND	3.60	ND	7.85	8.16
Bifidobacterium sp.	ND	9.51	10.42	10.34	10.04	10.52	10.49
Bifidobacterium breve（プロバイオティクス）	ND	9.51	10.32	ND	ND	ND	ND
Lactobacillus sp.	ND	7.08	7.86	ND	ND	3.52	7.19
Lactobacillus casei（プロバイオティクス）	ND	7.08	7.86	7.71	6.37	3.52	7.19
MRSA	ND	ND	ND	ND	ND	ND	ND
Pseudomonas	ND	ND	ND	3.51	ND	ND	ND
Candida	ND	ND	ND	ND	ND	4.03	ND
	I-a	II		III			

図4 胎便性腹膜炎患児の腸内細菌叢の誘導

生後腹部膨満が著明で，手術治療により腸管吻合を施行された症例である．小腸の長さは 85 cm と短く重症の病態であった．生後早期には腸内細菌叢は phase I-a であり，病原性微生物が生着することなくプロバイオティクス治療によって phase II に誘導することができた．生後 3 か月時点ですでに phase III の菌叢がみられ，早期に安定した腸内細菌叢が誘導できた．
数字は，糞便 1g あたりの菌数を自然対数表示したもの．ND：検出限界以下．

きないいくつかの要因を抱えており，これらの要因を排除することはきわめて困難な状況にあるので，通常の管理では正常腸内細菌叢獲得の誘導はきわめて難しい．そこで生後，可及的早期に筆者らの使用しているプロバイオティクス投与を開始し，まず phase II の状態に誘導することを試みた．症例数はまだ少ないが，このような早期プロバイオティクス投与によって，phase II の菌叢を誘導することは可能であり，さらには早期に phase III の菌叢も誘導可能であることが明らかになってきた．

図4は胎児期に腸管穿孔を起こした小腸閉鎖症の患児であり，胎便性腹膜炎と呼ばれる病態である．生直後から腹膜炎を呈して重症で，小腸の長さも 85 cm であった．生後早期には腸内細菌叢は phase I-a であり，プロバイオティクス治療によって phase II を獲得，生後3か月で常在嫌気性菌主体の phase III の菌叢を誘導

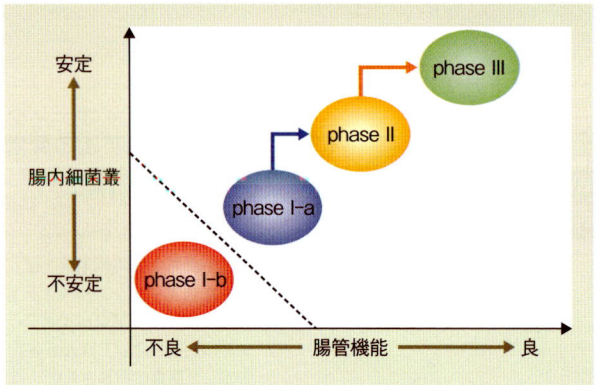

図5 予防的プロバイオティクス療法の意義

生後，可及的早期からプロバイオティクス投与による腸内細菌叢コントロールを行うと，phase I-b 菌叢を経験しないで，早期に phase II 菌叢から phase III 菌叢を誘導することができ，重症新生児外科疾患児の成長が順調に得られることが明らかとなりつつある．

できた．この結果，患児の成長はきわめて順調で正常新生児に遜色のない結果であった．

現在このような早期使用例の症例を蓄積中であるが，この予防的プロバイオティクス使用はこれまでに述べてきた phase I-b という菌叢を経験せずに，生後早期に phase II から phase III に腸内細菌叢を誘導でき，ほぼ正常の患児の腸内細菌叢獲得に近いかたちが実現できるのではないかと期待している（図5）．

この効果は NICU の清潔化にも寄与している可能性がある．NICU での抗菌薬耐性菌の汚染は，患児に生着した菌が周囲に広がると考えられるが，その汚染菌が最も大量に排泄されるのが便であろうと予想される．そこで便からの抗菌薬耐性菌の駆除は重要なポイントであり，プロバイオティクスはそのポイントを実現する有効な手段と考えられる．実際，筆者らの NICU では，MRSA の新規検出数が，プロバイオティクス導入後に減少している．医療スタッフの厳格な汚染予防手技（処置時手袋の着用，クベースごとの手袋や予防衣の交換，抗菌薬使用の工夫など）に加えて腸管汚染の予防をすることが今後ますます重要になってくると思われる．その意味でも，生後早期のプロバイオティクス使用は，患児だけでなく，施設の清潔化にとっても重要な方法論となるであろう．

安全なプロバイオティクスの使用

従来から生菌を大量に投与する治療法に関しては，その安全性が問題視されてきた．投与したプロバイオティクスが血中から検出されたという報告もいくつかみられる[15-18]．さらに，2008年には重症膵炎患者に対するプロバイオティクス使用のスタディでプロバイオティクスを使用した群のほうが死亡率が高かったとする報告がなされた[19]．これらの報告を無視することはできず，筆者らは，臨床応用する際には常に安全なプロバイオティクス使用を目指す必要性があると考える．プロバイオティクスにおける安全性を考える場合には，ポイントが2つある．1つはプロバイオティクス菌そのものの持つ安全性であり，2つ目は安全な使用方法の検討である．

プロバイオティクス菌として使用されている菌には多くの種類が現在でもあり，

それぞれの菌の持つ特性が十分に検討されていなければならないと考える．たとえば，菌の臓器付着性などが高い場合には，菌が血中に入った場合に臓器障害を起こす可能性が高いといえる．また，菌の抗菌薬耐性についての検討も必要である．万が一，菌血症を起こした場合に対応できる抗菌薬を知っておくことは重要であろう．これらの特性は菌株によって異なる可能性があるものであり，菌種が同じだからといって安全とはいえない．ここに新しいプロバイオティクス菌開発の難しさがあると考える．

筆者らが使用している菌種は，長年のヤクルト中央研究所での検討により，付着性が比較的低いもので[20]，かつ抗菌薬に対する耐性が検討されている．ほかのプロバイオティクスに比べても安全性が担保されている菌の1つではないかと考えている．

プロバイオティクスの使用法についても十分に検討する必要がある．筆者らは基本的には消化管栄養が可能と考えた症例や，消化管栄養が可能と考える腸管状態の患児にだけプロバイオティクスを使用している．重篤な消化管通過障害がある患児や，敗血症などで消化管の機能がきわめて低下している患児には使用しない．腸管虚血，うっ血，器質的な通過障害などはプロバイオティクスによって治療できるものではない．このことはきわめて重要な点であり，腸管が栄養補給路として使用不可能な状態の場合は，あくまでも腸管内容の減圧が必要であるという基本を忘れてはならない．プロバイオティクスを万能療法のようにとらえることは誤りであり，あくまでも腸管機能を賦活化する有効な補助療法であることを肝に銘じておく必要がある．

おわりに

筆者らが新生児外科疾患患児に行ってきたプロバイオティクス治療について述べてきたが，治療経験が増加するにつれてうまく腸内細菌叢を誘導できない症例も経験するようになってきた．現在使用しているプロバイオティクスも万能ではないことは明らかである．今後はさらに疾患や症例ごとに適したプロバイオティクスを使用するといったオーダーメイドの考え方を進める必要があり，また，さらに有効なプロバイオティクス菌の開発を進める必要性があると考える．腸内細菌叢の解析は，細菌の16S rRNAを解析する分子生物学的解析法が開発され新しい時代に入ったが，いまだにその利用法は混沌としている．情報が増加することで生じる混乱がしばらく続くのではないかと思われるが，その後に見えてくるさらに奥深い腸内細菌叢の神秘的な姿に期待したい．

（金森　豊）

● 引用文献
1. Kalliomaki M, Salminen S, Poussa T, et al. Probiotics and prevention of atopic disease: 4-year follow-up of a randomised placebo-controlled trial. Lancet 2003; 361: 1869-1871.
2. Furrie E, Macfurlane S, Kennedy A, et al. Synbiotic therapy (*Bifidobacterium longum*/Synergy 1) initiates resolution of inflammation in patients with active ulcerative colitis: a

randomised controlled trial. Gut 2005; 54: 242-249.
3. Sugawara G, Nagino M, Nishio H, et al. Perioperative synbiotic treatment to prevent postoperative infectious complications in biliary cancer surgery: a randomized controlled trial. Ann Surg 2006; 244: 706-714.
4. Deshpande G, Rao S, Patole S. Probiotics for prevention of necrotising enterocolitis in preterm neonates with very low birthweight: a systematic review of randomised controlled trials. Lancet 2007; 369: 1614-1620.
5. Kanamori Y, Sugiyama M, Komura M, et al. Synbiotic therapy: An important supportive therapy for pediatric patients with severe respiratory distress. Int J Prob Preb 2006; 1: 161-168.
6. Kanamori Y, Hashizume K, Sugiyama M, et al. Lomg-term survival of a baby with body stalk anomaly: Report of a case. Surg Today 2007; 37: 30-33.
7. Kanamori Y, Iwanaka T, Nakahara S, et al. Survival in a neonate with complete urorectal septum malformation sequence after fetal vesico-amniotic shunting for a prominently dilated cloaca. Fetal Diagn Ther 2008; 24: 458-461.
8. Kado Y, Yuki N, Kushiro A, et al. Survival of a probiotic, *Bifidobacterium breve* strain Yakult, in the human gastrointestinal tract: Selective isolation from feces and identification using randomly amplified polymorphic DNA polymerase chain reaction technique. J Intest Microbiol 2001; 15: 9-14.
9. Yuki N, Watanabe K, Mike A, et al. Survival of a probiotic, *Lactobacillus casei* strain Shirota, in the gastrointestinal tract: Selective isolation from faeces and identification using monoclonal antibodies. Int J Food Microbiol 1999; 48: 51-57.
10. Gibson R, Roberfroid MB. Dietary modulation of the human colonic microbiota: Introducing the concept of prebiotics. J Nutr 1995; 125: 1401-1412.
11. Kanamori Y, Hashizume K, Sugiyama M, et al. Combination therapy with *Bifidobacterium breve*, *Lactobacillus casei*, and galactooligosaccharides dramatically improved the intestinal function in a girl with short bowel syndrome A novel synbiotics therapy for intestinal failure. Dig Dis Sci 2001; 46; 2010-2016.
12. Kanamori Y, Sugiyama M, Goishi K, et al. Abnormal intestinal microbiota in pediatric surgical patients and the effects of a newly designed synbiotic therapy. Int J Prob Preb 2006; 1: 149-160.
13. Kanamori Y, Sugiyama M, Hashizume K, et al. Experience of long-term synbiotic therapy in seven short bowel patients with refractory enterocolitis. J Pediatr Surg 2004; 39: 1686-1692.
14. Kanamori Y, Hashizume K, Sugiyama M, et al. A novel synbiotic therapy dramatically improved the intestinal function of a pediatric patient with laryngotracheo-esophageal cleft (LTEC) in the intensive care unit. Clin Nutr 2002; 21: 527-530.
15. Pletincx M, Legein J, Vandenplas Y. Fungemia with *Saccharomyces boulardii* in a 1-year-old girl with protracted diarrhea. J Pediatr Gastroenterol Nutr 1995; 21: 113-115.
16. Salminen MK, Rautelin H, Tynkkynen S, et al. *Lactobacillus* bacteremia, clinical significance, and patient outcome, with special focus on probiotic *L. Rhamnosus* GG. Clin Infect Dis 2004; 38: 62-69.
17. Kunz AN, Noel JM, Fairchok MP. Two cases of *Lactobacillus* bacteremia during probiotic treatment of short gut syndrome. J Pediatr Gastroenterol Nutr 2004; 38: 457-458.
18. Land MH, Rouster-Stevens K, Woods CR, et al. *Lactobacillus* sepsis associated with probiotic therapy. Pediatrics 2005; 115: 178-181.
19. Besselink MGH, van Santvoort H, Buskens E, et al. Probiotic prophylaxis in predicted severe acute pancreatitis: a randomised, double-blind, placebo-controlled trial. Lancet 2008; 371: 651-659.
20. Asahara T, Takahashi M, Nomoto K, et al: Assessment of safety of *Lactobacillus* strains based on resistance to host innate defence mechanisms. Clin Diagn Lab Immunol 2003; 10: 169-173.

33 小児アレルギー疾患

はじめに

　小児アレルギー疾患の多くは乳児期にアトピー性皮膚炎や食物アレルギーとして発症し，幼児期に喘息やアレルギー性鼻炎を併発または発症する傾向がある．小児アレルギー疾患は世界的に増加しており，原因として生活環境，食生活の変化による影響は大きく，小児期の発症予防の取り組みは重要な位置を占めている．アレルギー疾患増加の一因に衛生仮説"hygiene hypothesis"が提唱されており，生後の腸内細菌叢（フローラ）の急激な変化と乳幼児アトピー性皮膚炎発症との関連が指摘され，乳酸菌投与による腸内環境の是正とアトピー性皮膚炎の発症予防，治療効果を目的としたプロバイオティクスが広く行われている．最近は，内在性のビフィズス菌増加効果があるオリゴ糖によるプレバイオティクスによる発症予防効果も検討されている．

小児アレルギー疾患の現状

　現在のわが国のアレルギー疾患有症率は，アトピー性皮膚炎は乳児期13％，幼児期12.8％であり，食物アレルギーは乳児期10％，幼児期に5％と高頻度にみられている[1,2]（図1）．学童期にはアレルギー性鼻炎9.2％，気管支喘息5.7％，アトピー性皮膚炎5.5％，食物アレルギー2.6％となっている[3]．乳幼児喘息の有症率は明らかではないが，学童の喘息の約60％は幼児期に発症しており，学童と同程度に喘息があると考えられている．アトピー性皮膚炎は平成4（1992）年と14（2002）年の疫学調査から4か月児で1.9倍，1歳半で1.9倍，3歳で1.6倍の増加がみられている．

　食物アレルギーの疫学調査による増加率はわが国では明らかではないが，世界的に小児の食物アレルギーの増加が報告されている．平成13（2001）年からの厚生科学研究班の全国調査では即時型食物アレルギーによる救急例3,840例の60％が

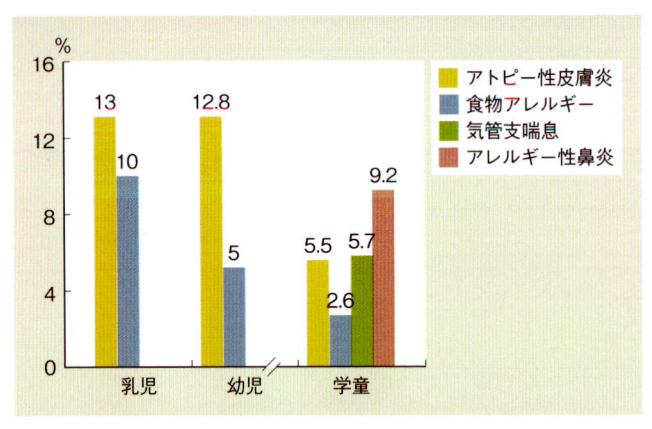

図1 小児アレルギー疾患の乳幼児・学童の疫学調査による有症率
（厚生労働省研究班，2005[1]；柴田瑠美子，2004[2]；文部科学省スポーツ・青少年局，2007[3]より）

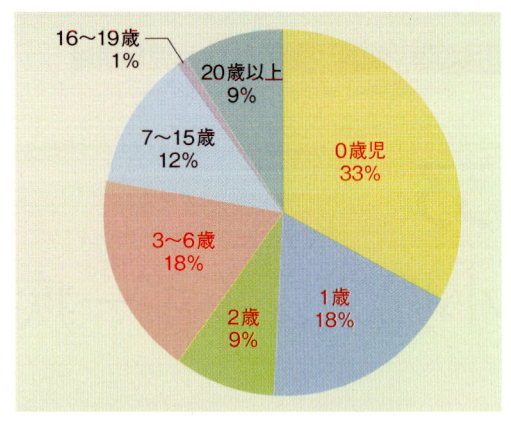

図2 即時型食物アレルギーの発症年齢
救急外来を受診した即時型アレルギー症例 3,840 例/2 年（小児～成人）．
（厚生労働省研究班，2005[1]より）

表1 乳児アトピー性皮膚炎における重症度とアレルゲン感作状況

皮疹重症度	ヤケヒョウヒダニ 早期感作率% CAP-RAST クラス>1	平均総IgE値 U/mL ダニ陽性 ダニ陰性	アレルゲン食品数 CAP-RAST 陽性・誘発（卵，乳，小麦，大豆，魚介類など）
最重症	58%	3,400 1,327	4.7
重症	50%	1,176 301	4.1
中等症	10%	184 193	3.1

（柴田瑠美子，2004[2]より）

0～2歳児であり，乳幼児が8割を占めている[1]（**図2**）．乳幼児の食物アレルギーの多くはアトピー性皮膚炎を合併しており，乳児アトピー性皮膚炎の重症ほど卵，牛乳，小麦，大豆を中心に多種食物アレルゲン陽性率を示し，ヒョウヒダニ，ハウスダストの早期陽性率も高い[2]（**表1**）．

小児アレルギー疾患は，乳児期の食物アレルギー，アトピー性皮膚炎から気管支喘息，アレルギー性鼻炎，花粉症とアレルギー疾患が行進（アレルギーマーチ）するように出現することから，乳児期のアレルギー発症の予防はアレルギー増加を防ぐうえで重要である．

小児におけるプロバイオティクス応用の背景

健常小児では2歳までにTh2優位からTh1優位へシフトするが，アトピー児ではTh2優位が続くことが報告されており，Th1免疫機能の活性化に影響する腸内細菌を含めた細菌などの刺激が少ない環境がアトピー発症に関与している"hy-

表2 2歳までのアレルギー発症の有無と新生児，乳児期の便中ビフィズス菌検出数（検出率）

n	0〜1か月	3か月〜
健康児 26	21 (81%)	25 (96%)
アレルギー児 18	8 (44%)*	9 (50%)**

*: $p=0.02$, **: $p=0.03$
(Björkstén B, et al. 2001[4]より)

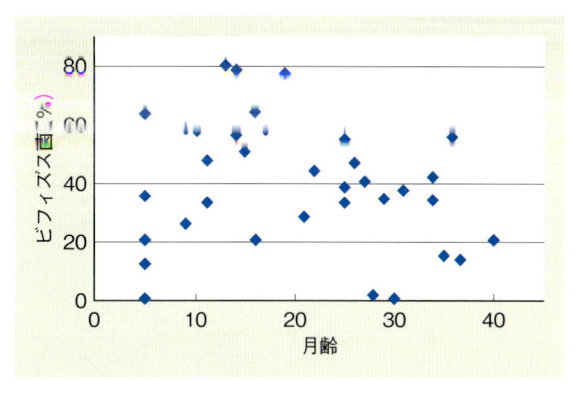

図3 乳幼児アトピー性皮膚炎における便中ビフィズス菌の割合

giene hypothesis" の可能性が指摘されている．生後まもなくの新生児腸内細菌叢は一過性の大腸菌，乳酸菌の増加後の数日から乳児期を通してビフィズス菌優位になる．腸内細菌叢とアレルギー疾患の関連については，2歳までにアレルギーを発症した児の乳児早期の便中ビフィズス菌が健康児に比べて少ないことが報告されている[4]（**表2**）．腸内細菌叢の異常と皮膚炎の直接の因果関係は明らかにされていないが，筆者らの検討した乳幼児アトピー性皮膚炎では便中ビフィズス菌が著減している例がみられた[5]（**図3**）．乳児アトピー性皮膚炎では食物アレルギーの合併率が高く，腸管のアレルギー炎症を伴いやすい．ミルクアレルギーのあるアトピー性皮膚炎でミルク負荷後に便中の炎症性マーカー（TNF-α，ECP），腸透過性亢進の指標αアンチトリプシンの増加がみられ，TNF-αの増加は遅延型反応例で顕著であることが確認されている[6]．

小児早期のアレルギー反応の抑制におけるプロバイオティクスの役割を支持するエビデンスとして，Prescott らは以下の項目をあげている[7]．

① 疫学的観点から病原体の曝露の減少とアレルギー疾患増加の関連，および高曝露での予防効果．
② 腸内細菌叢は初期の免疫機能の発展にかかわる最も多い微生物刺激である．
③ 腸内細菌叢は経口トレランス（耐性化）の発達に重要である．
④ 急激な西洋化による細菌叢の変化とアレルギー疾患の関連．
⑤ アレルギー疾患発症児の生後の腸内細菌叢の異常．
⑥ 周産期のプレバイオティクスにおける抗炎症効果と免疫機能の調整．
⑦ 後にアレルギーを発症した児の無症状期の免疫制御異常．
⑧ 初期のプロバイオ研究からアレルギー発症予防効果と初期治療効果の可能性．

アトピー性皮膚炎治療を目的としたプロバイオティクス

乳酸菌を中心としたプロバイオティクスによる RCT（randomized controlled trial）による介入試験が1997年，乳幼児アトピー性皮膚炎で初めて検討された（**図4**）[6]．現在まで多数の報告があり *Lactobacillus* GG（LGG）を中心に乳酸菌の単独

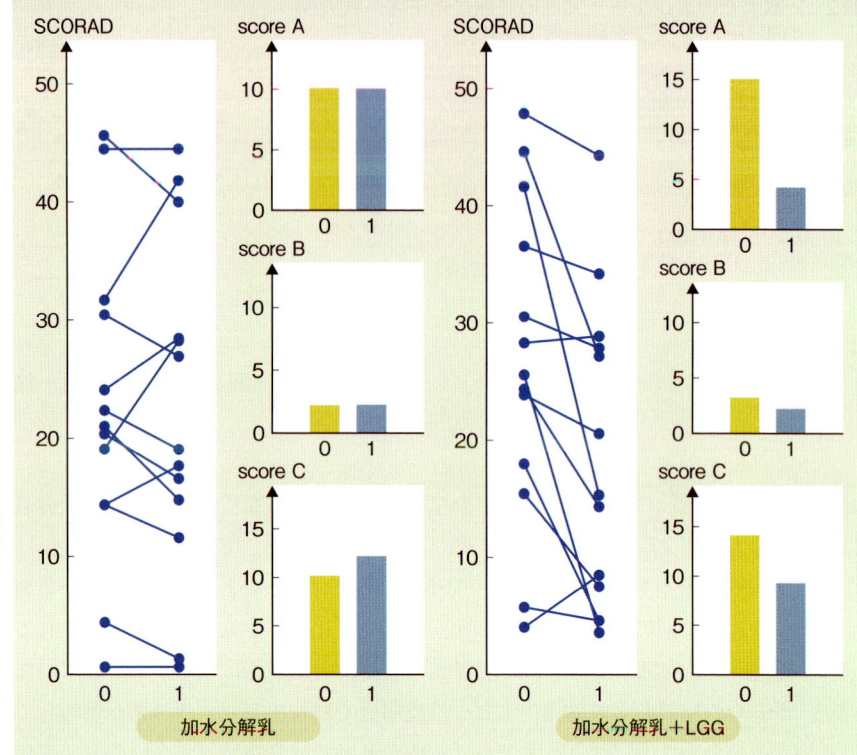

図4 乳幼児アトピー性皮膚炎におけるLGGによるプロバイオティクス

プロバイオティクス群では，皮疹SCORAD，かゆみの改善，便中α1アンチトリプシン 1.4〜0.5↓（透過性改善），TNF-α 709〜34↓（炎症改善）がみられた．
（Majamaa H, et al. 1997[6]より）

または数種とビフィズス菌（*Bifidobacterium breve*）が同時に使用されている（**表3**）．皮疹重症度SCORADの改善効果以外に，便中IgAの増加，TNF-αの低下，腸透過性改善，IFN-γの増強やTNF-αサイトカイン反応の変化など抗アレルギー効果がみられている[3,8]．

臨床効果は，**表3**のように優位の改善効果があるとするものが多く，特に湿疹全体で効果なしとしている論文でもIgE型（アトピー型），食物アレルギー合併例や血中IgE高値群で皮疹改善効果がある（**表3**）．しかし，投与期間中の食物アレルギーへの改善効果はみられない．

これまでのアトピー性皮膚炎の発症予防および治療における効果についてのシステマティックレビューによるEBM評価では，治療効果のある論文が多いがOdds比が小さく効果は軽度であるとしている（**図5**）[9]．アトピー性皮膚炎では基本治療としての外用療法，スキンケアが行われるが，プロバイオティクスは補助療法の1つとして役立つ可能性がある．

食物アレルギーにおけるプロバイオティクス

乳幼児アトピー性皮膚炎でのプロバイオティクスが食物アレルギーを合併した症例で効果がみられているが，食物アレルギー自体の改善効果はみられていない．ミルクアレルギー児ではIFN-γ産生の低下した例があり，乳酸菌投与によるIFN-γ

表3 乳幼児アトピー性皮膚炎におけるプロバイオティクスの効果

報告者, 文献, 年	国	投与菌種	結果	効果
Majamaa H, JACI 1997	フィンランド	L. rhamnosus	1か月後の皮疹重症度の改善, 便中 TNF-α, α1アンチトリプシン低下	あり
Rosenfeldt V, JACI 2003	デンマーク	L. rhamnosus L. reuteri	皮疹重症度の改善, ECP低下 (皮膚テスト陽性, IgE増加児で効果)	あり アトピー型
Weston S, Arch Dis Child 2005	オーストラリア	L. fermentum	8週後, 皮疹改善効果 (4～16週) あり	あり
Viljanen M, Allergy 2005	フィンランド	L. rhamnosus B. breve P. freundenreichii	IgE陽性アトピーで皮疹改善効果, 便 IgA増加, S-IL16, CRP, IL10増加あり	あり アトピー型
Prescott SL, Clin Exp Allergy 2005	オーストラリア	L. fermentum	SCORAD25以上中等～重症, INF-γ, SEB, PHA刺激で増加, 皮疹改善と相関	あり
Passeron T, Allergy 2006	フランス	L. rhamnosus オリゴ糖	プロバイオティクス, プレバイオティクスともにプラセボより皮疹の改善効果	あり
Sistek D, Clin Exp Allergy 2006	ニュージーランド	L. rhamnosus B. lactis	1～10歳 食物感作, SPT/RAST陽性のアトピー性皮膚炎のみ効果 非アトピー型差なし	あり アトピー型
Brouwer ML, Clin Exp Allergy 2006	ニュージーランド	L. rhamnosus LGG	生後5か月以下の乳児 皮疹, ミルク感作率に差なし	なし
Gruber C, Allergy 2007	ドイツ	L. rhamnosus	3～12か月の乳児, 12か月間投与 皮疹, 卵・ミルク感作率に差なし	なし

産生の増加がみられているが，治療効果としての食物アレルゲン感作率や耐性化には改善効果がみられていない．ミルクアレルギーの耐性化へのプロバイオティクス効果を二重盲検法で検討した最近の論文では，*Lactbacillus casei*, *Bifidobacterium lactis* を加水分解ミルクとともに12か月与え，二重盲検法による牛乳耐性化を検討しているが，開始6か月，12か月後の耐性化率には差がみられていない[10].

アレルギー発症予防におけるプロバイオティクスの効果

2001年Kalliomakiらは，アトピーリスク家系における妊娠中からの授乳中の母親へのプロバイオティクスを投与し，2歳までのアトピー性皮膚炎発症が優位に低いことを報告した[11]．プロバイオティクス群では母乳中のTGF-βが優位に高値であり，Th2抑制に働くTGF-βの増加が発症予防に関与した可能性を示した．さらに臍帯血のIgE値の高い例でプロバイオティクス投与後のTGF-βの増加が顕著であったとし，リスクの高い児に効果が期待できることを示した[12](表5)．しかし，食物やダニ特異IgE抗体陽性率（感作率），食物アレルギー，喘息発症率には差がみられていない．その後の4歳および7歳までの追跡調査でも，湿疹/皮膚炎はプロバイオティクス群で優位に発症が少なかったとしている．

乳幼児アトピー性皮膚炎発症予防効果については，特にIgE関与のアトピー性皮膚炎の発症率の低下や，母親にアレルギーがある場合にアレルゲン感作率は低い

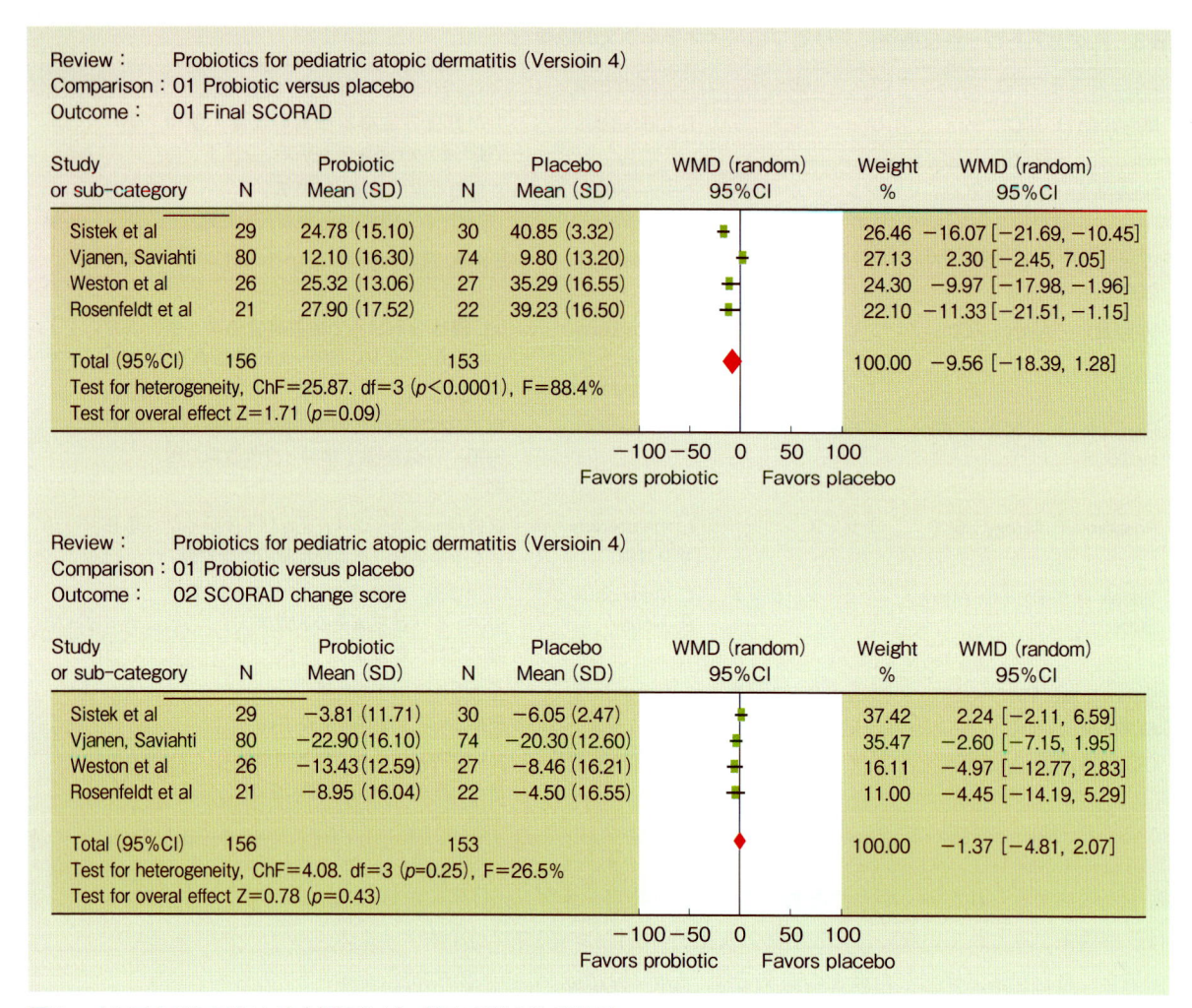

図5 メタアナリシスによる小児アトピー性皮膚炎の治療効果
（Lee J, et al. 2008[9]より）

Review:	Probiotics for pediatric atopic dermatitis (Version 4)
Comparison:	01 Probiotic versus placebo
Outcome:	01 Final SCORAD

Study or sub-category	N	Probiotic Mean (SD)	N	Placebo Mean (SD)	WMD (random) 95%CI	Weight %	WMD (random) 95%CI
Sistek et al	29	24.78 (15.10)	30	40.85 (3.32)		26.46	−16.07 [−21.69, −10.45]
Vjanen, Saviahti	80	12.10 (16.30)	74	9.80 (13.20)		27.13	2.30 [−2.45, 7.05]
Weston et al	26	25.32 (13.06)	27	35.29 (16.55)		24.30	−9.97 [−17.98, −1.96]
Rosenfeldt et al	21	27.90 (17.52)	22	39.23 (16.50)		22.10	−11.33 [−21.51, −1.15]
Total (95%CI)	156		153			100.00	−9.56 [−18.39, 1.28]

Test for heterogeneity, ChF=25.87, df=3 ($p<0.0001$), F=88.4%
Test for overal effect Z=1.71 ($p=0.09$)

−100 −50 0 50 100
Favors probiotic　　Favors placebo

Review:	Probiotics for pediatric atopic dermatitis (Version 4)
Comparison:	01 Probiotic versus placebo
Outcome:	02 SCORAD change score

Study or sub-category	N	Probiotic Mean (SD)	N	Placebo Mean (SD)	WMD (random) 95%CI	Weight %	WMD (random) 95%CI
Sistek et al	29	−3.81 (11.71)	30	−6.05 (2.47)		37.42	2.24 [−2.11, 6.59]
Vjanen, Saviahti	80	−22.90 (16.10)	74	−20.30 (12.60)		35.47	−2.60 [−7.15, 1.95]
Weston et al	26	−13.43 (12.59)	27	−8.46 (16.21)		16.11	−4.97 [−12.77, 2.83]
Rosenfeldt et al	21	−8.95 (16.04)	22	−4.50 (16.55)		11.00	−4.45 [−14.19, 5.29]
Total (95%CI)	156		153			100.00	−1.37 [−4.81, 2.07]

Test for heterogeneity, ChF=4.08, df=3 ($p=0.25$), F=26.5%
Test for overal effect Z=0.78 ($p=0.43$)

−100 −50 0 50 100
Favors probiotic　　Favors placebo

傾向がみられ，アトピー性皮膚炎治療効果と同様の傾向がみられた[13]（**表3**）．2007年までのEBM評価では発症予防のありの論文が多く効果も大きく（Odds比が高い），治療効果よりも発症予防で評価されている（**図6**）[9]．

しかし，最近になって発症予防効果がないとする論文も相次いでいる．リスク児に生後6か月まで*Lactobacillus acidophilus*を投与した結果では，6〜12か月のアトピー性皮膚炎発症率に差がみられず，アレルゲン感作率は逆にプロバイオティクス群で高い[14]（**表4**）．さらに2.5歳まで追跡した結果では，皮疹はプロバイオティクス群42％，プラセボ群34％で差はなく，消化器感染症はプロバイオティクス群で低率であったが，アレルゲン感作率，プリック陽性アトピー性皮膚炎，1歳までの喘鳴がプロバイオティクス群で優位に高率であったとしている．

このなかで2.5歳でのアレルギー疾患発症，非発症での生後6か月での免疫調整サイトカインプロフィールに差異があり，発症群でCD4＋CD25＋調節性T細胞，アレルゲン刺激によるFOXP3レベルが高値であり，皮疹発症群でToll-like re-

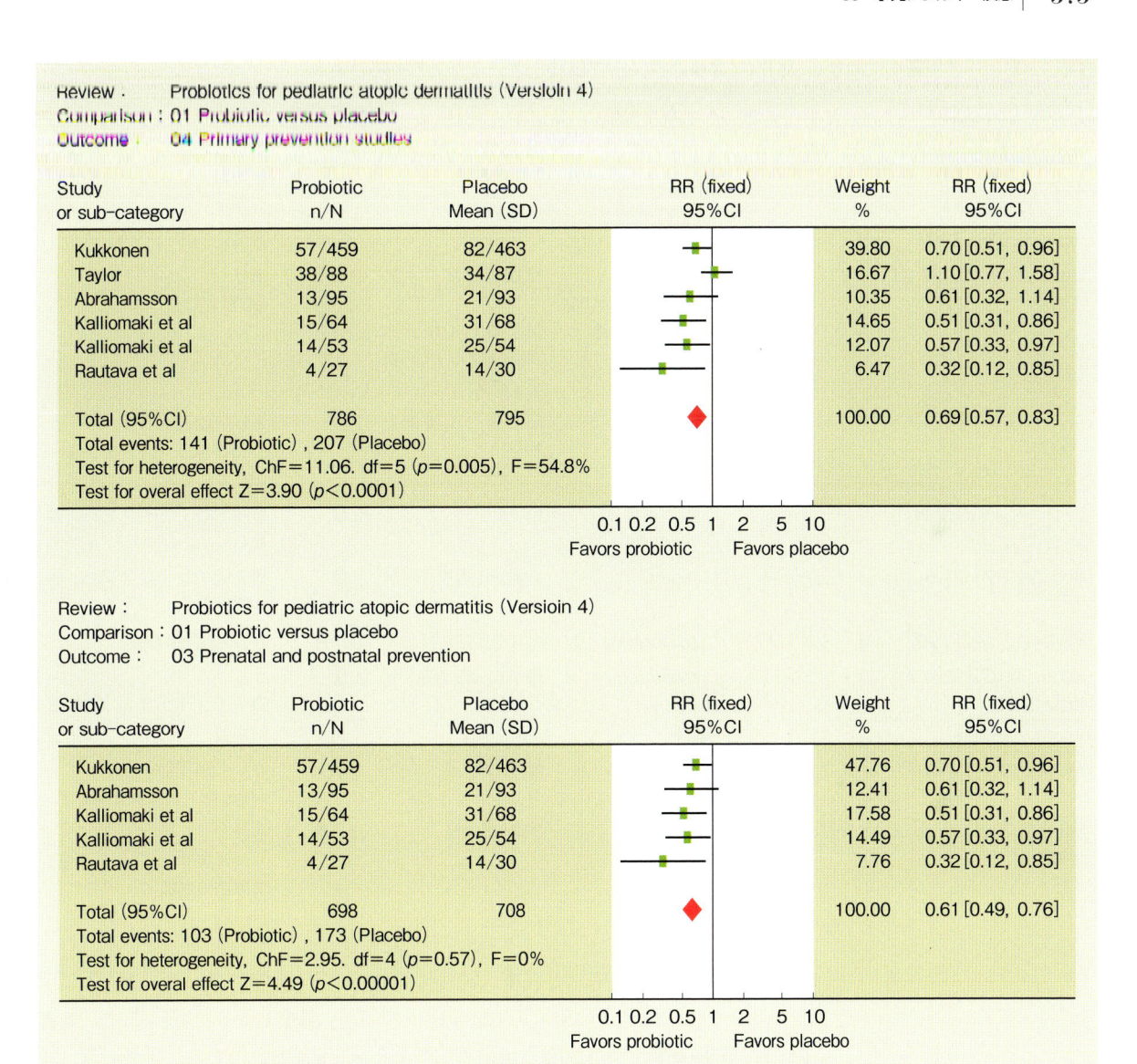

Review : Probiotics for pediatric atopic dermatitis (Version 4)
Comparison : 01 Probiotic versus placebo
Outcome : 04 Primary prevention studies

Study or sub-category	Probiotic n/N	Placebo Mean (SD)	RR (fixed) 95%CI	Weight %	RR (fixed) 95%CI
Kukkonen	57/459	82/463		39.80	0.70 [0.51, 0.96]
Taylor	38/88	34/87		16.67	1.10 [0.77, 1.58]
Abrahamsson	13/95	21/93		10.35	0.61 [0.32, 1.14]
Kalliomaki et al	15/64	31/68		14.65	0.51 [0.31, 0.86]
Kalliomaki et al	14/53	25/54		12.07	0.57 [0.33, 0.97]
Rautava et al	4/27	14/30		6.47	0.32 [0.12, 0.85]
Total (95%CI)	786	795		100.00	0.69 [0.57, 0.83]

Total events: 141 (Probiotic), 207 (Placebo)
Test for heterogeneity, ChF=11.06, df=5 (p=0.005), F=54.8%
Test for overal effect Z=3.90 (p<0.0001)

0.1 0.2 0.5 1 2 5 10
Favors probiotic   Favors placebo

Review : Probiotics for pediatric atopic dermatitis (Version 4)
Comparison : 01 Probiotic versus placebo
Outcome : 03 Prenatal and postnatal prevention

Study or sub-category	Probiotic n/N	Placebo Mean (SD)	RR (fixed) 95%CI	Weight %	RR (fixed) 95%CI
Kukkonen	57/459	82/463		47.76	0.70 [0.51, 0.96]
Abrahamsson	13/95	21/93		12.41	0.61 [0.32, 1.14]
Kalliomaki et al	15/64	31/68		17.58	0.51 [0.31, 0.86]
Kalliomaki et al	14/53	25/54		14.49	0.57 [0.33, 0.97]
Rautava et al	4/27	14/30		7.76	0.32 [0.12, 0.85]
Total (95%CI)	698	708		100.00	0.61 [0.49, 0.76]

Total events: 103 (Probiotic), 173 (Placebo)
Test for heterogeneity, ChF=2.95, df=4 (p=0.57), F=0%
Test for overal effect Z=4.49 (p<0.00001)

0.1 0.2 0.5 1 2 5 10
Favors probiotic   Favors placebo

図6 メタアナリシスによるプロバイオティクスの乳幼児アトピー性皮膚炎発症予防効果
(Lee J, et al. 2008[9]より)

ceptor 4, リポ多糖体による反応が低下していたことから，これらの検査が発症の早期予測に有用であるとしている．

　臨床的なアトピー性皮膚炎発症予防効果については，投与する乳酸菌の差異や投与，観察期間，対象の臨床背景により異なる結果が出ている可能性があるが，さらに検討が必要と思われる．

乳幼児アトピー性皮膚炎におけるプレバイオティクス

　プレバイオティクスは腸内にもともと生息している内在性のビフィズス菌などを増やして活性化する物質で，オリゴ糖はその代表である．ヒト乳のオリゴ糖は

表4 アトピー性皮膚炎に対するプロバイオティクス，プレバイオティクスの予防効果

報告者，文献，年	国	投与菌種	対象	評価時期	湿疹への効果（感作率）
Kalliomaki M, Lancet 2001, 2003	フィンランド	L. rhamnosus	母36週～母子3か月内服	2歳	あり ほかのアレルギー疾患，感作率はなし
Rautava, JACI 2002	フィンランド	L. rhamnosus			母乳乳TGF-β増加
Kukkunen K, JACI 2007	フィンランド	B. breve P. freundenreichii 同上＋オリゴ糖	母親プロバイオティクス 児プロバイオティクス＋プレバイオティクス	2歳	あり IgE型で効果
Abrahamsson TR, JACI 2007	スウェーデン	L. reuteri	母と児に1歳まで投与	2歳	あり，IgE型だけ 感作率低下（母アレルギーありで）
Wickens, JACI 2008	ニュージーランド	L. rhamnosus B. animalis	母子6か月	2歳	あり（LGGだけ），感作率差なし
Bottcher, PAI 2008	スウェーデン	L. reuteri	妊娠36週児12か月	2歳	母乳低TGF-β2で湿疹・感作率低下
Taylor AL, JACI 2007	オーストラリア	L. acidophilus	リスク児6か月	6か月	なし，感作率増加
Huurre A, Clin Exp Allergy 2008	フィンランド	L. rhamnosus B. lactis Bb12L	母子6～12か月	1歳	なし 母乳サイトカインTGF-βは増加
Kopp, Pediatrics 2008	ドイツ	L. rhamnosus	母36週，母子6か月	2歳	なし（質問票） 母IgE型で皮膚感作率低下
Moro G, Arch Dis child 2006	イタリア	オリゴ糖 FOS＋GOS	6週～6か月	6か月	あり 1か月後のビフィズス菌，乳酸菌の増加

12g/L（初乳では20g/L）と乳糖，乳脂肪に次いで多く含まれている．人工乳にオリゴ糖または乳酸菌を添加し，生後の便中のsIgA測定を行った報告では，14週でオリゴ糖添加群が無添加や乳酸菌添加群より早期に増加している．乳児の粉ミルクには腸内細菌叢への効果を期待してオリゴ糖の添加されたものも多い．

オリゴ糖を用いたプレバイオティクスは，アトピー性皮膚炎での治療に乳酸菌群とオリゴ糖群で比較した検討があり（Passeronら2006年[15]，**表3**），プラセボと比較して乳酸菌と同等の効果であることが報告されている．発症予防では乳酸菌と同時にオリゴ糖を加えた検討があり（Kukkunenら2007年[13]，**表4**）プラセボと比較して便中の乳酸菌，ビフィズス菌の著明な増加をみている．

オリゴ糖による本格的な介入試験は，2006年アトピー性皮膚炎発症予防についてRCTによる検討が初めて行われている（**表4**）．ガラクトオリゴ糖＋フラクトオリゴ糖混合物を6週から6か月内服させた湿疹，皮膚炎発症への予防効果では，6か月時点での発症率が優位に低下している[16]（**図7**）．その後の追跡でも2歳までのアレルギーおよび感染症罹患率もプレバイオティクス効果が持続している．したがって，オリゴ糖は乳児では，その効果が体内で持続し，プロバイオティクスを上回る効果を発揮すると期待される．

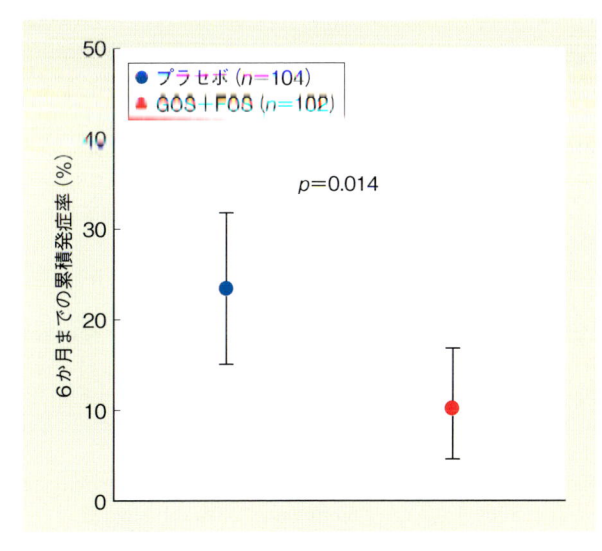

図7 アトピー性皮膚炎に対するガラクトオリゴ糖（GOS）＋フラクトオリゴ糖（FOS）のプレバイオティクス効果
（Moro G, et al. 2006[16]より）

表5 プロバイオティクスによる母乳中TGF-β2

	プロバイオティクス	プラセボ
TGF-β2 (pg/mL)	2,885 (p=0.018) (1,624〜4,146)	1,340 978〜1,702
臍帯血IgE＞0.5 IU/mL (n=19) 母乳中TGF-β2 (pg/mL)	5,085 (p=0.021) (1,818〜8,352)	1,136 532〜1,740

（Rautava S, et al. 2002[12]より）

　現在使用されているオリゴ糖は混合物であるが，精製オリゴ糖ケストース glucose-fructose-fructose（ホクレン）は，ラフィノースよりもビフィズス菌増殖作用が強く，フラクトオリゴ糖で増加してくる *Clostridium* も減少させる．筆者らは，食物アレルギーのある乳幼児アトピー性皮膚炎で，便中ビフィズス菌が減少した症例について，ケストースを3か月内服させる前方視的オープン試験と二重盲検法を行い，皮疹の軽減効果と便中ビフィズス菌の増加と皮疹SCORAD改善との相関を確認している[17]．

今後の展望

　プロバイオティクスの問題点として，重症ミルクアレルギーのある乳幼児アトピー性皮膚炎ではアナフィラキシーが誘発されることがあるため，投与する乳酸菌製剤は牛乳アレルゲンの混入がないことが必要である．最近，イタリアの乳酸菌製剤3種類の製品を用いたプリックテストでは牛乳アレルギー児の11〜87％に陽性を示している[18]．また，生きた乳酸菌の投与では，免疫能の低下した新生児においては敗血症のリスクもゼロではない．より安全で効果的な乳酸菌製剤が望まれる．
　オリゴ糖は安全なプレバイオティクス製品であり，効果の高いオリゴ糖（ケストース）による治療効果，発症予防としての応用が期待される．

（柴田瑠美子）

●引用文献
1. 厚生労働省研究班. 食物アレルギー診療の手引き2005.
2. 柴田瑠美子. 乳幼児アトピー性皮膚炎の疫学(頻度と要因). 皮膚の科学2004；3：1-4.
3. 文部科学省スポーツ・青少年局. アレルギー疾患に関する調査研究報告書2007.
4. Björkstén B, Sepp E, Julge K, et al. Allergy development and the intestinal microflora during the first year of life. J Allergy Clin Immunol 2001; 108: 516-520.
5. 柴田瑠美子，加藤真理子，古賀泰裕ほか. 乳幼児アトピー性皮膚炎における腸内細菌叢とオリゴ糖（ケストース）の臨床効果. アレルギー2006；55：454.
6. Majamaa H, Isolauri E. Probiotics: a novel approach in the management of food allergy. J Allergy Clin Immunol 1997; 99: 179-185.
7. Prescott SL, Björkstén B. Probiotics for the prevention or treatment of allergic diseases. J allergy Clin Immunol 2007; 120: 255-262.
8. Prescott SL, Dustan JA, Hale J, et al. Clinical effects of probiotics are associated with increased interferon-gammma response in very young children with atopic dermatitis. Cin Exp allergy 2005; 35: 1557-1564.
9. Lee J, Sato D, Bielory L. Meta-analysis of clinical trials of probiotics for prevention and treatment of pediatric atopic dermatitis. J Allergy CIin Immunol 2008; 121; 116-121.
10. Hol J, van Leer EHG, Schuurman BEE, et al. The acquisition of tolerance toward cow's milk through probiotics supplementation: A randomized, controlled trail. J Allergy CIin Immunol 2008; 121: 1448-1454.
11. Kalliomaki M, Salminen S, Arvilommi H, et al. Probiotics in primary prevention of atopic diseases: a randomized placebo-controlled trial. Lancet 2001; 357: 1076-1079.
12. Rautava S, kalliomäki M, Isolauri E. Probiotics during pregnancy and breast-feeding might confer immunomodulatory protection against atopic disease in the infant. J Allergy Clin Immunol. 2002; 109: 119-121.
13. Kukkunen K, Savilahti E, Haahtela T, et al. Probiotics and prebiotic galactooligosaccharides in the prevention of allergic diseases: A randomized, double-blind, placebo-controlled trial. J Allergy Clin Immunol 2007; 119: 192-198.
14. Taylor AL, Dunstan JA, Prescott SL. Probiotic supplementation for the first 6 months of life fails to reduce the risk of atopic dermatitis and increases the risk of allergen sensitization in high-risk children: A randomized controlled trial. J Allergy Clin Immunol 2007; 119: 184-191.
15. Passeron T, Lacour JP, Fontas E, et al. Prebiotics and synbiotics: two promising approaches for the treatment of atopic dermatitis in children above 2 years. Allergy 2006; 61: 431-437.
16. Moro G, Arslanoglu S, Stahi B, et al. A mixture of prebiotic oligosaccharides reduces the incidence of atopic dermatitis during the first six months of age. Arch Dis Child 2006; 91: 814-819.
17. Shibata R, Kimura M, Takahashi H, et al. Clinical effects of kestose, a prebiotic oligosaccharide, on the treatment of atopic dermatitis in infants. Clin Exp Allergy. 2009 Jun 8. [Epub ahead of print]
18. Bruni FM, Piacentini GL, Peroni DG, et al. Cow'milk allergic children can present sensitization to probiotics. Acta Peadiatr 2008; 98: 321-323.

III 臨床編 ❼ 小児科領域

34
小児の*Helicobacter pylori*感染症

はじめに

*Helicobacter pylori*感染は主として小児期に成立するが，感染経路はまだ明らかではなく，感染予防が困難である．本項では小児の*H. pylori*感染疫学，小児期に関連する疾患と診断・治療，およびプロバイオティクス使用について述べる．

小児の感染率，感染時期と感染経路

日本人の*H. pylori*感染率は開発途上国並みの高い感染率と先進国並みに低い感染率の2相性であり，衛生環境がよくなった時代に生まれ育った現在の小児の感染率は非常に低くなっている．感染の多くは乳幼児期に成立すると推測されているが，感染経路はまだ十分には明らかにされていない．胃・十二指腸以外の環境では培養しにくいことや，小児の初感染の多くは無症状であることなどが感染経路の解明を困難にしている．時代や生活習慣の異なる国ごとに感染経路は異なると推察されるが，どのような生活習慣や行為が感染を引き起こすのかを具体的に知ることは，*H. pylori*感染予防として重要である．

小児の感染率

日本人小児の感染率は非常に低くなってきた．良好な環境衛生がその理由であることは間違いないが，Konnoらが1995～1999年に妊婦350人の抗*H. pylori*抗体保有率を検討した結果19.7％であった[1]と報告しているように，親世代の低い感染率がさらに加速させていると考えられる．Katoらは地域別に小児の抗*H. pylori*抗体保有率を検討した（**表1**）．全体では12.2％であったが，地域差があり，大宮7.4％，久留米17.0％であった[2]．また，沖縄県八重山地区において1～6歳までの小児の抗*H. pylori*抗体保有率は1993年9.6％（38/395），2002年10.3％（26/253）であった[3]．尿中抗*H. pylori*抗体検出法を用いた多施設研究[4]では4～6歳

表1 地域別の血清抗 H. pylori 抗体保有率

地域	総数	平均年齢	陽性率*(%)
八戸	76	6.7±5.4	10.0
仙台	80	6.1±5.3	14.5
大宮	99	5.2±4.1	7.4
和歌山	105	6.1±4.8	12.2
久留米	94	6.5±4.6	17.0
計	454	6.1±4.8	12.2

*：抗 H. pylori IgG（HM-CAP），IgA（PP-CAP）抗体を用いて判定．
（Kato S, et al. 2003[2]）より）

表2 年齢別の尿中抗 H. pylori IgG 抗体保有率

年齢（歳）	総数	陽性率*(%)
1歳未満	60	9.7
1～3	134	7.6
4～6	151	3.9
7～9	133	11.3
10～12	117	14.2
13～15	112	16.5
計	707	9.2

*：抗 H. pylori IgG 抗体（ウリネリザ®）を用いて判定．
（Kato S, et al. 2001[4]）より）

が3.9％と最も低く，13～15歳が16.5％で最も高かった（**表2**）．1998～1999年に和歌山市で行った便中 H. pylori 抗原陽性率は全体で6.4％，1歳未満は1.9％と低かったが，ほかの年齢層では5.6～7.6％と大差なかった[5]．また，2006～2007年に和歌山県下の小児374人（平均7.3歳）で調査した便中抗原陽性率は7.5％であった．これらの報告から現在の小児の H. pylori 感染率は，地域差もあるが5～15％程度と推測される．

小児の感染時期

小児期は H. pylori 感染リスクが最も高いと考えられている．発展途上国で高い感染率で知られるガンビアの小児の感染時期を前方視的に追跡した研究では生後12か月までに70％が感染し，乳児期の感染が最も多いことが示された．ドイツの検討でも便中 H. pylori 抗原は平均24.5か月の小児で急速に上昇し，ほとんどの感染は2歳までに生じると報告されている．Rowland らはアイルランドの2～4歳の小児を15か月以上観察したところ，新たな感染は2～3歳で最も多く，1年間に100人あたり5.1人であった．5歳以降の感染はまれであった[6]．

わが国で乳児を追跡調査した研究であるが，Konno ら[1]は札幌市内の病院で H. pylori 抗体陽性の母親から生まれた44人の便中 H. pylori 抗原を用いて5年間追跡調査し，5人の感染児を確認した．感染時期は1歳時4人，4歳時が1人であった．

筆者らは和歌山労災病院で2001年2月～2002年4月に出生した乳児の感染時期を前方視調査した[7]．生後4か月から約4～6か月間隔で便を収集した．ドロップアウトもあり24か月まで追跡できたのは106人，36か月までは60人であった．5人の感染を確認し，感染時期は生後4か月1人，8か月2人，12か月，30か月がそれぞれ1人であった．

感染時期と思われる期間には特に症状はなかった．これらの追跡調査からわが国における感染時期は2歳までが高頻度であることが示唆され，5歳ごろまでが感染リスクの高い時期と推測される．

感染経路

家族内感染が主であるが，保育施設，心身障害者施設などでの家族外感染を示唆

する結果もある.

■家族内感染：夫婦間感染

夫婦から分離された H. pylori の遺伝子レベルでの検討や疫学検討からも夫婦間で伝播する可能性は低いと考えられている.

■家族内感染：親-子

母-子感染を示唆する報告が多い．母が H. pylori 陽性であると，陰性と比較して有意に子の感染率が高いとするものである．ドイツの疫学調査では母親が感染しているときの3歳児の感染の Odds 比は 12.9 であるのに対して，父親が感染しているときは 1.4 であった[8]．

Konno ら[1]は H. pylori 抗体陽性の母から出生した小児を5年間追跡調査し，感染を確認した5人について RAPD（random amplified polymorphic DNA fingerprinting）法で分離菌の検討をしたところ，全員が母親の菌のタイプと一致していた．一方で H. pylori 菌の DNA パターンが父子で一致し，母子に限らず，父子間の感染が証明された報告もある[9]．

Ito らは，日系ブラジル人の疫学調査で母の H. pylori 感染があると子どもの感染率は有意に高くなり，多変量解析では母の悪心・嘔吐が頻繁であると調整 Odds 比は 15.3 となった[10]．

■家族内感染：同胞間

同胞間感染を示唆する報告も多い．感染児では非感染児より同胞数が有意に多いこと，同胞以外の家族が感染しているより，感染した同胞がいるほうが感染のリスクが高くなるなどの疫学研究から小児期における同胞間感染が示唆されている．年齢の近い同胞で長子から次子への感染が重要であることが報告されているが，筆者らも長子が陽性であると次子の陽性率が非常に高い結果を得ており，これは長子から次子への感染か，親から感染する環境や生活習慣が次子にも当てはまるのか興味深いところである．アイルランドの検討であるが，感染している小児 52 人を発端として家族を検討し，感染している小児と3歳時に同じベッドで寝る同胞の感染リスクが最も高く，"bed sharing" が感染リスクを増加させると報告されている[11]．

■家族外（施設内）感染：保育施設

筆者らの後方視的検討であるが，幼児期の通園歴を調査すると，保育園に通園歴のある児が幼稚園より有意に感染率が高い結果であった．保育園は幼稚園に比べて保育時間が長く，多くの子どもたちがともに過ごすことによって同胞間感染と同様の影響になるものと推察された．

■家族外（施設内）感染：障害児（者）施設

年齢別の感染率を考慮すると現在のわが国で最も感染率が高いのは障害児（者）施設と考えられる．在宅で介護を受けている障害児（者）の感染率は一般の感染率とは大差ないことや，重症心身障害児施設に入園後1年間の抗体陽転率が 13.6 ％ときわめて高いことが報告されており，施設内感染が重要であることが示されている．

関連する小児の疾患

消化性潰瘍，慢性胃炎

　胃・十二指腸潰瘍は，H. pylori 感染と最も関連が大きい疾患である．日本人成人の胃潰瘍では約 95 %，十二指腸潰瘍では 95〜98 % が H. pylori 感染である．日本人小児の胃潰瘍では 44.2 %，十二指腸潰瘍では 83 % が H. pylori 感染であることが報告[12]されており，感染率の低下により H. pylori 陰性胃潰瘍の割合が高くなってきた．組織学的に診断される慢性胃炎は H. pylori が主因であり，特に結節性胃炎（鳥肌胃炎）ではほぼ全例に感染が認められる．

蛋白漏出性胃症

　機序は不明であるが，H. pylori 除菌治療により改善する症例が報告されている．

鉄欠乏性貧血

　小児期では消化性潰瘍と同様に H. pylori 関連の疾患として重要である．消化器症状を訴えることは少なく，消化管出血も認めないことが特徴である．また，鉄の摂取不足が認められず，鉄剤に反応しても投与中止によって貧血が再燃することが多い．10 歳以降の年長児では原因不明の鉄欠乏性貧血児の約 60〜70 % に H. pylori 感染があり，除菌が成功した症例では貧血が治癒し再発を認めない．年少児の鉄欠乏性貧血における感染率は高くない．

慢性特発性血小板減少性紫斑病（idiopathic thrombocytopenic purpura：ITP）

　日本人成人では H. pylori 陽性慢性 ITP 症例の約半数で除菌治療により血小板増加効果があり，治療指針に取り入れられてきている．血小板増加の有効性の報告は国によって差があり，わが国とイタリアでは有効率が高い．小児の慢性 ITP における H. pylori の関連はまだ一致した見解はないが，除菌治療後に回復した症例も報告されており，難治の症例では治療選択の一つと考えられる．

感染診断法

侵襲的検査法

培養法

　唯一の直接的証明法であり，特異性に優れている．菌株の保存も可能であり，抗菌薬感受性テストもできる．専用培地が必要で，胃組織を検査機関に送付する際にも H. pylori 用の保存輸送用培地が必須である．

迅速ウレアーゼ試験

　胃生検組織中に含まれる菌のウレアーゼ活性（尿素→二酸化炭素＋アンモニア）を検出することにより，間接的に H. pylori の存在を確認するものである．試薬は

尿素とpH指示薬を利用したもので，アンモニアが生じることによってpHが上昇し，pHの変化に伴う指示薬の変化で診断する．陰性を確認するための時間は30分から3時間である．迅速かつ簡便で精度は高い．

検鏡法

　胃生検組織標本上で菌による組織変化と併せて形態学的にらせん状菌を検出し，同時に組織診断も可能であるが熟練が必要である．検査結果の保存性は高く，組織診断もできる．Warthin-Starry染色が特に有用である．

非侵襲的検査法

　内視鏡を用いずに診断する方法である．
　侵襲的な検査が検査対象となった組織中のH. pylori存在の有無を調べる"点診断"に対して，非侵襲的な検査は胃の中全体のH. pyloriを反映するため"面診断"とされる．

尿素呼気試験（urea breath test：UBT）

　非侵襲的診断法のゴールドスタンダードとされ，間接的にH. pyloriが持つ強いウレアーゼ活性を測定する方法である．経口的に^{13}C尿素製剤を服用し，胃内にH. pyloriが存在すれば尿素は直ちに胃内でアンモニアと$^{13}CO_2$に分解され，$^{13}CO_2$は呼気に排出される．その呼気をバッグ内に採取し，尿素服用前に採取した呼気中の$^{13}CO_2$と比較して増加率から存在を診断する．小児では体位変換なしの方法で正確に診断できると報告されている．検査対象は呼気を採取できて"うがい"が可能な児に限られ，乳児（0歳児）では困難である．錠剤が飲めない場合はユービット顆粒100 mgを水100 mLで溶解し服用するが"うがい"が必要である．表面がフィルムコーティングされた錠剤であればうがいは必要ない．うがいを十分に行う理由は，服用した^{13}C尿素がウレアーゼを持った口腔内細菌叢（フローラ）と接触し，口腔内で$^{13}CO_2$を発生し，偽陽性の原因となるため，^{13}C尿素を除去するのが目的である．投与量は12歳未満75 mg，12歳以上は100 mgを目安としている．侵襲的診断（培養，ウレアーゼ，組織）をスタンダードとした日本人小児の多施設研究結果[13]からカットオフ値を3.5‰としており，感度97.8％，特異度98.5％であった．抗菌薬や酸分泌抑制薬，特にプロトンポンプ阻害薬（PPI）の内服で偽陰性になる．休薬期間は4週間以上とされているが，1週間で十分であるという報告もある．抗菌薬については明確なものはないが，4週間以上の休薬後に検査をしている報告が多い．

便中抗原測定法

　便を採取するだけというきわめて非侵襲的，簡便な方法は乳幼児，重度の障害児も検査ができ，正診率も高いため繁用されるようになっている．小児においても成人と同じカットオフ値が用いられるが，抗菌薬の投与の影響が明らかでないため考慮する必要がある．ELISA（enzyme-linked immunosorbent assay）法とイムノクロマト法があり，用いられている抗体としてポリクロナールとモノクロナール抗体がある．どちらの検査法も小児において90％以上の感度，特異度が報告されている．

表3 小児の除菌療法

	1回量	1回最大量	
アモキシシリン	25 mg/kg	750 mg	
クラリスロマイシン	(5〜) 10 mg/kg	400 mg	
プロトンポンプ阻害薬			
ランソプラゾール	0.75 mg/kg	30 mg	どちらか1剤を選択
オメプラゾール	0.5 mg/kg	20 mg	

3剤を1日2回，7日間経口投与．
二次除菌療法：クラリスロマイシンをメトロニダゾール1回5〜10 mg/kg（最大250 mg）に替えた3剤を1日2回，7日間経口投与．
（加藤晴一ほか，2005[15]より改変）

抗 H. pylori 抗体測定法

　小児では抗原として用いられている菌株によってキット間で感度と特異度に差違がみられ，年少児（10歳未満）では特に感度が低い[14]．さらに現在の感染を必ずしも反映しないため，判断には注意が必要である．乳児では母親からの移行抗体の影響による偽陽性，乳幼児では免疫応答の未熟性による偽陰性などが問題となる．また，γグロブリン投与後の数か月は抗体が残るため偽陽性となる．一方，小児に頻回に投与される抗菌薬の影響は受けず，特異度はまず良好でこれらの特性を知っていれば感染の目安となる．

除菌療法（表3）

　最初に選択される除菌薬剤はPPIとアモキシシリン（AMPC），クラリスロマイシン（CAM）の3剤併用療法である．

　薬剤アレルギーに注意し，ペニシリンアレルギーがある場合はAMPCをメトロニダゾール（MNZ）に変更する．投与期間は7日間が原則であるが，小児では14日間投与を推奨する意見もある．副作用として下痢，味覚異常，悪心，発疹などがみられる．除菌成功率は70％前後であり，主な原因はCAM耐性である．特に小児ではCAM耐性株が増加しており，中山らは多施設研究でCAMの一次耐性率が41％（36/87）であったと報告している[16]．

小児の H. pylori 感染とプロバイオティクス

H. pylori 感染に対するプロバイオティクスの効果

　Lactobacillus gasseri OLL2716（LG21）は，成人において H. pylori 感染胃粘膜でIL-8産生を抑制し，胃粘膜の炎症を軽減することが報告されている[17]．小児についての検討は多くない．Shimizuらは H. pylori 感染のある12人の小児に対して，LG21を含有するヨーグルトを1日2回8週間投与し，投与前，投与4週間，投与終了後2週間のUBT値，便中抗原吸光度，ペプシノゲン（PG）I/II比を検討した．

4週目に便中抗原OD値の有意な低下，PGI/II比の有意な上昇を認めたが，投与終了後2週間では前値と差がなかった[10]．

桑原らはタイ，チェンマイの小児308人を対象にLG21含有チーズのH. pylori感染予防，除菌効果を検討した．1年間のLG21含有，非含有チーズ（プラセボ群）の投与を行った．感染予防研究ではLG21チーズ群ではH. pylori感染率（便中抗原陽転率）は4％，プラセボ群では7.1％であった．また，H. pylori除菌率（便中抗原陰転率）はLG21群で29.6％（24/81），プラセボ群は6人と少ないが陰転したものはなく，H. pylori感染予防，除菌効果があったと報告している[19]．

除菌治療に併用したプロバイオティクスの効果

Goldmanらは，H. pylori除菌治療（オメプラゾール〈OPZ〉+AMPC+CAM7日間）においてプロバイオティクスヨーグルト（*Bifidobacterium animalis*, *Lactobacillus casei*）を併用し，3剤療法のコントロール群と比較したが除菌率には有意差がなかった[20]．LionettiらはOPZ連続療法（OPZ+AMPC 5日間，その後OPZ+CAM+チニダゾール5日間）において，*Lactobacillus reuteri*併用群とコントロール群を比較した．*L. reuteri*併用群では除菌率には差がなかったが，抗菌薬関連の消化管症状の副作用を軽減した[21]．

おわりに

わが国の小児ではH. pylori感染率が低下しているが，CAM耐性菌の増加により除菌が困難となっている．また，成人では除菌治療後の胃発癌も明らかになってきており，胃癌予防の最善策は感染させないことである．これらの問題にプロバイオティクスが大きな貢献をする可能性があり，さらなる研究が望まれる．

（奥田真珠美）

●引用文献

1. Konno M, Fujii N, Yokota S, et al. Five-year follow-up study of mother-to-child transmission of Helicobacter pylori infection detected by a random ampligied polymorphic DNA fingerprinting method. J Clin Microbiol 2005; 43: 2246-2250.
2. Kato S, Okamoto H, Nishino Y, et al. Helicobacter pylori and TT virus prevalence in Japanese children. J Gastroenterol 2003; 38: 1126-1130.
3. 藤本弥生，古庄憲浩，林　純．H. pyloriの家族内感染の現状．日本臨牀 2005；63 増刊号：167-171.
4. Kato S, Tachikawa T, Ozawa K, et al. Urine-based enzyme-linked immunosorbent assay for the detection of Helicobacter pylori infection in children. Pediatrics 2001; 107: E8.
5. Okuda M, Miyashiro E, Koike M, et al. Breast-feeding prevents Helicobacter pylori infection in early childhood. Pediatrics International 2001; 43: 714-715.
6. Rowland M, Daly L, Vaughan M, et al. Age-specific incidence of Helicobacter pylori. Gastroentrology 2006; 130: 65-72.
7. Okuda M, Miyashiro E, Booka M, et al: Helicobacter pylori colonization in the first 3 years of life in Japanese children. Helicobacter 2007; 12: 324-327.
8. Weyermann M, Alder G, Brenner H et al. The mother as source of Helicobacter pylori infection. Epidemiology 2006; 17: 332-334.

9. Shimizu T, Yarita Y, Suzuki R, et al: Helicobacter pylori transmission between a boy with duodenal ulcer and his father. Pediatric Infectious Disease Journal 1999; 18: 655-656.
10. Ito LS, Oba-Shinjo SM, Shinjo SK et al. Community-based familial study of Helicobacter pylori infection among healthy Japanese Brazilians. Gastric Cancer 2006; 9: 208-216.
11. Farrell S, Doherty GM, Milliken I, et al. Risk factors for Helicobacter pylori infection in children-An examination of the role played by intrafamilial bed sharing. Pediatr Infect Dis J 2005; 24: 149-152.
12. Kato S, Nishino Y, Ozawa K, et al. The prevalence of Helicobacter pylori in Japanese children with gastritis or peptic ulcer disease. J Gastroenterol 2004; 39: 734-738.
13. Kato S, Ozawa K, Konno M, et al. Diagnostic accuracy of the ^{13}C-urea breath test for childhood Helicobacter pylori infection: a multicenter Japanese study. Am J Gastroenterol 2002; 97: 1668-1673.
14. Okuda M, Miyashiro E, Koike M, et al. Serodiagnosis of Helicobacter pylori infection is not accurate for children aged below 10. Pediatr. Int 2002; 44: 387-390.
15. 加藤晴一，今野武津子，清水俊明ほか. 小児期ヘリコバクター・ピロリ感染症の診断, 治療, および管理指針. 日本小児科学会雑誌 2005；109：1297-1300.
16. 中山佳子, 加藤晴一. 日本小児 *H. pylori* 研究会. 小児の H. pylori 薬剤感受性と除菌療法に関する多施設研究：第12回日本小児 H. pylori 研究会抄録集, 2008.
17. Tamura A, Kumai H, Nakamichi N, et al. Suppression of *Helicobacter pylori*-induced interleukin -8 production in vitro and within the gastric mucosa by a live Lactobacillus strain. J Gastroenterol Hepatol 2006; 21: 1399-1406.
18. Shimizu T, Haruna H, Hisada K, et al. Effects of Lactobacillus gasseri J. Antimicrob. Chemother 2002; 50: 617-618.
19. 桑原健太郎. プロバイオティクスを用いたヘリコバクター・ピロリ感染コントロールの試み：LG21（Lactbacillus）を用いた Chiangmai Study 2006 の報告. 日本小児科学会雑誌 2008；112：166.
20. Goldman CG, Barrado DA, Balcarce N, et al. Effect of a probiotic food as an adjuvant to triple therapy for eradication of Helicobacter pylori infection in children. Nutrition 2006; 22: 984-988.
21. Lionetti E, Miniello VL, Castellaneta SP, et al. Lactobacillus reuteri therapy to reduce side effects during anti-Helicobacter pylori treatment in children: a randomized placebo controlled trial. Aliment Pharmacol Ther 2006; 24: 1461-1468.

III-8 臨床編

❽ 加齢とプロバイオティクス

III 臨床編 ❽ 加齢とプロバイオティクス

35 加齢医学の基礎

加齢と老化

　この世に存在するものすべては，時間の流れに伴う"負の変化"が課せられる宿命にある．それは生物だけでなく無生物も例外ではない．この負の変化は，生物において"老化"と呼ばれ，無生物では，酸化，劣化，変性，物理的崩壊などと呼ばれる．われわれが用いる漢字は，形を表す象形文字であるが"老"の文字は背中の曲がった老人を表す．曲がった背中は同時に歩行面などの不利を内包している．老化とは，時間の経過に伴ってヒトの身体に負の変化が積み重なっていくことである[1]．

　老化のメカニズムは，物理学的老化と生物学的老化に分けて考えられる[2]．時間の流れに支配され，一定の環境下では比較的一定の速度で進行する老化が物理学的老化である．そして生物学的老化とは，生命活動に伴う生物独自の老化であり，呼吸によって発生するフリーラジカルがその代表である．生物学的老化は物理学的老化に修飾的に作用し，これを速めたり遅くしたりしている（図1）．

　負の変化＝身体機能低下の直接要因については，ヒトの一生と体細胞数の変化で考えると理解しやすい．ヒトの一生において，体力や身体能力（運動機能）が最高レベルとなるのは，10歳代後半から20歳代において，子孫を現世に残す生殖行動を活発化し始める時期である．ヒトが新生児として出生する際の体細胞数は約4兆個前後であるが，各臓器・器官が完成・成熟し生殖期に入る10代後半ごろには約60兆個程度まで増加する．そこまでの期間は暦年齢の加算＝加齢はされているが，体細胞数が増加する"成長"の時期に当たる．その後，体細胞数は主にアポトーシスによって減少に向かう．それに伴い外見や生理機能や運動機能の変化が負の方向で発生する．これが"老化"である．特に50歳前後の"更年期"では，性ホルモンの分泌が急激に低下して生殖期は収束に向かうが，細胞数の減少も加速され，結果的に肌のしわ，毛髪の脱落や白髪化，免疫機能の低下，筋肉量の減少による運動機能の低下，脳萎縮と認知機能障害，胃粘膜の萎縮を始めとする内臓萎縮とその機能

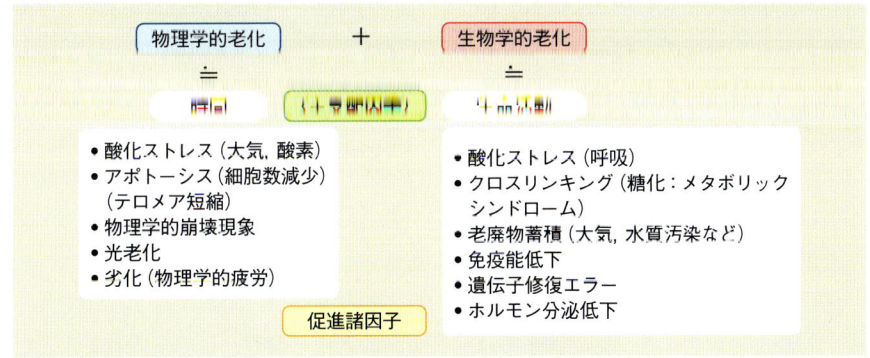

図1　老化のメカニズム
ヒトの老化速度は物理学的老化と生物学的老化によって規定される.

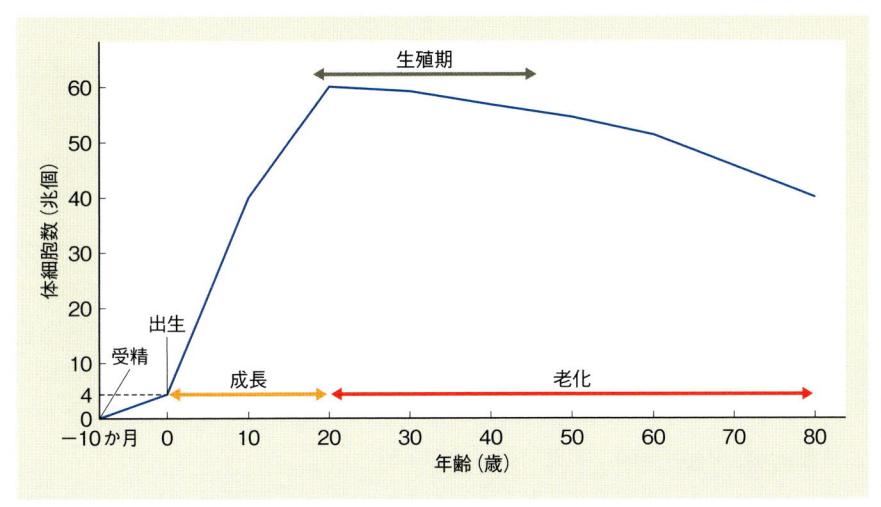

図2　加齢と老化の関係
老化とは時間経過に伴い心身に発生する不利な変化であるが，その要因の一つに体細胞の減数が関与している.

低下などが顕著となる．つまり老化とは，主に体細胞数の減少による臓器萎縮とその機能低下を基盤とする身体的不都合と理解できる（図2）[3]．

アンチエイジング（抗加齢）医学とは

　アンチエイジング（anti-aging）は，日本語で"抗加齢"と訳される．老化についての基礎的研究や，高齢者の疾患について考える"老化学""老年学"などの学問は以前から存在したが，老化に対してさまざまな介入を行い，それ自体をコントロールしようという"抗加齢医学（アンチエイジング）"の考え方は比較的新しく，米国において1980年代ごろから始まった．1992年に米国抗加齢医学会（American Association of Anti-Aging Medicine：A4M）が結成され，わが国では2001年に日本抗加齢研究会が発足し，日本抗加齢医学会へと発展した．

　老いをあきらめず，健やかで心豊かに老いることを追求する医学的考え方で，加齢によって発生する心身両面の負の変化を，さまざまな医学的サポートによって軽減または除去して健康長寿を目指す"予防医学"の一つの発展型であり，究極の予防医学といわれている[1]．

　老化のメカニズムには物理学的老化，生物学的老化があることを先述したが，さ

らにその進行形式として"生理的老化"と"病的老化"の2種類が存在する[4]．生理的老化とは，生体内に穏やかに偏りなく進行する老化を指し，病的老化とは各種原因によって特定の臓器・器官に通常より速い速度で進行し，結果的に臓器・器官の障害すなわち疾病を発生させる老化である．そして，たとえば喫煙，大量飲酒，大気・水質汚染，感染，メタボリックシンドローム（内臓脂肪症候群）や生活習慣病などは，炎症や循環障害などを介して特定の臓器の細胞数を通常より速く減じ，偏った老化＝病的老化＝疾病をもたらすのである．

老化とは，いわば生命現象そのものであり，これを完全に阻止することはできない．しかしアンチエイジング医学では，まず病的老化を標的として積極的な介入を加えることで健康寿命を延伸させることを目的とするのである[1,5]．

予防医学とアンチエイジング

予防医学とは，疾病予防，障害予防，寿命延伸，心身の健康増進を目指す医学であり，段階として一次予防，二次予防，三次予防に区分される．

一次予防は，健康な時期に，栄養・運動・休養など生活習慣，生活環境の改善を行ったり，健康教育など健康増進を図ることであり，二次予防は，疾病や障害などの身体的問題を検診などによって早期に発見し，治療や保健指導によって重症化を防ぐことがそれに当たる．そして三次予防とは，治療過程で保健指導やリハビリテーションなどにより積極的に機能回復を図りQOL（quality of life）に配慮することで再発防止や社会復帰を実現することである[6]．

わが国における予防医学は二次予防が主であり，現存する疾病の発見に重点が置かれている．2008年4月から始まった「特定健診・特定保健指導」は5,600万人が対象となるが，糖尿病予防を最終目標にメタボリックシンドロームを標的とした二次予防である．

一方，アンチエイジングにおける二次予防では，筆者ら東海大学医学部付属東京病院が2006年6月から大学病院としては先駆的に開設した総合的抗加齢（アンチエイジング）ドックなどがそれに当たるが，通常の健診や人間ドックとは性格を異にする[7]．すなわちここでは，一般の人間ドックなどでは行わない高感度な検査を複数行い，動脈硬化，糖尿病の発生や進展，さらには脳卒中や心筋梗塞についての危険度を予見し，問題発生前から保健指導や薬物療法などの医学的介入を行って健康被害を回避することまでを目指している[8]．開設から2年半のあいだに約500人が受診したが，通常加齢によって低下するホルモンの改善や（図3），動脈硬化の抑制が期待される結果なども得られており（図4），さまざまな介入が加齢による負の変化に抗うことを実証しつつある[9]．

老化自体が疾病発生の準備状態と位置づけられることから，アンチエイジング領域では一次予防にも力点を置いており，健康人に対する介入も積極的に行われる．つまり，一般の予防医学が現存する疾病（多くは症状出現前）の発見と回避・除去を主とするのに対し，アンチエイジングはそのさらに手前の，老いに伴って病気が発生する傾向から介入して抗ってゆく医学と位置づけられる．

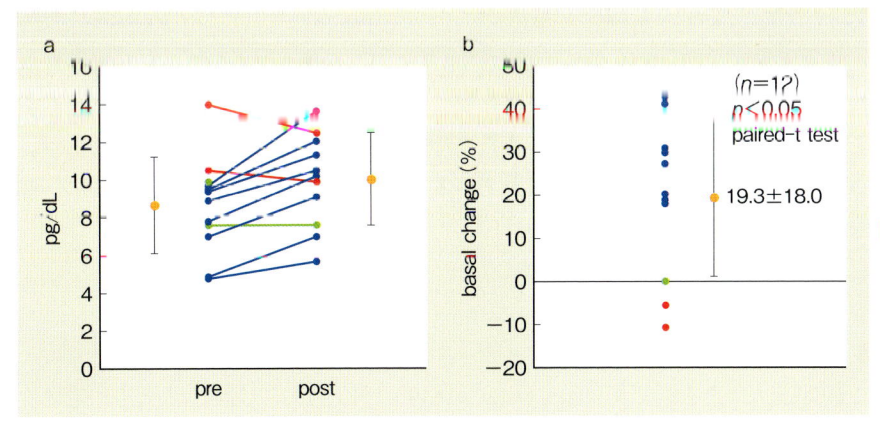

図3 抗加齢ドック受診後約1年における遊離テストステロンの変化

加齢による低下が明らかな男性ホルモン遊離テストステロンは，12人中9人で上昇がみられ（a），統計学的に有意となる19.3%の上昇が示された（b）．

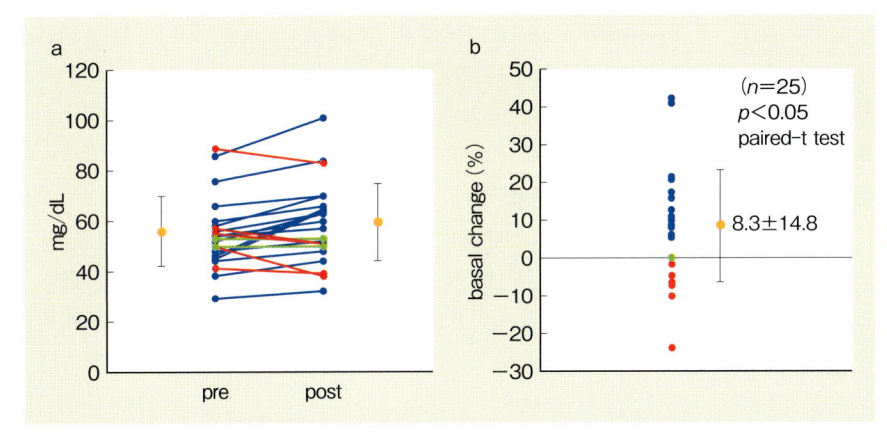

図4 抗加齢ドック受診後約1年におけるHDLコレステロールの変化

動脈硬化の進展抑制に関与するHDLコレステロールは，25人中21人で上昇がみられ（a），統計学的に有意となる8.3%の上昇が示された（b）．

現在の予防医学に求められている課題とは，生活習慣病予防や高齢者の健康管理だけでなく，健康寿命の延伸と高齢者の社会経済活動への機能的参入，活動的で質の高い高齢期生活の実現にあることから，抗加齢医学は正に時代の期待に沿った学問分野といえる．

アンチエイジング的診断と指導について

アンチエイジング的アプローチの第一歩は現状把握にある．年を重ねることは，個人差が開大していく過程である．できるだけ正確かつ客観的な現状分析を行い，身体状況（身体年齢）と実年齢の差を把握することで，介入の方向性と強度を具体的に明らかにすることができる．また，全体として留意すべき点は，健康寿命の延伸につながる取り組みであるか否かを検証することである．老いとは，全身にまんべんなく進行するイベントなので，さまざまなアプローチがあってよいと考えられるが，結果的に健康寿命の延伸につながらない誤ったアプローチが，十分な検証のなされないままにアンチエイジングの名のもとに，主に営利目的で行われるケースが見受けられる．その意味で抗加齢医学はまだ未成熟であり，今後の整備・体系化が望まれるが，目的の明確化と介入面におけるエビデンスを常に重んじる必要があ

る.

　東海大学医学部付属東京病院で，2006年6月から開設した総合的抗加齢ドックは健康寿命延伸を目的として内科系検査に重点を置いており，加齢による変化が明らかな項目は現状把握のために，また異常値が続くことで病的老化を促進する項目は疾病発生の予見因子として含まれている．以下に当院で行われている検査の一部を解説する(表1, 2)[10]．

検査項目

血管検査

　19世紀カナダ人医師 William Osler (1849～1919) は"人は血管とともに老いる (A man is as old as his arteries)"という有名な言葉を残した．末梢器官に栄養や酸素を運び，さらに老廃物を運び出す血管は生命維持において最も重要な役割を担っている．動脈硬化が原因となる病気は多く，特に心筋梗塞や脳梗塞は双方でわが国の直接死因の約3割を占める．そのため，その変化をとらえることはたいへん重要である．

頸動脈エコー検査：頸動脈最大肥厚

　頸動脈は体外から超音波で容易に可視化できる太い血管の代表であり，動脈硬化の進行度を診断できる．探触子を首に当て，頸動脈の縦断面や横断面，特に内膜・中膜の厚さを観察する．基準 (1 mm) より厚くなっている場合は異常と判断する．また頸動脈は脳血管と連結するため，厚いプラークや内腔狭窄が見られる場合は，脳梗塞へのリスクとして診断される．

血圧脈波検査

　動脈は本来，脈圧を吸収するための弾力性を保つが，年齢とともに進行する動脈硬化によって次第にしなやかさが失われ，進行すれば内腔が狭くなり血流障害の原因となる．本検査では，脈の伝搬速度と血圧の左右上下肢差を求めることで，動脈硬化の進展度合いを血管の硬さと詰まり具合から推量する．血圧が結果に影響する．

ABI値 (上腕と足首の血圧比)

　両上腕と両足首の4か所の血圧を同時に測定し，上肢と下肢の血圧比によって動脈の狭窄や閉塞を推量する．4か所の血圧が正常域で等しい場合は問題ないが，血圧差が大きい場合は血流の阻害が示唆される．

PWV値 (脈波伝播速度)

　動脈の弾力性が低下していると，脈波が血管壁で吸収されないために血流が速くなる．血液の流れる速さを調べることで，動脈の硬さを判定する．

血液検査

　血清脂質を始め，現在の状態を知らせる項目から，一般健診では実施されることのないさまざまなバイオマーカーを計測することで，動脈硬化，生活習慣病，発癌などのリスクを推量することが可能であり，指導への貴重な情報を提供する．

表1 抗加齢ドックアドバンスコースにおける検査項目（東海大学東京病院）

1. 血管の動脈硬化	• DHEA-s
• 血管の硬さや詰まり具合と，動脈硬化の進行度をチェック	• アルドステロン/プラスアルドステロン
• 頸動脈エコー IMT（超音波検査，その他）	• フリーテストステロン（遊離）
• 頸動脈最大肥厚	※男性のみ
• ABI-R（上腕と足首の血圧比：右）	• エストラジオール（E₂）
• ABI-L（上腕と足首の血圧比：左）	※女性のみ
• RBPWV（RB脈波伝播速度）	**5. 免疫バランス**
• RAPWV（RA脈波伝播速度）	• 年齢相応の免疫バランスが保たれているかを細胞レベルでチェック
• LAPWV（LA脈波伝播速度）	• NK細胞（ナチュラルキラー細胞）活性
• 動脈硬化評価指数	• IL-6
• 眼科検査・診察（視力・眼底撮影・眼圧）	**6. 一般検査**
• ICAM-1	• 内臓の機能が衰えていないか，一般的な病気が現存していないかをチェック
• 血小板活性化	• WBC（白血球数）
2. 血液老化度	• RBC（赤血球数）
• 血液中の脂質成分などを検査し，動脈硬化の進行を予見	• Hb（血色素量）
• T-Cho（総コレステロール）	• Ht（ヘマトクリット）
• LDL-C（悪玉コレステロール）	• PLT（血小板数）
• HDL-C（善玉コレステロール）	• フェリチン
• HDL2	• GOT
• HDL3	• GPT
• TG（中性脂肪）	• γ-GTP
• FFA（遊離脂肪酸）	• LDH（乳酸脱水素酵素）
• Lpa（リポ蛋白α）	• BS（血糖）
• RLP-C	• HbA₁C
• レムナント様リポ蛋白	• CPR（Cペプチド）
• アディポネクチン	• CRE（クレアチニン）
• 総PAI-1（プラスミノゲン）	• UA（尿酸）
• FM（フィブリノゲン）	• Fe（鉄）
• 総ホモシステイン	• Ca（カルシウム）
• アミノ酸定量1項目	• アミノ酸分画
• 高感度CRP	• ペプシノゲン（PG）《LA》
• シスタチンC	• ペプシノゲン
3. 活性酸素・抗酸化力	• 便中 H. pylori 抗原
• 活性酸素の血中濃度と抗酸化物質の濃度のバランスをチェック	**7. 体の構成**
• 8OHdG	• 基礎的な身体構成と基本的な身体機能をチェック
• インプラスタン生成速度	• 身体測定（身長・体重・腹囲）
• STAS	• 体脂肪率
• ビタミンA	• 筋肉分布
• ビタミンC	• BMI
• ビタミンE	• W/H比
• β-カロテン	• 骨量
• ビタミンB₁₂	• 酸素飽和度
• 葉酸	• 背筋力
4. ホルモンバランス	• 握力
• 加齢とともに変化するホルモンバランスを男女別にチェック	• 骨密度（D×A）（二重エネルギーX線吸収法）
• IGF-1（成長ホルモン）	• 平衡機能（重心動揺検査）
• ソマトメジンC	**8. 肺年齢**
• FT₄（甲状腺ホルモン）	• 肺機能検査
• コルチゾール	
• 副腎皮質ホルモン	

表2 東海大学東京病院抗加齢ドックにおける各種検査項目の意義と正常域

1. 「血液の老化度」を測る検査項目と基準値

項目	基準値	内容
総コレステロール	130〜220 mg/dL	全コレステロール成分の総和なので評価が難しい
LDL-C	70〜139 mg/dL	動脈硬化や脳梗塞，心筋梗塞に最も深くかかわる因子として重要
HDL-C	40〜80 mg/dL	低値はもちろん，120 mg/dLを超すような高値も要注意
HDL2	17.7〜74.0 mg/dL	動脈硬化ではHDL3よりHDL2の低下が著しい
HDL3	10.8〜22.4 mg/dL	
TG（中性脂肪）	30〜150 mg/dL	食事の影響を強く受けるので絶食での評価が必須
FFA（遊離脂肪酸）	0.10〜0.81 mEq/L	体内の脂肪が分解されてできるもので，減量により低下することが多い
Lp(a)（リポ蛋白）	40.0 mg/dL以下	濃度が高いと動脈硬化や血栓症になりやすいといわれる
RLP-C（レムナント様リポ蛋白コレステロール）	7.5 mg/dL以下	高中性脂肪血症と関係し，動脈硬化を促進する働きがあるといわれる
アディポネクチン	未設定	メタボリックシンドロームの予防・改善の指標となる検査として期待されている
総PAI-1	50 ng/dL以下	血栓の溶解作用を妨げる物質で，高値の場合は動脈硬化が高速で進む危険性が大
フィブリノゲン	170〜410 mg/dL	血が固まるときのもとになる物質で，メタボリックシンドロームではこの高値が観察される
総ホモシステイン	6.3〜18.9 nmol/mL	血液中のアミノ酸の一種で，増えすぎると動脈硬化が進み，心筋梗塞や脳梗塞の原因となる
高感度CRP	未設定	もとは炎症反応の指標であるが，動脈硬化性疾患との関連が特に注目されている
シスタチンC	0.40〜0.91 mg/L	早期の腎機能障害を反映するマーカー

2. 「活性酸素・抗酸化力」を測る検査項目と基準値

項目		基準値	内容
8OHdG	8OHdG濃度	1.0〜26.5 ng/mL	DNAが活性酸素によって酸化・損傷すると血中や尿中に出てくる物質で，身体がどの程度活性酸素によって酸化されているのかの目安となる
	クレアチニン補正値	16.4 ng/mg・Cr以下	
	8OHdG生成速度	4.6〜23.6 ng/kg/hr	
LPO（過酸化脂質）		1.0 nmol/mL以下	血液中の脂質が活性酸素によって酸化されて変化した物質で，老化を促進する
インプラスタン	インプラスタン濃度	0.77〜7.90 ng/mL	細胞膜が活性酸素によって酸化・損傷すると尿中に出てくる物質で，酸化ストレス度の目安になる
	クレアチニン補正値	6.77 ng/mg・Cr以下	
	インプラスタン生成速度	1.10〜5.00 ng/kg/hr	
CoQ10（ユビキノール）酸化率		4.4%以下	細胞内でエネルギー産生に働く物質で，特に心臓に多く存在するが，加齢とともに減少する
STAS（総抗酸化能）		1,087〜1,570 μm	酸化から身体を守るさまざまな抗酸化物質の総合的な能力を測定
ビタミンA		27.2〜102.7 μg/dL	特に眼の働きに大きく関与するほか，皮膚や粘膜の機能維持，免疫作用にも影響を及ぼす
ビタミンC		4.7〜17.8 μg/mL	ストレスへの抵抗力や免疫能，コラーゲンの合成に必須の物質で，体内の活性酸素を消去する
ビタミンE		α 4.90〜13.80 μg/mL β 0.06〜0.28 μg/mL γ 0.10〜2.40 μg/mL δ 0.14 μg/mL以下	主に血液中や細胞膜で抗酸化力を発揮，動脈硬化による心臓血管障害を予防する効果がある
β-カロテン		96.4 μg/dL以上	緑黄色野菜に多く含まれる物質で，体内でビタミンAに変化し，ビタミンEと同様の働きをする
ビタミンB$_{12}$		223〜914 μg/mL	造血や神経機能にかかわる物質で，ヘモグロビンの合成を助け，ホモシステインの血中濃度を改善
葉酸		3.6〜12.9 ng/mL	DNA・RNAの合成や造血にかかわる物質で，ビタミンB$_{12}$とタッグを組んで力を発揮する

表2 続き

3.「ホルモンバランス」を測る検査項目と基準値

項目（基準値）	特徴・働き	低値（高値）を示した場合などの症状
成長ホルモンIGF-I（ソマトメジンC）【下表5の①参照】	・下垂体前葉の成長ホルモン分泌細胞から分泌 ・成長促進作用がある ・思春期から成年期が分泌のピーク．以後，加齢に伴って低下	筋肉量の減少，筋力や運動能力の低下，生活習慣病の発症基盤となる内臓脂肪の蓄積
甲状腺ホルモン【0.8～1.9 ng/dL】	・甲状腺から分泌 ・細胞の新陳代謝を促進し，体温維持や交感神経を刺激	甲状腺機能亢進症（高値），甲状腺機能低下症（低値）など
副腎皮質ホルモン（コルチゾール）【4.5～21.1 μg/dL】	・副腎皮質から分泌される ・糖・蛋白・脂質などの代謝や，腎臓での水や電解質の排泄・再吸収に関与する	
遊離テストステロン【下表5の②参照】	・アンドロゲン（男性ホルモン）の一種．主に精巣から分泌 ・分泌量は年齢に比例．成人後，70歳代に至るまでほぼ直線的に低下	減少すると，体脂肪が増加し，生活習慣病を引き起こすリスクが高まるとされる
エストラジオール【19.0～51.0 pg/mL 下表5の③参照】	・卵胞ホルモン作用をするホルモンの1つ．主に卵巣や胎盤から分泌 ・月経や妊娠と深くかかわり，基準値は排卵の状態によって変化 ・40歳過ぎで低下し始め,,50歳直前から急激に低下	測定値は卵巣機能の指標になるほか，肝臓で処理されることから，異常値を示す場合は肝機能障害の可能性も考えられる
DHEA-s【下表5の④参照】	・副腎などで作られるホルモンの一種 ・抗糖尿病作用，抗肥満作用，抗動脈硬化作用，抗腫瘍作用，抗骨粗鬆作用，免疫調整作用，中枢神経作用などがあるとされる ・20歳ごろが分泌のピーク．以後，加齢に伴って低下．中年以降，激減	中年以降，DHEA-s値の漸減と並行するように，生活習慣病の頻度が増加

4.「免疫力」を測る検査項目と基準値

項目	基準値	内容
NK細胞（ナチュラルキラー細胞）活性	〈E/T比10:1〉8.9～29.5 % 〈E/T比20:1〉17.1～48.7 %	異物を排除したり，癌細胞を殺したりして身体を守る
IL-6（高感度インターロイキン）	4.45～9.96 pg/mL	炎症性生理活性物質の一種．免疫系にも作用を及ぼす

5. 各種ホルモンの基準値

①成長ホルモン（ソマトメジンC） （単位：ng/mL）

年齢	男性	女性
0	32～155	44～178
1～2	37～216	28～262
3～4	60～179	54～333
5～6	37～411	91～344
7～8	150～448	101～1,052
9～10	138～501	170～962
11～12	144～924	370～896
13～14	338～850	385～744
15～16	250～680	313～759
17～18	～	～
成人	106～398	121～436

②遊離テストステロン （単位：pg/mL）

年齢	男性	女性
20～29	8.5～27.9	2.7以下
30～39	7.6～23.1	1.9以下
40～49	7.7～21.6	1.1以下
50～59	6.9～18.4	1.0以下
60～69	5.4～16.7	未設定
70～79	4.5～13.8	未設定

表2 続き

③エストラジオール (単位：pg/mL)

排卵状態		女性
卵胞期		19.0～226.0
排卵期		49.0～487.0
黄体期		78.0～252.0
閉経期		39.0以下
妊娠中	前期	780.0～16,631.0
	中期	1,146.0～36,635.0
	後期	5,452.0～44,915.0

④DHEA-s (単位：ng/mL)

年齢	男性	女性
20～29	1,600～5,650	680～3,000
30～39	1,150～4,600	500～1,710
40～49	660～3,240	210～2,120
50～59	480～2,860	60～1,230
60～	150～2,400	40～1,040

(東海大学東京病院抗加齢ドック・東海大学ライフケアセンター，2006[5]より)

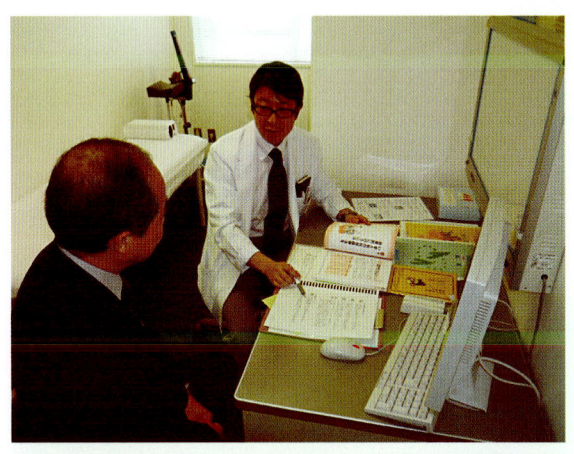

図5 抗加齢ドックにおける医師面談（東海大学東京病院）
受診4週間後に，医師によって30分間かけて結果説明が行われる．結果表には，あらかじめ抗加齢専門医（面談医）からの検査結果説明と保健師，管理栄養士，スポーツ医学専門医，耳鼻科医，眼科医，サプリメントアドバイザーからのコメントとアドバイスが記入されており，それらを統合し，最終的に個々に最も見合ったアドバイスが双方向のやり取りのなかで行われる．

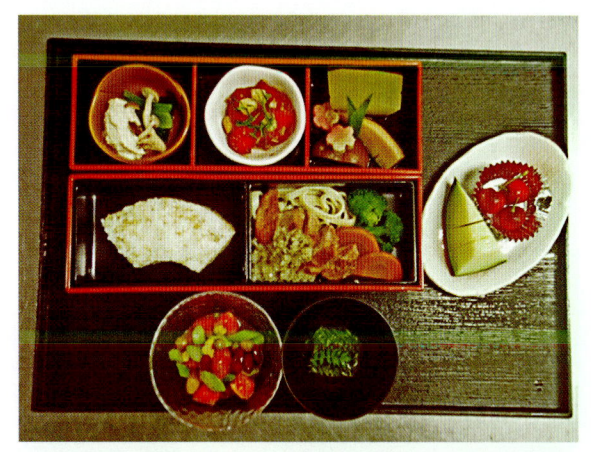

図6 ドック昼食における栄養指導の実践（東海大学東京病院）
ドック昼食は栄養指導の格好の実践時間である．東海大学東京病院においては"抗酸化御膳"と称する抗加齢専門医と管理栄養士によって考案・監修された，抗酸化食材を多用したヘルシーメニューを提供している．

アンチエイジングにおける指導（図5, 6）

　アンチエイジングの目的は，前述のように健康寿命の延伸にある．現在の生活習慣病は成人病から移行した疾患概念であるが，もともと成人病とは"主として40歳前後から死亡率が高くなる疾患"と考えられた"加齢病"である．現在のメタボリックシンドロームは生活習慣病を発症前で阻止するための概念なので，生活習慣病やメタボリックシンドロームはアンチエイジングや抗加齢ドックの主たるターゲットであるといっても過言ではない．生活習慣，すなわち食事・睡眠（休養）・喫煙・飲酒・運動習慣の改善が基本となり，さらにストレス対策，衛生管理（口腔ケア，入浴），排泄習慣（排便，排尿），定期健康チェック，その他へのアドバイスが行われる[5]．

　現在のところ寿命を延ばすことが学術的に確認されている唯一の方法はカロリー制限だけである[11]．したがって，現在おこなわれるさまざまなアドバイスは，生活習慣病や各種の悪性腫瘍など疾病発生の回避または改善など，いわば短期的エビ

デンスの積み重ねにより間接的に寿命を延ばすことを目指しているといえる．理想的な生活習慣の継続によって，すべての死に至らしめるリスクを遠ざけることが目標かもかである[1]．

腸内細菌からみたアンチエイジング

腸内細菌と寿命の関係

　腸内にまったく細菌をもたない無菌動物は，一般環境下の同種動物と比較して約1.5倍も寿命が長いとされる．あらゆる炎症は細胞寿命を縮め老化を促進するため，細菌との共存自体が寿命を縮めているといっても過言ではない．しかし，すでにわれわれの周囲には多くの細菌が存在しており，これを避けて生きることはできない．その状況下では，生体にとって有害な菌を排除してくれる菌を味方につけることが必要であり，長寿の達成とは，よりよいプロバイオティクスによって成し得るといっても過言ではなかろう．また，コレステロール代謝面でも，無菌ラットの大動脈コレステロールは普通動物よりも著しく低いことがわかっており，腸内細菌叢（フローラ）が宿主の老化や寿命に関係していることは明らかである[12]．

　Mitsuoka らは腸内細菌の違いと寿命の関係を検討するため，無菌マウスにヒト腸管由来の *Bifidobacterium longum*，*Escherichia coli*，*Enterococcus faecalis*，*Bacteroides vulgatus*，*Eubacterium aerofaciens*，*Clostridium perfringens* の6菌株を定着させた群（GB-1）と，これらの菌種の組み合わせから *B. longum* または *C. perfringens* を除いた5菌株をそれぞれ定着させた2群（GB-2と3），無菌マウス（GF），通常マウス（CV）の計5群における長期飼育実験を行い，その生存期間を観察した．その結果，無菌マウスが最も長寿命であり，最短寿命だった通常マウスとの差は中央値で18か月もあった．無菌マウスに次いで長命だったのは *B. longum* を保有するGB-1と3群で双方とも通常マウスより9か月長生きした．*B. longum* を持たないGB-2は，中央値で2.5か月通常マウスより長生きしたが，この2群に有意差はなかった．これらの成績はある特定の腸内細菌が宿主の生存期間をコントロールすることを実証したものでたいへん興味深い[12]．

腸内フローラによる有益性と有害性

　ヒトの腸内には100種以上に及ぶ細菌が100兆以上生息して腸内フローラを構成し，摂取された食物や生体分泌物を栄養源として絶え間なく増殖しては排泄されながら，互いに共生または拮抗関係を保っている．腸内フローラの構成は個体ごとに異なり，宿主の栄養状態，生理機能，老化度，薬剤効果，感染防御，発癌などに大きな影響を及ぼすとともに食餌内容，飢餓，加齢，ストレス，疾病罹患，薬物服用など多くの要因によって変動することもわかっている[12]．

　腸内フローラの有益な生理作用として，食物の消化と吸収に関係することはよく知られているが，ビタミンや蛋白を合成するため，これを宿主が利用する．また，有用菌は外来病原菌のバリアーとなって腸管感染を阻止したり，菌体成分が宿主の

免疫能を刺激して防御機転を高めている．また，特に*Bifidobacterium*のような腸内有用菌は，腐敗菌などの有害菌の増殖を阻止して腸内環境浄化に働いている．このような作用の総和によって宿主の健康が維持される[13, 14]．

一方，腸内常在菌のなかには宿主の抵抗力低下時に腸管から体内臓器に侵入し，日和見感染を発生して敗血症，心内膜炎，胆囊炎，脳・肝・肺の膿瘍，膀胱炎，腟炎などの原因となることがある．さらに，腸内有害菌によって生成されるアンモニア，硫化水素，アミン，フェノール，インドールなどの腐敗産物やある種の発癌促進物質，二次胆汁酸，エンドトキシンなどの有害物質は腸管自体に障害を与えるとともに一部は吸収されて肝・膵・心・腎・脳・生殖器などの臓器に障害を与えたり，老化促進，発癌，動脈硬化，高血圧，肝臓障害，自己免疫疾患，免疫能障害などの原因となっている可能性が強い[13]．

加齢による腸内フローラの変化

ヒト腸内フローラは，*Streptococcus*などの乳酸菌群，Bacteroidaceae，*Clostridium*などの嫌気性菌群，Enterobacteriaceae，*Pseudomonas*，yeastsなどの好気性菌群に大別されるが，最優勢菌はBacteroidaceae，*Eubacterium*などの偏性嫌気性菌であり，*E. coil*を含むEnterobacteriaceaeは全体の1/100以下にすぎない．

壮年期を過ぎて老年期に入ると，宿主の生理機能の変化を反映して，腸内フローラが変化し始める．総菌数はやや減少し*Bifidobacterium*が減少，*C. perfringens*が顕増し*Lactobacillus*，Enterobacteriaceae，*Streptococcus*も増加する．この変化はさらに老化を促進することにもなる[15]．

腸内フローラ改善によるアンチエイジングの可能性

オリゴ糖，乳酸菌，食物繊維などを利用した食品は厚生労働省により「おなかの調子をととのえる」との表示が認可された「特定保健用食品（機能性食品）」として認められている．ヒトの消化酵素はでんぷんやセルロースなどの多糖類やフラクトオリゴ糖，ガラクトオリゴ糖，キシロオリゴ糖などほとんどのオリゴ糖類を消化できない．これら多糖類，繊維質やオリゴ糖は，腸内細菌によって分解され，酢酸，プロピオン酸，酪酸などに変化したり一部は乳酸やギ酸，コハク酸となり宿主に効果をもたらす．また，多くのオリゴ糖は*Bifidobacterium*によって利用されるが，オリゴ糖を多量に摂取すると*Bifidobacterium*の増殖が促進され，結果的に血清コレステロールや中性脂肪の低下効果が発揮される．ビフィズス菌を含む乳酸菌を利用した補助食品やヨーグルトなどは腸内のビフィズス菌を増やし，逆に*Clostridium perfringens*（ウエルシュ菌）などの腸内腐敗菌を減らして，腸内細菌バランスを好方向に改善し，腸内環境を浄化して便秘を防ぎ，発癌などや病的老化の予防効果が期待される．さらに最近，疫学調査により食物繊維の摂取量が少ないと大腸癌，肥満，心臓病，糖尿病，高血圧などの生活習慣病が多くなることが明らかにされている．これには，食物繊維によって糞便量が増加・希釈されて排泄が促されることで，腸内に発生する発癌物質などの有害物質が早く排泄されるためと考えられてい

る[16]．

おわりに

　老化とは時間の流れに伴って身体に発生する負の変化であるが，腸内フローラは宿主の寿命に対して有利にも不利にも働く．特に病的老化や生活習慣病の発生については，腸内の悪玉菌による促進が明らかにされていることから，この善玉菌/悪玉菌のフローラバランスを良好な状態で維持することが"健康長寿"への一つの鍵であり，機能性食品などの利用により日ごろから心がけることができるアンチエイジングであるといえる．

〈西﨑泰弘，桑平一郎〉

●引用文献

1. 西崎泰弘，桑平一郎．アンチエイジング．福井次矢監修，家庭の医学，新赤本第6版，保健同人社，2007；p.1604-1621.
2. 後藤佐多良．老化と抗老化を考える：基礎老化学からの視点．アンチエイジング医学2007；3：58-62.
3. 石井直明．老化および寿命関連遺伝子．医学のあゆみ2007；222：299-303.
4. 寺本信嗣，福地義之助．老化促進マウス．呼吸1993；12：170-175.
5. 東海大学東京病院抗加齢ドック・東海大学ライフケアセンター編著，石井直明・桑平一郎監修．専門医がやさしく教える老化判定&アンチエイジング．PHP出版，2006.
6. 和田　攻．予防医学における健康診断の意義．綜合臨牀2006；55：1395-1397.
7. 西崎泰弘，桑平一郎．サクセスフル・エイジング―加齢による心身の変化とアンチエイジング．労働の科学2009；64：133-136.
8. 東海大学東京病院抗加齢ドック：http://www.tokai.ac.jp/tokyohosp/
9. 西崎泰弘，桑平一郎，久保　明ほか．抗加齢ドック受診者の健康意識と指導後の改善効果について．総合健診2009；36：190.
10. 久保　明．アンチエイジング・未病医学検査テキスト．南光堂，2008.
11. Wood JG, Rogina B, Lavu S, et al. Sirtuin activators mimic caloric restriction and delay ageing in metazoans. Nature 2004; 430: 686-689.
12. 光岡知足．老化と腸内細菌．老年消化器病2001；13：85-90.
13. Mitsuoka T. Bifidobacteria and their role in human health. J Indust Microbio 1990; 13: 263-268.
14. Mitsuoka T. Recent trends in research on intestinal flora. Bifidobacteria and Microflora 1982; 1: 3-24.
15. Mitsuoka T. Intestinal flora and aging. Nutr Rev 1992; 50: 438-446.
16. Mitsuoka T. Significance of dietary modulation of intestinal flora and intestinal environment. Bifidobacteria Microflora 2000; 19: 15-25.

III 臨床編 ❽ 加齢とプロバイオティクス

36
加齢医学の臨床

はじめに

わが国の総人口は，2007年10月1日現在，1億2,777万人で，65歳以上の高齢者人口は，過去最高の2,746万人（前年2,660万人）である．65歳以上の人口が総人口に占める割合（高齢化率）も21.5％（前年20.8％）となっている（平成20年版『高齢社会白書』）．一般に65歳以上の人口が全人口の7％に達すると"高齢化社会"といい，14％を超えると"高齢社会"という．わが国は1970年に7％，1994年に14％を超え，現在世界の最長寿国である．高齢化社会から高齢社会への到達に要した24年は世界最速である．参考までにドイツは42年，英国46年，イタリア59年，フランスは114年を要している．

わが国の急速な高齢化は，社会経済の発展に伴う栄養状態の改善や予防医学・医療の進歩による総死亡数の低下，少子化，生活習慣，長寿の素因，医療保険制度の充実などに負うところが大きい．世界の最長寿国となった現在，高齢社会を支える社会保障制度の改革や，高齢社会の政治，社会，経済面におけるインパクトの議論は盛んであるのに対して，高齢者の臨床医科学の普及は遅々としている．高齢者の医学的特徴や，学問的議論の枠組みが明確に共有される前に，さまざまな臓器別医学分野で患者層の高齢化が進行した．高齢者医学の臨床では，加齢性変化と疾患，臓器機能と個体の生活機能を同時に観察・診療する必要がある．個々の臓器あるいはそれらを構成する細胞の問題に還元する従来の医学的アプローチだけでは不十分であるだけでなく，治療選択，そのゴールに関しても臓器別医学のそれとは必ずしも一致しないことがある．

高齢者疾患の特徴

国民の年間医療機関受診回数は，歳を重ねるほど増え，高齢者では青壮年の5～6倍の年間受診回数であるため，総患者数に占める高齢者の割合は，全人口に占め

る割合よりはるかに多い．ここでは，高齢者の疾患の特徴を概括すると，

① 高齢者は一般に併存疾患が多く（多病性，comorbidity），その病像は複合的である．そのため，個別の臓器別診断・治療のアプローチでは，医療経済学的に非効率であるだけでなく，場合によっては誤診を招くことがある．

② 併存疾患が多いことから，高齢者は複数の医師による治療介入を受けており，何らかの薬を服用していることが多い（多剤性，polypharmacy）．このことは，実際の診療の現場では重要である．たとえば，高齢者に多い，ふらつき，めまい，食思不良，便通異常，動作障害などの症状の診断において，教科書に記載されている多数の疾患との鑑別を考える前に，現在服用している薬剤をリストアップし，薬剤の副作用による症状を除外することが診断への早道であることが往々にしてある．実際，これらの症状を惹起し得る，降圧薬，抗不整脈薬，各種の向精神薬，非ステロイド抗炎症薬（NSAIDs）などは高齢者に処方される頻度がきわめて高い．

③ 高齢者の疾患は，しばしば教科書に書いてあるような経過をとらず，時に全身症状あるいは中枢症状が罹患臓器の症状より前景に立つことがある（非典型性，atypia）．

④ 高齢者を75歳未満の前期高齢者と75歳以上の後期高齢者に分けると，前期高齢者の身体機能のパラメータは10～20年前のそれらと比較して，10～15歳程度若返っていることが報告されている．一方，現在，入院患者の平均年齢が高齢化し，後期高齢者の割合が特に増えている．すなわち高齢者のなかでも心身機能に個体差があり，前期高齢者では比較的個体差は少ないが，後期高齢者では大きい（個人差，diversity）．

⑤ 高齢者疾患の予後は，罹患臓器のみならず，他臓器の併発症，合併症などにより決定される場合がある（複合性）．

⑥ 疾患の治療自体よりも社会復帰のほうが重要な場合があり，また患者の予後そのものが，社会的・環境的な要素により支配されやすい．

などがあげられる．

高齢者に頻度が高い疾患群がある．これらの疾患の特徴は，臓器の加齢変化あるいは，青壮年期からの生活習慣が基盤となり生じる疾患群であり，これらが単独あるいは複合して老年期に現れる．その代表例を**表1**に示す．

消化器系の加齢変化と疾患

プロバイオティクスの臨床応用に最も関連する臓器として，消化器系臓器の加齢変化と疾患について触れる．高齢者の消化器疾患の身体所見は基本的に成人における所見に準じるが，上述のように他臓器の併存疾患の存在や，薬剤による病像の修飾，症状・経過が非典型的であるため，しばしば診断が遅れることがある．特に外科治療を要する疾患の場合，当該臓器の予備能力や併存疾患の予後も考慮した迅速な治療手段の選択が重要であり，手術タイミングを失しないことが重要である．

表1 高齢者で比較的頻度が高い疾患

1. 中枢神経系疾患	脳血管障害，認知症，Parkinson病
2. 呼吸器系疾患	肺炎，慢性閉塞性肺疾患，肺癌，肺結核
3. 循環器系疾患	虚血性心疾患，高血圧症，うっ血性心不全，不整脈
4. 消化器系疾患	消化性潰瘍，胃食道逆流症，消化管機能異常症，薬剤起因性消化器障害，悪性腫瘍
5. 腎・泌尿器系疾患	慢性腎不全，前立腺癌，尿路感染症
6. 内分泌・代謝系疾患	糖尿病，脂質異常症，甲状腺疾患
7. 骨・運動器系疾患	骨粗鬆症，変形性関節症，関節リウマチ，廃用性筋萎縮
8. 血液・免疫系疾患	多発性骨髄腫，悪性リンパ腫，骨髄異形成症候群

口腔，食道

　高齢者では歯牙の脱落，義歯の咬合不全，唾液分泌量の減少，あるいは脳血管障害後遺症などのさまざまな理由により，咀嚼・嚥下障害が起こりやすく食物摂取の障害，ひいては低栄養が起こることがある．

　高齢者の食道は，粘膜，粘膜筋板，固有筋層の萎縮や，食道壁内神経叢の機能低下により，食道の蠕動運動の異常や，内圧の異常が起こりやすい．下部食道括約筋（lower esophageal sphincter：LES）の一過性弛緩と，これに伴い逆流する胃酸刺激により逆流性食道炎（gastro-esophageal reflux disease：GERD）が生じる．高齢者では唾液腺の萎縮に伴い，唾液の分泌量が減少するため，唾液による食道粘膜の被覆作用や，逆流胃酸に対する中和作用が低下するためGERDが起こりやすい．

　GERDは高齢女性に多い．これは，男性に比較して高齢女性では胃粘膜萎縮が軽度であり胃酸分泌能が比較的保たれている，亀背を合併することが多く，腹腔内圧が上昇しやすい，胃ヘルニアの合併が多い，などが原因と考えられる．一方，男性ではメタボリックシンドロームのリスクを有する中高年に多い[1]．GERDは最近，全世界規模で患者数が増加しており，その原因としては，発症機序に飲酒，脂肪食，肥満，喫煙，ストレスなどの生活習慣が関与すること，食道の蠕動運動を阻害するCa拮抗薬，亜硝酸剤などが処方される頻度がきわめて高いこと，また*Helicobacter pylori*感染者の減少と動物性蛋白の摂取が増えて胃酸分泌能が向上していることなどが考えられる．

　癌患者の総数としては少ないが，食道癌は増加傾向にある．日本人の食道癌は高齢男性に多い．GERDが関与するBarrett食道上皮由来の腺癌は少なく，扁平上皮由来の癌が多い．加齢による食道扁平上皮の性状の変化，喫煙，飲酒などの生活習慣が関与している．最近では，内視鏡検査施行時のルゴール®染色あるいは，narrow band imaging（NBI）の使用により食道粘膜の異形成（dysplasia）や早期癌を検出する感度が向上したため，内視鏡下の粘膜切除で治療可能な症例も増加している．扁平上皮癌は放射線治療に対する感受性が高く，開胸開腹手術を必要としないため，内視鏡による切除の対象とならない癌を有する高齢者では，治療選択としての優先度が高い．

H. pylori の除菌により胃酸分泌が改善するとGERDの増悪が起こるという，海外からの報告がある．わが国の報告では，胃粘膜萎縮が高度に進展した日本人では除菌によりGERDが増悪するという結果は得られなかった[2]．GERDに関連した最近の知見として，GERDを合併する患者では喘息発作の頻度が高いこと，喉頭の違和感，起床時の咳嗽などにも胃酸逆流症が関与し制酸剤（proton pump inhibitor：PPI）による治療でこれらの症状が軽減することが知られている[3]．

胃・十二指腸

H. pylori の存在と，大部分の日本人が *H. pylori* に感染していることが明らかになるまでは，慢性胃炎と胃粘膜萎縮は胃の加齢現象であると考えられてきた．*H. pylori* 発見後の臨床研究の集積から，加齢だけでは胃粘膜萎縮は起こらず，高齢者でも *H. pylori* に感染していない者では胃酸分泌も低下しないことがわかってきた．さらに，*H. pylori* に感染した日本人でも，動物性蛋白の摂取が増えたため，過去20年間で日本人高齢者の胃酸分泌能は著明に増加している[4]．

従来から十二指腸潰瘍は若年者に多く，胃潰瘍，しかも高位胃潰瘍は高齢者に多いことが指摘されてきた．この原因として，胃酸分泌能の年齢による差が原因であると考えられてきた．*H. pylori* 感染による炎症が若年者では前庭部に多いこと，高齢者では胃炎の進展に伴い胃体上部まで萎縮性変化が進行し，萎縮粘膜と健常胃粘膜の境界部に潰瘍ができやすいことを考えると，*H. pylori* 胃炎による萎縮性変化の進展度の差が，潰瘍病変の罹患部位の差ならびに胃酸分泌能の差に反映したものと考えることができる．高齢者の潰瘍病変の特徴として，無痛性の胃潰瘍病変が多いこと，出血性の十二指腸潰瘍が比較的多いこと，NSAIDsやアスピリン服用に伴う潰瘍性病変が多いことがあげられる．

日本人の胃癌患者は減少傾向にある．日本人の胃癌のほとんどは *H. pylori* 感染に伴う，慢性萎縮性胃粘膜に発生する．*H. pylori* の除菌治療の普及に伴い，毎年5万人弱存在する胃癌死亡数は今後ますます減少していくものと考える．しかしながら，過去数十年間に起こった胃癌患者数の減少は *H. pylori* 感染者数の減少ではなく，食生活の変化，特に動物性蛋白摂取の増加や食塩摂取の減少に伴い，日本人の胃粘膜が健康になったことによると考えられる．*H. pylori* 感染者でも，十二指腸潰瘍を合併する感染者では疫学的に胃癌の発生が少ないことから[5]，高胃酸分泌型の胃粘膜を有するものは相対的に胃癌のリスクが少ないと考えられる．最近，日本人で萎縮性胃粘膜に合併する胃潰瘍と十二指腸潰瘍の患者数の相対比率（胃潰瘍：十二指腸潰瘍）が小さくなりつつあることからも，過去数十年間の胃粘膜の質的変化が胃癌患者減少の原因であることが推測される．

次に高齢者の胃癌の特徴を述べる．早期胃癌患者に占める49歳以下，50～69歳，70歳以上の患者はそれぞれ，7.7％，46.4％，45.9％である．進行胃癌では，それぞれ11.7％，44％，44.4％であった．最近の特徴としては発見される総胃癌症例に占める早期癌症例の割合が増加しており（全症例中65％），39歳以下，40歳代，50歳代，60歳代，70歳代，80歳以上で比較すると，それぞれ38％，60％，65％，66％，68％，59％である．施設にもよるが，必ずしも高齢者に見つかる胃癌は進

行癌であるという傾向は胃癌に関しては認められない．また，高齢者の早期胃癌の特徴として若年者に比較して，I, IIa 型のような隆起型の肉眼形態をとるものが多く，一方，若年，壮年では相対的に IIc のような陥凹型肉眼形態をとるものが多い．高齢者早期胃癌の組織型を 39 歳以下，40 歳代，50 歳代，60 歳代，70 歳代，80 歳以上，全症例で検討すると，総胃癌症例に占める分化型胃癌の頻度は，それぞれ 12.5％，40％，62.5％，73％，78％，65％，68％である．早期胃癌に限定すると，それぞれ 17％，57％，71％，84％，91％，82％，77％と高齢者では圧倒的に分化型胃癌の頻度が高い[6]．まとめるとわが国の高齢胃癌患者の約半数は分化型早期胃癌として発見されていることがわかる．このことは最近，早期胃癌の治療法として一般化されつつある，内視鏡による粘膜切除術の適応になるような，分化型早期癌の症例が高齢者に多いことを意味している．

小腸・大腸

小腸の加齢性変化としては，粘膜萎縮の結果として絨毛の高さが低下すること，粘膜下層は線維化が強くなり筋層の萎縮も生じてくるため運動能が低下することが知られている．加齢に伴い消化吸収能は全般的に軽度低下し，特に脂質や糖質，カルシウムの低下が起こるが正常の腸管長を有する場合は臨床的に問題となることはほとんどない．大腸では加齢により固有筋層や結合組織が萎縮して脆弱になり，大腸憩室や大腸運動機能低下の原因となる．このことに加えて，腸管壁の神経感受性低下による排便反射の低下あるいは，腹壁筋力低下による排便圧力の低下，加齢に伴う腸内細菌叢（フローラ）の変化[7]，内服薬では特に利尿薬や抗コリン作用のある抗うつ薬や膀胱作動薬，Ca 拮抗薬，亜硝酸剤などの作用が総合して高齢者では便通異常に関連した訴えが多い．

最近の癌集計によれば，大腸癌患者の増加が著しい．特に女性では乳癌・子宮癌を抜いて最も頻度が高い悪性新生物疾患となっている．これは，やはり高脂肪食の普及と大腸癌検診の進展に伴い発生件数，診断件数ともに増加してきたものと考えられる．厚労省の地域癌登録研究班の将来予測によれば，2020 年の癌患者数として，女性では結腸・直腸癌が約 6 万 8,000 人，次いで乳癌約 5 万人，胃癌約 3 万 7,000 人となるのに対して，男性では肺癌が約 9 万人，直腸・結腸癌約 8 万 4,000 人，前立腺癌約 7 万 8,000 人，胃癌約 7 万 3,000 人と予想されている．現在，老人保健事業による大腸癌検診受診者が対 10,000 人あたり 650 人程度の受診率であるが，発見大腸癌件数は年間 1 万人を超えており，今後受診率の向上とともに発見癌数も増加するものと考えられる．

高齢者の大腸癌の特徴としては高齢になるに従い，右側結腸癌の頻度が直腸左側結腸癌に比較して頻度が高くなる．胃癌に比較して早期癌の頻度は低下し，男性で平均 24％，女性で 18％である[8]．

肝臓

肝臓の重量は加齢とともに減少する．わが国の剖検例では，30 歳代では平均 1,400 g 前後，60 歳代後半で 100～1,100 g，80 歳以上では 700～800 g と報告され

ている．超音波による計測でも24歳に比べて91歳では約40％の減少がある．造影CTを用いた，肝臓の容積評価では18～49歳では平均1,600 mLに対して50～80歳では平均1,460 mLである．肝機能の加齢変化に関して，ガラクトース除去能を比較した報告があり20歳から80歳のあいだに約25％の減少がある．これは超音波や剖検で測定された肝重量の減少とほぼ平行する．同位元素をラベルしたアルブミンを用いた肝細胞の代謝能の評価でも同様の加齢による機能的な肝容積の減少が確認されている．加齢に伴う肝血流量の変化としては色素法，パルスドプラ法による肝血流の計測データがある．それらによると，20～30歳代から70～90歳代のあいだで40～50％の血流の低下が報告されている．肝臓の代謝能にも加齢変化が存在する．一次通過効果（first-pass effect）を受ける薬物の肝代謝律速段階は肝血流であるため，一次通過効果があるプロプラノロール，リドカイン，亜硝酸剤などは加齢に伴い除去率が低下する．一次通過効果のない薬物でも薬物酵素代謝系の加齢変化により代謝に差が存在する．薬物酵素代謝の第一相（酸化，還元，加水分解反応など）を行う肝ミクロソーム中の薬物代謝酵素チトクロムP450，あるいは肝細胞量の加齢変化によりジアゼパム，アルプラゾラム，あるいは，テオフィリンなどは代謝が低下し半減期が延長する．一方，グルクロン酸化，アセチル化などの解毒反応を行う第二相は加齢による影響を受けにくい．

蛋白の合成能も加齢に低下する．一部の蛋白では合成低下とともに代謝回転，あるいは分解能も加齢により低下する．一方，糖新生能については，ミトコンドリア機能に非依存性の，フルクトースからの糖新生は加齢による変化はないがミトコンドリア機能に依存性のラクトースからの糖新生は加齢により低下する．

日本人の肝臓癌の主因はC型慢性肝炎の結果であり，高齢者でHCV抗体陽性率が高い．これはHCV発見以前の輸血や，注射・手術などの医療行為などを受けた年齢層が高齢化しているためであり，現在，C型慢性肝炎による肝硬変症患者の年齢のピークは65歳を越えている．今後，肝臓癌患者の大半が65歳以上の高齢者になると予想される．ポリエチレングリコール化インターフェロン（PEG-IFN），各種抗ウイルス薬あるいは，ラジオ焼灼療法の開発により，高齢者の慢性ウイルス性肝炎，肝臓癌の治療適応に新たな展開が認められている．

IFNと抗ウイルス薬を用いた肝炎治療は，血小板減少やうつ症状などの副作用の出現頻度が高齢者で高いため，高齢患者を対象とした検討は少ない．高齢者C型肝炎患者を対象としたIFN長期単独療法の発癌抑制効果を検討した報告がある．5/10年の累積発癌率は治療群，対照群でそれぞれ5.9/13.7％，17.1/32.8％であり有意差をもって抑制したと報告されている[9]．PEG-IFNとリバビリンを用いたC型肝炎治療は，高齢者群（平均年齢70歳）は若年者群（平均年齢45歳）に比較して治療無反応群が有意に高く（21.1％対4.5％），早期抗ウイルス効果（54.5％対80.3％），治療終了24週後の持続的ウイルス学的奏効率（45.5％対69.7％）が報告されている[10]．わが国の報告でも同様な結果であり，若年群（50歳以下）に比較してSVRは高齢者群（50歳以上）で低く，特に男性に比較して高齢女性で奏効率が低い[11]．年齢，性別，感染ウイルスの遺伝子型，費用対効果などを総合して治療適応を決定する必要がある．一方，60歳以上と60歳以下で比較したB型肝炎患者

のラミブジン治療に対する治療奏効率（ALT値の減少ないし正常化，HBV-DNA量の減少ないし消失）およびYMDD変異ウイルスの出現頻度は両者で変わらなかったことが報告されている[12]．

膵臓，胆嚢

　加齢とともに，膵臓の主に外分泌組織の減少，膵線維化，脂肪変性，アミロイド沈着などが起こり，全体として膵重量は減少する．高齢者に起こる膵炎はアルコール性は少なく，胆石膵炎や薬剤起因性，あるいは特発性膵炎の頻度が高い．加齢に伴い，胆嚢壁は膠原線維の増加によりやや肥厚し，弾力性が減弱し，その収縮拡張能は低下する．加齢に伴い胆汁酸分泌が低下し，相対的にコレステロール濃度が増加しており胆石（コレステロール系結石）が形成されやすい．また，加齢に伴い乳頭括約筋の機能低下が存在すると十二指腸液の胆管内逆流が発生し得るので，ビリルビン系結石の頻度も増加する．

高齢者疾患とプロバイオティクス

　プロバイオティクスの高齢者における臨床応用の可能性を考える．

　高齢者では唾液分泌量が減少し，口腔内常在細菌やCandidaなどの真菌が増加する[13]．高齢者では夜間の口腔内細菌の気道内落下により嚥下性肺炎が起こり，感染抵抗力の低下した虚弱高齢者ではカンジダ肺炎などの日和見感染なども起こる．食道カンジダ症も高齢者に多い．約300人の高齢被験者とプロバイオティクス入りチーズを用いた二重盲検によれば，服用群では口腔内のCandida albicansの菌量が30％減量することと，唾液分泌量減少による口腔乾燥症状が軽減することが報告されている[14]．プロバイオティクス添加サプリメントを食することで高齢者の細胞性免疫能が改善することが知られている[15]．また，経口から入ったプロバイオティクスは腸管内の免疫装置（gut-associated lymphoid tissue：GALT）を刺激し，抗原感作された抗体産生細胞が唾液腺に到達し，抗体を唾液とともに口腔内に外分泌すること（common mucosal immune pathway）によりCandidaの菌量が減少するものと考えられる．

　今回用いられたLactobacillus系の細菌は，IL-4やIFN-γの産生[16]，IL-1βやTNF-αなどの炎症性サイトカインの産生の抑制[17]，あるいは抗真菌活性物質の産生[18]などのさまざまな機序によりCandidaの増生を防ぐことも報告されている．プロバイオティクスあるいはプレバイオティクスを用いた高齢者の細胞性免疫の賦活に関する報告は多い[15,19,20]．最も有名な臨床治験の1つによれば，Lactobacillus caseiを含む発酵乳（ヨーグルト）を服用した高齢者では，冬期の感染症に対する罹患期間や発熱症状が対照高齢者よりも軽減することであろう[21]．オリゴ糖をプレバイオティクスとして，施設入所虚弱高齢者に投与した研究によると，服用者は非服用者に比較して，血中のCD4，CD8陽性細胞の増加と好中球・単球の貪食活性の低下，IL-6の低下が認められたという[22]．しかしながらワクチンアジュバント活性は認められなかった[23]．

高齢者では低栄養がよく認められる．在宅高齢者の7％は低栄養であり，80歳以上では倍増する[24]．結果か原因かは議論の余地があるが，低栄養下では腸管の萎縮があり，腸管免疫の低下や菌体毒素あるいは bacterial translocation（BT）が起こりやすい．このような病態に対してさまざまなプロバイオティクスが栄養の改善に有効であることが知られている[25-27]．

本項でも指摘したとおり，高齢者は，臓器の加齢変化や服用薬物あるいは生活習慣，食生活などが原因で便秘が起こりやすく，便秘は高齢者の日常診療で最も頻度が高い症状である．高齢者では便中のビフィズス菌が減少している[28,29]．プロバイオティクスの利用で腸内細菌叢を是正して便通を改善できることは多数の報告があり，医薬だけでなく健康飲料として広く利用されている．ビフィズス菌を含むヨーグルト飲料[30]，*L. rhamnosus* LC705 と *Propionibacterium freudenreichii* JS の混合製剤の服用で排便頻度が24％増加した報告[31]や *Bifidobacterium lactis* LKM512添加ヨーグルトや，*L. rhamnosus* GG[32]，*L. casei* Shirota などが知られている．

プレバイオティクスも便通改善作用がある．たとえば，下剤として利用されているラクツロースも大腸内でビフィズス菌により分解され，小さな分子として腸管内にとどまることにより浸透圧性の下剤として作用している．このことに関連して，繊維成分を加え，ラクチトールで味つけをしたヨーグルトを入院高齢者に投与して二重盲検を行い，慢性便秘症に有効であったことが報告されている[33]．ほかにもガラクトースやラクトースでも高齢者の便通改善に有効性を確認した報告がある[34,35]．プロバイオティクスは便秘症状だけでなく，抗菌薬服用で起こる下痢の予防にも用いられている[36]．高齢者では抗菌薬使用後の腸管細菌叢の交替による下痢が起こりやすく，特に *Clostridium difficile* による下痢は有名である[37]．

おわりに

先進国共通の課題として，国家予算支出の最大を占める医療・社会保障費をいかに有効に活用し，永続性のある高度の生活水準と福祉社会を実現するかが，今後ますます重要になる．特に，世界に類をみない高齢社会にあるわが国では今後の医療サービス需要の大半は高齢者医療にあるといっても過言ではない．

臓器の加齢変化と生活習慣病の合併症，癌が高齢期に集中して起こるため，高齢者疾患の特徴をよく理解することは非常に重要である．

本項では高齢者疾患の特徴を消化器疾患を例にとって概説し，プロバイオティクスの可能性に触れた．

（若月芳雄）

● 引用文献

1. Moki F, Kusano M, Mizuide M, et al. Association between reflux oesophagitis and features of the metabolic syndrome in Japan. Aliment Pharmacol Ther 2007; 26: 1069-1075.
2. Fukuchi T, Ashida K, Yamashita H, et al. Influence of cure of Helicobacter pylori infection on gastric acidity and gastroesophageal reflux: study by 24-h pH monitoring in pa-

tients with gastric or duodenal ulcer. J Gastroenterol 2005; 40: 350-360.
3. Frye JW, Vaezi MF. Extraesophageal GERD. Gastroenterol Clin North Am 2008; 37: 845-858.
4. Kinoshita Y, Kawanami C, Kishi K, et al. Helicobacter pylori independent chronological change in gastric acid secretion in the Japanese. Gut 1997; 41: 452-458.
5. Uemura N, Okamoto S, Yamamoto S, et al. Helicobacter pylori infection and the development of gastric cancer. N Engl J Med 2001; 345: 784-789.
6. 上村直美, 岡本志朗, 山本惣一郎ほか. 高齢者胃癌と H. pylori. 老年消化器病 2000；29；819-827.
7. 守田則一, 大仲　治, 正木洋治. 高齢者の便通異常と腸内細菌叢. 臨床消化器内科 1997；12：187-194.
8. 磯本浩晴, 赤城由人, 松本　敦. 高齢者大腸癌診療の変遷. 老年消化器病 2002；14：209-214.
9. Arase Y, Ikeda K, Suzuki F, et al. Prolonged-interferon therapy reduces hepatocarcinogenesis in aged-patients with chronic hepatitis C. J Med Virol 2007; 79: 1095-1102.
10. Floreani A, Minola E, Carderi I, et al. Are elderly patients poor candidates for pegylated interferon plus ribavirin in the treatment of chronic hepatitis C? J Am Geriatr Soc 2006; 54: 549-550.
11. Sezaki H, Suzuki F, Kawamura Y, et al. Poor response to pegylated interferon and ribavirin in older women infected with hepatitis C virus of genotype 1b in high viral loads. Dig Dis Sci 2009；54：1317-1324.
12. Kawaoka T, Suzuki F, Akuta N, et al. Efficacy of lamivudine therapy in elderly patients with chronic hepatitis B infection. J Gastroenterol 2007; 42: 395-401.
13. Lockhart SR, Joly S, Vargas K, et al. Natural defenses against Candida colonization breakdown in the oral cavities of the elderly. J Dent Res 1999; 78: 857-868.
14. Hatakka K, Ahola AJ, Yli-Knuuttila H, et al. Probiotics reduce the prevalence of oral candida in the elderly--a randomized controlled trial. J Dent Res 2007; 86: 125-130.
15. Gill HS, Rutherfurd KJ, Cross ML. Dietary probiotic supplementation enhances natural killer cell activity in the elderly: an investigation of age-related immunological changes. J Clin Immunol 2001; 21: 264-271.
16. Elahi S, Pang G, Ashman R, et al. Enhanced clearance of Candida albicans from the oral cavities of mice following oral administration of Lactobacillus acidophilus. Clin Exp Immunol 2005; 141: 29-36.
17. Brzozowski T, Zwolinska-Wcislo M, Konturek PC, et al. Influence of gastric colonization with Candida albicans on ulcer healing in rats: effect of ranitidine, aspirin and probiotic therapy. Scand J Gastroenterol 2005; 40: 286-296.
18. Strus M, Kucharska A, Kukla G, et al. The in vitro activity of vaginal Lactobacillus with probiotic properties against Candida. Infect Dis Obstet Gynecol 2005; 13: 69-75.
19. Arunachalam K, Gill HS, Chandra RK. Enhancement of natural immune function by dietary consumption of Bifidobacterium lactis (HN019). Eur J Clin Nutr 2000; 54: 263-267.
20. Sheih YH, Chiang BL, Wang LH, et al. Systemic immunity-enhancing effects in healthy subjects following dietary consumption of the lactic acid bacterium Lactobacillus rhamnosus HN001. J Am Coll Nutr 2001; 20: 149-156.
21. Turchet P, Laurenzano M, Auboiron S, et al. Effect of fermented milk containing the probiotic Lactobacillus casei DN-114001 on winter infections in free-living elderly subjects: a randomised, controlled pilot study. J Nutr Health Aging 2003; 7: 75-77.
22. Guigoz Y, Rochat F, Perruisseau-Carrier G, et al. Effects of oligosaccharide on the faecal flora and non-specific immune system in elderly people. Nutr Res 2002; 22: 13-25.
23. Bunout D, Hirsch S, Pia de la Maza M, et al. Effects of prebiotics on the immune response to vaccination in the elderly. JPEN J Parenter Enteral Nutr 2002; 26: 372-376.
24. Thomas Aj. Nutrition: Brocklehurst's textbook of geriatrics and gerontology. Churchill Liviingstone, 2003.
25. Saran S, Gopalan S, Krishna TP. Use of fermented foods to combat stunting and failure to thrive. Nutrition 2002; 18: 393-396.
26. Nopchinda S, Varavithya W, Phuapradit P, et al. Effect of bifidobacterium Bb12 with or

without Streptococcus thermophilus supplemented formula on nutritional status. J Med Assoc Thai 2002; 85 Suppl 4: S1225-S1231.
27. Cunningham-Rundles S, Ahrne S, Bengmark S, et al. Probiotics and immune response. Am J Gastroenterol 2000; 95: S22-S25.
28. Mitsuoka T. Intestinal flora and aging. Nutr Rev 1992; 50: 438-446.
29. Hopkins MJ, Sharp R, Macfarlane GT. Age and disease related changes in intestinal bacterial populations assessed by cell culture, 16S rRNA abundance, and community cellular fatty acid profiles. Gut 2001; 48: 198-205.
30. Tanaka R, Shimosaka K. [Investigation of the stool frequency in elderly who are bed ridden and its improvements by ingesting bifidus yogurt]. Nippon Ronen Igakkai Zasshi 1982; 19: 577-582.
31. Ouwehand AC, Lagstrom H, Suomalainen T, et al. Effect of probiotics on constipation, fecal azoreductase activity and fecal mucin content in the elderly. Ann Nutr Metab 2002; 46: 159-162.
32. Salminen S, Salminen E. Lactulose, lactic acid bacteria, intestinal microecology and mucosal protection. Scand J Gastroenterol 1997; 222: 45-48.
33. Rajala SA, Salminen SJ, Seppanen JH, et al. Treatment of chronic constipation with lactitol sweetened yoghurt supplemented with guar gum and wheat bran in elderly hospital in-patients. Compr Gerontol [A] 1988; 2: 83-86.
34. Teuri U, Korpela R. Galacto-oligosaccharides relieve constipation in elderly people. Ann Nutr Metab 1998; 42: 319-327.
35. Kleessen B, Sykura B, Zunft HJ, et al. Effects of inulin and lactose on fecal microflora, microbial activity, and bowel habit in elderly constipated persons. Am J Clin Nutr 1997; 65: 1397-1402.
36. D'Souza AL, Rajkumar C, Cooke J, et al. Probiotics in prevention of antibiotic associated diarrhoea: meta-analysis. BMJ 2002; 324: 1361.
37. Hopkins MJ, Macfarlane GT. Changes in predominant bacterial populations in human faeces with age and with Clostridium difficile infection. J Med Microbiol 2002; 51: 448-454.

Index

ア

アオカビ 16
アシドフィルス菌 14
アスピリン 299
アスピリン潰瘍 297
アセトアミノフェン 299
アトピー
　―と抗菌薬との関係 471
アトピー疾患
　プロバイオティクスの臨床応用 272
アトピー性皮膚炎
　腸内フローラとの関連 109
　―と *L. rhamnosus* GG 139
　プロバイオティクスによる予防 269
　―と腸内細菌叢 274
　Lactobacillus rhamnosus GG の予防
　　効果 278
　―と非病原性大腸菌 Nissle 1920 325
　―と心身医学 468
　Lactobacillus GG の効果 470
　―の現状 569
　―に対するプロバイオティクス, プレ
　　バイオティクスの予防効果 576
アトピー喘息
　―と環境衛生仮説 251
アトピー素因
　―と衛生仮説 240
アドヘシン 131, 144
　プロバイオティクスとしての作用機序
　　131
　H. pylori の病原因子 209
アネロパック 37
アポトーシス 4
アマンタジン 233
アミールS 435
アミノサリチル酸製剤 330
アミノペプチダーゼ 431

アムホテリシンB 397
アメーバ赤痢 359
アモキシシリン
　H. pylori 感染症に対する除菌療法
　　210
　除菌療法とその問題点 222
　小児の *H. pylori* 除菌療法 584
アルスフェナミン 16
アレルギー
　―と心身医学 468
アレルギー緩和組換え米 256
アレルギー疾患
　プロバイオティクスの応用 161
　―と衛生仮説 239
　―と腸管感染症の罹患頻度 243
　―に対するプロバイオティクスの臨床
　　研究 253
　抗菌薬の使用と― 261
　プロバイオティクス投与による予防の
　　試み 278
　―と腸内細菌との関連 470
アレルギー性疾患
　―とプロバイオティクス 248
　Ⅰ型アレルギーの病態 249
　―と免疫学的治療法 249
　―の病因 250
　実験動物モデルでの検討 254
　経口免疫寛容による制御 256
　―の有病率 260
　―と衛生仮説 260
　有病率の変化 261
　通年性― 264
　プロバイオティクスによる予防 269
　―と腸内細菌叢の異常 330
　―の現状 569
アレルギー抑制効果 193
アレルゲン 248
アレルゲン特異的IgE抗体 250

アレルゲン特異的T細胞 249
アンジオテンシン変換酵素 425
アンチエイジング 589
　予防医学と― 590
　腸内細菌からみた― 597
アンチエイジングドック 590
アンチセンス・ヌクレオチド療法 248, 249
アンチビオフィルス細粒 162
アンピシリン 359
アンプリコン 57, 58, 64, 65, 71
アンモニア代謝 97

イ

胃MALTリンパ腫
　H. pylori 除菌療法の適応疾患 211
　―と *H. pylori* 感染 220, 286-289,
　　291
胃悪性リンパ腫
　H. pylori 感染との関連 291
胃運動機能 314
胃潰瘍
　―と *H. pylori* 208
　H. pylori 除菌療法の適応疾患 211
　加齢変化と疾患 603
胃過形成性ポリープ
　H. pylori 除菌療法の適応疾患 211
胃癌
　―と *H. pylori* 208, 220, 222, 286-
　　289
　H. pylori 除菌治療の効果 291
　加齢変化と疾患 603
胃酸抵抗性シームレスカプセル 447
胃酸抵抗性シームレスカプセル内 *B. longum*
　透析患者に対する効果 449
胃・十二指腸潰瘍
　プロバイオティクスの応用 161
　―と *H. pylori* 感染との関連 286, 289

萎縮性胃炎
　　H. pylori除菌療法の適応疾患　211
胃食道逆流症　286
　　―とH. pylori感染との関連　289
イソマルトオリゴ糖　186
I型アレルギー　248, 249
1型糖尿病　438
　　腸内細菌の関与　91
一重項酸素　8
一次リンパ器官　229
一酸化窒素
　　H. pylori感染の宿主側病原因子　209
一般用プロバイオティクス医薬品　153
遺伝子導入療法
　　―とアレルギー性鼻炎　249
胃内細菌叢
　　ラット，マウスの―　303
イヌリン　186
胃粘膜萎縮
　　加齢変化と疾患　603
イブプロフェン　299
イムノバイオティクス　139
医薬品製造販売指針　154
医療用プロバイオティクス医薬品　151
陰イオン交換樹脂　417
陰窩　323
飲酒
　　―と歯周病　489
インスリン依存型糖尿病　438
インスリン自己抗体　438
インスリン非依存型糖尿病　438
インターカレーター法　27
インターバランスL-92　176
インターロイキン-1β　330
インターロイキン-6　107
インドール　445
インドキシル硫酸　445
インドメタシン　299
院内感染　17
インフリキシマブ　330
インフルエンザ
　　プロバイオティクスの感染症防御作用　229
　　―感染症に対するプロバイオティクスの効果　233

ウ

ウイルス　13
ウイルス感染症
　　―とプロバイオティクス　228
ウイルス性食中毒　359
ウェルシュ菌　14
　　腸内フローラ改善によるアンチエイジングの可能性　598
齲蝕　484

Lactobacillus salivarius 161
　　―の原因　485
　　―の予防と治療　487
齲蝕予防ワクチン　113, 122, 128
美しいあした　176
ウレアーゼ　209
ウレアーゼ産生細菌　97

エ

衛生仮説　110, 193
　　プロバイオティクスの作用機序　137
　　―とアレルギー疾患　239
　　環境―　251
　　―とアレルギー性鼻炎　260
液性免疫　16, 229
エゼチミブ　417
エネルギー産生　94
エフェクターT細胞　322
エリスロマイシン
エリスロマイシン
　　―と血中ジゴキシン濃度　98
　　腸管蠕動不全　400
塩酸チアラミド　299
炎症性サイトカイン　8, 9
　　―と炎症性腸疾患　329
炎症性腸疾患　320
　　腸内菌による薬物の活性化　98
　　腸内細菌のの関与　110
　　プロバイオティクスの効果　142
　　プロバイオティクスの応用　161
　　腸内細菌の関与　322
　　―とプロバイオティクス　329
　　TNBS誘発大腸炎　333
　　回腸型Crohn病　334
　　DSS誘発大腸炎　334
　　IL-10 KOマウス大腸炎　335
　　メトトレキサート（MTX）誘発腸炎　335
　　プロバイオティクス・麹の効果　337
　　プロバイオティクス効果への期待　385
炎症誘導性反応　324
エンテロノンR　152
エンテロノンR散　162
エンドトキシン
　　―と環境衛生仮説　251
エンドペプチダーゼ　431
エントモール散　162

オ

横隔膜挙上症
　　重症小児外科疾患患児の腸内細菌叢異常　558
黄熱病　13
太田胃散整腸薬　165
オーツ麦

　　―と炎症性腸疾患　335
オセルタミビル　233
おなかにおいしいヨーグルト　176
おなかへGG！　176
オメプラゾール
　　小児のH. pylori除菌療法　584
オリゴ糖
　　―とプレバイオティクス　185
　　―のアレルギー抑制効果　194
　　―と小児アレルギー疾患　569
　　乳幼児アトピー性皮膚炎に対する効果　573
　　精製―　577
　　腸内フローラ改善によるアンチエイジングの可能性　598
オリゴフルクトース　186
オルソログ遺伝子　82, 83
外傷性咬合　512
回腸型Crohn病　334

カ

潰瘍性大腸炎　91
　　腸内菌による薬物の活性化　98
　　腸内細菌のの関与　110
　　プロバイオティクスの効果　142
　　病原性細菌の関与　147
　　プロバイオティクスの応用　161
　　―と腸内フローラ　325
　　―の責任分子　326
　　―とプロバイオティクス　329
　　―の増悪因子　330
　　―と喫煙環境　330
カイロミクロン　417
化学療法　16, 18
獲得被膜　116
過形成ポリープ
　　―とH. pylori感染症　287
過酸化水素　8
ガス壊疽菌　14
カスピ海ヨーグルト　176
ガスピタン　164
ガスピタンα　167
カゼイ菌
　　プロバイオティクス医薬品　154
　　プロバイオティクス医薬品の構成菌種
　　　―日本薬局方外医薬品規格　155
カゼイン　428
ガセリシンA　135
カタラーゼ　8
　　H. pyloriの病原因子　209
活性酸素　7
　　H. pylori感染の宿主側病原因子　209
活性酸素種　446
カテコールアミン
　　アレルギーと心身医学　468

過敏性大腸症候群　348
　　　プロバイオティクスの作用機序　349
　　　プロバイオティクスの有効性　350
過敏性腸症候群　304
　　　プロバイオティクスの応用　161
　　　—と非病原性大腸菌 Nissle1918　325
　　　—の有病率，診断基準と病型分類　348
カプトプリル　425
花粉症
　　　—とプロバイオティクス　248
　　　—と環境衛生仮説　251
　　　有病率の変化　261
花粉曝露室　264
ガラクトース
　　　—を分子内に含むオリゴ糖　186
　　　—と加齢変化　605
ガラクトオリゴ糖　186
　　　短腸症候群(SBS)の治療　387
　　　SIRSへのシンバイオティクス療法　398
カラスムギ繊維
　　　経腸栄養剤　190
カルピス　171
加齢　588
　　　—と老化の関係　589
　　　—による腸内フローラの変化　598
加齢医学　2, 600
加齢変化　601
癌　100
　　　—の促進と腸内菌　101
環境衛生仮説
　　　—とアレルギー性鼻炎　249
　　　—と腸内細菌叢の成立　251
肝硬変　605
がん克服新10か年戦略　457
感作
　　　—とアレルギー性鼻炎　248, 249
幹細胞
　　　歯周病の治療　513
カンジダ症
　　　菌交代症　99
肝性TGリパーゼ　417
感染型食中毒　355
感染症法　355
完全静脈栄養　382
　　　—と bacterial translocation　373
　　　腸内フローラの変化　381
感染性心内膜炎
　　　mitis 連鎖球菌群　117
感染性腸炎　354
　　　—と過敏性腸症候群　348
　　　—と食中毒の関係と分類　354
　　　プロバイオティクスを用いた予防と治療　360
感染防御機構

口腔の　120
感染防御作用　99
肝臓癌　605
肝胆膵疾患
　　　—と腸管機能の関係　405
寒天培地　35
　　　組成と調製法　52-54
冠動脈疾患発症率
　　　血清トリグリセリド(TG)値と—　414
カンピロバクター腸炎　359, 364

キ

気管狭窄症
　　　重症小児外科疾患患児の腸内細菌叢異常　558
気管支喘息
　　　—と腸内細菌叢の異常　330
キシロオリゴ糖　186, 187
北里柴三郎　4, 15
喫煙
　　　環境要因としての—　330
　　　—と歯周病　489
機能性消化管障害　309
機能性ディスペプシア　309
　　　—の診断基準(Rome III)　310
　　　—の病態　311
　　　H. pylori 除菌治療　313
　　　—と内臓知覚過敏　314
　　　プロバイオティクス治療の可能性　316
機能性腹痛症候群
　　　プロバイオティクスの効果　316
機能性ヨーグルト　138
偽膜性大腸炎
　　　C. difficile　99
　　　Clostridium butyricum MIYAIRI 588株　100
偽膜性腸炎　359
逆流性食道炎
　　　—と H. pylori 感染率　289
　　　加齢変化と疾患　602
急性灰白髄炎
　　　—とプロバイオティクスの効果　236
急速進行性糸球体腎炎　444
牛乳耐性化　573
狂犬病ワクチン　2, 12
凝集性　117
共生　94
共通粘膜免疫系　231
凝乳　171
強ミヤリサン錠　167
強力わかもと　153, 336
強力わかもとわかもと整腸薬　167
局外規カゼイ菌　153
局外規耐性乳酸菌　153
局外規糖化菌　153

局外規ビフィズス菌　153
局外規有胞子性乳酸菌　153
局外規ラクトミン　153
菌交代症　99
菌種特異的プライマー　24
　　　Bifidobacterium の検出　282, 928
菌種特異的プローブ　25
菌体外成分　132
菌体外多糖
　　　プロバイオティクスの菌体外成分　132
　　　—と齲蝕　485
菌体内成分　133

ク

グアニジン化合物　445
グアニン・シトシン
　　　プロバイオティクスの菌体内成分　133
クォラムセンシング機構　18
クラスタリング　83
クラリスロマイシン　359
　　　H. pylori 感染症に対する除菌療法　210
　　　除菌療法とその問題点　222
　　　小児の H. pylori 除菌療法　584
グリコカリックス　321
グリセルアルデヒド3-リン酸脱水素酵素　145
クリプトスポリジウム症　359
クリンダマイシン　359
グルココルチコイド
　　　アレルギーと心身医学　468
グルコシルトランスフェラーゼ
　　　—と齲蝕　485
グルタチオンペルオキシダーゼ　8
クレメジン　446
クレモリス菌
　　　—と大腸癌発症　140
クロラムフェニコール　99
　　　腸内菌による抗菌活性の低下　99

ケ

経口免疫寛容　107-109
　　　—によるアレルギー性鼻炎の制御　256
　　　—と腸内細菌叢　548
形質転換成長因子β1　445
経静脈栄養
　　　—と bacterial translocation　384
経腸栄養　382
　　　—と bacterial translocation　384
経腸栄養剤
　　　—とシンバイオティクス　190
経腸栄養法
　　　—と重症急性膵炎治療　410

経腸・経静脈栄養　379
　　　腸内細菌フローラの変化　383
　　　プロバイオティクスの臨床応用　385
頸動脈エコー検査　592
頸動脈最大肥厚　592
ケストース
　　　―のアレルギー抑制効果　193
　　　―のビフィズス菌増殖作用　577
血圧
　　　乳酸菌発酵乳による血圧降下作用　428
　　　―と特定保健用食品　434
血圧降下作用
　　　―と L. helveticus 発酵乳　434
血圧脈波検査　592
血液脳関門　15
結核菌　3, 13, 14
血清LDLコレステロール　421
血清コレステロール　419
血清総コレステロール　420
血清トリグリセリド
　　　―と冠動脈疾患発症率　414
血清療法　15
下痢症
　　　抗菌薬誘導性―　361
減感作療法
　　　アレルギー性鼻炎の治療方法　260
嫌気ジャー法　37
嫌気性Gram陰性菌
　　　口腔フローラ　113
嫌気(性)チャンバー法　34, 37
嫌気性連鎖球菌
　　　年齢による腸内細菌叢の変化　274
嫌気培養　36

コ

抗H. pylori抗体測定法　584
抗IgE抗体療法　248
抗IL-5抗体療法　248
抗TNF-α抗体　330
抗うつ作用
　　　酪酸による―　479
抗炎症性サイトカイン　8, 9
抗炎症性反応　324
抗加齢医学　589
抗加齢ドック　590
好気培養　36
抗菌薬
　　　―の使用とアレルギー発症　261
　　　―とアトピーとの関係　471
　　　―と新生児外科疾患患児の腸内細菌叢　556
抗菌薬関連下痢症　99
抗菌薬耐性
　　　プロバイオティクスの安全性　201

抗菌薬誘導性下痢症　361
口腔上皮細胞　124
口腔清掃指導　513
口腔内常在菌　24
　　　―の構成, 解析　22, 23
　　　ターミナルRFLP法による解析　29
口腔内プロバイオティクス　517
口腔粘膜
　　　―の面積　120
口腔フローラ
　　　―の免疫系に及ぼす影響　113
　　　構成細菌種　114
　　　凝集と共凝集　117
　　　プラーク内細菌における共凝集　118
　　　免疫学的手法によるコントロール　125
　　　プロバイオティクス応用の可能性　127
抗グルタミン酸デカルボキシラーゼ抗体　438
高血圧症　425
高血圧前症　425
抗原提示細胞
　　　口腔における免疫応答　122
　　　―とアレルギー性鼻炎　249
抗原特異的免疫療法
　　　―とアレルギー性鼻炎　256
抗原特異的S-IgA分泌誘導法
　　　齲蝕予防ワクチン　128
抗サイトカイン療法
　　　―とアレルギー性鼻炎　249
麹　336
高脂血症　414
口臭　494
　　　―の治療とその予後　499
口臭恐怖症　495
口臭症
　　　―の分類　495, 496
口臭予防効果
　　　LS1の―　524
高純度イソマルトオリゴ糖
　　　―のアレルギー抑制効果　194
抗生物質　16, 17
抗生物質耐性
　　　耐性乳酸菌製剤　152
抗生物質耐性乳酸菌
　　　―成分規格の統一　153
高速シーケンサー　76
抗体側鎖説　4
口蹄疫　13
喉頭気管食道裂
　　　重症小児外科疾患患児の腸内細菌叢異常　558
抗毒素説　4
更年期　588
高比重リポ蛋白　414
抗変異原性　139

酵母　12, 13
高ホモシステイン血症
　　　ビフィズス菌製剤の効果　448
高用量H$_2$受容体拮抗薬
　　　NSAIDs胃粘膜傷害の予防　302
高齢化社会　600
高齢社会　600
誤嚥性肺炎
　　　プラーク形成菌による―　114
　　　―と歯周病　490
国際食品規格
　　　―によるヨーグルトの規格　174
国際ヒトマイクロバイオーム計画　91
黒死病　12
黒色色素産生嫌気性桿菌　520, 521
極低出生体重児
　　　プロバイオティクスの臨床応用　540
国連食料農業機関（FAO）
　　　プロバイオティクスの定義　170
　　　プロバイオティクスが有効とされる疾患のガイドライン　178, 179
コハク酸　440
コハク酸塩　95
胡麻麦茶
　　　ACE阻害ペプチドを含む特定保健用食品　435
コレステロール　95
　　　―と大腸癌　455
コレステロール改善効果
　　　―とプレバイオティクス　191
コレステロール代謝　96
コレボリーR散10％　162
コレラ　4, 359
コレラ菌　13, 14
　　　―と感染性腸炎　354
コロニーPCR法　39, 46

サ

サーディンサポート
　　　ACE阻害ペプチドを含む特定保健用食品　435
サーモフィルス菌　14
　　　機能性ヨーグルト　139
細菌性食中毒　359
細菌性赤痢　359
細菌性膣症
　　　膣フローラとの関連　103
臍帯ヘルニア
　　　重症小児外科疾患患児の腸内細菌叢異常　558
サイトメガロウイルス
　　　―と衛生仮説　241
細胞外マトリックス
　　　有害菌の接着　147
細胞空胞化毒素関連蛋白　221

細胞性免疫　4, 14, 16
細胞性免疫系　229
細胞性免疫能
　　高齢者の―　608
細胞接着因子
　　プロバイオティクスとしての作用機序　131
細胞膜　133
ザ・ガードコーワ整腸錠　164
酢酸　440
酢酸塩　94
ザナミビル　233
サブスタンスP　470
サラゾスルファピリジン　98
サラゾピリン　98
サルバルサン　16
サルモネラ症　359, 365
酸化LDL　414
産道細菌叢
　　ビフィズス菌と乳酸桿菌　550
サンプリング
　　腸内フローラの―　58
　　細菌DNA抽出・精製の流れ　59

シ

シーケンス　62, 64
志賀赤痢菌　14
自家中毒説　14, 15
糸球体濾過量　444
死菌体　139, 197
ジクロフェナクナトリウム　299
ジゴキシン　98
脂質異常症　414
　　―の診断基準と治療　415
　　―治療薬の作用機序　416
　　プロバイオティクスの改善効果　417
脂質二重層　133
歯周病　129, 484
　　生活習慣病のリスクファクターとしての―　129
　　Lactobacillus salivarius　161
　　―の原因　487
　　―の症状　490
　　全身に及ぼす影響　490
　　―の治療　491
　　―とプロバイオティクス　505
　　―のリスク因子　509
　　―の予防と治療　510
　　プロバイオティクスの可能性　514
　　―に対するLS1株の検討　517
歯周病原細菌　517
歯周病原細菌群　505, 506
歯周病原性菌　26
歯周病細菌
　　―と口臭　497

歯周ポケット　488
　　―と歯周病　490
　　―と歯周病原細菌群　505
視床下部－下垂体－副腎軸　173
舌ブラシ　500
舌ヘラ　500
歯肉縁下プラーク検査
　　―と歯周病　522
ジフテリア　14, 15
シプロフロキサシン　324
脂肪線条　414
脂肪代謝
　　腸内菌の関与　98
弱毒狂犬病ワクチン　15
集合ゲノム　79
周術期
　　宿主の免疫の変化　372
周術期腸内管理　370
　　プロバイオティクスの有用性　376
重症急性膵炎
　　―と腸内細菌のBT　410
重症呼吸器疾患
　　―に対するシンバイオティクス療法　563
十二指腸潰瘍
　　―と $H.\ pylori$　208
　　$H.\ pylori$ 除菌療法の適応疾患　211
加齢変化と疾患　603
樹状細胞　107, 109
　　プロバイオティクスとしての作用機序　131
　　―と衛生仮説　242
　　―と腸管炎症　322
　　プロバイオティクスの作用メカニズム　327
酒石酸結晶　12
術後感染症
　　―とシンバイオティクス　190
出生時低体重
　　―と歯周病　490
腫瘍壊死因子
　　IBDの発症要因　331
循環器疾患
　　プロバイオティクスの応用　161
春季カタル　161
消化管関連リンパ系組織　320
　　―とプロバイオティクス免疫調節作用　268
消化管機能異常症
　　プロバイオティクスの役割　293
消化管粘膜
　　―の表面積　320
消化吸収　95
消化性潰瘍
　　―と $H.\ pylori$ 感染症　287

　　$H.\ pylori$ 感染との関連　291
　　NSAIDs起因性の―　292
　　小児の $H.\ pylori$ 感染と―　582
常在菌　79
　　種類と菌種の数　80
　　―と腸管炎症　322
常在細菌叢　17, 18, 22, 473
小児アトピー性皮膚炎　574
小児アレルギー疾患
　　―の現状　569
　　プロバイオティクスの役割　571
上皮細胞間リンパ球　123
上皮細胞傷害　95
上皮内リンパ球　108
上腹部愁訴　309
　　―の診断基準（Rome III）　310
上部消化管疾患
　　―と $H.\ pylori$ 感染との関連　289
　　―とプロバイオティクス　295
初期定着菌　116
食後愁訴症候群　310
食細胞　3-5, 14
食中毒
　　―と感染性腸炎　354
　　―の年次別発生状況　357
食道癌
　　―と $H.\ pylori$ 感染との関連　289
食道気管瘻
　　重症小児外科疾患患児の腸内細菌叢異常　558
食道腺癌
　　―と $H.\ pylori$ 感染率　288
食物アレルギー
　　―の現状　569
　　―に対するプロバイオティクス　572
食物繊維
　　―とプレバイオティクス　188
シラカバ花粉症　253
代田保護菌研究所　172
代田稔　171
心窩部痛症候群　310
心筋梗塞
　　―と歯周病　490
腎硬化症　444
新興感染症　17
人工菌叢マウス　173, 475
ジンジパイン　126
腎障害　444
心身症　464
新生児壊死性腸炎　537
　　プロバイオティクスの臨床応用　541
新生児期
　　―の腸内細菌　530
新生児外科疾患
　　―と腸内細菌叢　556

新生児外科疾患（続き）
　　　—患児の腸内細菌叢phase分類　559
新生児集中治療室
　　　—と多剤耐性菌　556
迅速ウレアーゼ試験
　　　H. pyloriの感染診断法　582
心内膜炎
　　　プロバイオティクスからの感染　198
シンバイオティクス　152, 184, 329
　　　—の臨床例　190
　　　—と炎症性腸疾患　335
　　　強力わかもと　337
　　　周術期腸内管理における—　376
　　　短腸症候群（SBS）の治療　387
　　　外科周術期・侵襲期における感染症予防　387
　　　SIRS患者の治療　397
　　　新生児外科疾患患児に対する—　558
　　　—の治療的使用とその効果　561
シンバイオティクス療法　191
　　　SIRSへの—　398
新ビオフェルミン　153
新ビオフェルミンS　153
新ビオフェルミンS錠　166
腎不全
　　　—と腸内細菌叢　446
　　　ビフィズス菌製剤の効果　448
じんま疹
　　　腸内フローラとの関連　109
新ラクトーンA錠　166

ス

垂直伝播　548
水痘ウイルス
　　　—と衛生仮説　241
膵島細胞抗体　438
水平伝播　549
スーパーオキシドアニオン　8
スーパーオキシドジスムターゼ　8
　　　インドキシル硫酸　446
スカベンジャー受容体　414
スギ花粉症　253
　　　—の有病率　260
　　　有病率の変化　261
　　　—とプロバイオティクス　262
　　　花粉曝露室　264
　　　Bacteroides fragilis/Bifidobacterium菌比の変化　277
スギ花粉症緩和米　257
スケーリング　511
スタチン　416
ステロイド製剤
　　　IBDの薬物療法　330
ステロイド代謝　97
ステロール調節エレメント結合蛋白2　416

ストッパデイバランス整腸薬　165
ストレス
　　　—とアレルギー疾患　468
　　　—による腸内細菌叢の変化　474
ストレプトマイシン　16, 17
スペルミジン　137
スリンダク　299

セ

制御性T細胞　108
　　　アレルギーの抑制機構　266
　　　—とアトピー疾患　272
　　　—と腸管炎症　322
　　　—とプロバイオティクスの作用メカニズム　326
　　　プロバイオティクスの作用メカニズム　327
生菌製剤
　　　—の規格化　152
正常細菌叢（正常フローラ）　94
生体防御　538
生体防御学説　14
整腸作用　133, 138
　　　—とヨーグルト　175
整腸成分配合薬　154
整腸薬　154
性ホルモン　588
生命の自然発生説　12
世界保健機関（WHO）
　　　プロバイオティクスの定義　170
　　　プロバイオティクスが有効とされる疾患のガイドライン　178
赤痢菌
　　　—と感染性腸炎　354
セグメント細菌　109
接合上皮　120
舌苔コントロール
　　　口臭の治療と予後　499
絶対定量解析　59
セニジン　98
セファクロル　359
セファゾリン　359
セフジニル　359
セルフプラークコントロール　510
セレコキシブ　300
全身性炎症反応症候群　370
　　　外科侵襲後の生体反応　372
　　　腸内フローラの変化　380
　　　—の定義・診断基準　393
喘息
　　　腸内フローラとの関連　109
　　　—とL. rhamnosus GG　139
　　　—と心身医学　468
　　　—の現状　569
選択的消化管除菌

　　　—と重症急性膵炎治療　410
選択的腸管内除菌
　　　SIRS患者の治療　397
善玉菌　195
蠕動運動　95
善那　171
センノシド　98

ソ

酢　171
早期胃癌に対する内視鏡的粘膜切除後胃
　　　H. pylori除菌療法の適応疾患　211
早期介入療法
　　　アレルギー性鼻炎　257
僧帽弁逆流症
　　　プロバイオティクスとしてのL. rhamnosusによる感染例　198
側鎖説　15
即時相　248
組織メタロプロテアーゼ阻害因子1　445
ソフール　176

タ

ターミナルRFLP法　29
第一類医薬品　153
体液性免疫　4
醍醐　171
醍醐味　171
第三類医薬品　153
体重
　　　体表面積との関係　8
　　　哺乳類の寿命　8
代償性抗炎症反応症候群
　　　外科侵襲後の生体反応　372
大豆オリゴ　186
耐性乳酸菌
　　　プロバイオティクス医薬品　154
　　　プロバイオティクス医薬品の構成菌種
　　　　—日本薬局方外医薬品規格　155
耐性乳酸菌製剤　152, 157, 160
　　　プロバイオティクス医薬品　154
　　　—の一覧表　162
代替甘味料
　　　齲蝕の予防と治療　487
大腸癌　454
　　　Lactococcus lactis subsp. cremoris　140
　　　プロバイオティクスの応用　161
　　　—を促進する機序と抑制する機序　455
　　　乳酸菌投与による臨床試験　457
　　　加齢変化と疾患　604
大腸菌　14
大腸発酵産物　440
タイトムチン　116

Index 617

体表面積
　　体重との関係　8
唾液
　　と口腔細菌　488
　　の細菌数　487
　　分泌量とCandida albicans　606
タキキニン　470
多剤耐性菌
　　—と新生児外科疾患　556
多臓器不全症候群　392
　　外科侵襲後の生体反応　372
多糖合成酵素　125
多糖類
　　—とプレバイオティクス　188
第二類医薬品　153
ダノンBIO　176
タバコモザイクウイルス　13
タバコモザイク病　13
多発性硬化症
　　—と腸内細菌叢の異常　330
多発性嚢胞腎　444
タミフル　233
胆管浮腫
　　下部消化管粘膜バリアーの破壊　409
短鎖脂肪酸　94, 134, 440
　　SIRS患者の—　396
　　—の利用形態　441
　　—と大腸癌　456
　　腸管神経叢の活性化　479
　　腸内細菌由来の生理活性物質　479
　　—と母乳　538
胆汁酸
　　—と大腸癌　455
胆汁酸代謝　95, 97
単純ヘルペスウイルス
　　—と衛生仮説　241
胆石
　　腸内フローラによる抑制　97
炭疽菌　3, 13, 14
短腸症候群
　　プロバイオティクスとしてのL. rhamnosusによる感染例　198
　　プロバイオティクス効果への期待　385
　　Lactobacillus casei Shirota　387
　　重症小児外科疾患児の腸内細菌叢異常　558
　　—患児に対するシンバイオティクス療法　559
蛋白漏出性胃症　582

チ

チアプロフェン酸　299
智聡　171
膣感染症
　　プロバイオティクスの応用　161

腟内フローラ
　　—の生理的役割　94
　　—の構成細菌　103
　　尿路感染症との関連　102
遅発相　248
遅発相反応　249
チフス菌　14
チフス性腸炎　355
茶カテキン
　　—とプレバイオティクス　189
中心静脈栄養　382
　　—とbacterial translocation　373
　　腸内フローラの変化　381
中比重リポ蛋白　417
腸炎ビブリオ腸炎　359
腸管
　　抗原侵入に対するバリアー機構　535
腸管感染症
　　—とアレルギー疾患の発症頻度　243
腸管関連リンパ組織　107
　　口腔における免疫応答　122
腸環境異常　329
腸管出血性大腸菌感染症　359
　　プロバイオティクスの効果　365
腸肝循環　96
腸管常在細菌叢　17
腸管上皮　107, 108, 320
腸管上皮細胞　135
　　潰瘍性大腸炎　147
腸管上皮細胞間リンパ球　108
腸管蠕動不全
　　—とシンバイオティクス療法の限界　399
腸管透過性
　　—とSIRS　395
腸管粘膜
　　—の防御機構　321
腸管粘膜免疫　329
腸管粘膜免疫システム　320
腸管バリアー
　　周術期の変化　371
腸管不全　392
腸管付着性
　　プロバイオティクスの—　142
腸間膜リンパ節　107, 370
　　—と腸管炎症　322
腸管免疫
　　プロバイオティクスの応用　161
腸管免疫応答
　　—の誘導機構　107
腸管リンパ装置　108
腸球菌
　　バンコマイシン耐性の—　156
腸クロム親和性細胞
　　腸管神経叢の活性化　479

腸細胞　321
腸上皮細胞
　　腸内細菌叢の確立　505
超低出生体重児
　　プロバイオティクスの臨床応用　540
超低比重リポ蛋白　417
腸内細菌
　　16S rDNAの配列を用いて作成した系統樹　62
　　—のアジュバント効果　245
　　—とIBDとの関連性　331
　　—と類洞機能　409
　　—とアレルギー疾患との関連　470
　　新生児期の—　530
　　母乳栄養と—　532
　　—からみたアンチエイジング　597
腸内細菌叢　4
　　16S rDNAクローンライブラリー法による比較　26
　　フローラ解析　34
　　分子生物学的手法による解析の流れ　57
　　メタゲノム解析　79
　　—の生理機能　79
　　—の菌種解析　80
　　菌種の組成率　82
　　メタゲノム解析による機能特性の解明　83
　　日本人のサンプル，シークエンシング，遺伝子同定のまとめ　85
　　新規遺伝子　86
　　メタゲノムデータからみた個人間の相違　87
　　gut-enriched遺伝子の種々の割合　88
　　疾患関連—　90
　　プロバイオティクスの作用機序　133
　　—による免疫系の成熟　243
　　—とIgE抗体産生への影響　244
　　—と免疫寛容　244
　　—の成立と環境衛生仮説に　251
　　ヒト腸管の免疫担当細胞数　261
　　Bacteroidesの菌数　268
　　アレルギー疾患患者の—　272
　　—とアレルギーの関連　274
　　—の年齢による変化　274
　　—の異常とアレルギー発症の機序　277
　　—とプロバイオティクス　329
　　—の異常とIBD発症との関連　330
　　IBS患者における—　348
　　周術期の変化　370
　　—と経腸・経静脈栄養　379
　　—とSIRS　393
　　SIRS患者の—　395

腸内細菌叢（続き）
　　―の崩壊と便 Gram 染色の臨床応用
　　　400
　　―と肝・胆・膵疾患　405
　　―と糖尿病　438
　　腎不全患者における―　446
　　―と大腸癌との関係　454
　　ストレスによる変化　474
　　―の発育　530
　　未熟児・低出生体重児の―　533
　　母乳と人工栄養の組成の差異と―
　　　538
　　乳児における―の形成　546
　　分娩方法と―　549
　　―の栄養方法による違い　549
　　新生児外科疾患児の―　556
　　新生児外科疾患児の phase 分類
　　　559
　　治療的プロバイオティクス使用の影響
　　　564
　　―と小児アレルギー疾患　571
腸内細菌叢マイクロバイオーム　79
腸内常在菌
　　感染症とは無関係な―　14
　　―の構成, 解析　22, 23
　　―の菌種構成　24
　　16S rDNA クローンライブラリーの構
　　　築　27
　　ターミナル RFLP 法による解析　29
腸内常在細菌叢　18
腸内ビフィズス菌叢
　　乳児における形成過程　548
　　母親側の因子　552
腸内腐敗物質老化説　10
腸内フローラ　320
　　―の検索　34
　　分子生物学的手法による研究　56
　　サンプリング　58
　　新生児の形成過程　67
　　―の生理的役割　94
　　―と物質代謝　95
　　―による胆汁酸代謝　97
　　―の感染防御作用　99
　　免疫賦活化作用　100
　　―と発癌　100
　　免疫系に及ぼす効果　107
　　―と腸管免疫応答　108
　　―と経口免疫寛容　109
　　―とアレルギー　109
　　変化を起こしうる要因　380
　　―と HPA axis　475
　　―と行動特性および疼痛知覚　477
　　中枢神経への情報伝達　478
　　―の有益性と有害性　597
　　加齢による変化　598

腸閉塞
　　プロバイオティクスとしての L. rham-
　　　nosus による感染例　198
腸壁破裂
　　プロバイオティクスとしての L. rham-
　　　nosus による感染例　198

ツ

通年性アレルギー性鼻炎
　　―とプロバイオティクス　264

テ

低温殺菌法　12, 13
テイコ酸
　　プロバイオティクスの菌体外成分　132
ディスバイオシス　329
ディスペプシア　309
低比重リポ蛋白　414
ディフェンシン　136, 537
　　―と Crohn 病　323
低用量アスピリン療法　297
　　消化性潰瘍の発症率　301
　　LG21 の効果　307
定量的 PCR　56
　　16S rDNA の定量に用いられるプライ
　　　マーと PCR 条件　70
定量的リアルタイム PCR　75
　　―による腸内細菌叢解析の流れ　69
　　―による乳幼児糞便細菌叢解析　71
デーデルライン桿菌　102
適応性弛緩反応　314
デキストラン
　　―とスギ花粉症　262
鉄欠乏性貧血　582
　　―と H. pylori　208, 287
テトラサイクリン
　　―と血中ジゴキシン濃度　98
デンタルプラーク　113, 114, 484
　　歯肉縁上プラークと歯肉縁下プラーク
　　　の比較　115
　　―の形成機序　115
　　―とプロバイオティクス　127
　　―と歯周病　506
天然痘　12, 15

ト

糖化菌
　　プロバイオティクス医薬品　154
　　プロバイオティクス医薬品の構成菌種
　　　―日本薬局方外医薬品規格　155
透析　444
　　―と腸内細菌叢　446
　　胃酸抵抗性シームレスカプセル内 B.
　　　longum の効果　447
糖尿病

腸内細菌の関与　91
　　プロバイオティクスの応用　161
　　プロバイオティクスとしての L. rham-
　　　nosus による感染例　198
　　―と腸内細菌叢　438
　　プロバイオティクス, バイオジェニク
　　　スの可能性　439
　　―と歯周病　490
糖尿病性腎症　444
動物モデル　251
　　I型アレルギーの　251
　　アレルギー性鼻炎の―　254
　　IBD ―　332
　　人工菌叢マウス　473, 475
動脈硬化　9, 414
動脈硬化性疾患予防ガイドライン　416
特異的減感作療法　249
毒素型食中毒　355
特定健診・特定保健指導　590
特定保健用食品　171, 184
　　機能性ヨーグルト　138
　　―の市場規模と保健用途の推移　173
　　―の位置づけと類型　174
　　腸内フローラ改善によるアンチエイジ
　　　ングの可能性　598
特発性血小板減少性紫斑病
　　―と H. pylori　208, 286, 287
特発性細菌性腹膜炎　405
トクホ　171
　　機能性ヨーグルト　138
トクホ使用菌　138
トスフロキサシン　359
トブラマイシン　397
トランスロケーション　17
トリグリセリド　449

ナ

内臓脂肪症候群
　　―とアンチエイジング　590
内臓知覚過敏
　　機能性ディスペプシア　314
　　―と過敏性腸症候群　349, 350
内臓痛知覚
　　プロバイオティクスの影響　478
ナタリズマブ
　　IBD の薬物療法　330
ナチュレ恵　176
納豆菌　51
　　プロバイオティクス医薬品　154
ナプロキサン　299, 300
難治性腸炎
　　重症小児外科疾患患児の腸内細菌叢異
　　　常　558
　　―に対するシンバイオティクス療法
　　　561

Index 619

難培養性微生物　137

ニ

日和見感染症　440
ニコチン酸　417
二次リンパ器官　229
2度なし現象　15
日本抗加齢医学会　589
乳果オリゴ　186
乳酸塩　95
乳酸桿菌
　　DGGE法による検出　66
　　プロバイオティクスとしての作用機序　131
　　―の保健効果　228
　　環境衛生仮説と腸内細菌叢の成立　252
　　―アレルギーと腸内細菌叢　261
乳酸球菌　14
乳酸菌　440
　　プロバイオティクスとして用いられる―　50
　　―の齲蝕原性　127
　　プロバイオティクス医薬品の構成菌種
　　―日本薬局方外医薬品規格　155
　　アレルギー性鼻炎の予防と治療　252
　　―とアレルギー性鼻炎の治療　260
　　リコンビナント―　335
　　アンジオテンシン変換酵素の阻害作用　425
　　―によるペプチドの生産　428
　　―と大腸癌に対する臨床試験　457
乳酸菌LS1
　　歯周病に対するプロバイオティクス　518
乳酸菌類
　　安全性に関係する要因　199
乳酸酵母　13
乳児
　　―の腸内細菌叢形成　546
乳幼児アトピー性皮膚炎
　　―におけるプロバイオティクスの効果　573
　　―におけるプレバイオティクス　575
　　―に対する予防効果　575
ニューロキニン　470
ニューロペプチドY　470
尿素呼気試験
　　H. pyloriの感染診断法　583
尿素代謝　97
尿中ショ糖排泄試験
　　NSAIDs胃粘膜傷害の検出　304
尿毒症毒素　445
尿路感染症
　　腟内フローラ　102

ネ

プロバイオティクスの応用　161
ネオスチグミン
　　腸管蠕動不全　400
熱ショック蛋白
　　H. pyloriの病原因子　209
粘膜
　　全身の総面積　120
粘膜機構
　　小腸の―　405
粘膜固有層　107

ノ

脳梗塞
　　―と歯周病　490
脳性麻痺
　　プロバイオティクスとしてのL. rhamnosusによる感染例　198
脳腸相関　473
ノトバイオートマウス　80
ノルエピネフリン
　　―と腸内細菌叢　475
ノロウイルス
　　―とヒトABO式血液型抗原　145
ノロウイルス腸炎　359

ハ

バイオジェニクス　139, 184
　　糖尿病に対する―　438
バイオフィルム　117, 126
　　口腔フローラ　113
　　腸内フローラの―　321
　　―と口腔歯科学　484
　　―と歯周病　490, 492, 505
　　プラーク―　505
　　歯周病の治療　511
排便回数
　　―とヨーグルト　177
培養法　34
　　培地の種類　35
　　非選択培地　36
　　希釈液と培地の組成　52
白鳥の首フラスコの実験　2
バクテリオシン　119
　　lactobacilli　135
　　―と腸管へのプロバイオティクス　326
破傷風菌　14
パスツリゼーション　13
パターン認識受容体　110
　　生体防御機能の確立　536
泰佐八郎　16
発酵　13
発酵食品　11
発酵乳

―の規格の概念図　175
発酵乳製品
　　保健機能　180
パラチノース　359
バリアー機能　394
バリウム菌　147
パン　11
バンコマイシン　359
　　―耐性の腸球菌　156
パンシロンN10　164
反応相　248
パンラクミン錠　166
パンラクミンプラス　165

ヒ

ビール　11
鼻咽頭関連リンパ組織　122
ビオスミン　158
ビオスリー散　158
ビオスリー錠　158
ビオヂアスミンF-2　158
ビオフェルミン　152, 153, 158
ビオフェルミンR　162
ビオフェルミンVC　165
ビオフェルミン錠剤　158
ビオラクチスカプセル　152
ビオラクチス散　158
　　新生児外科疾患患児に対するシンバイオティクス療法　558
ヒスタミン
　　アレルギーと心身医学　469
ヒストン脱アセチル化酵素阻害作用
　　酪酸による―　479
非選択培地　36
非耐性生菌製剤　157
　　プロバイオティクス医薬品　154
　　―の一覧表　158
ヒト化抗IgE抗体療法　249
ヒト大腸ムチン　145
ヒトマイクロバイオーム計画　79, 92
ヒドロキシルラジカル　8
鼻粘膜　249
ビヒダスヨーグルト　176
非病原性大腸菌Nissle 1917
　　―の腸炎抑制効果　325
非びらん性逆流性食道炎　310
ビフィーネ，ミルミル　176
ビフィスゲン　158
ビフィズス菌　14
　　プロバイオティクス医薬品　154
　　プロバイオティクス医薬品の構成菌種
　　―日本薬局方外医薬品規格　155
　　安全性に関係する要因　199
　　―の保健効果　228
　　環境衛生仮説と腸内細菌叢の成立　252

ビフィズス菌（続き）
　　—とアレルギー性鼻炎の治療　260
　　インドキシル硫酸の代謝　445
　　—と透析患者　446
　　乳児における役割　547
　　—と母児の腸内細菌叢　550
　　—と小児アレルギー疾患　571
　　アレルギー発症の有無と—　571
ビフィズム経路　134
ビフィダー散2％　158
皮膚機能
　　—とヨーグルト　178
肥満
　　プロバイオティクスの応用　161
肥満細菌叢
　　Firmicutes/Bacteroidetes比　91
肥満細胞　469
病原関連分子パターン
　　—と bacterial translocation　374
病原性大腸菌
　　—と感染性腸炎　354
　　潜伏期間　359
　　ノルエピネフリンの影響　475
病原体関連分子パターン　536
日和見感染　18, 199
ピルクル　176
品質管理規則　157

フ

フィブラート系薬　416
風疹ウイルス
　　—と衛生仮説　241
フェカペンタエン　456
副甲状腺ホルモン　445
副腎皮質刺激ホルモン放出ホルモン　469
腹部膨満感
　　Lactobacillus reuteri ATCC 55730　316
プトレシン　137
腐敗菌　5, 6
腐敗物質老化説　7
プラーク　113, 484
　　歯肉縁上プラークと歯肉縁下プラークの比較　115
　　—の形成機序　115
　　細菌の付着因子　117
　　—内細菌における共凝集　118
　　細菌種の遷移と菌数の変化　120
プラークコントロール
　　歯周病の治療　491
　　口臭の治療と予後　499
　　歯周病の予防と治療　510
　　—と歯周病　517
プラークバイオフィルム　505
ブラキシズム　512

ブルガリア桿菌　5, 6
ブルガリア菌　14
　　機能性ヨーグルト　139
ブルガリアヨーグルト　5, 6
ブルガリアヨーグルトLB81　176
フルクトース　186
　　—と加齢変化　605
フルクトース-6-リン酸経路　134
フルクトオリゴ糖
　　—とプレバイオティクス　186
　　正脂血症者における血清脂質への影響　421
プレバイオティクス　184, 195, 329
　　—の種類　185
　　—と炎症性腸疾患　335
　　強力わかもと　337
　　外科周術期・侵襲期における感染症予防　387
　　—と脂質異常症　423
　　母乳と—　537
　　乳酸菌による炎症反応の惹起　553
　　新生児外科疾患と—　556
　　新生児外科疾患患児に対する—　558
　　—と小児アレルギー疾患　569
　　乳幼児アトピー性皮膚炎に対する—　575
　　アトピー性皮膚炎に対する予防効果　576
プロα1(I)コラーゲン　445
不老長寿説（不老長寿論）　5, 14, 17
フローラ解析　34
　　培地の種類　35
　　分子生物学的手法による—　56
　　サンプリング方法　58
　　DNA抽出　59
　　DNA精製　60
　　各種分子生物学的手法による腸内細菌叢解析法の比較　75
　　メタゲノム解析　79
プロスタグランジン
　　—と早産・低体重児　491
プロスタグランジン製剤
　　NSAIDs胃粘膜傷害の予防　302
プロテイナーゼ　431
プロトンポンプ阻害薬
　　除菌療法とその問題点　222
　　小児の H. pylori 除菌療法　584
　　H. pylori 感染症に対する除菌療法　210
プロバイオティクス
　　—の創成　2
　　概念の発祥と定義の変遷　17
　　定義　17, 18, 139
　　思想的位置づけ　19
　　—として用いられる細菌の電子顕微鏡写真　51
　　口腔における応用の可能性　126
　　効能と作用機序　131
　　—の有効成分　132
　　—の作用機序　133
　　腸管上皮細胞に対する作用　135
　　—の3要件　142
　　—と有害菌の接着阻害　147
　　—と医薬品　151
　　一般用—　153
　　—医薬品の区分　154
　　医療用医薬品　157
　　一般用医薬品　160
　　新範囲医薬部外品　160
　　副作用　160
　　—食品の現状と展望　170
　　わが国の市場　173
　　—市場の規模および構成　175
　　—が有効とされる疾患のガイドライン　178
　　—の安全性評価　197
　　—とウイルス感染症　228
　　—によるロタウイルス性下痢症防御効果　232
　　—による呼吸器感染防御効果　234
　　—とアレルギー性鼻炎　248
　　—アレルギー疾患に対する臨床研究　253
　　アレルギー性鼻炎に対する—　260
　　—とスギ花粉症　262
　　—と通年性アレルギー性鼻炎　264
　　効果発現のメカニズム　266
　　—の免疫調節作用　268
　　アトピー性皮膚炎や食物アレルギーに対する—　272
　　効果の不均一性に関与する因子　280
　　—と上部消化管疾患　295
　　—の胃粘膜保護効果　303
　　—のNSAIDs胃粘膜傷害予防に対する効果　305
　　—と functional dyspepsia　316
　　—の作用メカニズム　326
　　—と炎症性腸疾患　329
　　新しい—　335
　　IL-10誘導—　336
　　—の抗炎症作用　349
　　周術期腸内管理における—　376
　　—療法の限界　389
　　川の治水にたとえた—　402
　　—による血清コレステロール低下作用　414
　　—の脂質異常症改善効果　417
　　—の血清コレステロール低下作用機序　419
　　糖尿病に対する—　438

—による内臓痛知覚への影響　478
　　　歯周病の治療　505
　　口腔内　517
　　中枢心に対する心　533
　　母乳中の—　537
　　乳酸菌による炎症反応の惹起　553
　　新生児外科疾患と—　556
　　新生児外科疾患患児に対する—　558
　　予防的一療法の効果　564
　　安全な使用方法　566
　　—と小児アレルギー疾患　571
　　アトピー性皮膚炎に対する予防効果　576
　　小児 H. pylori 感染に対する効果　584
　　高齢者疾患と—　606
プロバイオティクス医薬品
　　構成菌種　154
　　8つの基準　155
　　—の規格　157
プロバイオティクス・麹　336, 338, 340, 341
　　Crohn 病に対する効果　342
プロバイオティクスの安全性
　　抗菌薬耐性　201
プロバイオティクスヨーグルト　171
プロバイオティック乳酸菌
　　プロバイオティクスとしての作用機序　131
プロビオヨーグルトLG21　176
プロピオン酸　94, 440
プロフェッショナルプラークコントロール　510, 513
プロブコール　417
分泌型IgA
　　齲蝕予防ワクチン　113
　　唾液に含まれる抗菌物質　486
糞便細菌叢
　　腸内フローラ　58
　　TGGE によるモニタリング　66

ヘ

ペスト　12, 14
ヘテロサイクリックアミン　139
ペニシリン　16
ペニシリン耐性菌　17
ペプチドグリカン　132
　　—と機能性ヨーグルト　139
ペプチドグリカン認識蛋白　124
ペプチドスープ　435
ペリクル　116
　　凝集現象　119
ペルオキシソーム増殖因子活性化受容体α　416
ヘルパーTリンパ球
　　—と機能性ヨーグルト　139

偏性嫌気性 Gram 陰性菌
　　口腔フローラ　114
　　小児門歯の増加　119
偏性嫌気性菌　22
便秘
　　—とヨーグルト　177
変法LBS寒天培地　37, 53
変法VS寒天培地　53

ホ

膀胱表在癌
　　Lactobacillus casei 投与による再発率低下効果　102
母子間垂直伝播　546
ホスホマイシン　359
北海道十勝プレーンヨーグルト生乳 100, 176
母乳
　　—とプロバイオティクス　537
　　—中の生体防御成分　538
母乳栄養
　　—と腸内細菌　532
哺乳類
　　体重と寿命　8
ホモシステイン
　　尿毒症毒素　445
ポリアミン　137, 139
　　腸内細菌由来の生理活性物質　479
ポリオウイルス
　　—とプロバイオティクスの効果　236
ポリミキシンE
　　SIRS患者の治療　397

マ

マイクロビオータプロファイラー　137
膜型IgA　107
麻疹ウイルス
　　—と衛生仮説　241
マルトオリゴ糖　187
慢性胃炎　309, 582
　　Helicobacter pylori　220
　　—の分類　287
　　H. pylori 感染の有無によるる分類　292
　　加齢変化と疾患　603
慢性萎縮性胃炎
　　—と H. pylori 感染症　207
慢性炎症老化説　10
慢性肝炎
　　加齢変化と疾患　605
慢性下痢症
　　プロバイオティクスとしての *L. rhamnosus* による感染例　198
慢性糸球体腎炎　444
慢性腎盂腎炎　444

慢性腎臓病
　　—のステージ分類　441
　　慢性胃炎　
　　—と H. pylori 感染症　287
慢性特発性血小板減少性紫斑病　582

ミ

三島海雲　172
未熟児
　　プロバイオティクスの臨床応用　540
未熟児・低出生体重児
　　—の腸内細菌叢　533
ミソプロストール　302
光岡知足　139
三つ葉状のペプチド　321
ミヤBM細粒　158
ミヤBM錠　158
脈波伝播速度　592
宮入菌　152
ミュータンス連鎖球菌
　　齲蝕原因菌　485
　　齲蝕の予防と治療　487
　　唾液中の細菌検査　520
ミルクアレルギー
　　—とプロバイオティクス　577

ム

ムチン層
　　プラーク　116
　　—とプロバイオティクスの腸管付着性　143
ムラミルジペプチド
　　—と機能性ヨーグルト　140
ムンプスウイルス
　　—と衛生仮説　241

メ

明治ハネーヨーグルト　171
明治プロビオヨーグルトLG21　171
メタゲノム解析　79, 82
　　環境細菌叢の解析　83
　　健康な日本人腸内細菌叢の—　84
　　メタゲノムデータからみた個人間の相違　87
　　ヒト腸内細菌ゲノムの特徴　88
メタゲノムショットガン配列　90
メタボリックシンドローム　8, 425
　　—とアンチエイジング　590
メチシリン耐性黄色ブドウ球菌　17
　　—と新生児外科疾患　556
　　バンコマイシン耐性腸球菌　156
メトクロプラミド
　　腸管蠕動不全　400
メトトレキサート(MTX)誘発腸炎　335
メトロニダゾール　359

メトロニダゾール（続き）
　　—とCrohn病　324
　　H. pylori感染症に対する除菌療法
　　　210
メフェナム酸　299
免疫応答
　　口腔における—　121
免疫（的）寛容　256
　　—と衛生仮説　244
　　—と腸内細菌叢　244
　　—とIBDの発症　332
免疫機構　229
免疫グロブリンA抗体　107
免疫現象　15
免疫食細胞説　4
免疫増強経腸栄養剤　388
免疫反応
　　アレルギー疾患患児の—　272
免疫賦活化　100
免疫療法
　　アレルギー性鼻炎の治療方法　260

モ

モフェゾラク　299

ヤ

薬剤耐性菌　16-18
ヤクルト　171，176
大和薬使主　171

ユ

誘導相　248
有胞子性乳酸菌
　　プロバイオティクス医薬品　154
　　プロバイオティクス医薬品の構成菌種
　　　—日本薬局方外医薬品規格　155
有胞子乳酸菌
　　—の電子顕微鏡写真　51

ヨ

葉酸
　　トリグリセリド　449
ヨーグルト　6，14
　　不老長寿　5
　　プロバイオティクスとしての—　174
　　—と整腸作用　175
　　—の規格の概念図　175
　　排便回数および便性に及ぼす影響
　　　177
　　—と皮膚機能　178
　　シンバイオティクスとしての—　191
予防医学
　　—とアンチエイジング　590

ラ

酪　171
酪酸　440
　　—と大腸癌　456
　　腸内細菌由来の生理活性物質　479
酪酸塩　94，95
酪酸菌　51，340
　　プロバイオティクス医薬品　154
ラクスパン散1.8％　162
ラクチトール
　　肝性脳症に対する治療効果　410
ラクツロース　186
　　乳酸桿菌の増加　213
　　—と潰瘍治癒　316
　　—と大腸癌に対する臨床試験　457
ラクトース
　　—と加齢変化　605
ラクトース不耐症
　　プロバイオティクスによる消化吸収が
　　　受ける影響　439
ラクトトリペプチド　138
ラクトフェリン　486
ラクトペルオキシダーゼ　486
ラクトミン
　　プロバイオティクス医薬品　154
　　プロバイオティクス医薬品の構成菌種
　　　—日本薬局方外医薬品規格　155
　　C. difficile腸炎に対する治療　389
ラクボン　152
ラクボン散　158
ラックビー　152
ラックビーR　162
ラックビー微粒N　158
ラフィノース　186
　　—のアレルギー抑制効果　193
　　—のビフィズス菌増殖作用　577
ランソプラゾール
　　小児のH. pylori除菌療法　584

リ

リアルタイムPCR法　137
リコンビナントL. gasseri　335
リコンビナント乳酸菌　335
リゾチーム　486
リボソームRNA　24
リポ蛋白　132
リポ蛋白リパーゼ　417
リポテイコ酸　132
旅行者下痢症　362
リン　445

ル

類洞機能
　　—と腸内細菌　409

ルーズムチン　116
ルートプレーニング　511

レ

レインアンスロン　98
レオウイルス　231
レベニン　152，162
レベニンS　158
レベニンカプセル　162
連鎖球菌群
　　口腔フローラ　114
　　—と共凝集　119

ロ

ロイテリ菌　135
ロイテリン　135
ロイテリンヨーグルト　135
老化　588
　　—のメカニズム　589
老化細胞　4
老人病　9
ローズヒップティー
　　動脈硬化惹起性因子への影響　422
ロキソプロフェンナトリウム　299
ロタウイルス感染症
　　—に対するプロバイオティクスの効果
　　　231
　　プロバイオティクスの感染症防御作用
　　　229
ロタウイルス性下痢症
　　プロバイオティクスによる防御効果
　　　232
ロフェコキシブ　300

ワ

ワイン　11
ワカメイトD
　　歯周病の治療　514
わかもと　153

a, α

A4M　589
AAD　99
ABCトランスポーター　146
aberrant crypt foci　456
ABI値　592
ABO式血液型抗原
　　—と胃ムチン　144
ACE
　　乳酸菌による阻害作用　425
acetate　94
ACE阻害ペプチド
　　—と血圧降下作用　427
acquired pellicle　116
Actinobacillus actinomycetemcomitans

Index

プラーク形成細菌の共凝集 119
—と衛生仮説 241
歯周病原細菌 506
歯周病原菌とエビデンス 507
Actinobacteria
　16S rDNAクローンライブラリーによる解析 27
　ヒト成人腸内細菌叢の菌種組成 82
　肥満細菌叢 91
　IBDの診断マーカー 91
Actinomyces
　ウレアーゼ活性を持つ腸内フローラ構成菌 97
　—と共凝集 119
Actinomyces naeslundii (A. naeslundii)
　口腔フローラ 117
　プラーク形成細菌の共凝集 119
　口腔内での除菌 121
adhesin 210
　プロバイオティクスとしての作用機序 131
Aeromonas hydrophila
　細菌性食中毒の分類と原因細菌 355
Aeromonas sobria
　細菌性食中毒の分類と原因細菌 355
Aeromonas spp.
　旅行者下痢症の原因微生物 363
Aggregatibacter actinomycetemcomitans
　歯周病原細菌 506
　歯周病原菌とエビデンス 507
　歯周病原菌の検出率 508
aggregation 117
Alzheimer病 9
American Association of Anti-Aging Medicine 589
AMPC
　小児のH. pylori除菌療法 584
Amylomyces rouxii
　—の脂質異常症改善効果 418
angiotensin converting enzyme
　乳酸菌による阻害作用
antibiotic associated diarrhea
　C. difficile 99
antibiotics 17, 220
antimutagenicity 139
Api 20 A 39
Api 50 CHキット 46
A. oryzae NK菌培養末 339
Aspergillus oryzae NK
　強力わかもと 337
Atopobium
　菌種特異的プライマーによる解析 28, 29
Atopobium cluster
　—に特異的なプローブ 25

A型肝炎ウイルス
　—と衛生仮説 241
A型抗原 144
A型乳酸菌 145
$\alpha\beta$ CD4$^+$ 123
$\alpha\beta$ CD8$^+$T細胞 123
$\alpha\beta$型T細胞受容体 123
αアンチトリプシン
　アトピー性皮膚炎 571

b, β

BA
　腸内細菌由来の生理活性物質 479
BabA 144
Bacillus
　—成分規格の統一 153
　—の血清脂質への影響 417
Bacillus anthracis 13, 14
Bacillus cagulans 51
Bacillus cereus
　—に対するガセリシンA 135
　細菌性食中毒の分類と原因細菌 355
　感染性腸炎の起因微生物 359
Bacillus coagulans
　—成分規格の統一 153
　プロバイオティクス医薬品の構成菌種—日本薬局方外医薬品規格 155
　抗菌薬誘導性下痢症の予防効果 362
Bacillus mesentericus
　プロバイオティクス医薬品の構成菌種—日本薬局方外医薬品規格 155
Bacillus polyfermenticus
　プロバイオティクス医薬品の構成菌種—日本薬局方外医薬品規格 155
Bacillus polyfermenticus SCD
　—の脂質異常症改善効果 418
Bacillus subtilis
　プロバイオティクス医薬品の構成菌種—日本薬局方外医薬品規格 155
Bacillus subtilis var. natto 51
Bacteroides fragilis由来polysaccharide A
　炎症の抑制効果 111
bacterial-epithelial cross-talk 535
bacterial translocation 199, 370, 373
　Eshrichia coli C25 200
　Bifidobacterium longum BB536 200
　Bifidobacterium pseudocatenulatum 200
　—とプロバイオティクスの抗菌効果 326
　手術侵襲と— 372
　嫌気性菌と好気性菌 380
　—とSIRS 393
　—と膵炎 406
　—とB. breve 542

高齢者の— 607
bacterial vaginosis
　膣フローラとの関連 103
bacteriosin 135
Bacteroidaceae
　培養法 35
　NGBT寒天培地 53
　DNAマイクロアレイによる解析 73
　SIRS患者における腸内細菌叢の変化 396
　加齢による腸内フローラの変化 598
Bacteroides
　16S rDNAクローンライブラリー 27
　—の顕微鏡写真 38
　メタゲノム解析 88
　gut-enriched遺伝子を多く持つ細菌株 89
　アミノ酸配列類似度が高い腸内細菌株 90
　—のメタゲノムショットガン配列 90
　抱合型胆汁酸の脱抱合能を持つ細菌 96
　ウレアーゼ活性を持つ腸内フローラ構成菌 97
　細菌性腟炎との関連 103
　腸内存在比率 137
　—と肝機能 177
　結晶オリゴ糖投与による占有率の変化 185
　腸内細菌叢中の菌数 268
　アレルギー児と対照健康児の腸内細菌叢 274
　年齢による腸内細菌叢の変化 274
　—とアレルギー発症との関連 276
　—と炎症性腸疾患 334
　—と過敏性腸症候群 348
　ヒト成人の大腸内フローラ 407
　—と大腸癌 454
　ストレスによる変化 474
　歯周病原細菌 506
　腸内細菌叢の発育 530
　腸内細菌群の成長・発達に伴う変化 531
　母乳栄養児と人工栄養児の腸内細菌叢 532
　母乳と人工栄養の組成の差異と— 539
　乳児における腸内細菌叢 547
　常在細菌叢の加齢変化 547
　重症小児外科疾患患児の腸内細菌叢 558
　シンバイオティクス療法前後の変化 559

Bacteroides（続き）
　　プロバイオティクス治療による腸内細菌叢の変化　565
*Bacteroides/Bifidobacterium*比　275
Bacteroides capillosus　382
Bacteroides distasonis　382
Bacteroides eggerthii　382
Bacteroides forsythus
　　歯周病原細菌　506
　　歯周病原菌とエビデンス　507
Bacteroides fragilis
　　―に特異的なプローブ　25
　　菌種特異的プライマーによる解析　28
　　菌種特異的プライマーによる解析　29
　　スギ花粉症患者の腸内細菌叢　267
　　―とスギ花粉症との関連　277
　　消化器外科術後の検出　375
　　栄養管理法別の便中嫌気性菌種と含有量　382
*Bacteroides fragilis/Bifidobacterium*菌比
　　―とスギ花粉症　277
Bacteroides fragilis group
　　―とIBD患者　325
Bacteroides intestinalis（*B. intestinalis*）
　　スギ花粉症患者の腸内細菌叢　267
Bacteroides merdae　382
Bacteroides ovatus　382
*Bacteroides-Prevotella*グループ
　　糞便フローラ解析　70, 71
Bacteroides spp.　382
Bacteroides stercoris　382
Bacteroides thetaiotaomicron（*B. thetaiotaomicron*）
　　腸内常在菌　23
　　栄養管理法別の便中嫌気性菌種と含有量　382
　　腸内細菌叢　394
Bacteroides uniformis（*B. uniformis*）
　　腸内常在菌　23
　　栄養管理法別の便中嫌気性菌種と含有量　382
Bacteroides vulgatus（*B. vulgatus*）
　　腸内常在菌　23
　　栄養管理法別の便中嫌気性菌種と含有量　382
　　腸内細菌の違いと寿命の関係　597
*Bacteroides*類縁菌　123
Bacteroidetes
　　16S rDNAクローンライブラリーによる解析　27
　　ヒト成人腸内細菌叢の菌種組成　82
　　肥満細菌叢　91
　　IBDの診断マーカー　91
　　1型糖尿病　91
Barrett食道

　　―と*H. pylori*感染率　288
　　―と*H. pylori*感染との関連　289
basic fibroblast growth factor
　　歯周病の治療　513
Behring, Emil　4
bFGF　513
BIACORE　145, 147
bifidobacteria
　　―アレルギーと腸内細菌叢　261
　　腸内細菌叢とアレルギーの関連　276
　　シンバイオティクス療法前後の変化　559
Bifidobacterium　38
　　―に特異的なプローブ　25
　　イタリア人の構成比　25
　　―の検出に有効な菌種特異的プライマー　27
　　16S rDNAクローンライブラリー　27
　　菌種特異的プライマーによる検出, 解析　29
　　―の分離, 培養方法　34
　　培養法　35
　　―の分離培養と同定　37
　　Api 50 CHキットによる菌種同定　46
　　―の分離培養と同定　46
　　PCRプライマー配列　47
　　―のコロニーの形状およびGram染色画像　48, 49
　　BS寒天培地　52
　　CPLX寒天培地　54
　　糞便フローラ解析　70, 71
　　乳児の腸内細菌叢　82
　　gut-enriched遺伝子を多く持つ細菌株　89
　　アミノ酸配列類似度が高い腸内細菌株　90
　　抱合型胆汁酸の脱抱合能を持つ細菌　96
　　ウレアーゼ活性を持つ腸内フローラ構成菌　97
　　腟内フローラの構成細菌　102
　　アレルギー児からの検出率　110
　　プロバイオティクスとしての作用機序　132, 134
　　―の定着度　134
　　―とsIgA　136
　　腸内存在比率　137
　　代表的なプロバイオティクス　138
　　プロバイオティクス医薬品の構成菌種―日本薬局方外医薬品規格　155
　　結晶オリゴ糖投与による占有率の変化　185
　　心内膜炎, 血流感染などからの分離菌　198

　　―の保健効果　228
　　環境衛生仮説と腸内細菌叢の成立　252
　　アレルギー性鼻炎の予防と治療　252
　　生直後の腸内細菌叢　272
　　―とアレルギー疾患発症との関連　272
　　アレルギー児と対照健康児の腸内細菌叢　274
　　年齢による腸内細菌叢の変化　274
　　―とアトピー性皮膚炎　275
　　―とアレルゲン感作との関連　276
　　―とアトピー性皮膚炎の発症率　280
　　母児の便中―　281
　　―とIBD患者　324
　　―と潰瘍性大腸炎　325
　　―と炎症性腸疾患　330
　　―と炎症性腸疾患　334
　　―と過敏性腸症候群　348
　　―と過敏性大腸症候群　350
　　感染性腸炎に対するプロバイオティクスの予防および治療　360
　　抗菌薬誘導性下痢症の予防効果　362
　　周術期における腸内環境の変化　371
　　―とbacterial translocation　380
　　重症感染時の変化　380
　　SIRS患者における腸内細菌叢の変化　396
　　SIRS患者の―　396
　　ヒト成人の大腸内フローラ　407
　　糖尿病と腸内細菌叢　439
　　―と大腸発酵システム　442
　　―と大腸ポリープ, 大腸癌　455
　　ストレスによる変化　474
　　腸内細菌叢の発育　530
　　腸内細菌群の成長・発達に伴う変化　531
　　母乳栄養と腸内細菌　532
　　母乳栄養児と人工栄養児の腸内細菌叢　532
　　未熟児に対するプロバイオティクス　533
　　未熟児に対する*Bifidobacterium breve*の効果　534
　　―と母乳　538
　　母乳と人工栄養の組成の差異と―　539
　　乳児における腸内細菌叢　547
　　常在細菌叢の加齢変化　547
　　重症小児外科疾患児の腸内細菌叢　558
　　腸内フローラ改善によるアンチエイジングの可能性　598
Bifidobacterium adolescentis（*B. adolescentis*）

腸内常在菌　23
　—の分離培養　50
　—とアレルギー発症との関連　276,
　　277
　栄養管理法別の便中嫌気性菌種と含有
　　量　382
　乳児と成人のビフィズス菌構成　550
　産道細菌叢　551
　成人と乳児における検出割合　551
Bifidobacterium adolescentis（*B. adoles-
centis*）group
　PCR法による解析　28
Bifidobacterium anglatum（*B. anglatum*）
　成人と乳児における検出割合　551
Bifidobacterium animalis（*B. animalis*）
　過敏性腸症候群治療におけるプロバイ
　　オティクスの有効性　351
　小児 *H. pylori* 感染に対する抗菌薬と
　　の併用効果　585
Bifidobacterium animalis subsp. *lactis*
　LKM512　137
　ダノンBIO　176
Bifidobacterium bifidum（*B. bifidum*）
　14, 51
　プロバイオティクス医薬品の構成菌種
　　—日本薬局方外医薬品規格　155
　—とロタウイルス感染症防御効果
　　231
　ロタウイルス性下痢症防御効果　232
　—とアレルギー発症との関連　276,
　　277
　感染性腸炎に対するプロバイオティク
　　スの予防および治療　360
　抗菌薬誘導性下痢症の予防効果　362
　Clostridium difficile 感染に対するプ
　　ロバイオティクスの効果　363
　旅行者下痢症に対するプロバイオティ
　　クスの効果　364
　—と大腸癌に対する臨床試験　457
　成人と乳児における検出割合　551
Bifidobacterium bifidum（*B. bifidum*）
MF20/5
　—とインフルエンザウイルス防御効果
　　234
Bifidobacterium breve（*B. breve*）
　腸内常在菌　23
　—の分離培養　50
　—の電子顕微鏡写真　51
　機能性ヨーグルトに使用されているプ
　　ロバイオティクス　138
　ビフィーネ，ミルミル　176
　経腸栄養剤　190
　SIRSへのシンバイオティクス療法
　　398
　未熟児に対する臨床応用　540

　—投与による酢酸および酪酸への影響
　　541
　乳児の急性下痢症に対する効果　548
　乳児と成人のビフィズス菌構成　550
　産道細菌叢　551
　成人と乳児における検出割合　551
　母親の腸内ビフィズス菌叢　552
　シンバイオティクス療法前後の変化
　　559
　プロバイオティクス治療による腸内細
　　菌叢の変化　565
　アトピー性皮膚炎治療に対するプロバ
　　イオティクス　572
　乳幼児アトピー性皮膚炎に対する効果
　　573
Bifidobacterium breve（*B. breve*）Bb99 &
Propionibacterium freudenreichii ssp.
shermanii
　過敏性腸症候群治療におけるプロバイ
　　オティクスの有効性　351
Bifidobacterium breve Yakult（*B. breve*
strain Yakult）
　O157：H7に対する効果　365
　術後の感染症予防効果　388
　新生児外科疾患患児に対するシンバイ
　　オティクス療法　558
Bifidobacterium breve（*B. breve*）
YIT4064
　—とロタウイルス感染症防御効果
　　231
　ロタウイルス性下痢症防御効果　232
　—とインフルエンザウイルス防御効果
　　234
Bifidobacterium catenulatum（*B.
catenulatum*）
　PCR法による解析　28
　—とアレルギー発症との関連　276
　乳児と成人のビフィズス菌構成　550
　産道細菌叢　551
　成人と乳児における検出割合　551
Bifidobacterium dentium（*B. dentium*）
　551
Bifidobacterium gallicum（*B. gallicum*）
　551
Bifidobacterium infantis（*B. infantis*）
　腸内常在菌　23
　—の電子顕微鏡写真　51
　レベニン　152
　ロタウイルス性下痢症防御効果　232
　—と炎症性腸疾患　335
　—と過敏性大腸症候群　351
　過敏性腸症候群治療におけるプロバイ
　　オティクスの有効性　351
　IBS治療におけるメタアナリシスの結
　　果　352

　感染性腸炎に対するプロバイオティク
　　スの予防および治療　360
　免疫系への影響　479
　乳児と成人のビフィズス菌構成　550
　成人と乳児における検出割合　551
　母親の腸内ビフィズス菌叢　552
Bifidobacterium lactis（*B. lactis*）
　機能性ヨーグルトに使用されているプ
　　ロバイオティクス　138
　ロタウイルス感染症防御効果　232
　ロタウイルス性下痢症防御効果　232
　乳幼児アトピー性皮膚炎に対する効果
　　573
Bifidobacterium lactis Bb-12（BB-12）
　北海道十勝プレーンヨーグルト生乳
　　100　176
Bifidobacterium lactis LKM512
　おなかにおいしいヨーグルト　176
　高齢者の便通改善効果　607
Bifidobacterium longum（*B. longum*）　51
　腸内常在菌　23
　PCR法による解析　28
　—の分離培養　50
　機能性ヨーグルトに使用されているプ
　　ロバイオティクス　138
　プロバイオティクス医薬品の構成菌種
　　—日本薬局方外医薬品規格　155
　抗菌薬誘導性下痢症の予防効果　362
　正脂血症者における血清脂質への影響
　　421
　胃酸抵抗性シームレスカプセル内の—
　　447
　—と酸脆弱性　447
　乳児と成人のビフィズス菌構成　550
　成人と乳児における検出割合　551
　腸内細菌の違いと寿命の関係　597
Bifidobacterium longum（*B. longum*）
BB536　263
　ビヒダスヨーグルト　176
　—とスギ花粉症　200, 262, 267, 277
　成人のスギ花粉症　253
　免疫担当細胞を用いた *in vitro* の研究
　　255
　スギ花粉症患者の腸内細菌叢の変化
　　255
　—摂取による花粉症症状改善作用
　　263
　—と花粉症薬使用状況に対する影響
　　264
　花粉症即時症状，遅発症状に対する影
　　響　265
　—死菌体によるOVA感作マウスへの
　　影響　267
　—とスギ花粉症との関連　277

Bifidobacterium longum SBT2928
　　ナチュレ恵　176
Bifidobacterium longum（*B. longum*）
　　SP07/3
　　—とインフルエンザウイルス防御効果
　　　234
Bifidobacterium longum（*B. longum*）913
　　高コレステロール血症者の血清脂質へ
　　　の影響　422
Bifidobacterium pseudocatenulatum
　　bacterial translocation　200
　　—とアトピー性皮膚炎　275
Bifidobacterium sp.
　　栄養管理法別の便中嫌気性菌種と含有
　　　量　382
　　プロバイオティクス治療による腸内細
　　　菌叢の変化　565
Bifidobacterium uniformis　23
Bifidobacterium 属乳酸菌
　　—成分規格の統一　153
bifidus factor　532, 534
Bifina　447
bioantimutagenicity　139
BL寒天培地　52
BL培地
brain-gut axis　473
BS寒天培地　52
BT　199, 370, 373
　　—とプロバイオティクスの抗菌効果
　　　326
　　嫌気性菌と好気性菌　380
　　—とSIRS　393
　　—と膵炎　406
　　—と重症急性膵炎　410
　　—と*B. breve*　542
　　高齢者の—　607
butyrate　94
butyric acid　479
B型抗原　144
B型乳酸菌　145
β2ミクログロブリン　445
β-グリコシダーゼ　98
β-ディフェンシン　124

C

CagA
　　*H. pylori*の病原因子　209
　　LG24の作用機序　217
　　*H. pylori*の細菌学的特徴　221
cag PAI
　　*H. pylori*の病原因子　209
　　LG22の作用機序　217
　　*H. pylori*の細菌学的特徴　221
CAM　584
Campylobacter

　　—と感染性腸炎　354
　　潜伏期間　359
　　カンピロバクター腸炎　364
Campylobacter coli（*C. coli*）
　　細菌性食中毒の分類と原因細菌　355
　　カンピロバクター腸炎　364
Campylobacter jejuni（*C. jejuni*）
　　細菌性食中毒の分類と原因細菌　355
　　感染性腸炎の起因微生物　359
　　旅行者下痢症の原因微生物　363
　　カンピロバクター腸炎　364
　　行動特性および疼痛知覚への影響
　　　477
Campylobacter rectus
　　歯周病原性菌　26
　　歯周病原細菌　507
　　歯周病原菌とエビデンス　507
　　歯周病原菌の検出率　508
Candida
　　消化器外科術後の検出　375
　　集中治療領域で問題になる—　393
　　SIRS患者における腸内細菌叢の変化
　　　396
　　—の血清脂質への影響　417
　　ストレスによる変化　474
　　重症小児外科疾患児の腸内細菌叢
　　　558
　　シンバイオティクス療法前後の変化
　　　559
　　—に対するシンバイオティクス療法
　　　563
　　プロバイオティクス治療による腸内細
　　　菌叢の変化　565
Candida albicans
　　—と唾液分泌量　606
Capnocytophaga　117
Capnocytophaga ochracea
　　プラーク形成細菌の共凝集　119
CARS　372
CD　110
CD25$^+$Treg　109
CD4$^+$CD45Rb^{high} T細胞　322
CD4$^+$CD45Rb^{low} T細胞　322
CD4$^+$T細胞　108
CD8$^+$細胞　108
chemotherapy　16
chronic kidney disease　444
Citrobacter
　　ウレアーゼ活性を持つ腸内フローラ構
　　　成菌　97
　　行動特性および疼痛知覚への影響　477
CKD　444
clostridia　38
　　16S rDNAクローンライブラリー　27
　　—の顕微鏡写真　38

gut-enriched遺伝子を多く持つ細菌株
　　89
IBDの診断マーカー　91
抱合型胆汁酸の脱抱合能を持つ細菌
　　96
ウレアーゼ活性を持つ腸内フローラ構
　　成菌　97
発癌の促進　101
アレルギー児からの検出率　110
—と肝機能　177
—アレルギーと腸内細菌叢　261
アレルギー児と対照健康児の腸内細菌
　　叢　274
—とアレルゲン感作との関連　276
SIRS患者における腸内細菌叢の変化
　　396
—と大腸ポリープ，大腸癌　454, 455
腸内細菌由来の生理活性物質　479
腸内細菌叢の発育　530
腸内細菌群の成長・発達に伴う変化
　　531
母乳栄養児と人工栄養児の腸内細菌叢
　　532
未熟児に対するプロバイオティクス
　　533
未熟児に対する*Bifidobacterium
breve*の効果　534
乳児における腸内細菌叢　547
—に対する精製オリゴ糖の効果　577
加齢による腸内フローラの変化　598
Clostridium beijerinckii　382
Clostridium bifermentans　382
Clostridium botulinum
　　細菌性食中毒の分類と原因細菌　355
Clostridium butyricum　51
　　プロバイオティクス・麹の効果　340
　　抗菌薬誘導性下痢症の予防効果　362
　　経管栄養療法施行中のプロバイオティ
　　　クス　386
Clostridium butyricum MIYAIRI 588株
　　*C. difficile*感染に対する抑制効果　99
Clostridium clostridiiforme　382
Clostridium clostridioforme　27
Clostridium cluster　73
Clostridium coccoides（*C. coccoides*）
　　28, 29
Clostridium coccoides（*C. coccoides*）-*E.
rectale*グループ　25
Clostridium coccoides-*Eubacterium
rectale*グループ　25
Clostridium coccoides group
　　—と潰瘍性大腸炎　325
Clostridium difficile（*C. difficile*）
　　Clostridium butyricum MIYAIRI
　　　588株による感染抑制効果　99

感染性腸炎の起因微生物　359
　　腸内フローラの変化　381
　　プロバイオティクスの効果　362
Clostridium difficile（*C. difficile*）腸炎
　　菌交代症　99
　　プロバイオティクス効果への期待　385
　　—に対するプレバイオティクスとシンバイオティクス　388, 389
Clostridium difficile（*C. difficile*）関連下痢症
　　消化態栄養剤投与による—　382
Clostridium leptum（*C. leptum*）
　　菌種特異的プライマーによる解析　28, 29
Clostridium paraputrificum
　　—とステロイド代謝　97
Clostridium perfringens（*C. perfringens*）　14
　　定量的RT-PCR法による検出　29
　　年齢による腸内細菌叢の変化　274
　　細菌性食中毒の分類と原因細菌　355
　　感染性腸炎の起因微生物　359
　　栄養管理法別の便中嫌気性菌種と含有量　382
　　糖尿病と腸内細菌叢　439
　　大腸癌の予防　456
　　宇宙飛行士の腸内細菌叢　474
　　常在細菌叢の加齢変化　547
　　腸内細菌の違いと寿命の関係　597
　　腸内フローラ改善によるアンチエイジングの可能性　598
Clostridium perfringens
　　ヒト成人の大腸内フローラ　407
Clostridium scindens
　　—とステロイド代謝　97
Clostridium spp.　382
Clostridium subterminale　382
Clostridium tertium　382
Clostridium tetani　14
*Clostridium*クラスター　25
clusters of orthologous groups　82
coaggregation　117
coccoid form　208
Codex
　　—によるヨーグルトの規格　174
COG　82
coliform
　　アレルギー児と対照健康児の腸内細菌叢　274
　　—と過敏性腸症候群　349
Collinsella aerofaciens（*C. aerofaciens*）　23
common mucosal immune (immunity) system　123, 231

Corynebacterium
　　口腔フローラ　117
　　ストレスによる変化　474
Corynebacterium diphtheriae　14
Corynebacterium matruchotii
　　プラーク形成細菌の共凝集　119
COX-1　300
COX-2　300
CPLX寒天培地　46, 50, 54
CRH
　　アレルギーと心身医学　469
CRH-肥満細胞-ヒスタミン軸　469
Crohn病　91
　　腸内細菌のの関与　110
　　プロバイオティクスの効果　142
　　プロバイオティクスの応用　161
　　—とディフェンシン　323
　　—の責任分子　326
　　—とプロバイオティクス　329
　　—と喫煙環境　330
　　プロバイオティクス・麹の効果　342
　　に対するプロバイオティクス療法　344
crypt　323
Cryptosporidium parvum
　　感染性腸炎の起因微生物　359
　　旅行者下痢症の原因微生物　363
Cyclospora cayetanesis
　　旅行者下痢症の原因微生物　363
C型慢性肝炎
　　加齢変化と疾患　605

d

defensin　136
denaturing gradient gel electrophoresis法　56
　　dendritic cellプロバイオティクスとしての作用機序　131
　　—と衛生仮説　242
desmutagenicity　139
DGGE法　56-58, 64, 75, 137
　　DNA抽出　59
　　—による腸内細菌叢解析の流れ　65
　　—に用いられるプライマー　65
　　細菌叢変遷のモニタリング　67
DHL寒天培地　53
DHNA　189
　　—とプレバイオティクス　189
DNA精製　60
DNA抽出　59
DNAマイクロアレイ　57, 58, 71, 72, 76
　　による腸内細菌叢解析の流れ　72
Döderlein bacilli　102
DSS誘発大腸炎　334
DSS誘発マウス大腸炎モデル　340

dysbiosis　329
dysmotility
　　—とシンバイオティクス療法の限界　399

e

early colonizer　116
early intervention　257
ECM　147
ecoimmunonutrition　385
ECP　571
EC細胞
　　腸管神経叢の活性化　479
effector/eliciting phase　248
Eggerthella lenta
　　—とステロイド代謝　97
　　—によるジゴキシンの不活化　98
　　発癌の抑制　101
EG寒天培地　52
EHEC
　　プロバイオティクスの効果　365
Ehrlich, Paul　4, 15
Eikenella corrodens
　　口腔フローラ　117
　　プラーク形成細菌の共凝集　119
　　歯周病原菌とエビデンス　507
EN　410
Entamoeba histolytica
　　感染性腸炎の起因微生物　359
　　旅行者下痢症の原因微生物　363
enteral nutrition
　　—と重症急性膵炎治療　410
enteroaggregative *E. coli*
　　旅行者下痢症の原因微生物　363
Enterobacter
　　ウレアーゼ活性を持つ腸内フローラ構成菌　97
　　—と肝機能　177
　　腸内細菌叢の発育　530
　　腸内細菌群の成長・発達に伴う変化　531
　　母乳栄養児と人工栄養児の腸内細菌叢　532
　　未熟児の腸内細菌叢　533
　　未熟児に対するプロバイオティクス　533
Enterobacter cloacae　394
enterobacteria
　　乳児の腸内細菌叢　82
　　—アレルギーと腸内細菌叢　261
Enterobacteriaceae
　　定量的RT-PCR法による検出　29
　　培養法　35
　　DHL寒天培地　53

Enterobacteriaceae（続き）
　　SIRS患者における腸内細菌叢の変化　396
　　宇宙飛行士の腸内細菌叢　474
　　未熟児に対するプロバイオティクス　533
　　未熟児に対する*Bifidobacterium breve*の効果　534
　　—と乳児の腸内細菌叢　547
　　重症小児外科疾患児の腸内細菌叢　558
　　加齢による腸内フローラの変化　598
enterococci
　　—アレルギーと腸内細菌叢　261
　　腸内細菌叢とアレルギーの関連　276
　　シンバイオティクス療法前後の変化　559
Enterococcus　38
　　—に特異的なプローブ　25
　　定量的RT-PCR法による検出　29
　　培養法　35
　　TATAC寒天培地　53
　　TATAC寒天培地　54
　　心内膜炎，血流感染などからの分離菌　198
　　—乳酸菌とプロバイオティクス　252
　　環境衛生仮説と腸内細菌叢の成立　252
　　生直後の腸内細菌叢　272
　　年齢による腸内細菌叢の変化　274
　　—とアトピー性皮膚炎　275
　　ラット，マウスの胃内細菌叢　303
　　—と bacterial translocation　380
　　SIRS患者における腸内細菌叢の変化　396
　　ヒト成人の大腸内フローラ　407
　　腸内細菌叢の発育　530
　　母乳栄養児と人工栄養児の腸内細菌叢　532
Enterococcus faecalis（*E. faecalis*）　51
　　食品への使用　156
　　—とスーパーオキシドの産生　456
　　腸内細菌の違いと寿命の関係　597
Enterococcus faecalis FK-23　263
　　—とスギ花粉症　262
Enterococcus faecium（*E. faecium*）　51
　　エンテロノンR　152
　　食品への使用　156
　　強力わかもと　337
　　正脂血症者における血清脂質への影響　421
enterocyte　321
enterohemorrhagic *Escherichia coli*（*E. coli*）
　　細菌性食中毒の分類と原因菌　355

　　潜伏期間　359
　　感染性腸炎の起因微生物　359
　　旅行者下痢症の原因微生物　363
　　プロバイオティクスの効果　365
enterohepatic circulation　96
enteroinvasive *Escherichia coli*（*E. coli*）　363
　　旅行者下痢症の原因微生物　363
　　細菌性食中毒の分類と原因菌　355
enteropathogenic *E. coli*
　　ノルエピネフリンの影響　475
enterotoxigenic *Escherichia coli*
　　細菌性食中毒の分類と原因菌　355
　　感染性腸炎の起因微生物　359
EPEC
　　ノルエピネフリンの影響　475
　　免疫系への影響　479
epigastric pain syndrome（EPS）　310
　　プロバイオティクスの菌体外成分　132
Escherichia coli（*E. coli*）　14
　　メタゲノム解析　88
　　アミノ酸配列類似度が高い腸内細菌株　90
　　発癌の促進　101
　　アレルギー児からの検出率　110
　　A型抗原付着性の病原菌モデル　147
　　環境衛生仮説と腸内細菌叢の成立　252
　　生直後の腸内細菌叢　272
　　年齢による腸内細菌叢の変化　274
　　ラット，マウスの胃内細菌叢　303
　　—と functional dyspepsia　316
　　旅行者下痢症の原因微生物　363
　　旅行者下痢症に対するプロバイオティクスの効果　364
　　消化器外科手術時におけるBTの発生状況　374
　　消化器外科術後の検出　375
　　—と bacterial translocation　380
　　腸内細菌叢　393
　　ヒト成人の大腸内フローラ　407
　　インドキシル硫酸の代謝　445
　　尿毒症毒素の代謝　445
　　—と透析患者　446
　　胃酸抵抗性シームレスカプセル内*B. longum*の効果　447
　　—とアレルギー患者　470
　　ストレスによる変化　474
　　ノルエピネフリンの影響　475
　　腸内細菌叢の発育　531
　　母乳栄養児と人工栄養児の腸内細菌叢　533
　　未熟児の腸内細菌叢　533
　　母乳と人工栄養の組成の差異と—

539
　　常在細菌叢の加齢変化　547
　　—と乳児の腸内細菌叢　547
　　シンバイオティクス療法前後の変化　559
　　腸内細菌の違いと寿命の関係　597
　　加齢による腸内フローラの変化　598
Escherichia coli C25
　　bacterial translocation　200
Escherich, Theodor　14
ES寒天培地　53
*Eubacterium*歯周病疾患　23
　　培養法　35
　　—の顕微鏡写真　38
　　ES寒天培地　53
　　gut-enriched遺伝子を多く持つ細菌株　89
　　抱合型胆汁酸の脱抱合能を持つ細菌　96
　　ウレアーゼ活性を持つ腸内フローラ構成菌　97
　　発癌の促進　101
　　腸内存在比率　137
　　年齢による腸内細菌叢の変化　274
　　ヒト成人の大腸内フローラ　407
　　母乳栄養児と人工栄養児の腸内細菌叢　532
　　常在細菌叢の加齢変化　547
Eubacterium aerofaciens
　　腸内細菌の違いと寿命の関係　597
Eubacterium lentum
　　—とステロイド代謝　97
　　—によるジゴキシンの不活化　98
　　発癌抑制効果　100
　　発癌の抑制　101
　　栄養管理法別の便中嫌気性菌種と含有量　382
Eubacterium limosum　382
Eubacterium nodatum
　　歯周病原菌とエビデンス　507
Eubacterium rectale　23
Eubacterium spp.　382
extracellular matrix
　　有害菌の接着　147
extracellular polysaccharide
　　プロバイオティクスの菌体外成分　132

f

Faecalibacterium prausnitzii　23
　　PCR法による解析　27
　　—と回腸型Crohn病　334
FAPS
　　プロバイオティクスの効果　316
FD　309
FGIDs　309

プロバイオティクスの役割　293
Firmicutes
　16S rDNAクローンライブラリーによる解析　27
　ヒト成人腸内細菌叢の菌種組成　82
　肥満細菌叢　91
　IBDの診断マーカー　91
　1型糖尿病　91
Firmicutes/Bacteroidetes比
　肥満マウスの腸内細菌叢　90
　1型糖尿病　91
FISH　56, 58, 73, 76, 137
　―による腸内細菌叢解析の流れ　74
Fleming, Alexander　16
Florey, Howard　16
flow mediated dilation　490
fluorescence in situ hybridization法　56
FMD　491
Foxp3　108
Fuller, Roy　17, 18, 133, 170
　プロバイオティクスの概念　133
functional abdominal pain syndrome
　プロバイオティクスの効果　316
functional dyspepsia
　―とH. pylori感染　294
　わが国の考え方　295
　―の診断基準 (Rome III)　310
　―の病態　311
　H. pylori除菌治療　313
　―と内臓知覚過敏　314
　プロバイオティクス治療の可能性　316
functional gastrointestinal disorders　309
　プロバイオティクスの役割　293
Fusobacteria
　16S rDNAクローンライブラリーによる解析　27
Fusobacterium
　抱合型胆汁酸の脱抱合能を持つ細菌　96
　発癌の促進　101
　細菌性腟症との関連　104
　―と共凝集　119
　潰瘍性大腸炎の増悪因子　330
Fusobacterium nucleatum
　歯周病疾患　23
　プラーク形成細菌の共凝集　119
　プラーク形成細菌の共凝集　119
　歯周病原菌とエビデンス　507
Fusobacterium russii　23
Fusobacterium varium　147
Fusobactrium nucleatum
　プラーク形成細菌の共凝集　119

G

GABA
　―の血圧降下作用　436
　腸内細菌由来の生理活性物質　479
GAD抗体　438
GALT　107, 108, 320
　口腔における免疫応答　122
　―とプロバイオティクス免疫調節作用　268
　高齢者の細胞性免疫能　606
Gamma proteobacteria　27
　高齢者の腸内常在菌　27
GAPDH　145
Gardnerella vaginalis
　細菌性腟症との関連　103
gastric lymphoma of mucosa-associated lymphoid tissue
　―とHelicobacter pylori　286
gastroesophageal reflux disease　286
　H. pylori除菌療法の適応疾患　211
　加齢変化と疾患　602
GC
　プロバイオティクスの菌体内成分　133
GCクランプ　64, 65
GenBank　67
Generally Recognized As Safe　202
Genome OnLine Database　84
GERD　286
　―とH. pylori感染　294, 289
　加齢変化と疾患　602
　H. pyloriの除菌による増悪　603
GFO
　C. difficile腸炎に対する治療　389
GFR　444
Giardia intestinalis
　旅行者下痢症の原因微生物　363
Gibson　184
gingipain　126
glomerular filtration rate　444
glucose-fructose-fructose
　―のビフィズス菌増殖作用　577
glucosyltransferase　125
glutamic acid decarboxylase抗体　438
glycocalyx　321
GM-CSF　323
GMP
　プロバイオティクス医薬品　157
GM型マクロファージ　323
GOLD　84
Good Manufacturing Practice　167
Good Vigilance Practice　161
Gram陰性嫌気性菌
　歯周病のリスクファクター　488
　歯周病原細菌　517

Gram染色　37
　Lactobacillusの　40
　Bifidobacterium　43, 49
　―と重症患者の臨床経過　400
Gram陽性桿菌　102
Gram陽性菌
　プロバイオティクスの作用機序　132
Gram陽性通性嫌気性桿菌　518
granulocyte-macrophage colony stimulating factor　323
GRAS　202
Grigorov, Stamen　5
GTF　125
gtf遺伝子　125
GuarnerとSchaafsma　18
gut-associated lymphoid tissue　107, 320
　口腔における免疫応答　122
　―とプロバイオティクス免疫調節作用　268
　高齢者の細胞性免疫能　606
gut dysfunction　392
gut-enriched COG　84
　腸内細菌ゲノム　88
gut-enriched遺伝子　88
　―の割合が高いトップ15細菌株　89
GVP　161
GWT　338, 340, 341
γ-aminobutyric acid
　―の血圧降下作用　436
　腸内細菌由来の生理活性物質　479
γ-D-グルタミル-メソ-ジアミノピメリン酸
　―と機能性ヨーグルト　140
γδT細胞抗原受容体　108
γ-アミノ酪酸
　腸内細菌由来の生理活性物質　479

h

HCM　145
HDL　414
Helicobacter pylori (H. pylori)　209
　ウレアーゼ活性を持つ腸内フローラ構成菌　97
　―と胃ムチン　144
　Lactobacillus gasseri OLL2716　180
　とプロバイオティクス　208
　―感染症に対する除菌療法　210
　―除菌療法の適応疾患　211
　―感染症に働くプロバイオティクス　213
　―感染症に対するプロバイオティクスの臨床応用　220
　細菌学的特徴　220
　年代別陽性率　221

Helicobacter pylori(*H. pylori*)(続き)
　　感染者と非感染者の胃癌の発生状況
　　　221
　　―感染と胃癌発症　222
　　除菌療法とその問題点　222
　　―と感染とプロバイオティクス　224
　　―と衛生仮説　241
　　―と胃・十二指腸疾患　286
　　―除菌による胃癌の減少　290
　　―感染関連疾患とプロバイオティクス
　　　295
　　抗菌薬除菌治療の問題点　295
　　―感染率　297
　　―と functional dyspepsia　311
　　Lactobacillus reuteri 投与による菌量
　　　の変化　317
　　小児の―感染　579
　　年齢，地域別の抗体保有率　580
　　感染時期と感染経路　580
　　抗―抗体測定法　584
　　小児の―とプロバイオティクス　584
　　―の除菌によるGERDの増悪　603
Helicobacter pylori(*H. pylori*感染) 感染症
　　プロバイオティクスの応用　161
　　―と胃癌　289
Helicobacter pylori 起因性胃炎
　　―と非病原性大腸菌 Nissle 1919　325
Helicobacter pylori 除菌療法　330
high-density lipoprotein　414
Hirschsprung病
　　重症小児外科疾患患児の腸内細菌叢異
　　　常　558
histone deacetylase 阻害作用
　　酪酸による―　479
HMG-CoA還元酵素阻害薬　416
HMP計画　92
HPA axis　473
　　B. infantis の効果　548
HSP
　　H. pylori の病原因子　209
human colonic mucin　145
Human Microbiome Project　92
hygiene hypothesis　239
　　―とアレルギー性鼻炎　260
　　―と小児アレルギー疾患　569
hypothalamic-pituitary-adrenal axis　473
　　B. infantis の効果　548
H型抗原　144

i

IAA　438
IBD　91, 320
　　腸内菌による薬物の活性化　98
　　プロバイオティクスの効果　142
　　プロバイオティクスの応用　161
　　腸内細菌の関与　322
　　―と感染症　324
　　―と腸内フローラ　325
　　―と非病原性大腸菌 Nissle 1917　325
　　―とプロバイオティクス　329
　　―の発症要因　330
　　―と喫煙環境　330
　　―の遺伝的素因　331
　　―と免疫学的素因　331
　　プロバイオティクスの有益性　344
　　プロバイオティクス効果への期待　385
IBS　309
　　プロバイオティクスの応用　161
　　―の有病率　348
　　プロバイオティクスの作用機序　349
　　プロバイオティクスの有効性　350
ICA　438
ICAM-1
　　口腔上皮細胞　124
IDDM　438
idiopathic thrombocytopenic purpura
　　582
　　―と *Helicobacter pylori*　208, 286
IDL　417
IEC　108, 109
IEL　108, 109
　　口腔粘膜　123
IFN-γ　326
　　プロバイオティクスの作用メカニズム
　　　326
IgA抗体　107
IgA抗体応答　109
IgE抗体
　　―と腸内細菌叢　244
IgG
　　齲蝕，歯周病の予防　126
　　齲蝕予防ワクチン　128
IHMC　91
IL-10　8, 9, 108
　　プロバイオティクスの作用メカニズム
　　　327
IL-10遺伝子導入 *Lactococcus lactis*
　　MG1363　336
IL-10 KOマウス大腸炎　335
IL-10誘導プロバイオティクス　336
IL-12　142
　　―と機能性ヨーグルト　139
IL-1B+3953アレル2遺伝子
　　歯周病　489
IL-1β
　　―と *H. pylori* 感染　225
　　IBDの発症要因　331
IL-6　108
　　H. pylori 感染の宿主側病原因子　209
IL-8

　　口腔上皮細胞　124
　　H. pylori 感染の宿主側病原因子　209
　　LG21の作用機序　217
　　―と *H. pylori* 感染　225
　　IBDの発症要因　331
immunonutrition
　　―と重症急性膵炎治療　410
induction phase　248
inflammatory bowel disease　320
　　腸内細菌のの関与　110
　　プロバイオティクスの効果　142
　　プロバイオティクスの応用　161
　　―とプロバイオティクス　329
　　プロバイオティクス効果への期待　385
inflammatory cytokines
　　―と炎症性腸疾患　329
influenza virus
　　―感染症に対するプロバイオティクス
　　　の効果　233
insulin autoantibody　438
inter-kingdom signalling　475, 480
interleukin 1β
　　IBDの発症要因　330
intermediate-density lipoprotein　417
International Human Microbiome
　　Consortium　91
intestinal epithelial cell　108
intraepithelial lymphocyte　108
　　口腔粘膜　123
IPP　138, 427, 431
irritable bowel syndrome　309
　　プロバイオティクスの応用　161
　　―の有病率　348
islet cell antibody　438
ITP　582
　　―と *Helicobacter pylori*　208, 286

j

Jenner, Edward　15
junctional epithelium　120

k

Kaiku
　　L. helveticus 発酵乳　435
Klebsiella
　　ウレアーゼ活性を持つ腸内フローラ構
　　　成菌　97
　　未熟児の腸内細菌叢　533
Koch, Robert　3, 4, 13, 15
Kollath, Werner　17

l

L-55ヨーグルト　176
lactate　95
lactic acid　134

Index 631

lactic acid bacteria
　アレルギー性鼻炎の予防と治療　252
lactic yeast　13
Lactobacillaceae
　1型糖尿病　91
lactobacilli
　プロバイオティクスとしての作用機序　131, 134
　プロバイオティクスとしての作用機序　132
　腸内細菌叢とアレルギーの関連　276
　―と過敏性腸症候群　349
　シンバイオティクス療法前後の変化　559
Lactobacillus
　―に特異的なプローブ　25
　―の分離，培養方法　34
　培養法　35
　―の分離培養と同定　37
　PCR法による同定　39
　―のコロニーの形状およびGram染色画像　40, 41
　―の菌種同定のための各種性状　42-45
　Api 50 CHキットによる菌種同定　46
　PCRプライマー配列　47
　変法LBS寒天培地　53
　FISH法による解析　73
　gut-enriched遺伝子を多く持つ菌株　89
　発癌抑制効果　100
　発癌の抑制　101
　腟内フローラの構成細菌　102
　尿路感染症起因菌への効果　102
　腟および直腸部からの検出率　103
　アレルギー児からの検出率　110
　代表的なプロバイオティクス　138
　心内膜炎，血流感染などからの分離菌　198
　抗菌薬耐性　201
　―の保healthy効果　228
　環境衛生仮説と腸内細菌叢の成立　252
　アレルギー性鼻炎の予防と治療　252
　―とアレルギー疾患発症との関連　272
　アレルギー児と対照健康児の腸内細菌叢　274
　年齢による腸内細菌叢の変化　274
　―とアレルギー発症との関連　276
　ラット，マウスの胃内細菌叢　303
　―と functional dyspepsia　316
　―と IBD 患者　324
　―と潰瘍性大腸炎　325
　―と炎症性腸疾患　330, 334
　プロバイオティクス・麹の効果　339
　―と過敏性大腸症候群　350

抗菌薬誘導性下痢症の予防効果　362
周術期における腸内細菌叢の変化　371
　―と bacterial translocation　380
重症感染時の変化　380
SIRS患者における腸内細菌叢の変化　396
ヒト成人の大腸内フローラ　407
　―の血清脂質への影響　417
　―と大腸発酵システム　441
ストレスによる変化　474
内臓痛知覚に及ぼす影響　478
唾液中の細菌検査　520
腸内細菌叢の発育　530
母乳栄養児と人工栄養児の腸内細菌叢　532
未熟児に対するBifidobacterium breveの効果　534
　―と母乳　538
　―と菌血症や敗血症の発症　542
常在細菌叢の加齢変化　547
重症小児外科疾患患児の腸内細菌叢　558
加齢による腸内フローラの変化　598
Lactobacillus acidophilus（L. acidophilus）14, 51
　抗カンジダ作用　103
　コレステロールの吸着　138
　機能性ヨーグルトに使用されているプロバイオティクス　138
　レベニン　152
　新ビオフェルミン　153
　プロバイオティクス医薬品の構成菌種―日本薬局方外医薬品規格　155
　―と春季カタル　161
　―と H. pylori 感染　214, 224
　ロタウイルス性下痢症防御効果　232
　アトピー性皮膚炎発症に対する予防効果　278
　NSAIDs胃粘膜傷害予防に対する効果　306
　感染性腸炎に対するプロバイオティクスの予防および治療　360
　抗菌薬誘導性下痢症の予防効果　362
　Clostridium difficile 感染に対するプロバイオティクスの効果　363
　旅行者下痢症に対するプロバイオティクスの効果　364
　肝膿瘍などの副作用　399
　正脂血症者における血清脂質への影響　421
　―のACE阻害活性ペプチド含量　血圧降下作用　429
　大腸癌の予防　456
　―と大腸癌に対する臨床試験　457
　―の耐酸性　519

アトピー性皮膚炎に対する予防効果　278
Lactobacillus acidophilus ATCC 43121
　―の脂質異常症改善効果　417
Lactobacillus acidophilus（L. acidophilus）CRL1259
　Staphylococcus aureusの腟上皮細胞への付着阻害効果　103
Lactobacillus acidophilus（L. acidophilus）CRL431
　ポリオワクチン増強効果　237
Lactobacillus acidophilus L-55
　L-55ヨーグルト　176
　アレルギー性鼻炎に対する実験動物モデルでの検討　254
Lactobacillus acidophilus L-92
　インターバランスL-92　176
　―とスギ花粉症　262
　ストレスによる腸内細菌叢の変化　474
Lactobacillus acidophilus（L. acidophilus）NCFM
　―と IPP, VPP　432
Lactobacillus acidophilus（L. acidophilus）145
　高コレステロール血症者の血清脂質への影響　422
Lactobacillus brevis（L. brevis）OLL2772株
　A型乳酸菌　145
Lactobacillus brevis WB-1005
　―のIL-10産生促進作用　336
Lactobacillus bulgaricus（L. bulgaricus）
　ブルガリア桿菌　5
　プロバイオティクス医薬品の構成菌種―日本薬局方外医薬品規格　155
　―と便秘，下痢　177
　感染性腸炎に対するプロバイオティクスの予防および治療　360
　抗菌薬誘導性下痢症の予防効果　362
　旅行者下痢症に対するプロバイオティクスの効果　364
　C. difficile腸炎に対する治療　389
　―と大腸癌の抑制　457
Lactobacillus casei（L. casei）51
　発癌の抑制　101
　機能性ヨーグルトに使用されているプロバイオティクス　138
　ビオラクチスカプセル　152
　―成分規格の統一　153
　プロバイオティクス医薬品の構成菌種―日本薬局方外医薬品規格　155
　経腸栄養剤　190
　―と H. pylori 感染　214
　効果に関与する因子　280

Lactobacillus casei（*L. casei*）（続き）
　感染性腸炎に対するプロバイオティクスの予防および治療　360
　抗菌薬誘導性下痢症の予防効果　362
　術後の感染症予防効果　388
　C. difficile 腸炎に対する治療　389
　SIRSへのシンバイオティクス療法　398
　—のACE阻害活性, ペプチド含量, 血圧降下作用　429
　シンバイオティクス療法前後の変化　559
　プロバイオティクス治療による腸内細菌叢の変化　565
　小児 *H. pylori* 感染に対する抗菌薬との併用効果　585
　高齢者疾患とプロバイオティクス　606
Lactobacillus casei NY1301
　ピルクル　176
Lactobacillus casei（*L. casei*）Shirota
　ヤクルト　176
　ソフール　176
　—とインフルエンザウイルス防御効果　234
　イネ科花粉症に対する効果　255
　—とスギ花粉症　262
　—のプロバイオティクス作用　327
　短腸症候群（SBS）の治療　387
　新生児外科疾患患児に対するシンバイオティクス療法　558
　高齢者の便通改善効果　607
L. casei strain GG
　大腸癌の予防　456
L. casei strain Shirota
　O157：H7に対する効果　365
Lactobacillus casei strain Shirota
　大腸癌の予防　456
L. casei subsp. *casei* ATCC334
　—とIPP, VPP　432
Lactobacillus crispatus No.2
　H. pylori の増殖抑制　181
Lactobacillus delbrueckii（*L. delbrueckii*）
　感染性腸炎に対するプロバイオティクスの予防および治療　360
　ロタウイルスに対するプロバイオティクスの予防および治療　361
Lactobacillus delbrueckii（*L. delbrueckii*）subsp. *bulgaricus* 14
　機能性ヨーグルト　139
　国際食品規格によるヨーグルトの規格　174
　—のACE阻害活性, ペプチド含量, 血圧降下作用　429
　—とIPP, VPP　432

Lactobacillus delbrueckii subsp. *bulgaricus* 2038
　ブルガリアヨーグルトLB81　176
　美しいあした　176
Lactobacillus fermentum（*L. fermentum*）
　抗カンジダ作用　103
　プラーク形成細菌の共凝集　119
　機能性ヨーグルトに使用されているプロバイオティクス　138
　H. pylori の増殖　181
　アトピー性皮膚炎に対する治療効果　279
　高コレステロール血症者の血清脂質への影響　422
　乳幼児アトピー性皮膚炎に対する効果　573
Lactobacillus fermentum（*L. fermentum*）KLD
　旅行者下痢症に対するプロバイオティクスの効果　364
Lactobacillus fermentum（*L. fermentum*）RC-14
　細菌性腟症の改善　104
Lactobacillus gasseri（*L. gasseri*）51
　コレステロールの吸着　138
　機能性ヨーグルトに使用されているプロバイオティクス　138
　—と炎症性腸疾患　335
　リコンビナント—　335
Lactobacillus gasseri（*L. gasseri*）ATCC 33323
　—とIPP, VPP　432
Lactobacillus gasseri（*L. gasseri*）LA39　135
Lactobacillus gasseri（*L. gasseri*）LG2
　H. pylori 感染に対する効果　295
Lactobacillus gasseri（*L. gasseri*）-MnSOD
　—と炎症性腸疾患　335
Lactobacillus gasseri（*L. gasseri*）No6
　H. pylori の増殖抑制　181
Lactobacillus gasseri（*L. gasseri*）OLL2716　214
　プロビオヨーグルトLG21　176
　H. pylori の抑制効果　180
　—と *H. pylori* 感染　214, 224
　NSAIDs胃粘膜傷害予防に対する効果　306
　小児 *H. pylori* 感染に対する効果　584
Lactobacillus gasseri（*L. gasseri*）OLL2772
　—と有害菌の接着阻害　147
　A型病原菌の競合阻害試験　148
Lactobacillus gasseri（*L. gasseri*）PA16/8
　—とインフルエンザウイルス防御効果　234

Lactobacillus gasseri（*L. gasseri*）SBT0270
　—の脂質異常症改善効果　418
Lactobacillus gasseri（*L. gasseri*）SBT2055
　ナチュレ恵　176
Lactobacillus gasseri（*L. gasseri*）TMC0356
　モルモットを用いたアレルギー性鼻炎の研究　254
　免疫担当細胞を用いた *in vitro* の研究　255
　スギ花粉症患者の腸内細菌叢に及ぼす影響　255
　—と通年性アレルギー性鼻炎　265
Lactobacillus GG　254
　—と *H. pylori* 感染　214
　スギ花粉症患者の腸内細菌叢に及ぼす影響　255
　アトピー性皮膚炎に対する効果　470
　アトピー性皮膚炎治療に対するプロバイオティクス　571
Lactobacillus helveticus（*L. helveticus*）
　—と蛋白分解能力　138
　機能性ヨーグルトに使用されているプロバイオティクス　138
　NSAIDs胃粘膜傷害予防に対する効果　306
　—のACE阻害活性, ペプチド含量, 血圧降下作用　429
　確認された蛋白分解酵素遺伝子と報蛋白分解酵素　430
Lactobacillus helveticus（*L. helveticus*）CM4
　—とIPP, VPP　432
Lactobacillus helveticus（*L. helveticus*）KS300
　HeLa細胞への付着阻害効果　103
Lactobacillus helveticus（*L. helveticus*）発酵乳
　—と血圧降下作用　434
　MSLH, Kaiku　435
Lactobacillus johnsonii（*L. johnsonii*）51
　機能性ヨーグルトに使用されているプロバイオティクス　138
　—と *H. pylori* 感染　214
Lactobacillus johnsonii（*L. johnsonii*）NCC533
　—とIPP, VPP　432
Lactobacillus lactis
　プロバイオティクス医薬品の構成菌種
　—日本薬局方外医薬品規格　155
Lactobacillus paracasei（*L. paracasei*）
　機能性ヨーグルトに使用されているプロバイオティクス　138

内臓知覚過敏の改善　350
Lactobacillus paracasei（*L. paracasei*）
　CR1289
　　Staphylococcus aureus の腟上皮細胞
　　　への付着阻害効果　103
Lactobacillus paracasei（*L. paracasei*）
　KW3110
　　―とスギ花粉症　262
Lactobacillus paracasei（*L. paracasei*）
　LP33
　　小児通年性アレルギー　253
　　―と通年性アレルギー性鼻炎　265
Lactobacillus paracasei（*L. paracasei*）
　subsp. *paracasei*
　　正脂血症者における血清脂質への影響
　　　421
Lactobacillus plantarum（*L. plantarum*）
　51
　　抗カンジダ作用　103
　　経腸栄養剤　190
　　効果に関与する因子　280
　　―と炎症性腸疾患　335
Lactobacillus plantarum（*L. plantarum*）
　LA318株
　　A/B型乳酸菌　145
Lactobacillus plantarum（*L. plantarum*）
　No.50
　　H. pylori の増殖抑制　181
Lactobacillus plantarum（*L. plantarum*）
　PH04
　　―の脂質異常症改善効果　418
Lactobacillus plantarum（*L. plantarum*）
　299v
　　Clostridium difficile 感染に対するプ
　　　ロバイオティクスの効果　363
　　外科周術期・侵襲期における感染症予
　　　防　387
　　動脈硬化惹起性因子への影響　422
Lactobacillus reuteri（*L. reuteri*）　51, 135
　　機能性ヨーグルトに使用されているプ
　　　ロバイオティクス　138
　　―と *H. pylori* 感染　214
　　ロタウイルス性下痢症防御効果　232
　　アトピー性皮膚炎に対する治療効果
　　　279
　　効果に関与する因子　280
　　―による腹部症状への効果　317
　　―と炎症性腸疾患　335
　　過敏性腸症候群治療におけるプロバイ
　　　オティクスの有効性　351
　　ロタウイルスに対するロバイオティク
　　　スの予防および治療　361
　　乳幼児アトピー性皮膚炎に対する効果
　　　573
Lactobacillus reuteri（*L. reuteri*）ATCC
　55730
　　―と腸蠕動感受性改善　318
Lactobacillus reuteri（*L. reuteri*）
　CRL1098
　　―の脂質異常症改善効果　418
Lactobacillus reuteri（*L. reuteri*）104R
　146
Lactobacillus rhamnosus（*L. rhamnosus*）
　51
　　抗カンジダ作用　103
　　機能性ヨーグルトに使用されているプ
　　　ロバイオティクス　138
　　プロバイオティクスとして投与された
　　　感染例　198
　　―と *H. pylori* 感染　224
　　アトピー性皮膚炎に対する治療効果
　　　279
　　感染性腸炎に対するプロバイオティク
　　　スの予防および治療　360
　　ロタウイルスに対するプロバイオティ
　　　クスの予防および治療　361
　　抗菌薬誘導性下痢症の予防効果　362
　　肝膿瘍などの副作用　399
　　乳幼児アトピー性皮膚炎に対する効果
　　　573
Lactobacillus rhamnosus（*L. rhamnosus*）
　ATCC 53103
　　成人のシラカバ花粉症　253
Lactobacillus rhamnosus（*L. rhamnosus*）
　GG
　　HeLa細胞への付着阻害効果　103
　　―とアトピー性皮膚炎や喘息　139
　　おなかへGG！　176
　　ロタウイルス性下痢症防御効果　232
　　―とインフルエンザウイルス防御効果
　　　234
　　ポリオワクチン増強効果　237
　　―とカバノキ花粉症　264
　　―によるアトピー性皮膚炎の予防効果
　　　269
　　アトピー性皮膚炎発症に対する予防効
　　　果　278
　　NSAIDs胃粘膜傷害予防に対する効果
　　　306
　　過敏性腸症候群治療におけるプロバイ
　　　オティクスの有効性　351
　　ロタウイルスに対するロバイオティク
　　　スの予防および治療　360
　　Clostridium difficile 感染に対するプ
　　　ロバイオティクスの効果　363
　　旅行者下痢症に対するプロバイオティ
　　　クスの効果　364
Lactobacillus rhamnosus（*L. rhamnosus*）
　GG & LC705
　　過敏性腸症候群治療におけるプロバイ
オティクスの有効性　351
Lactobacillus rhamnosus（*L. rhamnosus*）
　GG32
　　高齢者の便通改善効果　607
Lactobacillus rhamnosus（*L. rhamnosus*）
　GR-1
　　細菌性腟症の改善　104
Lactobacillus rhamnosus（*L. rhamnosus*）
　LC705
　　高齢者の便通改善効果　607
Lactobacillus salivarius（*L. salivarius*）
　51
　　機能性ヨーグルトに使用されているプ
　　　ロバイオティクス　138
　　―と齲蝕，歯周病　161
　　―と *H. pylori* 感染　224
　　―と炎症性腸疾患　335
　　過敏性腸症候群治療におけるプロバイ
　　　オティクスの有効性　351
　　口臭に対する効果　502
　　LS4服用による歯肉縁下プラーク中の
　　　細菌数の変動　523
Lactobacillus salivarius（*L. salivarius*）
　I-130
　　ストレスによる腸内細菌叢の変化　474
Lactobacillus salivarius（*L. salivarius*）
　TI2711　38
　　歯周病に対するプロバイオティクス
　　　518
Lactobacillus salivarius（*L. salivarius*）
　WB21
　　歯周病の治療　514
Lactobacillus salivarius（*L. salivarius*）
　WB1004
　　H. pylori の増殖抑制　181
Lactobacillus sp.
　　プロバイオティクス治療による腸内細
　　　菌叢の変化　565
Lactobacillus 属乳酸菌
　　―成分規格の統一　153
Lactococcus
　　心内膜炎，血流感染などからの分離菌
　　　198
　　抗菌薬耐性　201
　　―乳酸菌とプロバイオティクス　252
Lactococcus lactis（*L. lactis*）　14
　　―によるペプチドの生産　428
Lactococcus lactis（*L. lactis*）IL1403
　　―とIPP, VPP　432
Lactococcus lactis（*L. lactis*）-Lcr V
　　Lcr V蛋白分泌リコンビナント　336
Lactococcus lactis（*L. lactis*）MG1363
　　IL-10遺伝子導入―　336

Lactococcus lactis(*L. lactis*) subsp.
　　―のACE阻害活性，ペプチド含量，血圧降下作用　429
Lactococcus lactis(*L. lactis*) subsp. *cremoris*
　　―と大腸癌発症　140
Lactococcus lactis(*L. lactis*) subsp. *cremoris* FT4
　　―の血圧降下作用　436
Lactococcus lactis(*L. lactis*) subsp. *cremoris* FC
　　カスピ海ヨーグルト　176
Lcr V 蛋白分泌リコンビナント *L. lactis*-Lcr V　336
LDL-コレステロール　414
LDL受容体　416
L/D-乳酸　134
Leeuwenhoek, Antonie van　12
Leuconostoc
　　心内膜炎，血流感染などからの分離菌　198
　　―乳酸菌とプロバイオティクス　252
LG21
　　*H. pylori*の抑制効果　180
　　*H. pylori*の増殖抑制　181
　　―と*H. pylori*感染　214
　　―の作用機序　217
　　―と*H. pylori*感染　224
　　尿素呼気試験に対する効果　225
　　血清ペプシノゲンⅠ/Ⅱ比に対する効果　225
　　NSAIDs胃粘膜傷害予防に対する効果　306
　　小児*H. pylori*感染に対する効果　584
LGG
　　―とアトピー性皮膚炎や喘息　139
　　スギ花粉症患者の腸内細菌叢に及ぼす影響　255
　　―によるアトピー性皮膚炎の予防効果　269
　　NSAIDs胃粘膜傷害予防に対する効果　306
　　―と菌血症や敗血症の発症　542
　　アトピー性皮膚炎治療に対するプロバイオティクス　571
　　乳幼児アトピー性皮膚炎に対する効果　573
lipopolysaccharide
　　腸管神経叢の活性化　479
*Listeria*属
　　―に対するガセリシンA　135
Lister, Joseph　14
low-density lipoprotein　414
LPS
　　*H. pylori*の病原因子　209

　　腸管神経叢の活性化　479
LS1
　　歯周病に対する―　517
　　―服用時の口腔内状況の変化に関するアンケート調査　526

m

M10培地　34
major histocompatibility complex　249
MAPK　321
Marshall　180, 208
MDP
　　―と機能性ヨーグルト　140
Mechnikov, Ilya　2-7, 10, 14, 16, 17
Megasphaera
　　変法VS寒天培地　53
　　ヒト成人の大腸内フローラ　407
membranous cell
　　プロバイオティクスとしての作用機序　131
mesenteric lymph node　370
methicillin resistant *Staphylococcus aureus*　17
　　腸内フローラの変化　381
　　集中治療領域で問題になる―　393
　　―と新生児外科疾患　556
MHCクラスⅡ分子　109
MHC抗原　249
microbial endocrinology　475
microbiota　22
mitis連鎖球菌群　117
mitogen-activated protein kinase　321
MKN45細胞
　　LG23の作用機序　217
MLN　370
Mobiluncus
　　細菌性腟症との関連　103
MODS　392
　　外科侵襲後の生体反応　372
Morganella
　　ウレアーゼ活性を持つ腸内フローラ構成菌　97
Moro, Ernst　14
MRSA　17
　　バンコマイシン耐性腸球菌　156
　　腸内フローラの変化　381
　　集中治療領域で問題になる―　393
　　*L. helveticus*発酵乳　435
　　―と新生児外科疾患　556
　　―に対するシンバイオティクス療法　563
　　MSLHプロバイオティクス治療による腸内細菌叢の変化　565
MTX誘発マウス腸炎モデル　341
multiple organ dysfunction syndrome

　　392
mutans連鎖球菌
　　口腔の感染防御機構　121
　　口腔フローラ　117
　　―の凝集現象　119
Mycobacterium tuberculosis　13, 14
Mycoplasma
　　細菌性腟症との関連　104
M型マクロファージ　323
M細胞　107, 108
　　プロバイオティクスとしての作用機序　131, 137
　　―とプロバイオティクスの腸管付着性　143
　　―とプロバイオティクス免疫調節作用　268

n

NAC寒天培地　54
NADH-フラビン還元酵素　98
NALT
　　口腔における免疫応答　122
NapA
　　*H. pylori*の病原因子　209
nasopharyngeal associated lymphoid tissue
　　口腔における免疫応答　122
NEC　537
necrotizing enterocolitis　537
neonatal intensive care unit
　　―と多剤耐性菌　556
NERD　310
neuro-mast cell interaction　469
NF-κB
　　―と機能性ヨーグルト　139
　　―と腸内フローラ　321
NGBT寒天培地　53
NICU
　　―と多剤耐性菌　556
NIDDM　438
NK菌麹　337, 339
NN寒天培地　53
NO
　　*H. pylori*感染の宿主側病原因子　209
NOD1
　　口腔上皮細胞　124
　　―と機能性ヨーグルト　140
NOD2
　　口腔上皮細胞　124
　　―と機能性ヨーグルト　140
non-erosive reflux disease　309
non-steroidal anti-inflammatory drugs
　　胃粘膜傷害　297
non-ulcer dyspepsia
　　*H. pylori*除菌療法の適応疾患　211

normal bacterial flora 94
norovirus
　感染性腸炎の画像診断 360
　潜伏期間 359
　旅行者下痢症の原因微生物 363
Norwalk virus
　―とヒトABO式血液型抗原 145
NSAIDs
　わが国で使用されている主な― 299
　―による胃粘膜傷害の機序 301
　―胃粘膜傷害の予防 302
　―潰瘍患者の割合と基礎疾患の内訳 302
　プロバイオティクスの胃粘膜保護効果 303
　―胃粘膜傷害の早期段階での検出 304
　プロバイオティクスの胃粘膜傷害予防に対する効果 305
NSAIDs胃潰瘍発症
　乳酸桿菌の前投与 213
NSAIDs胃粘膜傷害 297
NSAIDs潰瘍 297
nuclear factor-kappa B 321
NUD 310, 313

o

O157：H7
　プロバイオティクスの効果 365
oat fiber
　外科周術期・侵襲期における感染症予防 387
OipA
　H. pyloriの病原因子 209
O型乳酸菌 145

p

PAI
　H. pyloriの細菌学的特徴 221
PAMPs 141
　―と衛生仮説 241
　―と bacterial translocation 374
　生体防御機能の確立 536
Paneth細胞 323
Parabacteroides distasonis 23
Pasteur, Louis 2, 3, 12-15
Pasteurella pestis 14
pasteurization 13
pathogen associated molecular patterns 141
　―と衛生仮説 241
　―と bacterial translocation 374
　生体防御機能の確立 536
pathogenicity island 221
pattern-recognition receptor 110

生体防御機能の確立 536
PCR法 137
　菌種特異的プライマーを用いた― 24
　口腔内・腸内常在菌の解析 27
　定量的― 27, 56
　Lactobacillusの同定 39
　―によるBifidobacteriumの同定 46
　コロニー― 46
　定量的リアルタイム― 69, 75
PCRインヒビター 60
PDGF
　歯周病の治療 513
PDS 310
PD寒天培地 54
Pediococcus
　心内膜炎, 血流感染などからの分離菌 198
　抗菌薬耐性 201
　―乳酸菌とプロバイオティクス 252
PEES寒天培地 54
Penicillium notatum 16
Peptococcaceae 547
　常在細菌叢の加齢変化 547
Peptococcus
　腟内フローラの構成細菌 102
Peptostreptococcus
　ウレアーゼ活性を持つ腸内フローラ構成菌 97
　腟内フローラの構成細菌 102
　細菌性腟症との関連 104
　ヒト成人の大腸内フローラ 407
Peptostreptococcus intermedius
　歯周病疾患 23
　歯周病原性菌 26
Peptostreptococcus micros (P. micros)
　歯周病疾患 23
　歯周病原菌とエビデンス 507
periodontopathic bacteria 506
peroxisome proliferator activated receptor α 416
Peyer板 107, 109
　プロバイオティクスとしての作用機序 131, 137
　―とプロバイオティクス免疫調節作用 268
　―と腸管炎症 322
phylogenetic microarray 71, 73
platelet-derived growth factor
　歯周病の治療 513
Plesiomonas shigelloides
　細菌性食中毒の分類と原因細菌 355
　旅行者下痢症の原因微生物 363
PMC 99
PMTC 500
poliovirus

―とプロバイオティクスの効果 236
polymerase chain reaction 24
Porphyromonadaceae
　1型糖尿病 91
Porphyromonas
　細菌性腟症との関連 104
Porphyromonas gingivalis (P. gingivalis) 118
　口腔内腸内常在菌 25
　歯周病原性菌 26, 506, 518
　口腔フローラ 117
　プラーク形成細菌の共凝集 119
　歯周病原菌 123
　―と衛生仮説 241
　歯周病のリスクファクター 488
　―と口臭 502
　歯周病原菌とエビデンス 507
　歯周病原菌の検出率 508
　LS1服用による歯肉縁下プラーク中の細菌数の変動 522
　LS1の口臭予防効果 524
　歯周病原菌 126
Porphyromonas intermedia (P. intermedia)
　歯周病原細菌 518
　LS2服用による歯肉縁下プラーク中の細菌数の変動 523
　LS2の口臭予防効果 524
Porphyromonas levii
　栄養管理法別の便中嫌気性菌種と含有量 382
post-infectious IBS 348, 350
postprandial distress syndrome 310
PPARα 416
PPI
　NSAIDs胃粘膜傷害の予防 302
　小児のH. pylori除菌療法 584
prebiotics 329
prehypertension 425
Prevotella
　菌種特異的プライマーによる解析 28, 29
Prevotella bivia
　細菌性腟症との関連 103
Prevotella buccae
　腸内常在菌 23
　栄養管理法別の便中嫌気性菌種と含有量 382
Prevotella disiens 382
Prevotella intermedia
　プラーク形成細菌の共凝集 119
　歯周病原細菌 506
　歯周病原菌とエビデンス 507
　歯周病原菌の検出率 508

Prevotella loescheii
　栄養管理法別の便中嫌気性菌種と含有量　382
Prevotella nigrescens
　歯周病原菌とエビデンス　507
　歯周病原菌の検出率　508
Prevotella oralis　382
Prevotella oris(*P. oris*)　23
Prevotella spp.　382
PRG　116
probiosis　220
probiotics　17, 220
　―と炎症性腸疾患　329
professional mechanical tooth cleaning　500
professional teeth cleaning　513
prokMSA　73
proline-rich glycoprotein　116
proline-rich protein　116
Propionibacterium　117
Propionibacterium freudenreichii(*P. freundenreichii*)
　乳幼児アトピー性皮膚炎に対する効果　573
　高齢者の便通改善効果　607
Proteobacteria
　16S rDNAクローンライブラリーによる解析　27
　ヒト成人腸内細菌叢の菌種組成　82
　IBDの診断マーカー　91
Proteus
　ウレアーゼ活性を持つ腸内フローラ構成菌　97
proton pump inhibitor　302
Providencia
　ウレアーゼ活性を持つ腸内フローラ構成菌　97
PRP　116
PRR　110
　生体防御機能の確立　536
pseudomembranous colitis　99
Pseudomonas
　定量的RT-PCR法による検出　29
　培養法　35
　NAC寒天培地　54
　ウレアーゼ活性を持つ腸内フローラ構成菌　97
　SIRS患者における腸内細菌叢の変化　396
　ストレスによる変化　474
　重症小児外科疾患患児の腸内細菌叢　558
　プロバイオティクス治療による腸内細菌叢の変化　565
　加齢による腸内フローラの変化　598

Pseudomonas aeruginosa(*P. aeruginosa*)
　集中治療領域で問題になる―　393
　―に対するシンバイオティクス療法　563
Pseudomonas selemonas
　歯周病原菌とエビデンス　507
PTC　513
PWV値　592

q
quorum sensing　18

r
RDP　68
reactive oxygen species　446
Red complex　518
regulatory T cell
　アレルギーの抑制機構　266
　―とアトピー疾患　272
　―と腸管炎症　322
reovirus　231
respiratory burst　8
restriction fragment length polymorphism法　30
RFLP法　30
Ribosomal database project　67
Rikenellaceae
　1型糖尿病　91
Rome III　309, 310
　―とプロバイオティクス　316
　IBSの診断基準と病型分類　348
ROS　446
rotavirus
　―と感染性腸炎　354
　感染性腸炎の起因微生物　359
　潜伏期間　359
　プロバイオティクスを用いた予防および治療　360
　旅行者下痢症の原因微生物　363
rRNA　24
Ruminococcus
　―に特異的なプローブ　25
　gut-enriched遺伝子を多く持つ細菌株　89
Ruminococcus albus(*R. albus*)　23
Ruminococcus obeum　25
Ruminococcus productus　23
　PCR法による解析　27

s
SabA　144
Saccharomyces
　―の血清脂質への影響　417
Saccharomyces boulardii(*S. boulardii*)

　―と*H. pylori*感染　214
　感染性腸炎に対するプロバイオティクスの予防および治療　360
　抗菌薬誘導性下痢症の予防効果　362
　*Clostridium difficile*感染に対するプロバイオティクスの効果　363
　旅行者下痢症に対するプロバイオティクスの効果　364
　経管栄養療法施行中のプロバイオティクス　386
Salmonella
　潜伏期間　359
Salmonella Enteritidis(*S.* Enteritidis)
　細菌性食中毒の分類と原因細菌　355
Salmonella enterica var *enterica* serovar Typhi　14
Salmonella Paratyphi(*S.* Paratyphi)　365
　感染性腸炎の起因微生物　359
　潜伏期間　359
Salmonella spp.
　旅行者下痢症の原因微生物　363
Salmonella Typhi(*S.* Typhi)　365
　潜伏期間　359
Salmonella Typhimurium(*S.* Typhimurium)　366
SBP　406
SBS
　プロバイオティクス効果への期待　385
SCFA　94
　―と母乳　538
Schaafsma　18
SDD
　外科周術期・侵襲期における感染症予防　387
　SIRS患者の治療　397
　―と重症急性膵炎治療　410
segmented filamentous bacteria　109
selective digestive decontamination
　外科周術期・侵襲期における感染症予防　387
　SIRS患者の治療　397
　―と重症急性膵炎治療　410
SFB　109
Shigella
　―と感染性腸炎　354
　感染性腸炎の起因微生物　359
Shigella dysenteria　14
Shigella spp.
　旅行者下痢症の原因微生物　363
short bowel syndrome
　プロバイオティクス効果への期待　385
short chain fatty acid　94
　―と母乳　538
S-IgA(sIgA)　135
　齲蝕予防ワクチン　113, 128

Index 637

齲蝕，歯周病の予防　126
　L. bifidobacterium 136
sIgA+B細胞　107
S-IgA抗体
　―と齲蝕ワクチン　123
SIRS　370
　外科侵襲後の生体反応　372
　腸内フローラの変化　380
　―の定義・診断基準　393
　腸内細菌叢，腸内環境の変化　395
　腸管蠕動不全　399
　―へのシンバイオティクス療法　397
Sjögren症候群
　プロバイオティクスとしてのL. rhamnosusによる感染例　198
S-layer蛋白　145
　プロバイオティクスの菌体外成分　132
SlpA　145
SNPs　9
SOD
　H. pyloriの病原因子　209
spontaneous bacterial peritonitis
　―と腸管内細菌叢　406
SPT　513
SREBP-2　416
Stanley, Wendell　13
staphylococci
　重症小児外科疾患患児の腸内細菌叢　558
　シンバイオティクス療法前後の変化　559
Staphylococcus
　定量的RT-PCR法による検出　29
　培養法　35
　PEES寒天培地　54
　乳児の腸内細菌叢　82
　腟内フローラの構成細菌　102
　周術期における腸内環境の変化　371
　重症感染時の変化　380
　SIRS患者の―　396
　SIRS患者における腸内細菌叢の変化　396
　ストレスによる変化　474
　歯周病原菌とエビデンス　507
　腸内細菌叢の発育　530
　母乳栄養児と人工栄養児の腸内細菌叢　532
　未熟児に対するプロバイオティクス　533
　未熟児に対するBifidobacterium breveの効果　534
　―と乳児の腸内細菌叢　547
Staphylococcus aureus（S. aureus）
　―に対するガセリシンA　135
　―アレルギーと腸内細菌叢　261

　アレルギー児と対照健康児の腸内細菌叢　274
　細菌性食中毒の分類と原因細菌　355
　感染性腸炎の起因微生物　359
　潜伏期間　359
　―とアレルギー患者　470
Staphylococcus capitis
　A型抗原付着性の病原菌モデル　147
Staphylococcus epidelmidis
　A型抗原付着性の病原菌モデル　147
　多発外傷患者からの検出率　397
sterol regulatory element-binding protein 2　416
Strachan　239
streptococci
　シンバイオティクス療法前後の変化　559
Streptococcus
　16S rDNAクローンライブラリーによる解析　27
　DNAマイクロアレイによる解析　73
　FISH法による解析　73
　乳児の腸内細菌叢　82
　腟内フローラの構成細菌　102
　抗菌薬耐性　201
　ラット，マウスの胃内細菌叢　303
　―と functional dyspepsia　316
　―と炎症性腸疾患　334
　―の血清脂質への影響　417
　未熟児に対するプロバイオティクス　533
　未熟児に対するBifidobacterium breveの効果　534
　母乳と人工栄養の組成の差異と―　539
　―と乳児の腸内細菌叢　547
　常在細菌叢の加齢変化　547
　重症小児外科疾患患児の腸内細菌叢　558
　加齢による腸内フローラの変化　598
Streptococcus faecalis（S. faecalis）
　エンテロノンR　152
　レベニン　152
　わかもと　153
　プロバイオティクス医薬品の構成菌種
　―日本薬局方外医薬品規格　155
Streptococcus gordonii（S. gordonii）
　口腔フローラ　117
　プラーク形成細菌の共凝集　119
Streptococcus intermedius-complex
　歯周病原菌とエビデンス　507
Streptococcus mitis　117
Streptococcus mutans（S. mutans）
　ヒト齲蝕原性細菌　125
　―の受動免疫法による定着の抑制　126
Streptococcus salivarius

　口腔に対する効果　502
Streptococcus sanguinis（S. sanguinis）
　口腔フローラ　117
　プラーク形成細菌の共凝集　119
Streptococcus sobrinus
　ヒト齲蝕原性細菌　125
Streptococcus thermophilus（S. thermophilus）　14
　ブルガリア桿菌　5
　機能性ヨーグルト　139
　国際食品規格によるヨーグルトの規格　174
　―と便秘，下痢　177
　ロタウイルス性下痢症防御効果　232
　感染性腸炎に対するプロバイオティクスの予防および治療　360
　抗菌薬誘導性下痢症の予防効果　362
　旅行者下痢症に対するプロバイオティクスの効果　364
　C. difficile腸炎に対する治療　389
　―のACE阻害活性，ペプチド含量，血圧降下作用　429
　―と大腸癌の抑制　457
Streptococcus thermophilus & L. bulgaricus
　過敏性腸症候群治療におけるプロバイオティクスの有効性　351
Streptococcus thermophilus 1131（LB81）
　ブルガリアヨーグルトLB81　176
　美しいあした　176
Streptococcus属乳酸菌
　―成分規格の統一　153
succinate　95
superoxide dismutase
　H. pyloriの病原因子　209
supportive periodontal therapy　513
symbiosis　94, 329
systemic inflammatory response syndrome　370
　腸内フローラの変化　380
　―の定義・診断基準　393

t

Tannerella forsythensis（T. forsythensis）
　歯周病のリスクファクター　488
　歯周病原細菌　507, 518
　歯周病原菌とエビデンス　507
　歯周病原菌の検出率　508
　LS3服用による歯肉縁下プラーク中の細菌数の変動　522
TARC　262
TATAC寒天培地　53, 54
TCR　108
TEN　382

terminal-restriction fragment length polymorphism　30, 56, 136
Tetragenococcus halophilus Th221　266
　　—と通年性アレルギー性鼻炎　265
TG
　　—と冠動脈疾患発症率　414
TGF-β　108, 109, 445
　　プロバイオティクスの作用メカニズム　327
Th1サイトカイン　326
Th2型反応
　　アレルギー疾患患児の—　272
thymus and activation-regulated chemokine　262
TIMP-1　445
Tissier, Henry　14
tissue inhibitor of metalloprotease-1　445
TLR　109
　　—と腸管上皮の恒常性　110
　　口腔粘膜　123
　　プロバイオティクスの作用機序　137
　　—のファミリーと特異的認識機構　141
　　—と衛生仮説　241
　　ヒトの—　242
　　環境衛生仮説と腸内細菌叢の成立　252
　　—とプロバイオティクス免疫調節作用　268
　　—と腸内フローラ　321
　　IBDの発症要因　330
　　中枢神経への情報伝達　479
　　生体防御機能の確立　536
　　—のシグナル伝達　536
TLR9アゴニスト
　　—と腸炎モデルの炎症抑制　327
TLR系分子　124
TNBS誘発大腸炎　333, 340
TNBS誘発ラット大腸炎モデル　338
TNF-α　8, 9
　　—と *H. pylori* 感染　225
　　プロバイオティクスの作用メカニズム　326
　　IBDの発症要因　331
　　—とインスリン抵抗性　491
　　アトピー性皮膚炎　571
tobacco mosaic virus　13
Toll-like receptor（Toll様受容体）　80, 109
　　口腔粘膜　123
　　プロバイオティクスの作用機序　137
　　—のファミリーと特異的認識機構　141
　　—と衛生仮説　241
　　環境衛生仮説と腸内細菌叢の成立　252
　　—とプロバイオティクス免疫調節作用　268

　　—と腸内フローラ　321
　　IBDの発症要因　330
　　—と bacterial translocation　374
　　中枢神経への情報伝達　479
　　生体防御機能の確立　536
total enteral nutrition　382
total parenteral nutrition
　　—と bacterial translocation　373
　　腸内フローラの変化　381
Toxoplasma gondii
　　—と衛生仮説　241
TPN　382
　　—と bacterial translocation　373
　　腸内フローラの変化　381
transforming growth factor-β1　445
trefoil peptide　321
Treg（細胞）　108
　　アレルギーの抑制機構　266
　　—とアトピー疾患　272
　　—と腸管炎症　322
Treponema
　　歯周病疾患　23
Treponema denticola
　　口腔内腸内常在菌　25
　　プラーク形成細菌の共凝集　119
　　歯周病のリスクファクター　488
　　歯周病原細菌　507, 518
　　歯周病原菌とエビデンス　507
　　歯周病原菌の検出率　508
Treponema socranskii（*T. socranskii*）
　　口腔内腸内常在菌　25
　　歯周病原性菌　26
　　プラーク形成細菌の共凝集　119
T-RFLP解析　30
T-RFLP法　56-58, 67,75, 136, 137
　　DNA抽出　59
　　腸内細菌叢解析の流れ　68
TS寒天培地　52
tumour necrosis factor-α
　　IBDの発症要因　331
T細胞　107
T細胞エピトープ遺伝子導入米
　　—を用いた経口免疫療法　256

u

UBT
　　H. pylori の感染診断法　583
ulcerative colitis（UC）
　　腸内細菌のの関与　110
　　—と腸内フローラ　325
　　—とプロバイオティクス　329
uncultured bacterium　137
urea breath test
　　H. pylori の感染診断法　583
uremic toxin　445

UREX　104

v

VacA
　　H. pylori の病原因子　209
VACTER連合
　　重症小児外科疾患患児の腸内細菌叢異常　558
vaginal flora　102
Veillonella
　　変法VS寒天培地　53
　　—と過敏性腸症候群　349
　　SIRS患者における腸内細菌叢の変化　396
　　ヒト成人の大腸内フローラ　407
　　母乳栄養児と人工栄養児の腸内細菌叢　532
Verrucomicrobia
　　16S rDNAクローンライブラリーによる解析　27
very low-density lipoprotein　417
viable but non-culturable　208
Vibrio cholelae　13, 14
　　—と感染性腸炎　354
　　感染性腸炎の起因微生物　359
　　旅行者下痢症の原因微生物　363
Vibrio fluvialis　355
Vibrio mimicus　355
Vibrio parahaemolyticus　355
Vibrio parahaemolyticus（*V. parahaemolyticus*）
　　感染性腸炎の起因微生物, 潜伏期間　359
　　旅行者下痢症の原因微生物　363
Vibrio spp.　363
Viili　140
visceral hypersensitivity
　　—と過敏性腸症候群　350
VLDL　417
VNC　208
VPP　138, 427, 431

w, x, y

Waksman, Selman　16, 17
Waldeyer扁桃輪　122
Warren　180, 208
Wolinella recta　507
XPDAP　431
X-プロリルジペプチジルアミノペプチダーゼ　431
yeasts
　　培養法　35
　　加齢による腸内フローラの変化　598
Yersinia
　　ウレアーゼ活性を持つ腸内フローラ構

成菌　97
　　潜伏期間　359
Yersinia enterocolitica
　　細菌性食中毒の分類と原因細菌　355
Yersinia pestis　14

数字

3-hydroxy-3-methyl-glutaryl-CoA
　416

16S rDNA　39
　腸内細菌の系統樹　62
　増幅用のユニバーサルプライマー　63
　DGGE法　64
　定量的PCRによる―　70
　非培養法による腸内細菌叢の検討
　　136
16S rDNAクローンライブラリー　27, 29
　口腔内常在菌の解析　25

16S rDNA シーケンスデータベース　73
16S rDNAテンプレート挿入法　57, 58,
　64
　細菌叢解析の手順　60, 63
16S rRNA　17, 24, 25, 56, 57, 80
　分子生物学的手法による腸内細菌叢解
　　析の流れ　57
　遺伝子の構造　80

医科プロバイオティクス学

2009年10月26日　第1版第1刷発行

編　集	古賀泰裕
発行者	七野俊明
発行所	株式会社シナジー
	〒101-0062 東京都千代田区神田駿河台3-4-2
	TEL：03-5209-1851（代）
	URL：http://www.syg.co.jp
装丁・DTP	臼井デザイン事務所
印刷・製本	図書印刷株式会社

ISBN978 4 916166-24-1　　©Synergy, 2009. Printed in Japan.
乱丁・落丁本はお取り替えいたします。

本書の複写・複製・転載・翻訳・上映・譲渡・データベースへの取り込み，および送信に関する許諾権は，株式会社シナジーが保有します。

● できることよりも，できないことに視座を置いた異色シリーズ

最新刊

循環器検査の
グノーティ・セアウトン

「見落とし」なのか？
「そもそも見えない」のか？

過信せず侮らず，謙虚で緻密な検査とは

編集：**山科　章**
（東京医科大学第2内科教授）

検査結果をみて，「こんなハズがない」という経験をしたことはありませんか？
＊Gnothi Sautonとは「汝自身を知れ」の意味．

B5変型判　オールカラー　388ページ
定価：10,500円（本体：10,000円）　ISBN:978-4-916166-23-4

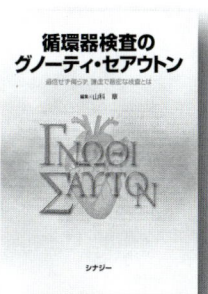

Contents

虚血性心疾患
- 運動負荷心電図の結果を鵜呑みにすることなかれ
- 狭心症状のない運動負荷心電図のST下降
- 冠動脈CTと核医学所見の乖離：形態学的検査と機能学的検査の限界
- MDCTはすべての狭心症を診断できるわけではない：冠攣縮性狭心症の存在を忘れないように
- アセチルコリン冠攣縮誘発試験はトリッキー
- ステント内狭窄の評価は64列MDCTによる冠動脈造影で十分か？…など

心不全
- 心機能検査だけで心不全の重症度を判定できるか？
- BNPの正常値を考える：心血管事故を予測できるか
- 安静時の左室駆出率から心筋収縮予備能は類推できない　など

不整脈，失神
- Brugada症候群の診断は心電図で可能か
- 加算平均心電図：標準12誘導心電図では補足できない微小電位で何がわかるか
- tilt試験単独では失神が誘発されない患者でも，薬剤負荷を併用すると陽性になるケースが多い
- 心臓電気生理検査で異常が出ないときは，睡眠時無呼吸症候群を疑え…など

高血圧，血管機能
- 心血管イベントと血圧値：血圧の日内変動を正しく把握して測定するには
- 末梢動脈閉塞疾患の検査：ABIのピットフォールと追加試験…など

心筋症，弁膜症
- 心尖部に潜む疾患を心エコー検査で見つけることができるか
- エコー法による圧較差が実際と乖離する理由
- ゆがむ僧帽弁，ずれる僧帽弁…など

心電図
- ST上昇は必ずしも心筋梗塞とはかぎらない
- 心アミロイドーシスの心電図所見：左室肥大所見を示す症例が10数％存在する…など

冠危険因子，凝固，血栓，マーカ，その他
- LDL-コレステロール値だけで，すべての動脈硬化リスクを評価できない
- 混沌とする血小板機能検査…など

脳神経検査の
グノーティ・セアウトン

好評シリーズ　第2弾

編集：小川　彰（岩手医科大学学長）

近刊
B5変型判　並製　オールカラー

Now Editing

眼科検査の
グノーティ・セアウトン

好評シリーズ　第3弾

編集：山下英俊（山形大学眼科学教授）
　　　谷原秀信（熊本大学眼科学教授）

近刊
B5変型判　並製　オールカラー

Now Editing

シナジー　〒101-0062　東京都千代田区神田駿河台3-4-2　日専連朝日生命ビル6F
TEL：03-5209-1853　FAX：03-3252-1771　http://www.syg.co.jp

AHA救急救命テキストシリーズ

American Heart Association® Learn and Live℠

心肺蘇生ガイドライン2005準拠

- AHA心肺蘇生と救急心血管治療のためのガイドライン2005
  定価:5,775円(本体:5,500円)
  [ISBN] 978-4-916166-15-9
- AHA コアインストラクターコースパッケージ
  定価:7,875円(本体:7,500円)
  [ISBN] 978-4-916166-19-7
- ECC(救急心血管治療)ハンドブック2008
  定価:2,100円(本体:2,000円)
  [ISBN] 978-4-916166-20-3
- ACLSプロバイダーマニュアル
  定価:6,720円(本体:6,400円)
  [ISBN] 978-4-916166-09-8
- AHA ACLSインストラクターパッケージ
  定価:29,400円(本体:28,000円)
  [ISBN] 978-4-916166-11-1
- BLSヘルスケアプロバイダーマニュアル
  定価:4,830円(本体:4,600円)
  [ISBN] 978-4-916166-13-5
- AHA BLSヘルスケアプロバイダーインストラクターパッケージ
  定価:24,150円(本体:23,000円)
  [ISBN] 978-4-916166-14-2
- ハートセイバーAEDワークブック
  定価:2,100円(本体:2,000円)
  [ISBN] 978-4-916166-10-4
- AHAハートセイバーAEDインストラクターパッケージ
  定価:18,900円(本体:18,000円)
  [ISBN] 978-4-916166-12-8
- PALSプロバイダーマニュアル
  定価:15,750円(本体:15,000円)
  [ISBN] 978-4-916166-17-3
- AHA PALSインストラクターパッケージ
  定価:30,450円(本体:29,000円)
  [ISBN] 978-4-916166-18-0

主要書店にて新シリーズ好評発売中

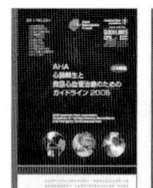

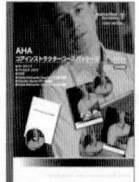

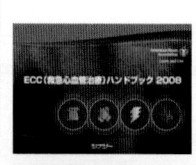

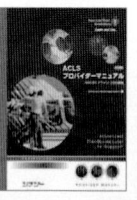

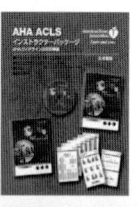

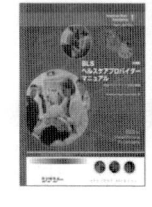

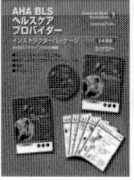

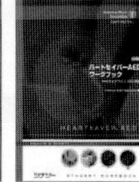

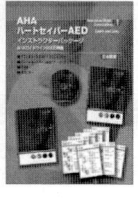

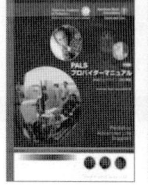

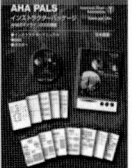

TBL 医療人を育てるチーム基盤型学習
好評発売中

日本初! Team-Based Learningテキスト

監修:瀬尾宏美(高知大学医学部総合診療部)
原著:Larry K.Michaelsen 他
定価:4,200円(本体4,000円)
B5判 208頁 ISBN:978-4-916166-22-7

医学英単語
好評発売中

オーディオCD 2枚付. リズムに乗ってらくらく学習!

監修:富田りか(東邦大学医学部医学科)
定価:2,520円(本体2,400円)
A5判 2色 144頁 ISBN:978-4-916166-21-0

臨床粘膜免疫学

粘膜免疫の基礎から臨床までの最新の研究成果をまとめ、今後の可能性を探る

編集:清野 宏(東京大学医科学研究所炎症免疫学分野教授)
B5判 上製 4色 500頁

Now Editing

Contents
1. 粘膜免疫歴史的検証 2. 粘膜免疫とは(総論)3. 粘膜免疫の最前線としての上皮 4. 粘膜における自然免疫 5. 粘膜関連リンパ組織の特徴と組織構築分子基盤 6. 粘膜を介した獲得免疫誘導 7. 粘膜免疫におけるダイナミックな細胞移動 8. 分泌型IgA誘導における分子・細胞環境 9. 粘膜を介した共生関係構築・維持機構 10. 粘膜免疫の破綻による疾病発症 11. 病原微生物と粘膜免疫 12. 粘膜免疫を使った予防・治療戦略 13. 粘膜免疫と臨床

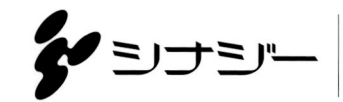

シナジー
〒101-0062 東京都千代田区神田駿河台3-4-2 日専連朝日生命ビル6F
TEL:03-5209-1853 FAX:03-3252-1771 http://www.syg.co.jp

医学英語を学ぶなら、メディエイゴが役に立つ。

『MediEigo(メディエイゴ)』は、医学・医療に特化したさまざまな英語学習コンテンツを、インターネット上で**無料**提供しているサイトです。

　　　　メディエイゴ　　　　　　　　　［検索］

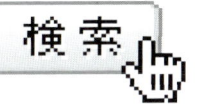

http://medieigo.com/

毎週配信コンテンツ

- **英語で読もう「Weekly Topic」**
  医学関連の面白トピックを毎週1本紹介。
- **「使えるワンフレーズ」** Podcasting対応
  頻度の高い医学英語のフレーズを毎週1つ伝授。
- **耳から覚える「メディカル英単語」** Podcasting対応
  医学英単語をネイティブの発音で毎週3つ紹介。

随時更新コンテンツ

- **おすすめ英語学習サイト**
  医学英語学習に役立つサイトを列挙。
- **海外学会+E**
  主要海外医学会で発表された注目演題をレポート。

etc...

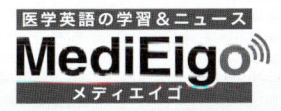

医学英語の学習＆ニュース
MediEigo メディエイゴ
企画・制作・運営：株式会社シナジー